HUMAN ANATOMY

인체해부학

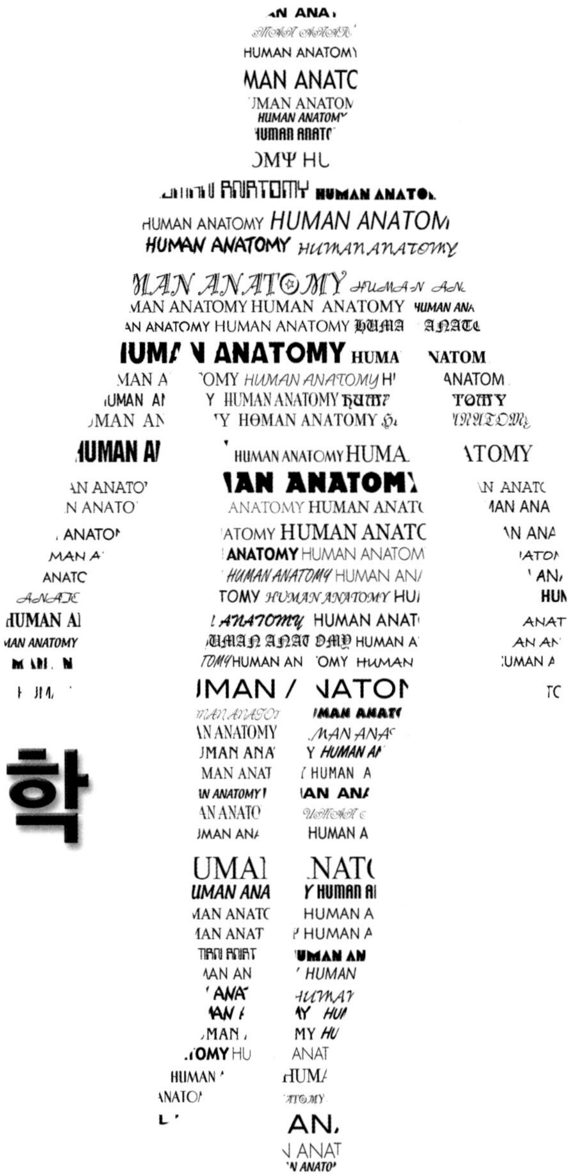

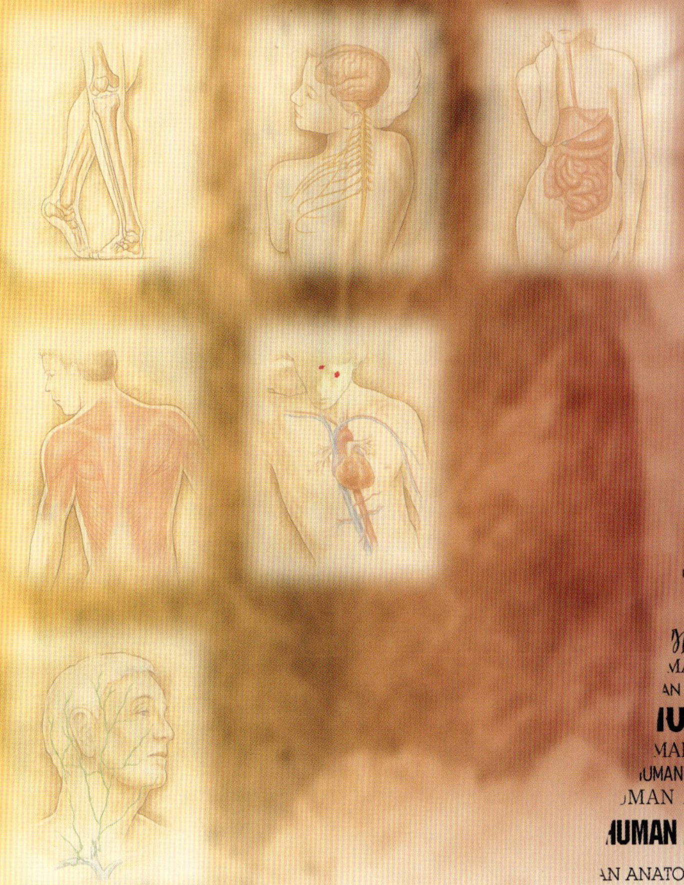

HUMAN ANATOMY

인체해부학

김구환 · 김명자 · 김성길 · 박필남 · 심경미
유경원 · 이승아 · 장숙희 · 전나미 · 정희승
최원제 · 하창원 · 한미숙 공편저

정 문 각

| 저자 소개 |
김구환 대구보건대학 방사선과
김명자 우송대학교 간호학과
김성길 한려대학교 방사선학과
박필남 강원관광대학 간호과
심경미 남부대학교 방사선학과
유경원 조선간호대학
이승아 전남과학대학 간호과
장숙희 청암대학 간호과
전나미 성신여자대학교 간호대학
정희승 광주여자대학교 작업치료학과
최원제 한려대학교 물리치료학과
하창원 제주한라병원 병리과
한미숙 송원대학 간호과
(가나다순)

저자와의
협의하에
인지생략

| 인체해부학 |

발행일 2011년 2월 1일 초판 인쇄
2011년 2월 20일 초판 발행

저 자 김구환 · 김명자 · 김성길 · 박필남 · 심경미 · 유경원 · 이승아
장숙희 · 전나미 · 정희승 · 최원제 · 하창원 · 한미숙

발행인 김 시 동
발행처 정 문 각
서울특별시 마포구 대흥동 210-1 봉화빌딩 4층
출판등록 1990년 10월 25일 9-246호
전 화 02) 713-0421~3
팩 스 02) 704-6265
전자우편 jungmunk@unitel.co.kr
홈페이지 www.jungmunkag.co.kr

정 가 **34,000원**

ISBN 978-89-7742-457-9 93910

[머리말]

인체해부학은 오묘하고 복잡한 인체 구조와 형태를 연구하는 학문이다. 또한 인체 해부학은 인체 각 구조와 기능의 상호 유기적인 관계를 이해하는 의학, 특히 조직학과 병리학의 모태가 되는 학문으로서, 의과대학 및 보건의료 분야를 전공하는 학생들이 가장 먼저 배우고 익혀야 할 과목이라 할 수 있다.

이 책은 해부학 학습 효과를 고려하여 시각적인 자료의 구성과 학습목표, 생생한 해부학 구조물, 방사선 사진 등을 다양하고 입체적으로 제공하고 있다. 특히, 본문의 해부학용어 표기에 있어 기존 시판되고 있는 대부분의 도서가 우리말 용어를 앞에 두고 괄호 속에 원어를 병기하는 것과는 달리 원어를 맨 앞으로 두고 괄호 속에 우리말 새 용어와 옛 용어를 병기함으로써 학생들이 해부학용어를 보다 쉽게 익히는 데 도움을 주고자 하였다. 또한, 해부학을 다년간 강의해 온 교수님들의 경험을 토대로 인체해부학의 방대한 학문 영역의 특성을 최대한 압축하고자 하였을 뿐만 아니라, 한정된 강의시간과 볼륨을 생각하여 핵심만을 수록하였을 때 오는 설명의 부족함을 최대한 극복하고자 많은 노력을 기울였음을 밝혀 둔다.

본서에 표기된 해부학용어와 의학용어는 최근 대한해부학회의 해부학용어집 다섯째판(2005년 3월)과 대한의사협회의 의학용어집(2009년 3월)에 따라 기술하였다.

끝으로, 본서의 출간이 용이했던 것은 무엇보다 원서 Van De Graaff의 Human ANATOMY(6th edition)의 원문과 그림을 이용할 수 있었기에 가능하였다. Human ANATOMY의 원문과 그림을 사용토록 허락해 준 김시동 사장님과 관계자 여러분, 그리고 바쁜 일과 중임에도 함께 참여해 준 동료 교수 여러분들께 감사의 마음을 전한다.

2011년 1월

저자 일동

[차 례]

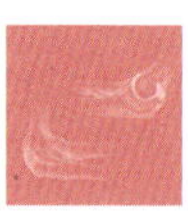

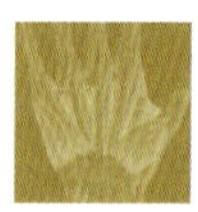

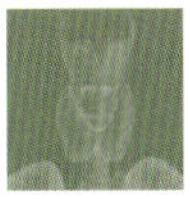

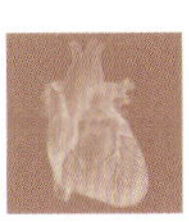

제 1 장
서 론
Introduction

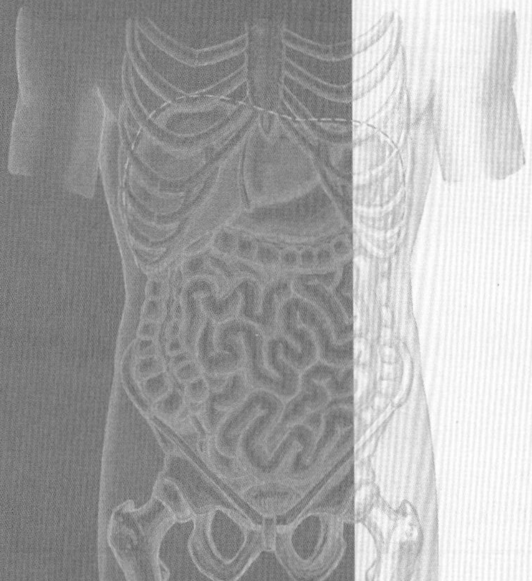

CHAPTER 1

학습목표

1. 해부학을 정의할 수 있다.
2. 세포, 조직, 기관, 계통의 구성을 밝히고 이 구조들이 서로 어떤 관련이 있는지 설명할 수 있다.
3. 각 계통의 일반적인 기능을 설명할 수 있다.
4. 해부학용어가 어떻게 유래되었는지를 설명할 수 있다.
5. 접두사와 접미사를 통해 의미하는 바를 서술할 수 있다.
6. 인체 내부구조와 관련된 기준면을 확인할 수 있다.
7. 해부학자세를 묘사할 수 있다.
8. 인체에 적용되는 설명적 용어와 방향에 대한 용어를 정의하고 적절하게 사용할 수 있다.
9. 인체 부위들을 나열하고, 각각의 부위를 구성하는 주된 구역을 나열할 수 있다.
10. 주요한 내부 장기가 위치한 인체의 부위와 구역을 설명할 수 있다.
11. 몸공간과 각각의 몸공간에서 발견되는 장기를 확인할 수 있다.
12. 여러 막의 형태와 기능에 대하여 토론할 수 있다.

1. 해부학의 정의

Human anatomy(인체해부학)는 인체의 구조와 그 구성과 관련된 학문이다. 해부학 용어는 대체로 그리스어 또는 라틴어에 기원을 두고 있다.

Anatomy의 어원은 "잘게 쪼개다, 분할하다"라는 그리스어에서 유래하였다. 고대에는 anatomize라는 단어가 일상적으로 자주 사용되었다. 모든 인체 구조는 한 가지 또는 여러 기능들을 수행하기에 적합하게 되어 있다.

해부학을 공부하는 학생들은 인체를 구조를 체계적으로 공부함으로써 배우게 된다. 해부학용어를 형성하는 대부분의 단어들은 그리스어 또는 라틴어에서 기원한다. 라틴어는 과학적 서술에 대한 관심이 높아지던 시기인 로마 제국의 언어이다. 로마 제국의 멸망으로 라틴어는 "죽은 언어"가 되었지만 역사적으로 변하지 않은 상태로 남아 학술적 용어로서 가치가 유지되었다. 기본적인 접두사와 접미사에 익숙하다면 해부학을 서술하는 많은 용어들을 이해할 수 있다.

과학 영역으로서의 해부학은 오래되고 풍부하기에 그만큼 자주 논란을 일으키는 유산을 가지고 있다. 해부학의 역사는 의학의 역사와 병행한다. 의료전문가들은 신체의 기능장애를 설명하기 위해 인체 구조에 대해 많은 관심을 가져왔다. 반면 어느 시기에는 여러 종교가 인체 절개를 제한하고, 질병과 허약에 관한 비과학적인 설명을 강조함으로써 해부학을 억눌렀다.

시대에 따라 사람들의 인체와 육체적 능력에 대한 본능적 관심은 다양한 형태로 나타났다. 그리스 사람들은 운동경기를 중요하게 여기고 조각상으로 인체의 미를 표현하였다. 수많은 르네상스 시대의 거장들은 예술작품에 인간 형상을 묘사하였다. 이런 예술가 중 몇몇은 훌륭한 해부학자였다. 왜냐하면 그들이 몰두하는 일에는 상세한 해부학적 지식이 필요했기 때문이다. 이러한 예술적 천재 가운데 한 명인 Michelangelo는 다비드상과 시스틴 성당의 천장화에 인간 형체의 화려함을 포착해 그렸다(그림 1-1).

해부학은 인체 구조에 이름을 붙이고 식별하는 데 기초를 둔 학구적이고 순수한 학문이었다. 절개와 묘사가 해부학의 기초를 이룰지라도, 오늘날 해부학의 중요성은 기능적 접근과 임상적 응용에 있다. 해부학은 육체적 행위와 건강에 대한 이해를 위한 기초를 제공하는 실용적인 응용학문이다. 해부학의 역사를 공부하는 것은 오늘날 연관된 학문을 이해하는 데 도움이 된다.

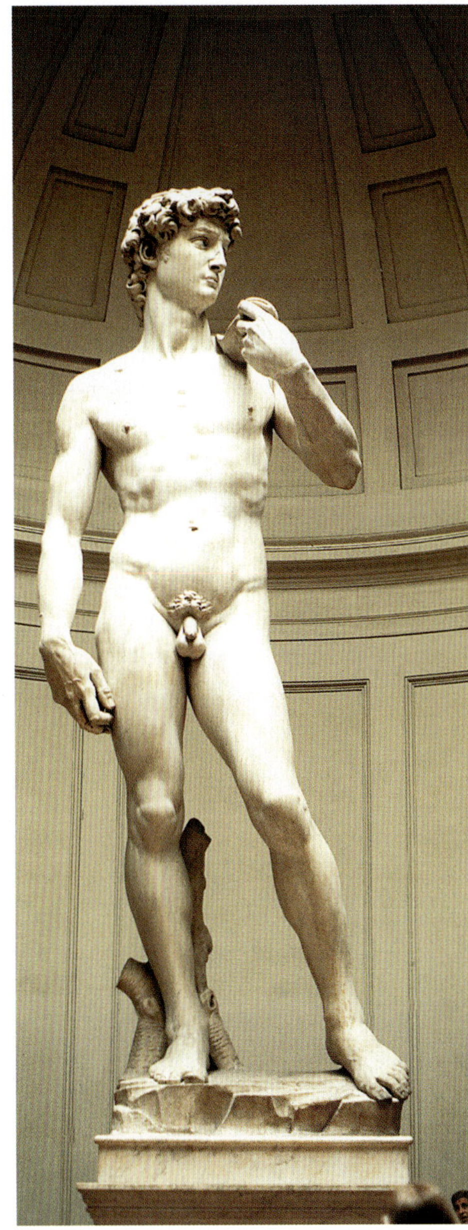

▶ 그림 1-1 1504년 Michelangelo의 약 5m 높이의 다비드상. 하얗고 흠이 없는 한 덩어리의 Carrara 대리석으로 조각된 이 작품은 인체의 육체적 본질을 예술적으로 표현한 걸작이다.

2. 인체의 구성

인체는 구조적 그리고 기능적 수준에서 조직화되어 있으며, 각각의 유기적인 연관에 의해서 하나의 완전한 유기체를 형성한다.

1) 세포 수준

cell(세포)은 생명체의 구조적 · 기능적 기본단위이다. 사람은 60~100조 개의 세포들로 이루어진 다세포 유기체이다. 세포 구조는 현미경으로만 관찰이 가능하며, 대사작용, 성장, 자극에 대한 반응, 회복 그리고 복제와 같은 생명현상을 나타내며 다양한 기능을 수행한다.

세포는 **atom**(원자)으로 이루어져 있으며 이 작은 것들이 서로 결합하여 더 큰 **molecule**(분자)을 구성한다(그림 1-2). 어떤 분자들은 독특하게 무리지어 intracellular organelle(세포소기관)이라는 작은 기능적 구조를 만든다. 각각의 세포소기관은 세포내에서 각각의 기능을 수행한다. 세포의 핵, 미토콘드리아 그리고 세포질그물(형질내세망) 등이 세포소기관들이다.

인체는 다양한 종류의 세포로 이루어져 있으며 각각은 특별한 기능을 수행하기 위해 특수화되어 있다. 예로써 뼈세포, 근육세포, 지방세포, 혈액세포, 간세포 그리고 신경세포 등이 있다. 이 세포들의 특이한 구조는 기능과 직접적인 관련을 가지고 있다.

2) 조직 수준

tissue(조직)는 공통의 기능을 수행하는 유사한 세포들의 집단을 말한다. 인체는 4가지 기본조직, 즉 epithelial tissue(상피조직), connective tissue(결합조직), muscular tissue(근육조직), nervous tissue(신경조직)로 이루어진다. 온몸으로 혈액을 펌프질하는 심장은 근육조직에 해당된다. 피부의 표피는 모두 몸을 보호하는 기능을 하는 유사한 세포로 구성되므로 하나의 조직이다.

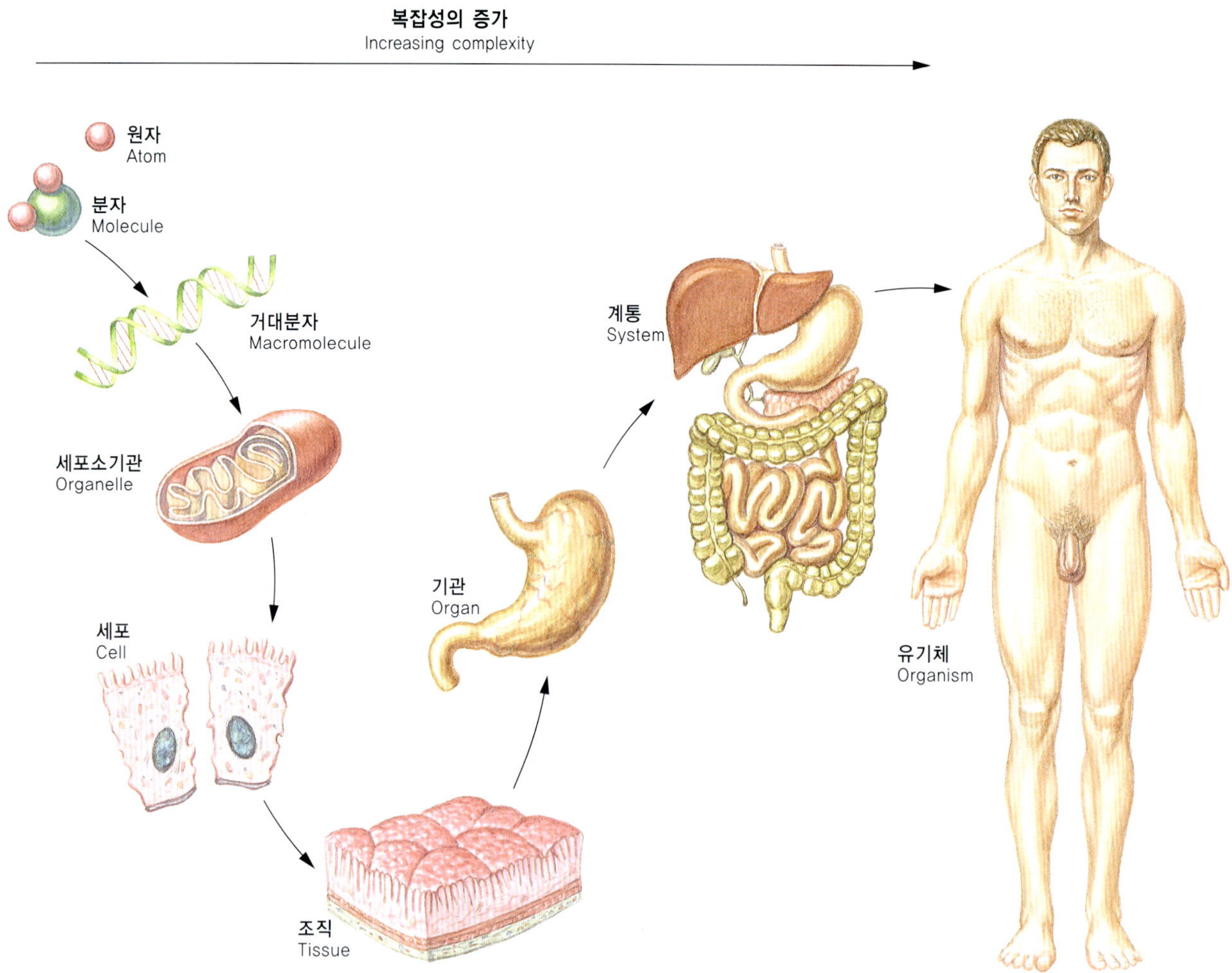

▶ 그림 1-2 인체의 구조적 구성 수준과 복잡성

3) 기관 수준

organ(기관)은 특정한 기능이나 활동을 수행하기 위한 각 조직들의 적절한 결합상태이다. 예로 심장, 지라(비장), 이자(췌장), 난소, 피부 그리고 뼈 등을 들 수 있다. 각 기관은 보통 하나 이상의 실질조직과 몇몇의 사이질조직으로 구성된다. 위의 속공간(내강)을 싸고 있는 상피는 흡수와 분비의 기본적인 기능을 수행하므로 실질조직으로 여겨지며 결합조직, 신경조직, 근육조직 등이 위의 사이질조직이 된다.

4) 계통 수준

인체의 system(계통, 계)은 유기체 구성의 직전 수준을 형성한다. 계통은 몇 개의 기관이 서로 연결되어 하나의 기능적 단위로 이루어진다. 계통의 예로 순환계통, 신경계통, 소화계통, 내분비계통이 있다. 특정 기관들은 두 계통에서 공통으로 작용할 수도 있다. 이자는 내분비계통과 소화계통 모두에서 기능을 하며, 인두는 호흡계통과 소화계통의 공통구성 장기이다. 인체의 모든 계통은 서로 밀접한 관련성을 가지면서 함께 작용하여 하나의 완성된 유기체를 형성한다.

성장은 기관 내에 이미 존재하던 유사한 세포와 조직이 증식한 결과로써 유기체의 크기를 증가시키는 정상적 과정이다. 성장은 성인기까지 계속되는 발생 중의 필수적인 과정이다. 정상적인 성장은 적당한 영양상태뿐만 아니라 몇몇 호르몬의 복합적인 작용에 의존한다. 호르몬에는 인슐린, 성장 호르몬, 사춘기 때의 성 호르몬 등이 포함된다. 인체의 계통은 성장을 통해 점차적으로 성숙된다(그림 1-3). puberty(사춘기)는 성적인 특징이 몇몇 기관에서 나타나기 시작하고 생식기관이 기능을 시작하는 성장과정의 발전적인 변화를 의미한다.

해부학 학습에 있어 계통적인 접근은 계통 내 다양한 기관들의 목적성을 강조하는 것이다. 예를 들어, 소화계통의 기능적인 역할은 계통 내 모든 기관들을 함께 공부하게 될 때 가장 잘 이해할 수 있다. 국소적 접근은 특정 부위의 모든 기관과 구조물들을 동시에 관찰하는 것이다. 이러한 접근은 여러 계통의 구조적 관계와 역할을 동시에 관찰할 수 있다. 사체 해부는 보통 국소적 접근으로 이루어진다. 보통 외상이나 상처는 신체의 국소 부위에 영향을 미친다. 반면 국소 부위에 영향을 미치는 질병이 전 계통에도 영향을 끼칠 수 있다.

이 교과서는 계통해부학적 방법으로 전개되고 있다. 다음 장부터 인체의 기능적 관점에서 계통해부학을 학습하게 될 것이다. 신체 계통 각각의 구조적 · 기능적 개요는 그림 1-4에 있다.

▶ 그림 1-3 **아동에서 성인으로의 발육학적 변화.** 사춘기는 호르몬으로 조절되는 성장기로 성적 특징이 드러나며 생식기관이 기능을 나타낸다.

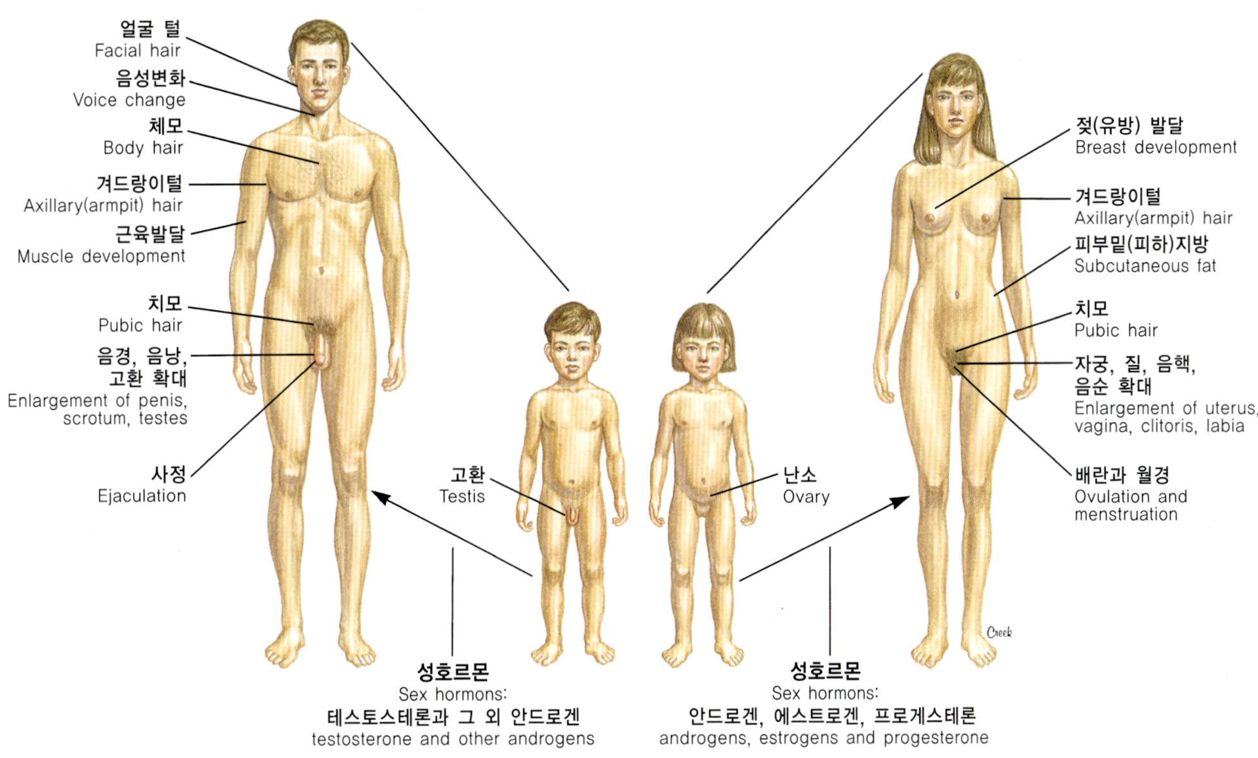

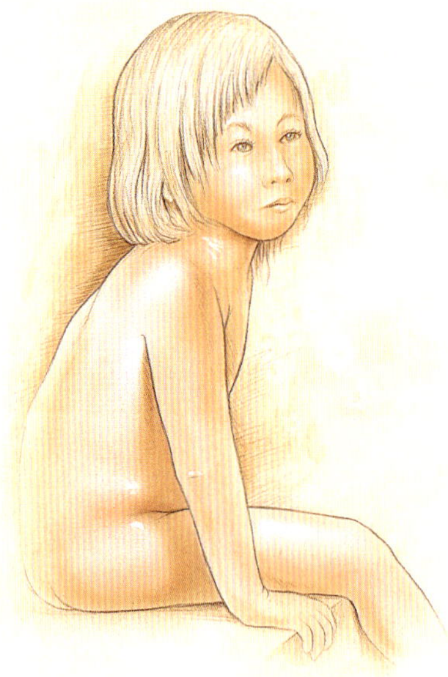

외피계통
Integumentary system
기능: 인체 외부의 지지와 보호

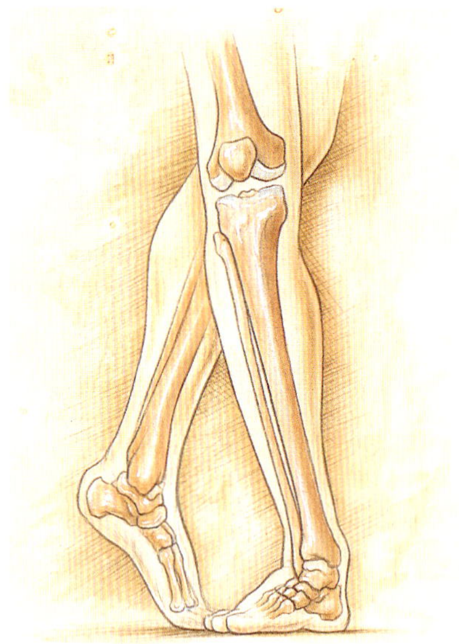

골격계통
Skeletal system
기능: 내장보호; 운동을 위한 지렛대; 혈액세포 생산; 미네랄 저장

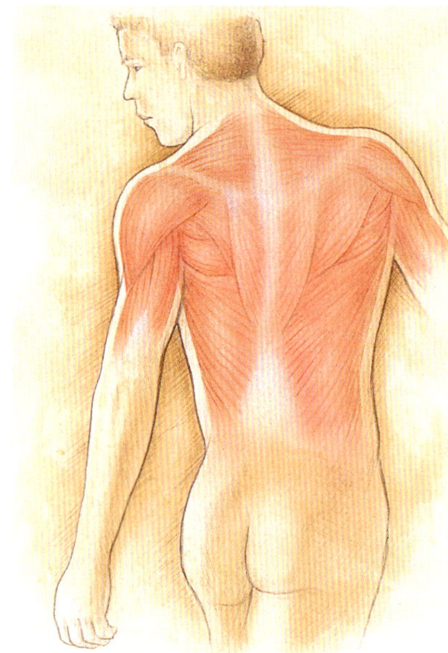

근육계통
Muscular system
기능: 운동; 체열생산

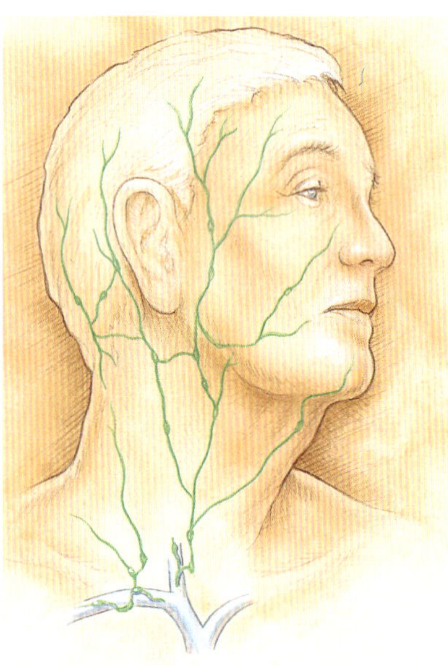

림프계통
Lymphatic system
기능: 면역; 지방흡수; 조직액 회수

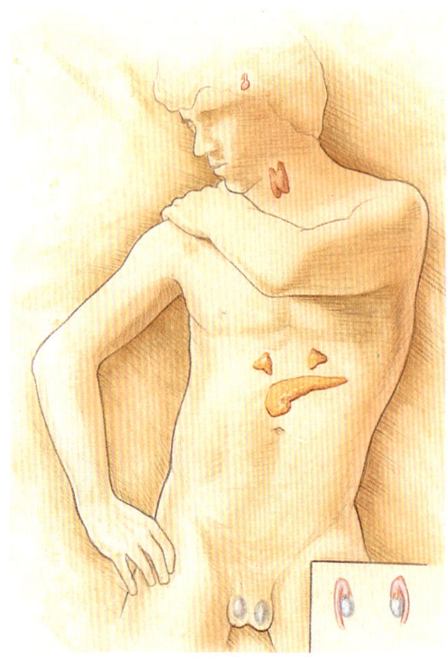

내분비계통
Endocrine system
기능: 화학적 조절을 위한 호르몬 분비

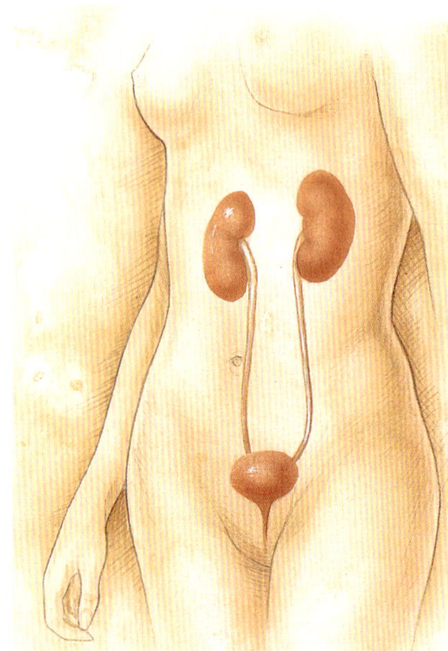

비뇨계통
Urinary system
기능: 혈액여과; 혈액의 화학적 조성과 양 유지; 대사 노폐물의 체외 배출

▶ 그림 1-4 **인체의 계통**

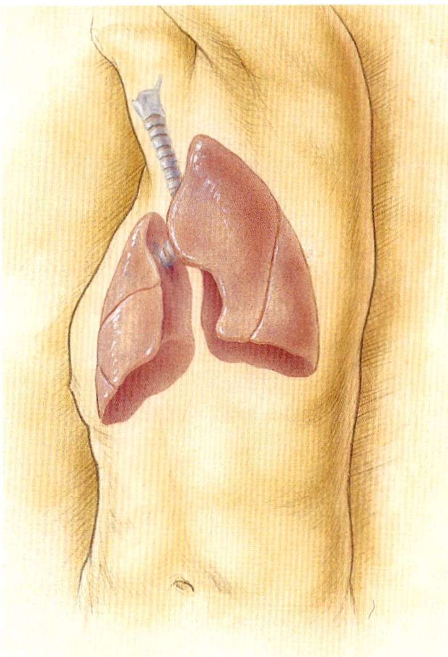

호흡계통
Respiratory system
기능: 혈액과 외부환경 사이의 가스 교환

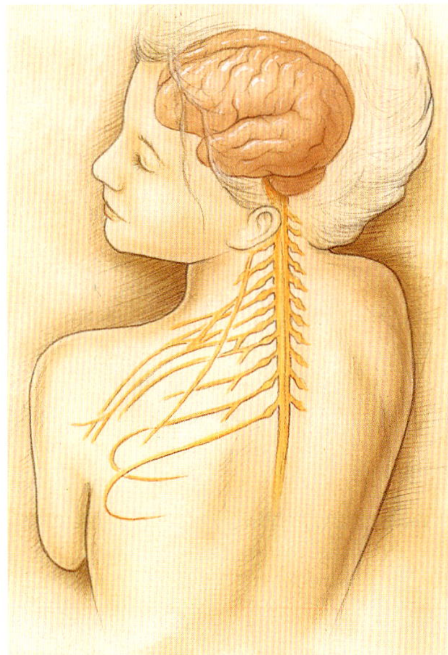

신경계통
Nervous system
기능: 몸의 다른 모든 계통의 조정과 조절

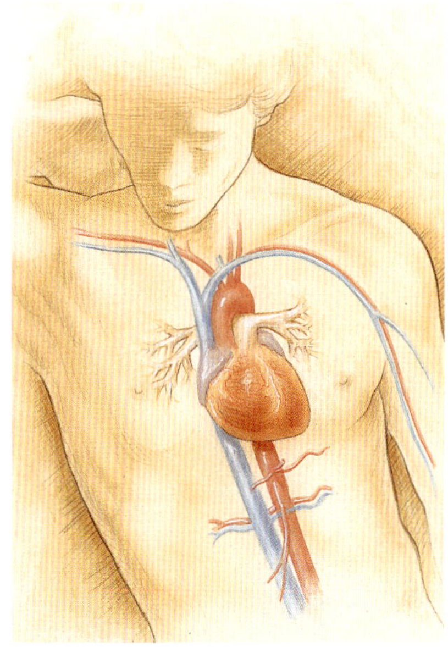

순환계통
Circulatory system
기능: 세포에 생명유지 물질수송; 세포로부터 대사 노폐물 제거

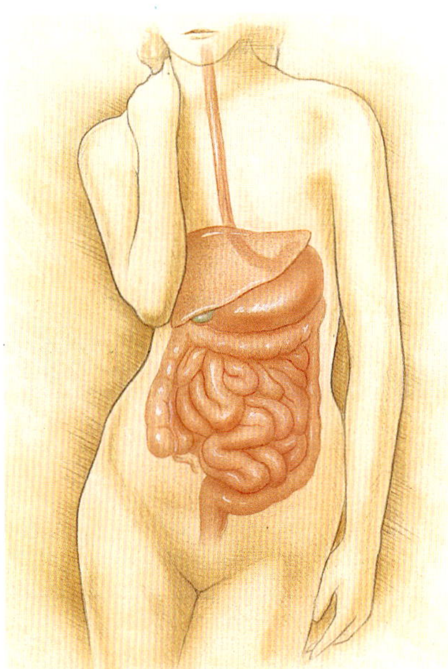

소화계통
Digestive system
기능: 음식물의 분해와 흡수

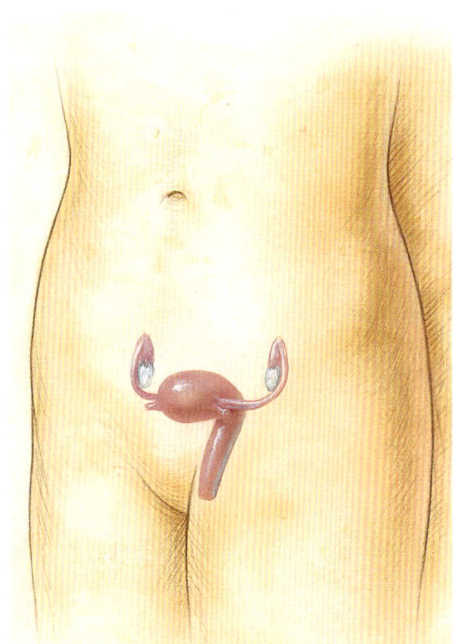

여성 생식계통
Female reproductive system
기능: 여성 호르몬과 난자 생산; 정자를 받아들이는 장소; 난자의 수정, 착상, 배아와 태아 발육장소; 태아분만

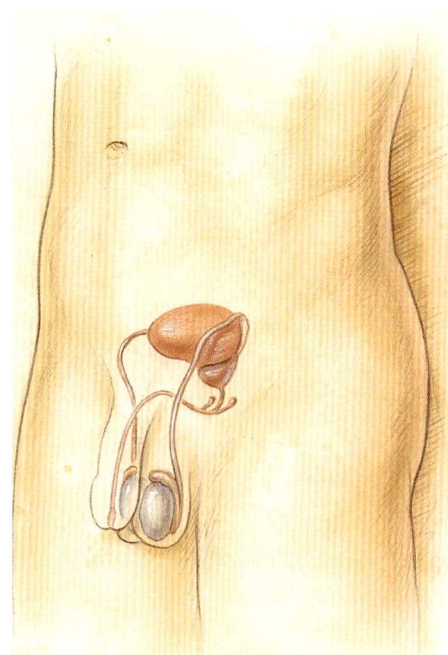

남성 생식계통
Male reproductive system
기능: 남성 호르몬과 정자 생산; 여성 생식기계로 정자 전달

3. 해부학적 명명법

해부학을 이해하기 위해 학생들은 해부학의 기술적 용어에 숙달되어야 한다.

해부학은 기술적인 과학이다. 대부분 해부학용어는 그리스어와 라틴어에서 기원했지만, 최근의 몇몇 용어들은 독일어와 프랑스어에서 기원했다. 앞에서 언급 하였듯이 몇몇 해부학용어는 발견했거나 기술한 사람의 이름에서 가져왔다. 이러한 용어들은 전적으로 비설명적 용어이기에 불행하게도 거의 의미를 가지지 못한다.

많은 그리스와 라틴계 용어들은 모두 2,000년 이전에 만들어졌다. 이러한 용어들의 의미를 통해 의학적 유산을 조금이나마 엿볼 수 있다. 많은 용어들이 식물이나 동물에서 유래되었다. vermis라는 용어는 벌레를 의미하며, cochlea는 달팽이 껍질을, cancer는 게를, uvula는 작은 포도를 의미한다. 심지어 muscle이라는 용어는 생쥐를 의미하는 라틴어 musculus에서 유래하였다. 다른 용어들은 고대 그리스와 로마의 전쟁 상황을 보여준다. thyroid는 방패를, xiphos는 검을, thorax는 가슴받이 갑옷을 의미한다. sella는 안장을, stapes는 등자를 의미한다. 다양한 도구와 기구들이 초기의 해부학에서 언급되었다. malleus와 anvil은 대장장이가 쓰는 도구의 축소품을 닮았다. 그리고 tympanum은 드럼을 말한다.

해부학을 공부하는 전 과정에서 많은 새로운 용어를 접하게 된다. 그 용어의 접두사와 접미사의 의미를 알면 새로운 용어를 더 쉽게 배울 수 있다. 접두사와 접미사의 용어집을 새로운 용어를 학습할 때 참고자료로 활용하는 것도 좋다. 발음해 보는 것도 용어를 외우는 데 도움이 될 것이다. 용어의 단수와 복수형태는 표 1-1에 제시되어 있다.

이 장의 다른 자료들도 해부학은 물론 의학 및 의료종사자 영역에 대한 기초를 제시한다. 해부학은 보편적으로 인정되는 용어를 이용하여 신체 부분과 위치를 묘사하는 매우 정교한 학문이다.

▶ 표 1-1 인체 용어의 단수형과 복수형의 예

단수형 어미	복수형 어미	예
-a	-ae	Papilla, papillae; axilla, axillae
-en	-ina	Foramen, foramina; lumen, lumina
-ex	-ices	Cortex, cortices
-is	-es	Testis, testes
-is	-ides	Epididymis, epididymides
-ix	-ices	Matrix, matrices; appendix, appendices
-on	-a	Mitochondrion, mitochondria
-um	-a	Epithelium, epithelia; cilium, cilia; ovum, ova
-us	-i	Humerus, humeri; carpus, carpi; fasciculus, fasciculi
-us	-ora	Corpus, corpora
-x	-ges	Phalanx, phalanges; pharynx, pharynges
-y	-ies	Artery, arteries; ovary, ovaries

4. 기준면과 설명적 용어

해부학에서 사용되고 있는 기준면과 방향에 관련한 용어는 인체의 해부학자세에 따른 기준을 근거로 표준화되어 있다.

1) 기준면

인체는 3개의 기본적인 기준면에 따라 나누고 도식화한다. **sagittal plane**(시상면), **coronal plane**(관상면), **transverse plane**(가로면, 횡단면)이 그것이다(그림 1-5, 6). 시상면은 인체를 수직으로 통과해 오른쪽과 왼쪽으로 나눈다. **midsagittal plane**(정중시상면; median plane)은 가운데 면을 따라 지나는 시상면으로 인체를 오른쪽 절반과 왼쪽 절반으로 똑같이 나눈다. coronal plane(관상면) 또는 **frontal plane**(이마면, 전두면)은 인체를 세로축을 기준으로 앞과 뒤로 나눈다. 가로면은 **horizontal plane**(수평면) 또는 **cross-sectional plane**(횡단면)으로도 불리는데, 인체를 윗부분과 아랫부분으로 나눈다.

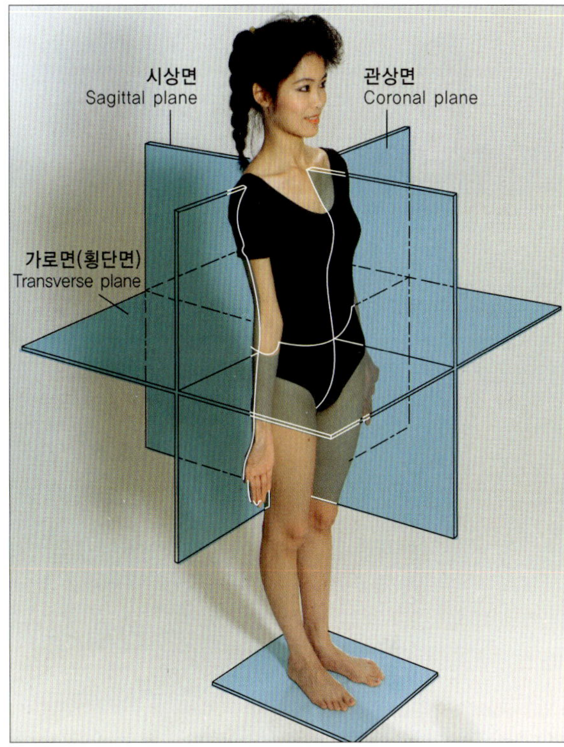

▶ 그림 1-5 인체에 대한 기준면

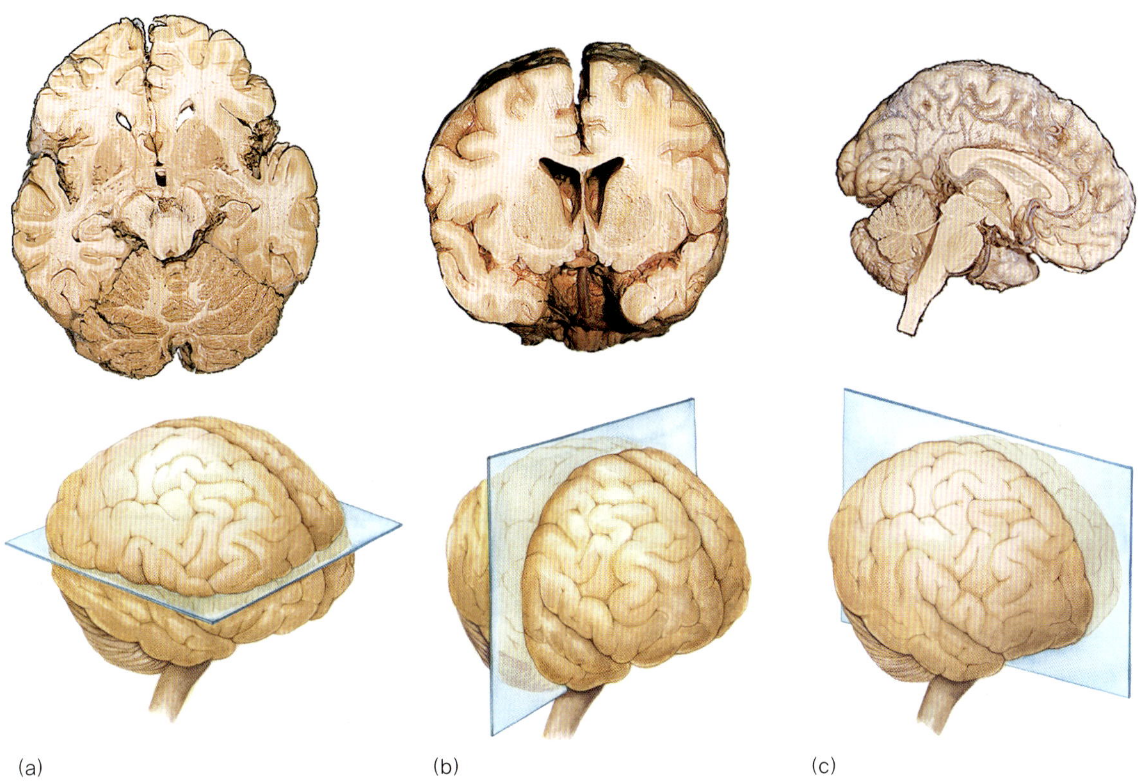

▶ 그림 1-6 뇌. (a) 가로면(횡단면). (b) 관상면. (c) 시상면.

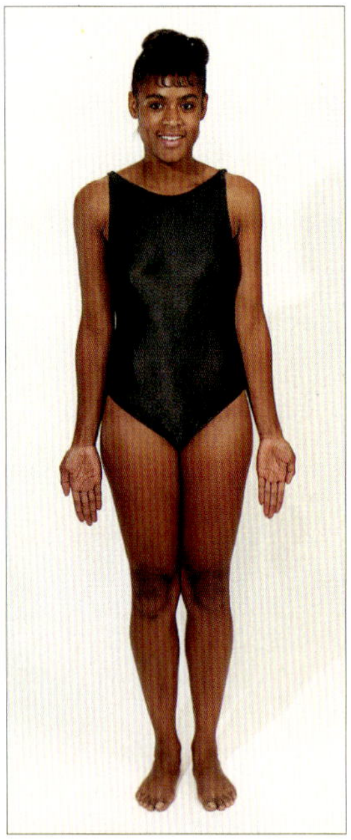

▶ 그림 1-7 **해부학자세.** 바로 서서 발을 모으고 눈은 정면을 응시하고 양 손바닥은 앞으로 향하며 손가락은 아래를 가리킨다.

2) 설명적 용어

(1) 해부학자세

인체의 부위, 구조와 방향을 명확히 하기 위한 표준 자세를 **anatomical position**(해부학자세, 해부학적 자세)이라 한다. 해부학자세는 똑바로 서서 두 발을 서로 평행하게 하여 바닥에 붙이고 눈은 정면을 향한다. 팔은 몸에 붙이고 손바닥이 앞쪽을 향하도록 돌리며 손가락은 아래를 가리키도록 한다(그림 1-7).

(2) 방향에 관한 용어

방향에 관한 용어들은 해부학자세와 관련된 인체부위 및 구조의 위치를 정하는 데 사용된다. 표 1-2에 방향에 관한 용어들을 수록하였다.

5. 인체 부위

인체는 표면에서 확인할 수 있는 부위와 세부적인 국소적 구역으로 나뉜다. 각각의 부위는 내부 기관을 포함하며 해부학적으로나 임상적으로 중요하다.

인체는 체표에서 확인할 수 있는 여러 부위로 나누어진다. 용어를 처음 접하는 학생들은 부위를 지시하는 용어를 먼저 익힌 후 그 부위에 있는 구조물의 명칭을 익히는 것이 효과적이다. 주요한 인체 부위는 head(머리), neck(목), trunk(몸통, 체간), upper extremity(팔, 상지), lower extremity(다리, 하지)이다(그림 1-8). 몸통은 종종 thorax(가슴, 흉부), abdomen(배, 복부), pelvis(골반)로 나뉜다.

1) 머 리

head(머리)는 눈, 코, 입이 있는 **facial region**(얼굴부위, 안면부), 뇌를 덮고 지지하는 **cranial region**(머리부위, 두개부; cranium)으로 나뉜다. 얼굴 표면의 세부적인 부위를 가리키는 명칭은 관련된 기관, 예를 들어 orbital region(눈확부위, 안와부), nasal region(코부위, 비부), oral region(입부위, 구부), auricular region(귀부위, 이개부)이나 속에 있는 뼈를 기초로 한 frontal region(이마부위, 전두부), temporal region(관자부위, 측두부), parietal region(마루부위, 두정부), zygomatic region(광대부위, 협골부), occipital region(뒤통수부위, 후두부) 등으로 불리고 있다(표 1-2).

2) 목

cervical regions(목부위, 목; neck)는 머리를 지지하고 움직임을 가능하게 한다. 머리와 함께 목의 부위도 세분화되어 있다.

3) 몸통

trunk(몸통, 체간; torso)는 목, 팔 및 다리가 붙는 부분으로 가슴(흉부), 배(복부), 골반으로 구성된다.

심장과 허파는 가슴안(흉강)에 있다. 쉽게 확인되는 표면 표지는 이런 장기의 상태를 판단하는데 유용하다. 예를 들어, 내과의사는 어디에서 심장의 판막음이 가장 잘 감지되는지 또 어디에서 호흡소리를 들을 수 있는지 알아야 한다. 겨드랑은 림프절 감염 검사에 있어 중요하다. 의사는 환자가 목발을 사용할 때 체중이 실리는 겨드랑부위의 신경과 혈관이 손상되지 않도록 주의를 주어야 한다.

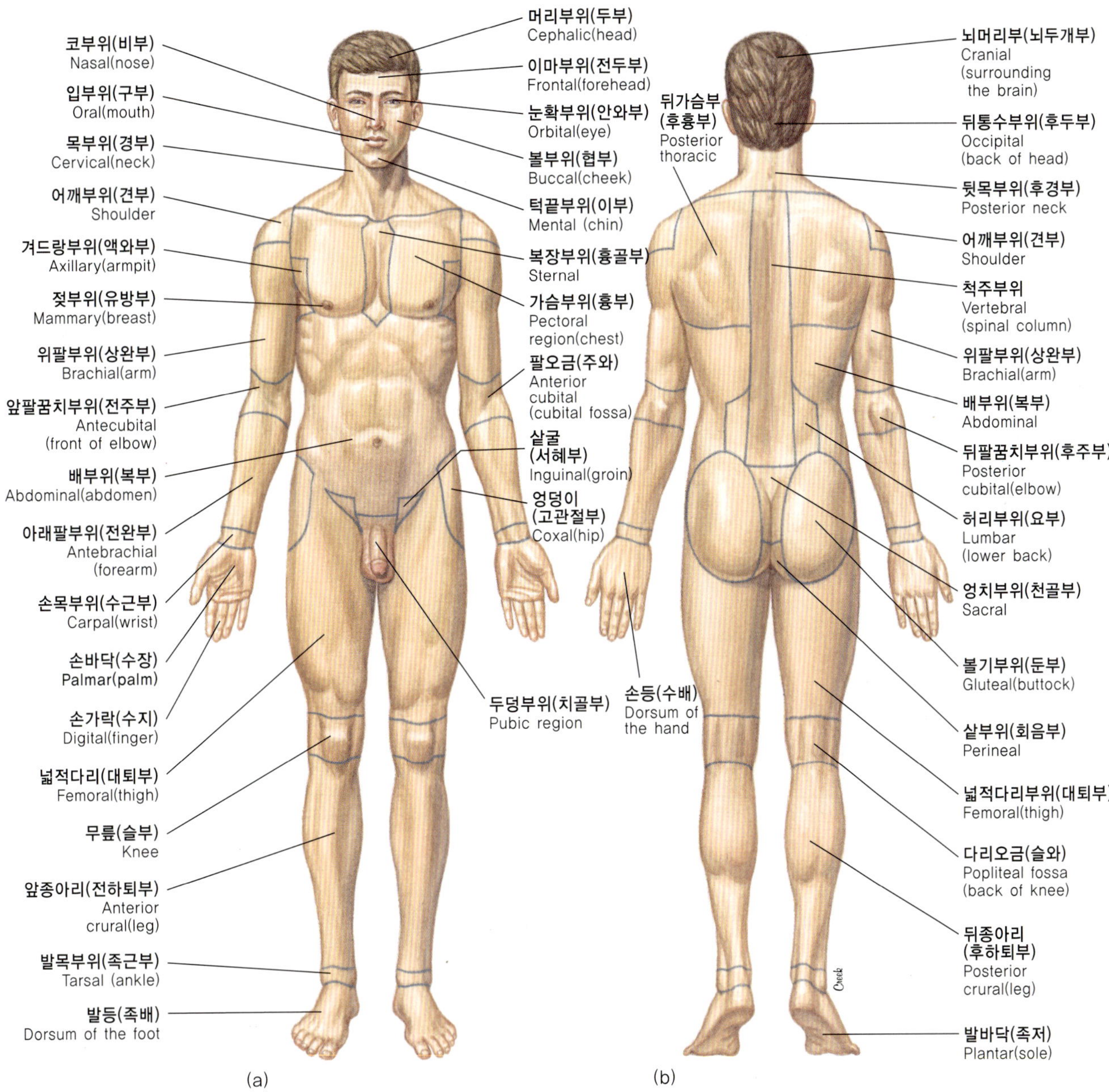

▶ **그림 1-8 인체의 부위.** (a) 앞면. (b) 뒷면.

▶ 표 1-2 인체의 방향에 관한 용어

용 어		정 의	예 시
Superior(cranial, cephalic)	위(상), 머리쪽(두측)	머리를 향함; 위를 향함	가슴부위는 배 위에 있다.
Inferior(caudal)	아래(하), 꼬리쪽(미측)	머리에서 멀어짐; 바닥을 향함	목은 머리 아래에 있다.
Anterior(ventral)	앞(전), 배쪽(복측)	앞을 향함	배꼽은 몸의 배쪽에 있다.
Posterior(dorsal)	뒤(후), 등쪽(배측)	뒤를 향함	콩팥은 장의 등쪽에 있다.
Medial	안쪽(내측)	정중선을 향함	심장은 허파의 안쪽에 있다.
Lateral	가쪽(외측)	정중선에서 멀어짐	귀는 코의 가쪽에 있다.
Internal(deep)	속(내), 깊은(심층)	표면에서 멀어짐	뇌는 머리뼈안에 있다.
External(superficial)	바깥(외), 얕은(천층)	표면을 향함	피부는 근육의 바깥에 있다.
Proximal	몸쪽(근위)	몸통을 향함	무릎은 발의 몸쪽에 있다.
Distal	먼쪽(원위)	몸통에서 멀어짐	손은 팔꿈치의 먼쪽에 있다.

(1) 가슴부위

thoracic regions(가슴부위, 흉부; thorax)는 일반적으로 chest(가슴)를 말한다. 가슴부위의 **mammary region**(젖부위, 유방부)은 젖꼭지(유두)를 둘러싸고 있고, 성적으로 성숙한 여성의 경우에는 확대되어 젖(유방)이 된다. 젖부위 사이는 **sternal region**(복장부위, 흉골부)이다. **axillary fossa**(겨드랑, 액와; axilla)를 둘러싸고 있는 부위를 **axillary region**(겨드랑부위, 액와부)이라고 한다. **vertebral region**(척주부위, 척주부)은 등의 길이만큼 뻗어 있고 척주를 따라 내려간다.

(2) 배부위

abdominal regions(배부위, 복부; abdomen)는 가슴부위 아래에 위치한다. 배 앞면의 중심에 위치한 **umbilicus**(배꼽, 제대)가 좋은 표지가 된다. 배는 내부장기의 위치를 기술하기 위해 9구역으

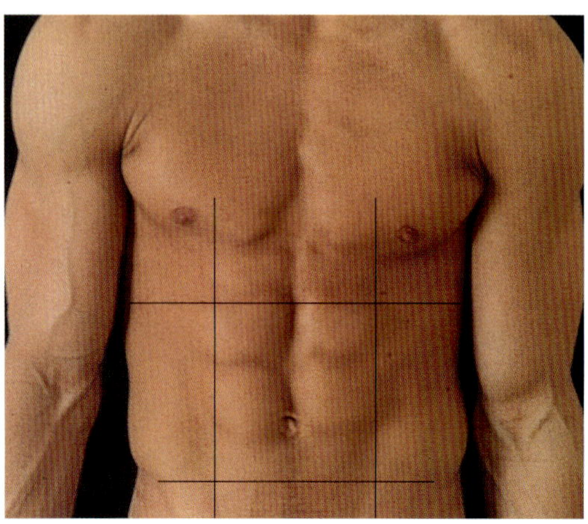

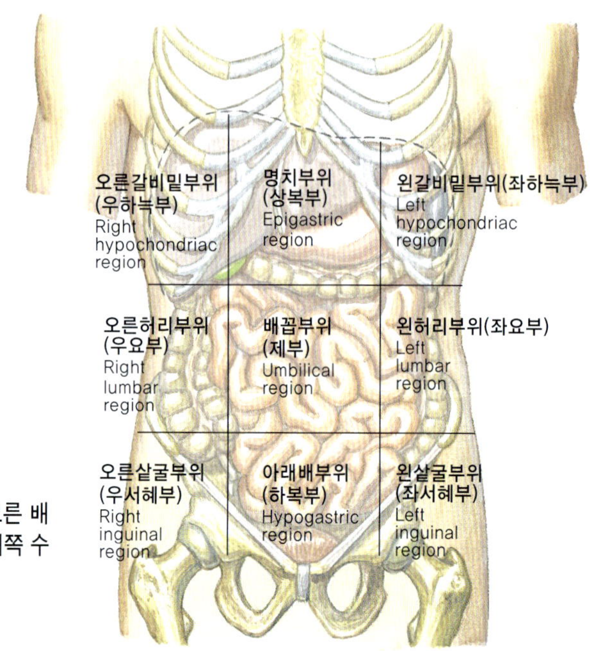

▶ 그림 1-9 배는 때때로 9구역으로 세분된다. 2개의 수직면은 왼 · 오른 배곧은근 가쪽에 위치한다. 위쪽 수평면은 갈비뼈 아랫면에 위치하며 아래쪽 수평면은 엉치뼈의 윗면에 있다.

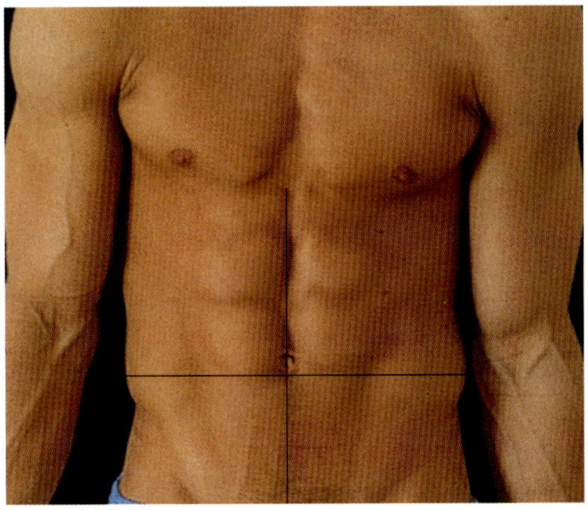

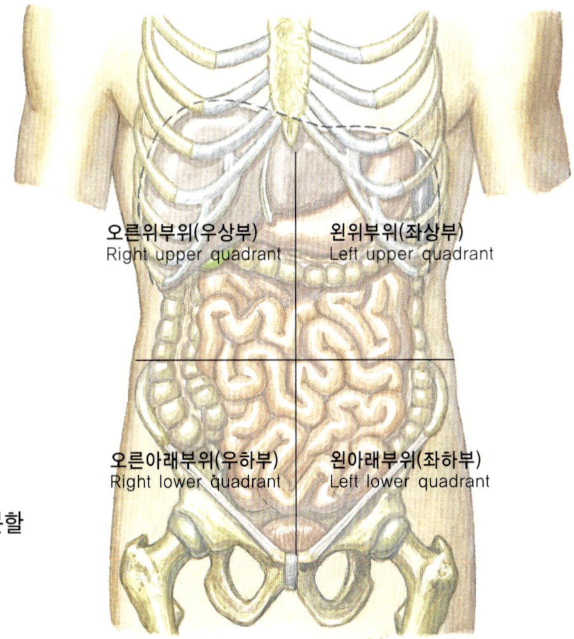

▶ 그림 1-10 배꼽을 기준으로 정중면, 가로면의 4부분으로 나눈 임상적 분할

▶ 표 1-3 배와 골반부위

부위	위치	내부 장기
오른갈비밑부위	배의 위오른쪽 1/3	쓸개; 간과 오른콩팥의 일부
위배부위(명치부위)	배의 위가운데 1/3	간, 위, 이자 및 샘창자의 일부
왼갈비밑부위	배의 위왼쪽 1/3	지라; 왼창자굽이; 왼쪽콩팥과 작은창자의 일부
오른허리부위	배의 오른바깥쪽 1/3	막창자; 오름잘록창자; 간굽이; 오른콩팥과 작은창자의 일부
배꼽부위	배의 가운데	빈창자; 돌창자; 샘창자, 잘록창자, 콩팥 및 큰 배 혈관의 일부
왼허리부위	배의 왼바깥쪽 1/3	내림잘록창자; 왼쪽콩팥과 작은창자의 일부
오른샅굴부위	배의 아래오른쪽 1/3	막창자꼬리; 작은창자와 막창자의 일부
아래배부위(두덩부위)	배의 아래가운데 1/3	방광; 작은창자과 구불잘록창자의 일부
왼샅굴부위	배의 아래왼쪽 1/3	작은창자, 내림잘록창자 및 구불잘록창자의 일부

로 나눈다. 배(복부)를 세분한 부위는 그림 1-9와 같다. 이 부위들 안에 있는 내부 장기는 표 1-3에 나타나 있다. 배를 4부분으로 나누는 것은 동통, 종양, 이상 징후의 위치를 알기 위해 사용하는 일반적인 임상적 분할 방법이다(그림 1-10).

(3) 골반부위

pelvic regions(골반부위)는 몸통의 아랫부분을 형성한다. 성적으로 성숙한 개체에서 골반부위에는 음모로 덮인 **pubic area**(두덩부위, 치골부)를 포함한다. **perineum**(샅, 회음)은 바깥생식기와 항문을 포함하는 부위이다(그림 1-11). 배 뒷부분의 중앙을 **lumbar region**(허리부위, 요추부위)이라 한다. **sacral region**(엉치부위, 천골부위)은 더 아래에 척주가 끝나는 부분에 있다. 큰볼기근육은 **buttock**(엉덩이)이나 **gluteal region**(볼기, 둔부)을 형성한다. 이 부위는 일반적인 피하주사 부위이다.

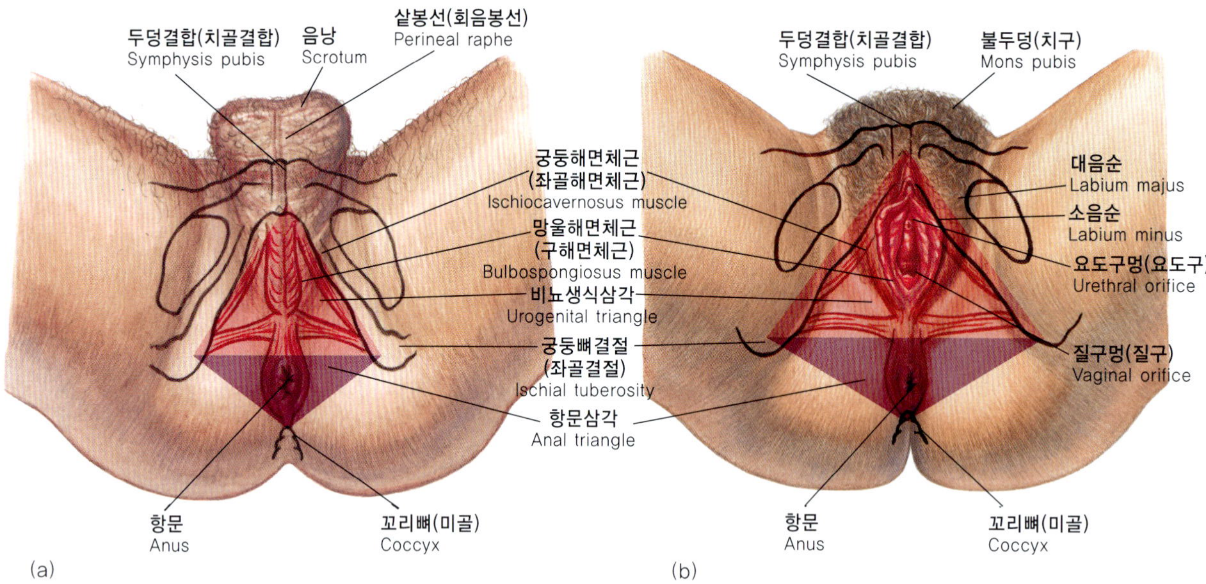

▶ 그림 1-11 남자(a)와 여자 (b)의 샅. 샅은 앞쪽으로 비뇨생식삼각과 뒤쪽으로 항문삼각으로 나눌 수 있다.

3) 팔

upper extremity(팔, 상지)는 해부학적으로 **shoulder**(어깨, 견), **brachium**(위팔, 상완; arm), **antebrachium**(아래팔, 전완; forearm), hand(손, 수)로 나뉜다. 어깨는 어깨관절을 포함하는 위팔(상완)과 upper limb girdle(위팔이음뼈, 상지대) 사이에 있으며 **deltoid region**(세모근부위, 삼각근부)이라고도 불린다. **cubital region**(팔굽부위, 주부; elbow)는 팔꿈치관절(주관절)을 포함하는 위팔과 아래팔의 사이를 말한다. **cubital fossa**(팔오금, 주와; elbow)는 앞팔굽부위(전주부)에 위치한 오목한 부위로 정맥주사나 혈액 채취에 중요한 부위이다.

손은 주된 3부분으로 나뉜다. 손목뼈(수근골)를 포함하는 **carpus**(손목, 수근), 손허리뼈(중수골)를 포함하는 **metacarpus**(손허리, 중수), 손가락뼈(지골)를 포함하는 5개의 **digits**(손가락, 수지)로 구성된다. 손의 앞부위는 **palmar region**(손바닥, 수장; palm)이라고 불리고 손의 뒷부위는 **dorsum of the hand**(손등, 수배)라고 한다.

4) 다 리

lower extremity(다리, 하지)는 **hip**(엉덩이, 둔부), **thigh**(넓적다리, 대퇴), **knee**(무릎, 슬), **leg**(종아리, 하퇴) 그리고 **foot**(발, 족; pes)으로 구성된다. 넓적다리는 일반적으로 **femoral region**(넙다리부위, 대퇴부; thigh)이라고 불린다. 무릎에는 앞쪽을 **patellar region**(무릎부위, 슬개부; knee), 뒤쪽을 **popliteal fossa**(다리오금, 슬와)라 부르는 두 면이 있다. 종아리(하퇴)는 앞쪽과 뒤쪽의 **crural region**(종아리부위, 하퇴부; kneeleg)으로 나눈다. **shin**(정강이, 경)은 앞쪽 종아리를 따라 길게 뻗어 있는 두드러진 뼈의 능선을, **calf**(장딴지, 비복)는 뒤쪽 종아리의 두꺼운 근육무리를 말한다.

발은 발목뼈(족근골)를 포함하는 **tarsus**(발목, 족근), 발허리뼈(중족골)를 포함하는 **metatarsus**(발허리, 중족) 그리고 발가락뼈(지골)를 포함하는 5개의 **toe**(발가락, 족지) 등 3부위로 나뉜다. ankle(발목)은 다리와 발 사이의 연결부위이다. **heel**(발꿈치)은 발의 뒤쪽을, **planta**(발바닥, 족저)는 아랫면을, **dorsum of the foot**(발등, 족배)은 윗면을 말한다.

6. 몸공간과 막

기능과 보호를 위한 목적으로 내장은 결합조직이나 상피성 막에 의해 특정 몸공간(체강)에 지지되어 있으며 구획화되어 있다.

1) 몸공간

body cavities(몸공간, 체강)는 몸 안의 제한된 공간이다. 몸공간은 연관된 막에 의해 구획화되며 보호 · 지지되는 장기를 포함하고 있다. 2개의 주된 몸공간으로 **dorsal cavity**(등쪽공간, 배측[후]체

▶ 그림 1-12 몸공간과 주요한 내용물을 보여주는 정중시상면

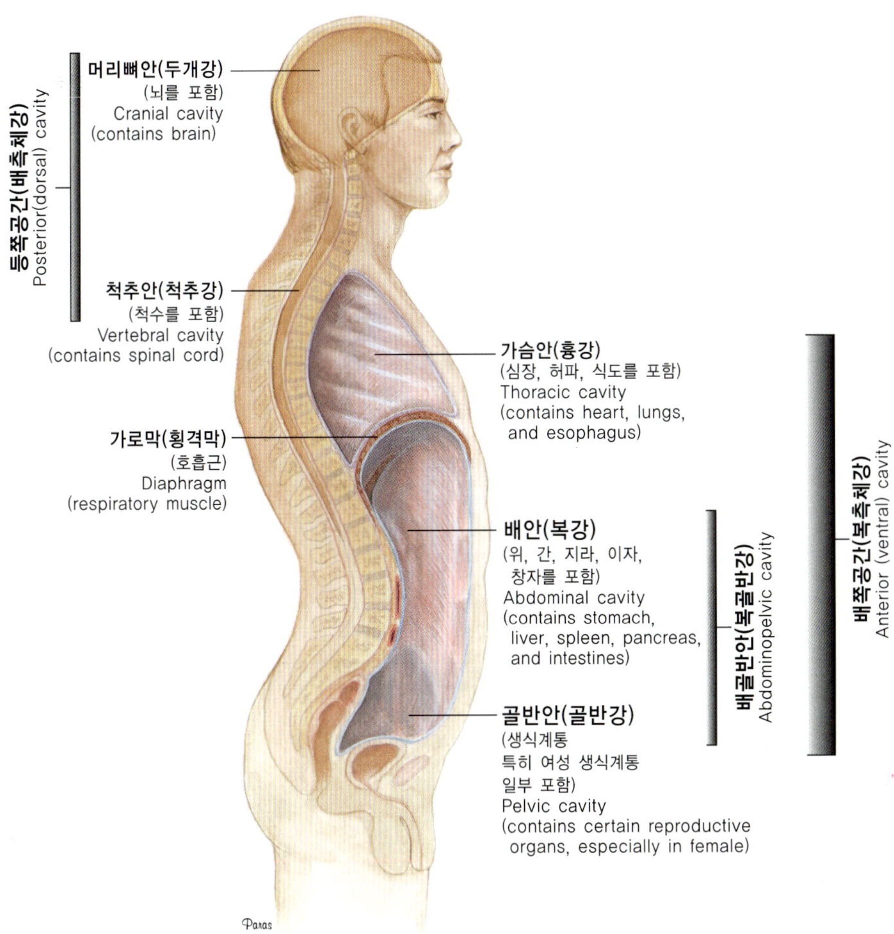

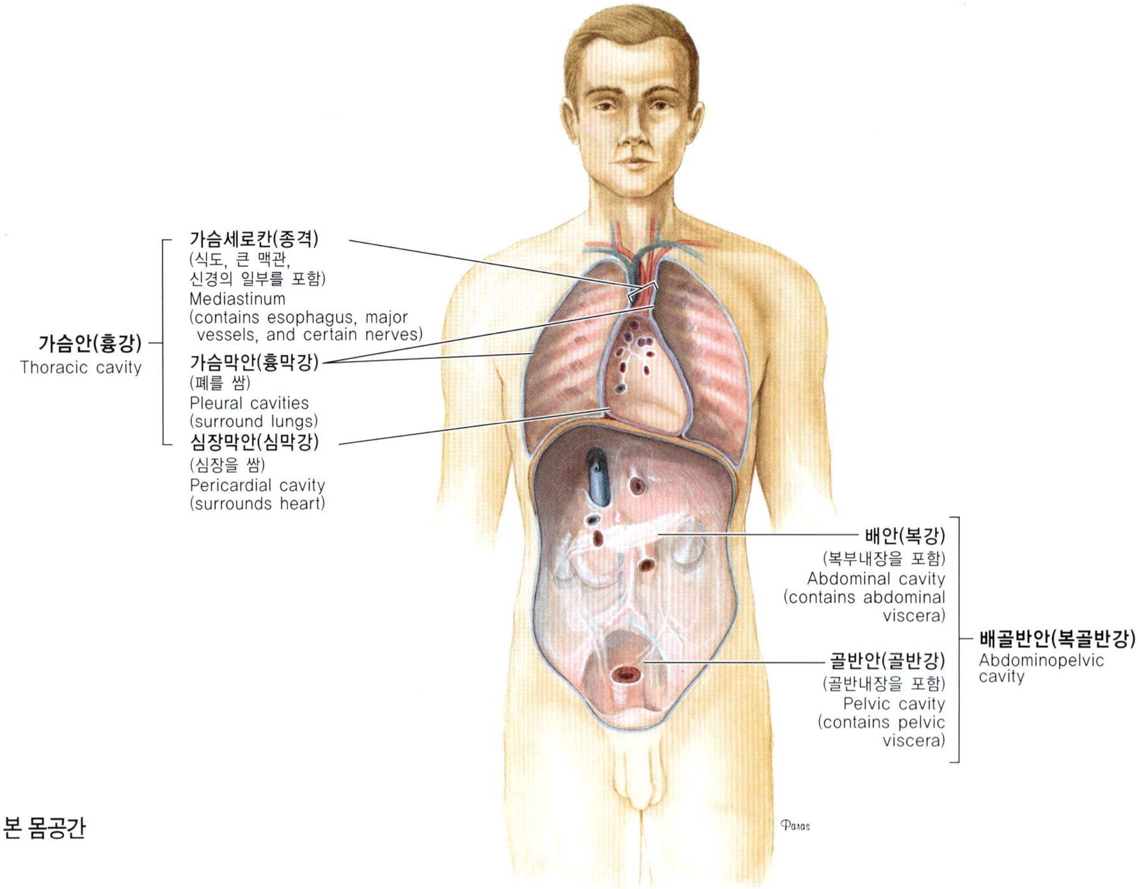

▶ 그림 1-13 앞면에서 본 몸공간

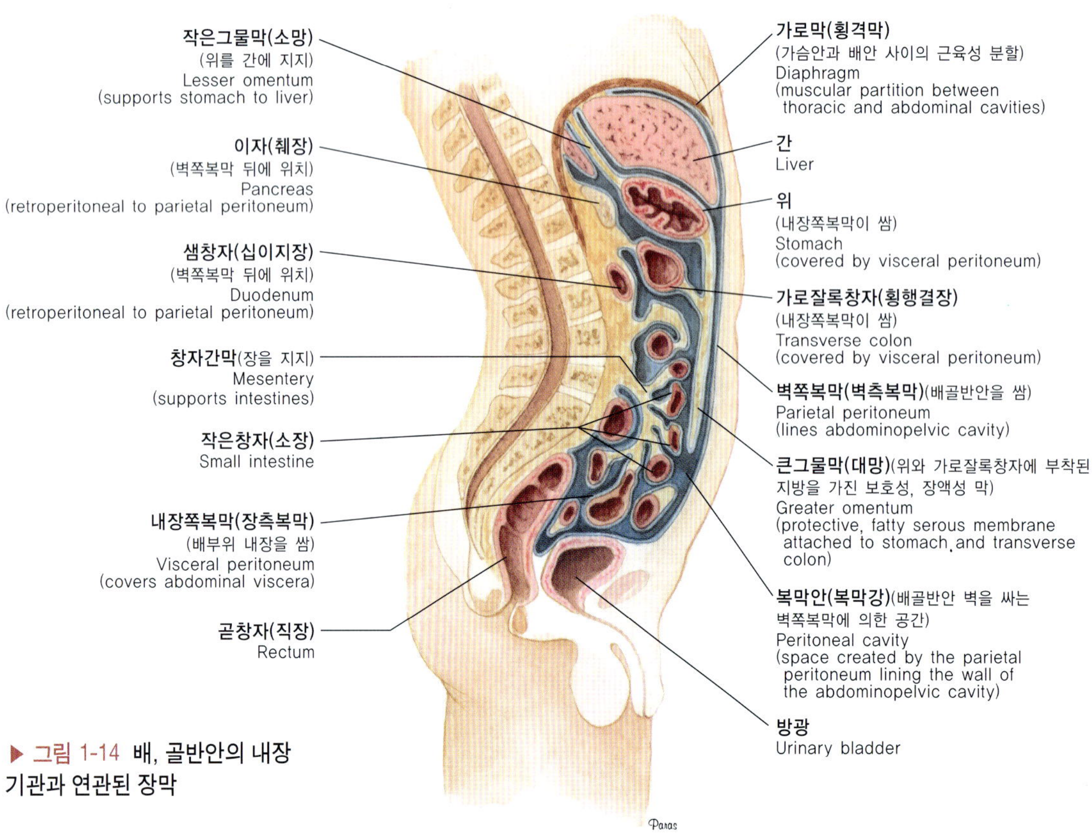

▶ 그림 1-14 배, 골반안의 내장 기관과 연관된 장막

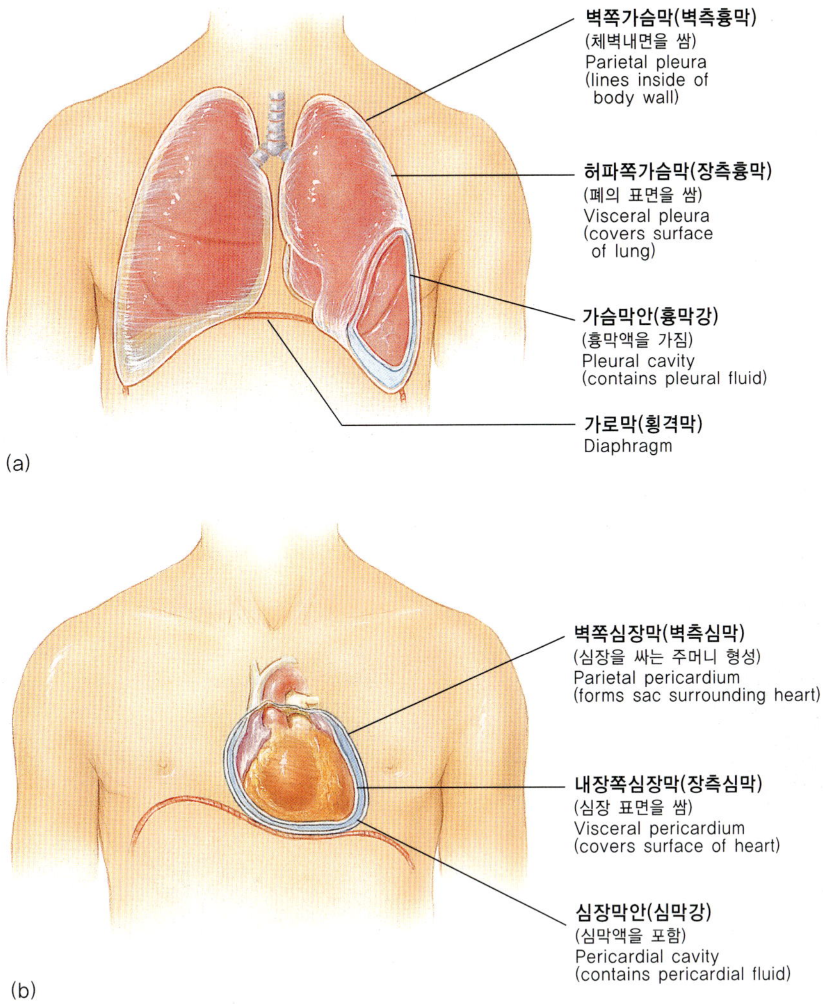

▶ 그림 1-15 **가슴안.** (a) 허파. (b) 심장을 둘러싸고 있는 가슴부위의 장막.

강; posterior cavity)와 더 큰 **ventral cavity**(배쪽공간, 복측[전]체강; anterior cavity)가 있다. 등쪽공간은 뇌와 척수를 포함하고 있다. 배쪽공간은 발생동안 몸통 내의 **coelom**(몸공간)이라 불리는 공간으로부터 형성된다. 몸공간은 윤활액을 분비하는 막으로 덮여 있다. 발생 중 몸공간은 근육성 **diaphragm**(가로막, 횡격막)에 의하여 위쪽의 **thoracic cavity**(가슴안, 흉강)와 아래쪽의 **abdominopelvic cavity**(배골반안, 복골반강)로 나뉜다(그림 1-12, 13). 몸공간 내 장기들을 총칭하여 **viscera**(내장) 또는 **visceral organs**(내장기관)라 부른다(그림 1-14). 가슴안에는 좌우의 허파를 둘러싸고 있는 2개의 **pleural cavity**(가슴막안, 흉막강)와 심장을 둘러싸는 **pericardial cavity**(심장막안, 심막강)가 있다(그림 1-15). 2개의 가슴막안 사이의 공간을 **mediastinum**(가슴세로칸, 종격)이라고 한다.

배골반안(복골반강)은 위쪽 **abdominal cavity**(배안, 복강)와 아래쪽 **pelvic cavity**(골반안, 골반강)로 구성되어 있다. 배안은 위, 작은창자(소장), 큰창자(대장), 간, 쓸개(담낭), 이자(췌장), 지라(비장)와 콩팥(신장)을 포함한다. 골반안은 큰창자의 끝부위와 방광, 여성의 자궁, 자궁관, 난소와 남성의 정낭, 전립샘과 같은 일부 생식기관들을 포함한다. 주요한 몸공간의 요약은 그림 1-16과 같다.

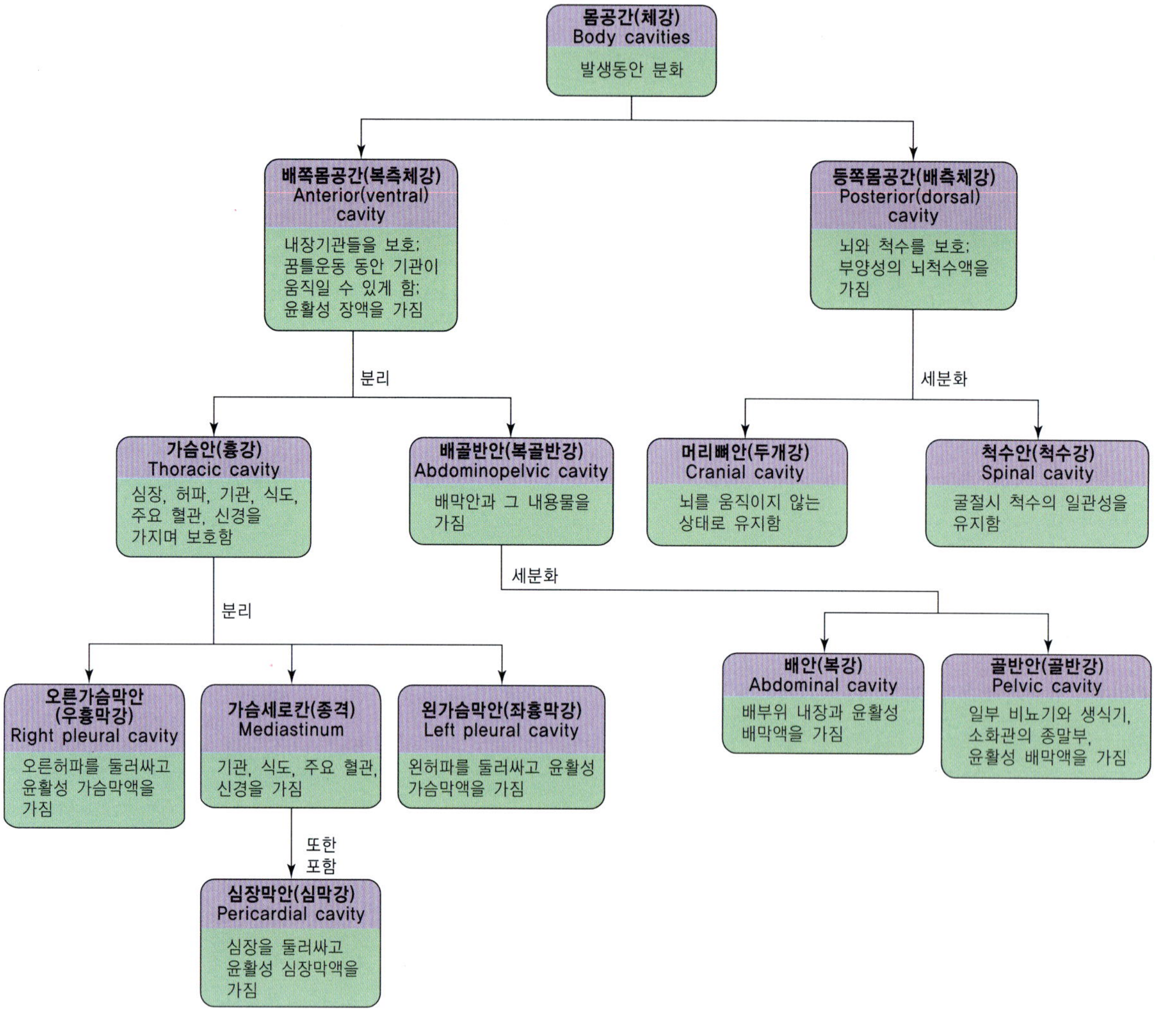

▶ 그림 1-16 몸공간의 구성

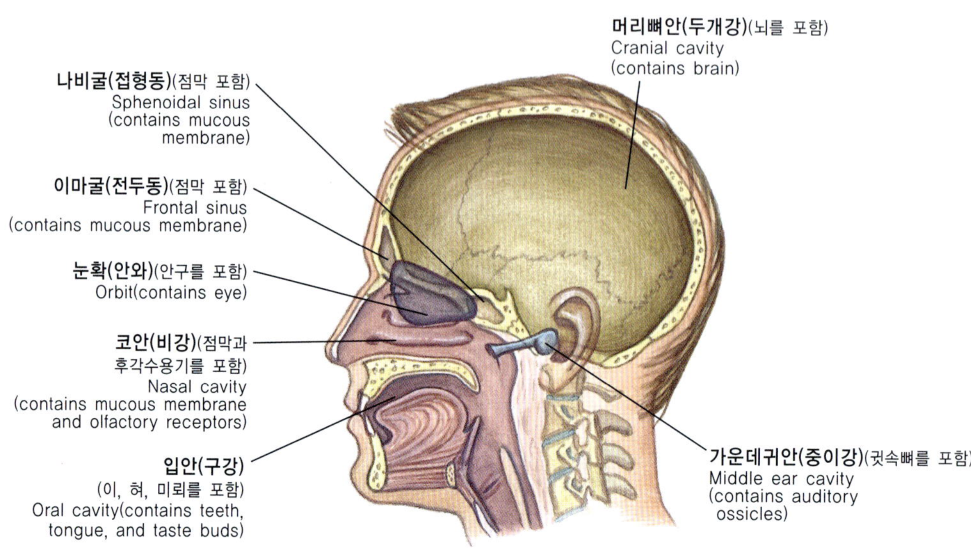

▶ 그림 1-17 머리에 있는 몸공간과 공간

큰 배부위 및 등쪽공간과 더불어 더욱 작은 여러 몸공간과 공간이 머리뼈안(두개강)에 있다. **oral cavity**(입안, 구강)는 소화기능 및 호흡기능을 담당하며 이와 혀가 수용된다. 호흡계통의 한 부분인 **nasal cavity**(코안, 비강)는 코중격에 의한 두 공간을 가지고 있다. 2개의 **orbit**(눈확, 안와)은 안구와 연관된 근육, 혈관 및 신경에 대한 공간을 제공한다. 또한 귓속뼈(이소골)를 수용하는 2개의 **middle ear cavity**(가운데귀안, 중이강)가 있다. 머리뼈안의 몸공간은 그림 1-17과 같다.

2) 몸통막

body membranes(몸통막, 체막)는 결합조직과 상피조직의 얇은 층으로 내장을 분리시키거나, 감싸거나 또는 지지하며 몸공간의 표면을 덮고 있다. 몸통막의 2가지 기본적인 형태는 **mucous membrane**(점막)과 **serous membrane**(장막)이다.

점막은 점액이라 불리는 진하고 끈적거리는 액을 분비한다. 점액은 일반적으로 그 장기에 윤활기능을 제공하거나 보호작용을 한다. 점막은 입안과 코안 그리고 호흡계통, 생식계통, 비뇨계통, 소화계통과 같이 몸을 출입하는 다양한 공간과 관을 덮고 있다.

장막은 가슴안과 배골반안들을 싸고 있으며 내장기관을 덮고, 장액이라는 맑은 윤활물질을 분비한다. 왼쪽 · 오른쪽 **pleura**(가슴막, 흉막)는 허파와 연관된 장막으로 두 부분으로 나뉘어 있다. **visceral pleura**(허파쪽가슴막, 장측흉막)는 허파의 표면을 싸는 반면, **parietal pleura**(벽쪽가슴막, 벽측흉막)는 가슴벽과 가로막의 가슴안면을 싸고 있다. 두 가슴막 사이에 적셔져 있는 공간을 **pleural cavities**(가슴막안, 흉막강)라 한다. 따라서 각각의 허파는 각각의 가슴막안으로 둘러싸여 있다.

pericardial membrane(심장막, 심막)은 심장을 싸는 장막이다. 얇은 **visceral pericardium**(내장쪽심장막, 장측심막)은 심장 표면을 덮고 있으며 좀 더 두꺼운 **parietal pericardium**(벽쪽심장막, 벽측심막)은 심장의 둘레를 싸고 있다. 이 두 막 사이의 공간을 **pericardial cavity**(심장막안, 심막강)이라 한다.

배안의 장막들은 **peritoneal membrane**(복막)이라고 한다. **parietal peritoneum**(벽쪽복막, 벽측복막)은 복벽을 둘러싸며, **visceral peritoneum**(내장쪽복막, 장측복막)은 복부 내장을 덮고 있다. **peritoneal cavity**(복막안, 복막강)는 벽쪽복막과 내장쪽복막 사이에 위치한 **abdominopelvic cavity**(배골반안, 복골반강)의 잠재적인 공간이다. lesser omentum(작은그물막, 소망)과 greater omentum(큰그물막, 대망)은 위로부터 뻗어 나온 내장쪽복막의 주름이다. 이들은 지방과 완충물을 가지고 있어 배부위의 내장을 보호한다. 배골반안에 있는 콩팥, 부신 그리고 이자와 같은 기관은 벽쪽복막 뒤에 위치하여 retroperitoneal organ(복막후장기)이라고 한다. **mesentery**(창자간막, 장간막)는 벽쪽복막에서 작은창자를 감싸는 내장쪽복막으로 연결되는 장막의 이중 주름을 말한다.

제 2 장
외피계통(피부계통)
Integumentary System

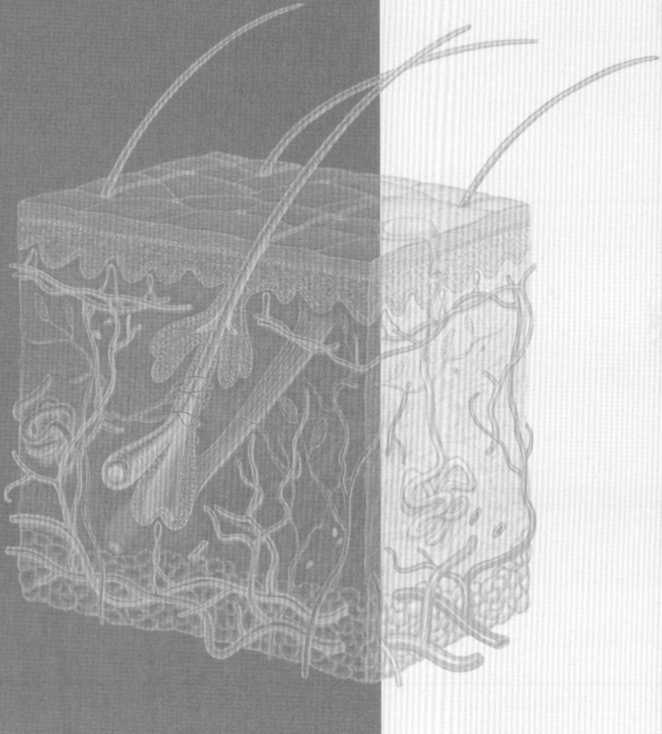

CHAPTER 2

학습목표

1. 외피계통의 구성을 설명할 수 있다.
2. 각 피부층의 조직학적 특징을 설명할 수 있다.
3. 털의 구조를 설명하고 3가지 주요 타입에 대하여 알 수 있다.
4. 손톱의 구조와 기능에 대하여 논할 수 있다.
5. 3가지 주요 외피샘의 구조와 기능을 비교 대조하여 설명할 수 있다.

1. 장기로서의 피부

integument(외피)는 신체에서 가장 큰 기관으로, 피부와 그 부속기관들(털, 샘, 손 · 발톱)이 함께 외피계통을 이룬다. 신체의 특정 부위에서, 피부는 신체보호와 대사기능을 가지고 있다. 피부는 끊임없이 변하는 외부환경과 인체 내부환경 사이의 기능적 조절자로서, homeostasis(항상성)를 유지하는 데 기여한다.

skin(피부)은 여러 조직이 같은 기능을 수행하도록 구조를 이루고 있기 때문에 하나의 기관으로 인정이 된다. 피부는 인체 표면의 7,600cm^3를 덮고 있는 인체에서 가장 큰 기관으로, 일반 성인 몸무게의 7%를 차지한다. 피부의 두께는 개인마다 차이는 있지만 평균적으로 1.5mm이다. 피부 중 가장 두꺼운 부분은 노출이 되는 부위로, 발바닥이나 손바닥이 그 대표적인 예로 두께는 대략 6mm이다. 반면, 가장 얇은 피부를 가진 부위는 눈꺼풀, 외음부, 고막부위이며 그 두께는 약 0.5mm 정도이다. 피부의 질도 팔꿈치와 손가락관절 같은 곳의 피부는 거친 반면 눈꺼풀, nipple(젖꼭지, 유두) 그리고 외음부의 피부는 부드럽고 예민하다.

전체적으로 피부의 겉모습은 그 사람의 건강상태를 알 수 있는 실마리가 되기 때문에 중요하다. 창백한 피부를 보면 쇼크상태를 짐작할 수 있고, 반면에 붉고 열감이 있는 피부를 보면 열이나 감염상태를 의심할 수 있다. 두드러기가 있으면 알레르기나 국부적 감염을 생각하게 된다. 피부의 질이 비정상적이면, glandular(샘, 선) 또는 영양상 문제가 원인일 수 있다(표 2-1). 심지어 물어뜯은 손

▶ 표 2-1 영양결핍과 신체 기능장애로 인한 피부와 관련 구조들의 상태

상태	결핍	설명
일반 피부염	아연	발적과 가려움
음낭 혹은 음문 피부염	리보플라빈	생식기부위의 염증
색소 과다침착	비타민 B_{12}, 엽산, 굶주림	손등, 발등의 검은 색소침착
마르고, 뻣뻣하고, 파쇄되는 털	단백질, 열량, 다른 영양분	보통 어린이나 유아에서 발생
털집각화과다증	비타민 A, 불포화지방산	털주머니의 keratotic plugs(각화 마개)에 의한 거친 피부
펠라그라 피부염	니아신, 트립토판	태양에 노출된 부위의 손상
압점의 비대된 피부	니아신	엉덩이의 벨트 자국
숟가락 손톱	철	탈수, 갑상샘저하증
건조한 피부	수분 혹은 갑상샘호르몬	sebaceous gland(기름샘, 피지선)의 과다활성
지성 피부(여드름)		

톱만 보아도 그 사람의 불안정한 심리상태를 엿볼 수 있다.

2. 피부의 층

피부는 크게 표피와 진피라는 2개의 층으로 구성되어 있다. 바깥쪽에 위치한 **epidermis**(표피)는 각질층, 과립층, 투명층, 가시층, 바닥층 등 5개의 층으로 구성되어 있고, 그 아래에 위치한 **dermis**(진피)는 유두층과 그물층(망상층)이라는 2개의 층으로 구성되어 있다. 한편, 진피 바로 아래에는 외피계통은 아니지만 **hypodermis**(피부밑조직, 피하조직)가 있어 피부와 장기를 연결시켜 준다.

1) 표 피

epidermis(표피)는 피부의 가장 바깥부위에 있는 보호층으로 ectoderm(외배엽)에서 파생되었고

▶ 그림 2-1 피부의 모식도

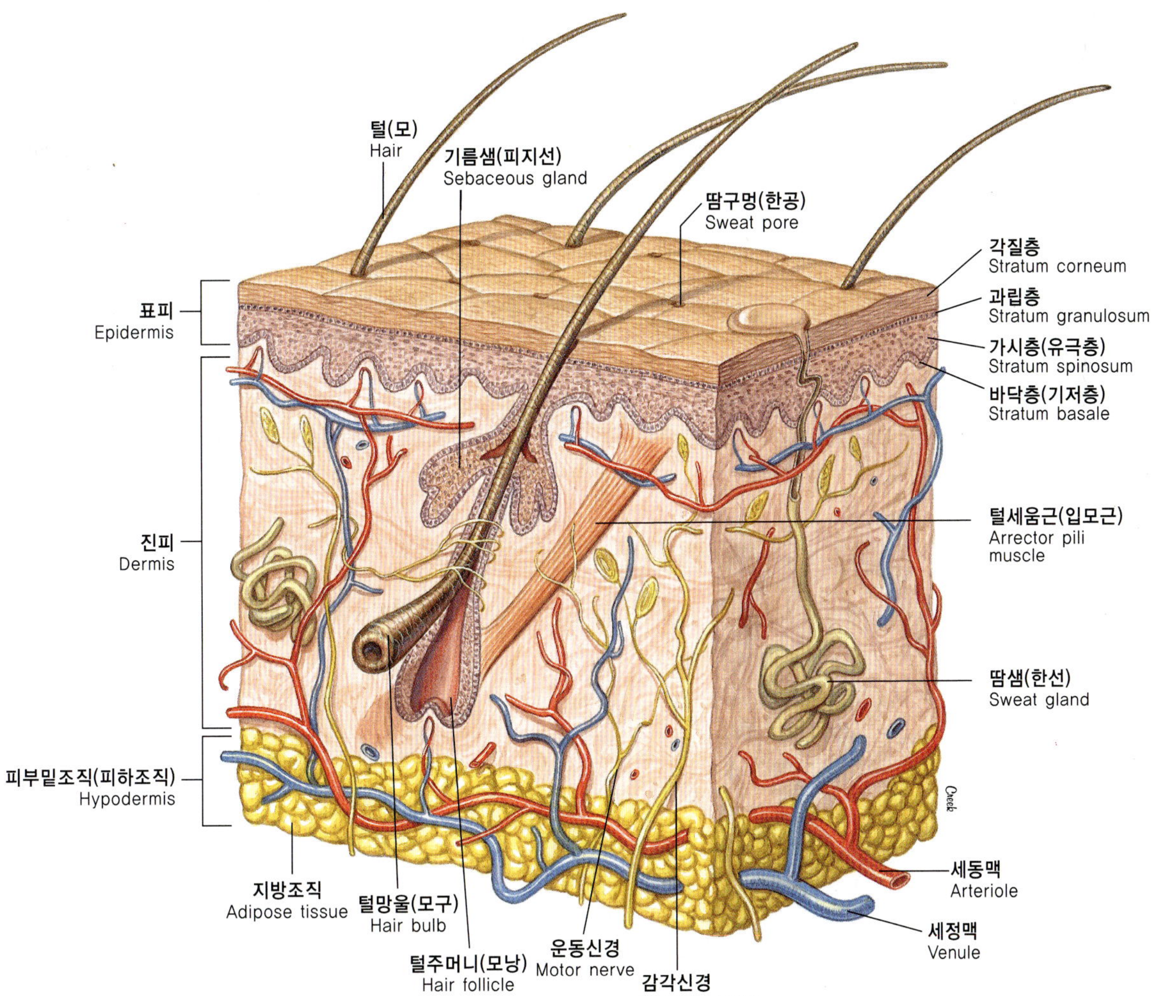

stratified squamous epithelium(중층편평상피)으로 구성되어 있으며, 그 두께는 0.007~0.12mm 정도이다. 가장 깊은부위를 제외하고는 모두 죽은 세포로 이루어져 있다. 어느 부분의 표피인가에 따라 표피층의 수에 차이가 있는데(그림 2-1, 2), 손바닥과 발바닥의 표피는 외부 마찰에 가장 많이 노출이 되어 있으므로 5층으로 구성되고 그 밖의 부위는 4층으로 이루어져 있다. 특징은 다음과 같다.

1. **stratum corneum**(각질층; hornlike layer)은 25~30개의 납작한 비늘과 같은 세포층으로 이루어져 있다. 이 층에서 매일 수천 개의 죽은 세포들이 피부 표면에서 일어나 떨어지며, 여기에는 깊은층에서부터 새로운 세포들이 올라와서 다시 자리를 잡는다. 이 바깥층은 실제로 피부를 보호해 주는 층이다. 각화현상은 각질화현상에서 초래된 것으로, 각질층이 건조되어서 납작해지는 과정을 말하며, 이는 피부를 보호하는데 중요한 작용을 한다. 피부 표면의 마찰이 생길수록, 바닥층과 가시층에서 부가적인 세포분열이 활발해져서 결과적으로 굳은살이 더 형성되면서 보호작용이 강화된다.
2. **stratum lucidum**(투명층; clear layer)에서는 핵, 세포소기관 그리고 세포막이 더 이상 보이지 않는다. 그래서 조직학적으로 이 층은 투명하게 나타난다. 이 층은 입술 그리고 발뒤꿈치나 손바닥의 두꺼워진 부분에만 존재한다.
3. **stratum granulosum**(과립층; granular layer)에는 3~4개 정도의 납작한 세포층밖에 없는데 이 세포들에는 keratohyalin(각질유리과립, 각질성초자양과립)이라는 과립이 함유되어 있다. 이 과립은 케라틴의 화학적 전구물질이다.

▶ 그림 2-2 광학현미경으로 본 피부(25×)

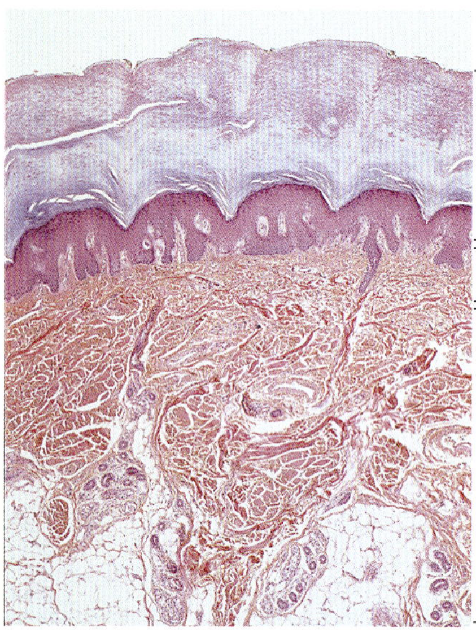

▶ 표 2-2 표피층

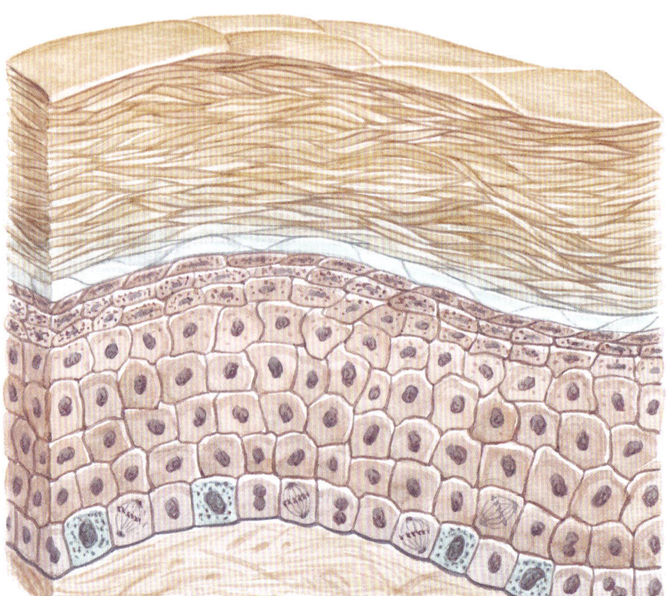

4. **stratum spinosum**(가시층, 유극층; spiny layer)에는 여러 층의 세포가 존재한다. 가시층에서는 유사분열이 한정되어 있기 때문에 이 층은 바닥층과 함께 **stratum germinativum**(배아층)이라고 불린다.
5. **stratum basale**(바닥층, 기저층; basal layer)는 진피와 접해 있는 한 층의 세포들로 구성되어 있다. 바닥층을 구성하는 세포는 keratinocytes(각질세포), melanocytes(멜라닌세포), tactile cells(촉각세포; Merkel cells) 그리고 nonpigmented granular dendrocytes(무색소과립가지세포; Langerhans cells)이다. 촉각세포를 제외하고, 나머지 세포들은 끊임없이 유사분열을 하면서 표피를 재생시키기 위해 밖으로 진행되어 나온다. 바닥층의 세포가 피부 표면까지 이동하는 데 소요되는 기간은 약 6~8주 정도이다.

   각질세포는 **케라틴**이라는 단백질을 생성하는 특별한 세포로 케라틴은 피부를 강화시키고 피부 방수작용을 한다. 혈관 영양원과 진피의 산소 공급으로부터 각질세포가 유리되면서, 그 핵은 퇴화되고 세포 구성은 케라틴으로만 이루어지게 되는데, 이것이 각질화의 과정이다. **멜라닌세포**는 특수화된 상피세포로서 **멜라닌 색소**를 합성하고 햇빛의 자외선으로부터 피부를 보호하는 장벽이 된다. **촉각세포**는 각질세포와 멜라닌세포에 비해 듬성듬성 분포되어 있는데 이 감각수용체 세포는 촉각을 느끼는 데 도움이 된다. **무색소과립가지세포**는 바닥층 전체에 흩어져서 분포하고 이들은 피부 보호작용을 하는 큰포식세포(대식세포)로서 박테리아나 다른 조직파편들을 섭취한다.

표 2-2에 각 표피층의 특징을 설명하였다.

(1) 피부의 착색

정상적인 피부색은 3가지 색소—멜라닌, 카로틴, 헤모글로빈—의 결합이 나타나는 것으로 **melanin**(멜라닌)은 바닥층의 멜라닌세포에서 생성된 흑갈색 색소이다(그림 2-3, 4). 비슷한 체구를 가진 사람들은 거의 비슷한 멜라닌세포 수를 가지고 있지만 생성된 멜라닌 색소의 양이나 그 분포에 의해 인종에 따른 피부색(황색, 갈색, 흑색, 백색)이 결정된다.

햇빛에 피부가 노출이 되면 점차적으로 멜라닌세포에서 멜라닌 합성이 더 많이 일어나서 결과적으로 피부가 갈색으로 타게 된다. albinism(백색증)은 피부에 있는 멜라닌세포의 수는 정상이지만, 아미노산을 멜라닌으로 바꾸는 tyrosinase(티로신효소)가 부족하여 나타나는 유전적 질병이다.

멜라닌세포의 유전자 발현으로 백색증보다 더 흔히 나타나는 것들도 많다. 예를 들면, 멜라닌이 밀집되면 freckles(주근깨)가 생성되고, 반대로 부분적으로 멜라닌세포가 부족하면 피부에 하얀 반점들이 생기는 vitiligo(백반증)가 발생된다. 50세가 지나면, seborrheic hyperkeratosis(지루과다각화증)라 하여

▶ 그림 2-3 전자현미경으로 관찰한 피부 표면의 땀샘이 열리는 모습

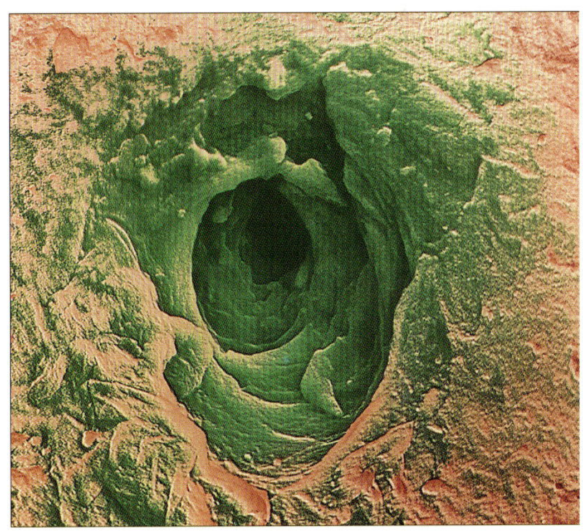

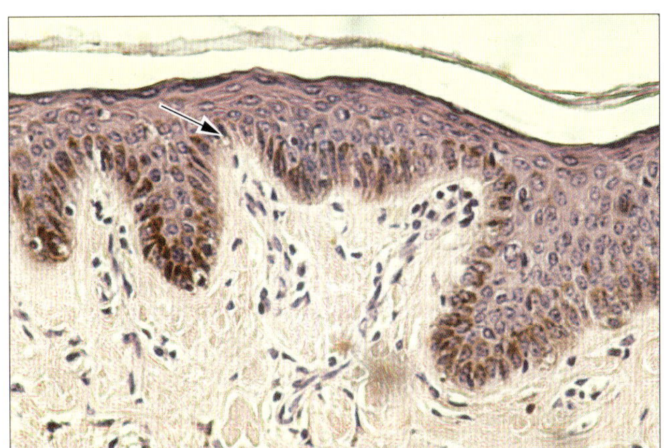

▶ 그림 2-4 바닥층의 멜라닌세포(화살표)는 멜라닌을 생성한다.

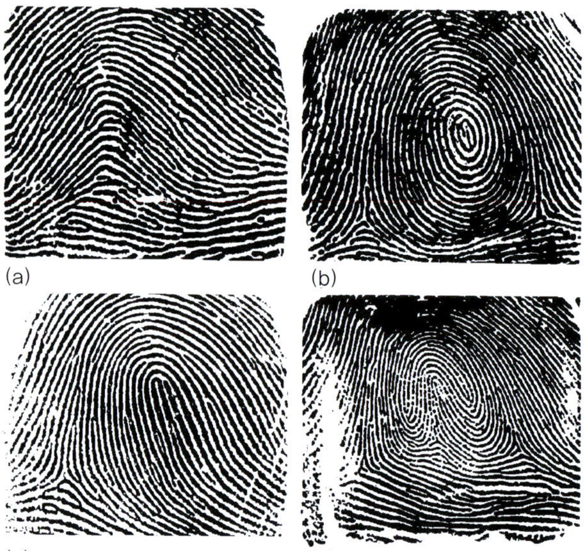

▶ **그림 2-5 4가지 기본 지문형태.** (a) 아치형. (b) 회오리형. (c) 고리형. (d) 복합형.

갈색의 이물질 증식이 노출된 피부를 중심으로 나타날 수 있는데, 이를 흔히 liver spots(검버섯, 간반점)라고 한다. 이 색소침착은 멜라닌세포의 양성 증식으로 미용상의 문제가 아니라면 별다른 치료가 필요 없다.

carotene(카로틴)은 당근과 같은 식물에 함유되어 있는 노란색 색소로, 피부 각질층이나 진피의 지방층에 축적되어 있다. 한때는 아시아 후손들이 황인종인 이유가 이 카로틴 때문이라고 생각되었으나, 지금은 멜라닌 색소의 다양성 때문이라고 밝혀졌다.

hemoglobin(헤모글로빈)은 피부의 색소가 아니라 적혈구에 있는 산소와 결합하는 색소로 진피 속으로 산소와 결합해서 혈액이 흘러가는데, 이 때문에 피부는 약한 붉은 기운을 띠게 된다.

(2) 표면 피부패턴

피부 표면에는 특정한 모양의 패턴이 있는데 이는 태어날 때부터 있기도 하고 성장하면서 생기기도 한다. **finger prints**(지문)는 선천적인 피부패턴으로서 손가락, 발가락 그리고 손바닥과 발바닥에 나타난다. 이 지문의 패턴들은 기본적으로 모두 비슷하지만, 절대로 같은 피부패턴이 다른 사람에게 나타나지 않는다(그림 2-5). 지문은 진피 내에서 탄력섬유가 당겨짐으로써 형성되며 태어나기 전에 완성된다. 지문에 골이 파여 있기 때문에 손으로 물건을 집을 때 미끄러지지 않는 것이다. 지문은 정교하고 재생되기 쉽기 때문에 관례적으로 개인의 신분을 확인하는 데 많이 사용된다.

신체에 형성된 lines(선)에는 손바닥의 깊은 굴곡 주름과 손등의 손가락 관절이나 다른 관절부위의 얕은 굴곡 선이 포함된다. 이마나 얼굴의 주름은 웃을 때나 찡그릴 때 지속적으로 얼굴근육이 수축되면서 형성되는 것이다. 얼굴 주름은 나이가 들수록 더 뚜렷하게 파인다.

2) 진 피

dermis(진피)는 표피보다 깊은층에 있으며 더 두껍다. 진피 내에 있는 elastic fibers(탄력섬유)와 collagenous fibers(아교섬유, 교원섬유)가 특정한 패턴으로 배열이 되어 있어서 피부의 선과 피부 긴장도를 결정한다(그림 2-6). 나이 든 사람보다 젊은 사람에게 탄력섬유가 더 많으며, 탄력섬유의 감소는 노화의 증상 중 하나이다. 진피 내의 광범위한 혈관그물은 표피의 살아 있는 부위에 영양을 공급한다.

진피에는 sweat gland(땀샘, 한선), sebaceous glands(기름샘, 피지선), nerve ending(신경종말), hair follicle(털주머니, 모낭) 등이 있다.

(1) 진피의 층

진피는 2층으로 이루어져 있다. 위층은 **stratum papillarosum**(유두층; papillary layer)이므로,

표피와 접해 있고 전체 진피의 5분의 1을 차지한다. papillae(유두)라고 불리는 많은 돌기는 진피의 위층으로부터 표피로 뻗어 나온다. 유두는 손가락과 발가락의 마찰 능선의 바닥을 형성한다.

진피에서 더 두꺼운 깊은층은 **stratum reticularosum**(그물층, 망상층; reticular layer)이라고 불린다. 이 층에 있는 섬유는 더 치밀하고 탄탄하여 유연한 그물을 형성하기 위하여 규칙적으로 배열되어 있다. 임산부나 아주 비만인 사람들을 보면 알 수 있듯이 피부는 상당히 잘 늘어나는데, 너무 심하게 늘어나면 진피가 찢어지게 된다. 이처럼 무리가 간 진피부분이 복구되면, 그 과정에서 하얀 선 같은 자국이 남는데, 일명 튼살이라고 하여 **linea albicans**(백색선)라고 부른다. 백색선은 흔히 엉덩이, 넓적다리, 배나 가슴에서 볼 수 있다(그림 2-7).

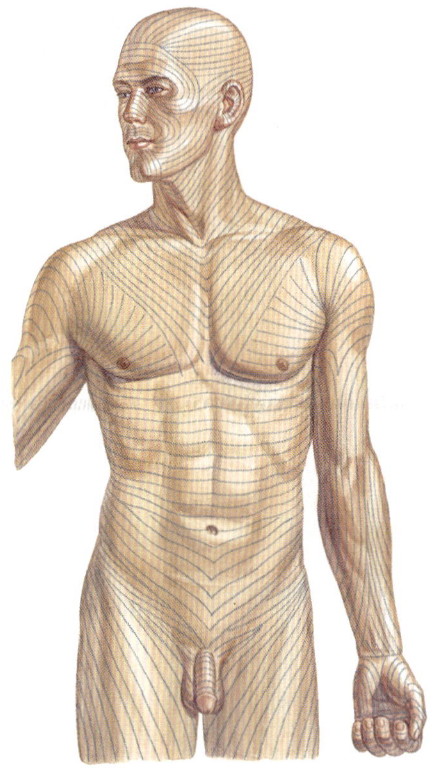

▶ 그림 2-6 **긴장선.** 긴장선은 피부의 진피 내에 있는 탄력섬유와 아교섬유가 당겨져서 형성된다. 이 선과 평행으로 절개해서 수술을 하면 이를 가로질러서 절개하는 경우보다 빨리 회복되며 상처조직도 덜 남게 된다.

(2) 피부의 신경분포

진피에는 광범위하게 신경이 분포되어 있다. 특수화된 integumentary effectors(외피계 효과기)에는 진피 내에 있는 smooth muscles(민무늬근육, 평활근)과 gland(샘, 선)들이 있는데, 이들은 자율신경섬유에 의하여 중추신경에서 전달된 운동자극에 반응을 한다.

여러 종류의 **감각수용체**는 다양한 촉각, 압력, 온각, 간지럼 또는 통각에 반응을 한다. 어떠한 것들은 free nerve ending(자유신경종말)에, 어떠한 것들은 털주머니 주변에서 복잡한 그물을 형성하며, 또 다른 것들은 진피 내의 유두로 뻗어 나간다. 인체의 특정 부위 몇 군데, 손바닥, 발바닥, 입술 그리고 외음부 등은 감각수용체가 밀집되어 있어서 유난히 민감하다. 다양한 감각수용체의 기능과 구조에 대해서는 제7장 감각기관에 서술하였다.

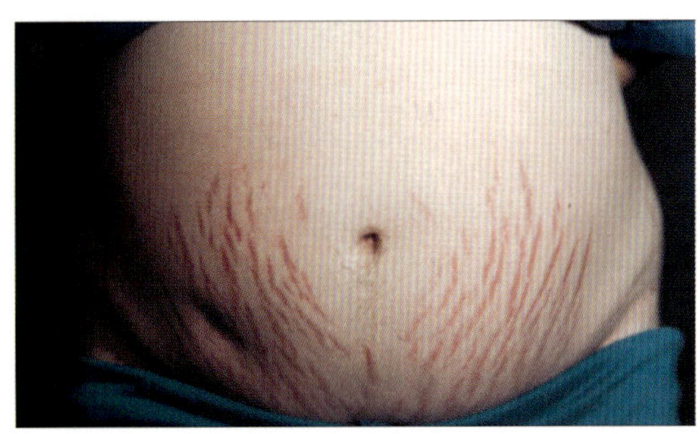

▶ 그림 2-7 **임신한 여성의 배에 나타난 임신선.** 시간이 지나면 일반적으로 서서히 옅어지나 영구적으로 자국을 남기는 경우도 있다.

(3) 피부의 혈관공급

진피 내에 있는 혈관은 유사분열이 활발한 표피의 바닥층과 진피의 세포 구조(샘, 털주머니 등)에 영양을 공급해준다. 진피의 혈관은 체온과 혈압을 조절하는 데 중요한 역할을 수행하는데, 자율신경에 의한 혈관수축과 혈관확장 반응은 진피 얕은층 혈관에서의 혈액 흐름을 방해할 수도 있고 활발히 흐르게 할 수도 있다. 열이나 쇼크는 피부색과 체온에 의해서 알 수 있는데 얼굴이 붉게 달아오르는 것은 불수의적으로 진피 내의 혈관이 확장된 결과이다.

오랫동안 침상에 누워 있는 사람이 bedsore(욕창) 또는 decubitus ulcer(욕창궤양)를 앓는 것을 방지하기 위해서는 적절한 혈액순환을 유지시켜 주어야 한다. 오랜 기간 동안 같은 자세로 계속 누워 있으면 침대에 눌린 부위가 혈액순환이 잘 되지 않는다. 결과적으로 세포가 죽게 되며, 개방형 상처가 형성될 수 있다(그림 2-8). 환자의 자세를 자주 바꿔 주고 주기적으로 피부를 마사지하여 혈액순환을 자극시키는 것이 욕창궤양을 예방하는 좋은 방법이다.

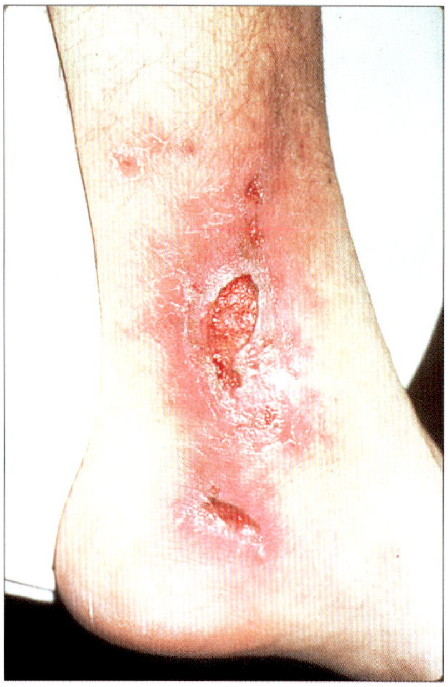

▶ 그림 2-8 **발목 안쪽의 욕창(욕창궤양).** 욕창은 엉덩이, 발목, 발꿈치, 어깨, 팔꿈치 등과 같이 피부의 뼈가 돌출된 부분의 가장 흔한 질환이다.

3) 피부밑조직

hypodermis(피부밑조직, 피하조직)는 사실 피부의 일부분이 아니고, 진피를 그 밑의 장기와 연결시켜 주는 부분이다. 이는 일차적으로 loose connective tissue(성긴결합조직)와 혈관, 여기에 연결된 adipose cells(지방세포)로 이루어져 있다. 아교질섬유와 탄력섬유는 피부밑조직을 강화시켜 주는데, 특히 손바닥이나 발바닥에서 강화되어 그 밑의 구조물과 단단히 결합되어 있다. 여기에 포함되어 있는 지방조직의 양은 신체부위, 성, 연령 그리고 개개인의 영양상태에 따라서 매우 다르게 나타난다. 여성은 대체적으로 남성보다 8% 정도 지방조직을 더 많이 지니고 있다. 이 층은 지질을 저장하고, 몸을 절연시키며, 충격에 대한 완충작용을 담당하면서 체온을 조절한다.

피부밑조직은 피부밑주사(피하주사)를 놓는 곳이다. 피부밑주사 바늘의 사용은 협조를 할 수 없는 무의식상태의 환자, 경구투여가 가능하지 않은 환자들의 경우 효과적으로 약을 투여할 수 있게 도와준다. 요즘에는 천천히 퍼지는 약과 용량이 낮은 약도 피부밑으로 투여할 수 있도록 도구가 개발되었다. 예를 들어 당뇨병을 앓고 있는 환자는 이 방법으로 인슐린을 투여할 수 있다. 심지어 피부밑으로 주사하는 피임약도 판매되고 있다.

3. 피부의 기능

피부는 병원체나 외상으로부터 인체를 보호할 뿐 아니라 인체의 항상성을 유지하는 데 있어서 매우 기능적인 역할을 한다.

1) 물리적 보호

피부는 미생물, 물 그리고 과도한 햇빛(자외선)으로부터 인체를 보호하는 보호막 역할을 한다. 피부 표면의 기름 분비는 산성 보호막(pH 4.0~6.8)을 형성해 방수 역할을 하며 대부분의 병원체 증식을 지연시킨다. 진피에 있는 케라틴 단백질은 피부를 방수시키고, 각화된 바깥층(피부 각질층)은 피부가 긁히는 것을 방지해 주며 미생물이 들어오지 못하도록 도와준다. 앞에서 언급하였듯이, 피부가 자외선에 노출되면 바닥층의 멜라닌세포가 자극되어서 멜라닌이 합성된다. 합성된 멜라닌은 태양광선을 흡수하고 분산시킨다. 또한, 표면에 마찰이 있으면 바닥층과 가시층의 세포분열이 더 활발해져서 일종의 보호막인 굳은살을 형성하면서 표피가 두꺼워진다.

2) 수분조절

두꺼워지고, 각질화되고 각화된 표피는 지속적인 공기 중 노출에도 피부가 적응할 수 있도록 해

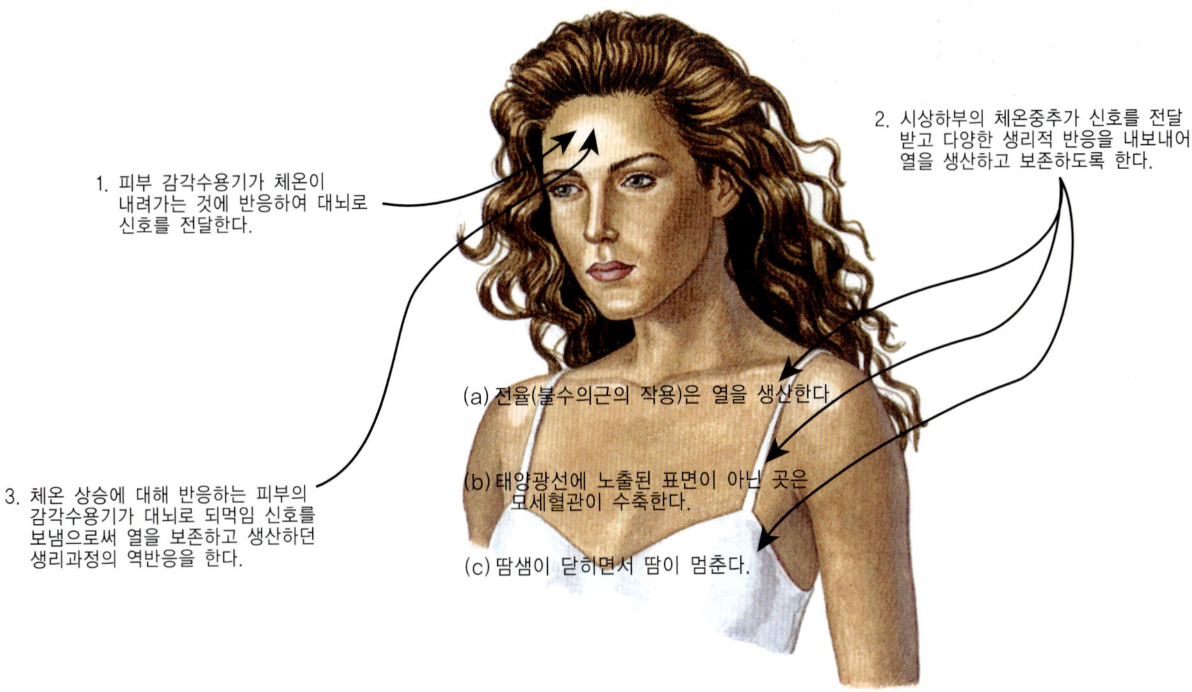

▶ 그림 2-9 **체온조절.** 체온조절은 피부 감각수용기가 관여한다. 이는 대뇌로 체온 하강의 신호를 전달해 준다. 이 유발 반응으로 정상 상태보다 5배 정도 체열 생산을 하게 된다.

준다. 또한 바깥층은 죽은 비늘과 같은 층이며, protein-polysaccharide basement(단백다당류바닥막)는 바닥층을 진피에 붙여 준다. 인체의 피부는 방수기능이 있어서 건조한 곳에서도 쉽게 탈수되지 않으며, 심지어는 물속에서도 물이 과도히 흡수되는 것을 방지한다.

3) 체온조절

인체의 온도를 조절하는 데 있어서 피부는 아주 중요한 역할을 한다. 세포 대사, 특히 근육세포의 대사로부터 체내의 열이 발생한다. 인체의 정상 체온은 37℃이며, 다음 3가지 방법으로 체온을 유지하게 된다(그림 2-9):

1. 혈관 확장으로 인한 복사열 손실
2. 땀 분비로 인한 증발
3. 혈관수축으로 인한 열 축적(그림 2-10)

얼마나 많은 양의 땀이 분비되었는지는 얼마나 몸이 과열되었는지를 보여준다. 몸의 온도가 1℃씩 올라갈 때마다 땀 분비량은 매일 100~150mL씩 늘어난다. 더운 여름에 야외에서 힘든 일을 하면, 사람은 시간당 1~10L의 땀을 흘리게 된다.

열이 과도하게 손실될 경우, 몸의 근육이 떨리게 되면서 세포 대사가 증가한다. 이때는 뼈대근육뿐 아니라, arrectores pilorum(털세움근, 입모근)이라고 불리는 아주 작은 민무늬근육도 수축하게 된다. 털세움근은 털에 붙어 있어서 불수의적으로 수축하면 닭살이 돋게 되는 것이다.

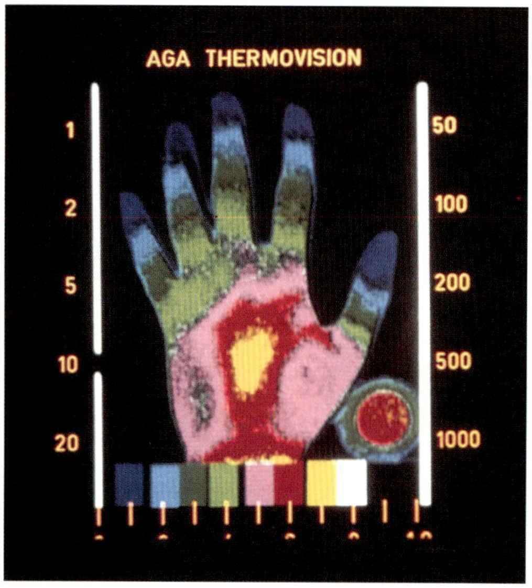

▶ 그림 2-10 **손의 온도 그래프로 본 복사열의 차이.** 털과 지방은 좋은 절연체가 된다. 빨강과 노랑은 따뜻한 부위를, 파랑, 초록, 하양은 찬 부위를 가리킨다.

4) 피부 흡수

앞에서 설명했듯이, 외피의 보호작용이 매우 효과적이기 때문에 피부를 통한 흡수는 제한되어 있다. 산소나 이산화탄소와 같은 가스는 피부를 통과해서 혈액 속으로 들어갈 수 있다. 비타민 D 합성에 필요한 소량의 자외선도 피부를 통해 흡수되는데 임상적 연구에 의하면, 지질 용해성 독물이나 살충제 같은 특정 화학물질도 쉽게 피부에 흡수된다는 것을 알 수 있다.

5) 합 성

피부에 남아 비타민 D를 생성하는 멜라닌과 케라틴은 외피계통에서 합성된다. 이러한 색소들은 신체의 다른 부위에서 생성되지만, 피부에서 자외선에 의해 자극받는 전구물질 분자의 활성화로 시작한다. 이 전구물질 분자는 간과 콩팥(신장)에서 변경되어서 비타민 D의 가장 활성화된 형태인 calcitriol(칼시트리올)을 생성한다. 비타민 D 합성을 위해서 필요한 자외선은 아주 소량이지만, 이 소량도 어린 아이들의 성장에는 매우 중요하다. 활성화된 비타민 D는 혈액 속으로 들어가서 칼슘과 인의 대사를 조절해 주는데, 이는 튼튼하고 건강한 뼈의 발달에 매우 중요한 역할을 한다. 비타민 D가 결핍되면 rickets(구루병)가 생긴다(그림 2-11).

6) 감각 수용

아주 세밀한 온각, 냉각, 촉각, 진동, 통증 등에 반응을 하는 매우 고도화된 감각수용체는 진피에 퍼져 있는데(제7장 감각기관 참조), 이를 **피부밑수용체**라고 한다. 이러한 감각신경세포들은 얼굴,

▶ 그림 2-11 **구루병 환자.** (a) 네팔 마을의 구루병에 걸린 아이. 창문이 없는 오두막에서 살며, 비가 오는 시기에 대략 5~6개월 동안 아이들은 실내에서만 지낸다. (b) 구루병에 걸린 10개월 된 소아의 방사선 사진. 구루병은 영양실조와 비타민 D 합성에 필요한 햇빛 부족으로 발생한다.

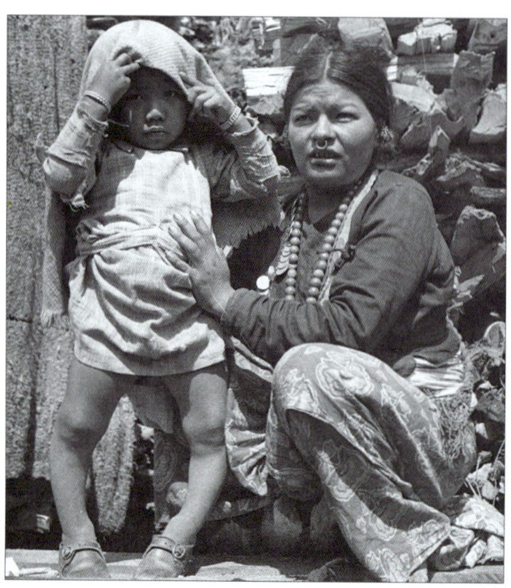
(a)

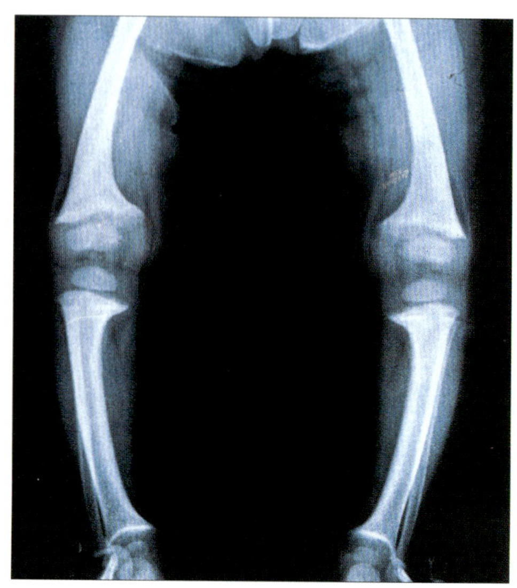
(b)

손바닥, 손가락, 발바닥 그리고 외음부에 특히 많이 모여 있다. 반면에 등이나 목 뒷부분, 또 관절부분의 피부에는 감각신경이 많지 않다. 일반적으로 피부가 얇을수록 더 민감하다.

7) 전달 · 의사소통

인간은 고차원적 사회적 동물이며, 외피계통은 의사소통에서 중요한 역할을 한다. 분노나 창피함 등의 다양한 감정은 피부색의 변화로 나타난다. 특정 얼굴근육의 수축은 사랑, 놀라움, 행복함, 슬픔 그리고 절망과 같은 감정을 표현해 준다. 또 특정 외피샘에서 분비되는 분비물의 냄새는 무의식 중에 그 사람의 감정을 드러낸다.

4. 표피 유도체

머리카락, 손톱, 외피샘들은 표피층에서 유도된 것으로 **표피 유도체**라고 한다. 머리카락과 손톱은 외피계통의 구조상 특징이고 아주 제한적인 기능을 가지고 있는 반면에, 외피샘(외피선)은 신체 보호와 항상성 유지에 매우 중요한 역할을 담당한다.

1) 털

신체의 hair(털, 모발)는 포유류에게 있어서 매우 두드러진 특징이다. 하지만 같은 포유류에서도 그 종류에 따라 털의 분포, 기능, 밀도 그리고 질이 매우 다르다. 인간은 비교적 털이 적은 편으로, 두피, 얼굴, 음부 그리고 axillary(겨드랑, 액와)부위에만 털이 있다. 남성과 여성의 털 밀도는 비슷하지만, 호르몬의 영향으로 일반적으로 남성의 털이 더 두드러진다(그림 2-12). 인체에서 특정 부위는 털이 전혀 없다. 예를 들면 손바닥, 발바닥, 입술, 젖꼭지, 남성 생식기 그리고 여성 생식기의 일부에서는 털을 찾아볼 수 없다.

털의 가장 일차적인 기능은 보호작용이지만 그 효과는 제한되어 있다. 두피의 털과 눈썹은 햇빛을 차단해 준다. 속눈썹과 코털은 공기 중 입자로부터 인체를 보호해 주고 두피의 털은 기능적인 손상으로부터 머리를 보호한다. 2차적 기능으로, 털은 개개인을 구별하는 도구가 되고 성적 매력을 느끼게 해 주는 역할도 한다.

털은 대각선으로 배치된 shaft(털줄기, 모간), root(털뿌리, 모근) 그리고 bulb(털망울, 모구)로 구성되어 있다(그림 2-13). 털줄기는 피부 표면에 털이 나와 있는 부분으로 눈으로 볼 수는 있으나 죽은 부분이다. 털망울은 털주머니 내에 있는 뿌리의 바닥부분으로 각 털은 털망울 내에 있는 바닥층 세포에서 발생하고 진피의 혈관을 통해 영양을 공급받는다. 세포분열 시, 영양 공급이 감소하면서 표면으로 밀려 나와서 각질화가 된다. 건강한 사람의 털은

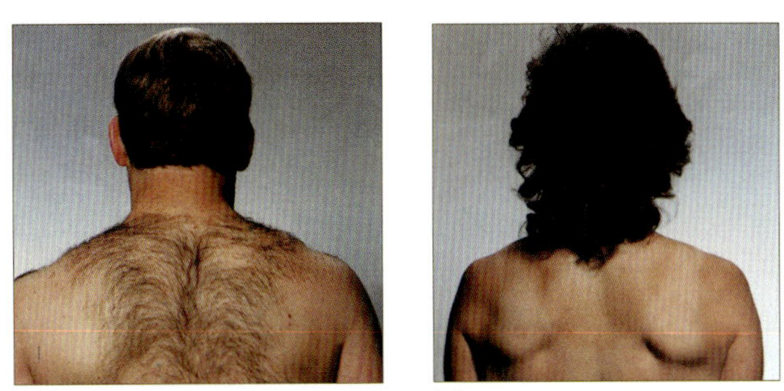
(a) (b)

▶ 그림 2-12 남성과 여성의 털 비교

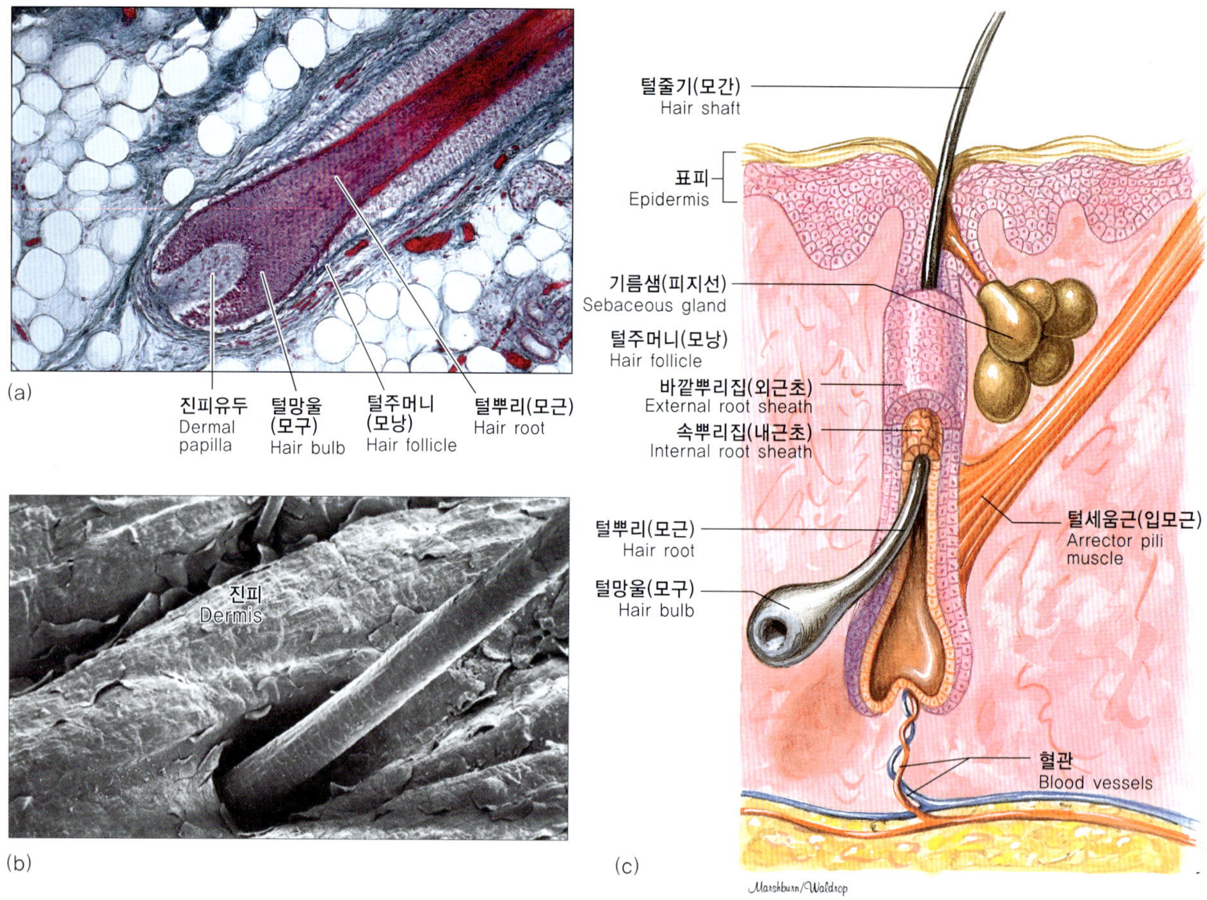

▶ 그림 2-13 **털과 털주머니의 구조.** (a) 털망울과 털주머니 내에 있는 털뿌리의 현미경 사진(63×). (b) 털주머니에서 뻗어나오는 털의 전자현미경 관찰(280×). (c) 털, 털주머니, 기름샘, 털세움근의 그림.

3일에 1mm 정도 자라는데 머리가 길어질수록, 휴식기에 접어들면서 머리가 거의 자라지 않는다.

눈썹털의 수명은 3~4개월 정도이고, 두피의 털 수명은 3~4년으로 머리털이 빠진 자리에는 털주머니의 바닥층에서부터 새로운 머리가 나오면서 그 자리를 메운다. 사람의 머리털은 하루에 10~100개 정도 빠지는데, 머리털이 빠지면서 새로운 머리털이 나지 않으면 대머리가 되는 것이다. 대머리는 질병으로 볼 수도 있지만 대개 유전적인 현상이며, 남성 호르몬인 테스토스테론 때문에 남성에게 더 빈번히 일어난다. 유전적인 대머리 증상을 치료하는 방법은 아직 없지만 털이 많은 부위에서 건강한 털주머니를 이식하는 방법으로 대신할 수 있다.

털의 가로면을 보면 3개의 층으로 나누어지는데, 안쪽의 medulla(털속질, 모수질)에는 듬성듬성 세포가 있고 털속질을 감싸고 있는 두꺼운 **cortex**(털겉질, 모피질)에는 딱딱한 세포들이 조밀하게 채워져 있다. **cuticle**(털껍질, 모소피)은 털겉질을 감싸고 있으며, 그 세포들의 가장자리가 톱니 모양인 까닭에 현미경으로 관찰하면 비늘과 같은 모양이 나타난다.

털의 색깔은 털주머니의 밑부분에 있는 바닥층에서 생산되는 색소의 양과 종류에 따라서 결정된다. 멜라닌 색소의 생산량이 다양함에 따라서 털의 색도 금발에서부터 검은 머리까지 다양하다. 멜라닌 색소가 많을수록 털의 색이 어둡고, 철분이 함유되어 있는 색소는 붉은 털을 만들어 낸다. 색소의 생산이 부족하거나, hair shaft layer(털줄기층, 모간층) 사이에 공간이 생기면 털은 회색 또는 흰색으로 변한다. 머리의 질은 세로단면의 모양에 의해 결정된다. 세로단면의 모양이 둥글면 생머리이고, 타원형이면 곱슬머리 그리고 납작하면 잘 엉키는 꼬인 머리인 것이다.

기름샘(피지선)과 털세움근(입모근)은 털주머니(모낭)에 붙어 있다(그림 2-13c). 털세움근은 제대로근(불수의근)으로 온도 자극이나 심리적 자극에 반응한다. 털세움근이 수축하면 털이 곧게 서게 되어 닭살이 돋는 것이다.

사람에게는 3가지 종류의 특징적인 털이 있다.

1. **lanugo**(배냇솜털, 태모): 가늘고 부드러운 털로 성장기의 마지막 3개월에 나타난다. 주로 영아들의 털이 이 형태이다.
2. **vellus**(솜털, 연모): 배냇솜털 다음에 나타나는 털의 형태로 짧고 가늘다. 털주머니에서 털이 갓 나오기 시작한 어린이나 여성들의 털이 여기에 속한다.
3. **terminal hair**(종말털, 성모): 결이 거칠고, 색소가 있으며(연로한 사람의 털은 제외), 종종 곱슬이다. 예를 들면 두피의 털, 겨드랑이 털, 음모, 눈썹, 속눈썹, 말단의 털이 여기에 속한다.

angora hair는 계속해서 자라는 종말털로 두피나 성인 남성 얼굴의 털을 말한다. **definitive hair**는 일정 길이까지 자라다가 멈추는 털로서, 가장 흔한 종류의 털이다. 눈썹, 속눈썹 그리고 겨드랑이 털이 여기에 속한다.

2) 손 · 발톱

손과 발 끝에 있는 **nails**(손 · 발톱, 조갑)는 표피의 피부 각질층에 있는 층에서 형성된 것이다. 손 · 발톱이 딱딱한 것은, 세포 사이에 평행으로 흐르는 치밀한 케라틴 fibrils(미세섬유) 때문이다. 손 · 발톱은 손가락과 발가락을 보호해 주는데, 손톱은 특히 작은 물건을 잡는 데도 도움을 준다.

손 · 발톱은 **body**(몸통), **free border**(자유모서리, 자유연), **hidden border**(숨은모서리, 은둔연)로 구성되어 있다(그림 2-14). 판처럼 생긴 손 · 발톱의 몸통은 **nail bed**(손 · 발톱바닥, 조상)에 놓

▶ 그림 2-14 **손가락 끝과 손톱의 관련 구조물.** (a) 손톱을 해부한 그림. (b) 태아 손톱의 현미경 사진 (3.5×).

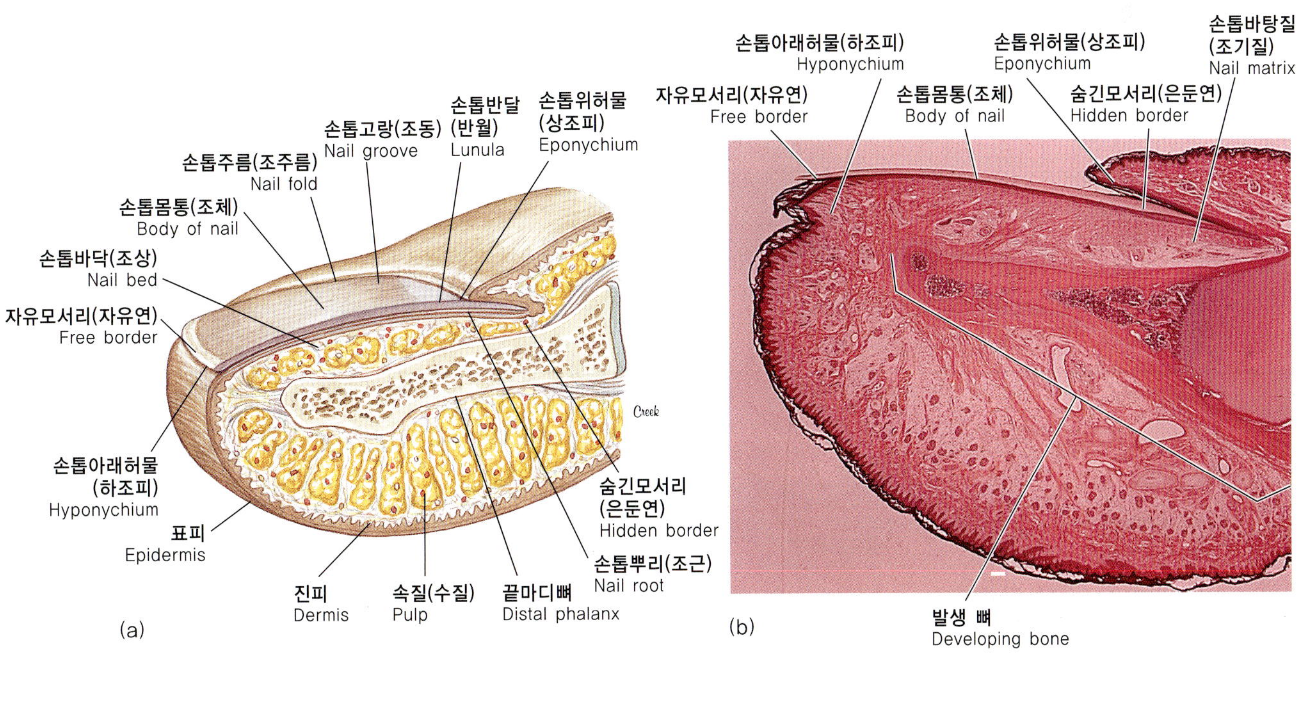

여 있는데, 이는 실제로 표피의 가시층이다. 몸통과 손 · 발톱바닥은 그 밑에 있는 혈관조직 때문에 붉게 보인다. 손 · 발톱몸통의 양 옆은 **nail fold**(손 · 발톱주름, 조주름)가 보호해 주고, 양쪽 모서리에 있는 고랑은 **nail groove**(손톱고랑, 조동)라고 한다.

eponchium(손 · 발톱위허물, 상조피; cuticle)은 손 · 발톱의 숨은모서리를 덮는데, 종종 갈라져서 **hangnail**(거스러미, 상조피)이 생긴다. 손 · 발톱이 자라는 부분은 **nail matrix**(손 · 발톱바탕질, 조기질)라고 하고, 손 · 발톱바탕질의 작은 부분은 **lunula**(손 · 발톱반달, 반월)라고 부르는데, 반달 모양으로 손 · 발톱의 거스러미 부분에서 볼 수 있다.

matrix(바탕질, 기질)에 있는 얇은층의 세포가 손 · 발톱세포로 변하면서 손 · 발톱이 자란다. 일시적으로 딱딱해진 세포들은 손 · 발톱바닥의 바닥층과 가시층 위로 밀고 나오기 시작한다. 손톱은 대략 1주일에 1mm씩 자라며 발톱은 조금 더 천천히 자란다.

3) 샘

▶ 그림 2-15 **피부샘의 종류**

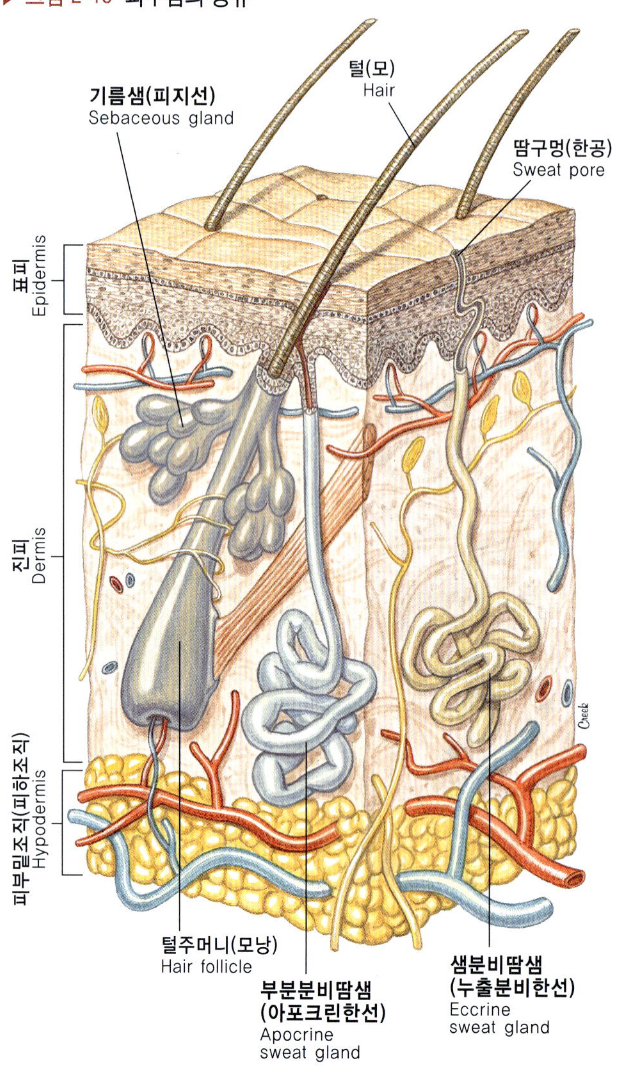

gland(샘, 선)의 근원지는 표피층이지만, 모든 샘은 진피에 위치해 있어 진피에서 영양분을 공급받으면서 물리적인 버팀을 받는다. 피부의 샘은 관을 통해서든 직접적이든 바깥으로 분비를 하기 때문에 외분비라고 통칭된다. 피부의 샘에는 sebaceous gland(기름샘, 피지선), sudoriferous gland(땀샘, 한선) 그리고 ceruminous gland(귀지샘, 이도선)의 3가지 종류가 있다.

(1) 기름샘

털의 follicular epithelium(난포상피)으로부터 발생되는 **sebaceous glands**(기름샘, 피지선)는 털의 줄기로 sebum(기름)을 분비하는 holocrine gland(온분비샘, 전분비선)이다. 기름은 지질이 대부분이며, 털의 줄기로부터 피부 표면으로 퍼져나가 피부 각질층의 윤활작용과 방수 역할을 하고, 털이 푸석거리지 않게 돕는다. 만약 기름샘에 문제가 생겨서 막히게 되면, 기름샘이 감염되어 여드름이 생기게 된다. 성호르몬은 기름의 분비와 생산을 조절하는데, 사춘기에는 기름샘이 과다하게 활성화되어 여드름이 발생한다.

(2) 땀샘

sudoriferous glands(땀샘, 한선)는 피부 표면으로 땀을 분비한다. 땀의 구성물질은 수분, 염분, 요소 그리고 요산으로 증발을 통해 체온을 내려주는 역할을 할 뿐 아니라 불순물을 배

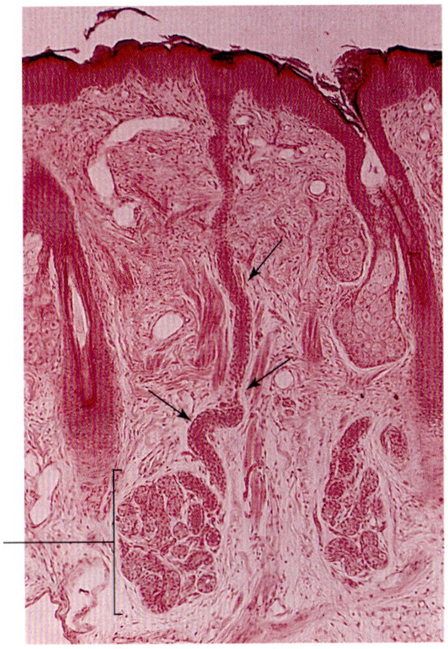

▶ 그림 2-16 샘분비땀샘의 현미경 사진(27×). 끊겨 보이는 이유는 샘의 관부분이 감겨 있는 구조이기 때문이다.

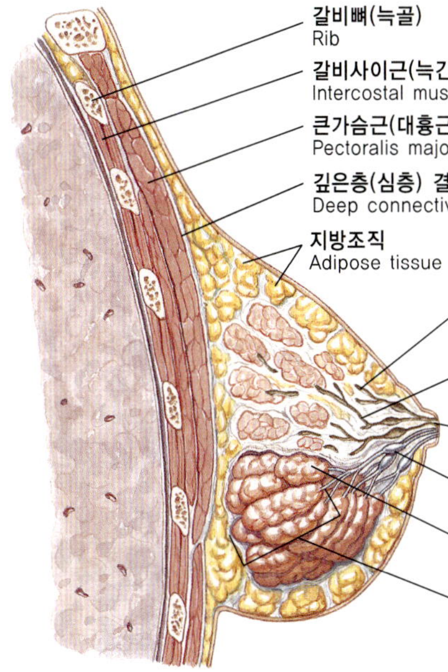

▶ 그림 2-17 젖(유방)에 있는 젖샘의 시상절단면

출해 내는 기능을 수행한다. 땀샘은 손바닥, 발바닥, 겨드랑, 음부 그리고 이마에 가장 많이 분포되어 있으며 나선형으로 말린 관의 형태를 하고 있다(그림 2-15). 땀샘에는 샘분비땀샘과 부분분비땀샘이 있다.

1. **eccrine sweat glands**(샘분비땀샘, 누출분비한선) : 몸 전체에 분포되어 있고, 특히 이마, 등, 손바닥, 발바닥에 많다. 이 샘은 태어나기 전에 형성되며, 땀을 증발시킴으로써 체온을 내려주는 작용을 한다(그림 2-15, 16).
2. **apocrine sweat glands**(부분분비땀샘, 아포크린한선) : 샘분비땀샘보다 훨씬 더 큰 샘으로 겨드랑과 음부에 분포되어 있으며, 털주머니로 분비를 한다. 부분분비땀샘은 사춘기 이전에는 기능을 하지 않으며 분비 시 나는 냄새는 성적인 흥분을 상징한다고 생각된다. 한편, 여성의 유방에 있는 mammary gland(젖샘, 유선)는 수유기 때 젖(유즙)을 분비하는 특수한 땀샘으로(그림 2-17), 출산 시 갑상샘과 난소호르몬의 자극으로 가장 많이 발달하게 된다.

(3) 귀지샘

ceruminous glands(귀지샘, 이도선)는 external auditory canal(바깥귀길, 외이도; ear canal)에서만 볼 수 있는 특수한 샘이다. 여기서 cerumen(귀지)가 분비되는데, 귀지의 구성성분은 수분이고 벌레를 퇴치하거나 고막을 유연하게 하는 역할을 수행한다. 귀지가 너무 많게 되면 청각장애가 발생할 수 있다.

제 3 장
뼈대계통
Skeletal System

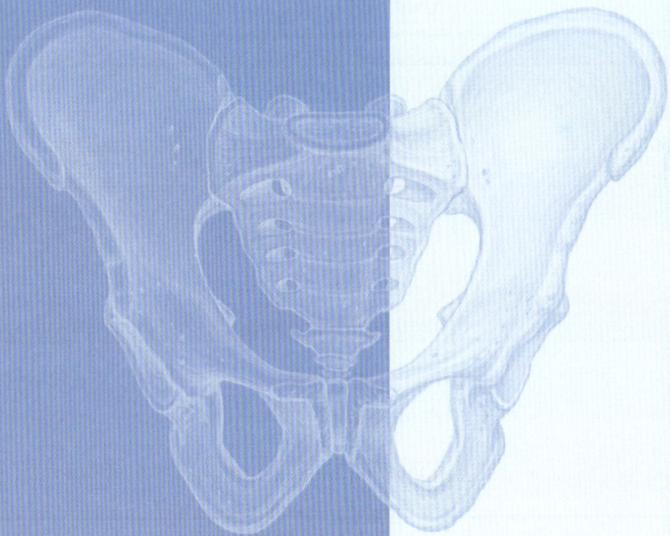

CHAPTER 3

학습목표

1. 몸통뼈대와 팔다리뼈대를 분류하여 설명할 수 있다.
2. 뼈대계통의 주요 기능과 관련된 인체 계통에 대해 알 수 있다.
3. 뼈를 모양에 따라 분류할 수 있다.
4. 뼈의 바깥면을 설명할 수 있다.
5. 긴뼈의 외부 형태를 이해하고 그 기능을 설명할 수 있다.
6. 치밀뼈와 해면뼈의 차이를 설명할 수 있다.
7. 연골속뼈발생을 뼈의 성장과 연관하여 설명할 수 있다.
8. 숫구멍의 종류를 설명할 수 있다.
9. 머리뼈의 종류를 확인하고 각각의 구조적 특징을 설명할 수 있다.
10. 머리뼈 위치와 각 뼈 사이의 연결상태를 이해할 수 있다.
11. 척주를 5종류로 구분하고, 각 부위의 특징적인 굽이를 설명할 수 있다.
12. 가슴우리를 구성과 각 종류의 갈비뼈를 비교, 대조할 수 있다.
13. 팔이음뼈의 뼈와 연결을 설명할 수 있다.
14. 팔뼈의 구별되는 특징을 나열할 수 있다.
15. 다리이음뼈의 구조와 작용을 이해할 수 있다.
16. 남성과 여성 골반의 구조적 차이를 설명할 수 있다.
17. 다리뼈의 구별되는 특징을 설명할 수 있다.

1. 뼈대계통의 구성

성인 **skeletal system**(뼈대계통, 골격계통)은 **axial skeleton**(몸통뼈대, 체간골격)과 **appendicular skeleton**(팔다리뼈대, 사지골격)으로 구성되며, 각각의 뼈가 적절하게 연결되어 튼튼하고 유동적인 신체의 기본 틀을 이룬다(표 3-1, 그림 3-1).

성인 뼈대계통은 약 206개의 **bone**(뼈, 골)으로 이루어져 있으며, 정확한 수는 나이 또는 유전적인 요인에 따라 사람마다 다르다. 출생 직후 뼈대계통은 270개의 뼈로 이루어져 있다. 유년기에는 뼈의 ossification(발육)이 진행될수록 뼈의 수가 많아진다. 하지만 사춘기 동안에는 뼈가 서로 융합됨으로써 뼈의 수가 적어진다. 각각의 뼈는 뼈대계통의 총체적인 작용에 중요한 역할을 하는 장기나 마찬가지이다. 뼈를 연구하는 학문을 **osteology**(골학)라고 한다. **axial skeleton**(몸통뼈대, 체간골격)은 몸의 축을 이루는 뼈와 머리, 목 그리고 몸통의 장기를 보호하고 지지하는 뼈로 이루어져 있다. 몸통뼈대의 구성요소는 다음과 같다.

1. **skull**(머리뼈, 두개골): 머리뼈는 뇌를 보호하는 cranial bones(뇌머리뼈, 뇌두개골)와 눈, 코 및 입안을 지지하는 facial bones(얼굴머리뼈, 안면두개골)의 2종류로 나눈다.
2. **auditory ossicles**(귓속뼈, 이소골): 3개의 귓속뼈가 양쪽 귀의 middle-ear chamber(가운데귀 공간) 내에 위치하여, 소리 자극을 전달해 준다.
3. **hyoid bone**(목뿔뼈, 설골): 목뿔뼈는 larynx(후두)와 mandible(아래턱뼈, 하악골) 사이에 위치하며, 혀의 움직임을 지지하고 삼키는 것을 돕는다.
4. **vertebral column**(척주): 척주는 26개의 다른 뼈로 이루어져 있으며 연골성 intervertebral disc(척추사이원반, 추간원판)가 이들 사이에 끼워져 있다. 몇 개의 척추뼈는 합쳐져서 pelvic

▶ 표 3-1 성인 뼈대계통의 뼈

몸통뼈대			팔다리뼈대	
머리뼈—22개		귓속뼈—6개	팔이음뼈—5개	
얼굴머리뼈 14개	뇌머리뼈 8개	망치뼈 (2)	복장뼈* (1)	
위턱뼈 (2)	이마뼈 (1)	모루뼈 (2)	어깨뼈 (2)	
입천장뼈 (2)	마루뼈 (2)	등자뼈 (2)	빗장뼈 (2)	
광대뼈 (2)	뒤통수뼈 (1)	목뿔뼈—1개	팔뼈—60개	
눈물뼈 (2)	관자뼈 (2)	척주—26개	위팔뼈(2)	손목뼈(16)
코뼈 (2)	나비뼈 (1)	목뼈 (7)	노뼈(2)	손허리뼈(10)
보습뼈 (1)	벌집뼈 (1)	등뼈 (12)	자뼈(2)	손가락뼈(28)
코선반뼈 (2)		허리뼈 (5)	다리이음뼈—3개	
아래턱뼈 (1)		엉치뼈 (1) (4~5개의 엉치척추뼈가 융합됨)	엉치뼈* (1)	
		꼬리뼈 (1) (3~5개의 엉치척추뼈가 융합됨)	볼기뼈(2)(각각의 볼기뼈는 3개의 뼈(엉덩뼈, 궁둥뼈, 두덩뼈)가 융합됨)	
		가슴우리—25개	다리뼈—60개	
		갈비뼈 (24)	넙다리뼈(2)	발목뼈(14)
		복장뼈 (1)	정강뼈(2)	발허리뼈(10)
			종아리뼈(2)	발가락뼈(28)
			무릎뼈(2)	

* 복장뼈와 엉치뼈는 몸통뼈대이지만 뼈의 연결상태로 볼 때, 각각 팔이음뼈나 다리이음뼈에 속한다고 볼 수도 있다.

girdle(다리이음뼈, 하지대)과 연결되는 sacrum(엉치뼈, 천골)을 형성한다. 또한 말단 척추들은 합쳐져서 coccyx(꼬리뼈, 미골)를 만든다.

5. **thoracic cage**(가슴우리, 흉곽): 가슴우리는 뼈와 연골로 구성되며, thoracic vertebrae(등뼈, 흉추)와 함께 가슴의 기본 틀을 이룬다. 가슴우리는 뒤쪽으로 12쌍의 ribs(갈비뼈, 늑골)가 등뼈(흉추)와 연결되고, 앞쪽으로는 갈비뼈와 연결된 costal cartilage(갈비연골, 늑연골)에 의해 sternum(복장뼈, 흉골)과 연결된다.

appendicular skeleton(팔다리뼈대, 사지골격)은 팔뼈와 다리뼈 그리고 이들 뼈를 몸통에 연결하는 팔이음뼈와 다리이음뼈로 구성된다. 팔다리뼈대의 구성요소는 다음과 같다.

1. **shoulder girdle**(팔이음뼈, 상지대): 한 쌍의 scapula(어깨뼈, 견갑골)와 clavicle(빗장뼈, 쇄골)로 구성되며 몸통뼈대인 복장뼈(흉골)와 연결되어 있다. 팔이음뼈는 위팔과 아래팔을 움직이는 근육의 부착점을 제공해 주는 구조가 발달되어 있다.
2. **upper extremities**(팔뼈, 상지골): arm(위팔, 상완)에는 humerus(위팔뼈, 상완골), forearm(아래팔, 전완)에는 ulna(자뼈, 척골)와 radius(노뼈, 요골)가 있고, hand(손)에는 carpal bones(손목뼈, 수근골), metacarpal bones(손허리뼈, 중수골), phalanges(손가락뼈, 지골)가 있다.
3. **pelvic girdle**(다리이음뼈, 하지대): 한 쌍의 hip bone(볼기뼈, 관골)으로 구성된다. 볼기뼈는 앞쪽으로 symphysis pubis(두덩결합, 치골결합), 뒤쪽은 sacrum(엉치뼈, 천골)과 연결되어 있다. 다리이음뼈는 척주를 통하여 체중을 지탱하고 pelvic cavity(골반안, 골반강)의 내장을

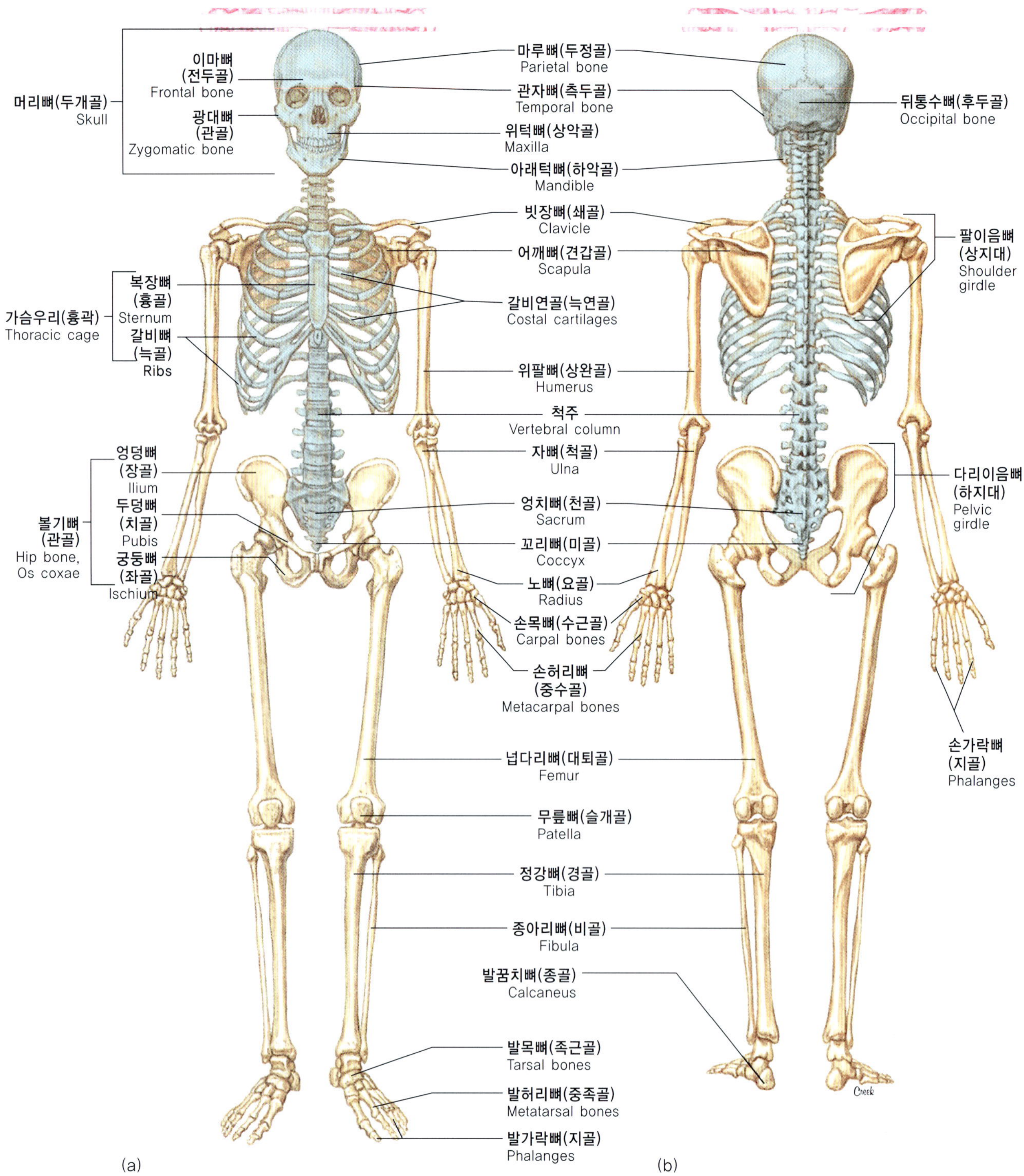

▶ 그림 3-1 **인체의 뼈대계통.** (a) 앞면. (b) 뒷면. 몸통뼈대는 파란색, 팔다리뼈대는 황색으로 표시.

보호한다.

4. **lower extremities**(다리뼈, 하지골): thigh(넓적다리)에는 femur(넙다리뼈, 대퇴골), leg(종아리)에는 tibia(정강뼈, 경골)와 fibula(종아리뼈, 비골), foot(발)에는 tarsal bones(발목뼈, 족근골), metatarsal bones(발허리뼈, 종족골), phalanges(발가락뼈, 지골)가 있다. 그리고 patella(무릎뼈, 슬개골)가 넓적다리와 종아리 사이인 무릎관절의 앞면에 있다.

2. 뼈대계통의 기능

뼈대의 뼈는 많은 신체 기능에 관여하며, 몸의 지지와 보호 그리고 운동의 지렛대 역할을 한다. 또한 red bone marrow(적색골수, 적골수)에서 조혈이 진행되고 지방 저장 및 무기질 저장소로서의 대사기능을 담당한다.

1. **지지**: 뼈들은 연한 조직과 장기가 부착되는 단단한 기본 틀을 형성한다. 우리 몸의 206개 뼈는 그 자체보다 5배나 무거운 장기나 근육들을 지지한다.
2. **보호**: skull(머리뼈, 두개골)과 척주는 뇌와 척수를 감싸고 보호한다. thoracic cage(가슴우리, 흉곽)는 심장, 허파, 큰 혈관, 간 그리고 지라를 보호하며, 다리이음뼈는 골반안의 내장을 보호한다.
3. **신체 동작**: 뼈는 뼈대근육의 고정장치로서의 역할을 한다. 이러한 뼈의 고정된 힘은 근육이 수축할 때 지렛대(관절은 축이 된다) 역할을 해서 운동이 가능해진다.
4. **조혈기능**: 혈액세포가 생성되는 과정을 조혈이라고 한다. 조혈은 골수공간 내 적색골수에서 일어난다(그림 3-2). 영아의 경우 지라(비장)나 간에서도 적혈구를 생성하지만 뼈가 성숙하면서 조혈은 골수에서 대신한다.
5. **지방 저장**: 어떤 뼈의 골수공간에는 지방조직이 저장된다. 지방조직이 풍부한 골수를 yellow bone marrow(황색골수, 황골수)라고 부른다.
6. **무기질 저장**: 뼈의 inorganic matrix(무기바탕질)는 주로 무기질(mineral), 칼슘(calcium)과 인(phosphorus)으로 형성되어 있다. 뼈 무게의 약 2/3를 차지하는 이 무기질이 뼈의 견고함과 강도를 유지해 준다. 약 95%의 칼슘과 90%의 인은 인체의 뼈와 치아에 축적되어 있다. 이 2가지 무기질의 혈액농도는 낮지만 인체에는 꼭 필요한 요소이다. 칼슘은 근육수축, 혈액응고 그리고 세포막에서의 이온과 영양소의 이동에 필수적이며, 인은 핵산 dna와 rna의 활동과 더불어 atp 이용에 꼭 필요하다. 여러 가지 원인으로 이러한 무기질의 혈중농도가 저하되면 부족한 무기질을 보충하기 위하여 뼈에 저장된 무기질이 혈액으로 빠져나간다. 그 밖에도 소량의 마그네슘, 나트륨, 불소, 스트론늄이 뼈조직 안에 저장되어 있다.

▶ 그림 3-2 **조혈작용.** 조혈작용은 혈액세포가 생성되는 과정이며, 성인에서는 적색골수에서 일어난다.

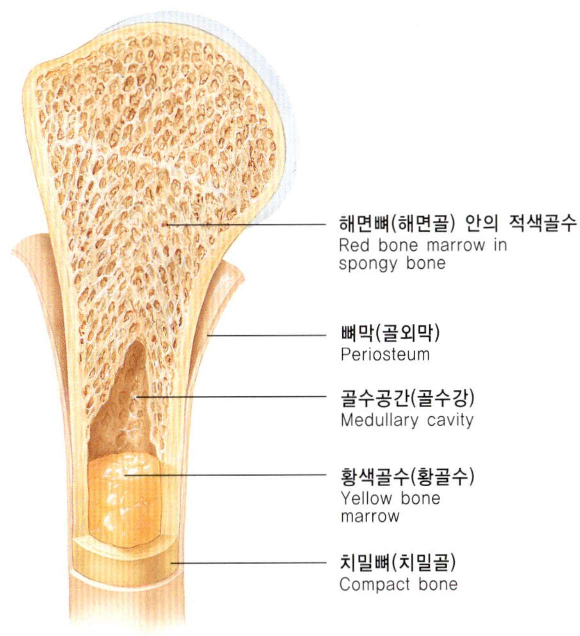

이와 같이 뼈대계통은 독립된 신체 체계가 아니다. 뼈대계통은 근육계통과 관련되어 근육수축에 필요한 칼슘을 저장하고, 근육이 부착될 수 있는 부위를 제공하여 관절 사이에서 운동을 가능하게 해 준다. 또한 뼈대계통은 혈액세포를 만들 수 있는 장소를 제공함으로써 순환계통을 돕는다. 즉 뼈대계통은 직접적으로나 간접적으로 인체의 모든 기능을 보조하고 보호한다.

3. 뼈의 구조

뼈대계통을 구성하는 각각의 뼈들은 뼈, 근육, 장기와의 기능적 관계로 인하여 특징적인 표면구조를 가지고 있다(표 3-2). 예를 들어, long bone(긴뼈, 장골)은 신체가 움직일 때 지지 역할과 지렛대 역할을 한다. 지지를 하는 뼈는 크고 넓은 관절면과 근육이 붙을 수 있는 process(돌기)를 가지고 있다. 뼈 표면에 있는 거친면은 강한 ligament(인대)나 tendon(힘줄, 건) 또는 근육이 붙게 된다. 편평한 면은 큰 근육이 붙을 수 있는 공간으로서의 역할이나 보호기능을 지닌다. 뼈의 관절쪽의 groove(고랑, 구)는 인대나 신경이 지나가는 자리이며 뼈로 들어가는 구멍은 신경이나 혈관이 지나간다.

▶ 표 3-2 뼈의 표면

구 조	설명과 예
관절면	
관절융기(condyle)	크고 둥근 관절마디(뒤통수뼈의 관절융기)
면(facet)	편평하거나 얕은 관절면(등뼈의 갈비오목)
머리(head)	뼈의 돌출되고 둥근 관절말단(넙다리뼈머리)
오목과 구멍	
이틀(alveolus)	깊은오목이나 확(위턱뼈와 아래턱뼈의 이틀)
틈새(fissure)	좁고 틈새 같은 구멍(나비뼈의 위눈확틈새)
구멍(foramen, 복수는 foramina)	뼈를 관통하는 둥근 구멍(뒤통수뼈의 큰구멍)
오목(fossa)	편평하거나 얕은 면(관자뼈의 턱관절오목)
굴(sinus)	뼈 안의 공간(이마뼈의 이마굴)
고랑(sulcus)	혈관, 신경이나 힘줄을 수용하는 도랑(위팔뼈의 결절사이고랑)
비 관절융기	
능선(crest)	좁고 능선같은 돌기(관뼈의 엉덩뼈능)
위관절융기(epicondyle)	관절융기 부근의 돌기(넙다리뼈의 안쪽위관절융기)
돌기(process)	두드러진 골질의 돌기(관자뼈의 꼭지돌기)
가지(ramus)	뼈의 편평하고 모난 부분(아래턱뼈의 가지)
가시(spine)	뾰족하고 가느다란 돌기(어깨뼈가지)
돌기(trochanter)	넙다리뼈에만 있는 육중한 돌기(넙다리뼈의 큰돌기)
결절(tubercle)	작고 둥근 돌기(위팔뼈의 큰결절)
거친면(tuberosity)	거친 표면을 지닌 융기(노뼈의 노뼈거친면)

1) 뼈의 모양

뼈대의 뼈는 모양에 따라 긴뼈(장골), 짧은뼈(단골), 납작뼈(편평골), 불규칙뼈(불규칙골)의 4가지 분류로 나눌 수 있다(그림 3-3).

1. **long bone**(긴뼈, 장골): 긴뼈는 너비보다 길이가 길고 지렛대 역할을 한다. 대부분의 팔뼈(상지골)와 다리뼈(하지골)가 여기에 속한다.

   ㉠ humerus(위팔뼈), ulna(자뼈), radius(노뼈), metacarpal bones(손허리뼈), fumer(넙다리뼈), tibia(정강뼈), fibula(종아리뼈), phalanges(손・발가락뼈)

2. **short bone**(짧은뼈, 단골): 짧은뼈는 대체적으로 입방체이고 보통 힘을 전달하는 손목이나 발목에 있는 뼈가 여기에 속한다.

   ㉠ carpal bone(손목뼈), tarsal bone(발목뼈)

3. **flat bone**(납작뼈, 편평골): 근육의 부착과 장기의 보호를 위해 널찍한 면을 가지고 있는 판모양의 뼈이며, 뇌머리뼈(뇌두개골)를 이루는 뼈가 여기에 속한다.

   ㉠ cranial bones(뇌머리뼈), ribs(갈비뼈), 팔이음뼈들

4. **irregular bone**(불규칙뼈, 불규칙골): 불규칙뼈는 근육의 부착과 관절을 위한 여러 표면구조가 발달되어 모양이 불규칙한 뼈가 여기에 속한다.

   ㉠ vertebrae(척추), 머리뼈의 몇몇 뼈, hip bone(볼기뼈)

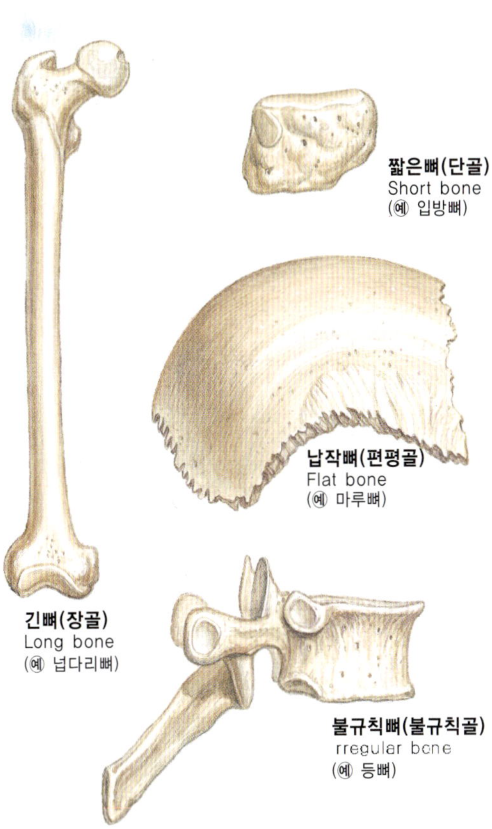

▶ 그림 3-3 모양에 따른 뼈의 분류

▶ 그림 3-4 머리뼈를 이루는 납작뼈의 단면구조. 두 층의 치밀뼈 사이에 해면뼈로 채워진 판사이층이 위치한다. 이러한 구조로 머리뼈를 이루는 납작뼈는 가볍지만 매우 견고하다.

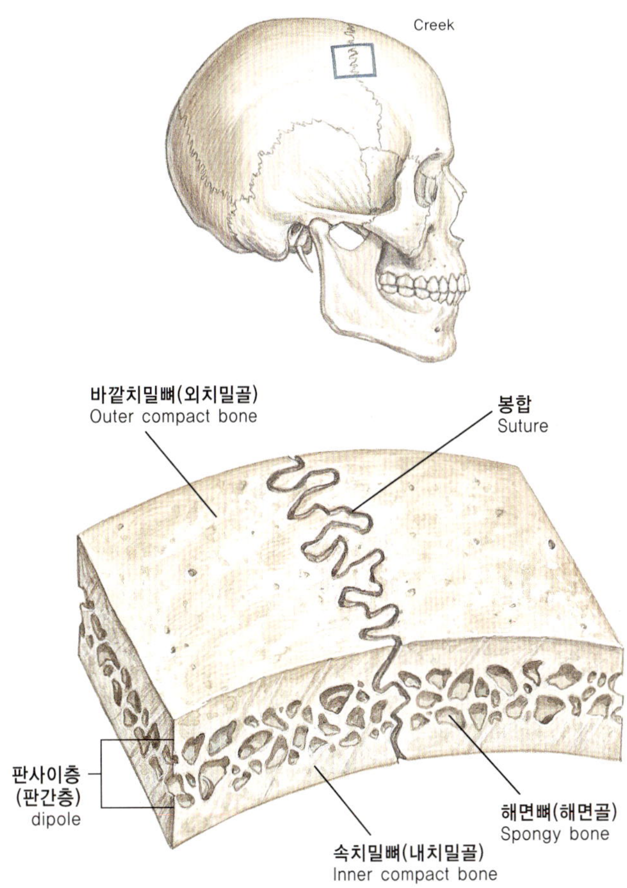

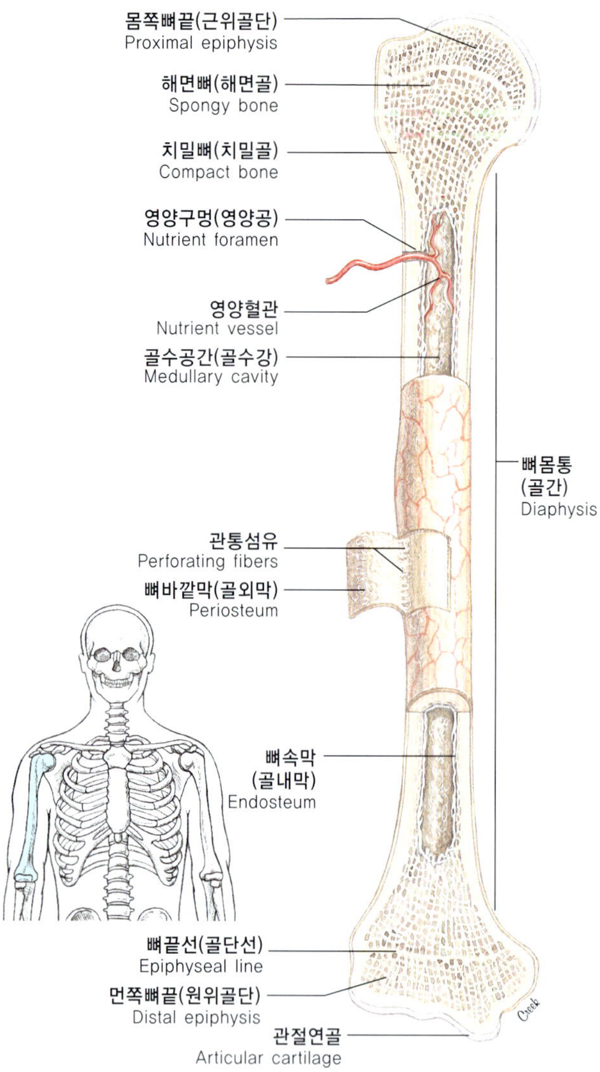

▶ 그림 3-5 긴뼈(위팔뼈)의 절단면 구조

뼈의 조직은 **compact bone**(치밀뼈, 치밀골)과 **sponge bone**(해면뼈, 해면골)으로 나누어지고, 대부분의 뼈는 이 2가지를 모두 가지고 있다. 딱딱하고 밀도 높은 치밀뼈는 대부분 뼈를 보호하는 바깥부분에 위치한다. 해면뼈는 치밀뼈 안쪽 깊숙한 곳에서 발생하며 보통 구멍이 많다. 치밀뼈와 해면뼈의 현미경학적 구조는 앞으로 자세히 설명할 것이다.

머리뼈(두개골)의 납작뼈(편평골)는 해면뼈가 두 층의 치밀뼈 사이에 끼어 있고, 이 해면뼈층을 dipole(판사이층, 판간층)이라고 한다(그림 3-4). 이러한 뼈조직의 층판구조로 인해 외부의 충격에도 뇌와 안쪽 뼈조직은 안전하게 보호되고 바깥쪽 치밀질만이 손상을 입는 것이다.

2) 전형적인 긴뼈의 구조

긴뼈의 몸통부위인 **shaft**(뼈몸통, 골간; diaphysis)는 원통 모양의 치밀뼈로 둘러싸여 있으며 그 내부의 공간을 medullary cavity(골수공간, 골수강)라 한다(그림 3-5). 골수공간은 얇은 결합조직성 막인 endosteum(뼈속막, 골내막)으로 둘러싸여 있다. 성인의 골수공간에는 황색골수가 채워져 있다. 뼈몸통의 양쪽 끝을 **epiphysis**(뼈끝, 골단)라고 하며 치밀뼈층으로 둘러싸인 해면뼈로 이루어져 있다. 적색골수는 해면뼈 사이사이의 공간에 채워져 있다. 성인의 조혈작용은 적색골수에서 일어난다. 특히 복장뼈, 척추, 볼기뼈의 일부와 넓다리뼈 그리고 위팔뼈에서 활발히 진행된다. hyaline cartilage(유리연골, 초자연골)로 이루어진 관절연골은 뼈끝을 감싸고 관절운동을 원활하게 한다. 뼈몸통에는 조직에 영향을 공급하는 혈관이 진입되는 nutrient foramen(영양구멍, 영양공)이라는 작은 구멍이 있다.

뼈몸통과 뼈끝 사이에는 **epiphysis plate**(뼈끝판, 골단판)가 있다. 유사분열이 일어나는 부위로 뼈의 길이 성장에 관여한다. 성인이 되어 뼈의 성장이 끝나면 뼈끝판이 epiphyseal line(뼈끝선)으로 그 흔적만이 남게 된다. 치밀규칙결합조직인 **periosteum**(뼈바깥막, 골외막)이 관절연골을 제외한 뼈의 외부를 덮고 있다. 혈관이 풍부한 뼈바깥막은 힘줄, 근육의 부착점을 제공하며 뼈의 두께 성장에 관여한다. 뼈바깥막은 아교섬유 덩어리로 되어 있는 **perforating fiber**(관통섬유; Sharpey' s fiber)로 뼈에 부착되어 있다.

4. 뼈조직

bone tissue(뼈조직)는 몇몇 종류의 뼈세포가 ground substance(무형질, 기질), 무기질(칼슘과

인)과 collagenous fiber(아교섬유) 안에 묻혀 있는 형태로 구성되어 있다. 뼈세포와 무형질은 뼈를 강하고 탄력있게 만들며, 무기질은 뼈를 단단하게 만든다.

1) 뼈세포

뼈조직 안에는 5가지의 기본 **bone cells**(뼈세포, 골세포)가 있다. **osteogenic cell**(뼈발생세포, 골원성세포)은 뼈속막과 뼈바깥막에 있으며 외상, 특히 골절에 반응한다. **osteoblast**(뼈모세포, 조골세포)는 세포바깥바탕질을 합성하고 분비하여 osteoid tissue(뼈모양조직, 유골조직)을 형성한다(그림 3-6). 이 세포들은 뼈바깥막이나 골수공간과 경계되는 뼈속막부위와 같이 대사가 활발한 곳에 풍부하다. **osteocyte**(뼈세포, 골세포)는 완전히 성숙된 뼈의 으뜸세포(주세포)로서 뼈바탕질(골기질) 속에 파묻혀 있는 성숙된 뼈모세포를 말한다(그림 3-7). 뼈세포는 효소와 뼈의 무기질을 조절하면서 건강한 뼈조직의 유지에 관여한다. **osteoclast**(뼈파괴세포, 파골세포)는 골수 안에 monocyte(단핵세포)가 융합하여 이루어진 multinucleated giant cell(다핵거대세포)의 효소작용으로 뼈바탕질을 파괴하여 칼슘, 마그네슘 및 기타 무기질을 혈액으로 방출하는 데 관여한다. 이러한 뼈의 세포들은 모두 뼈의 성장, 뼈의 재형성 및 뼈 치유에 중요한 역할을 하게 한다.

2) 해면뼈조직과 치밀뼈조직

위에서 언급한 것처럼, 대부분의 뼈는 해면뼈(해면골)조직과 치밀뼈(치밀골)조직으로 이루어져 있다.

해면뼈조직은 치밀뼈조직 깊숙이 위치하고 있고 구멍이 많이 뚫려 있다. 뼈조직의 trabeculae(잔기둥, 소주)라고 불리는 정밀한 기둥은 해면뼈를 격자 모양으로 만든다. 해면뼈는 혈관이 많고, 가

▶ 그림 3-6 **뼈세포.** (a) 뼈세포의 종류. (b) 뼈세포방 안의 뼈세포의 전자현미경 사진.

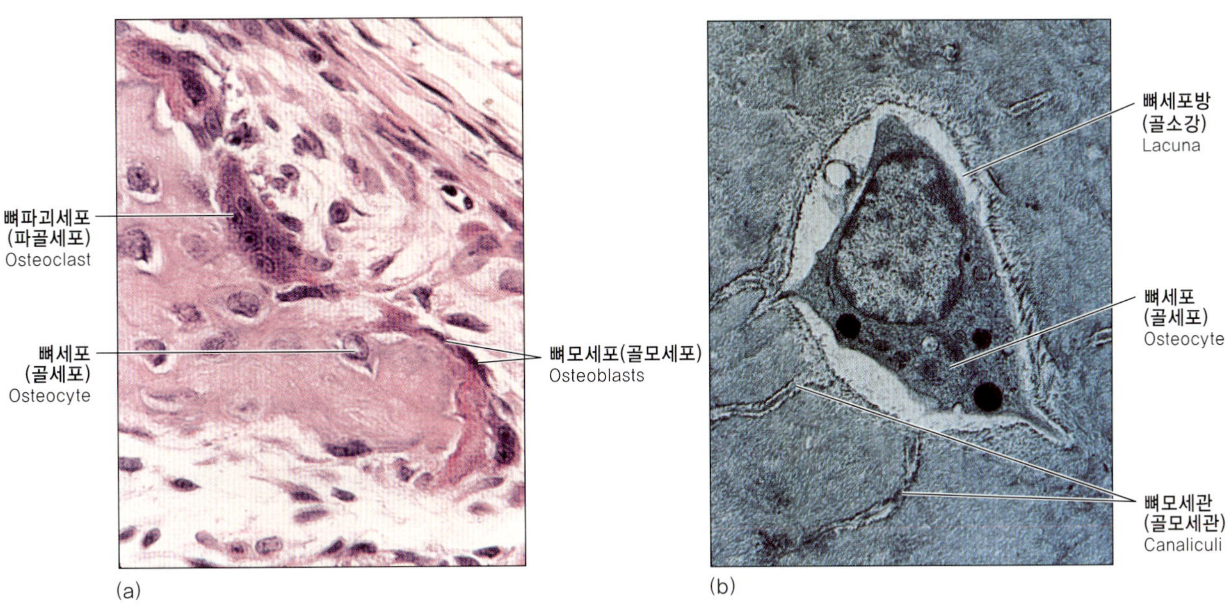

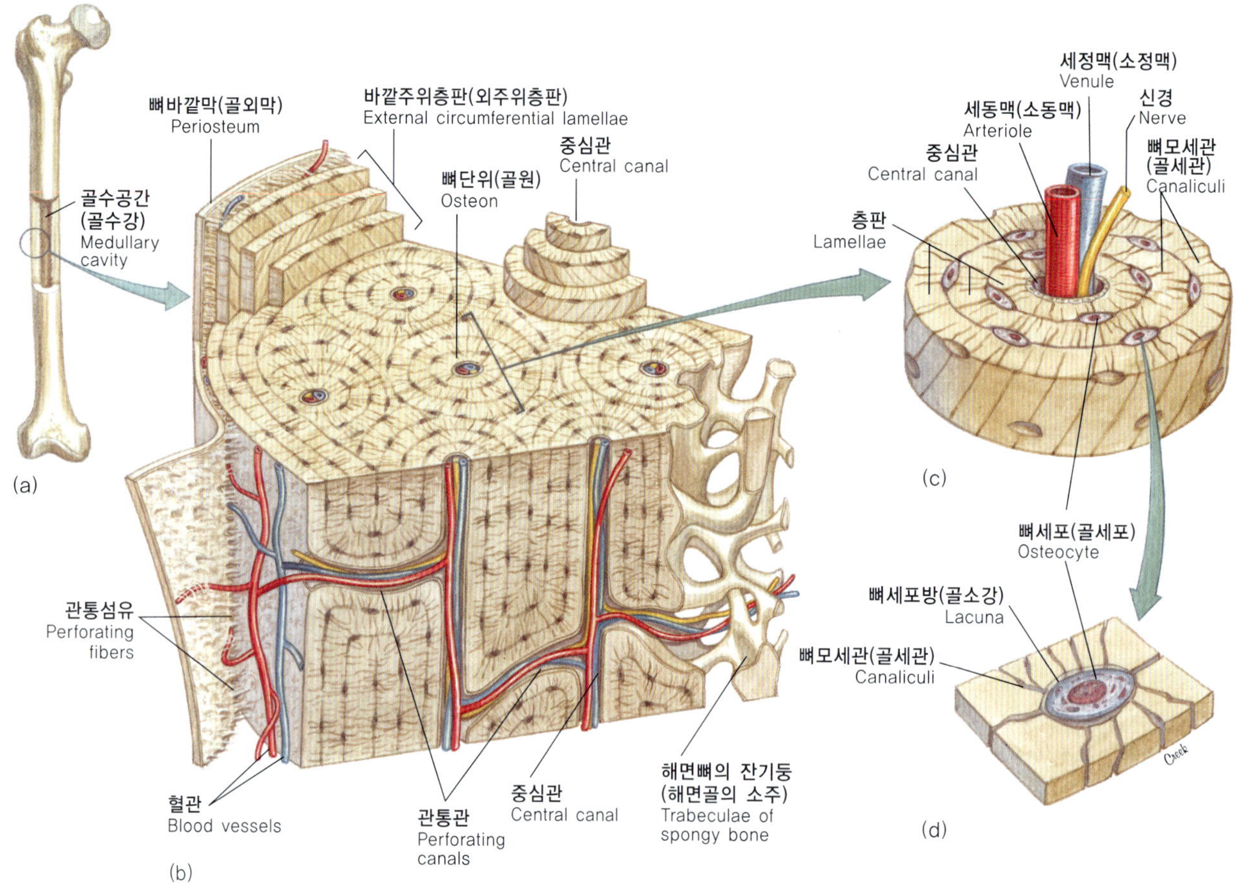

▶ 그림 3-7 **치밀뼈조직.** (a) 넙다리뼈의 치밀뼈 및 골수공간을 나타내는 절단면. (b) 뼈몸통에서의 뼈단위의 배열. (c) 뼈단위의 확대 그림으로 뼈세포방 속의 뼈세포와 동심원상으로 배열된 층판구조. (d) 뼈세포방의 뼈세포.

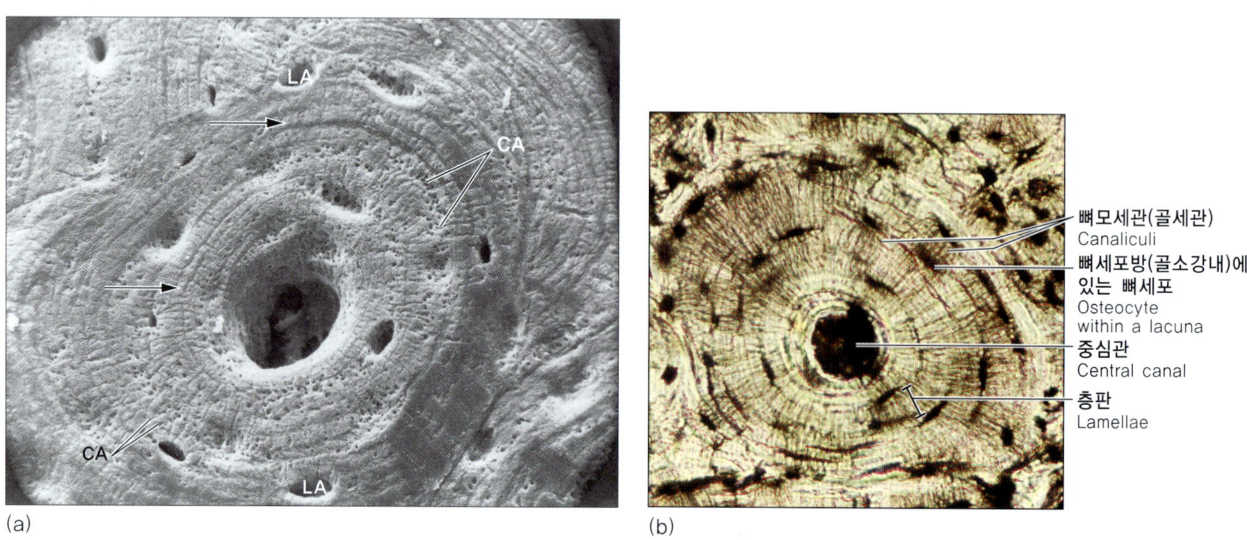

▶ 그림 3-8 **뼈조직.** (a) 전자현미경으로 본 뼈조직. (b) 광학현미경으로 본 뼈조직. 뼈세포방(LA)이 뼈세포의 자리를 만들어주고 뼈세포는 뼈모세관(CA)에 의해 연결되어 있다. 층판 사이의 분지에 주목(화살표 참조).

볍지만 상당한 정도의 장력을 제공해 준다.

치밀뼈조직은 뼈의 외부를 구성하며 매우 단단하고 조밀하다. 뼈의 길이 방향에 평행한 원기둥의 미세구조가 정교하게 배열되어 있다. 이러한 원기둥 모양의 구조는 **osteons**(뼈단위, 골원) 또는 **Haversian system**(하버스계)이라고 불린다. 뼈단위의 바탕질(기질)은 동심원상의 층판구조로 되어 있으며, 그 중심에는 **central canal**(중심관; Haversian canal)이 위치한다. 중심관에는 조밀한 영양혈관과 신경이 지난다. **lacunae**(뼈세포방, 골소강)라 불리는 작은 공간 속에 위치한 뼈세포는 층판 사이에 규칙적으로 배치되어 있다. 층판끼리는 아주 작은 통로로 연결되어 있는데 이러한 통로를 **canaliculi**(뼈세관, 골세관)라 하며 이곳으로 영양물질이 확산된다. 뼈조직의 신진대사는 뼈단위(골원)에서 이루어진다. 뼈단위 사이에는 **interstitial system**(사이질계, 간질계)이라고 불리는 뼈단위의 잔유물들이 있다. **perforating canal**(관통관; Volkmann' s canal)은 치밀뼈를 관통하면서 중심관 사이를 연결하고 골수공간(골수강)까지의 신경과 혈관의 통로를 제공해 준다(그림 3-8).

5. 뼈의 성장

배아에서 성인까지의 뼈의 성장은 순차적으로 세포분화와 성장, 지속적인 뼈의 재형성과정에 의해 이루어지며 뼈의 성장은 유전, 호르몬 그리고 영양에 영향을 받는다.

대부분의 뼈는 cartilaginous model(연골모형)의 연골조직이 뼈 형성시기에 점차 뼈조직으로 대체되며 만들어진다. 연골모형이 점차 커지면서 중심부의 연골세포는 비대되며 연골바탕질에 무기질이 침착된다. 이를 **calcification**(석회화)이라 한다(그림 3-9). 동시에 periochondrium(연골막)의 세포들이 뼈모세포로 분화된다. 이 세포들은 뼈바탕질(골기질)을 주위에 분비하여 **osteoid**(뼈모양조직, 풋뼈조직, 골양)를 형성하며 이곳에 칼슘 등이 침착된다. 그 결과 연골막은 periosreal bone callar(뼈막뼈고리, 골막골환)라는 얇은 치밀뼈조직으로 변화된다. 뼈막뼈고리는 뼈바깥막(골외막)으로 피복된다. 연골모형 중심부의 석회화 및 뼈막뼈고리의 형성으로 영양성분의 연골조직 내로의 확산이 차단되기에 연골모형 중심부의 연골조직은 괴사된다. 뼈막뼈고리에 있는 뼈파괴세포(파골세포)의 작용으로 뼈바깥막 및 석회화된 바탕질에 구멍이 나게 되고 이 구멍을 통하여 혈관이 침입해 들어간다. 혈관을 따라 진입된 뼈발생세포는 뼈모세포(조골세포)로 분화되고 뼈모양조직[풋뼈조직]을 분비하여 **primary ossification center**(일차뼈발생중심, 일차골화중심)를 형성한다. 뼈발생작용이 점점 퍼지면서 이 과정은 뼈끝의 먼쪽부위와 몸쪽부위 모두에서 일어나면서 해면뼈가 형성되는 **secondary ossification center**(이차뼈발생중심, 이차골화중심)가 생긴다. 이차뼈발생중심이 형성되면 뼈의 관절부위와 뼈끝판(골단판)을 제외한 부위에서 연골조직이 완전히 뼈조직으로 대체된다.

epiphyseal plates(뼈끝판, 골단판)는 조직학적으로 5개의 층으로 구분된다(그림 3-10). **reserve zone**(예비층: 휴지기 상태의 연골세포층)은 뼈끝을 경계지으며 intercellular matrixes(세포사이물질, 세포간질)에 불규칙적으로 퍼져 있는 작은 연골세포로 구성된다. **proliferation zone**(증식층)은 예비층의 세포들이 분열하여 형성된 층으로 큰 연골세포들이 세로축으로 규칙적으로 배열되어 있다. **hypertrophic zone**(비대층)은 증식층의 연골세포들이 매우 큰 세포들로 비대되어 있는 부위이다. 뼈

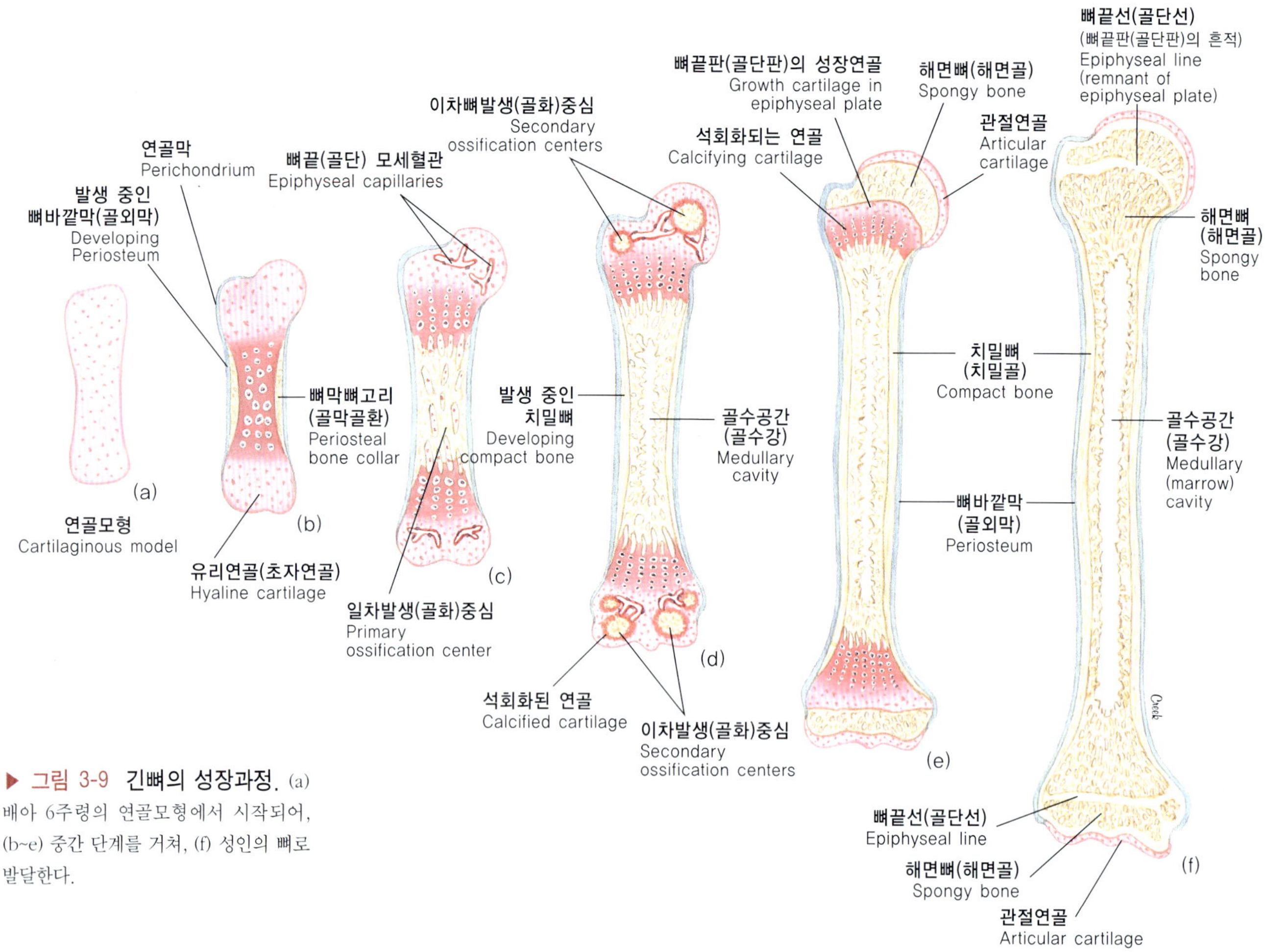

▶ 그림 3-9 긴뼈의 성장과정. (a) 배아 6주령의 연골모형에서 시작되어, (b~e) 중간 단계를 거쳐, (f) 성인의 뼈로 발달한다.

의 길이 성장은 증식층의 세포 증식과 비대층에서의 세포 성장과 성숙으로 일어난다. **resorption zone**(흡수층)은 연골세포의 퇴화가 진행되고 바탕질 내 무기질이 침착되는 부위이다. **ossification zone**(뼈발생층, 골화층)은 연골조직이 뼈조직으로 변환되는 층이다. 뼈발생층의 연골조직은 이를 둘러싸고 있는 세포사이물질이 석회화되기 때문에 죽는다. 그 후 뼈파괴세포가 석회화된 바탕질부위를 분해시키면 뼈모세포(조골세포)와 뼈몸통(골간)의 모세혈관으로 침투한다. 뼈모세포가 성숙하면 뼈모양조직[풋뼈조직]이 분비되고 뼈조직이 형성된다. 뼈끝판에서 진행되는 이러한 과정에 따라 뼈의 길이가 점차적으로 증가한다.

뼈는 일생동안 지속적으로 재형성된다. 뼈의 돌출부위는 힘이 가해진 뼈바깥막(골외막)에서 뼈모세포가 뼈모양 조직을 분비하여 새로운 뼈조직을 만듦으로써 형성된다. 넙다리뼈(대퇴골)의 큰돌기를 예로 들면 근육의 힘줄이 부착되어 있는 뼈막(골막)에 힘이 가해지는 것에 반응하여 형성된 것이다(그림 3-11). 키의 성장이 멈추었다 하더라도 만약 특정한 신체의 활동이 지속된다면 뼈의 돌출부위는 더욱 뚜렷해질 것이다.

뼈의 표면에 새로운 뼈조직이 형성되면 뼈파괴세포(파골세포)가 medullar cavity(골수공간, 골수강) 주위의 뼈조직을 분해하게 된다. 이러한 방법으로 골수공간은 뼈의 성장속도에 비례해서 넓어

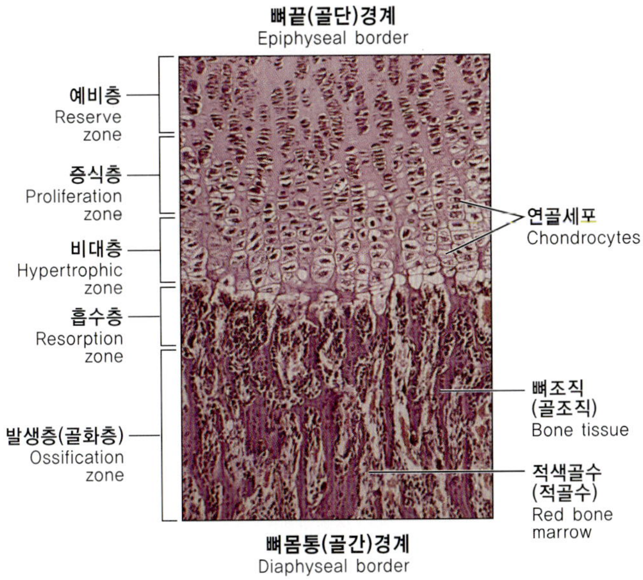

▶ 그림 3-10 뼈끝판의 현미경 사진(63×)

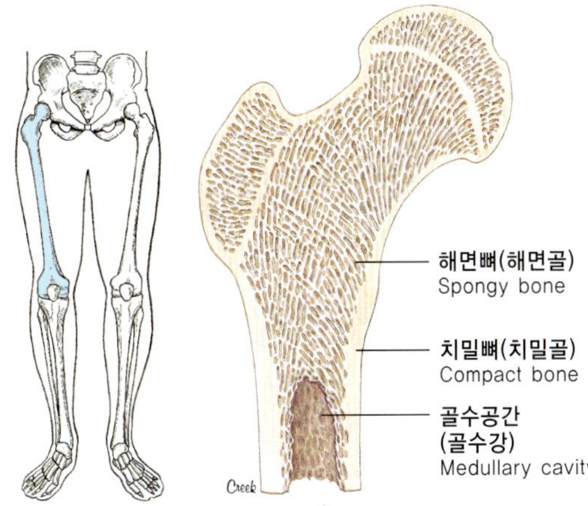

▶ 그림 3-11 넙다리뼈의 몸쪽뼈끝. 해면뼈의 강조선(stress line)이 보인다.

진다.

뼈의 재형성은 힘이 가해지지 않더라도 계속된다. 이러한 현상은 누워만 있거나 마비된 환자의 경우에서 잘 알 수 있다. 이러한 환자의 방사선 사진을 보면 뼈조직의 손실을 확인할 수 있다. 우주 비행에서의 중력 부재는 뼈의 무기질 손실을 가져다 줄 수 있다.

6. 머리뼈

skull(머리뼈, 두개골)은 cranial bone(뇌머리뼈, 뇌두개골)과 facial bone(얼굴머리뼈, 안면두개골)으로 구성된다. 8개의 뇌머리뼈는 서로 단단히 교합하여 뇌와 감각장기를 보호한다. 14개의 얼굴머리뼈는 얼굴부위에서 뼈대를 형성하며 치아를 지지한다. 아래턱뼈를 제외한 모든 얼굴머리뼈와 뇌머리뼈는 서로 단단히 연결되어 있다.

머리뼈에는 몇 개의 cavity(공간, 강)가 있다. cranial cavity(머리뼈안, 두개강)는 약 1,300~1,500cc로 제일 크다. nasal cavity(코안, 비강)는 뇌머리뼈와 얼굴머리뼈에 의하여 만들어진 공간으로 뼈와 연골로 이루어진 nasal septum(코중격, 비중격)에 의해서 2개의 공간으로 나누어진다. 코 주위를 싸고 있는 뼈에 4개의 paranasal sinuses(코곁굴, 부비동)가 있으며, 이 공간들은 관을 통하여 코안과 연결된다. middle ear cavity(가운데귀안, 중이강)와 inner ear cavity(속귀안, 내이강)는 머리뼈안의 아래쪽에 위치하며 청각과 평형감각 장기들을 수용한다. 2개의 orbits(눈확, 안와)는 뇌머리뼈와 얼굴머리뼈에 의해 만들어진다. oral cavity(입안, 구강)는 얼굴머리뼈 구역에 있으며 일부분만이 뼈로 이루어져 있다.

태아기와 유아기에는 머리뼈가 fibrous union(섬유유합)으로 결합되어 있다. 또한 성장하는 뼈

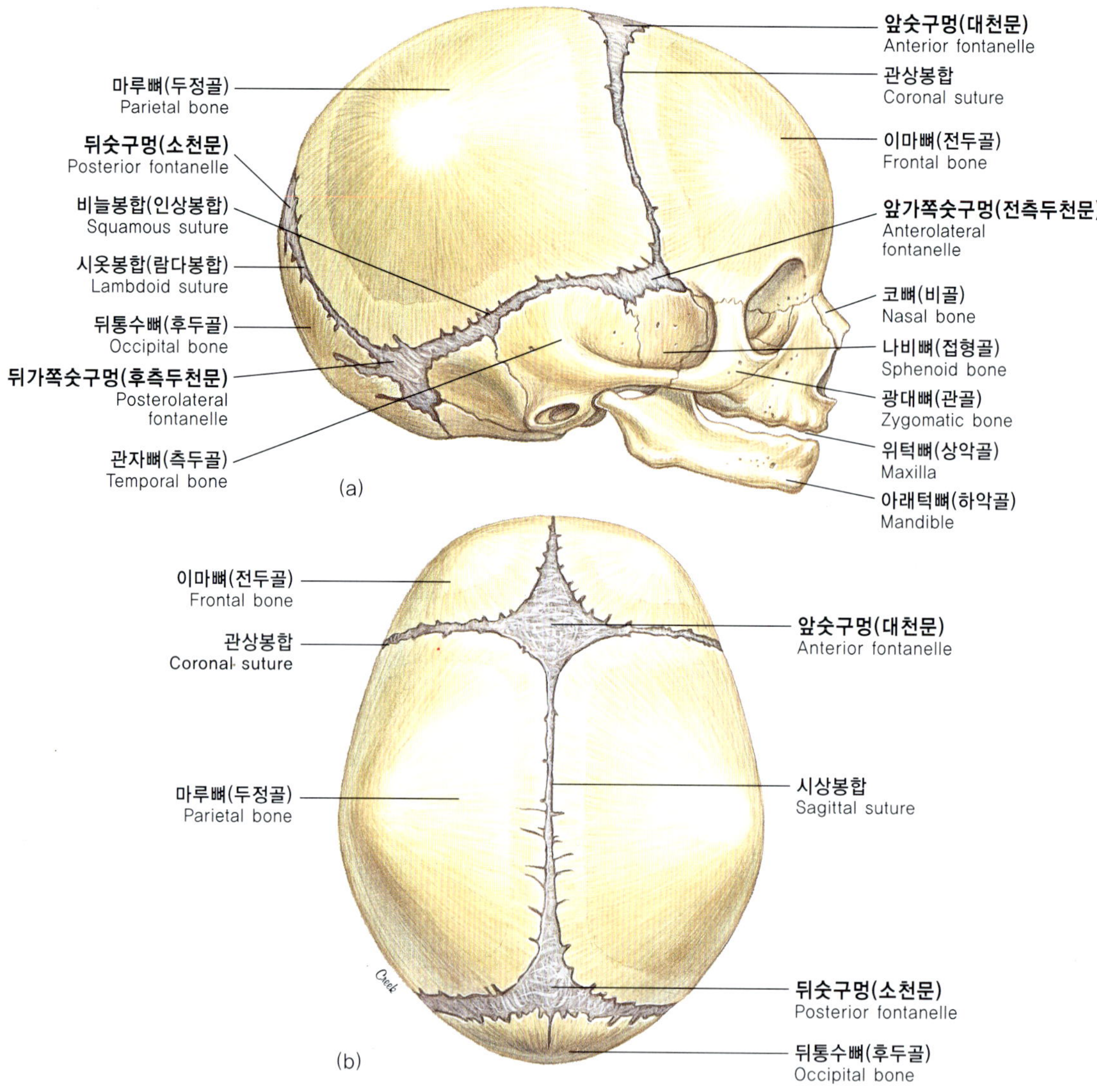

▶ 그림 3-12 **영아의 머리뼈, 봉합선과 숫구멍.** (a) 오른쪽 가쪽면. (b) 위에서 본 그림.

사이를 덮어주는 6개의 연결조직막이 있다. 이 membranous sheet(막성판)를 '작은 분수'를 뜻하는 **fontanelle**(숫구멍, 천문)이라 한다. 이 단어의 어원은 머리뼈의 부드러운 부분을 만지면 실제로 아이의 맥박이 뛰는 것을 느낄 수 있어서 생긴 것이다. 숫구멍이라는 구조로 인하여 분만 시 아이의 머리가 산도에 맞게 쉽게 변형될 수 있으며 유아기의 빠른 뇌 성장에 적합한 공간을 제공해 줄 수 있다. 숫구멍의 뼈발생은 약 20~24개월에 완성된다. 숫구멍은 그림 3-12에 나와 있으며, 숫구멍의 종류는 다음과 같다.

1. **anterior fontanelle**(앞숫구멍, 대천문; frontal fontanelle): 앞숫구멍은 마름모꼴이고 앞숫구멍 중에서 가장 크며 머리뼈의 앞쪽 중앙에 관상봉합과 시상봉합의 교차점 부위에 위치한다. 생후 18~24개월에 뼈발생이 이루어진다.
2. **posterior fontanelle**(뒤숫구멍, 소천문; occipital fontanelle): 뒤숫구멍은 머리뼈 중앙선상 뒷부분에 시상봉합과 시옷봉합의 교차점 부위에 위치한다. 앞숫구멍과 마찬가지로 마름모꼴이

고 앞숫구멍보다는 작다. 생후 2개월에 뼈발생이 이루어진다.

3. **sphenoidal fontanelle**(앞가쪽숫구멍, 전측두천문): 앞가쪽숫구멍은 머리뼈 앞가쪽에 이마뼈(전두골), 마루뼈(두정골), 관자뼈(측두골) 및 나비뼈큰날개(접형골대익)가 만나는 부위에 위치한다. 생후 3개월에 뼈발생이 이루어진다.
4. **mastoid fontanelle**(뒤가쪽숫구멍, 후측두천문): 뒤가쪽숫구멍은 머리뼈 뒤가쪽에 마루뼈(두정골), 관자뼈(측두골) 및 뒤통수뼈(후두골)가 만나는 부위에 위치한다. 12~18개월에 뼈발생이 이루어진다.

sagittal plane(시상봉합)은 앞숫구멍과 뒤숫구멍 사이 앞뒤가운데선의 길이만큼 연결되어 있다. **coronal plane**(관상봉합)은 앞숫구멍에서 앞가쪽숫구멍까지 연결되어 있다. **lambdoid suture**(시옷봉합, 람다봉합)는 뒤숫구멍에서 뒤가쪽숫구멍까지 연결되어 있다. **squamous suture**(비늘봉합, 인상봉합)는 앞가쪽숫구멍에서 뒤가쪽숫구멍까지 연결되어 있다.

▶ 표 3-3 머리뼈의 주요 구멍

구멍	위치	통과 구조물
carotid canal(목동맥관)	관자뼈의 바위부위(petrous part)	속목동맥(internal carotid artery), 교감신경
greater palatine foramen(큰입천장구멍)	단단입천장의 입천장뼈(palatine bone)	큰입천장신경, 내림입천장혈관들
hypoglossal canal(혀밑신경관)	뒤통수뼈관절융기(occipital condyle)의 앞가쪽모서리(anterolateral edge)	혀밑신경, 올림인두동맥가지(branch of ascending pharyngeal artery)
incisive foramen(앞니구멍)	단단입천장의 앞부분, 앞니의 뒷부분	내림입천장혈관의 가지, 코입천장신경(nasopalatine nerve)
inferior orbital fissure(아래눈확틈새)	위턱뼈와 나비뼈큰날개 사이	광대신경(zygomatic nerve), 눈확아래혈관(infraorbital vessels)
infraorbital foramen(눈확아래구멍)	위턱뼈의 아래눈확부위	눈확아래신경, 눈확아래동맥
jugular foramen(목정맥구멍)	관자뼈의 바위부위와 뒤통수뼈, 목동맥관의 뒷부분 사이	속목정맥(internal jugular vein); 미주신경, 혀인두신경, 더부신경
foramen lacerum(파열구멍)	관자뼈의 바위부위와 나비뼈 사이	올림인두동맥의 가지
lesser palatine foramen(작은입천장구멍)	단단입천장의 큰입천장구멍 뒤쪽	작은입천장신경(lesser palatine nerves)
foramen magnum(큰구멍)	뒤통수뼈	숨뇌와 척수의 결합(union of medulla oblongata and spinal cord), 경질막, 더부신경, 척추동맥과 척수동맥들
mandibular foramen(턱뼈구멍)	아래턱뼈가지의 안쪽면	아래이틀신경과 혈관(inferior alveolar nerve & vessels)
mental foramen(턱끝구멍)	아래턱뼈 바깥쪽에 있는 제2작은어금니 아래쪽	턱끝신경과 혈관(mental nerve & vessels)
nasolacrimal canal(코눈물뼈관)	눈물뼈(lacrimal bone)	코눈물뼈관(nasolacrimal duct)
cribriform foramina(체판구멍)	벌집뼈(ethmoid bone)의 체판(cribriform plate)	후각신경(olfactory nerves)
optic canal(시각신경관)	나비뼈작은날개의 안와뒤쪽부분	시각신경(optic nerve)과 눈동맥(ophthalmic artery)
foramen ovale(타원구멍)	나비뼈의 큰날개	삼차신경의 아래턱신경
foramen rotundum(원형구멍)	나비뼈의 큰날개	삼차신경의 위턱신경
foramen spinosum(뇌막동맥구멍)	나비뼈의 큰날개	중간뇌막혈관(middle meningeal vessels)
stylomastoid foramen(붓꼭지구멍)	관자뼈의 붓돌기와 꼭지돌기 사이	얼굴신경(facial nerve), 붓꼭지구멍동맥(stylomastoid artery)
superior orbital fissure(위눈확틈새)	나비뼈의 큰날개와 작은날개 사이	눈돌림신경(oculomotor nerve), 도르래신경(trochlear nerve), 눈신경(ophthalmic nerve), 갓돌림신경(abducent nerve)
supraorbital foramen(눈확위구멍)	눈확(orbit)의 눈확위모서리(supraorbital margin)	눈확위신경, 눈확위동맥
zygomaticofacial foramen(광대얼굴구멍)	광대뼈의 앞가쪽면	광대얼굴신경, 혈관

머리뼈의 뼈에는 수많은 구멍이 있어(표 3-2), 신경, 혈관 그리고 다른 구조들이 지나간다. 머리뼈의 구멍들은 표 3-3에 요약되어 있다. 여러 면에서 본 머리뼈의 그림은 3-13~20까지에 나와 있으며, 방사선 사진은 그림 3-21에 나타내었다.

목뿔뼈(설골)와 3쌍의 귓속뼈(이소골)는 머리뼈의 일부로 간주되지 않았지만 머리뼈와 많은 연관이 있다. 이러한 뼈들은 뒤에 얼굴머리뼈(안면두개골) 부분에서 살펴보기로 한다.

1) 뇌머리뼈

cranial bone(뇌머리뼈, 뇌두개골)은 뇌와 관련된 감각장기들을 둘러싸고 보호한다. 뇌머리뼈에는 1개의 이마뼈(전두골)와 2개의 마루뼈(두정골), 2개의 관자뼈(측두골), 1개의 뒤통수뼈(후두골), 나비뼈(접형골) 및 벌집뼈(사골)가 있다.

(1) 이마뼈

frontal bone(이마뼈, 전두골)은 머리뼈의 앞쪽, 이마, 코안의 바닥 그리고 안구가 위치하는 눈확(안와)의 윗부분을 구성한다. 눈확의 뼈들은 표 3-4에 설명되어 있다. 이마뼈는 2개로 나누어 성장하며 보통 5~6세에 완전히 융합된다. 가끔 이 2개의 뼈 사이에 봉합이 6세 이후에도 지속되는데 이를 이마봉합이라 한다. **supraorbital margin**(눈확위모서리, 안와상연)은 눈확의 위모서리로 그 가운데쪽에 신경, 동맥, 정맥이 지나가는 **supraorbital foramen** (눈확위구멍, 안와상공)이 뚫려 있다.

이마뼈에 있는 코안(비강)과 연결되는 빈 공간을 **frontal sinus**(이마굴, 전두동)라 하고, 다른 코곁굴(부비동)과 함께 머리뼈의 무게를 덜어주고 목소리를 낼 때 공명상자의 역할을 한다.

▶ 표 3-4 눈확을 구성하는 뼈

눈확부위	구성하는 뼈
천장	이마뼈; 나비뼈작은날개
바닥	위턱뼈; 광대뼈; 입천장뼈
가쪽벽	광대뼈
뒤벽	나비뼈큰날개
안쪽벽	위턱뼈; 눈물뼈; 벌집뼈
위모서리	이마뼈
가쪽모서리	광대뼈
안쪽모서리	위턱뼈

(2) 마루뼈

한 쌍(2개)의 **parietal bone**(마루뼈, 두정골)가 머리뼈 위쪽 옆에 위치하고 있다. 관상봉합이 이마뼈와 마루뼈를 연결하며, 시상봉합은 왼쪽과 오른쪽의 마루뼈를 연결한다. 마루뼈를 비롯한 다른 머리뼈안에는 뇌에 분포되는 혈관 및 기타의 구조물에 의하여 형성된 다양한 모양의 고랑과 작은 오목이 있다.

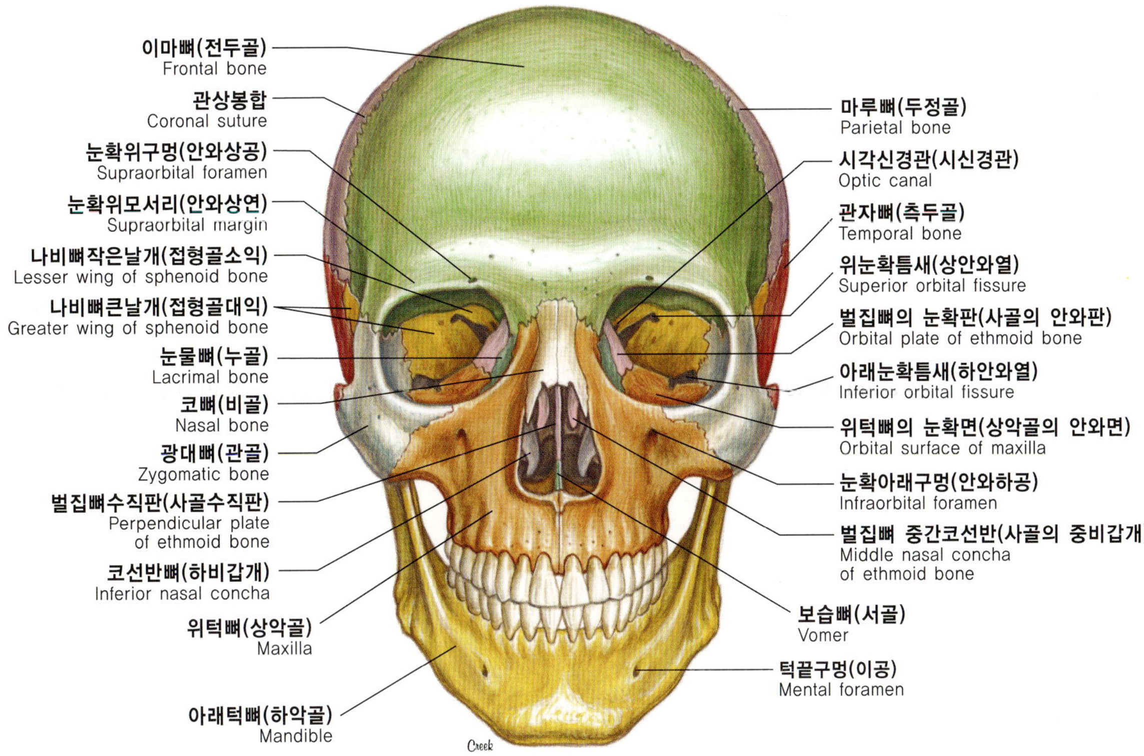

▶ 그림 3-13 머리뼈의 앞면

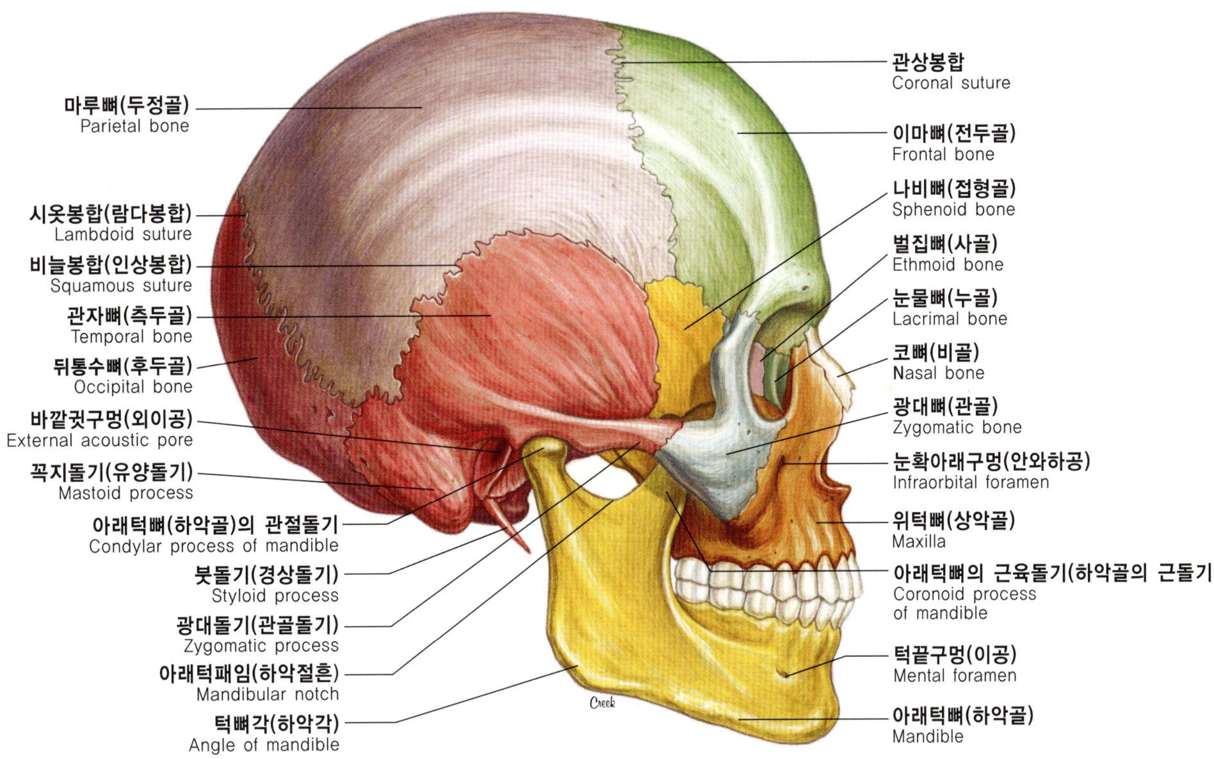

▶ 그림 3-14 머리뼈의 옆면

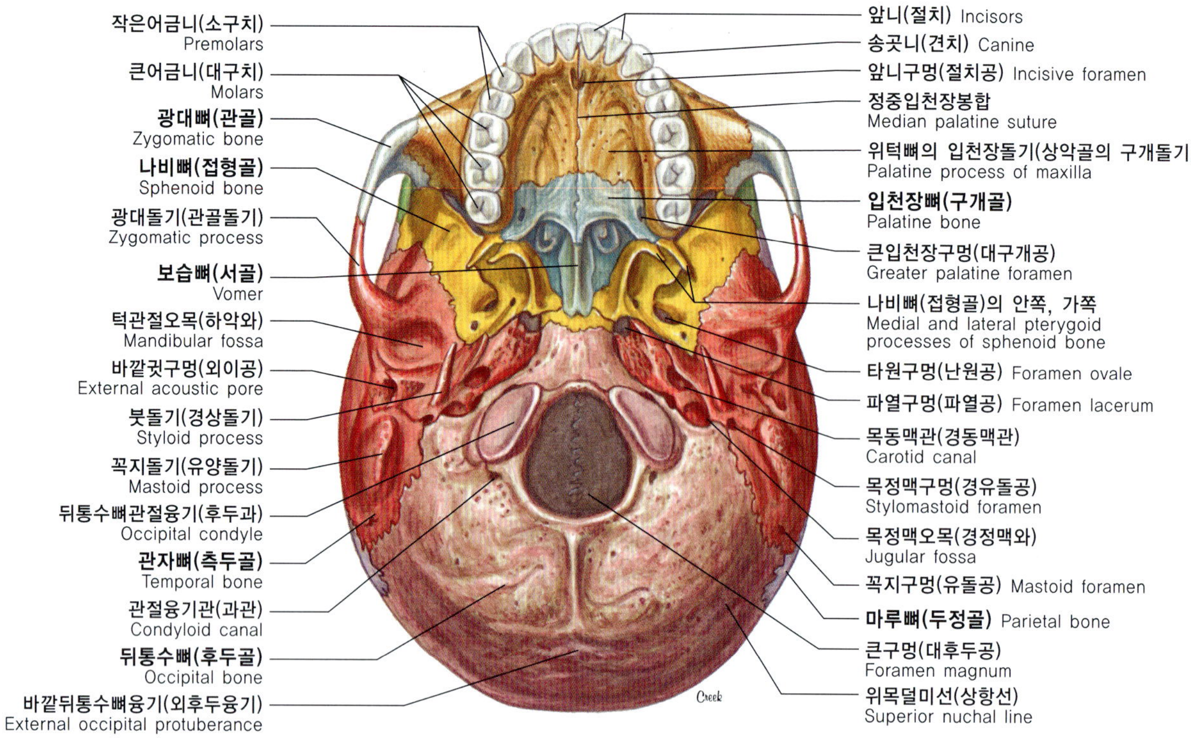

▶ 그림 3-15 머리뼈를 밑에서 본 그림

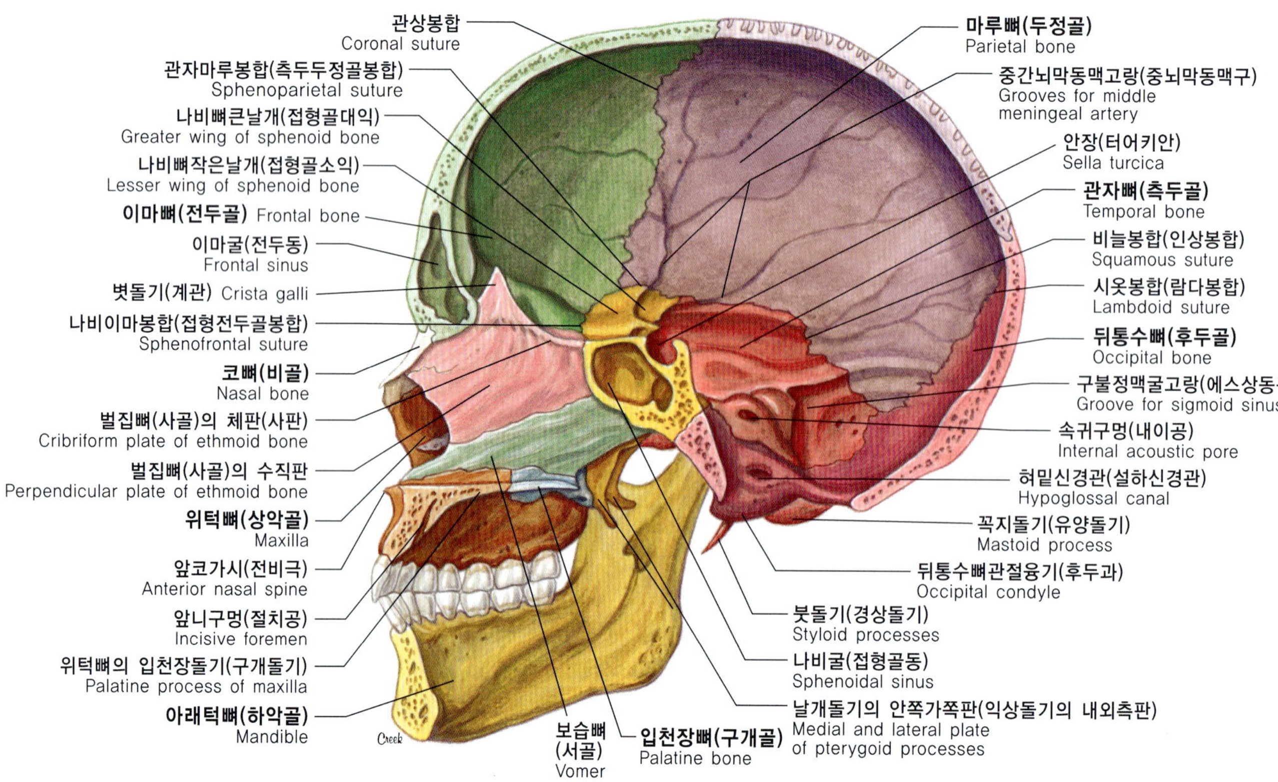

▶ 그림 3-16 머리뼈의 시상절단면

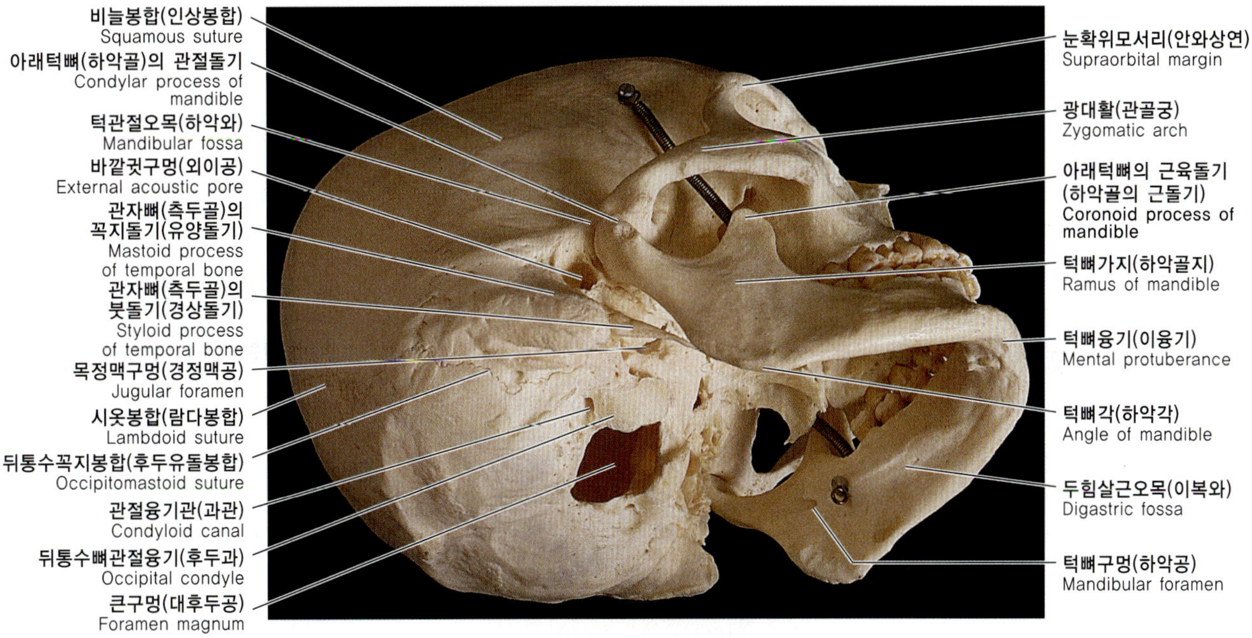

▶ 그림 3-17 머리뼈의 뒤바깥쪽면

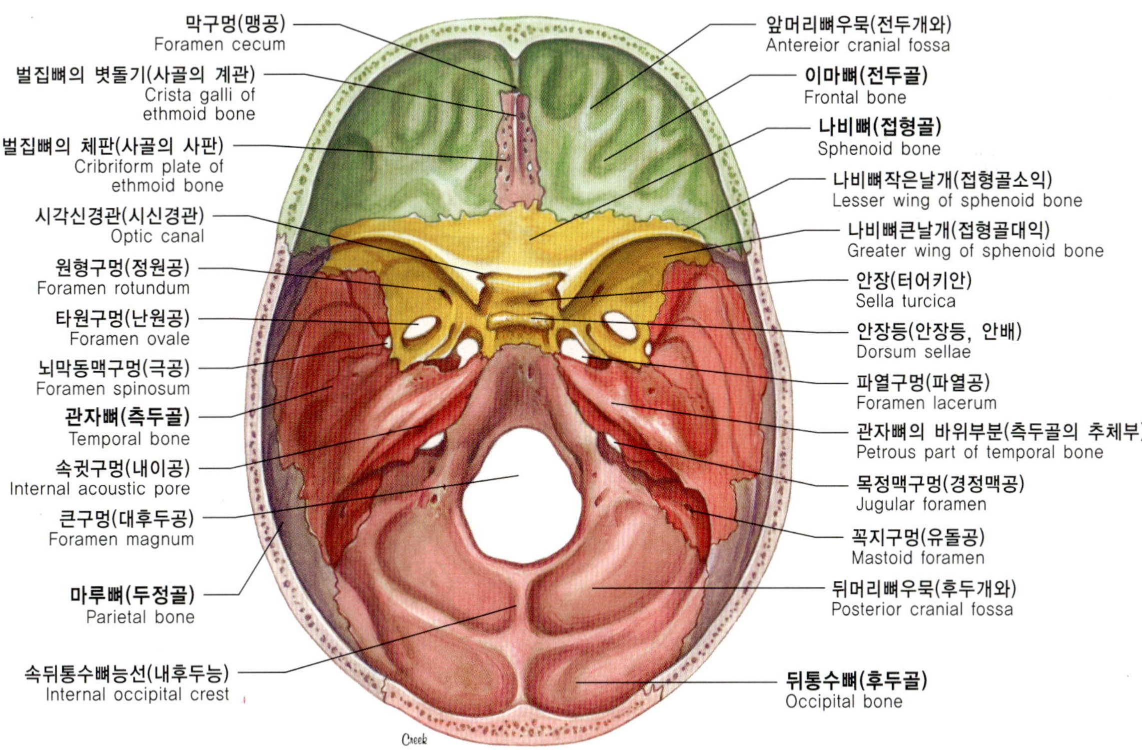

▶ 그림 3-18 머리뼈안의 바닥면

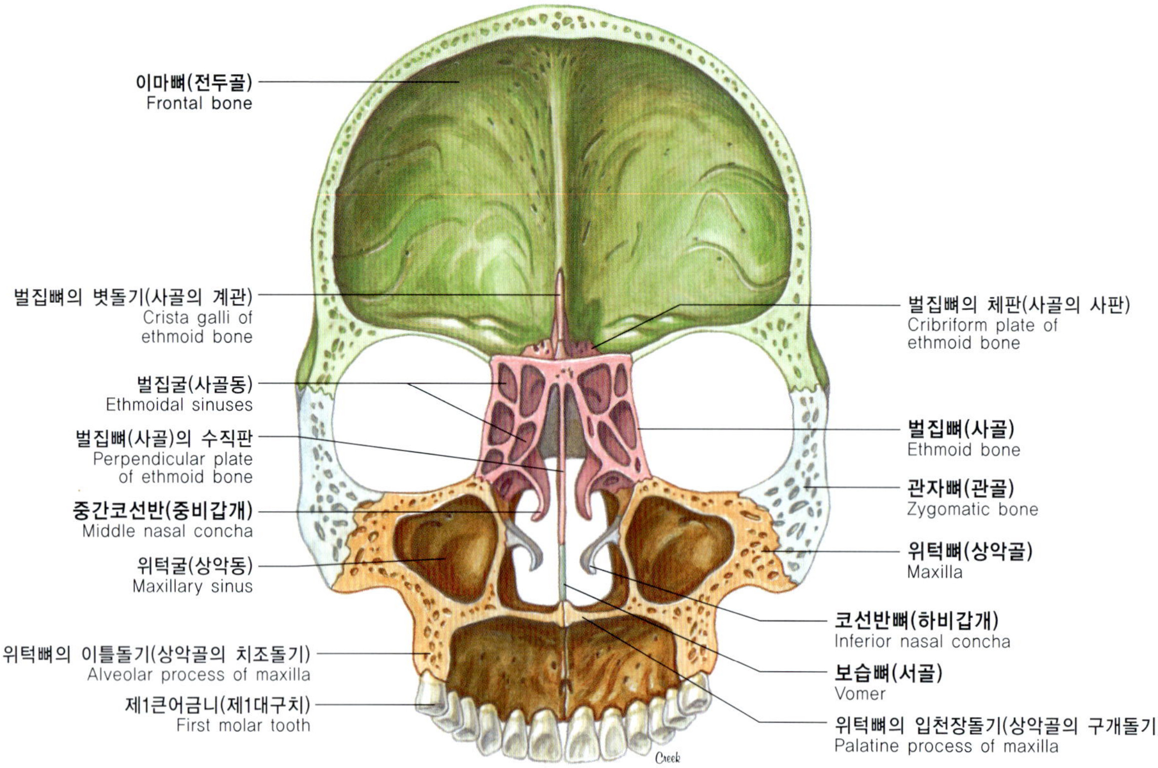

▶ 그림 3-19 머리뼈를 관상 절단한 뒷면

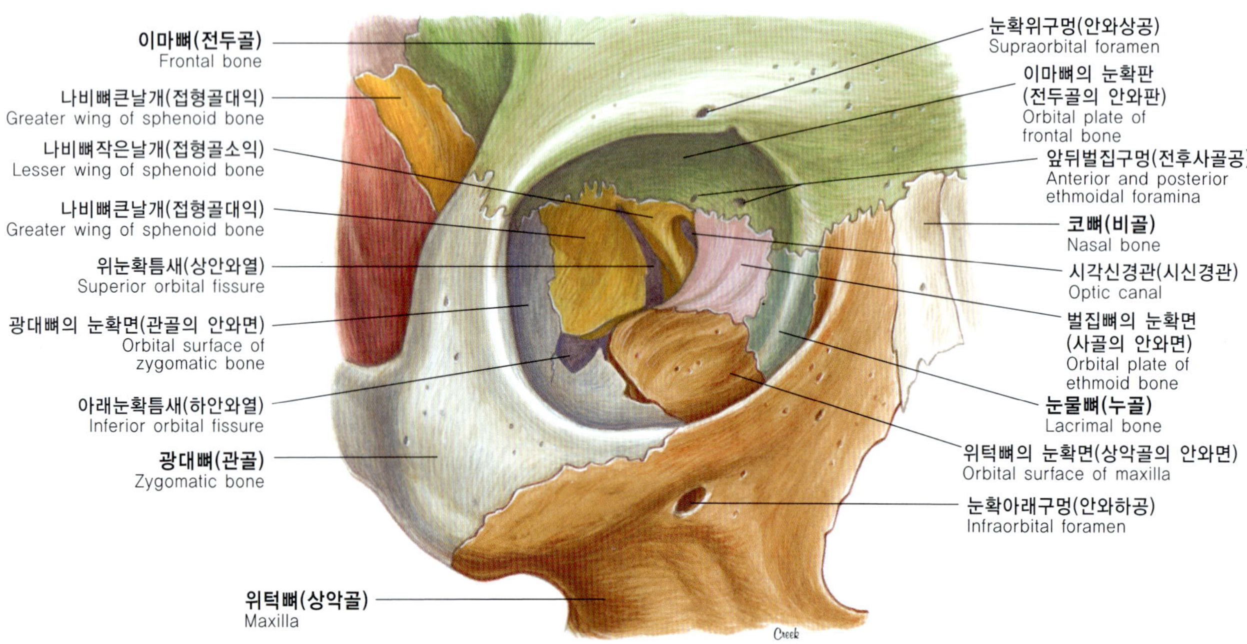

▶ 그림 3-20 눈확의 뼈

(3) 관자뼈

한 쌍의 **temporal bone**(관자뼈, 측두골)은 머리뼈 옆면의 밑을 구성한다(그림 3-22). 각각의 관자뼈는 비늘봉합에 의하여 마루뼈와 연결된다.

구조적으로 관자뼈는 4부위로 나눌 수 있다.

1. **squamous part**(비늘부분, 인부): 관자뼈 옆면의 편평한 판이다. 앞으로는 zygomatic arch(광대활, 관골궁)의 뒷부분을 이루는 **zygomatic process**(광대돌기, 관골돌기)가 있으며, 관절돌기의 시작부위 아랫면에는 아래턱뼈의 관절돌기와 관절을 만드는 컵 모양의 **mandibular tubercle**(턱관절오목, 하악와)이 있다. 턱관절오목의 바로 앞면에는 턱관절의 탈구를 억제하는 **articular tubercle**(관절결절)이 있다.
2. **tympanic part**(고막틀부분, 고실부): 아래턱뼈의 뒤에 있는 **external acoustic pore**(바깥귓구멍, 외이공)를 포함한다. 얇고 뾰족한 **styloid process**(붓돌기, 경상돌기)는 고막틀부분에서부터 아래로 돌출되어 있다.
3. **mastoid part**(꼭지부분, 유양부): **mastoid process**(꼭지돌기, 유양돌기)가 대부분을 차지한다. 꼭지돌기는 아래쪽으로 둥글고 크게 돌출되어 있는 돌기로 여러 가지 근육의 부착점이 된다. **stylomastoid foramen**(붓꼭지구멍, 경상유돌공)은 꼭지돌기와 붓돌기 사이에 위치하며 얼굴신경이 머리뼈 밖으로 나오는 구멍이다.
4. **petrous part**(바위부분, 추체부): 머리뼈의 바닥면에 있는 바위 모양의 부분으로 그 내부는 가운데귀와 속귀의 구조물을 수용한다. **carotid canal**(목동맥관, 경동맥관)이 바위부분의 안쪽에 위치하고 있으며, 관자뼈와 뒤통수뼈가 만나는 부위에 **jugular foramen**(목정맥구멍, 경정맥공)이 있다. 목동맥관으로 뇌에 혈액을 공급하는 internal carotid artery(속목동맥, 내경동맥)가 지나가며, 목정맥구멍으로는 뇌의 정맥성 혈액의 최종 운반 혈관인 internal jugular vein(속목정맥, 내경정맥)이 지난다. 3개의 뇌신경도 목정맥구멍을 지난다.

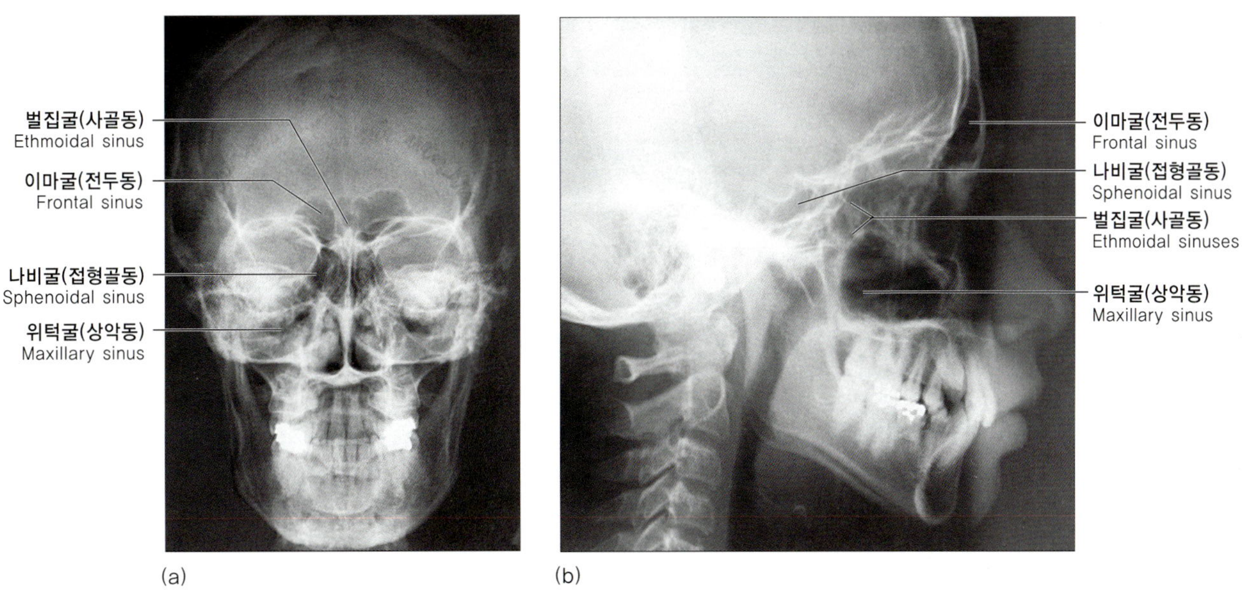

▶ 그림 3-21 **코곁굴을 보여주는 머리뼈의 방사선 사진.** (a) 전후방 촬영 사진. (b) 오른쪽 측방 촬영 사진.

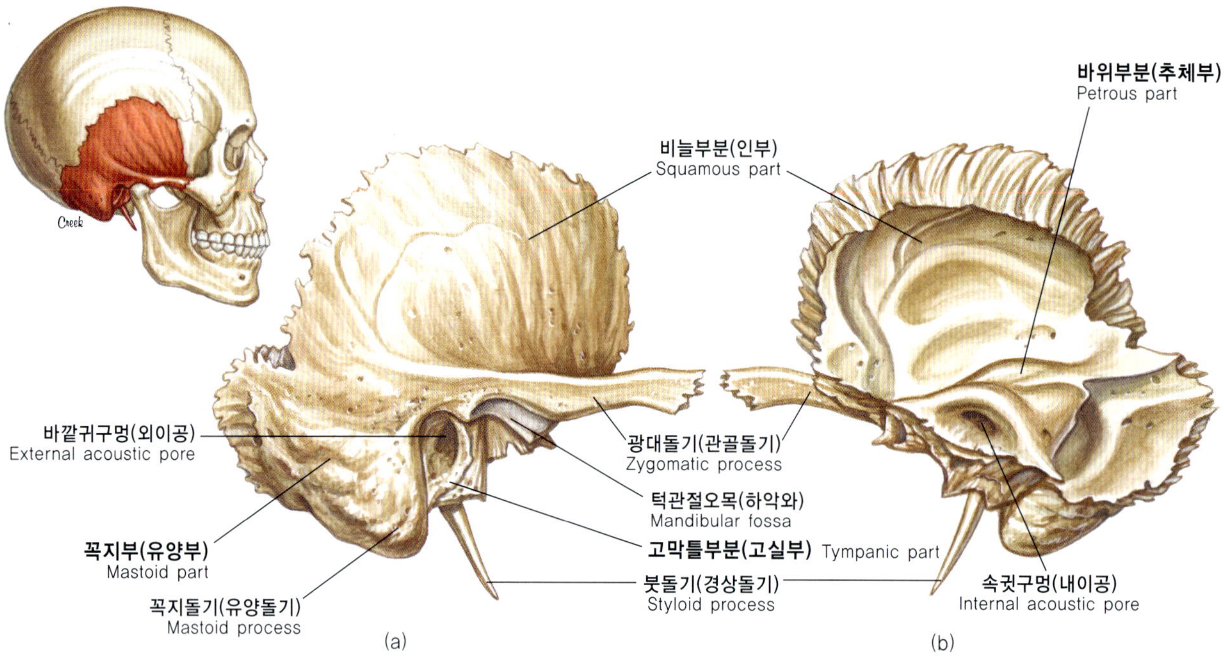

▶ 그림 3-22 **관자뼈.** (a) 가쪽면. (b) 안쪽면.

(4) 뒤통수뼈

occipital bone(뒤통수뼈, 후두골)은 머리뼈의 뒷면과 아랫면의 거의 대부분을 차지한다. 뒤통수뼈는 마루뼈와 시옷봉합(람다봉합)으로 연결되어 있다. **foramen magnum**(큰구멍, 대후두공)은 뒤통수뼈에서 가장 큰 구멍이고 척수와 brainstem(뇌줄기, 뇌간)이 연결되어 지나가는 통로이다. 큰구멍 양 옆으로는 고리뼈와 관절을 이루는 occipital condyle(뒤통수뼈관절융기, 후두과)이 있다. 뒤통수뼈관절융기 전방에는 hypoglossal nerve(혀밑신경, 설하신경)가 지나가는 **hypoglossal canal**(혀밑신경관, 설하신경관)이 있다. **cindyloid canal**(관절융기관, 과관)은 뒤통수뼈관절융기의 뒷면에 위치하고 있고, **external occipital protuberance**(바깥뒤통수뼈융기, 외후두융기)는 피부 바로 밑에서 촉지할 수 있는 큰 돌기이다. **superior nuchal line**(위목덜미선, 상항선)은 바깥뒤통수뼈융기에서 옆으로 퍼지는 능선으로 관자뼈의 꼭지돌기까지 연결되어 있다.

(5) 나비뼈

sphenoid bone(나비뼈, 접형골)은 머리뼈의 가쪽면과 바닥부분을 차지하며, 날개를 편 나비와 같은 모양을 하고 있다(그림 3-23). 나비뼈는 **body**(몸통)와 눈확의 일부분을 구성하는 **greater wing of sphenoid**(나비뼈큰날개, 접형골대익)와 **lesser wing of sphenoid**(나비뼈작은날개, 접형골소익) 그리고 코안(비강)의 뒤가쪽을 구성하는 한 쌍의 **pterygoid process**(날개돌기, 익상돌기)로 구성된다. 쐐기 모양의 몸통 안에는 코안과 연결되는 빈 공간인 **sphenoidal sinus**(나비굴, 접형골동)가 있으며, 몸통의 윗면에는 안장 모양의 오목한 부위인 **sella turcica**(안장, 터어키안)가 있다. 안장의 가운데는 뇌하수체가 수용되는 오목한 부위가 있어 이를 **hypophyseal fossa**(뇌하수체오목, 뇌하수체와)라고 한다.

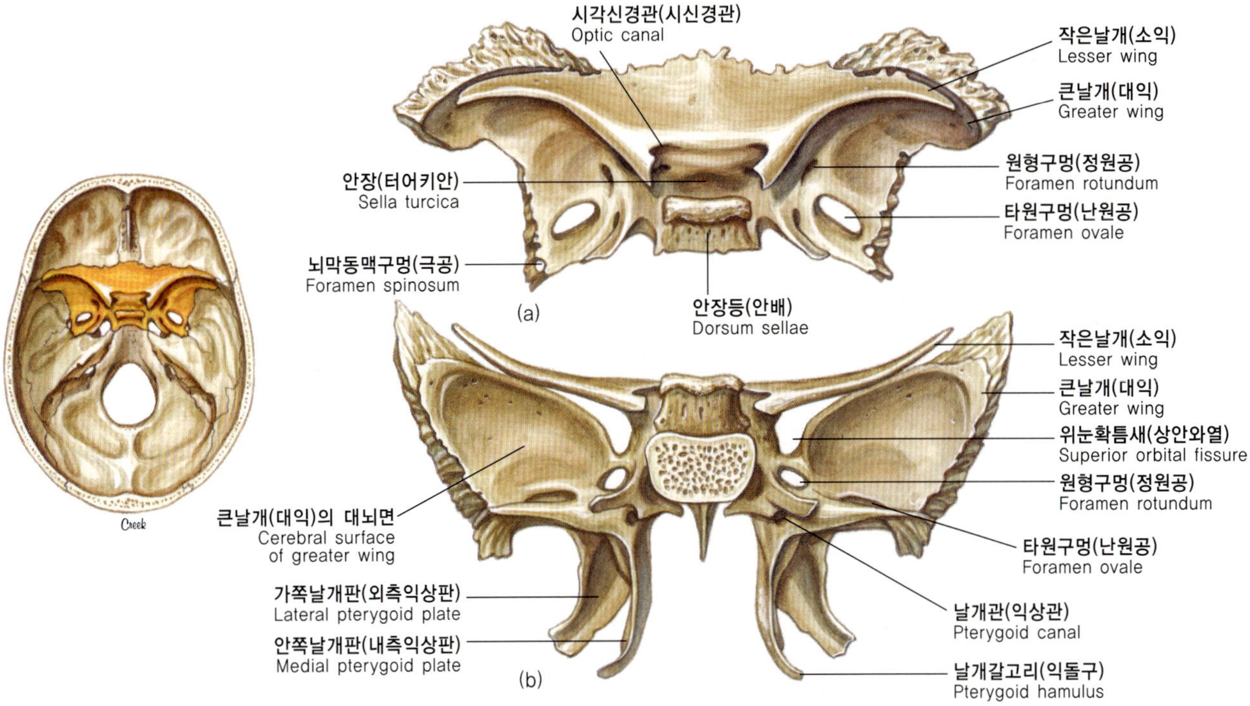

▶ **그림 3-23 나비뼈.** (a) 위에서 본 그림. (b) 뒤에서 본 그림.

나비뼈에는 아래와 같은 많은 구멍들이 형성되어 있다.

1. **optic canal**(시각신경관, 시신경관): 눈확 뒤로 통하는 작은날개의 큰 구멍이고 optic nerve(시각신경)와 ophthalmic artery(눈동맥)가 통과한다.
2. **superior orbital fissure**(위안와틈새, 상안와열): 나비뼈의 두 날개 사이에 있는 삼각형 모양의 틈으로, 삼차신경의 가지인 ophthalmic nerve(눈신경)와 **oculomotor nerve**(눈돌림신경, 동안신경), **trochlear nerve**(도르래신경, 활차신경) 및 **abducens nerve**(갓돌림신경, 외전신경)가 지나간다.
3. **foramen ovale**(타원구멍, 난원공): 가쪽 날개판의 바닥부분에 있는 구멍으로, mandibular nerve(아래턱신경, 하악신경)이 지나간다.
4. **foramen spinosum**(뇌막동맥구멍, 극공): 나비뼈각의 뒷면에 위치하는 작은 구멍이며 중간뇌막혈관이 지나가는 곳이다.
5. **foramen lacerum**(파열구멍, 파열공): 나비뼈와 관자뼈의 몸통부분 사이의 구멍으로, 생체에서는 막으로 폐쇄되어 있으며 ascending pharyngeal atery(오름인두동맥)의 meningeal branch(뇌막가지)가 지나가는 길이다.
6. **foramen rotundum**(원형구멍, 정원공): 위눈확틈새 바로 아래에 있는 구멍으로, 위턱신경(상악신경)이 이 구멍을 지나간다.

(6) 벌집뼈

ethmoid bone(벌집뼈, 사골)은 머리뼈의 바닥부위 앞면에 위치하고, 눈확 사이와 코안의 지붕을

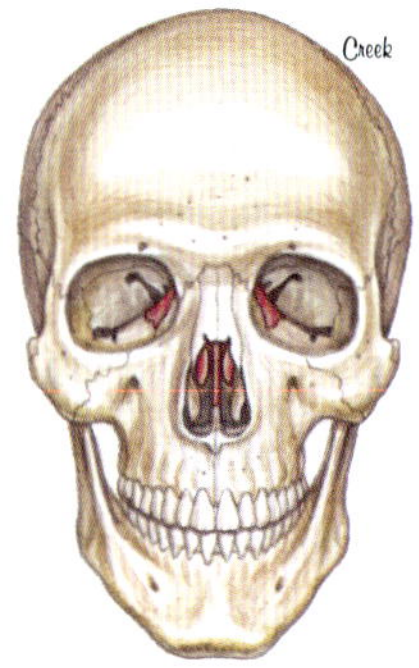

▶ 표 3-5 코안의 뼈

코안의 부분	구성하는 뼈
천장	벌집뼈(체판); 이마뼈
바닥	위턱뼈; 입천장뼈
가쪽벽	위턱뼈; 입천장뼈
코중격	벌집뼈(수직판); 보습뼈; 코뼈
다리	코뼈
선반	벌집뼈(위코선반, 중간코선반); 코선반뼈

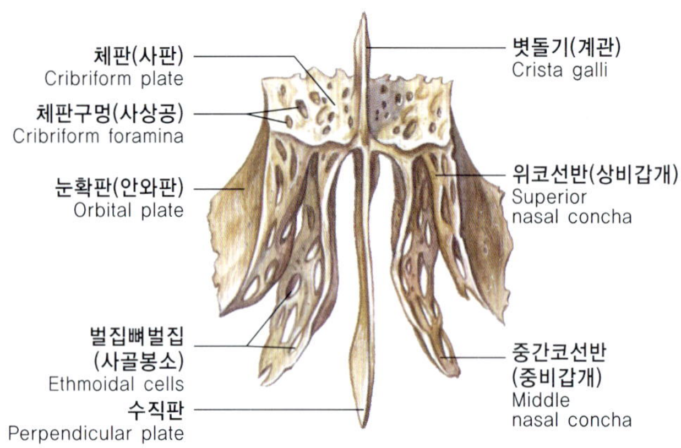

▶ 그림 3-24 벌집뼈의 앞면

형성한다(그림 3-24). 벌집뼈는 코안의 천장을 이루는 **cribriform plate**(벌집체판, 사판)와 코중격을 이루는 **perpendicular plate**(수직판) 및 코안의 가쪽과 눈확의 안쪽을 이루는 **ethmoidal labyrinth**(벌집뼈미로, 사골미로)로 구분된다. 벌집뼈의 수직판은 코중격의 윗부분을 형성하고 코안을 2개의 방으로 나눈다. 체판에는 체판의 중심부에서 머리안으로 닭벼슬 모양으로 돌출된 **crista galli**(볏돌기, 계관)가 있어 뇌를 감싸는 뇌막이 부착된다. 벌집뼈미로는 매우 복잡한 형태이며 수많은 작은 공간인 **ethmoidal cells**(벌집뼈벌집, 사골봉소)을 지니고 있으며, 코안의 가쪽에서 두루마리 모양의 **superior nasal concha**(위코선반, 상비갑개)와 **middle nasal concha**(중간코선반, 중비갑개)를 이룬다(그림 3-25). 체판에는 코안상피에서부터 오는 후각신경이 지나다니는 수많은 **cribriform foramina**(체판구멍, 사상공)가 있다. 코안을 이루는 뼈들은 표 3-5에 요약되어 있다.

2) 얼굴머리뼈

머리뼈(두개골)를 구성하는 뼈 중 뇌를 직접 감싸지 않는 14개의 뼈를 **facial bone**(얼굴머리뼈, 안면두개골)이라고 한다. 얼굴머리뼈는 머리뼈의 일부분(이마뼈, 벌집뼈의 일부, 관자뼈)과 함께 개인의 특징이 담긴 얼굴을 만든다. 얼굴머리뼈는 치아를 지지하고, 아래턱의 운동을 일으키는 근육과 얼굴 표정근이 붙는다. 보습뼈(서골)와 아래턱뼈(하악골)를 제외하고는 모두 쌍으로 이루어져 있다. 얼굴머리뼈의 교합은 그림 3-13과 3-20에 나와 있다.

(1) 위턱뼈

한 쌍의 **maxilla**(위턱뼈, 상악골)는 중앙에서 합쳐져 위턱뼈를 이루며 눈확아래뼈, 코안의 가쪽과 바닥, 코안의 위쪽벽을 이룬다. incisors(앞니, 절치), canines(송곳니, 견치), premolars(작은어금니, 소구치) 그리고 molars(큰어금니, 대구치)는 위턱뼈의 **alveolar process**(이틀돌기, 치조돌기)에 형성된 **dental alveoli**(이틀, 치조)에 매몰되어 있다(그림 3-26). **palatine process**(입천장돌기, 구개돌기), 즉 위턱의 수평판은 입천장의 **hard palate**(단단입천장, 경구개)의 대부분을 차지한다.

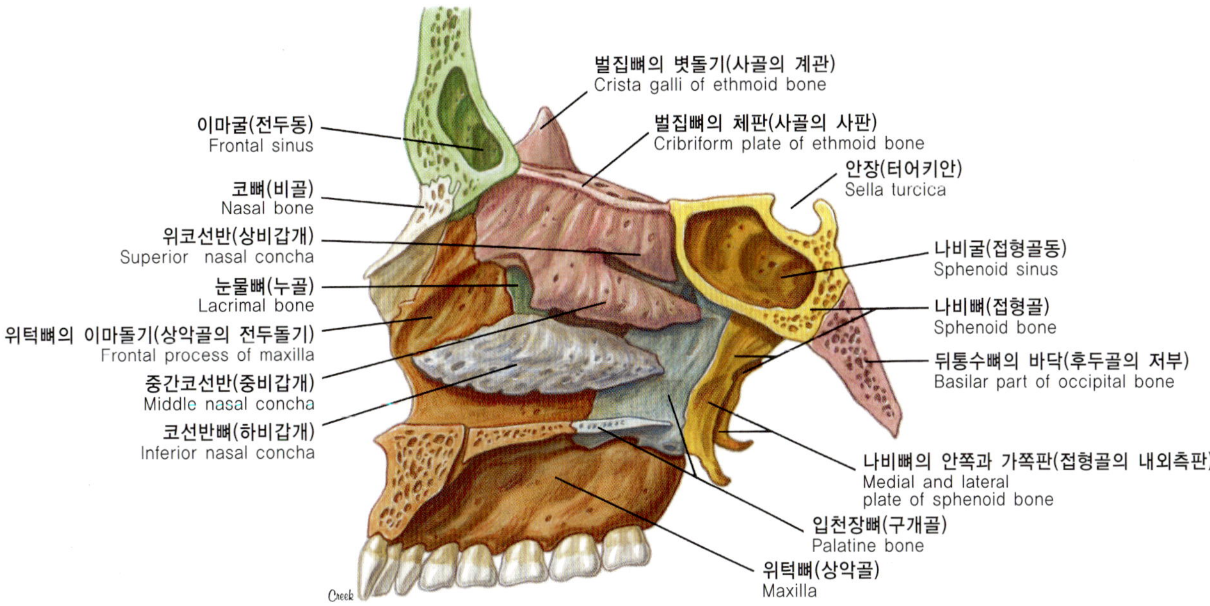

▶ 그림 3-25 코안벽의 가쪽면

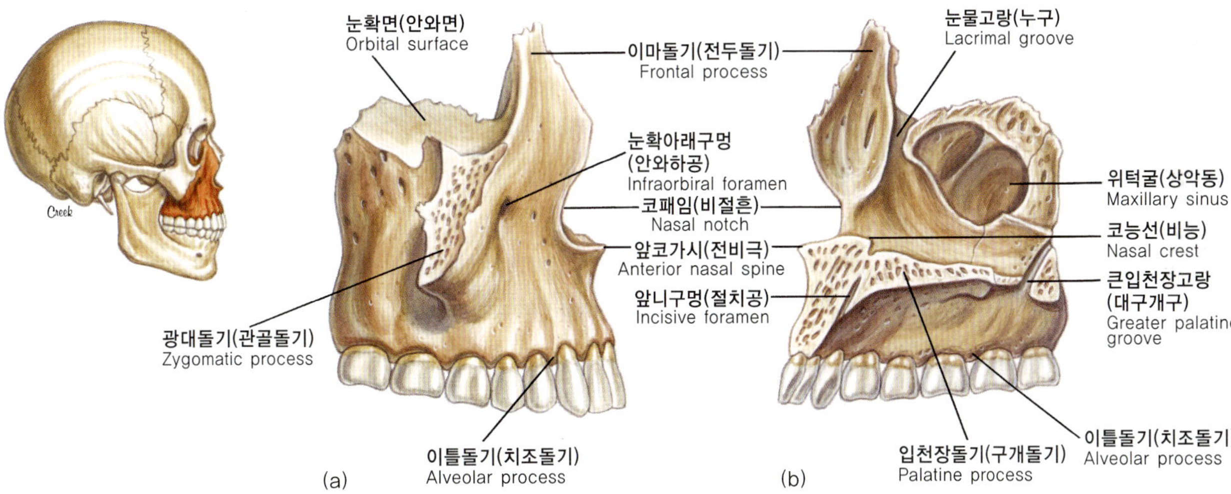

▶ 그림 3-26 위턱뼈. (a) 가쪽면. (b) 안쪽면.

incisive foramen(앞니구멍, 절치공)은 앞니 뒤에 단단입천장의 제일 앞쪽 중앙부에 위치한다. **infraorbital foramen**(눈확아래구멍, 안와하공)은 각 눈확 밑에 위치하고 눈확아래신경과 코로 가는 동맥이 지나가는 길이 된다. **inferior orbital fissure**(아래눈확틈새, 하안와열)는 위턱뼈의 눈확판과 나비뼈의 큰날개 사이에 있고(그림 3-14), 삼차신경의 가지인 위턱신경 및 눈확아래혈관이 지나는 길이다. 위턱뼈몸통의 안쪽에는 코곁굴 중 가장 큰 공간인 **maxillary sinus**(위턱굴, 상악동)가 있다.

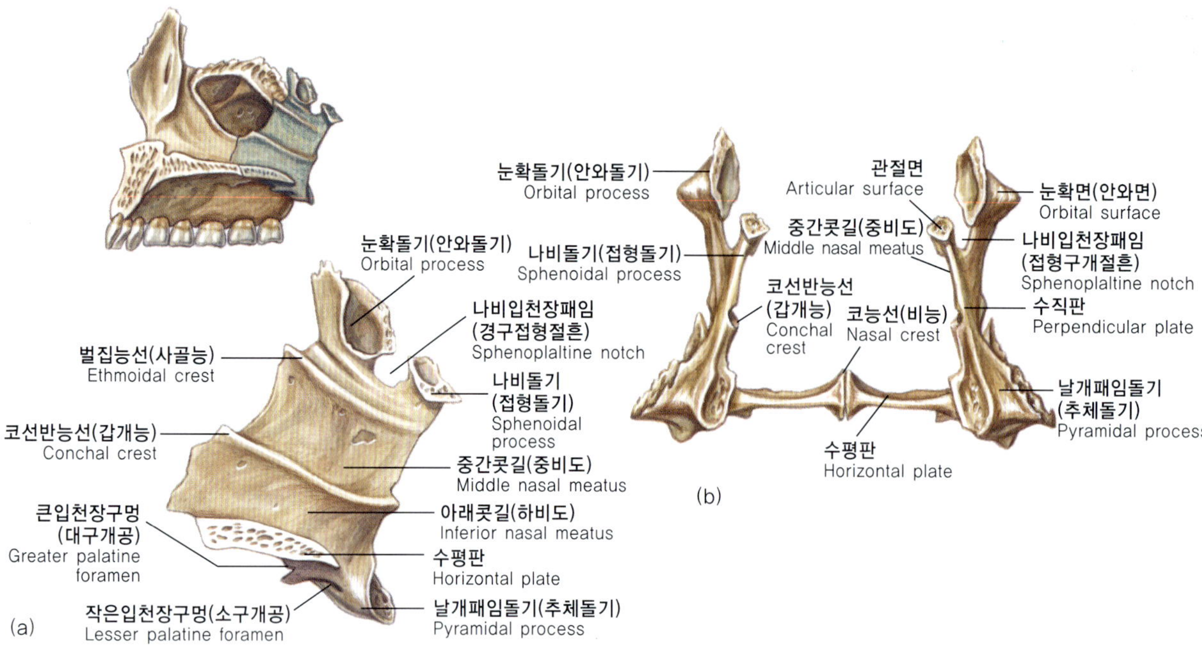

▶ 그림 3-27 **입천장뼈.** (a) 안쪽 면에서 바라본 수직판. (b) 단단입천장의 뒤쪽 및 코안의 뒤가쪽벽을 구성한다.

(2) 입천장뼈

1자 모양의 **palatine bone**(입천장뼈, 구개골)은 단단입천장의 뒤 1/3과 눈확과 코안의 일부분을 형성한다. 입천장뼈의 **horizontal plate**(수평판)는 단단입천장의 뒤쪽을 이루고 한 쌍의 **perpendicular plate**(수직판)는 코안의 뒤가쪽을 이룬다(그림 3-27). 단단입천장의 뒤쪽각에는 한 쌍의 **greater palatine foramina**(큰입천장구멍, 대구개공)가 있어 greater palatine nerve(큰입천장신경)와 descending palatine vessels(내림입천장혈관)가 이곳을 통과하게 된다. 한 쌍의 **lesser palatine foramina**(작은입천장구멍, 소구개공)는 큰입천장구멍 뒤쪽에 있으며 lesser palatine nerve(작은입천장신경)의 가지가 이 구멍을 통해 지난다.

(3) 광대뼈

한 쌍의 **zygomatic bone**(광대뼈, 관골)은 얼굴의 가쪽에 있다. 뒤쪽으로 **temporal process**(관자돌기, 측두돌기)가 관자뼈의 zygomatic process(광대돌기, 관골돌기)와 합쳐져서 **zygomatic arch**(광대활, 관골궁)를 형성한다. 광대뼈는 눈확의 옆면을 형성하고, 광대뼈의 앞쪽 가장자리에 있는 **zygomaticofacial foramen**(광대얼굴구멍, 관골안면공)으로는 광대신경과 혈관이 지나간다.

(4) 눈물뼈

한 쌍의 **lacrimal bone**(눈물뼈, 누골)은 각 눈확의 안쪽벽의 앞부분을 형성한다. 눈물뼈는 얼굴머리뼈 중에서 가장 작은 뼈이다. 각각의 눈물뼈에는 **lacrimal groove**(눈물고랑, 누구)가 있다. 이 고랑은 **nasolacrimal canal**(코눈물뼈관, 비루관)에 연결되며 이 관은 눈에서 나오는 눈물이 코안으로 흘러가는 통로가 된다.

(5) 코뼈

한 쌍의 사각형인 **nasal bone**(코뼈, 비골)은 정중선에서 만나서 콧대를 형성한다. 코뼈는 코를 형성하는 기둥의 하나인 연골판을 지지한다. 얼굴부분의 손상 시 코뼈의 골절 혹은 연골의 분절은 흔히 발생한다.

(6) 아래코선반뼈

한 쌍의 **inferior nasal concha**(아래코선반, 하비갑개)은 얇은 쐐기 모양의 뼈로서 코안의 옆면에서 수평적으로 돌출된 뼈이다. 아래코선반뼈는 **superior nasal concha**(위코선반, 상비갑개)과 **middle nasal concha**(중간코선반, 중비갑개) 바로 아래에서 코안으로 돌출되어 있다. 아래코선반뼈는 이 3가지의 선반 중에서 가장 크고 다른 2개의 선반과 마찬가지로 점액성 막으로 덮여 있어 공기 흡입 시 공기의 습도, 온도, 청결상태를 유지시켜 준다.

(7) 보습뼈

vomer(보습뼈, 서골)는 얇고, 납작한 뼈로서 코중격의 아랫부분을 형성한다. 벌집뼈의 수평판과 더불어 보습뼈는 코중격의 앞면과 아랫면을 형성하는 코중격연골을 지지한다.

(8) 아래턱뼈

mandible(아래턱뼈, 하악골)은 얼굴에서 가장 크고 단단한 뼈로 관자뼈와 턱관절로 연결되는 머

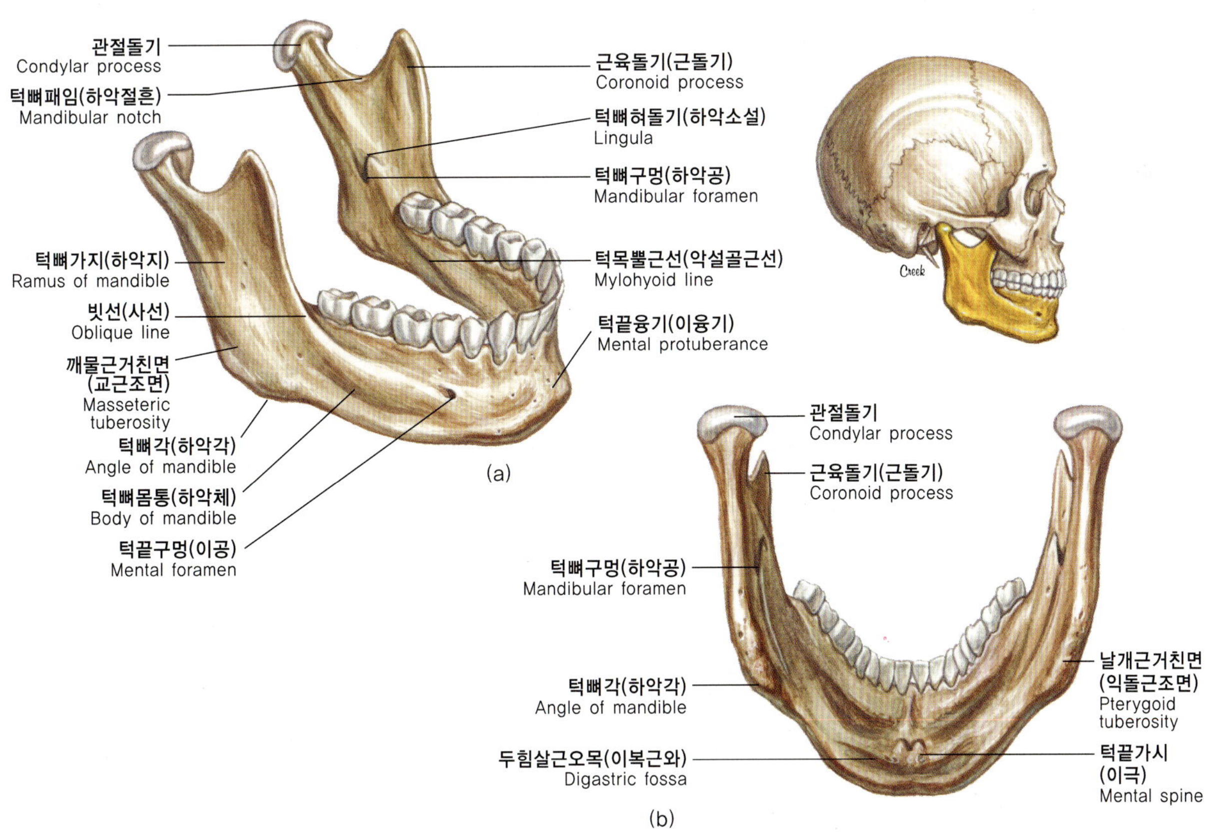

▶ 그림 3-28 아래턱뼈. (a) 가쪽면. (b) 뒷면.

리뼈에서 유일하게 움직일 수 있는 뼈이다. 말발굽 모양의 앞면과 수평의 측면을 **body**(몸통)라 하고, 수직으로 돌출되어 있는 뒤쪽을 **rami**(가지)라고 한다(그림 3-28). 가지의 위쪽에는 손잡이 같은 **condylar process**(관절돌기)가 있어 관자뼈의 턱관절오목과 관절을 형성하고, 뾰족한 **coronoid process**(근육돌기)에는 temporalis muscle(관자근, 측두근)이 붙는다. 두 돌기 사이의 패인 곳을 **mandible notch**(턱뼈패임, 하악절흔)라 한다. **angle of mandible**(턱뼈각)은 수평의 몸체와 수직의 가지가 만나는 각이다.

아래턱뼈에는 2쌍의 구멍이 있다. **mental foramen**(턱끝구멍, 이공)은 몸체의 앞가쪽면, 첫째어금니 밑에 있고, **mandibular foramen**(아래턱구멍, 하악공)은 가지의 안쪽에 있다. inferior alveolar nerve(아래이틀신경, 하치조신경)와 혈관이 턱뼈구멍으로 들어가 아래이틀에 분포된 후 아래이틀신경 및 혈관이 되어 턱끝구멍으로 나오게 된다. 턱을 닫는 몇몇 근육이 머리뼈에서 아래턱뼈로 퍼져 있고, 아래턱뼈의 이틀활에는 16개의 치아가 자리잡고 있어 위턱뼈의 16개의 치아와 교합한다.

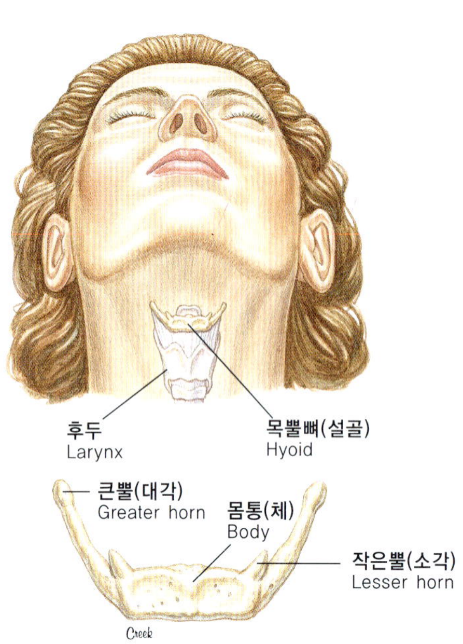

▶ 그림 3-29 목뿔뼈의 위치 및 구조

3) 목뿔뼈

1개의 **hyoid bone**(목뿔뼈, 설골)은 다른 뼈와 직접적으로 맞닿지 않는 독립된 뼈로서 학자에 따라서는 머리뼈(두개골)에 포함시키기도 한다. 목뿔뼈는 아래턱뼈 아래에 있는 목부위에 위치하며, 관자뼈의 붓돌기(경상돌기)와 붓목뿔근(경상설골근), 인대에 의해서 연결된다. 목뿔뼈는 앞면의 넓은 면인 body(몸통)와 앞위쪽으로 돌출된 **lesser horn**(작은뿔, 소각), 뒤쪽으로 길게 돌출된 **greater horn**(큰뿔, 대각)으로 구분된다(그림 3-29).

목뿔뼈는 혀를 지지하고 삼킴작용에 관련된 근육이 부착점을 제공하고 엄지와 검지를 아래턱뼈 바로 밑에서 가운데로 조이면서 촉지하면 만져질 수 있다. 이 뼈는 부검 시 아주 중요하게 검사되는데, 그 이유는 교사(絞死) 시 이 뼈가 흔히 골절되기 때문이다.

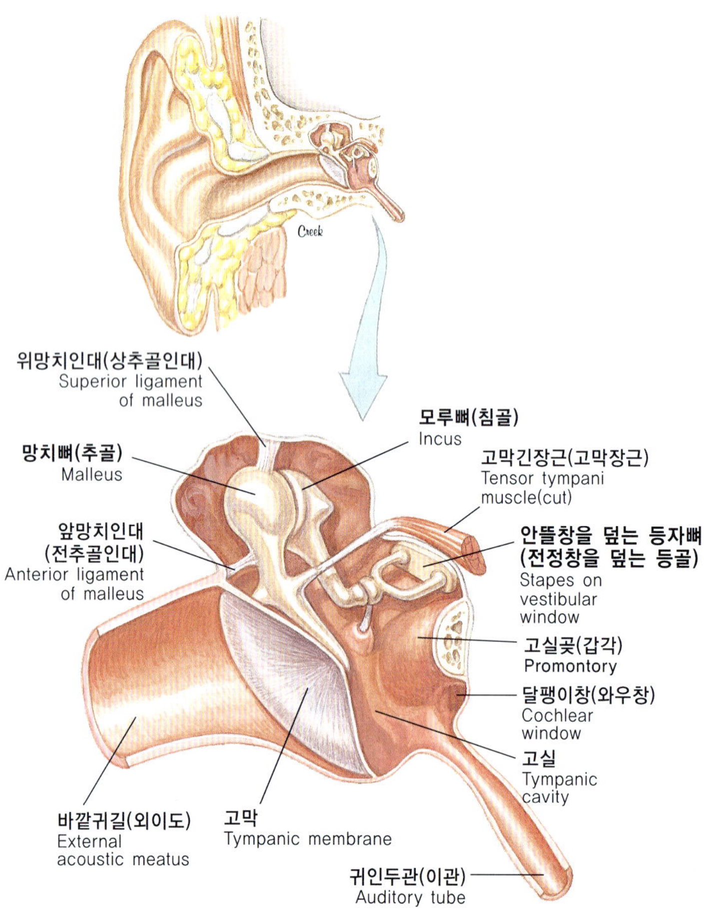

▶ 그림 3-30 고실 안의 3가지 귓속뼈

4) 귓속뼈

관자뼈 바위부분의 고실에 있는 3쌍의 작은 뼈를 **auditory ossicles**(귓속뼈, 이소골)라고 한다(그림 3-30). 밖에서부터 안으로 **malleus**(망치뼈, 추골), **incus**(모루뼈, 침골) 그리고 **stapes**(등자뼈, 등골) 순으로 연결되어 있다.

이 뼈들은 고막에 전달된 음파의 진동을 증폭하여 속귀에 전달하는 기능을 갖고 있다.

7. 척 주

vertebral column(척주)은 불규칙뼈인 **vertebrae**(척추뼈)가 섬유연골인 **intervertebral disc**(척추사이원반, 추간원판)에 의하여 연결된 뼈대이다. 척주는 spinal cord(척수)를 감싸고 보호하며, 머리뼈를 지지하고 움직임을 가능하게 할 뿐 아니라 갈비뼈와 연결되어 thoracic cage(가슴우리, 흉곽)를 이루면서, 몸통 근육의 부착점을 제공한다. 척추사이원반은 척주에 유연성을 제공하고 수직 충격을 흡수하는 역할을 담당한다.

척주는 다음과 같은 4가지 기능을 수행한다.

1. 머리와 팔뼈(상지골)들을 지지한다.
2. 직립보행을 가능하게 한다.
3. 여러 근육과 갈비뼈, 내장장기가 붙을 수 있게 한다.
4. 척수를 보호하고 척수신경이 지나가는 길을 만들어 준다.

척주는 보통 33개의 척추뼈가 모여 이루어지는데, 이 중 몇 개는 융합된다. 척주는 7개의 **cervical vertebrae**(목뼈, 경추), 12개의 **thoracic vertebrae**(등뼈, 흉추), 5개의 **lumbar vertebrae**(허리뼈, 요추) 그리고 4~5개의 융합된 **sacrum**(엉치뼈, 천골)와 3~5개가 융합된 **coccyx**(꼬리뼈, 미골)로 구성된다. 따라서 성인의 척주는 26곳에서 움직임이 가능하다. 척추뼈는 섬유연골성 척추사이원반과 여러 인대에 의해서 연결되는데, 척추뼈는 구조적인 배열로 인하여 인접한 척추뼈 사이의 움직임은 작지만 척주 전체적으로는 가동성이 비교적 크게 된다. 척추뼈 사이에는 **intervertebral foramen**(척추사이구멍, 추간공)이라는 척수신경이 빠져나오는 구멍이 있다.

옆에서 보면 척주의 굽이를 확인할 수 있다(그림 3-31). 척추의 굽이에는 **cervical curve**(목굽이, 경추만곡), **thoracic curve**(등굽이, 흉추만곡), **lumbar curve**(허리굽이, 요추만곡) 및 **pelvic curve**(골반굽이, 골반만곡)의 4가지가 있다. 척주굽이는 팔의 힘을 유지하고, 균형을 잡는 데 아주 중요한 역할을 담당하여, 직립보행을 가능하게 한다.

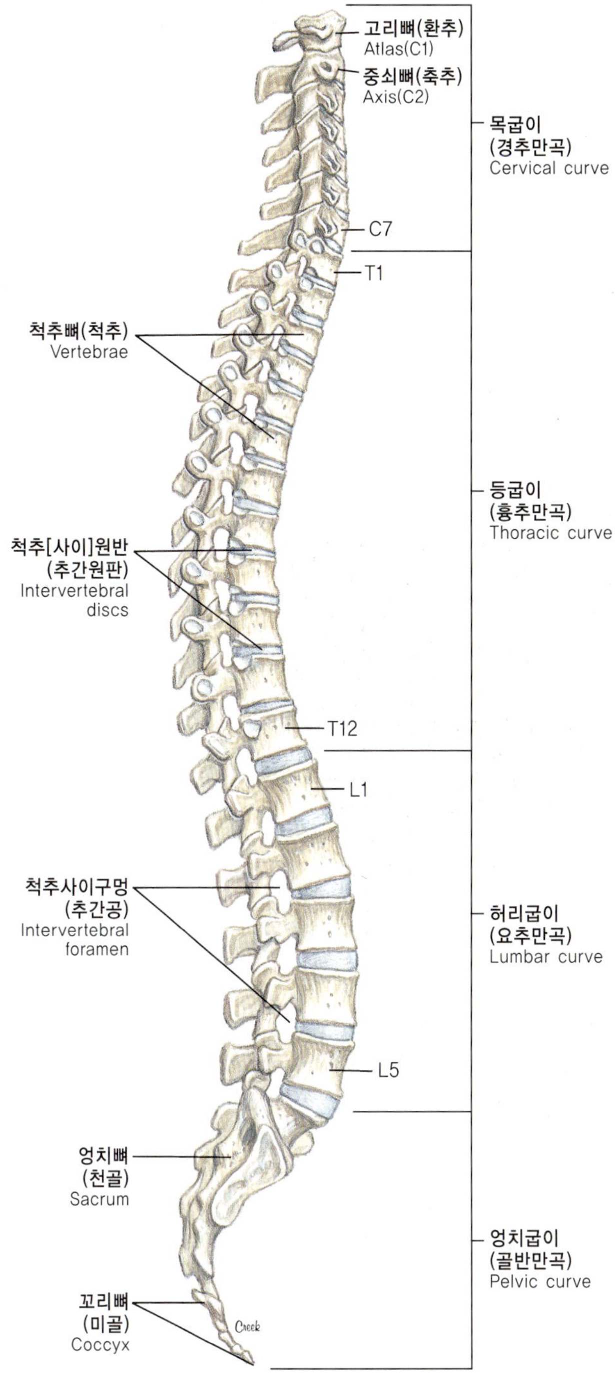

▶ 그림 3-31 **척주의 가쪽면.** 성인의 척주는 4부위에서 굽이를 이룬다. 척추 사이사이에는 척추사이원반이 있다.

이 4개의 굽이는 갓 태어난 영아에서는 관찰되지 않는다. 목뼈굽이는 생후 약 3개월에 영아가 머리를 가누면서 형성되고 아이가 앉을 때는 더욱 명확해진다(그림 3-32). 허리굽이는 유아가 걷기 시

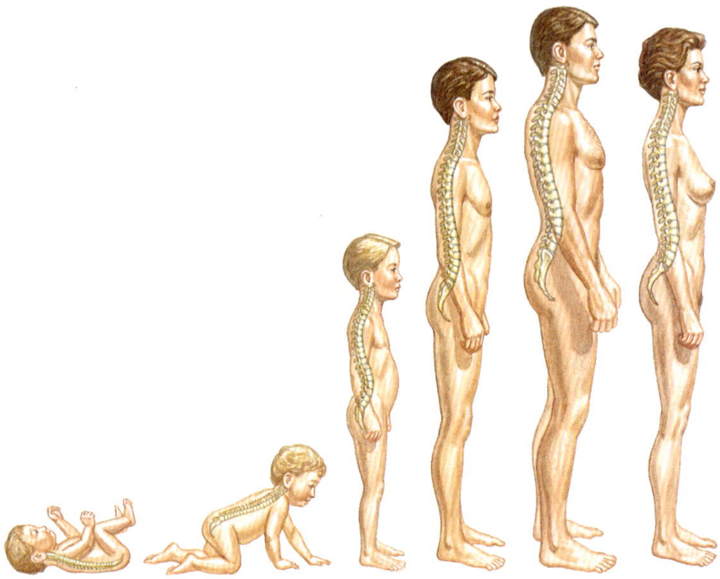

▶ 그림 3-32 **척주굽이(척주만곡)의 발달.** 신생아는 한 방향의 일차굽이만을 가지고 태어나며 앉거나 직립보행을 하면서 이차굽이가 발달된다. 성인에서 성별에 따른 굽이의 정도에 차이가 있다.

작하면서 형성된다. 등굽이와 골반굽이는 primary curve(일차굽이, 일차만곡)라고 불리는데, 그 이유는 태아기부터 굽이를 유지하고 있기 때문이고 목굽이와 허리굽이는 태아기의 굽이에서 변형되었기 때문에 secondary curve(이차굽이, 이차만곡)라고 불린다.

1) 척추뼈의 일반적인 구조

전형적인 척추는 위·아래로 척추사이원반이 붙는 원통 모양의 body(몸통)가 있다(그림 3-33). 몸통의 뒤쪽에 연결된 vertebral arch(척추뼈고리, 추궁)는 lamina of vertebral arch(척추뼈고리판, 추궁판)와 pedicle of vertebral arch(척추뼈고리뿌리, 추궁근)로 이루어져 있다. 몸통과 척추뼈고리 사이에 있는 구멍은 척수가 지나가는 vertebral foramen(척추뼈구멍, 추공)으로, 척추뼈고리뿌리와 인접한 척추 사이에는 척수에서 유래되는 척수신경이 나오는 intervertebral foramen(척수뼈사이구멍, 추간공)이 있다.

전형적인 척추의 척추뼈고리에는 spinous process(가시돌기, 극돌기), 2개의 transverse process(가로돌기, 횡돌기), 2개의 superior articular process(위관절돌기, 상관절돌기)와 2개의 inferior articular process(아래관절돌기, 하관절돌기)라는 3종의 7개 돌기가 있다. 가시돌기와 가로돌기에는 근육이 붙고 위관절돌기와 아래관절돌기는 척주가 비틀어지는 것을 방지한다. 가시돌기는 척추뼈고리의 정중선에서 뒤아래쪽으로 향해 있는 돌기이고, 가로돌기는 고리뿌리와 고리판이 만나는 지점에서 가로로 돌출한 한 쌍의 돌기이다. 위관절돌기는 아래 척추의 아래관절돌기와 관절을 이룬다.

2) 척추뼈의 부위별 특징

(1) 목뼈

7개의 cervical vertebrae(목뼈, 경추)는 목의 뼈대를 형성하고 머리를 지지한다. 목뼈는 다른 어떤 척추보다 치밀하며 꼬리뼈를 제외한 모든 척추 중에서 크기가 가장 작다. 모든 목뼈의 가로돌기에는 transverse foramen(가로돌기구멍, 횡돌공)이라는 특징적인 구멍이 있는데, vertebral artery(척추동맥)와 정맥이 이 구멍을 통과한 후 뇌에 혈액을 공급한다. 둘째~여섯째목뼈의 가시돌기는 이분되어 있어 머리뼈의 뒷면과 연결된 nuchal ligament(목덜미인대)가 붙는 면을 증가시키고 더욱 단단하게 붙을 수 있게 한다. 첫목뼈는 가시돌기 없고 마지막 목뼈의 가시돌기는 이분되어 있지 않으며 뚜렷하게 돌출되어 있다.

첫째목뼈는 몸통이 없고 고리 모양을 하고 있어 atlas(고리뼈, 환추)라 한다. 고리뼈의 앞쪽 고리

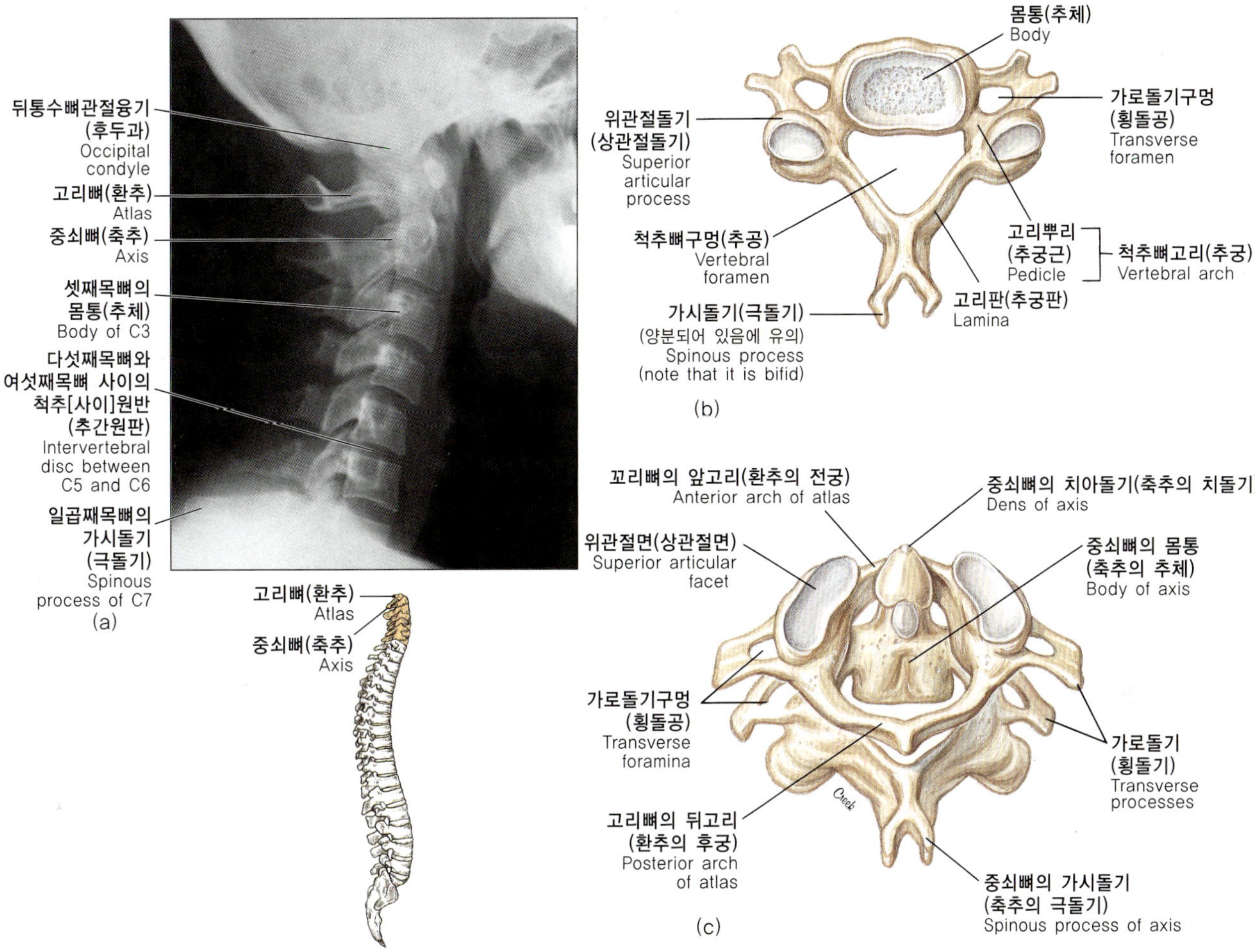

▶ **그림 3-33 목뼈.** (a) 목뼈의 방사선 사진. (b) 전형적인 목뼈의 위쪽면. (c) 고리뼈와 중쇠뼈.

를 **anterior arch**(앞고리, 전궁)라 하고, 뒤쪽 고리를 **posterior arch**(뒤고리, 후궁)라 하며, 뒤고리의 중앙부 뒤쪽에 있는 가시돌기가 퇴화한 작은 돌기를 posterior tubercle(뒤결절, 후결절)이라 한다. 고리뼈의 가쪽 윗면에는 뒤통수뼈의 occipital condyle(뒤통수뼈관절융기, 후두과)과 관절을 이루는 타원형의 관절인 superior articular surface(위관절면, 상관절면)가 있다.

둘째목뼈는 고리뼈의 몸통이 분리되어 둘째목뼈의 몸통에 유합되어진 **odontoid process**(치아돌기, 치돌기; dens)가 있어 치아돌기를 중심축으로 고리뼈의 돌림운동이 일어나기에 **axis**(중쇠뼈, 축추)라 한다. **일곱째목뼈**는 수평으로 길고 끝이 갈라지지 않은 가시돌기가 두드러지게 튀어나와 있어 **vertebra prominens**(솟을뼈, 융추)라 한다.

(2) 등뼈

12개의 **thoracic vertebrae**(등뼈, 흉추)는 갈비뼈와 연결되어 가슴우리 뒤쪽을 형성한다. 등뼈는 목뼈보다 크고 위에서(T_1) 아래로(T_{12}) 내려갈수록 크기가 커진다. 등뼈는 비스듬히 아래로 향하고 있는 긴 가시돌기가 있으며, 갈비뼈관절융기의 관절형성을 위한 facet(관절면)가 몸통의 위·아랫면과 가로돌기 앞면에 있다(그림 3-34).

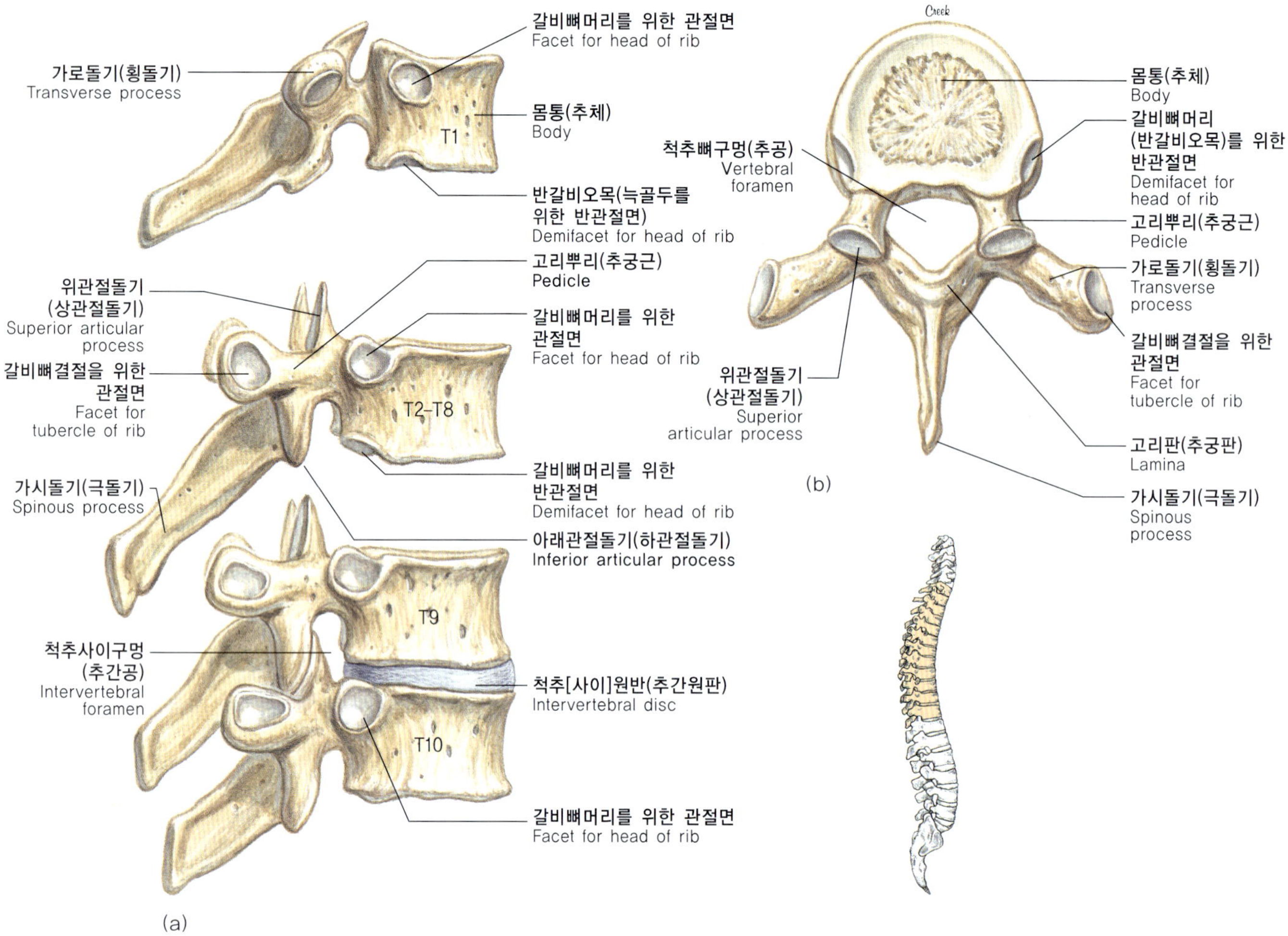

▶ 그림 3-34 **등뼈**. (a) 가쪽면. (b) 위쪽면.

(3) 허리뼈

5개의 **lumbar vertebrae**(허리뼈, 요추)는 체중을 지탱하기 위하여 큰 몸통을 가지며, 강력한 허리근육이 부착되기 위하여 가시돌기가 크고 두툼하다(그림 3-35). 허리뼈는 척주에서 가장 큰 척추이다. 허리뼈의 위관절돌기의 관절면이 뒤쪽이 아닌 중앙으로 향하고 있어 아래관절면도 앞쪽이 아닌 가쪽으로 향하고 있다.

(4) 엉치뼈

쐐기 모양의 **sacrum**(엉치뼈, 천골)은 5개의 엉치척추뼈(천추)가 유합되어 형성된다. 5개의 엉치척추뼈는 26세 이후에 완전히 결합된다(그림 3-36). 엉치뼈의 가쪽면에는 엉덩뼈와 관절하는 **auricular surface**(귓바퀴면, 이상면)가 있으며, 약간의 움직임이 가능한 **sacroiliac joint**(엉치엉덩관절, 천장관절)를 형성한다. 귀모양면(이상면)의 뒤쪽에는 매우 거친 면이 있는데 이를 **sacral tuberosity**(엉치뼈거친면, 천골조면)이라 한다. **median sacral crest**(정중엉치뼈능선, 정중천골능)는 뒤쪽에 가시돌기가 결합하여 형성된다. 양쪽의 **posterior sacral foramen**(뒤엉치뼈구멍, 후천골공)은 척수신경이 나오는 구멍이고, **sacral canal**(엉치뼈관, 천골관)은 5개의 엉치척추뼈의 척추뼈

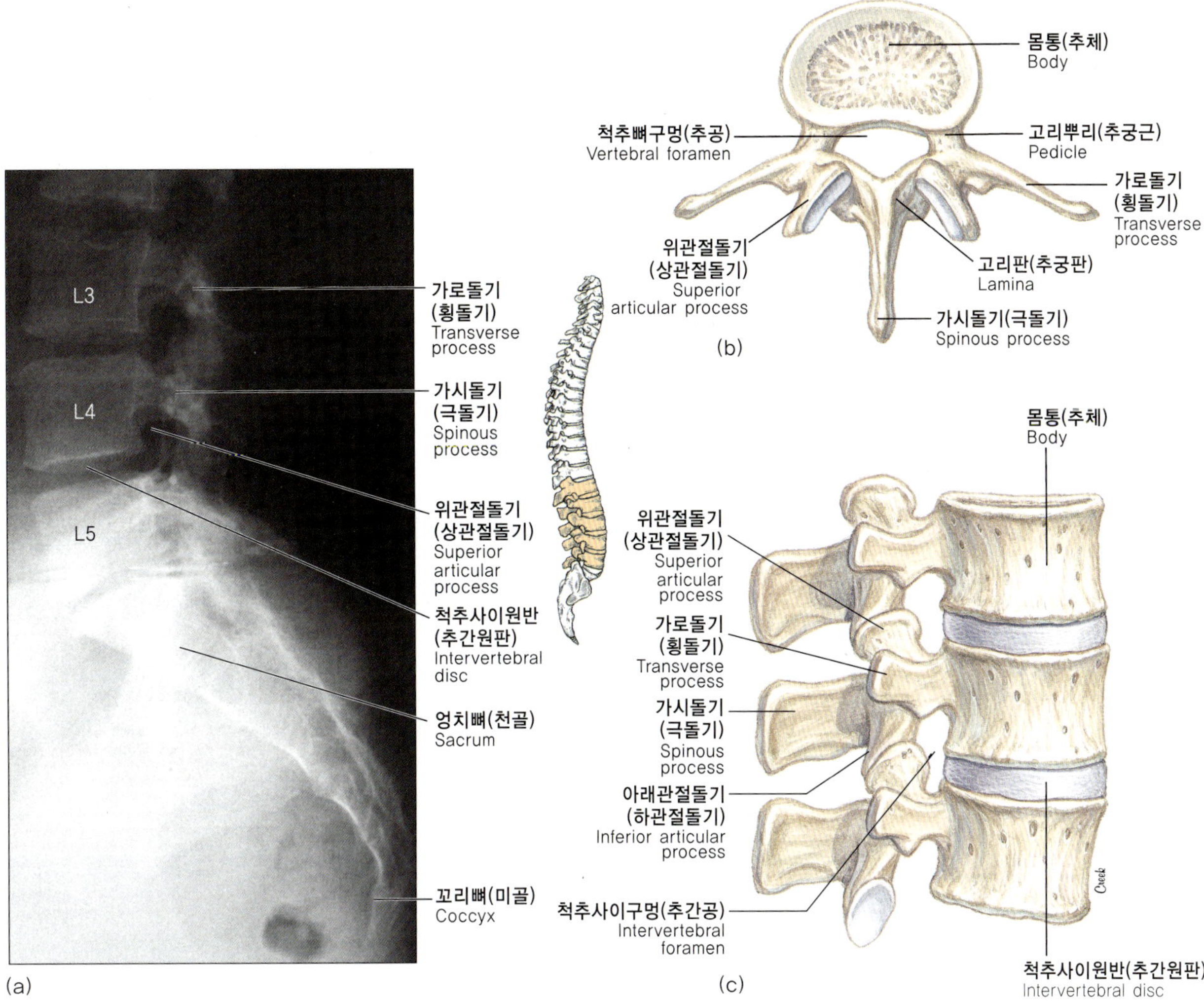

▶ 그림 3-35 **허리뼈.** (a) 방사선 사진. (b) 윗면. (c) 옆면.

구멍에 의해 이루어진 관으로 vertebral canal(척주관)의 연장이다. 엉치뼈의 위쪽에는 다섯째허리뼈와 관절하는 **superior articular process**(위관절돌기, 상관절돌기)가 있다.

엉치뼈의 부드러운 앞쪽은 골반안의 안쪽면을 형성한다. 이 안쪽면에는 엉치뼈가 유합되면서 생긴 흔적인 4개의 transverse lines(가로선, 횡선)가 있다. 이 선의 끝에는 **pelvic foramina**(골반구멍, 골반공)가 있으며, 안쪽 뒤모서리에서 앞쪽으로 급격히 돌출된 부위를 **sacral promontory**(엉치뼈곶, 천골갑)라 하는데, 이 부위는 골반 측정에 아주 중요한 지표로 이용된다.

(5) 꼬리뼈

삼각형 모양의 **coccyx**(꼬리뼈, 미골)는 3~5개의 꼬리척추뼈(미추)가 유합되어 형성된다. 꼬리뼈의 첫째꼬리척추뼈는 엉치뼈(천골)에 인대로 연결되는 한 쌍의 긴 coccygeal cornua(꼬리뼈뿔, 미골각)로 되어 있다. 꼬리뼈뿔의 가쪽으로는 가로돌기가 있다. 척주를 구성한 척추의 종류 및 특징을 표 3-6에 요약하였다.

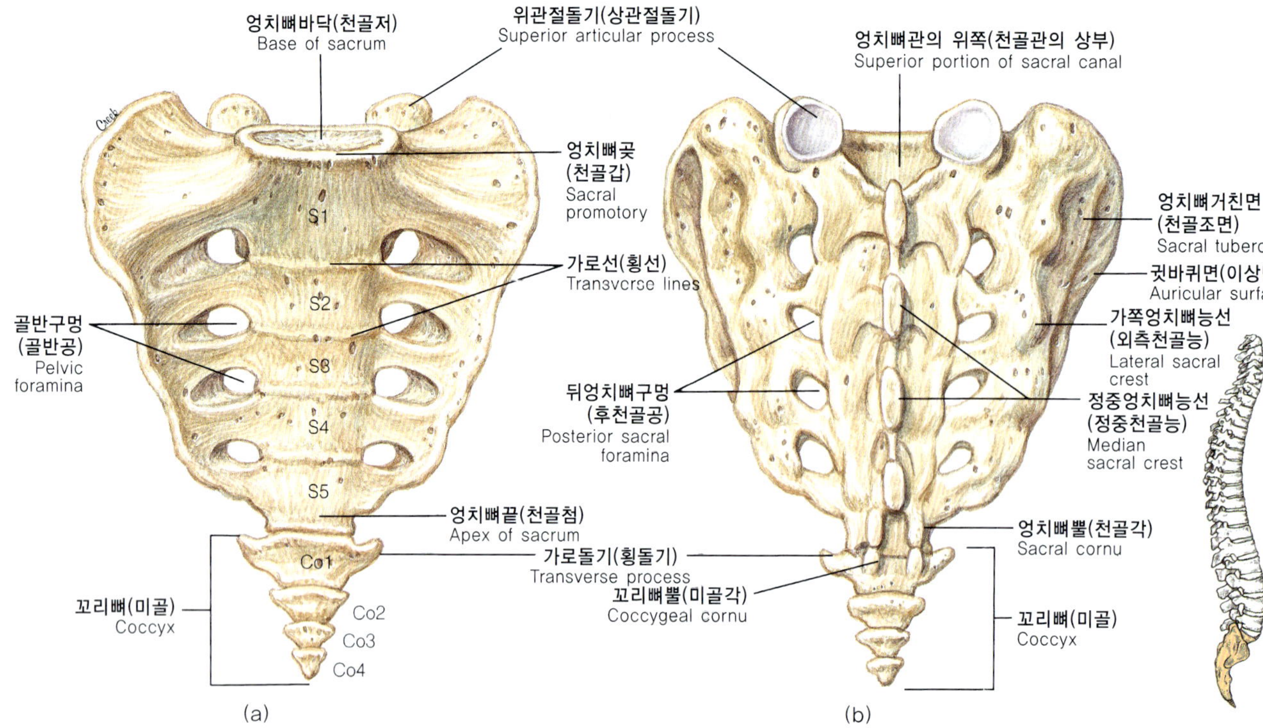

▶ 그림 3-36 **엉치뼈와 꼬리뼈.** (a) 앞쪽. (b) 뒤쪽.

▶ 표 3-6 척주의 종류 및 특징

구 역	뼈의 수	특 징
목뼈	7	가로돌기구멍; 위관절면은 뒤통수뼈관절융기와 관절; 치아돌기; 셋째~여섯째목뼈의 가시돌기는 일반적으로 이분됨.
등뼈	12	아래로 비스듬히 기울어져 있는 긴 가시돌기; 갈비뼈와 관절하는 관절면
허리뼈	5	커다란 몸통; 돌출된 가로돌기; 짧고 두꺼운 가시돌기
엉치뼈	4~5개의 척추가 융합됨	광대한 관절면; 정중엉치뼈능선; 뒤엉치뼈구멍; 엉치뼈곶; 엉치뼈관
꼬리뼈	3~5개의 척추가 융합됨	작은 삼각형 모양; 꼬리뼈뿔

8. 가슴우리

바구니 모양의 유연한 **thoracic cage**(가슴우리, 흉곽)는 12개의 **thoracic vertebrae**(등뼈, 흉추)와 12쌍의 **rib**(갈비뼈, 늑골), **costal cartilage**(갈비연골, 늑연골), **sternum**(복장뼈, 흉골)으로 이루어져 있다.

가슴우리는 앞 · 뒤쪽으로 폭이 좁으며 위쪽이 아래쪽보다 좁다. 가슴우리는 팔이음뼈와 팔뼈를 지지하고 가슴부분과 위쪽 가슴에 있는 장기를 보호하며 호흡에 중요한 작용을 한다(그림 3-37).

1) 복장뼈

sternum(복장뼈, 흉골)은 3개의 뼈로 이루어진 가슴 중앙에 위치한 길고 납작한 판 모양의 뼈로, 위쪽의 **manubrium**(복장뼈자루, 흉골병), 중간의 **body**(복장뼈몸통, 흉골체), 아래쪽의 **xiphoid process**(칼돌기, 검상돌기)로 구분된다. 칼돌기는 보통 연골성이나 40세 이후에 뼈발생이 이루어진다. 복장뼈 가쪽에는 **costal notch**(갈비패임, 늑골절흔)가 있어 갈비연골이 붙고 **jugular notch**(목아래패임, 경절흔)는 복장뼈자루의 가쪽에서 볼 수 있으며 **clavicular notch**(빗장패임, 쇄골절흔)는 clavicle(빗장뼈, 쇄골)의 복장뼈관절면과 관절한다. 복장뼈자루는 첫째~둘째갈비뼈의 갈비연골과 결합한다. 복장뼈몸통에는 둘째~열째갈비뼈의 갈비연골에 붙으며, 여덟째~열째갈비뼈의 갈비연골은 결합되어 **costal arch**(갈비활, 늑골궁)를 만든다. **infrasternal angle**(명치각, 흉골하각)은 양쪽의 갈비활이 칼돌기에서 모여 형성되는 각을 말하고, **sternal angle**(복장뼈각, 흉골각)은 복장뼈몸통과 복장뼈자루가 연결되는 부위에 형성된 각을 말한다. 복장뼈아래각과 갈비뼈활 그리고 복장뼈각은 가슴과 배의 중요한 표면지표가 된다.

▶ 그림 3-37 가슴우리의 구성

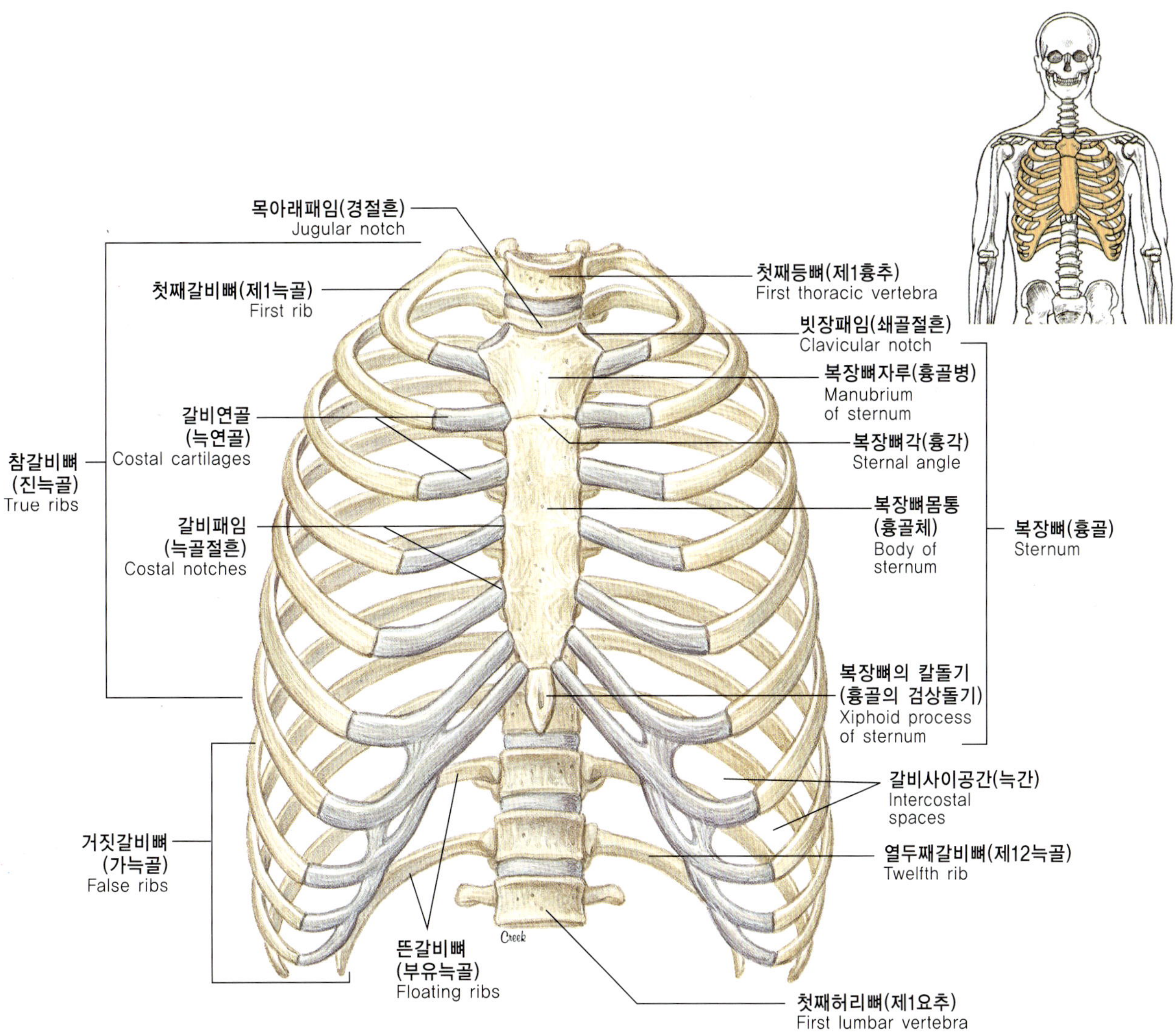

2) 갈비뼈

12쌍의 **ribs**(갈비뼈, 늑골)는 뒤쪽으로 등뼈(흉추)와 결합하고 앞쪽으로는 7쌍이 갈비연골에 의해 개별적으로 복장뼈에 연결된다. 이러한 갈비뼈를 **true ribs**(참갈비뼈, 진늑골)라고 하고, 나머지 5쌍의 갈비뼈를 **false ribs**(거짓갈비뼈, 가늑골)라고 하며, 마지막 2쌍의 갈비뼈는 복장뼈에 연결되지 못하고 배벽(복벽)에 매몰되어 있기 때문에 **floating ribs**(뜬갈비뼈, 부유늑골)라고 한다.

갈비뼈는 **head**(갈비뼈머리, 늑골두), **neck**(목, 경), **body**(몸통, 체)로 구분되며, 목에서 몸통으로 급격히 구부러진 부위를 **angle**(각)이라 한다(그림 3-38). 처음 10개의 갈비뼈에는 목의 뒤가쪽 등뼈의 가로돌기와 관절하는 **tubercle**(갈비뼈결절, 늑골결절)이 있다. 갈비뼈머리는 뒤쪽으로 돌기되어 등뼈의 costal facet(갈비오목)과 관절한다(그림 3-39). 갈비뼈 안쪽아랫면에 있는 선상의 groove(고랑)를 **costal groove**(갈비뼈고랑, 늑골구)라고 하는데, 갈비뼈고랑은 혈관과 신경을 보호한다. 갈비뼈 사이의 공간을 **intercostal space**(갈비사이공간, 늑간)라 하며 갈비사이근이 이 사이에 채워져 있다.

▶ 그림 3-38 갈비뼈의 구조

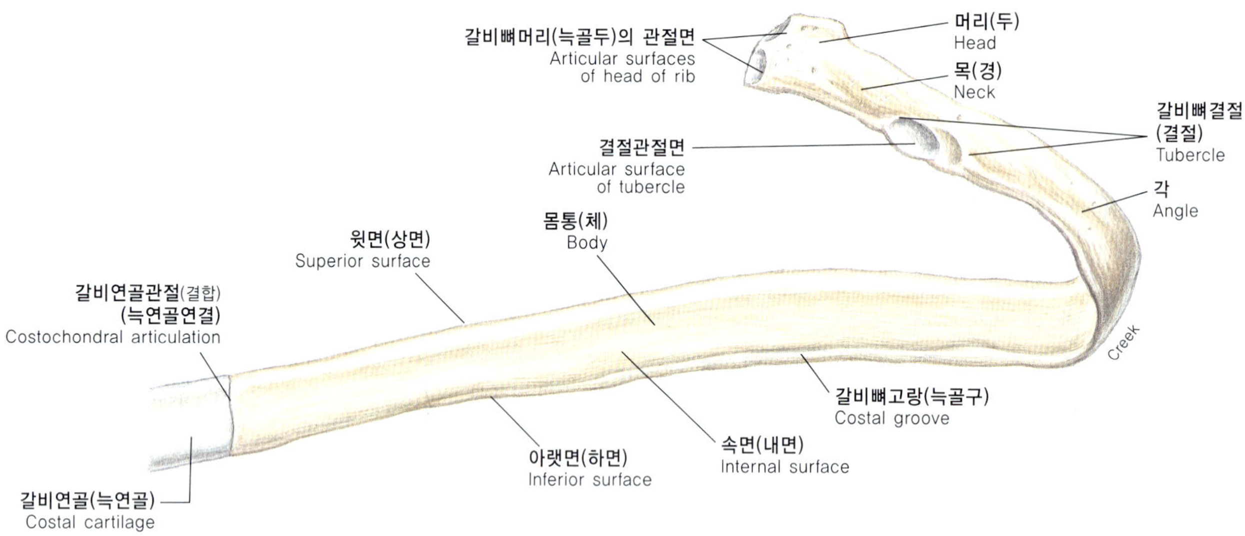

▶ 그림 3-39 등뼈의 윗면. 등뼈와 갈비뼈 사이에 형성된 관절을 위에서 본 모습이다.

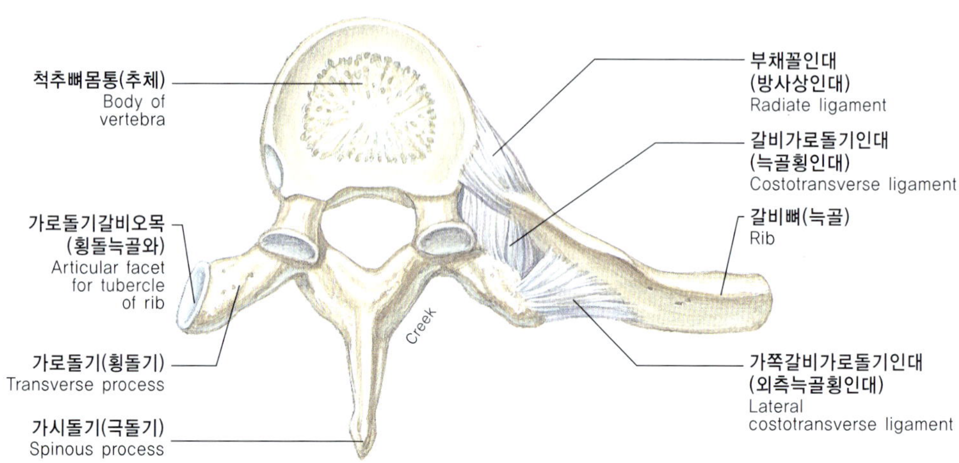

9. 팔이음뼈와 팔뼈

팔이음뼈와 팔뼈는 자유로운 운동과 광범위한 근육의 부착에 적합한 표면구조로 되어 있다.

1) 팔이음뼈

shoulder girdle(팔이음뼈, 상지대)은 2개의 clavicle(빗장뼈, 쇄골)과 2개의 scapula(어깨뼈, 견갑골)로 구성된다. 팔이음뼈는 몸통뼈대(체간골격)와 완벽하게 연결되지 못하고 앞쪽에서 복장빗장관절(흉쇄관절)을 통하여 몸통뼈대인 복장뼈와 연결되어 있기 때문에 팔이음뼈에서의 운동은 다리뼈(하지골)보다 더 자유롭다. 팔이음뼈에는 어깨관절(견관절)과 팔꿉치관절(주관절)을 움직이는 여러 근육이 부착된다. 이러한 특성으로 인해 팔이음뼈는 체중을 지탱하기 위한 다리이음뼈보다 구조적으로 더욱 정교하다.

(1) 빗장뼈

clavicle(빗장뼈, 쇄골)는 가느다란 S자 모양으로 팔뼈(상지골)를 몸통뼈대에 연결시키고, 자유로운 운동이 가능하도록 어깨관절을 가슴우리에서 분리시키고 지탱해준다. 빗장뼈 안쪽의 **sternal end**(복장끝, 흉골단)는(그림 3-40) 복장뼈자루(흉골병)의 빗장패임(쇄골절흔)과 sternoclavicular joint(복장빗장관절, 흉쇄관절)로 연결된다. 빗장뼈 가쪽의 **acromial end**(봉우리끝, 견봉단)는 어깨뼈의 봉우리와 acromioclavicular joint(봉우리빗장관절, 견쇄관절)로 연결된다. 봉우리끝의 아래 뒤쪽에는 원뿔인대가 부착되는 **coronoid tubercle**(원뿔인대결절, 원추인대결절)이 있으며, 복장끝의 아래에는 갈비빗장인대(늑쇄인대)가 부착되는 **impression of costoclavicular ligament**(갈비빗장인대자국, 늑쇄인대압흔)가 있다.

▶ 그림 3-40 빗장뼈(오른쪽).
(a) 위. (b) 아래.

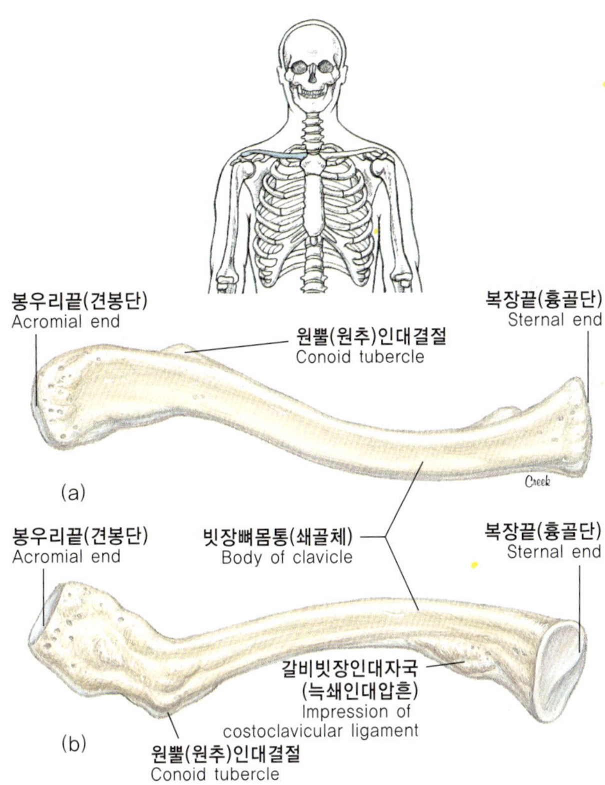

(2) 어깨뼈

scapula(어깨뼈, 견갑골)는 가슴우리의 뒤쪽 둘째~여덟째갈비뼈 사이에 위치한 삼각형의 납작뼈로 뒤쪽 위 2/3이 되는 지점에서 길게 융기된 뼈능선을 **spine of scapula**(어깨뼈가시, 견갑극)라 한다(그림 3-41). 어깨뼈가시는 어깨뼈를 강화시키고 휘어지는 것을 막아준다. 어깨뼈가시 위에 형성된 깊은 오목을 **supraspinatus fossa**(가시위오목, 극상와)라 하며, 아래에 형성된 넓은 오목을 **infraspinatus fossa**(가시아래오목, 극하와)라 하고, 가시의 가쪽 말단이 넓어진 부위를 **acromion**(어깨봉우리, 견봉)이라 한다(그림 3-42, 43). 어깨봉우리는 빗장뼈와 연결되어 위팔뼈의 위쪽 탈구를 방

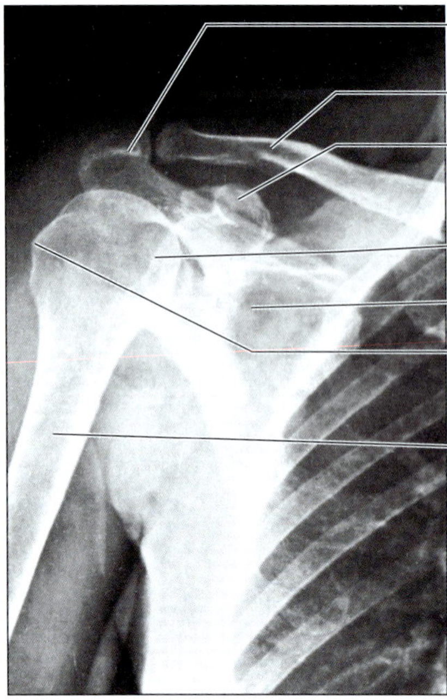

▶ 그림 3-41 어깨(오른쪽)의 방사선 사진

지하고, 많은 근육의 부착점을 제공한다. 어깨뼈의 앞쪽(빗장뼈면)은 전체적으로 넓은 오목을 이루므로, **subscapular fossa**(어깨뼈밑오목, 견갑하와)라 한다.

어깨뼈는 삼각형의 형태로 **superior border**(위모서리, 상연), **medial border**(안쪽모서리, 내측연), **lateral border**(가쪽모서리, 외측연)라는 3개의 모서리와 **superior angle**(위각, 상각) 및 **lateral angle**(가쪽각, 외측각), **inferior angle**(아래각, 하각)이라는 3개의 각을 형성한다. 가쪽각에 있는 위팔뼈머리와 관절하는 얇은 오목을 **glenoid cavity**(관절오목, 관절강)라고 한다. 관절오목의 위쪽과 아래쪽에는 각각 **supraglenoid tubercle**(관절위결절, 관절상결절)과 **infraglenoid tubercle**(관절아래결절, 관절하결절)이 있어 위팔두갈래근(상완이두근)과 위팔세갈래근(상완삼두근)의 부착점이 된다. 위모서리에서 관절오목의 앞위쪽에 있는 새부리 모양의 돌기는 **coracoid process**(부리돌기, 오훼돌기)라 하고, 위모서리에 있는 깊게 패인 부위를 **scapular notch**(어깨뼈패임, 견갑절흔)라 하며 위어깨신경의 통로가 된다.

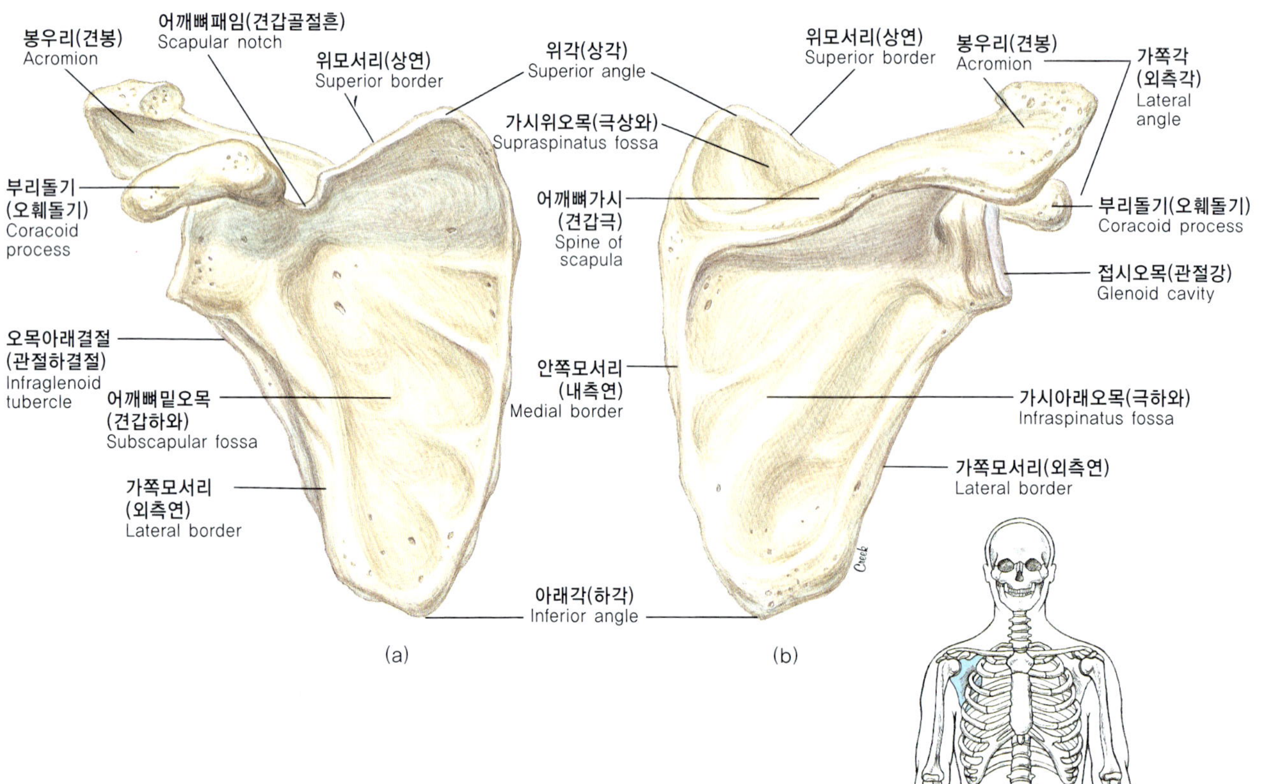

▶ 그림 3-42 어깨뼈(오른쪽). (a) 앞면. (b) 뒷면.

2) 위 팔

arm(위팔, 상완; brachium)은 어깨에서 팔꿈치까지의 부위를 말하고, 위팔을 이루는 뼈를 humerus(위팔뼈, 상완골)라 한다.

(1) 위팔뼈

humerus(위팔뼈, 상완골)는 팔뼈 중 가장 긴뼈이다. 위팔뼈는 위팔뼈머리가 있는 **proximal end**(몸쪽끝, 근위단), 가운데 부분인 **body**(몸통) 및 아래팔 뼈와 연결되는 **distal end**(먼쪽끝, 원위단)로 구분된다.

몸쪽끝에서 안쪽으로 반원 모양으로 돌출되어 관절면을 이루는 부위를 **head of humerus**(위팔뼈머리, 상완골두)라 하며, 이를 경계하는 얕은 고랑을 **anatomical neck**(해부목, 해부경)이라 한다. **surgical neck**(외과목, 외과경)은 위팔뼈머리 바로 아래의 좁아진 부분으로 골절이 호발하는 부위이다. **greater tubercle**(큰결절, 대결절)은 위팔뼈 가쪽 몸쪽끝에 돌출된 부위이고, **lesser tubercle**(작

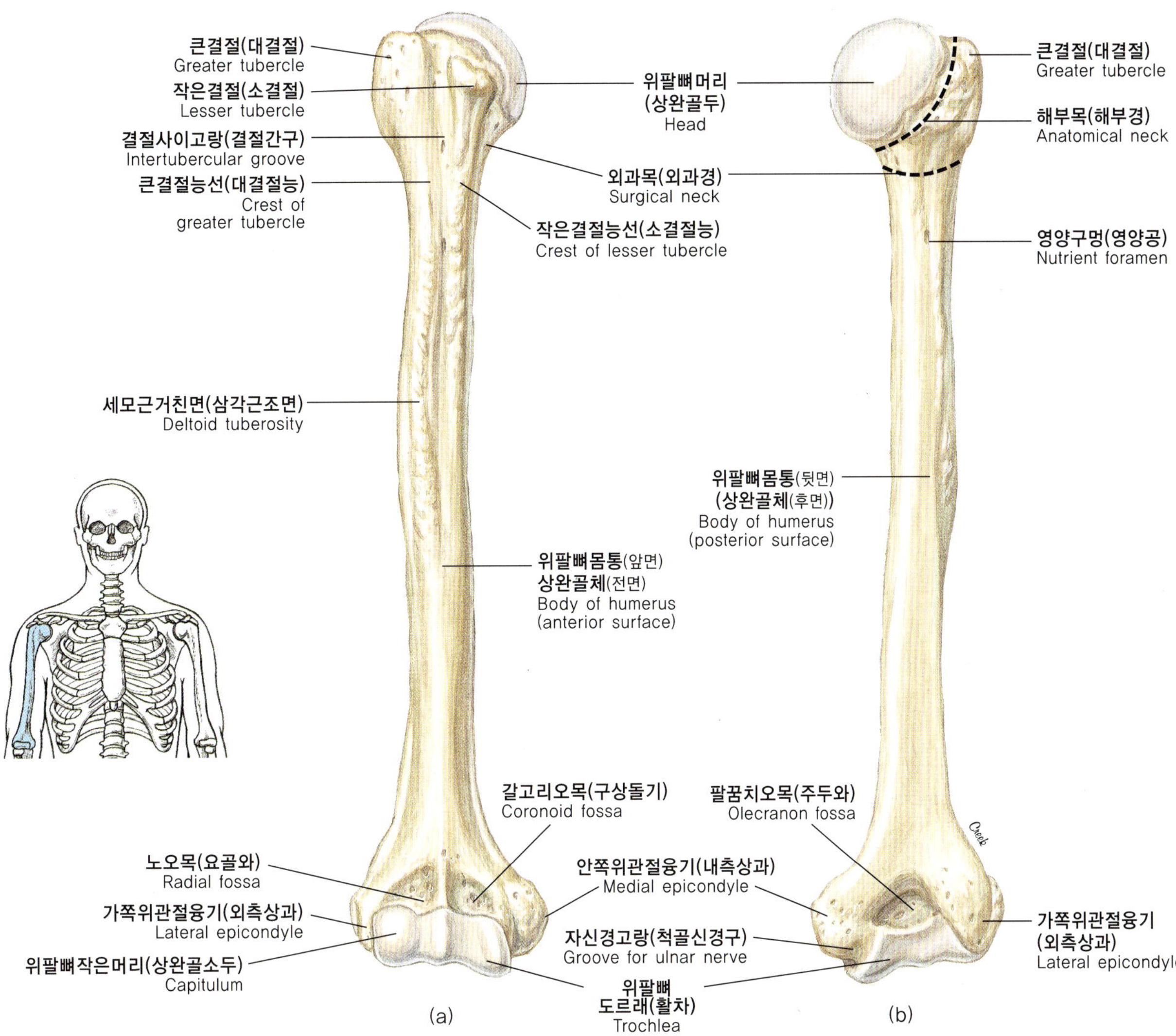

▶ 그림 3-43 위팔뼈(오른쪽).
(a) 앞면. (b) 뒷면.

은결절, 소결절)은 큰결절의 약간 앞면에서 돌출된 부위이다. 각 결절에서 위팔몸통으로 향하는 능선을 각각 **crest of greater tubercle**(큰결절능선, 대결절능), **crest of lesser tubercle**(작은결절능선, 소결절능)이라 한다. 각 결절 및 능선 사이에 형성된 고랑을 **intertubercular groove**(결절사이고랑, 결절간구)라 하고, 위팔두갈래근의 긴갈래힘줄이 이 고랑을 지나간다. 위팔몸통의 가쪽 중간에 형성된 거친면은 세모근의 부착부인 **deltoid tuberosity**(세모근거친면, 삼각근조면)이다. 위팔뼈몸통에 있는 작은 구멍은 **nutrient foramina**(영양구멍, 영양공)이다.

위팔뼈 먼쪽끝의 **humerus condyle**(위팔뼈관절융기, 상완골과)은 2개의 관절면을 가진다. **capitulum**(작은머리, 소두)은 가쪽의 둥근부분으로 노뼈와 관절하고, **trochlea**(도르래, 활차)는 도르래 모양의 안쪽 부분으로 자뼈와 관절한다. 위팔뼈관절융기의 안 · 가쪽에는 각각의 **medial & lateral epicondyle**(안쪽 · 가쪽위관절융기)이 있다. 가쪽관절융기에 비하여 뚜렷하게 돌출된 안쪽위관절융기의 뒤아래에는 자신경이 지나는 **groove for ulnar nerve**(자신경고랑, 척골신경구)가 있다. 도르래의 앞쪽 위에 있는 오목한 부위는 **coronoid fossa**(갈고리오목, 구상돌기와)라 하고, 작은머리의 앞쪽 위에 있는 오목한 부위는 **radial fossa**(노오목, 요골와)라 하여 뒤에서 도르래 위에 형성된 깊은 오목을 **olecranon fossa**(팔꿈치오목, 주두와)라 한다. 이런 오목들은 아래팔이 움직이는 동안 자뼈와 노뼈의 운동범위를 제한해 준다.

3) 아래팔

forearm(아래팔, 전완; antebrachium)을 구성하는 뼈는 안쪽(새끼손가락쪽)의 자뼈와 가쪽(엄지손가락쪽)의 노뼈이다(그림 3-44). 자뼈는 노뼈보다 위팔에 더 견고하게 연결되어 있고, 노뼈보다 더 긴 반면에 노뼈는 자뼈에 비해 손목관절에 더 견고하게 연결되어 있다.

(1) 자뼈

ulna(자뼈, 척골)는 몸쪽끝(근위단), 몸통(체), 먼쪽끝(원위단)의 세 부분으로 구분되는데, 몸쪽끝은 굵고 먼쪽끝은 작은 삼각주 모양의 인자뼈는 위팔뼈 및 노뼈와 관절한다. 앞면에는 위팔뼈도르래와 관절하는 **trochlear notch**(도르래패임, 활차절흔)가 있고, **coronoid process**(갈고리돌기, 구상돌기)는 도르래패임 바로 아래에서 갈고리 모양으로 돌출된 구조물이며, 도르래패임의 뒤쪽에 융기된 두툼한 결절은 **olecranon**(팔꿈치머리, 주두)이다. 갈고리돌기의 가쪽면에는 head of radius(노뼈머리, 요골두)와 관절하는 **radial notch**(노패임, 요골절흔)가 있다. 갈고리돌기의 바로 아래에는 위팔근이 부착하는 거친 결절이 있는데, 이를 **tuberosity of ulna**(자뼈거친면, 척골조면)라 한다.

먼쪽끝은 **head of ulna**(자뼈머리, 자뼈두)라 하는데, 그 가쪽면은 노뼈의 자패임과 관절하는 **articular circumference**(둘레관절면, 관절환윗면)가 있다. 자뼈머리의 가쪽뒷면에 돌출된 작은 돌기를 **styloid process**(붓돌기, 경상돌기)라고 한다.

(2) 노뼈

radius(노뼈, 요골)는 자뼈와 같이 몸쪽끝, 몸통, 먼쪽끝의 세 부분으로 구분되는데, 몸쪽끝이 작

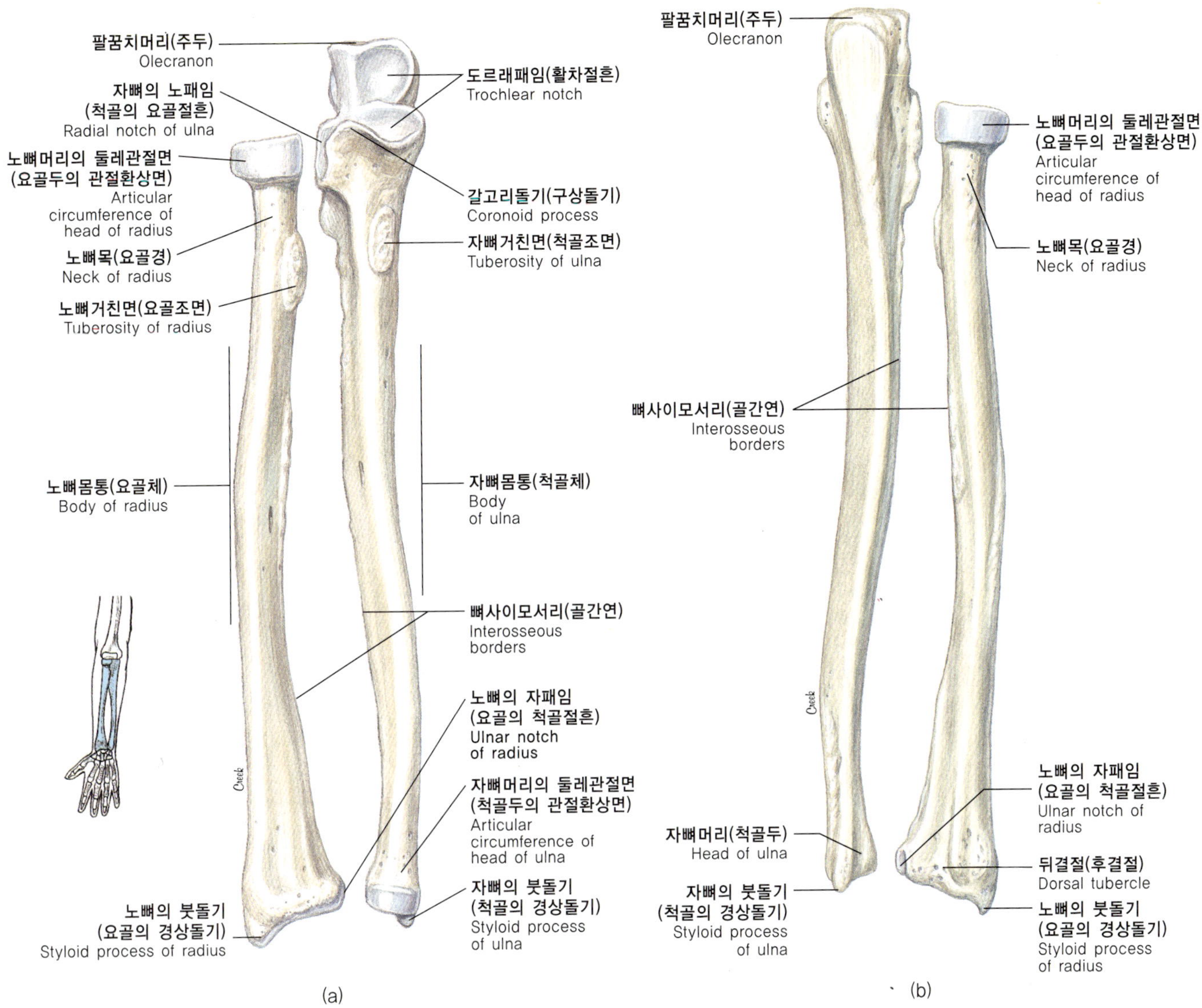

▶ 그림 3-44 노뼈와 자뼈. (a) 오른쪽 : 앞면. (b) 오른쪽 : 뒷면.

고 먼쪽끝은 굵은 삼각주 모양의 뼈이다. 몸쪽끝에 있는 디스크 모양의 **head of radius**(노뼈머리, 요골두) 윗면에는 위팔뼈작은머리와 관절하는 얕은 오목이 있으며, 가쪽에는 자뼈의 노패임과 관절하는 반지 모양의 관절면인 **articular circumference**(둘레관절면, 관절환윗면)가 있다. 노뼈머리의 아래가쪽에는 위팔이두근이 부착되는 거친 결절인 **tuberosity of radius**(노뼈거친면, 요골조면)가 있다.

먼쪽끝 안쪽에는 자뼈의 둘레관절면과 관절하는 **ulnar notch**(자패임, 척골절흔)가 있고, 가쪽에는 두툼한 돌기인 **styloid process**(붓돌기, 경상돌기)가 있으며, 뒤쪽에서는 돌출된 **dorsal tubercle**(뒤결절, 후결절)이 있다. 노뼈의 먼쪽끝은 2개의 손목뼈와 관절을 이룬다. 자뼈와 노뼈의 붓돌기(경상돌기)는 손목관절의 안쪽과 가쪽의 안정성을 제공해 준다.

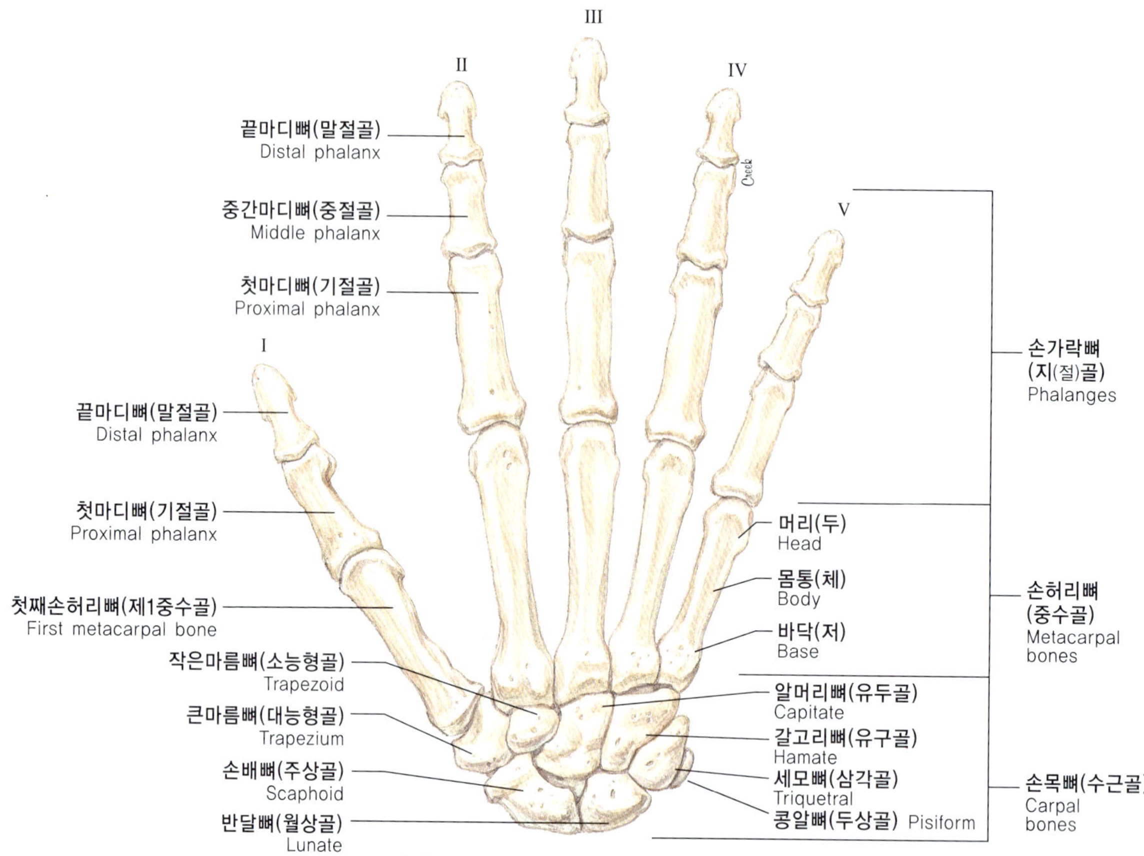

(a)

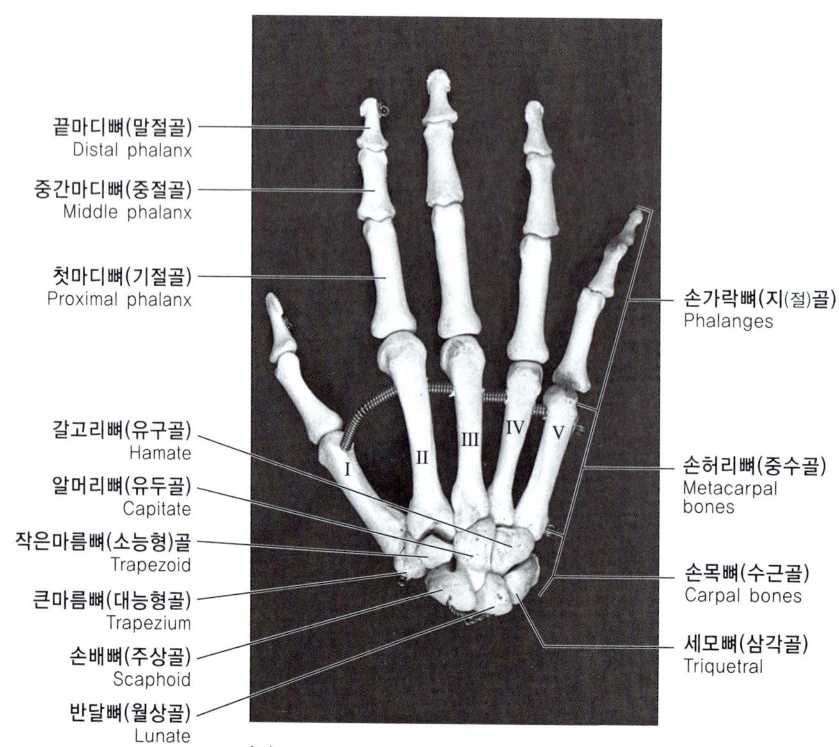

(b)

▶ 그림 3-45 손의 뼈대(오른쪽 : 손등). (a) 그림. (b) 사진. 각 손가락뼈 및 손허리뼈는 로마 숫자로 표시한다.

4) 손

hand(손; manus)를 구성하는 뼈인 **hand bone**(손뼈, 수골)은 손목뼈(수근골), 손허리뼈(중수골)와 손가락뼈(지절골)로 구성되며, 총 27개의 뼈로 이루어져 있다(그림 3-45~47).

(1) 손목뼈

손목에는 8개의 **carpal bone**(손목뼈, 수근골)이 있으며, 각각 4개의 뼈가 2개의 가로열로 배열되어 있다. proximal row(몸쪽열, 근위열)는 가쪽(엄지)에서부터 안쪽으로 **scaphoid**(손배뼈, 주상골), **lunate**(반달뼈, 월상골), **triquetrum**(세모뼈, 삼각골), **pisiform**(콩알뼈, 두상골)으로 이루어져 있다. 콩알뼈와 반달뼈는 노뼈의 먼쪽끝과 관절하고 있으며, 콩알뼈는 세모뼈의 손바닥 쪽에 놓여 있는 sesamoid bone(종자뼈, 종자골)으로 힘줄의 안쪽에 위치한다. distal row(먼쪽열, 원위열)에는 가쪽에서부터 안쪽으로 **trapezium**(큰마름뼈, 대능형골), **trapezoid**(작은마름뼈, 소능형골), **capitate**(알머리뼈, 유두골), **hamate**(갈고리뼈, 유구골)로 배열되어 있다.

(2) 손허리뼈

손바닥 또는 손등에는 5개의 **metacarpal bone**(손허리뼈, 중수골)가 있다. 각각의 손허리뼈는

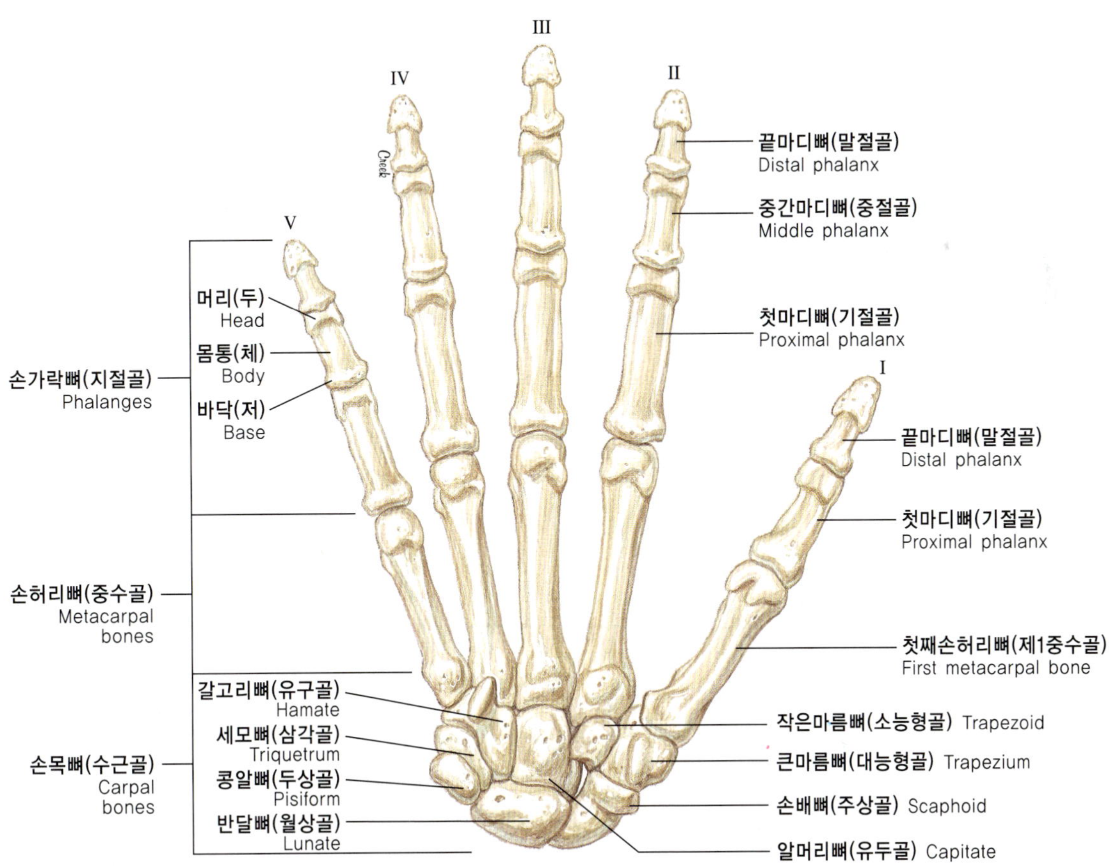

▶ 그림 3-46 손의 뼈대(오른쪽 손바닥)

▶ 표 3-7 팔이음뼈와 팔의 뼈

명칭(개수)	위 치	주요 특징
빗장뼈 (2)	복장뼈와 어깨뼈 사이, 목의 아랫면 앞쪽	S상 ; 복장끝 및 봉우리끝 ; 원뿔인대결절; 갈비빗장인대자국
어깨뼈 (2)	어깨부분을 형성하는 등의 위쪽	삼각형; 어깨뼈가시 ; 어깨뼈밑오목, 가시위오목, 가시아래오목; 관절오목; 부리돌기; 봉우리
위팔뼈 (2)	어깨뼈와 팔꿈치 사이의 위팔	팔뼈 중 가장 긴뼈; 큰 · 작은결절; 결절사이고랑; 외과목; 세모근거친면; 위팔뼈머리; 도르래; 가쪽 · 안쪽 위관절융기; 갈고리오목, 노오목, 팔꿈치오목
자뼈 (2)	아래팔 안쪽	도르래패임; 팔꿈치머리; 붓돌기; 노패임; 둘레관절면
노뼈 (2)	아래팔 가쪽	노뼈머리; 둘레관절면; 노뼈거친면; 붓돌기; 자패임
손목뼈 (16)	손목	각각 4개씩 2열로 배열된 짧은뼈
손허리뼈 (10)	손바닥	긴뼈; 바닥, 몸통, 머리
손가락뼈 (28)	손가락	각 손가락은 3개, 단 엄지만 2개로 이루어짐

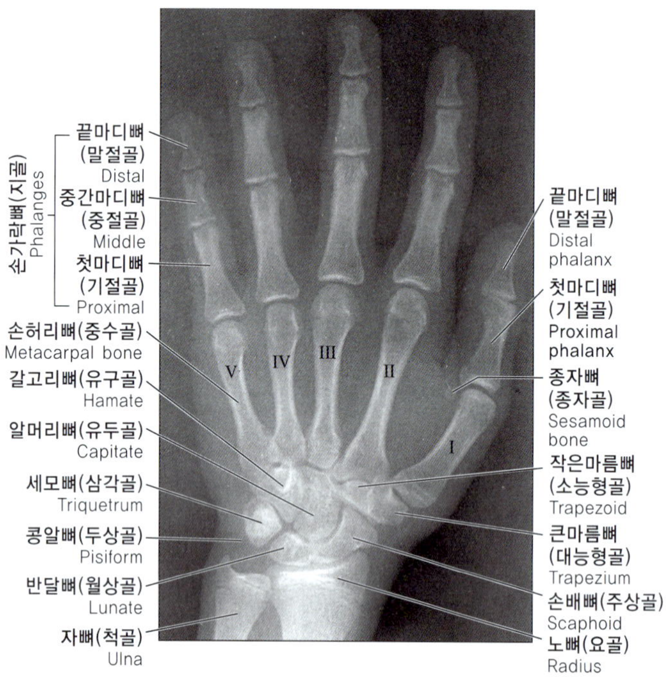

▶ 그림 3-47 앞뒤 투사에서 보이는 오른쪽 손뼈의 X선 사진

base(바닥), body(몸통), head(머리)로 구분되며 각각 proximal phalanx(첫마디뼈, 기절골)와 관절을 이룬다.

(3) 손가락뼈

손가락에는 14개의 **phalanx**(손가락뼈, 지골)가 있다. 각 손가락뼈는 몸쪽열에서부터 **proximal phalanx**(첫마디뼈, 기절골), **middle phalanx**(중간마디뼈, 중절골), **distal phalanx**(끝마디뼈, 말절골)로 구성되고 각각의 손가락뼈는 몸쪽인 위부인 **base**(바닥, 저), 가운데 부분인 **body**(몸통, 체) 그리고 먼쪽인 **head**(머리, 두)로 구분된다.

손가락은 엄지손가락에서 새끼손가락쪽으로 **첫째~다섯째손가락**으로 명명한다. pollicis(엄지, 무지)에는 중간마디뼈(중절골)가 없다.

팔뼈에 대하여 표 3-7에 요약 설명되어 있다.

10. 다리이음뼈와 다리뼈

pelvic girdle(다리이음뼈, 하지대)과 **lower extremity**(다리뼈)의 구조는 지지와 보행에 적합하도록 발달되어 있으며, 인체의 움직임과 자세유지에 사용되는 많은 근육 및 인대 등이 부착되기에 적합한 특징적인 돌기 및 면을 가지고 있다.

1) 다리이음뼈

pelvic girdle(다리이음뼈, 하지대)은 2개의 **hip bones**(볼기뼈, 관골)로 구성되며, 각 볼기뼈는 앞면에서 두덩결합으로 관절하고 있으며, 뒷면에서 척주의 엉치뼈와 관절한다(그림 3-48, 49). 엉치뼈, 꼬리뼈와 함께 볼기뼈로 구성된 깊고 대야 같은 구조를 골반이라 한다. 다리이음뼈는 척주에서 전달되는 몸무게를 지탱하고, 방광과 생식기관 등의 아래 내장과 발육 중인 태아를 지지하며 보호한다.

pelvis(골반)는 **greater pelvis**(큰골반, 대골반, 가골반; false pelvis)와 **lesser pelvis**(작은골반, 소골반, 진골반; true pelvis)로 나누어진다(그림 3-51). 이 두 골반은 promontory of sacrum(엉치뼈곶, 천골갑각)에서부터 두덩결합 위모서리까지 이어지는 **terminal line**(분계선, 골반선; pelvic brim)에 의해 나누어진다. 큰골반은 분계선 위쪽으로 넓게 펴져 있는 부분이다. 분계선은 두 골반을 나누는 기준이 될 뿐만 아니라 작은골반의 위골반문(골반입구)이 된다. 작은골반의 아랫부분은 아래골반문(골반출구)의 경계가 된다.

각 **hip bone**(볼기뼈, 관골)은 실질적으로 **ilium**(엉덩뼈, 장골), **ischium**(궁둥뼈, 좌골) 그리고 **pubis**(두덩뼈, 치골)라는 3개의 뼈로 구성된다(그림 3-50). 발달 중에는 각 뼈들이 연골결합에 의하여 연결되나 13~18세가 되면서 뼈결합되어 단일 뼈가 된다. 볼기뼈의 가쪽면에는 큰 원형의 함몰부인 **acetabulum**(볼기뼈절구, 관골구)이 있으며 head of femur(넙다리뼈머리, 대퇴골두)와 관절한다. 한 쌍의 볼기뼈는 성인에서 하나의 뼈이지만, 서술적인 목적으로 세 부분으로 나누어 설명한다.

▶ 그림 3-48 다리이음뼈의 앞면

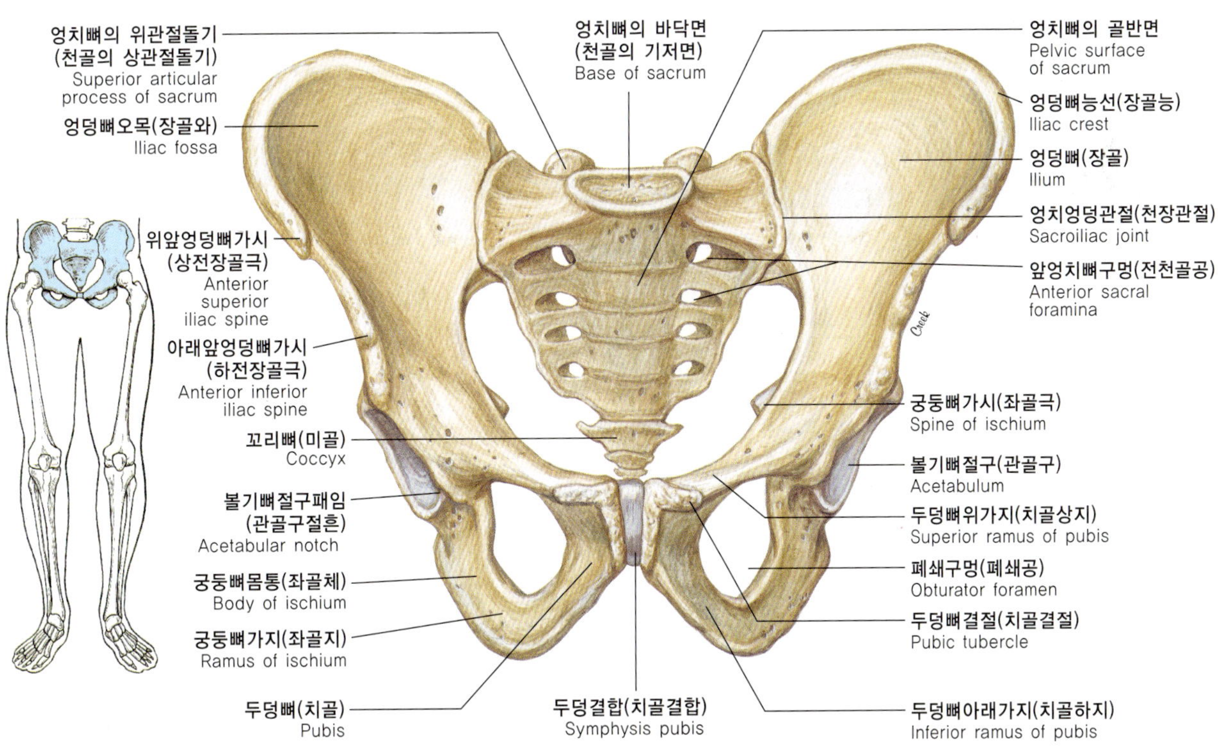

(1) 엉덩뼈

ilium(엉덩뼈, 장골)은 세 부분 중 맨 위에 있는 뼈로, 가장 크고 **body**(몸통)와 **ala**(날개, 익)의 두 부분과 2개의 모서리, 4개의 가시 그리고 능선으로 구성된다. **iliac crest**(엉덩뼈능선, 장골능)은 엉덩뼈의 위쪽 전체에서 두툼하고 길게 돌출된 부위로, 이 능선의 앞쪽 끝을 **anterior superior iliac crest**(ASIS; 위앞엉덩뼈가시, 상전장골극)라 하며, 이 가시 바로 아래에 돌출된 부위를 **anterior inferior iliac crest**(AIIS; 앞아래엉덩뼈가시, 하전장골극)라고 한다. 엉덩뼈능선의 뒤쪽 끝을 **posterior superior iliac crest**(PSIS; 위뒤엉덩뼈가시, 상후장골극)라고 하고, 이 가시 바로 아래에 돌출된 부위는 **posterior inferior iliac crest**(PIIS; 아래뒤엉덩뼈가시, 하후장골극)이다.

아래뒤엉덩뼈가시 아래의 큰 패임은 **greater sciatic notch**(큰궁둥패임, 대좌골절흔)이고 궁둥신경이 지나간다. 엉덩뼈의 안쪽면인 **sacropelvic surface**(엉치뼈반면, 천골반면)의 몸통과 날개가 경계되는 부위에 융기된 활모양의 경계선은 **arcuate line**(활꼴선, 궁상선)이라 하며, 활꼴선 상부의 대부분을 차지하는 넓고 얕으며 밋밋한 오목을 **iliac fossa**(엉덩뼈오목, 장골와)라 한다. 뒤쪽에 있는 귀 모양의 관절면을 **auricular surface**(귓바퀴면, 이상면)이라 하고, 엉치뼈의 귓바퀴면과 서로 관절한다. 귓바퀴면 위쪽에 있는 매우 거친면은 **iliac tuberosity**(엉덩뼈거친면, 장골조면)이고, sacroiliac ligament(엉치엉덩인대)가 부착한다. 엉덩뼈의 가쪽면인 **gluteal surface**(볼기면, 둔근면)에는 볼기근이 부착하는 3개의 선－**inferior gluteal line**(아래볼기근선, 하둔근선), **anterior gluteal line**(앞볼기근선, 전둔근선), **posterior gluteal line**(뒤볼기근선, 후둔근선)－이 있다.

▶ 그림 3-49 넙다리뼈와 다리이음뼈 X선 사진

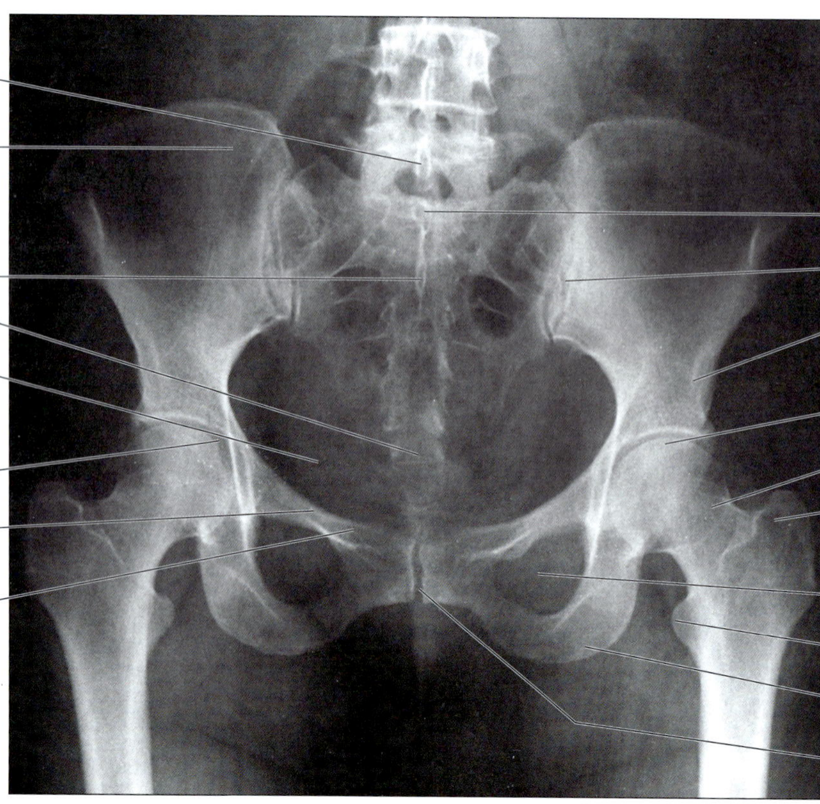

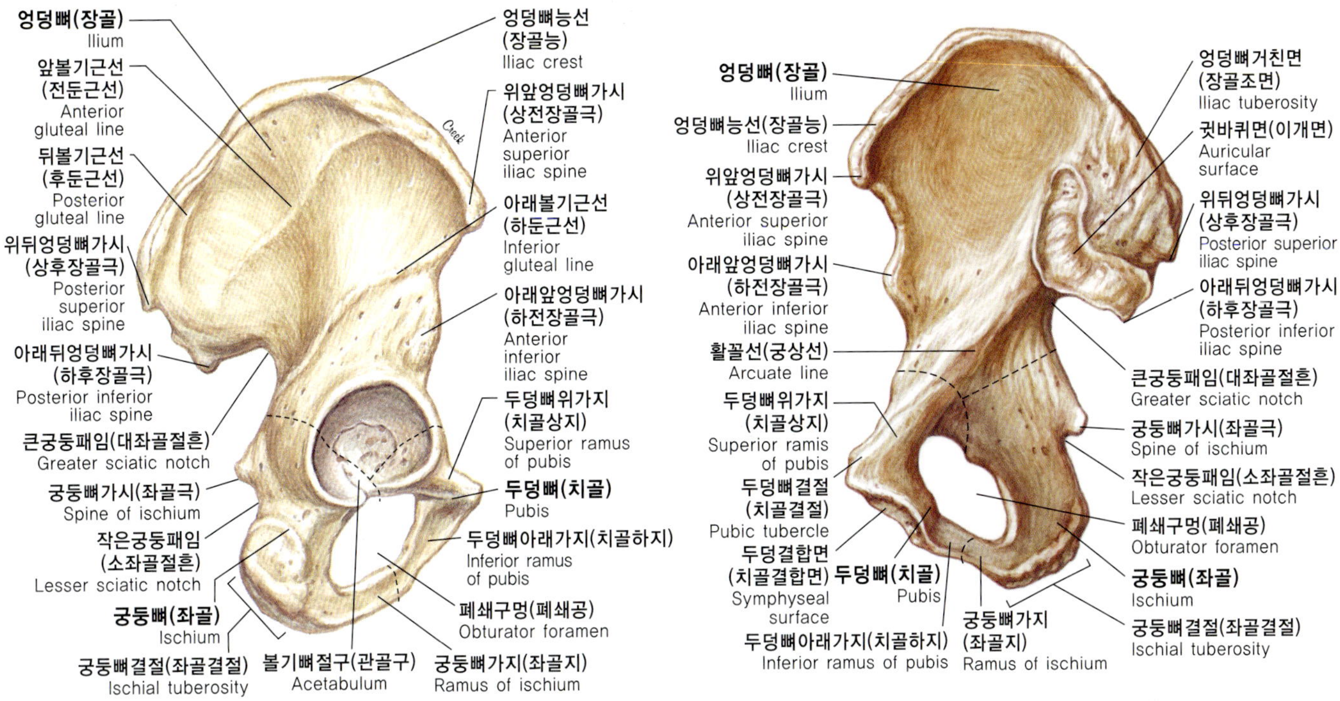

▶ 그림 3-50 오른쪽 볼기뼈(왼쪽: 바깥면, 오른쪽: 속면)

(3) 궁둥뼈

ischium(궁둥뼈, 좌골)은 볼기뼈의 뒤아랫면을 이루는 뼈로 볼기뼈절구부위인 **body**(몸통)와 두덩뼈에 연결되는 **ramus**(가지)로 구성된다. 몸통의 뒤쪽에서 큰궁둥패임 아래로 돌출된 돌기를 **ischial spine**(궁둥뼈가시, 좌골극)이라 하고, 이 가시의 아랫면에 있는 작은 패임을 **lesser sciatic notch**(작은궁둥패임, 소좌골절흔)라고 한다. 몸통의 뒤아랫면에 있는 넓고 거친 융기부인 **ischial tuberosity**(궁둥뼈결절, 좌골결절)는 앉은 자세에서 몸무게를 지탱하는 부위이며, 여러 종류의 근육 및 인대의 부착점이 된다. 볼기뼈절구는 완전한 둘레를 갖지 못하고 아랫면에 패임이 있어 이 부위를 **acetabular notch**(볼기뼈절구패임, 관골구절흔)라 한다.

볼기뼈절구 아래에 위치한 큰 구멍을 **obturator foramen**(폐쇄구멍, 폐쇄공)이라 하는데, 궁둥뼈 및 두덩뼈로 이루어져 있고, 이 구멍은 obturator membrane(폐쇄막)이라는 결합조직으로 대부분 막혀 있다.

(3) 두덩뼈

pubis(두덩뼈, 치골)는 볼기뼈의 앞쪽을 이루는 뼈로 볼기뼈절구 부위인 **body**(몸통)와 **superior ramus**(위가지, 상지) 및 **inferior ramus**(아래가지, 하지)로 구성된다. 팔뼈와 다리뼈 사이에는 두 볼기뼈 사이의 관절인 **symphysis pubis**(두덩결합, 치골결합)을 형성하는 **symphysis surface**(두덩결합면, 치골결합면)가 있다. 두덩결합면 위쪽에 돌출된 융기를 **pubic tubercle**(두덩뼈결절, 치골결절)이라 하고 여기에는 inguinal ligament(샅인대, 서혜인대)가 부착된다.

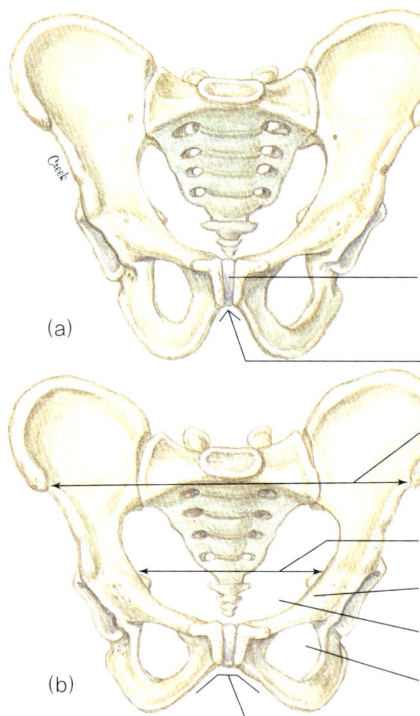

▶ 그림 3-51 골반. 남성(a)과 여성(b)의 골반 차이 비교.

▶ 표 3-8 남녀 골반 비교

특 징	남성 골반	여성 골반
일반구조	더 육중하다. 돌기가 두드러진다.	더 연하다. 돌기가 두드러지지 않다.
위골반문	심장 모양	원형 또는 타원형
아래골반문	좁다.	넓다.
엉덩뼈날개	넓게 벌어져 있지 않다.	넓게 벌어져 있다.
폐쇄구멍	타원형	삼각형
볼기뼈절구	가쪽에 있다.	더 앞쪽에 있다.
두덩결합	깊고 길다.	얕고 짧다.
두덩활(두덩밑각)	각이 90°보다 작다.	각이 90°보다 크다.

(4) 남녀의 골반 차이

여성의 골반 구조는 남성의 골반 구조와 달라서 임신과 분만에 적합하도록 되어 있다(표 3-8). 정상 분만 시 아이는 반드시 어머니의 작은골반을 지나야 한다. 골반계측법은 성인 여성의 골반지름을 측정하는 것으로 제왕절개술이 필요한지 여부를 결정하기 위해 측정된다. 지름은 질 촉진에 의해서나 초음파 이미지에 의해 측정한다.

2) 넓적다리

thigh(넓적다리, 대퇴)를 구성하는 유일한 뼈는 **femur**(넙다리뼈, 대퇴골)이다. 특수한 종자뼈인 **patella**(무릎뼈, 슬개골)는 넓적다리의 뼈는 아니지만 편의상 이곳에서 기술한다.

(1) 넙다리뼈

femur(넙다리뼈, 대퇴골)는 신체에서 가장 길고, 가장 무거우며 가장 강한 뼈이다(그림 3-52). 넙다리뼈는 **proximal end**(몸쪽끝, 근위단), **body**(몸통, 체), **distal end**(먼쪽끝, 원위단)으로 구분된다. 몸쪽끝에서 안쪽으로 향해 있는 관절면을 지닌 큰 원 모양의 돌출부를 **head of femur**(넙다리뼈머리, 대퇴골두)라 하며 볼기뼈의 볼기뼈절구와 관절을 이룬다. 넙다리뼈머리의 관절면 중앙에 있는 얕고 거친 오목을 **fovea of head of femur**(넙다리뼈머리오목, 대퇴골두와)이라 하며 ligament of femoral head(넙다리뼈머리인대)가 부착되어 인대를 통해 넙다리뼈머리를 볼기뼈절구에 강하게 연결시키며, 넙다리뼈머리에 영양을 공급하는 혈관이 이곳으로 들어간다. 넙다리뼈머리 가쪽의 잘록한 곳은 **neck**(목, 경)으로, 노년에 자주 골절되는 부위이다.

넙다리뼈목의 가쪽에 있는 거칠고 큰 돌기는 **greater trochanter**(큰돌기, 대전자)라 하고 큰돌기의 뒤아래안쪽에 있는 작은 돌기를 **lesser trochanter**(작은돌기, 소전자)라 한다. 두 돌기 사이에는 앞면에는 **intertrochanteric line**(돌기사이선, 전자간선), 뒷면에서는 **intertrochanteric crest**(돌기

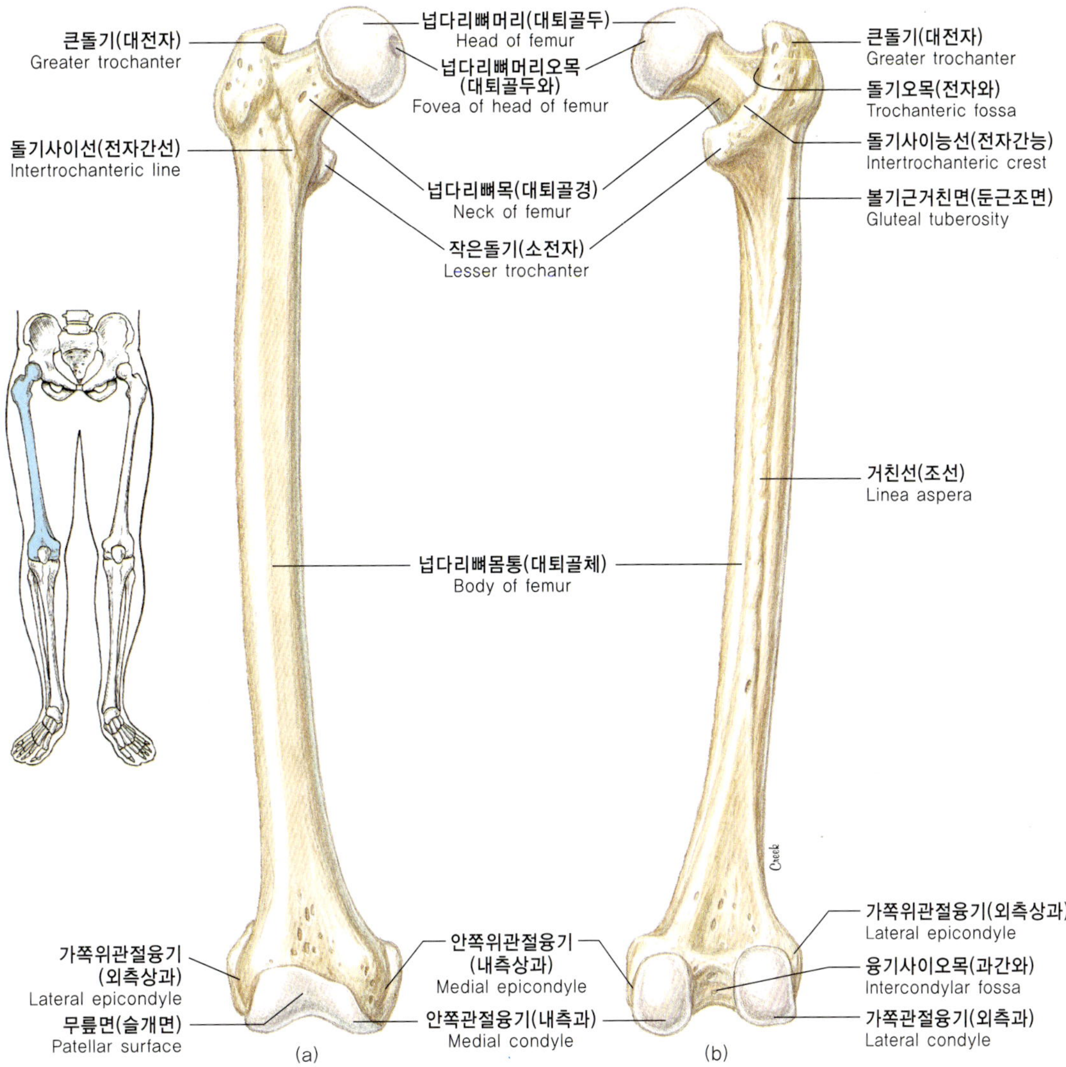

▶ 그림 3-52 넙다리뼈(오른쪽).
(a) 앞면. (b) 뒷면.

사이능선, 전자간능)라는 구조가 있다. 큰돌기의 안쪽에 있는 비교적 깊게 오목한 곳을 trochanter fossa(돌기오목, 전자와)라 한다.

넙다리뼈몸통(대퇴골체)은 앞쪽으로 가볍게 굽어 있으며 아래안쪽방향으로 다소 기울어져 있다. 여성은 넓은 골반구조로 인하여 이러한 기울기가 더욱 뚜렷하다. 넙다리뼈몸통의 위가쪽에 형성된 거친 돌기면은 **gluteal tuberosity**(볼기근거친면, 둔근조면)라 하며 큰볼기근의 부착점이 된다. 넙다리뼈몸통 뒷면에 있는 긴 X자 모양의 거친 선을 **linea aspera**(거친선, 조선)이라 한다.

넙다리뼈 먼쪽끝에 있는 정강뼈(경골)와 관절하는 한 쌍의 볼록한 관절면을 각각 **medial condyle**(안쪽관절융기, 내측과)과 **lateral condyle**(가쪽관절융기, 외측과)이라 한다. 이 두 관절융기 사이 뒤아랫면에 있는 깊은 함몰부위를 **intercondylar fossa**(융기사이오목, 과간와)라 하며, 두 관절융기의 앞면은 유합되어 무릎뼈와 관절되는 **patellar surface**(무릎면, 슬개면)를 이룬다. 안쪽관절융기 및 가쪽관절융기의 가쪽면에 돌출된 작은 결절부위를 각각 **medial epicondyle**(안쪽위관절융기, 내측상과)과 **lateral epicondyle**(가쪽위관절융기, 외측상과)이라고 한다.

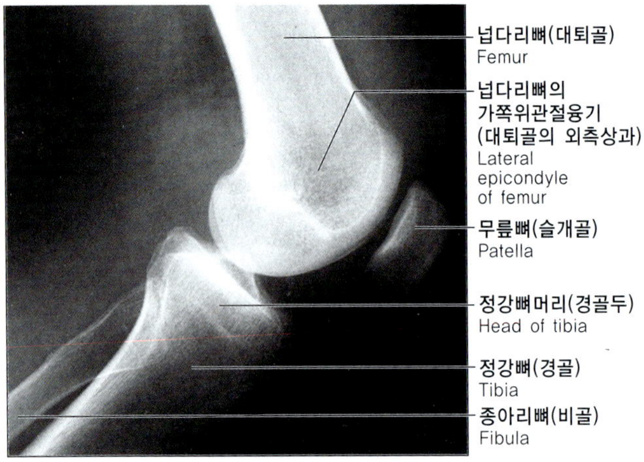

▶ 그림 3-53 무릎관절(오른쪽)의 X선 사진

(2) 무릎뼈

patella(무릎뼈, 슬개골)는 넙다리뼈 먼쪽끝 무릎면의 앞쪽에 위치한 삼각형의 뼈이다(그림 3-53, 54). 위쪽의 넓은 부위를 **base**(무릎뼈바닥, 슬개골저)라 하고, 아래의 좁은 부위를 **apex**(무릎뼈끝, 슬개골첨)라 하며, 뒷면의 관절면은 넙다리뼈의 무릎면과 접하게 된다.

무릎뼈는 근힘줄(근건) 속에 발달된 **sesamoid bone**(종자뼈)으로 무릎관절을 보호하고 넙다리네갈래근(대퇴사두근)의 지렛대 역할을 한다.

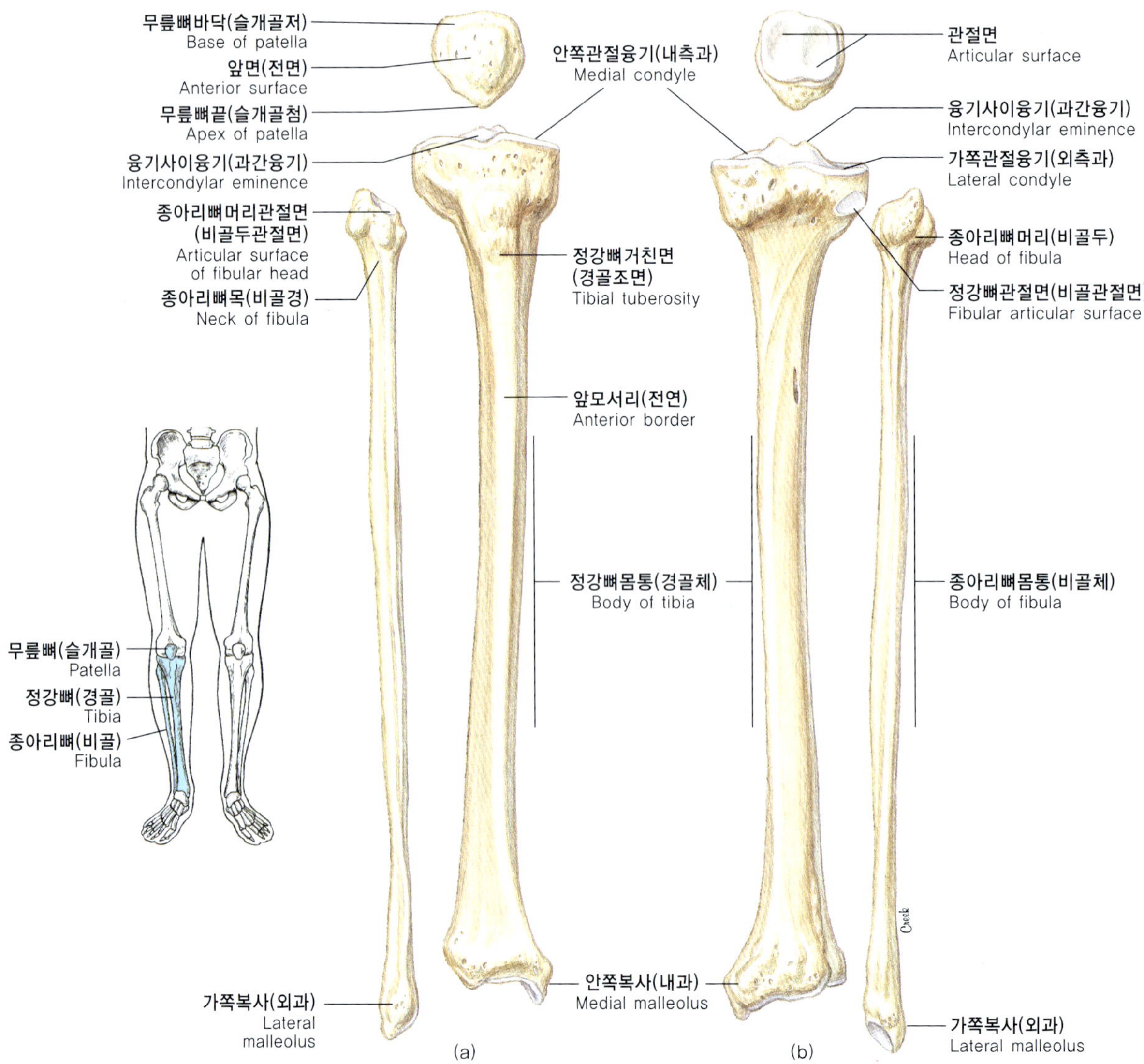

▶ 그림 3-54 정강뼈, 종아리뼈, 무릎뼈. (a) 오른쪽 앞면. (b) 오른쪽 뒷면.

3) 종아리

leg(종아리, 하퇴)는 무릎과 발 사이를 말하며 정강뼈(경골)와 종아리뼈(비골)라는 두 종류의 뼈가 있다. 정강뼈는 둘 중에서 더 크고 안쪽에 있다.

(1) 정강뼈

tibia(정강뼈, 경골)는 몸쪽끝에서 넙다리뼈와 관절하고, 먼쪽끝에서 발복의 목말뼈와 관절한다. 또한 가쪽에서 종아리뼈와 관절한다. 정강뼈 몸쪽끝 안·가쪽에 돌출된 2개의 관절 융기부분을 각각 **medial condyle**(안쪽관절융기, 내측과)과 **lateral condyle**(가쪽관절융기, 외측과)이라 하며, 이 관절융기는 넙다리뼈의 관절융기와 관절한다. 이 두 관절융기 사이 윗면에 융기된 부위를 **intercondylar eminence**(융기사이융기, 과간융기)라고 한다. 융기사이융기의 앞·뒷면 관절면이 없는 부분에는 무릎관절의 십자인대가 부착되고 정강뼈몸통의 가장 위쪽에 있는 거친 융기부분인 **tibial tuberosity**(정강뼈거친면, 경골조면)에는 무릎인대가 부착된다.

정강뼈몸통은 **anterior border**(앞모서리, 전연), **medial border**(안쪽모서리, 내측연) 및 **interosseous border**(뼈사이모서리, 골간연) 3개의 면을 갖는 삼각주 모양의 형태를 지닌다. 앞모서리와 안쪽모서리 사이의 면은 근육조직이 없어 피부를 통해 쉽게 촉지된다.

먼쪽끝에서 안쪽 가장 아래에 돌출된 부위를 **medial malleolus**(안쪽복사, 내과)라 하고, 가쪽에는 종아리뼈와 접하는 **fibular notch**(종아리패임, 비골절흔)가 있다.

(2) 종아리뼈

fibula(종아리뼈, 비골)는 길고 가느다란 뼈로 체중의 지지보다는 근육 부착점을 제공하기 위해 발달된 뼈이다. 몸쪽끝의 뭉툭한 융기를 **head of fibula**(종아리뼈머리, 비골두)라 하며 정강뼈가쪽관절융기의 뒷면과 관절한다. 먼쪽끝의 가쪽 가장 아래에 돌출된 부위를 **lateral malleolus**(가쪽복사, 외과)라 한다.

4) 발

foot(발; pes)을 구성하고 있는 뼈인 **foot bone**(발뼈, 족골; pes bone)은 **tarsal bones**(발목뼈, 족근골), **metatarsal bones**(발허리뼈, 중족골), **phalanges**(발가락뼈, 지골)로 이루어져 있으며, 총 26개의 뼈로 이루어져 있다(그림 3-55). 손의 뼈들과 비슷하지만, 발의 뼈들은 몸무게를 지탱하고, 걷는 동안 지렛대작용과 가동성을 제공하므로 손의 뼈와는 다른 많은 구조적 특징을 갖는다.

(1) 발목뼈

발목에는 7개의 **tarsal bones**(발목뼈, 족근골)가 있다. 위치상 가장 위에 있는 뼈인 **talus**(목말뼈, 거골)는 정강뼈, 종아리뼈와 관절하여 ankle joint(발목관절, 족근관절)를 형성한다. 발목관절을 형성하는 목말뼈의 도르래 모양의 관절면을 **trochlea of talus**(목말뼈도르래, 거골활차)라고 한다.

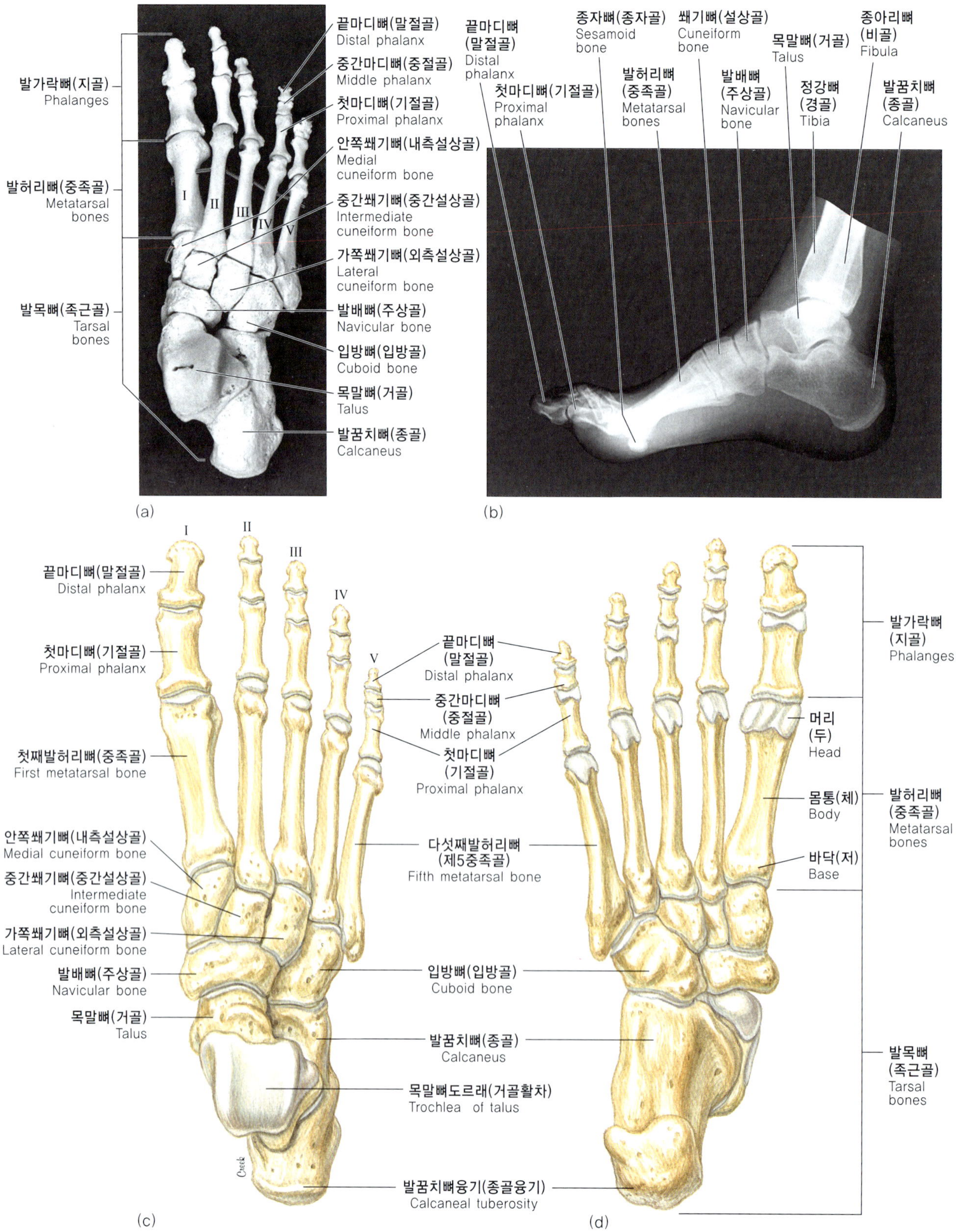

▶ 그림 3-55 오른쪽발의 뼈대. (a) 윗면. (b) 안쪽면의 방사선 사진. (c) 윗면. (d) 아랫면.

calcaneus(발꿈치뼈, 종골)는 발목뼈 중 가장 큰 뼈로 발뒤꿈치를 형성하고 체중을 지면에 전달한다. 발꿈치뼈의 뒤아랫면에 있는 거칠고 크게 융기된 calcaneus tuberosity(발꿈치뼈융기, 종골융기)는 아킬레스힘줄의 부착점이 된다. 목말뼈 앞면에 있는 블록 모양의 뼈를 navicular bone(발배뼈, 주상골)이라고 하고, 안쪽에서부터 각각 medial cuneiform(안쪽쐐기뼈, 내측설상골), middle cuneiform(중간쐐기뼈, 중간설상골), lateral cuneiform(가쪽쐐기뼈, 외측설상골), cuboid bone(입방뼈, 입방골)이라고 하는데 이 4개의 발목뼈는 발허리뼈와 관절한다.

(2) 발허리뼈

metatarsal bones(발허리뼈, 중족골)와 발가락뼈는 손의 손허리뼈, 손가락뼈와 이름과 숫자에서 비슷하지만 체중지지와 관련된 특성으로 그 모양이 서로 다르다.

발허리뼈는 안쪽에서부터 첫째~다섯째발허리뼈로 명명된다. 첫째발허리뼈는 체중을 가장 많이 받기 때문에 다른 발허리뼈에 비해 크다. 각각의 발허리뼈는 base(바닥), body(몸통) 및 head(머리)로 구분된다.

첫째~셋째발허리뼈는 몸쪽에서 쐐기뼈와 관절하며, 넷째~다섯째발허리뼈는 입방뼈와 관절한다. 각각의 발허리뼈머리는 첫마디뼈바닥과 관절한다.

(3) 발가락뼈

발가락에는 14개의 phalanges(발가락뼈, 지골)가 있다. 손가락처럼 발의 발가락뼈도 proximal phalanx(첫마디뼈, 기절골), middle phalanx(중간마디뼈, 중절골) 및 distal phalanx(끝마디뼈, 말절골)로 이루어지며, 엄지발가락에는 중간마디뼈가 없다.

5) 발바닥활

발바닥은 활 모양으로 휘어진 발바닥활의 구조를 하고 있다. arches of foot(발바닥활, 족궁)은 뼈의 구조와 배열로 형성되고 인대나 힘줄로 유지된다(그림 3-56). 탄력성이 있어서 발에 무게가 실릴 때 눌렸다가 무게가 옮겨지면 다시 튀어 오를 수 있다.

발바닥의 뒤쪽에서 앞쪽으로 이어지는 longitudinal arch(세로발바닥활, 종족궁)는 운동 시 스프링 작용을 하는 medial longitudinal arch(안쪽세로발바닥활)와 체중지지를 하는 lateral longitudinal arch(가쪽세로발바닥활)로 나뉜다. 안쪽은 발꿈치뼈, 목말뼈, 안쪽쐐기뼈, 첫째발허리뼈 및 첫째발가락뼈로 연결되고, 가쪽은 발꿈치뼈, 입방뼈, 다섯째발허리뼈

▶ 그림 3-56 발바닥활의 모식도. (a) 세로발바닥활 및 가로발바닥활. (b) 발허리뼈바닥의 단면상에서 이루어진 가로발바닥활.

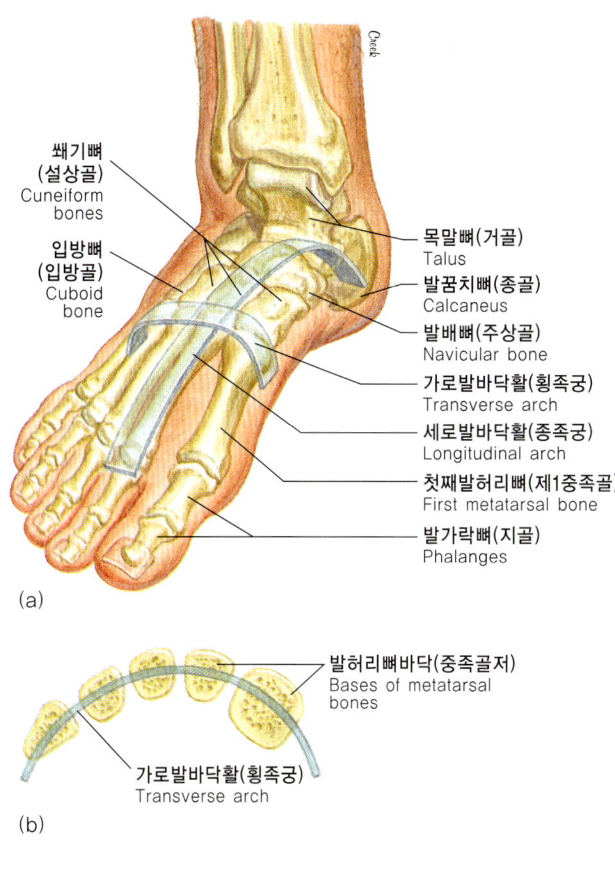

▶ 표 3-9 다리이음뼈와 다리의 뼈

명칭(개수)	위 치	주요 특징
볼기뼈 (2)	엉덩이, 다리이음뼈의 부분 ; 융합된 엉덩뼈, 궁둥뼈, 두덩뼈로 구성	엉덩뼈능선; 절구; 위앞엉덩뼈가시; 엉덩뼈의 큰궁둥패임; 궁둥뼈거친면; 궁둥뼈의 작은궁둥패임; 폐쇄구멍; 두덩뼈결절
넙다리뼈 (2)	넓적다리의 뼈, 골반과 무릎 사이	넙다리뼈머리; 넙다리뼈머리오목; 넙다리뼈목; 큰돌기, 작은돌기; 거친선; 안쪽관절융기, 가쪽관절융기; 안쪽위관절융기, 가쪽위관절융기
무릎뼈 (2)	넙다리뼈의 먼쪽끝 앞면	삼각형의 종자뼈
정강뼈 (2)	종아리의 안쪽, 무릎과 발목 사이	안쪽관절융기, 가쪽관절융기; 관절융기사이돌기; 정강뼈거친면; 안쪽복사; 종아리패임
코뼈 (2)	종아리의 가쪽, 무릎과 발목 사이	종아리뼈머리; 가쪽복사
발목뼈 (14)	발목	체중을 받는 큰 목말뼈와 발꿈치뼈; 발배뼈, 입방뼈, 3개의 쐐기뼈
발허리뼈 (10)	발바닥	발목뼈, 발가락뼈와 연결
발가락뼈 (28)	발가락	첫째발가락뼈는 2개, 나머지는 모두 3개의 발가락뼈로 구성

및 다섯째발가락뼈로 연결된다.

tarsometatarsal joint(발목발허리관절, 족근중족관절)를 가로지르는 뼈에 의해 **transverse arch**(가로발바닥활, 횡족궁)는 발꿈치뼈, 목말뼈, 입방뼈, 뒤쪽 5개의 발허리뼈바닥 앞쪽으로 연결된다.

발의 인대와 힘줄이 약해지면 발바닥활이 아래로 처지게 되는데 이 상태를 "**편평외번족**" 또는 보통 "flat foot(편평족)"이라 한다.

다리이음뼈와 다리의 뼈들은 표 3-9에 요약되어 있다.

제 4 장
관절계통
Articular System

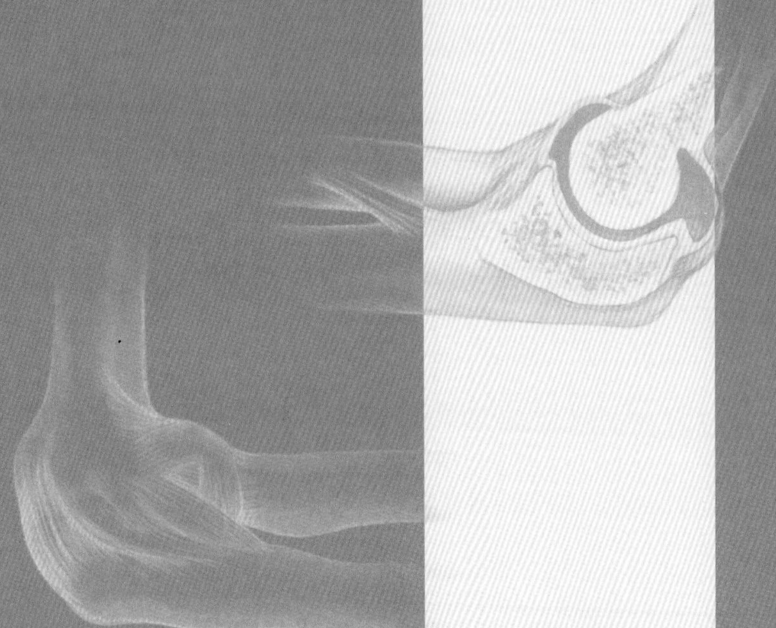

CHAPTER 4

학습목표

1. 봉합의 구조를 서술하고 어느 부위에 봉합이 있는지 찾을 수 있다.
2. 인대결합의 구조를 서술하고 어느 부위에 인대결합이 있는지 찾을 수 있다.
3. 못박이관절의 구조를 서술하고 어느 부위에 정식이 있는지 말할 수 있다.
4. 섬유연골결합의 구조를 설명하고 어디에 섬유연골결합이 있는지 찾을 수 있다.
5. 유리연골결합의 구조를 설명하고 어디에 유리연골결합이 있는지 찾을 수 있다.
6. 윤활관절의 구조에 대해 설명할 수 있다.
7. 윤활관절에서 가능한 운동의 다양한 종류를 쓰고 논할 수 있다.
8. 지렛대의 구성요소들을 쓰고 지렛대 체계에서 윤활관절의 역할을 설명할 수 있다.
9. 턱관절, 복장빗장관절, 어깨관절, 팔꿈치관절, 손허리손가락관절, 손가락뼈사이관절, 엉덩관절, 무릎관절 및 발목관절의 구조, 기능 및 임상적 중요성에 대해 서술할 수 있다.

1. 관절의 분류

joint(관절)는 뼈대의 뼈와 뼈 사이에 위치하여 서로 연결해 주는 역할을 하며, 해부학적 구조에 기초하여 fibrous joints(섬유관절), cartilaginous joints(연골관절), synovial joints(윤활관절)로 분류된다.

뼈대계통의 기능 중 하나는 인체의 움직임을 허용하는 것이다. 움직임을 허용하는 것은 뼈들 그 자체가 아니라 오히려 **articulations**(관절; joint)라고 하는 뼈들 사이의 결합이다. 비록 인체의 관절들이 실제로 뼈대계통의 한 부분일지라도, 이 장에서는 관절에 대해서만 설명하고자 한다.

관절의 구조는 관절이 허용하는 움직임의 범위와 방향을 결정한다. 그러나 인체의 한 부분이 움직일 때, 모든 관절들이 유연하지 않으며 다른 관절들은 인체를 안정화시키고 평형을 유지하는 기능을 한다. 관절의 협조활동은 마치 관절이 걷기, 먹기, 쓰기 및 말하기와 연관된 모든 평범한 동작들을 가능하게 하듯이, 체조선수 또는 발레리나들이 유연한 굽이운동과 세련된 움직임을 할 수 있게 한다.

인체의 관절은 해부학적 구조와 움직임의 정도에 따른 기능적인 분류로 나눌 수 있다.

i) 해부학적 구조에 따른 관절의 분류

- **fibrous joints**(섬유관절, 섬유성 연결) : 섬유관절은 관절하는 뼈들이 섬유성 결합조직에 의해 서로 합쳐져 있으며, joint cavities(관절공간, 관절강)가 없다.
- **cartilaginous joints**(연골관절, 연골성 연결) : 연골관절은 관절하는 뼈들이 연골에 의해 서로 합쳐져 있으며, 또한 관절공간이 없다.
- **synovial joints**(윤활관절, 활막성 연결) : 윤활관절은 관절하는 뼈들이 연골로 덮여 있으며, ligaments(인대)가 그들이 지지하는 것을 도와준다. 이 관절은 활액으로 찬 관절공간에 의해 구별된다.

ii) 움직임의 범위에 따른 기능적인 관절의 분류

- **synarthroses**(못움직관절, 부동관절) : 움직임이 전혀 없는 관절이다.
- **amphiarthroses**(반움직관절, 반가동관절) : 약간의 움직임이 가능한 관절이다.
- **diarthroses**(움직관절, 가동관절) : 자유로운 움직임이 가능한 관절이다.

2. 섬유관절

fibrous joints(섬유관절)는 관절하는 뼈들이 fibrous connective tissue(섬유성 결합조직)에 의해 단단히 연결되어 있어서 대부분 움직임이 없는 못움직관절(부동관절)로서, 일부는 약간의 운동만이 가능하다. 섬유관절은 suture(봉합), syndesmosis(인대결합) 및 gomphosis(못박이관절, 정상관절)의 3가지 종류가 있다.

1) 봉 합

suture(봉합)는 얇은 층의 불규칙한 치밀결합조직으로 단단히 연결된 관절로 머리뼈에서만 볼 수 있다(그림 4-1). 봉합은 대략 생후 18개월에 형성되며 유아에서 볼 수 있는 유연한 fontanelle(숫구멍, 천문)로 머리뼈를 대신한다.

▶ 그림 4-1 봉합을 보여주는 머리뼈 단면

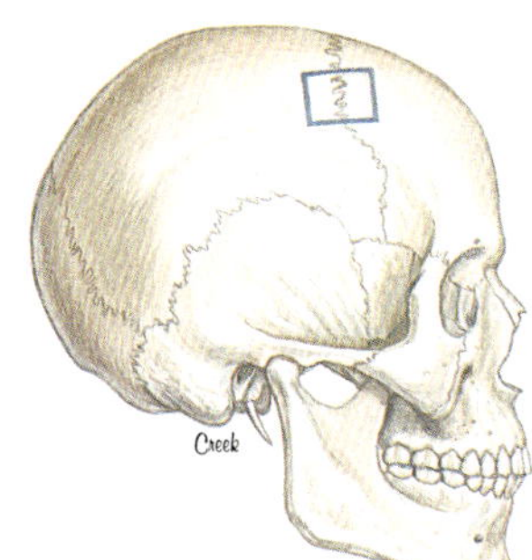

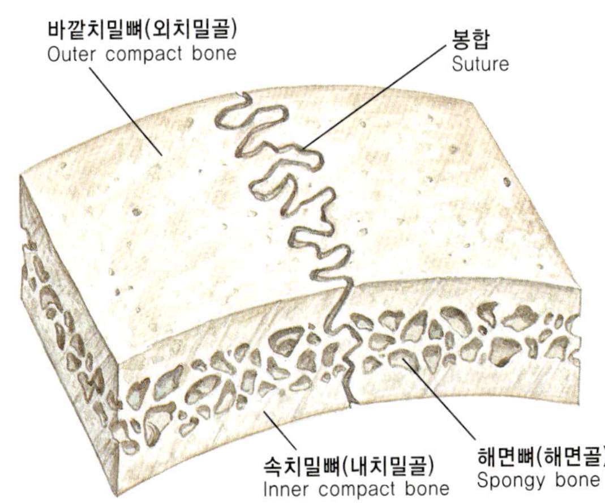

봉합의 종류들은 관절하는 뼈의 모서리 모양에 의해 구분된다. **serrate suture**(톱니봉합, 거치상봉합)는 톱니가 서로 맞물린 것과 같은 모양의 관절이다. 이것은 가장 일반적인 봉합의 형태로 2개의 마루뼈 사이에서 볼 수 있는 sagittal suture(시상봉합)가 여기에 속한다. **squamous suture**(비늘봉합, 인상봉합)는 관절하는 한 뼈의 일부가 다른 뼈의 일부와 겹치는 관절로 관자뼈와 마루뼈 사이의 관절에서 볼 수 있다. **plane suture**(평면봉합)는 관절하는 뼈들의 모서리들이 매끄럽고 중복되지 않는 관절로 hard palate(단단입천장, 경구개)의 형태인 한 쌍의 maxillary bone(위턱뼈, 상악골) 및 palatine bone(입천장뼈, 구개골)과 관절하는 median palatine suture(정중입천장봉합, 정중구개봉합)를 예로 들 수 있다.

2) 인대결합

syndesmosis(인대결합)는 interosseous ligament(뼈사이인대, 골간인대)라고 하는 collagenfiber(아교섬유, 교원섬유)나 섬유조직다발에 의하여 연결되는 섬유관절로서 인접한 척추뼈들의 관절돌기 사이에서

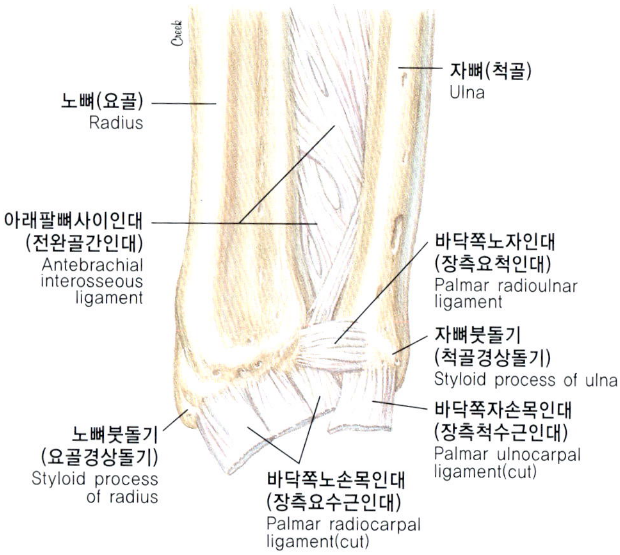

▶ 그림 4-2 자뼈와 노뼈사이의 관절은 인대결합성 관절의 형태이다. 뼈사이인대는 뼈들을 단단하게 붙여주며 단지 뼈들 사이에서 약간의 움직임만을 허용한다.

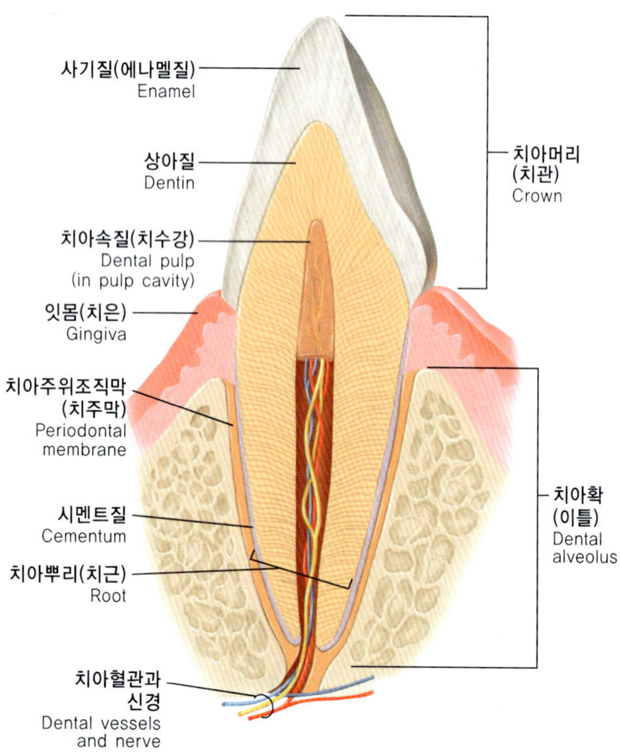

▶ 그림 4-3 못박이관절

볼 수 있다. 또한 노뼈와 자뼈(그림 4-2)의 먼쪽끝 및 tibia(정강뼈, 경골)와 fibula(종아리뼈, 비골)의 먼쪽끝에서 볼 수 있으며, 팔과 다리가 회전할 때만 약간의 움직임을 허용한다.

3) 못박이관절

gomphosis(못박이관절, 정상관절, 정식)는 치아와 턱을 지지하는 뼈 사이에서 볼 수 있는 섬유관절이다. 좀 더 세부적으로 살펴보면, root(치아뿌리, 치근)인 못박이관절 또는 **dentoalveolar joint**(이틀관절, 치조관절)는 뼈의 치아확(치아소켓)의 periodontal ligament(치아인대, 치주인대)로 부착되어 있다(그림 4-3).

치주질환은 못박이관절에서 생긴다. 잇몸(치은), 치주막 및 alveolar bone(이틀뼈, 치조골) 조직의 염증과 퇴행 시에 나타난다. 이런 상태에서 치아는 느슨해지고 치아 플러그가 치아뿌리(치근)에 축적된다. 치주질환은 불결한 구강위생, 치밀한 치아(나쁜 배열), 치석, 씹는 담배 및 담배연기 같은 국소 자극물에 의해 야기된다.

3. 연골관절

cartilaginous joints(연골관절)는 뒤틀림이나 압박 시에 약간의 제한된 움직임이 가능한 반움직관절(반가동관절)이다. 연골관절에 속하는 두 가지 종류로는 symphyses(섬유연골결합)와 synchondroses(유리연골결합, 초자연골결합)가 있다.

1) 섬유연골결합

symphysis(섬유연골결합)로 관절하는 뼈들은 hyaline cartilage(유리연골, 초자연골)로 덮여 있으며, 그 사이에 탄력성 있는 섬유연골이 패드 형태로 채워져 있다. 이 패드는 관절의 충격을 흡수하고 제한된 움직임을 허용한다. 척추사이원반의 형태인 척추사이관절과 pubic symphysis(두덩결합, 치골결합)는 섬유연골결합이다(그림 4-4). 비록 각 척추사이관절에 제한된 움직임이 가능하더라도 척추의 모든 관절에 복합된 움직임은 광범위한 척추의 활동을 야기한다.

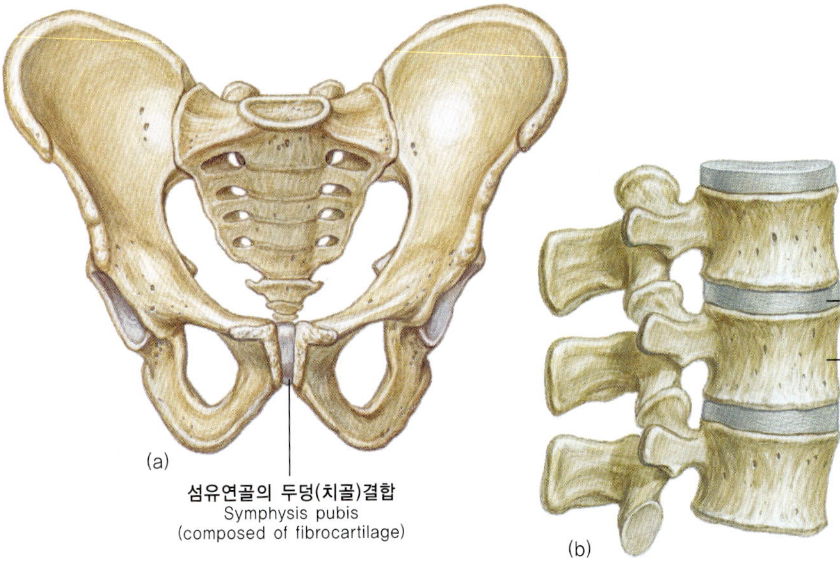

▶ 그림 4-4 **섬유연골결합.** (a) 두덩결합. (b) 척추뼈몸통 사이의 척추사이관절.

2) 유리연골결합

synchodroses(유리연골결합)는 유리연골에 의해 연결되는 관절로서 주로 뼈발생 과정에서 일시적인 관절로 존재한다. 성장기 어린아이에게서 긴뼈의 뼈몸통과 뼈끝 사이의 골단판(성장판)에서 볼 수 있으며 성장이 끝나면 뼈발생(골화)된다(그림 4-5).

성인에서 뼈발생되지 않는 유리연골결합은 머리뼈의 바닥부위와 옆면의 뼈들을 연결해 주는 유리연골결합이고, 뒤통수뼈, 나비뼈, 관자뼈, 벌집뼈 사이의 관절들이 포함된다. 부수적으로, 복장뼈에 붙는 갈비연골과 갈비뼈의 끝 사이를 연결하는 갈비뼈갈비연골관절이 대표적인 유리연골결합이다. 나이 든 사람에서는 종종 가슴의 갈비연골에서 약간의 뼈발생을 볼 수 있다. 이는 가슴의 움직임을 제한할 수 있으며, 가슴 방사선 사진에서 허파의 영상을 불명확하게 할 수 있다.

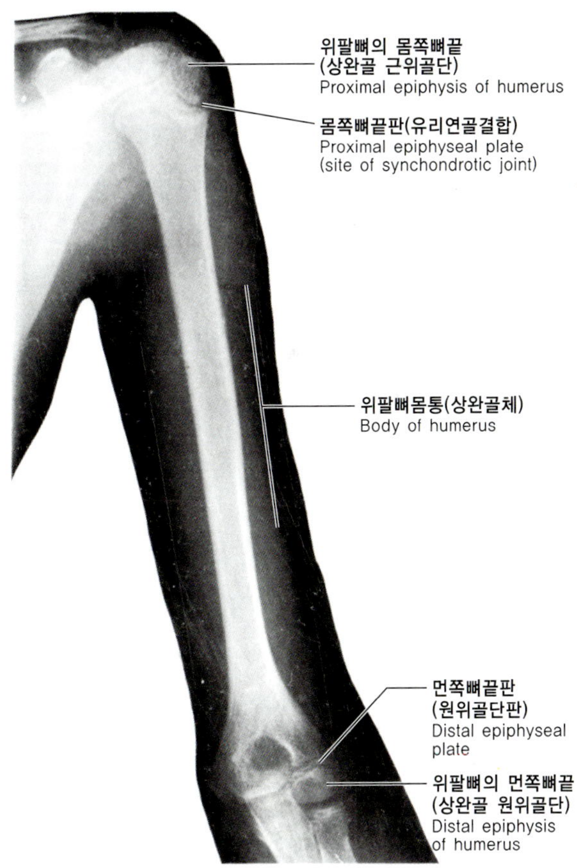

▶ 그림 4-5 **10세 아이의 긴뼈에서 유리연골결합 관절을 보여주는 왼쪽 위팔뼈 방사선 사진.** 이런 형태의 관절은 몸쪽과 먼쪽뼈끝판에서 나타난다. 유리연골결합에서 유사분열 활성도는 뼈의 길이 성장을 좌우한다.

4. 윤활관절

synovial joints(윤활관절)는 모두 자유로운 운동이 가능한 움직관절(가동관절)로서 synovial fluid(윤활액, 활액)가 채워진 joint capsule(관절주머니, 관절낭)에 의해 둘러싸여 있다. 관절면의 모양과 운동의 종류에 기초한 윤활관절에는 **plane joint**(활주관절, 평면

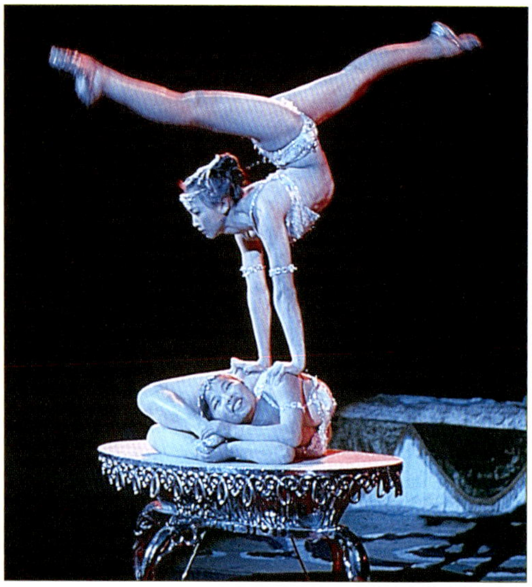

▶ 그림 4-6 관절의 탄력성은 구조적으로 결정되고 제한된다. 어떤 개인들은 많은 훈련을 통해 특별한 범위의 운동을 할 수 있다.

관절; gliding joint), **hinge joint**(경첩관절, 접번관절), **pivot joint**(중쇠관절, 차축관절), **condyloid joint**(타원관절, 과상관절), **saddle joint**(안장관절, 안관절) 및 **ball & socket joint**(절구관절, 구상관절)가 있다.

인체에서 가장 분명한 관절의 형태는 자유로운 움직임이 가능한 윤활관절이다. 윤활관절의 기능은 인체에서 안정성, 강도 및 경직을 유지하고 동시에 명확하고 부드러운 넓은 범위의 운동을 제공하는 것이다.

윤활관절은 주된 3가지 종류의 관절 중에서 가장 복잡하고 다양하다. 윤활관절의 운동범위는 다음 3가지 요소에 의해 결정된다.

1. 관절하는 뼈의 구조(예를 들면, 자뼈의 팔꿈치머리는 팔꿈치관절의 젖힘을 제한한다.)
2. 관절주머니의 강도와 관련된 인대와 힘줄의 강도 및 긴장
3. 관절을 연결하는 근육의 크기, 배열 및 작용. 윤활관절의 운동범위는 인체의 컨디션에 관련된 많은 개인적 변이에 의해 달라진다. 지나친 비만은 또한 윤활관절에서 움직임의 범위를 제한할 수 있다.

그림 4-6에서 보듯이 관절의 유연성은 구조적으로 결정되고 제한되지만 개인에 따라 많은 훈련을 통해 보통사람을 넘어선 움직임의 범위를 성취할 수 있다.

▶ 그림 4-7 무릎관절은 윤활관절의 대표적 예이다(시상면).

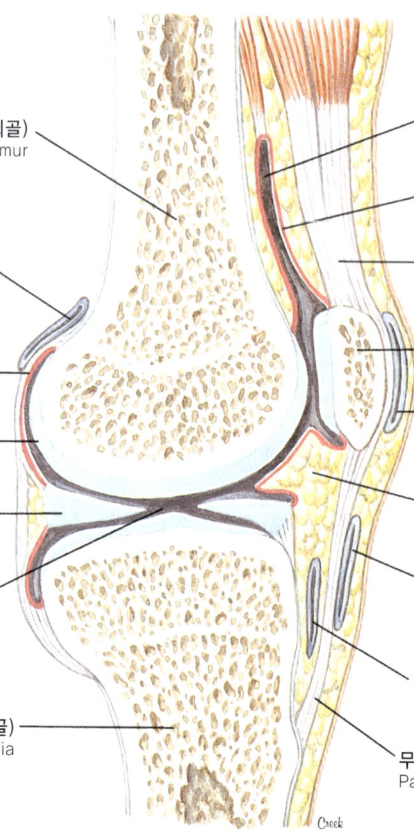

1) 윤활관절의 구조

synovial joints(윤활관절)는 치밀결합조직으로 구성된 articular capsule(관절주머니, 관절낭)로 덮여 있다. 각 관절주머니는 joint cavity(관절공간)의 윤활 역할을 하는 **synovial fluid**(윤활액, 활액)로 채워져 있다(그림 4-7). synovial(윤활성)이라는 용어는 그리스어에서 유래되어 egg white(달걀흰자)란 뜻이다. 이것은 관절주머니 안의 얇은 윤활막으로 덮여 있다. 윤활액은 사이질액(간질액: 세포 사이의 액체)과 유사하다. 이것은 히알루론산과 알부민이 풍부하고, 관절연골을 닳게 하고 조직의 부스러기를 청소하는 포식세포를 포함한다. 윤활관절공간에서 관절하는 뼈들은 관절연골이라 불리는 유리연골의 부드러운 층으로 덮여 있다. 관절연골은 두께가 약 2mm 정도이고 혈관이 부족하기 때문에 관절이 움직이는 동안 synovial fluid(윤활액)에 의해 영양이 공급된다.

치밀결합조직으로 구성된 **ligament**(인대)들은 윤활관절을 연결하는 것을 도와주기 위해 뼈와 뼈를 연결해주는 탄력성 있는 조직이다. 인대들은 관절공간 혹은 관절주머니 바깥에 위치한다.

▶ **그림 4-8 윤활주머니와 힘줄집은 윤활관절과 연접하는 구조물들의 마찰을 줄여 준다.** (a) 윤활액으로 채워져 폐쇄된 주머니 모양의 윤활주머니. 윤활주머니는 일반적으로 근육과 근육 사이 또는 힘줄과 관절주머니들 사이에 위치한다. (b) 완전히 힘줄을 2겹으로 둘러싼 윤활주머니 힘줄집

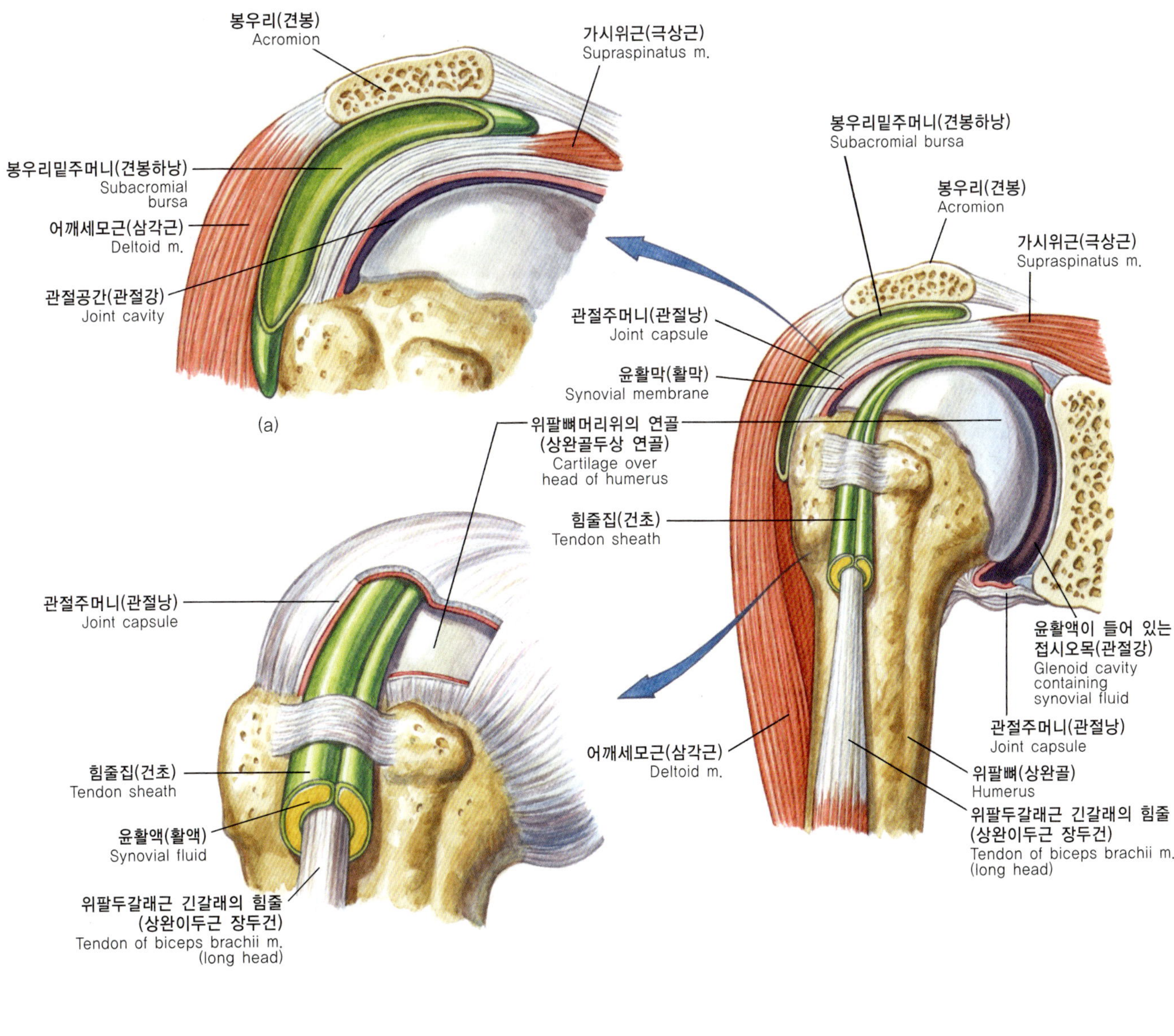

menisci(관절반달, 관절반월)라 불리는 단단한 섬유연골은 무릎관절에서 볼 수 있으며, 관절하는 뼈의 쿠션 역할을 한다. 턱관절과 같이 몇 개의 다른 윤활관절은 관절반달과 비슷한 기능을 하는 **articular disc**(관절원반, 관절원판)라는 섬유연골을 가지고 있다.

작은 주머니 모양의 자루로 윤활관절과 밀접하게 연결되어 있는 **bursa**(윤활주머니, 활액낭)는 편평하며 윤활액으로 채워져 있다(그림 4-8a). 이런 밀봉된 주머니들은 일반적으로 근육들 사이 또는 힘줄이 지나는 뼈의 위쪽 부위에 위치한다. 윤활주머니는 근육의 쿠션 기능을 하며 뼈 또는 인대 표면 위의 힘줄과 근육의 움직임을 돕는다. **tendon sheath**(힘줄집, 건초: 그림 4-8b)는 일부 근육 특히 손목이나 발목을 지나는 근육의 힘줄을 둘러싸고 윤활작용을 하는 변형된 윤활주머니이다.

2) 윤활관절의 종류

윤활관절은 관절면의 구조와 운동의 형태에 따라 평면(활주)관절, 경첩관절, 중쇠관절, 타원관절(융기관절), 안장관절 및 절구관절의 6개 종류로 구분한다.

(1) 평면 또는 활주관절

plane joint(평면관절)는 단지 좌우 또는 앞뒤로 움직임이 가능하고 약간의 회전을 허용하는 가장 단순한 형태의 관절이다. 관절면은 편평하거나 한쪽이 약간 오목하고 다른 쪽이 약간 볼록한 모양의 형태를 지닌다(그림 4-9). intercarpal & intertarsal joint(손목뼈 · 발목뼈사이관절, 수근간 · 족근간관절), sternoclavicular joint(복장빗장관절, 흉쇄관절) 및 인접한 척추의 관절돌기 사이 관절에

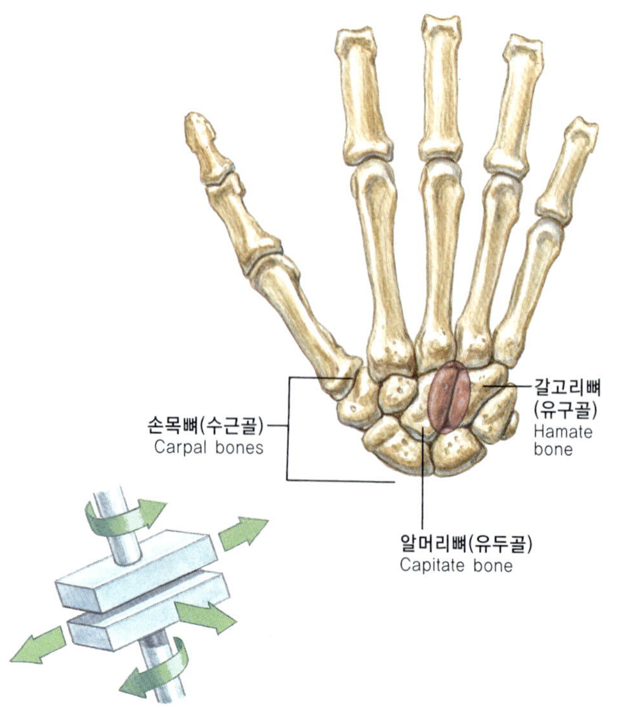

▶ 그림 4-9 **평면관절-손목뼈사이관절.** 방향표시는 운동이 가능한 방향을 나타냄.

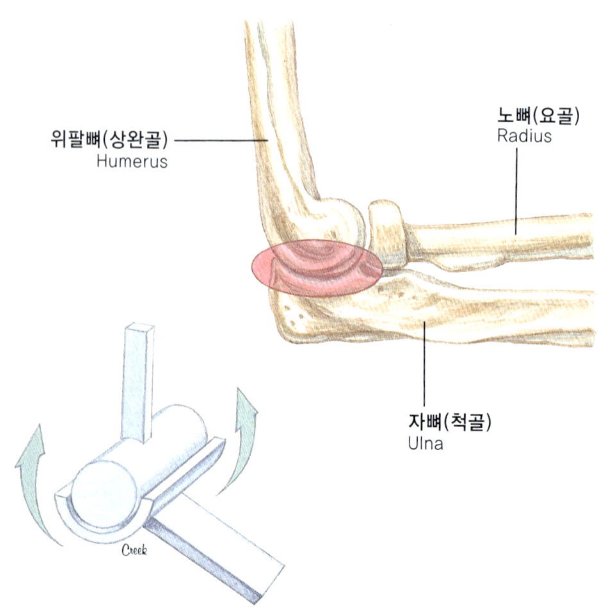

▶ 그림 4-10 **경첩관절-위팔뼈의 먼쪽끝과 자뼈의 몸쪽끝 사이의 관절로 굽힘과 폄 운동을 허용하는 팔꿈치관절.** 방향표시는 운동이 가능한 방향을 나타냄.

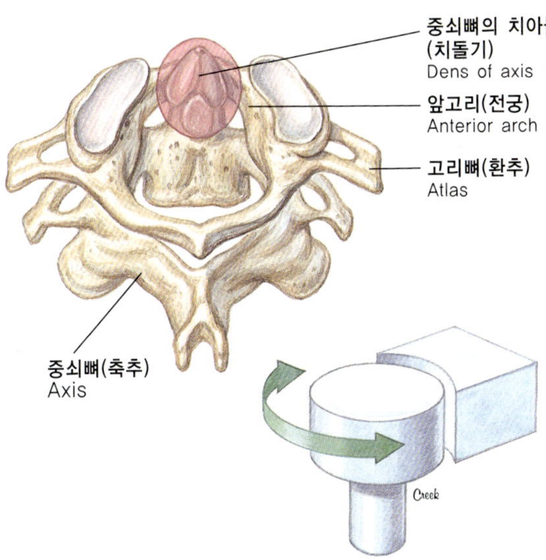

▶ 그림 4-11 **중쇠관절-돌림의 움직임이 가능한 고리뼈와 중쇠뼈 사이의 관절.** 방향표시는 운동이 가능한 방향을 나타냄.

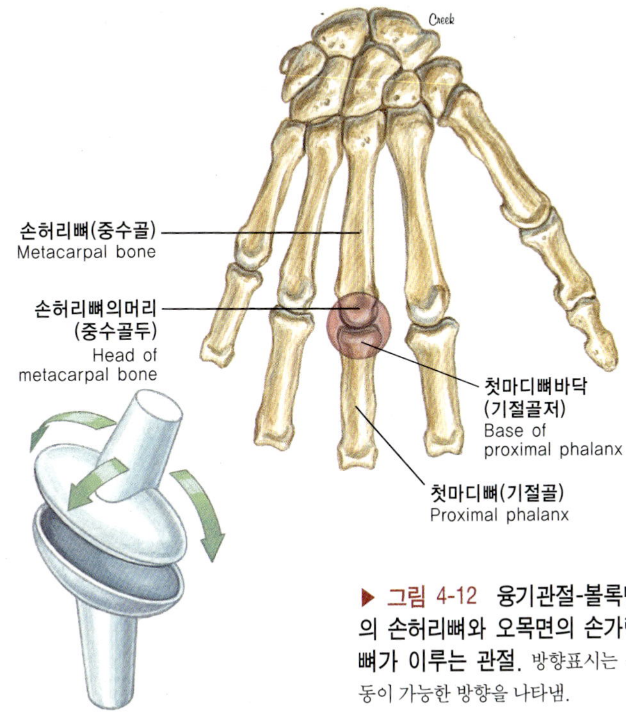

▶ 그림 4-12 **융기관절-볼록면의 손허리뼈와 오목면의 손가락뼈가 이루는 관절.** 방향표시는 운동이 가능한 방향을 나타냄.

서 볼 수 있다.

(2) 경첩관절

hinge joint(경첩관절, 접번관절)는 출입문의 경첩과 같이 일축성이라 한 면(방향)만의 각 운동이 가능한 관절이다. 경첩관절의 관절면은 한쪽은 볼록하고 반대쪽은 항상 오목한 관절면으로 윤활관절 중 가장 일반적인 형태이다(그림 4-10). knee joint(무릎관절, 슬관절)와 elbow joint(팔꿉관절, 주관절) 중에서 humeroulnar joint(위팔자관절, 완척관절) 및 interphalangeal joint(발가락뼈사이관절, 지절간관절) 등에서 볼 수 있다.

(3) 중쇠관절

pivot joint(중쇠관절, 차축관절)는 축을 중심으로 제한된 돌림운동이 가능한 관절이다. 한쪽은 원뿔형태의 관절면이고, 반대쪽은 이와 잘 어울리는 고리형태의 관절면이다(그림 4-11). 문의 손잡이를 돌리려고 할 때 아래팔의 돌림이 일어나는 proximal radioulnar joint(몸쪽노자관절, 근위요척관절)와 머리의 돌림 움직임이 일어나는 atlantoaxial joint(고리중쇠관절, 환축관절)에서 볼 수 있다.

(4) 타원관절

condyloid joint(타원관절, 과상관절)는 한쪽은 볼록한 원형 또는 난원형의 관절면이고 반대쪽은 오목한 관절면으로 상하, 좌우의 두 방향으로 각 운동이 가능한 2축성 관절이다(그림 4-12). 손목의 radiocarpal joint(손목관절, 요골수근관절)와 metacarpophalangeal joint(손허리손가락관절, 중수

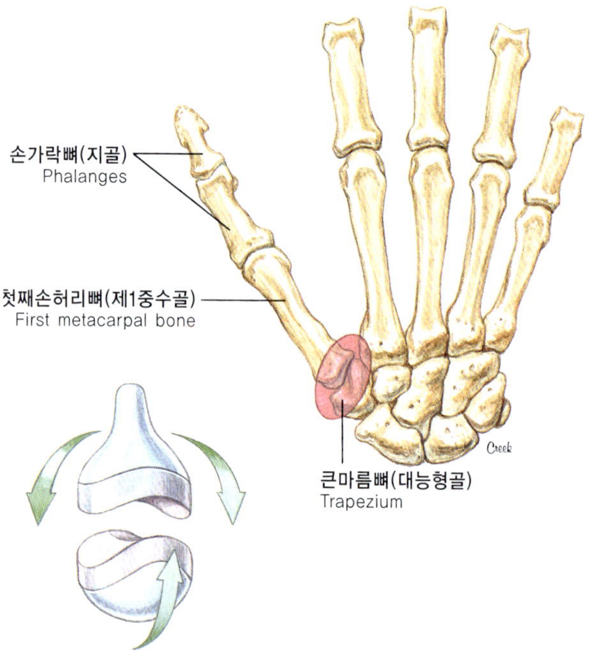

▶ 그림 4-13 안장관절-첫째손허리뼈와 큰마름뼈 사이의 관절. 방향표시는 운동이 가능한 방향을 나타냄.

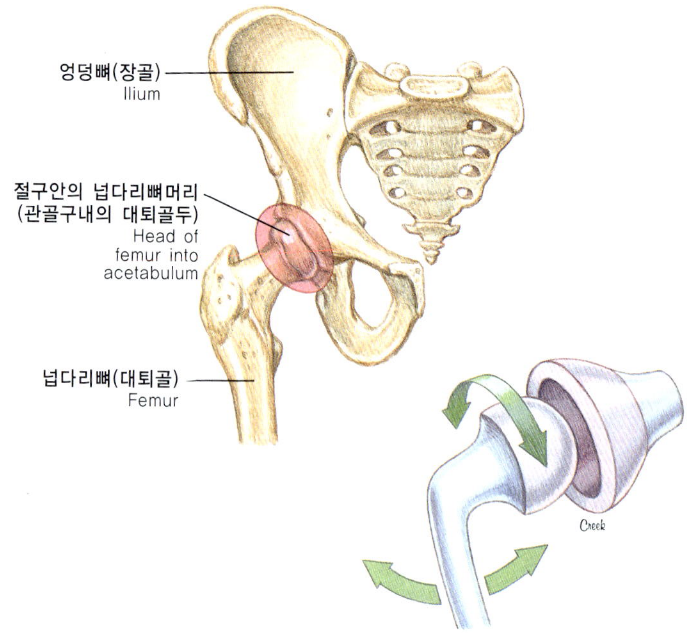

▶ 그림 4-14 절구관절-엉덩관절. 방향표시는 운동이 가능한 방향을 나타냄.

▶ 표 4-1 관절의 종류

종류	구조	운동	예
섬유관절	섬유결합조직으로 연결		
1. 봉합	관절하는 뼈의 모서리가 들쭉날쭉하다; 얇은 섬유조직층으로 분리	움직임 없음	머리뼈 사이 봉합
2. 인대결합	뼈사이인대로 관절뼈들을 묶음	약간의 운동	정강뼈과 종아리뼈, 노뼈와 자뼈 사이관절
3. 못박이관절	치아가 치아확에 박혀있는 관절	약간의 운동	치아이틀관절
연골관절	뼈 요소들이 섬유연골 또는 유리연골에 의해 연결		
1. 섬유연골결합	관절하는 뼈들이 섬유연골에 의해 분리	약간의 운동	척추사이관절; 두덩결합
2. 유리연골결합	뼈 요소 사이에 유리연골	움직임 없음	엉덩뼈에서 뼈끝단판; 가슴우리의 갈비연골
윤활관절	윤활막과 윤활액을 갖고 있는 관절주머니		
1. 평면(활주)	편평 또는 약간의 굽은 관절면	미끄러짐	손목뼈사이 또는 발목뼈사이관절
2. 경첩	한쪽 관절면은 오목, 다른쪽은 볼록	한 평면에서 구부리는 운동	무릎관절; 팔꿉관절; 손가락뼈사이관절
3. 중쇠	한 뼈는 원추 관절면, 다른 뼈는 패인 관절면	중심축에서 휘돌림운동	고리중쇠관절, 몸쪽노자관절
4. 타원(융기)	한쪽 관절면은 난소형 융기, 다른 면은 타원형 공간	2평면 운동	노손목관절; 손허리손가락관절
5. 안장	각 관절면이 오목과 볼록 관절면	넓은 범위의 운동	엄지의 손목손허리관절
6. 절구	한쪽 관절면은 둥근 볼록면, 다른 관절면은 컵 모양 절구	모든 평면운동과 휘돌림운동	어깨관절, 엉덩관절

지절관절)에서 볼 수 있다.

(5) 안장관절

saddle joint(안장관절, 안관절)는 각각의 관절면이 말안장 같이 한쪽은 볼록하고 다른 한쪽은 오목한 관절면을 모두 갖고 있는 형태이다. 이 관절은 넓은 범위의 운동을 할 수 있게 변형된 타원관절이며, 첫째손허리뼈와 손목뼈의 큰마름뼈가 이루는 엄지손가락의 carpometacarpal joint(손목손허리관절, 수근중수관절)에서 볼 수 있다(그림 4-13).

(6) 절구관절

ball and socket joint(절구관절, 구상관절)는 볼록한 절구 모양의 관절면과 반대쪽은 컵 모양의 오목한 관절면으로 형성된다(그림 4-14). 이런 다축성 형태의 관절은 모든 윤활관절 중 가장 큰 범위의 운동이 가능하며, shoulder joint(어깨관절, 견관절)와 hip joint(엉덩관절, 고관절)에서 볼 수 있다.

5. 윤활관절의 운동

윤활관절에서 운동은 뼈대근육의 수축에 의해 이루어지며, 관절의 운동범위는 관절하는 뼈들의 관절형태와 구조, 이와 관련된 근육과 뼈의 배열에 의해 결정된다. 뼈들은 지렛대 역할을 하고, 근육은 힘을 제공하며 관절은 지레의 받침점 역할을 한다. 경첩관절에서의 운동은 오직 한 면에서만 일어나지만 절구관절의 구조는 많은 축에서 운동이 가능하게 한다. 윤활관절에서의 관절운동은 넓게 각운동과 돌림운동 그리고 특수운동으로 분류된다.

1) 각운동

angular movements(각운동)는 관절하는 뼈들에 의해 생기는 관절각을 증가시키거나 감소시키는 운동이다. 4종류의 각운동에는 flexion(굽힘, 굴곡), extension(폄, 신전), abduction(벌림, 외전) 및 adduction(모음, 내전) 운동이 속한다.

(1) 굽힘

flexion(굽힘, 굴곡)은 시상면에서 관절 각도를 줄이는 움직임이고(그림 4-15a), 팔꿉관절(주관절) 또는 무릎관절(슬관절)을 굽히게 하는 것이 그 예이다. 팔꿉관절의 굽힘은 앞쪽으로의 움직임 운동이고, 반면 무릎관절 굽힘은 뒤쪽으로의 운동이다. 발목관절과 어깨관절의 굽힘운동은 더 복잡하다. 발목관절에서 발등을 위로 올리는 운동을 **dorsiflexion**(발등굽힘, 족배굴곡)이라 하고, 발을 아래로 내리는 운동을 **plantar flexion**(발바닥굽힘, 족저굽힘)이라 한다(그림 4-15b). 어깨관절에서의 굽힘은 해부학자세에서 앞쪽으로 팔을 올리는 것을 말한다.

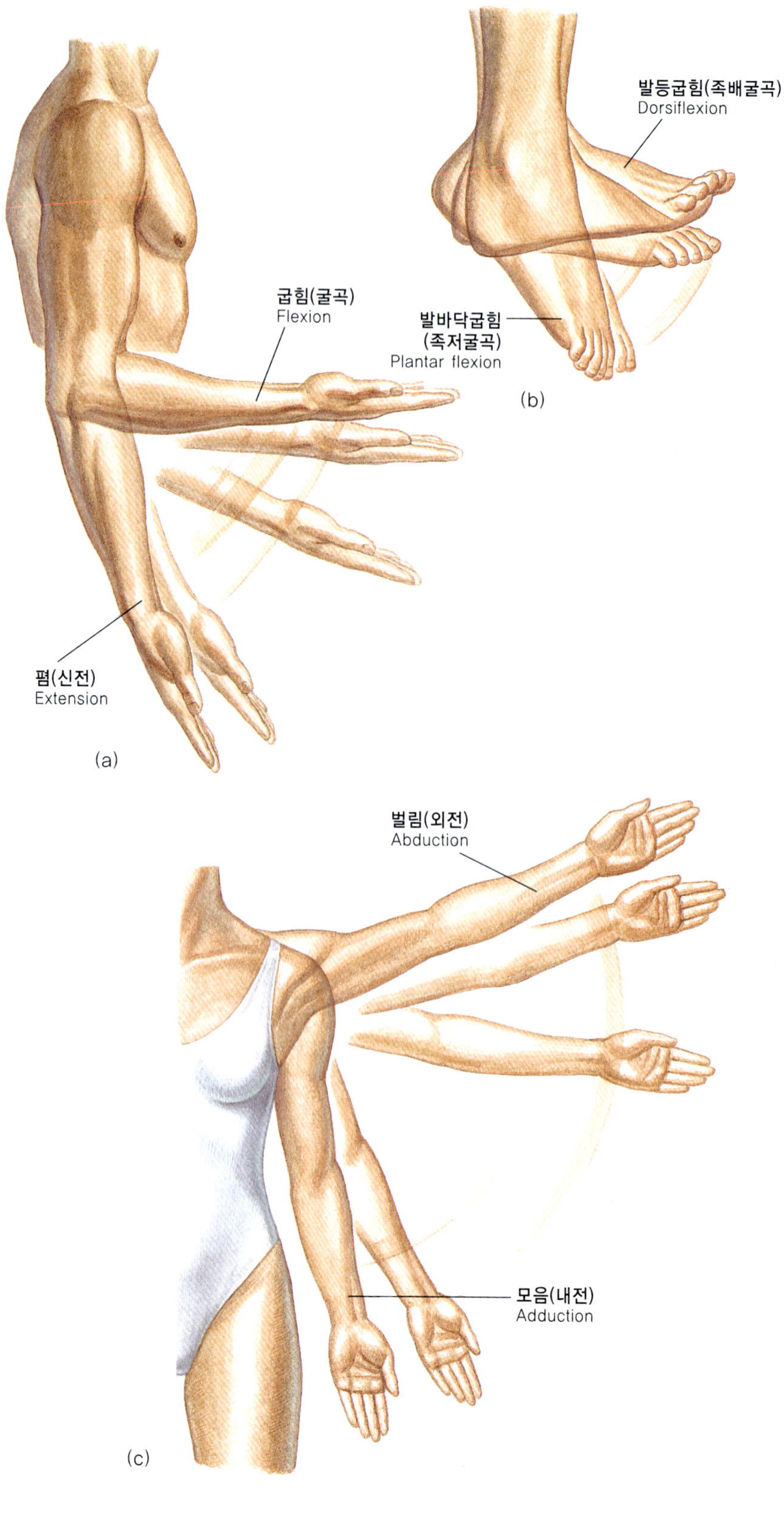

▶ 그림 4-15 **윤활관절의 각운동.** (a) 굽힘과 폄. (b) 발등굽힘과 발바닥굽힘. (c) 벌림과 모음.

(2) 폄

extension(폄, 신전)은 굽힘의 반대작용으로 관절각이 증가되는 운동이다. 완전히 펴진 관절에서 관절하는 뼈 사이의 각은 180°이다. 팔꿉관절 혹은 무릎관절을 구부린 상태에서 펴는 것이 폄운동이다. 관절각이 180°보다 증가하기 위해 해부학자세를 넘어 몸의 일부가 더 폄되는 것을 **hyper-extension**(젖힘, 과신전)이라 한다.

(3) 벌림

abduction(벌림, 외전)은 신체의 midsagittal plane(정중시상면)으로부터 몸의 일부가 관상면을 따라 가쪽방향으로 멀어지게 하는 운동이다(그림 4-15c). 팔 및 다리, 손가락 및 발가락에서만 볼 수 있으며, 팔을 몸으로부터 가쪽으로 멀리 옮기는 것이 벌림운동이고 손가락을 펼치는 것이 벌림운동의 또 다른 예이다.

▶ 그림 4-16 **윤활관절에서 돌림운동.** (a) 돌림운동. (b) 휘돌림운동.

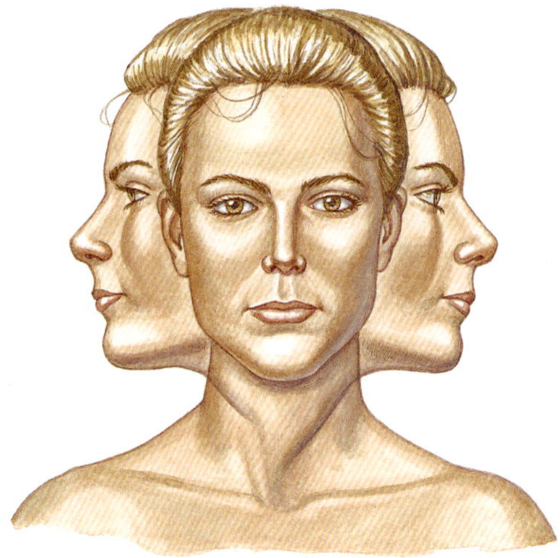

(a) 돌림(회전)운동

(4) 모음

adduction(모음, 내전)은 벌림의 반대작용으로 몸의 중심축으로 관상면을 따라 몸의 일부를 붙이는 운동이다. 해부학자세에서 팔다리가 몸의 정중면 쪽으로 향하는 운동이다.

2) 돌림운동

circular movements(돌림운동, 회전운동)가 허용되는 관절의 경우 한쪽 뼈의 관절면은 둥글거나 계란형이며, 다른 뼈의 관절면은 이에 상응하는 오목한 관절면의 형태에서 일어난다. 회전운동의 2가지 종류는 rotation(돌림, 회전)과 circumduction(휘돌림, 회선)이다.

(1) 돌림

rotation(돌림, 회전)은 신체의 일부가 자신의 축 주위를 도는 움직임이다(그림 4-16a). 예를 들면, 싫다는 표현을 할 때 머리를 돌리는 것과 허리를 비트는 것이 돌림운동이다. 또한 팔에서 **supination**(뒤침, 회외)은 손바닥을 앞이나 위로 보이기 위해 아래팔을 돌리는 운동이고, 해부학자세에서 아래팔은 이미 뒤침되어 있다. **pronation**(엎침, 회내)은 뒤침운동의 반대이고 손바닥을 뒤나 아래로 가게 하기 위해 아래팔을 움직이는 운동이다. 어깨관절에서 medial rotation(안쪽돌림, 내측회전)은 손바닥이 배부위를 닿기 위해서 팔이 몸을 가로질러 움직일 때 일어나며 lateral rotation(가쪽돌림, 외측회전)은 반대 운동이다.

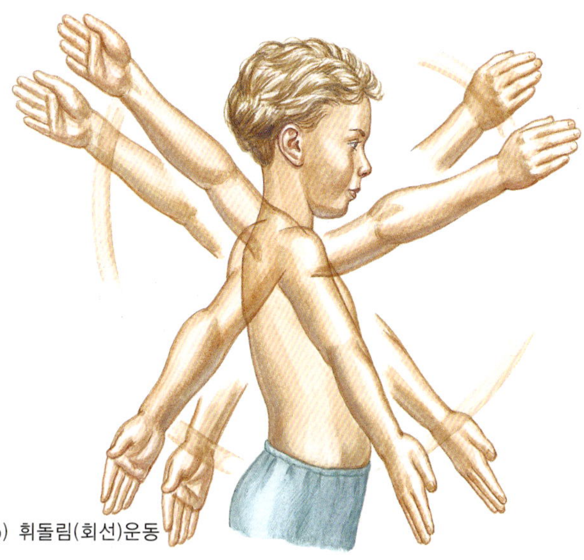

(b) 휘돌림(회선)운동

(3) 휘돌림

circumduction(휘돌림, 회선)은 원추 모양을 만드는 돌림운동이다. 먼쪽끝은 돌림운동을 하고 몸쪽 부착부위는 중쇠 역할을 한다(그림 4-16b). 이런 종류의 동작은 몸통, 어깨관절, 손목관절, 손허리손가락관절, 엉덩관절, 발목관절 및 발허리발가락관절(중족지절관절)에서 가능하다.

3) 특수운동

inversion(안쪽번짐, 내번)은 발바닥이 안쪽을 향하게 움직이는 운동이고, **eversion**(가쪽번짐, 외번)은 안쪽번짐의 반대로 발바닥이 바깥쪽을 향하게 움직이는 운동이다(그림 4-17a). 안쪽번짐과 가쪽번짐운동의 축은 발목관절과 발목뼈사이관절(족근간관절)에 있다.

protraction(내밈, 전인)은 한 평면에서 몸의 일부를 앞쪽으로 움직이는 운동이다. 아래턱을 앞으로 내밀거나 어깨와 팔을 안쪽으로 움직이는 것이 내밈의 예이다(그림 4-17b). **retraction**(들임, 후인)은 내밈의 반대로 앞으로 내민 부분을 뒤로 당기는 운동이다. **elevation**(올림, 거상)은 신체의 일부분을 들어 올리는 운동이고, **depression**(내림, 하강)은 올림의 반대 운동이다(그림 4-17c).

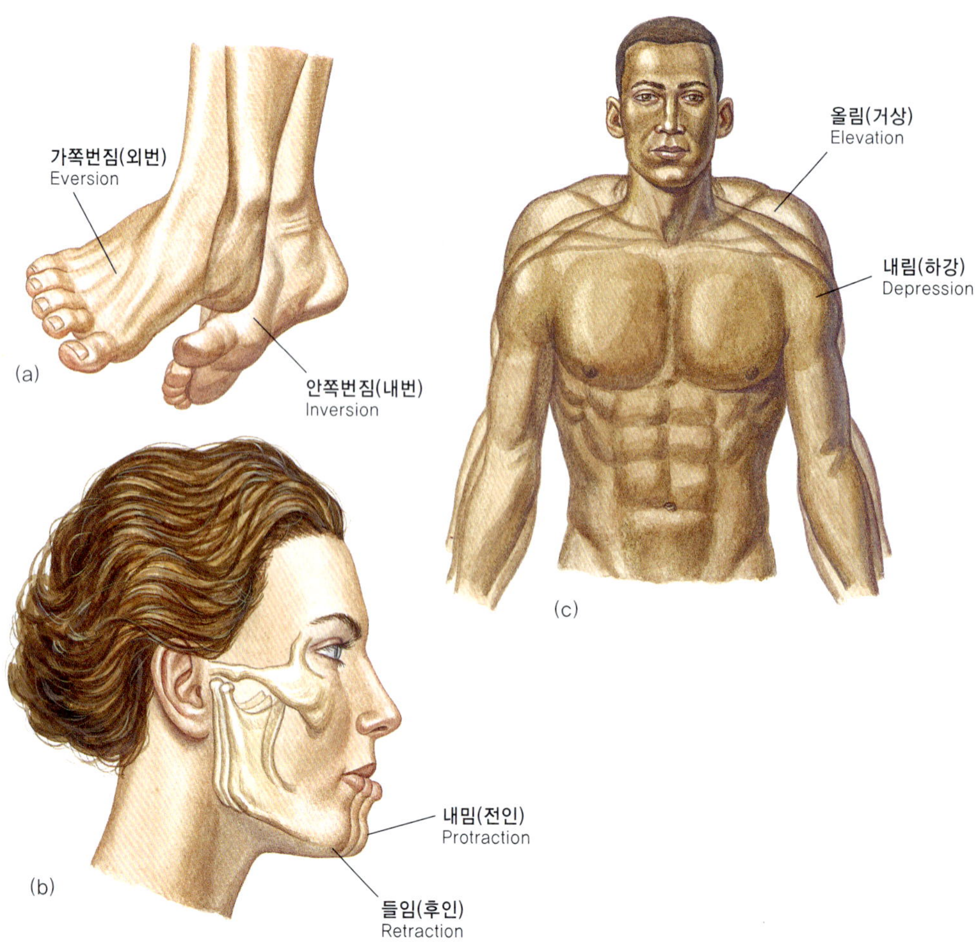

▶ **그림 4-17 윤활관절에서의 특수운동.** (a) 안쪽번짐과 가쪽번짐. (b) 내밈과 들임. (c) 올림과 내림.

6. 인체의 관절

인체의 많은 관절 중에 일부는 특별한 기능을 수행할 수 있는 특수한 구조와 모형을 갖고 있다. 이러한 관절들은 외상을 받기 쉬우며 임상적으로 중요한 관절이다.

1) 턱관절

temporomandibular joint(턱관절, 악관절)는 경첩관절과 평면(활주)관절이 합쳐진 유일한 관절로서 아래턱뼈의 관절돌기와 관자뼈의 턱관절오목 및 관절결절에 의해 이루어진 관절이다(그림 4-18). articular disc(관절원반, 관절원판)는 관절공간을 위 · 아래의 두 부분으로 나눈다.

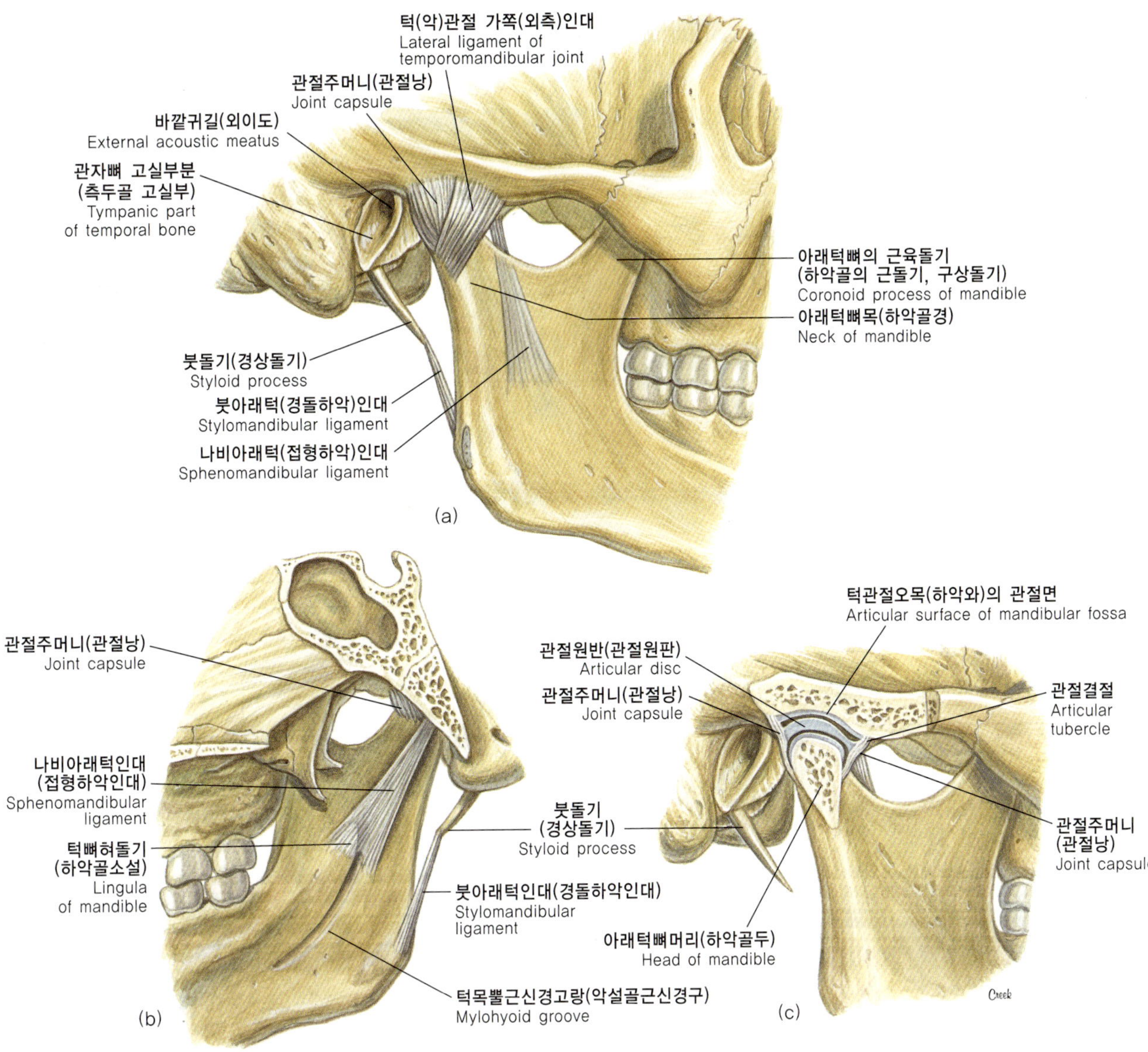

▶ 그림 4-18 **턱관절.** (a) 가쪽면. (b) 안쪽면. (c) 시상면.

턱관절을 지지하고 강화하는 3개의 큰 인대, 즉 가쪽인대, 붓아래턱인대, 나비아래턱인대가 있다.

귀밑샘에 덮여 있는 **lateral ligament**(가쪽인대, 외측인대)는 관절주머니의 가쪽에 덮여 있어서 턱이 심한 타격을 받을 때 관자뼈의 고실부분 골절과 뒤쪽으로 이동하는 것으로부터 턱뼈머리(하악골두)를 보호한다. **stylomandibular ligament**(붓아래턱인대, 경돌하악인대)는 턱관절과 직접적으로 연결되어 있지는 않지만 붓돌기와 턱뼈가지(하악골지)의 뒤모서리 사이에 위치한다. **sphenomandibular ligament**(나비아래턱인대, 접형하악인대)는 턱관절의 안쪽에 위치하는 인대로서 나비뼈가시와 턱뼈가지 사이를 연결해 준다. 턱관절의 움직임은 경첩관절로서 아래턱뼈의 올림과 내림운동을, 평면관절로서 아래턱뼈의 내밈과 들임 그리고 가쪽돌림운동을 한다. 가쪽돌림운동은 관절원반 때문에 가능하다.

2) 복장빗장관절

sternoclavicular joint(복장빗장관절, 흉쇄관절)는 빗장뼈의 복장끝과 복장뼈의 복장뼈자루에 의해 이루어진 관절이다(그림 4-19). 비록 복장빗장관절은 평면관절일지라도 관절주머니 안에 관절원반이 있기 때문에 운동의 범위가 상대적으로 넓다.

복장빗장관절에는 관절을 지지하고 유연성을 제공하는 4개의 인대가 있다. **anterior sternoclavicular ligament**(앞복장빗장인대, 전흉쇄인대)와 **posterior sternoclavicular ligament**(뒤복장빗장인대, 후흉쇄인대)는 관절의 앞면과 뒷면을 덮고 있으며, 이 인대들은 빗장뼈의 복장끝으로부터 복장뼈자루까지 걸쳐 있다. **interclavicular ligament**(빗장사이인대, 쇄골간인대)는 양쪽 빗장뼈의 복장끝 사이에 위치하여 연결하며, **costoclavicular ligament**(갈비빗장인대, 늑쇄인대)는 첫째 갈비뼈의 갈비연골과 빗장뼈의 갈비빗장 사이에 위치한다.

▶ **그림 4-19 복장빗장관절과 인대.** (a) 앞면(관상절단면). (b) 뒷면.

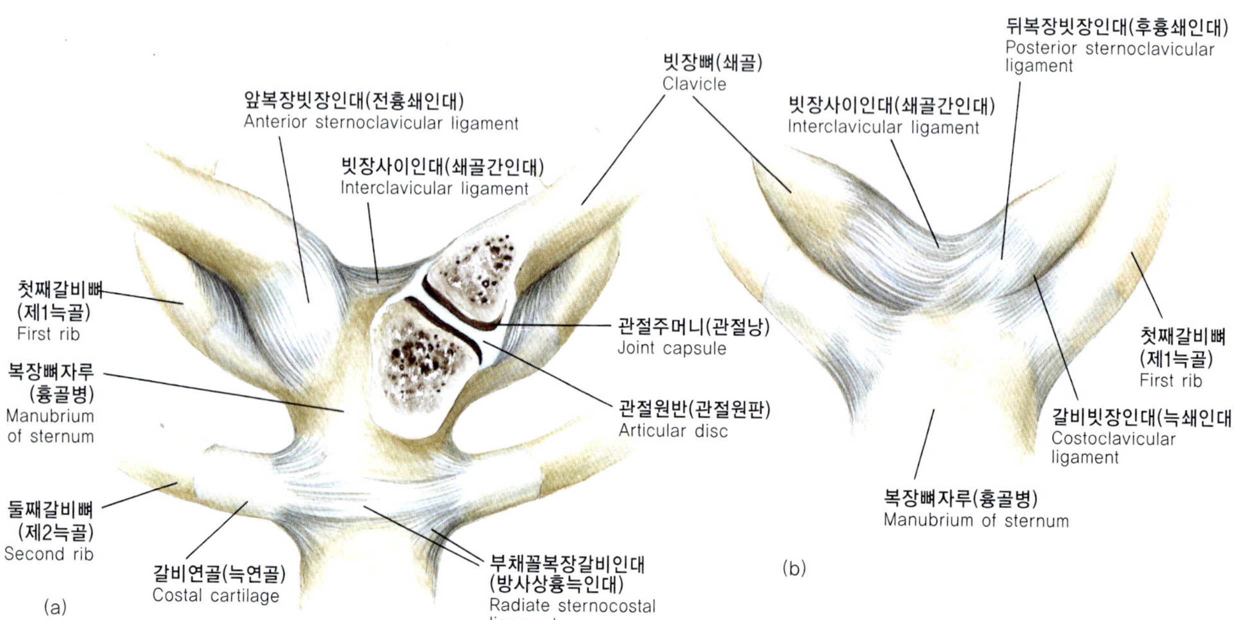

3) 어깨관절

glenohumeral joint(어깨관절, 견관절; shoulder joint)는 위팔뼈머리와 어깨뼈의 glenoid cavity(접시오목, 관절강)에 의해 형성되는 절구관절로서, 인체에서 가장 자유롭게 움직일 수 있는 관절이다(그림 4-20). 섬유연골의 원 모양 띠인 **glenoid labrum**(오목테두리, 관절순)은 어깨관절 테두리 주위를 감싸 접시오목의 깊이를 더해 준다(그림 4-21). 어깨관절은 위로 어깨뼈의 봉우리와 부리돌기에 의해 형성된 arch(아치)와 빗장뼈에 의해 보호된다.

▶ **그림 4-20 어깨관절.** (a) 앞면. (b) 앞면(관상절단면). (c) 뒷면. (d) 가쪽면(위팔뼈 제거).

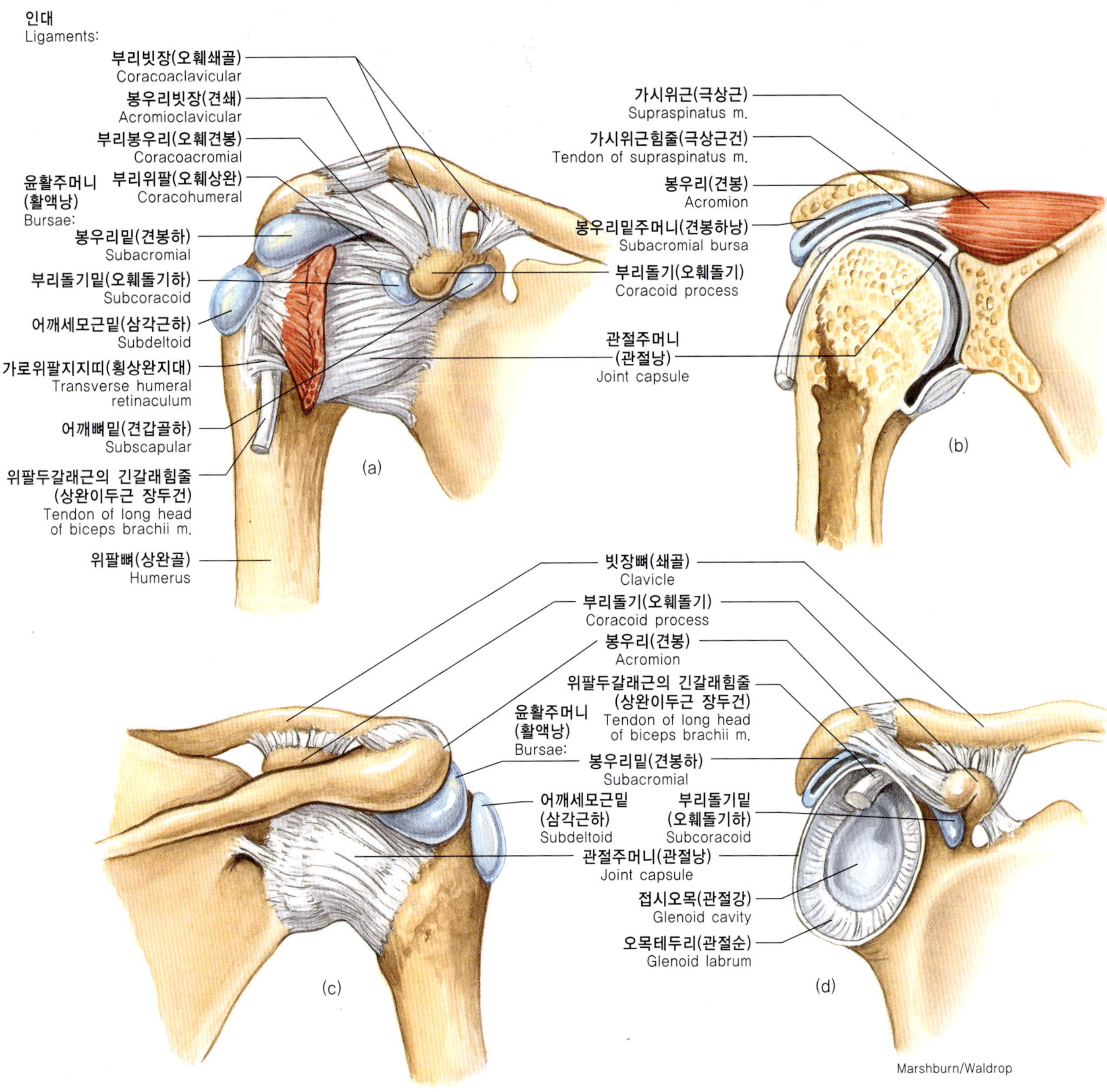

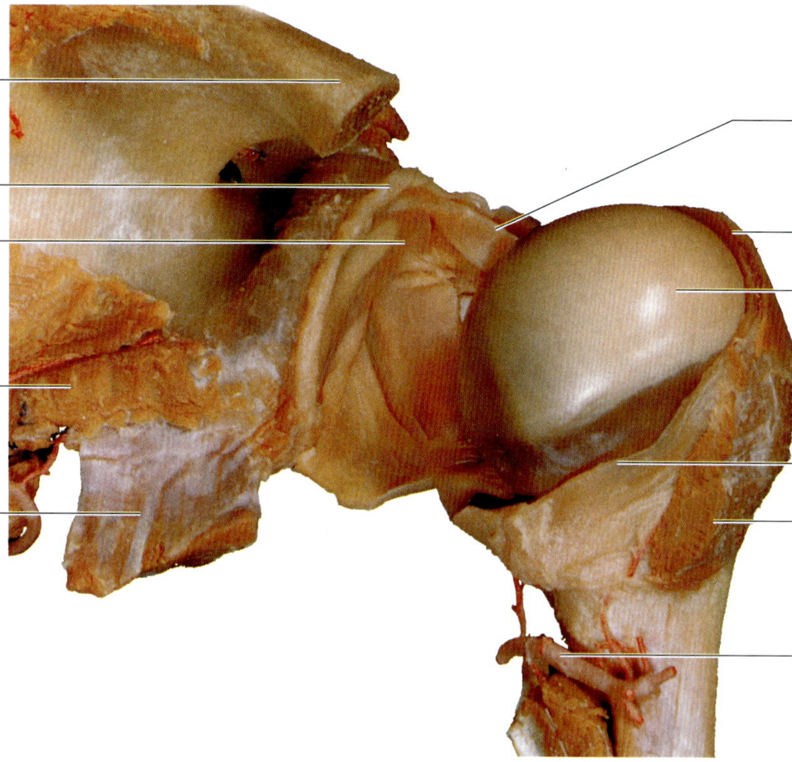

▶ 그림 4-21 **노출된 어깨관절의 뒷면.** 관절주머니를 절단, 위팔뼈를 가쪽으로 당기고 뒤쪽으로 휘돌림시킨 상태

비록 2개의 인대와 1개의 retinaculum(지지띠)이 어깨관절을 둘러싸고 지탱하고 있더라도 어깨관절의 가장 큰 안정성은 대부분의 어깨관절 위를 가로지르는 강력한 근육과 힘줄에 의해 연결되어 있는 점이다. coracohumeral ligament(부리위팔인대, 오훼상완인대)는 어깨뼈의 부리돌기와 위팔뼈의 큰결절 사이를 연결하며, 관절주머니는 인대성의 밴드로 된 3개의 **glenohumeral ligament**(오목위팔인대, 상완인대)에 의해 보강된다. 어깨관절의 마지막 버팀조직인 **transverse humeral ligament**(가로위팔인대, 횡상완인대)는 위팔뼈의 큰결절에서부터 작은결절까지 연결하는 얇은 밴드 형태로 구성되어 있다.

어깨관절에는 2개의 큰 bursa(윤활주머니, 활액낭)와 2개의 작은 윤활주머니가 있다. 세모근과 관절주머니 사이에 있는 **subdeltoid bursa**(어깨세모근밑주머니, 삼각근하낭)와 봉우리와 관절주머니 사이에 있는 **subacromial bursa**(봉우리밑주머니, 견봉하낭)는 비교적 큰 윤활주머니이고, 부리돌기와 관절주머니 사이에 있는 **subcoracoid bursa**(부리밑주머니, 오훼돌기하낭)와 어깨밑근힘줄과 관절주머니 사이에 있는 **subscapular bursa**(어깨밑근힘줄주머니, 견갑하근건하낭)는 작은 윤활주머니이다.

4) 팔꿉관절

elbow joint(팔꿉관절, 주관절)는 위팔뼈의 도르래와 자뼈의 도르래패임(활차절흔)에 의해 이루어지는 **humeroulnar joint**(위팔자관절, 완척관절)와 위팔뼈 작은머리와 노뼈머리에 의해 형성되는 **humeroradial joint**(위팔노관절, 완요관절)로 구성된 경첩관절이다(그림 4-22, 23). 이들 두 관절은 하나의 관절주머니에 의해 둘러싸여 있으며, 팔꿉관절의 뒷면은 관절의 윤활작용을 하는 olecranon bursa(팔꿈치주머니, 주두낭)가 있다. **radial collateral ligament**(가쪽곁인대, 외측측부인대)는 팔꿉관절의 가쪽을, **ulnar collateral ligament**(안쪽곁인대, 내측측부인대)는 팔꿉관절의 안쪽을 강화시키고 보강해 주는 역할을 한다. proximal radioulnar joint(몸쪽노자관절, 상요척관절)는 팔꿉관절 지역에 위치하고 있으나 경첩관절이 아니며, 이 관절에서 노뼈머리는 자뼈의 radial notch(노패임, 요골절흔)와 관절을 이루고 **annular ligament**(머리띠인대, 윤상인대)에 의해 연결되고 유지된다.

▶ 그림 4-22 오른쪽 팔꿉관절. (a) 앞면. (b) 뒷면. (c) 시상면 (d) 가쪽면. (e) 안쪽면.

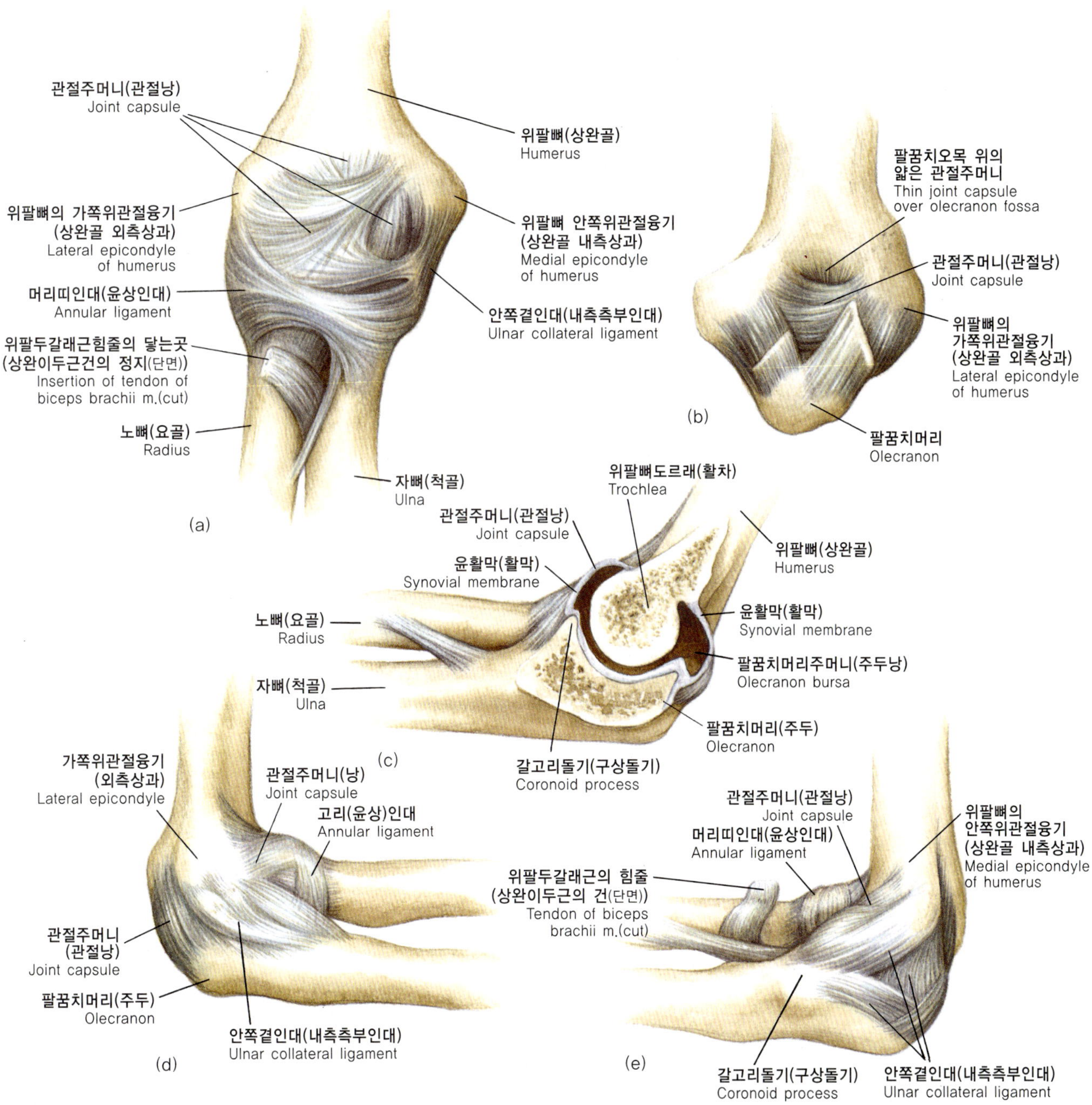

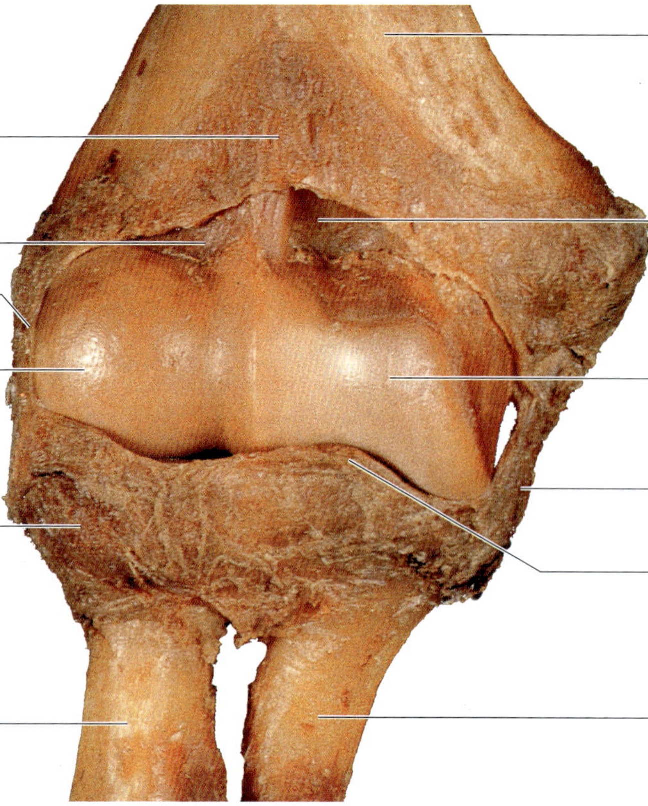

▶ 그림 4-23 **노출된 팔꿉관절의 뒷면.** 위팔뼈의 관절면을 보여주기 위해 관절주머니의 일부를 제거함.

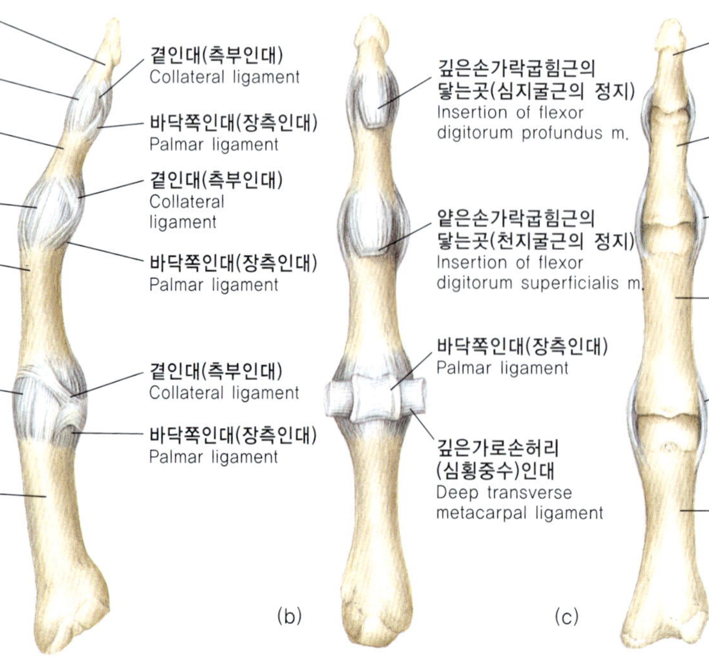

▶ 그림 4-24 **손허리손가락관절과 손가락뼈사이관절.** (a) 옆면. (b) 앞면(손바닥면). (c) 뒷면.

5) 손허리손가락관절과 손가락뼈사이관절

metacarpophalangeal joint(손허리손가락관절, 중수지절관절)는 타원관절이며 **interphalangeal joint**(손가락뼈사이관절, 지절간관절)는 경첩관절이다. 손허리손가락관절을 구성하는 뼈는 손허리뼈와 첫마디뼈이며, 손가락뼈사이관절을 구성하는 뼈는 인접한 손가락뼈이다(그림 4-24). 각각의 관절은 3개의 인대를 갖고 있으며, **palmar ligament**(바닥쪽인대, 장측인대)는 관절주머니의 손바닥쪽 혹은 앞쪽과 가쪽면에서 각 관절에 걸쳐 있고 2개의 **collateral ligament**(곁인대, 측부인대)는 각각 가쪽과 안쪽에 있어 관절주머니를 보강한다. 그러나 뒤쪽에는 그 어떤 지지하는 인대가 없다.

6) 엉덩관절

coxal joint(엉덩관절, 고관절; hip joint)는 넙다리뼈머리와 볼기뼈의 acetabulum(절구, 관골구)

▶ 그림 4-25 오른쪽 엉덩관절.
(a) 앞면. (b) 뒷면. (c) 관상절단면.

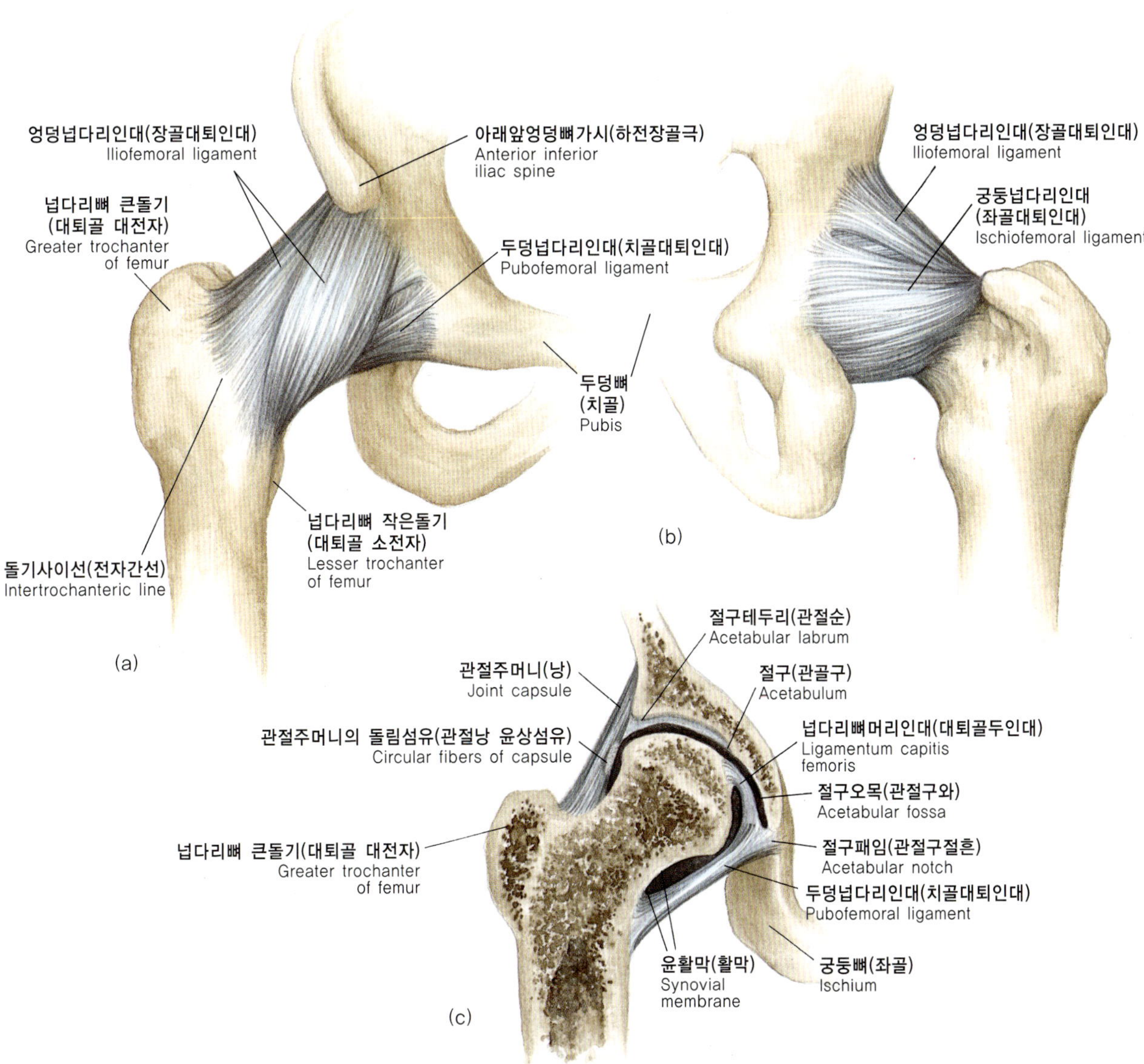

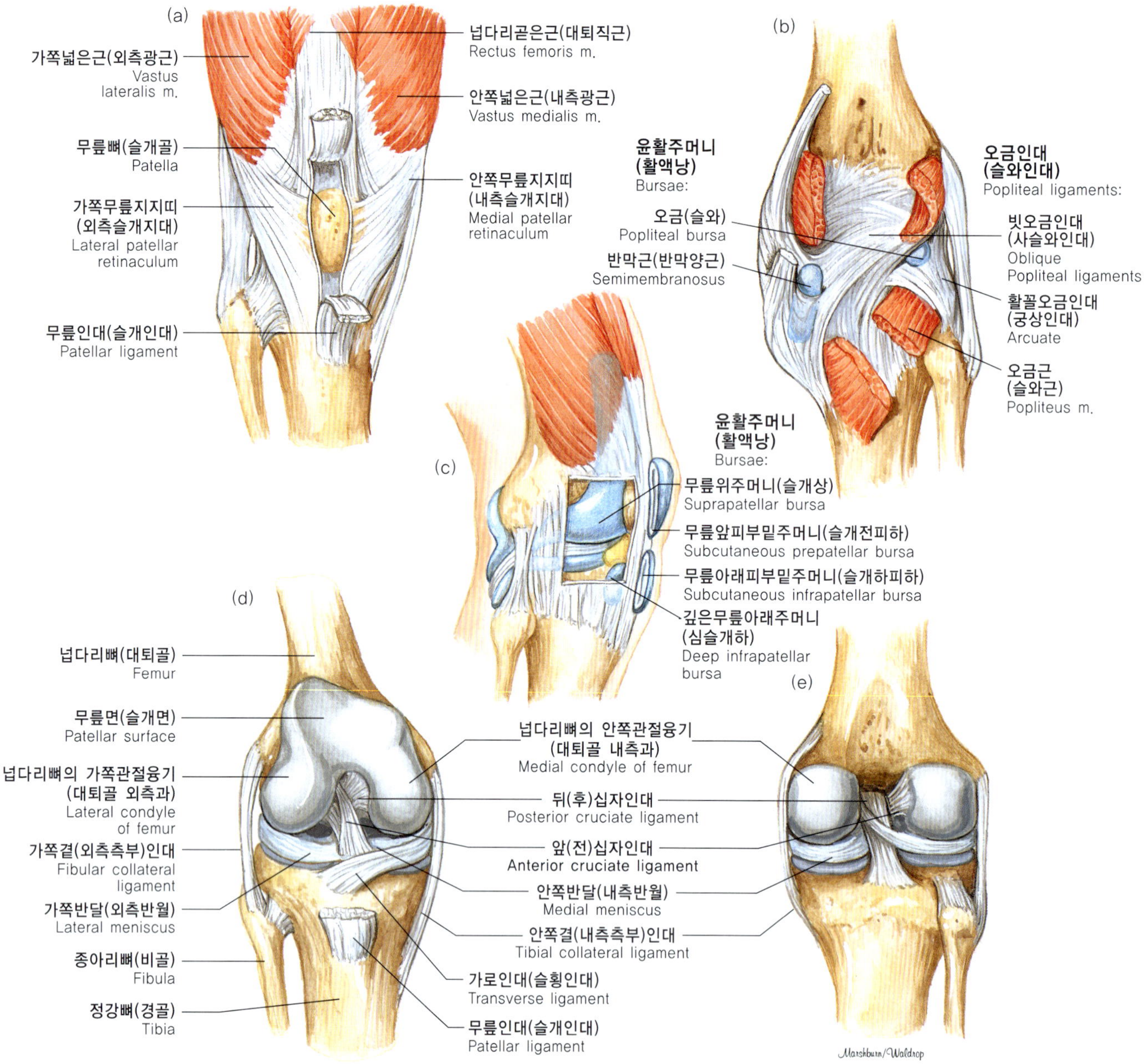

▶ **그림 4-26 오른쪽 무릎관절.** (a) 앞면. (b) 얕은층 뒷면. (c) 가쪽면. (d) 앞면(무릎관절 굽힘과 무릎뼈 제거상태). (e) 깊은층 뒷면.

에 의해 형성된 절구관절이다(그림 4-25). 엉덩관절은 인체의 체중을 지탱하므로 어깨관절에 비해 더 강하고 안정적이며, 강한 섬유관절주머니, 여러 인대들 그리고 강력한 근육들에 의해 보호된다.

엉덩관절의 앞쪽에는 **iliofemoral ligament**(엉덩넙다리인대, 장골대퇴인대)와 **pubofemoral ligament**(두덩넙다리인대, 치골대퇴인대)가 있고 뒤쪽에는 **ischiofemoral ligament**(궁둥넙다리인대, 좌골대퇴인대)가 있다. **ligamentum capitis femoris**(넙다리뼈머리인대, 대퇴골두인대)는 관절주머니 안에 있으며 볼기뼈절구에 넙다리뼈머리를 부착한다. 넙다리뼈머리인대는 상대적으로 느슨한 인대로 넙다리뼈를 절구 안으로 밀착시켜 헐렁거리는 움직임이 일어나지 않도록 유지시키는 중요한 역할을 한다. 그러나 넙다리뼈머리인대는 넙다리뼈머리에 혈액을 공급하는 동맥을 갖고 있다. **transverse acetabular ligament**(절구가로인대, 관골구횡인대)는 절구패임을 가로질러 관절주머니와 넙다리뼈머리인대를 연결한다. 또한 섬유연골로 구성된 **acetabular labrum**(절구테두리, 관절순)은 절구의 가장자리에 부착되어 있다.

7) 무릎관절

넙다리뼈(대퇴골)와 정강뼈(경골) 사이에 위치한 **tibiofemoral joint**(무릎관절, 슬관절; knee joint)는 인체의 관절 중에서 가장 크고, 가장 복잡하며, 가장 손상받기 쉬운 관절이다. 무릎관절은 복잡한 경첩관절(접번관절)이고 주된 운동은 굽힘과 폄운동이 일어나며 제한된 rolling(돌림)과 gliding(미끄러짐, 활주) 운동이 일어나는 관절이다.

또한 무릎관절의 앞쪽에서 미끄러짐운동이 일어나는 **patellofemoral joint**(무릎넙다리관절, 슬개골대퇴관절)는 **patellar ligament**(무릎인대, 슬개골인대)와 무릎뼈에 의해 안정되고 보호된다(그림 4-26, 27).

무릎관절의 앞면에는 무릎뼈와 무릎인대 그리고 넙다리네갈래근힘줄이 형성되어 있다. 또한 무릎관절 앞쪽에는 **subcutaneous prepatellar bursa**(무릎앞피부밑주머니, 슬개전피하낭), **supra-**

▶ 그림 4-27 무릎관절 뒷면의 실제 모습.

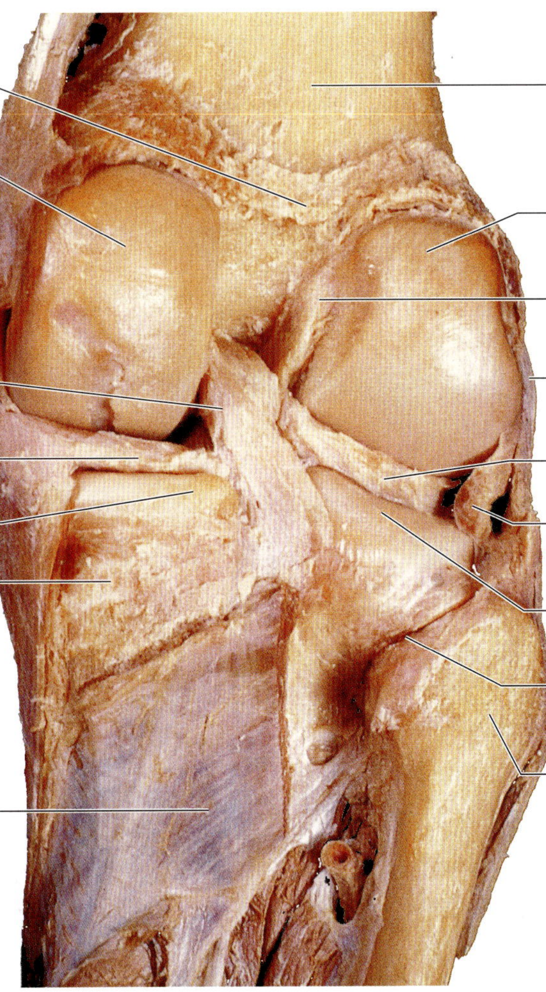

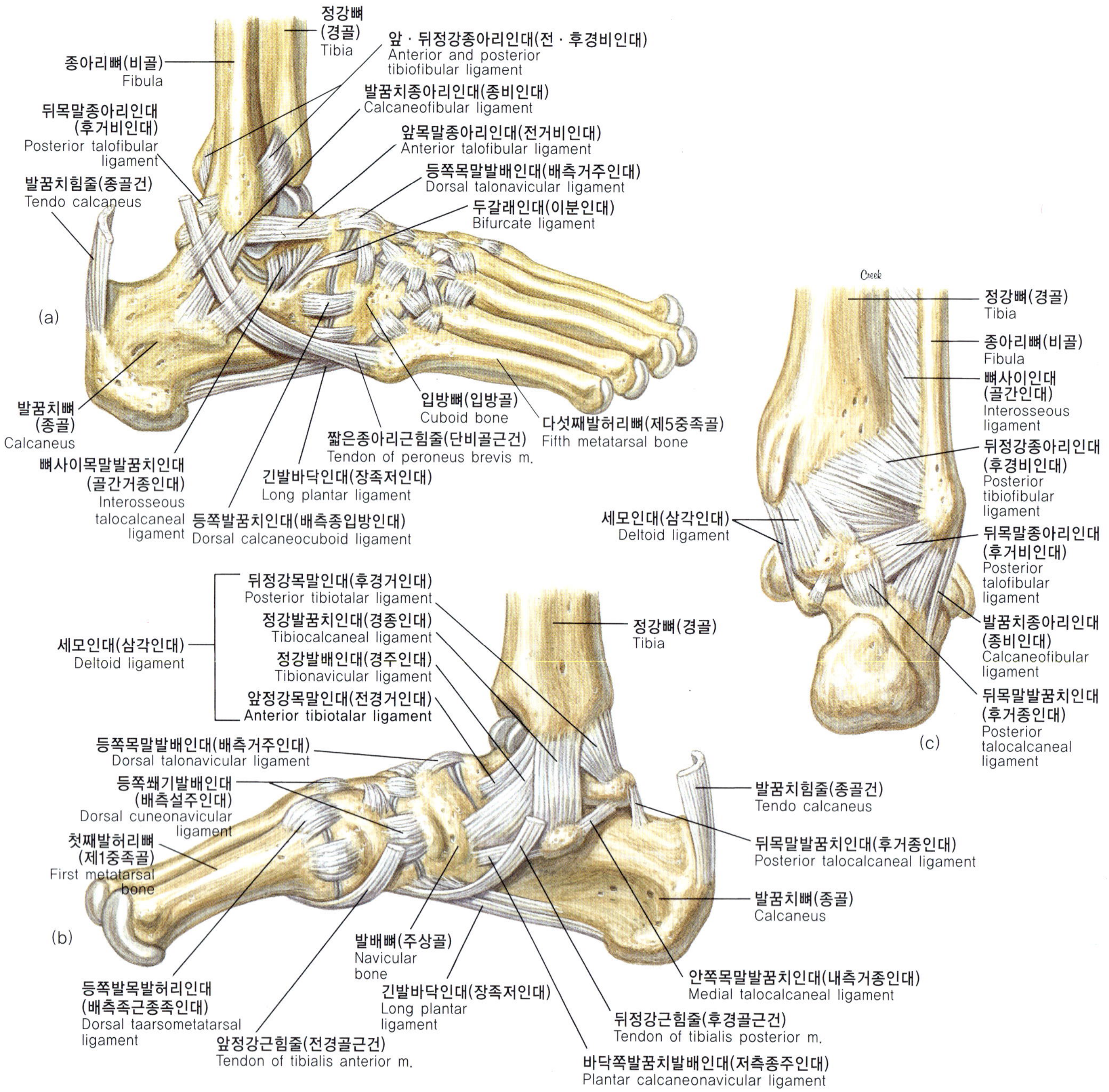

▶ 그림 4-28 오른쪽 발목관절.
(a) 가쪽면. (b) 안쪽면. (c) 뒷면.

patellar bursa(무릎위주머니, 슬개상낭), **cutaneous prepatellar bursa**(무릎앞피부주머니, 슬개전피낭) 및 **deep infrapatellar bursa**(깊은무릎아래주머니, 심슬개하낭) 등 4개의 윤활주머니가 있다.

무릎관절의 뒤쪽은 **popliteal fossa**(오금오목, 슬와)라 하며, 오금오목 얕은층에는 넓은 **popliteum oblique ligament**(빗오금인대, 사슬와인대)와 **popliteum arcuate ligament**(활꼴오금인대, 궁상슬와인대)가 있고, 관절 안 깊은층에는 **anterior and posterior cruciate ligament**(앞 · 뒤십자인대, 전 · 후십자인대)가 있다. 또한 popliteal bursa(오금주머니, 슬와낭)와 semimembranosus

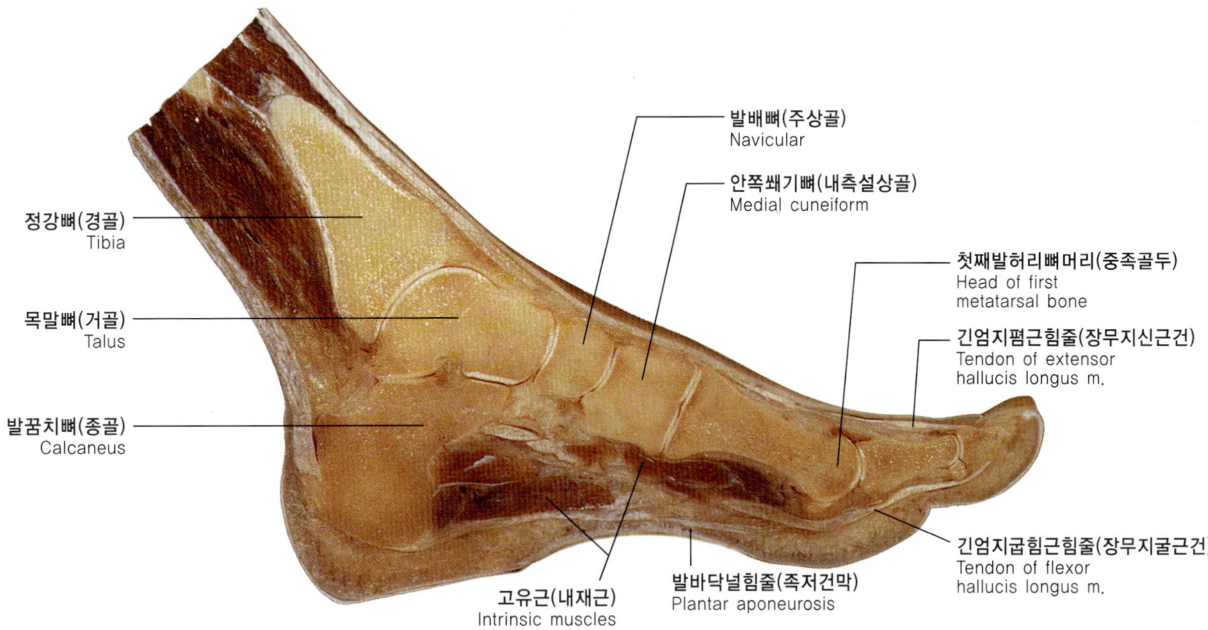

▶ 그림 4-29 발의 시상절단면

bursa(반막양근주머니, 반막양근낭)는 무릎관절 뒤에 위치한다.

강한 **collateral ligament**(곁인대, 측부인대)는 무릎관절의 안쪽과 가쪽을 지지한다. 2개의 섬유연골판인 **lateral and medial menisci**(가쪽 · 안쪽반달, 내측 · 외측반월판)는 먼쪽넙다리뼈의 관절융기와 몸쪽정강뼈관절융기 사이의 관절 안에 위치한다. 2개의 반달은 **transverse ligament**(무릎가로인대, 슬횡인대)에 의해 연결된다.

8) 발목관절

경첩관절인 **talocrural joint**(발목관절, 거퇴관절; ankle joint)에는 실제로 2개의 주된 관절이 있다(그림 4-28, 29). 하나는 talus(목말뼈, 거골)와 관절하는 정강뼈의 안쪽복사와 정강뼈의 먼쪽끝으로 형성되며, 다른 하나는 목말뼈와 관절하는 종아리뼈의 가쪽복사와 형성되는 관절이다.

1개의 관절주머니가 3개의 뼈를 관절하여 둘러싸고 있으며, 4개의 인대들이 관절주머니 바깥에서 발목관절을 지지하고 있다. 강한 **deltoid ligament**(세모인대, 삼각인대)는 정강뼈와 관계가 있으나, **lateral collateral ligament**(가쪽곁인대, 외측측부인대), **anterior and posterior talofibular ligament**(앞 · 뒤목말종아리인대, 전 · 후거비인대) 및 **calcaneofibular ligament**(발꿈치종아리인대, 종비인대)는 종아리뼈와 관련되어 있다.

malleoli(복사, 과)는 발목관절에서 옆으로의 움직임을 방해하는 목말뼈의 윗면을 덮는 덮개 역할을 한다. 손목에서의 융기관절과는 다르게 발목관절의 운동은 굽힘과 폄으로 제한된다. 발목관절의 발등굽힘은 우선적으로 아킬레스힘줄에 의해 저지되는 반면에, 발바닥굽힘은 관절의 앞과 관절주머니의 앞부분에 있는 폄근힘줄의 장력에 의해 제약을 받는다.

인체의 주된 관절과 그 운동에 대한 요약은 표 4-2에 정리하였다.

▶ 표 4-2 관절의 형태와 운동

관절	형태	운동
대부분 머리뼈관절	섬유(봉합)	못움직
턱관절	윤활(경첩; 활주)	올림, 내림; 내밈, 들임
고리뒤통수	윤활(융기)	굽힘, 폄, 휘돌림
고리중쇠	윤활(중쇠)	돌림
척추사이		
척추뼈몸통	연골(섬유결합)	약간의 운동
관절돌기	윤활(활주)	굽힘, 폄, 약간의 돌림
엉치엉덩	연골(활주)	약간의 활주운동; 성인에서 유착
갈비척추	윤활(활주)	호흡시 약간의 운동
복장갈비	윤활(활주)	호흡시 약간의 운동
복장빗장	윤활(활주)	어깨를 으쓱할 때 약간의 운동
가슴	연골(섬유결합)	호흡시 약간의 운동
봉우리빗장	윤활(활주)	내밈, 들임, 올림, 내림
어깨(견)	윤활(구상)	굽힘, 폄; 모음; 벌림, 휘돌림; 돌림
팔꿈치	윤활(접번)	굽힘, 폄
몸쪽노자	윤활(차축)	돌림
먼쪽노자	섬유(인대결합)	약간 옆으로 이동
손목	윤활(타원)	굽힘, 폄; 모음, 벌림; 휘돌림
손목뼈사이	윤활(활주)	약간의 운동
손목손허리		
손가락	윤활(타원)	굽힘, 폄; 모음, 벌림
엄지손가락	윤활(안장)	굽힘, 폄; 모음, 벌림
손허리손가락	윤활(타원)	굽힘, 폄; 모음, 벌림
손가락뼈사이	윤활(경첩)	굽힘, 폄
두덩결합	연골(섬유결합)	약간의 운동
엉덩	윤활(절구)	굽힘, 폄; 모음, 벌림; 휘돌림; 돌림
무릎	윤활(경첩)	굽힘, 폄; 굽힘시 약간의 돌림
몸쪽정강종아리	윤활(활주)	약간의 운동
먼쪽정강종아리	섬유(인대결합)	약간의 운동
발목	윤활(경첩)	발등굽힘, 발바닥굽힘; 약간의 휘돌림; 안쪽번짐, 가쪽번짐
발목뼈사이	윤활(활주)	안쪽번짐, 가쪽번짐
발목발허리	윤활(활주)	굽힘, 폄; 모음, 벌림

제 5 장
근육계통
Muscular System

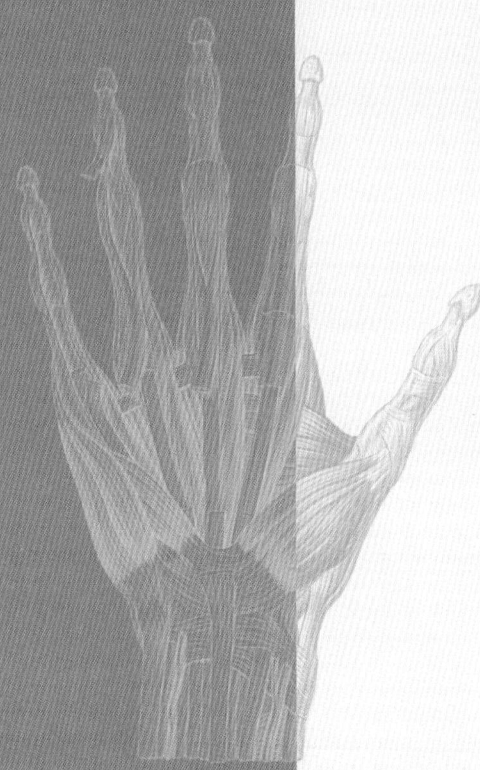

CHAPTER 5

학습목표

1. 근육학의 용어를 정의하고, 근육의 3가지 주요 기능을 기술할 수 있다.
2. 근육의 해부학적 위치와 협동적인 기능에 의해 어떻게 움직이는지 설명할 수 있다.
3. 뼈대근육과 관련된 여러 가지 결합조직을 비교하고 설명할 수 있다.
4. 협동근과 대항근을 구별할 수 있다.
5. 근육섬유 구조의 여러 형태에 대하여 기술할 수 있다.
6. 운동단위를 정의하고 근육수축 시 운동단위의 역할을 설명할 수 있다.
7. 붙여진 근육의 이름이 어떠한 방법을 활용하여 만들어졌는지 예를 들어 설명할 수 있다.
8. 몸통뼈대의 큰 근육의 위치를 알아보고, 각각의 협동근과 대항근을 확인하고 각각의 기능에 대하여 설명할 수 있다.
9. 팔다리뼈대의 주요 근육의 위치를 설명할 수 있고, 협동근과 대항근을 확인하고 각각의 작용에 대하여 설명할 수 있다.

1. 근육계통의 개요

skeletal muscle(뼈대근육, 골격근)은 몸의 움직임, 열 발생, 몸의 지지 및 자세유지 등의 기능을 수행할 수 있도록 되어 있다.

myology(근육학)는 근육을 연구하는 학문으로, 인체의 근육계통은 600여 개 이상의 뼈대근육으로 이루어져 있다. 각각의 근육은 뼈대근육조직, 결합조직, 신경조직으로 구성되어 있으며 하나의 기관으로 볼 수 있다. 또한 각각의 근육은 손가락의 움직임, 눈꺼풀의 깜빡임 등과 같은 특별한 기능을 가지고 있으며, 전체 뼈대근육은 대략 체중의 40%에 이른다.

muscle fibers(근육섬유, 근섬유)는 신경의 자극에 의해 수축하게 되는데 아주 작은 근육섬유의 자극은 눈으로 확인할 수 있는 정도의 수축을 일으키진 않지만, 독립적인 근육섬유의 수축은 근육 내에서 지속적으로 일어난다. 뼈대근육섬유의 수가 충분하게 자극에 의하여 활성화되면 근육은 수축하고 몸의 운동이 일어나게 된다.

근육은 (1) 운동, (2) 열 발생, (3) 몸의 지지 및 자세유지 등 중요한 3가지 기능을 수행한다.

1. **운동.** 뼈대근육에 의해 수행되는 기능 중 가장 명백한 것으로 걷기, 달리기, 글쓰기, 씹기 그리고 삼키기 등과 같이 신체의 일부나 전체를 움직인다. 심지어 eyeball(안구)이나 auditory ossicles(귓속뼈, 이소골) 등도 각각의 운동을 담당하는 뼈대근육과 관련되어 있다. 뼈대근육의 수축은 호흡운동과 신체 내부의 체액의 이동에도 중요하게 작용한다. 개개의 뼈대근육섬유가 자극된 상태에서 일정한 근육수축 상태를 유지하는 것을 긴장이라 하는데, 이 긴장은 지속적으로 운동하고 있는 뼈대근육섬유에서도 중요하게 작용한다.
2. **열 발생.** 인간의 체온은 놀랄 만큼 일정하게 유지되는데, 이는 세포 안에서 이루어지는 대사작용의 최종적인 산물로 열이 방출됨으로써 이루어진다. 근육은 체중의 약 40%를 차지하며 지속적인 활동상태에 있기 때문에 열 생성의 주요한 근원으로 제공되고, 격렬한 운동을 할 경우 근육의 열 생성률은 크게 증가하게 된다.
3. **몸의 지지 및 자세유지.** 뼈대계통은 인체의 뼈대 역할을 담당, 뼈대근육은 자세를 유지하고, 굽혀지기 쉬운 관절을 안정화시키며, 장기를 지지해 준다. 어떤 근육은 주요 기능이 중력의 반대로 작용하여 능동적인 자세를 유지시켜 주기도 하고, 일부 근육은 자신이 이완된 상태에 있

다고 생각할 때 자세유지를 위하여 작용하기도 한다. 예를 들어, 우리가 앉아 있을 때 머리의 무게는 목의 뒷부분에 위치한 근육의 작용에 의하여 atlantooccipital joint(고리뒤통수관절, 환추후두관절)에서 균형이 잡히게 된다.

인체의 근육조직은 민무늬근육조직, 심장근육조직 그리고 뼈대근육조직의 3가지로 분류된다. 이 3가지 근육조직은 구조나 기능에 있어서 차이가 있으며, **muscular system**(근육계통)이라고 할 경우 오직 뼈대를 구성하는 뼈대근육만을 뜻하기도 한다.

3가지 근육 형태에 대한 조직학적인 설명은 다른 장에서 이미 제시하였으나, 이 장에서도 다시 한 번 다루기로 한다. 심장근육은 의지에 상관없이 운동하는 제대로근(불수의근)이다. smooth

▶ 그림 5-1 **전신의 주요 얕은 층 근육.** (a) 앞면. (b) 뒷면.

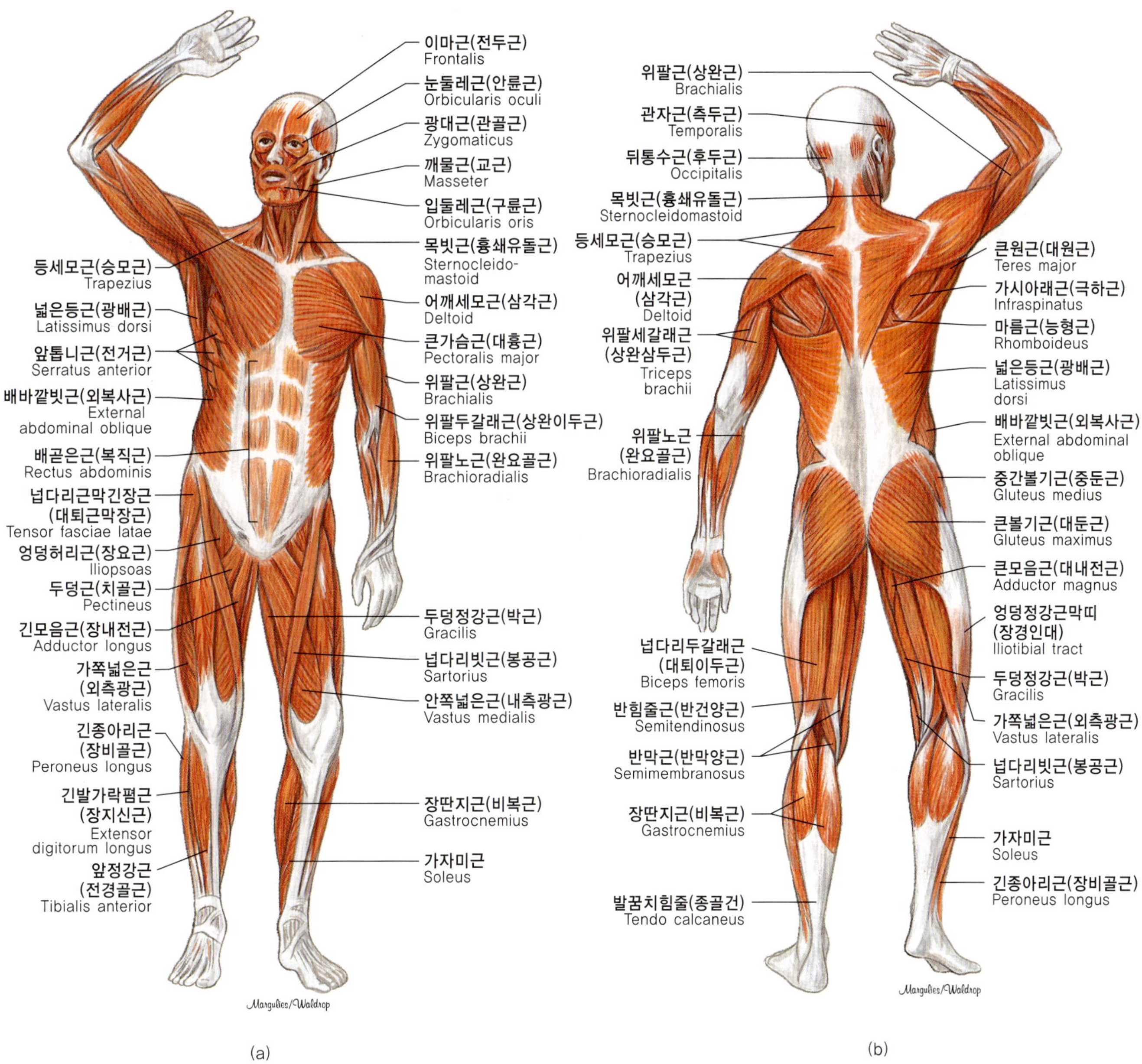

muscle(민무늬근육, 평활근)은 온몸의 전신에 두루 분포하며, 역시 의지와 상관없이 수축하는 제대로근이다. 이 장에서는 오직 인체의 뼈대근육과 뼈대근육계통에 관계된 것만을 다루게 될 것이다(그림 5-1).

근육은 보통 해부학적 위치와 상호 협조적인 기능에 의하여 근육군으로 분류한다. axial skeleton(몸통뼈대, 구간골격)의 근육은 얼굴의 근육, 목부위의 근육, trunk(몸통)의 앞 · 뒤 근육을 포함한다. appendicular skeleton(팔다리뼈대, 사지골격)의 근육은 pectoral girdle(팔이음뼈, 상지대)과 pelvic girdle(다리이음뼈, 하지대)에서 작용하는 근육과 팔다리의 관절을 움직이는 근육을 포함한다.

2. 뼈대근육의 구조

뼈대근육조직과 조직 내의 결합조직은 근육섬유의 수축과 방향성 등이 고려되어 고도의 유기적인 양상으로 배열되어 있다.

1) 근육 부착물

▶ 그림 5-2 **근육뼈대계통의 관계.** 근육의 부착점이 보다 몸쪽부위에 위치하고, 운동성이 적고 안정적일 경우 이는곳이라 하고, 부착점이 보다 운동성이 크고 먼쪽부위에 위치할 때 닿는곳이라 한다. 근육의 수축은 관절에서 각각 다른 뼈의 움직임을 야기시킨다.

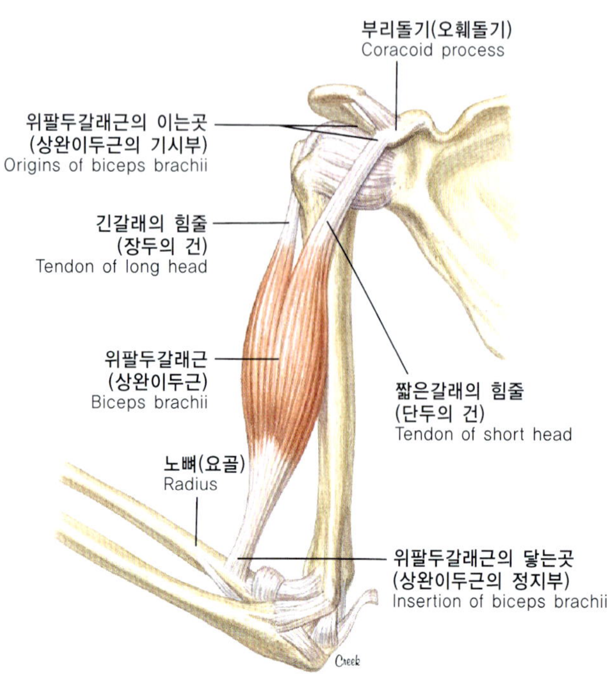

뼈대근육을 뼈의 끝부분에 부착시키는 **tendon**(힘줄, 건)은 규칙적인 치밀결합조직으로 구성되어 있으며, 뼈의 periosteum(뼈바깥막, 골외막)에 결합하게 되는데 일반적으로 2개 이상의 뼈에 부착하여 관절운동을 할 수 있도록 한다(그림 5-2). 근육이 수축하면, 근육은 짧아지고, 힘줄과 힘줄이 부착된 뼈에는 장력이 발생하여 synovial joint(윤활관절)에서 뼈의 움직임이 일어난다. 근육의 부착점 중 움직임이 크게 나타나는 곳을 **insertion**(닿는곳, 정지부)이라 하고, 움직임이 적게 나타나는 곳을 **origin**(이는곳, 기시부)이라 한다. 팔다리의 근육처럼 부속성 뼈대에 관련된 근육은 이는곳(기시부)의 경우 몸통(체간)의 중심에서 몸쪽부위(근위부)에 위치하고, 닿는곳(정지부)은 먼쪽부위(원위부)에 위치하게 된다. 근육의 중간부위는 근육조직이 풍부하여 두꺼워진 부분으로 **belly**(힘살, 근복)라 하고, 한쪽 끝은 **head**(갈래, 근두)라 하여 이는곳이 되고, 다른 쪽 끝은 **tail**(근육꼬리, 근미)이라 하여 닿는곳이 된다.

편평하고 얇은 판 모양의 힘줄은 **aponeurosis**(널힘줄, 건막)라 하는데, 머리뼈의 위와 옆면에서 관찰되는 galea aponeurotica(머리덮개널힘줄, 모상건)가 좋은 예가 된다. 손목과 발목관절과 같은 특정한 장소에서 발견되는 힘줄은 각각의 **tendon sheath**(힘줄집, 건초)에 의하여 싸여 있을 뿐 아니라 **retinaculum**(지지띠, 지대)라 불리는 얇지만 강한 띠처럼 생긴 결합조직에 의하여 전체의

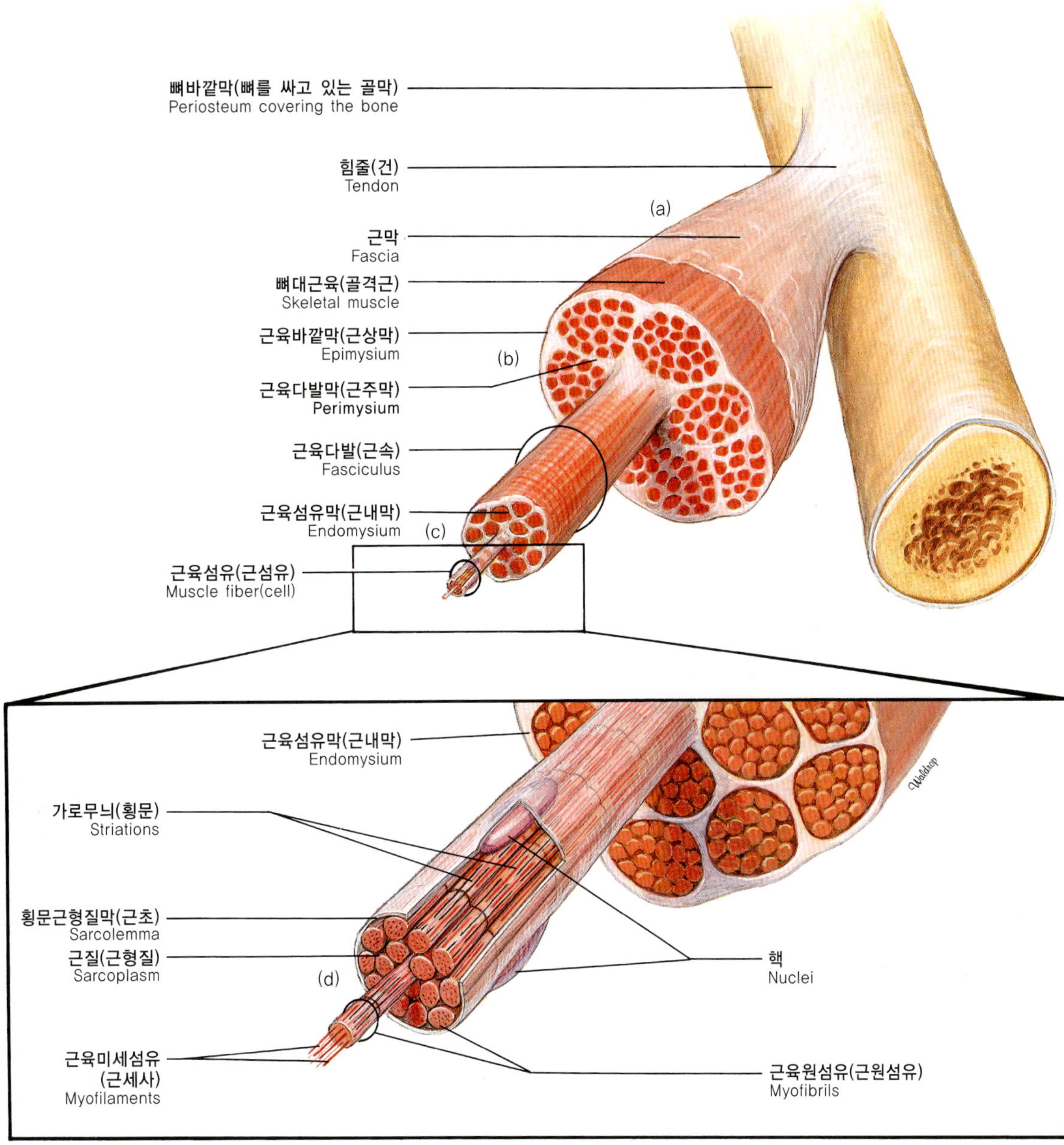

▶ 그림 5-3 **뼈대근육조직과 관련된 결합조직과의 관계.** (a) 근육막과 힘줄은 뼈의 뼈바깥막(골막, periosteum)에 근육을 부착시킨다. (b) 근육바깥막(근상막, epimysium)은 전체 근육을 둘러싸고, 근육다발막(perimysium)은 근육다발(근속, fasciculi)으로 세분시키고 근육다발을 결합한다. (c) 근육섬유막(endomysium)은 각 근육섬유를 둘러싸고 결합한다. (d) 각각의 근육섬유는 특별한 수축 소기관인 근육원섬유(근원섬유, myofibril)를 함유하고 있으며, 근육원섬유는 가는(액틴), 두꺼운(미오신) 근육미세섬유(근세사, myofilament)로 구성되어 있다.

힘줄이 둘러싸여 있다. 이들은 손목이나 발목에서처럼 많은 관절에 부착하여 힘줄을 지지해 주고 근육수축 시 구부러짐으로부터 힘줄의 이탈을 방지하여 손목과 발목을 정상적으로 유지시켜 준다.

2) 관련 결합조직

근육섬유가 만약 분리된 단위로 작용할 경우 근육수축이 효과적이지 않으므로, 각각의 근육섬유

▶ 표 5-1 근막의 종류

얕은근막	깊은근막	장막밑근막
피부를 지지하고 아래 위치하는 구조물에 결합; 피하지방조직(피하층)에 탄력성을 제공 ; 피부로 가는 신경과 혈관들을 지지.	다른 관련된 구조물들과 지지하고 결합 ; 힘줄(tendons), 인대(ligaments), 관절주머니(joint capsules)의 기초를 형성; 근육과 관절 그리고 관련된 구조물들로 가는 신경과 혈관 지지.	심장근막에 가슴막(pleura), 심장막(pericardium) 및 복막(peritoneum)인 장막(serous membrane)을 지지하고 결합; 장막으로 가는 신경과 혈관지지 제공.
지방조직과 함께 산재되어 있는 성긴결합조직의 그물로 구성	치밀결합조직으로 구성	성긴결합조직으로 구성

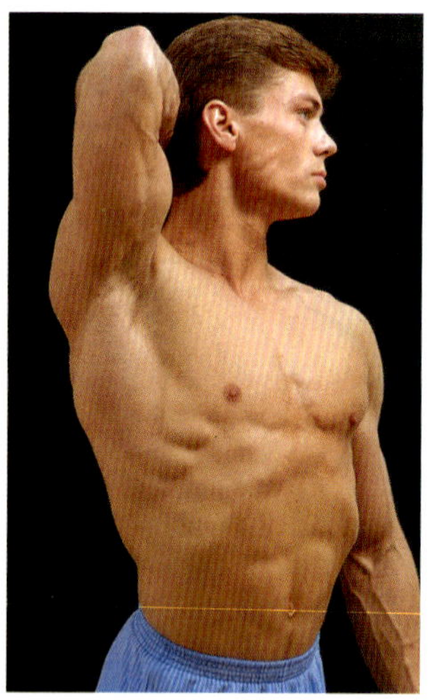

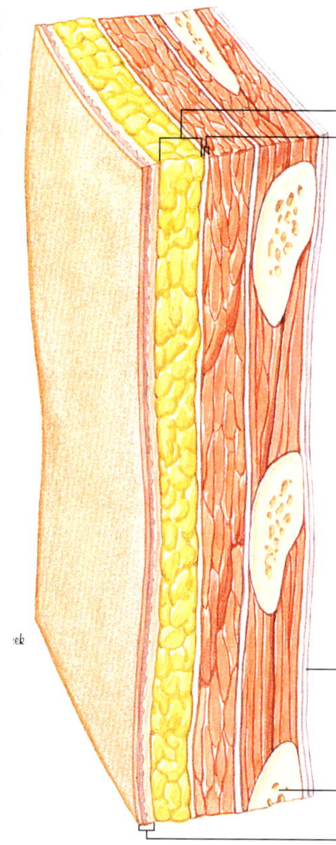

는 인접하는 섬유와 다발을 형성하고 이러한 다발은 다른 다발과 합쳐지게 된다. 이러한 근육의 배열은 근육이 한 장소에서 수축이 발생할 때 근육의 여러 장소에서 근육섬유를 수축하게 하고 합동으로 작용하게 만든다. 근육 안에서 근육다발(근속)을 결합시키는 물질은 loose connective tissue(성긴결합조직, 소성결합조직)이다.

결합조직은 구조적으로 근육조직을 보호하고 강화된 힘을 발휘할 수 있도록 배열되어 있으며, 근육섬유를 다발로 묶고, 그리고 다발은 다시 결합조직에 의하여 싸이게 된다(그림 5-3). 뼈대근육의 개별적인 근육섬유는 **endomysium**(근육섬유막, 근내막)이라 불리는 섬세한 결합조직의 막에 의하여 싸여 있으며, 근육섬유막은 인접하는 근육섬유를 결합시키고, 모세혈관과 신경종말에 의하여 지지된다. 또 **perimysium**(근육다발막, 근주막)이라는 다른 결합조직은 근육섬유의 다발을 결합시켜 **fasciculi**(근육다발, 근속)을 만들고, 근육다발막은 다양한 근육다발로 가는 혈관과 신경을 지지한다. 근육은 **epimysium**(근육바깥막, 근상막)에 전체적으로 싸여 있으며 끝부분은 힘줄로 연속된다.

fascia(근막)는 근육을 싸고 있는 섬유성 결합조직으로 근육의 두께에 따라 다양하며, 피부에 부착된다(표 5-1). **superficial fascia**(얕은근막, 천근막)는 하부 구조물과 피부를 보호한다. 엉덩이와 배벽에 있는 얕은근막은 두껍고 지방조직으로 덮여 있다. 반대로 손등의 아래, 팔꿈치, 얼굴부분에 위치하는 얕은근막은 얇다. 얕은근막의 내부 확장으로 생기는 깊은근막은 지방조직이 거의 없고 근육의 근육바깥막(근상막)과 섞여 있다. 근육을 싸고 있는 깊은근막은 근육을 기능별로 분획화해 준다. **subserous fascia**(장막밑근막, 장막하조직근막)는 깊은근막과 장막 사이에 퍼져 있는데, 신경과 혈관은 장막을 지원해 주기 위하여 장막밑근막을 가로지른다.

3) 근육군

muscle(m.; 근육)은 개별적으로 운동하지 않고 기능적인 상관성을 가지면서 군으로서의 역할을 수행한다. 특정한 운동을 수행하기 위하여 함께 수축하는 근육은 **synergistic muscle**(협동근, 협력근)이라 하고(그림 5-4), **antagonistic muscle**(대항근, 길항근)은 일반적으로 관절의 반대편에 위치하면서 대항하는 기능을 수행한다. 예를 들어, biceps brachii (위팔두갈래근, 상완이두근)의 두 갈래는 brachialis(위팔근, 상완근)와 함께 elbow joint(팔꿈치 관절, 주관절)를 구부리기 위하여 수축한다. 위팔두갈래근과 위팔근의 대항근(길항근)인 triceps brachii(위팔세갈래근, 상

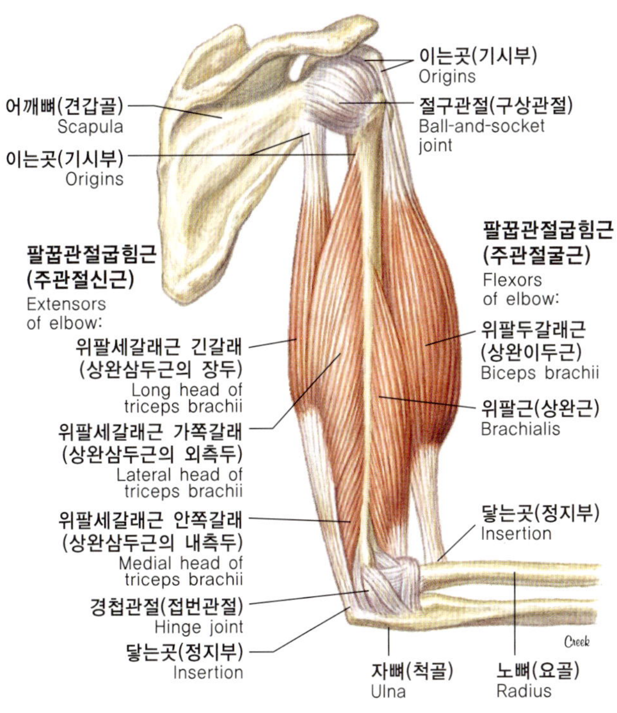

▶ 그림 5-4 **협동근(협력근)과 대항근(길항근)의 예.** 위팔두갈래근 2개의 갈래와 위팔근은 위팔세갈래근 3개의 갈래처럼 서로 협동근으로 작용한다. 위팔두갈래근과 위팔근은 위팔세갈래근에 대항근으로 작용하며, 위팔세갈래근은 위팔두갈래근과 위팔근에 대항근으로 작용한다. 하나의 대항근군이 수축할 때 다른 근군은 반드시 이완되는데, 그렇지 않으면 운동은 일어나지 않는다.

▶ 표 5-2 근육의 형태

형태와 특징	모 양
평행근육—가죽끈 모양; 긴 왕복운동(굉장히 먼거리 수축); 좋은 지구력; 특별히 강하지 않음 예 넙다리빗근, 배곧은근	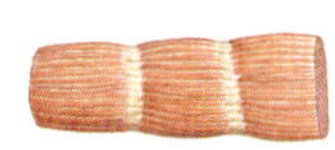
수렴근육—부채 모양; 부착된 한 점으로 수축성 힘이 집중됨; 평행근육보다 강함 예 어깨세모근, 큰가슴근	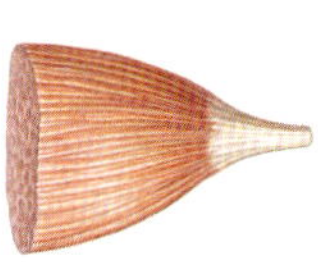
조임근육—근육섬유가 개구부를 중심으로 동심원상으로 분포; 수축되었을 때 괄약근으로 작용 예 눈둘레근, 입둘레근	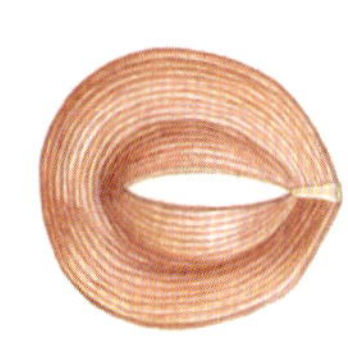
깃근육—많은 근육섬유가 깃털모양으로 배열; 강한 근육; 짧은 왕복운동; 민첩하고 쉽게 피로; 3가지 형태; (a)반깃근육, (b)깃근육, (c) 뭇깃근육	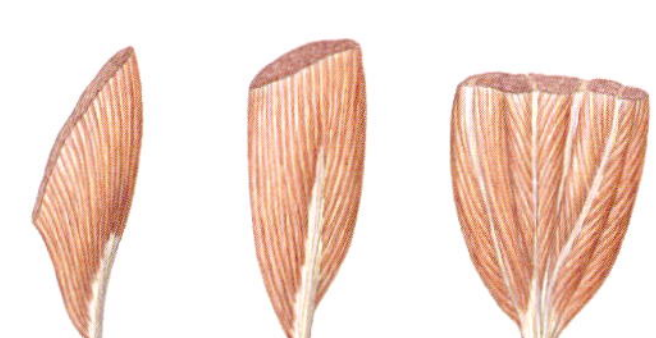 (a) (b) (c)

orifice: L. orificium, mouth; facere, to make
pennate: L. pennatus, feather

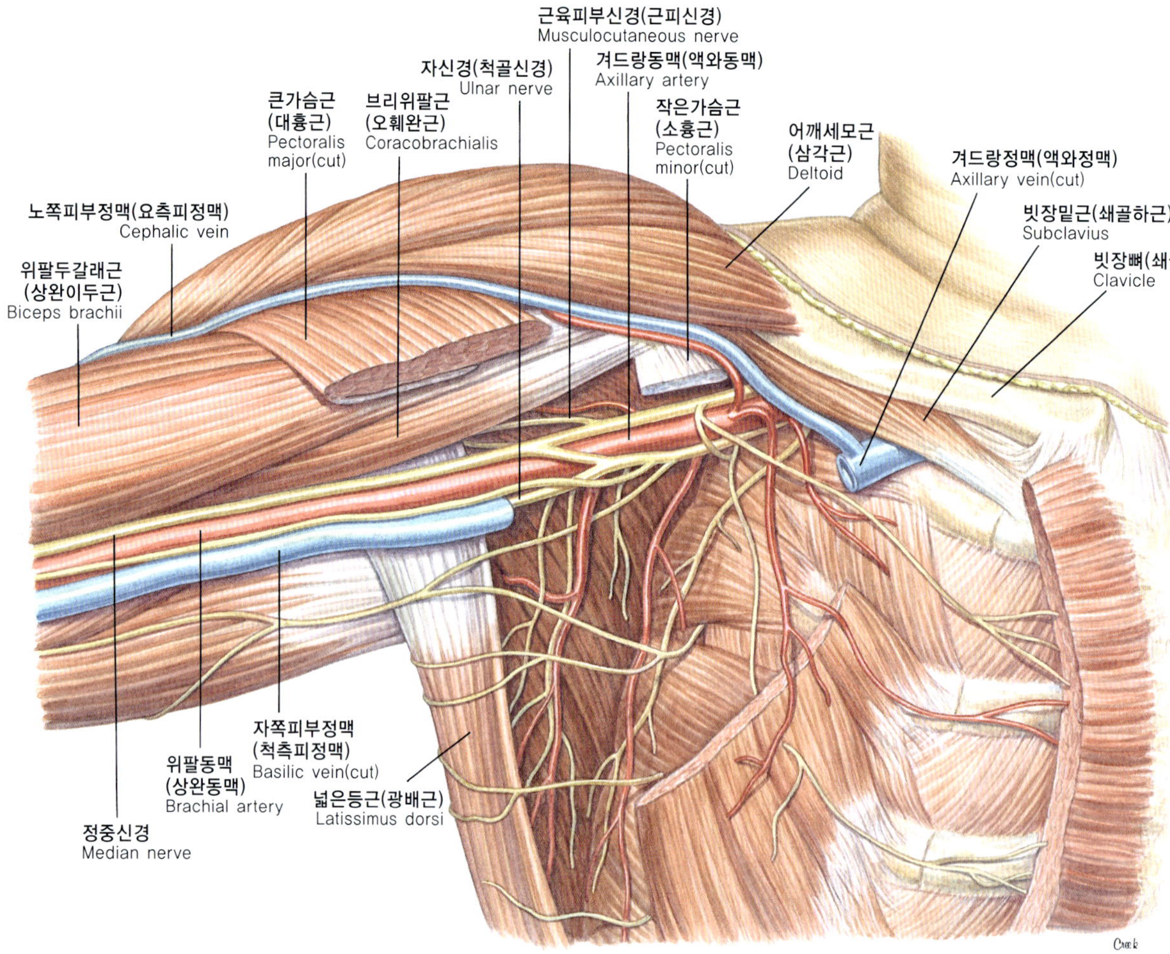

▶ 그림 5-5 **겨드랑부위 뼈대근육의 혈관과 신경.** 혈관과 신경이 근육 사이를 통과할 때 혈관과 신경의 근접한 접근에 주목하라.

완삼두근)는 수축하면서 팔꿈치부분을 편다. 수축된 근육 안의 근육섬유는 줄어들어 있고, 또 다른 수축을 통해 다른 동작을 유발하기 전에 늘어나야 하기 때문에 대항근은 필수적인 것이다. 중력 또한 특정 근육에 대항근으로 작용할 수 있다. 예를 들어, 들어올려진 팔근육이 이완되면 중력이 몸의 측면으로 내려오게 되어 근육 안의 근육섬유는 짧아지게 된다.

4) 근육의 형태

뼈대근육은 근육섬유의 배열형태에 따라 parallel(평행), convergent(수렴, 모임), sphincteral(조임) 또는 circular(원형, 고리) 혹은 pennate(깃)로 분류될 수 있으며, 각각의 섬유 배열형태는 근육에 각기 다른 기능을 제공하게 된다(표 5-2).

5) 뼈대근육의 혈액과 신경

근육세포는 높은 신진대사 활동을 하므로 영양물질과 산소를 공급받고 노폐물을 제거하기 위한 충분한 혈관계통이 필요하다. 작은 근육의 경우 대체적으로 혈액을 공급하는 하나의 동맥을 가지고 있으며, 혈액을 회수하는 2개의 정맥을 가지게 되며, 큰 근육은 여러 개의 동맥과 정맥을 가지게 된다. 또한 미세한 모세혈관은 개개의 근육섬유를 둘러싸고 있는 근육섬유막의 여러 부위에 나타나 동맥과 정맥을 연결하게 된다(그림 5-5).

뼈대근육섬유는 2개의 신경통로가 존재하는데, **motor neuron**(운동신경원, 원심성신경원; efferent neuron)은 근육이 수축할 수 있도록 자극하는 신경세포이며, **sensory neuron**(감각신경원, 구심성신경원; afferent neuron)은 근육섬유로부터 중추신경계통으로 자극을 전달하는 작용을 하여 근육섬유의 활동에 반응할 수 있게 한다. 만약, 근육섬유가 주기적으로 수축되도록 자극을 받지 않으면 근육은 위축될 것이다.

3. 뼈대근육섬유와 근육수축의 형태

운동신경 자극에 반응하는 근육섬유의 수축은 근육세포 내 myofibrils(근육원섬유)의 미끄러짐 운동에 의하여 발생하고, 이것은 sarcomeres(근육원섬유마디, 근절)의 길이를 감소시킨다.

1) 뼈대근육섬유

뼈대근육섬유의 긴 특별한 모양에도 불구하고, 근육세포는 일반 다른 세포처럼 mitochondria(사

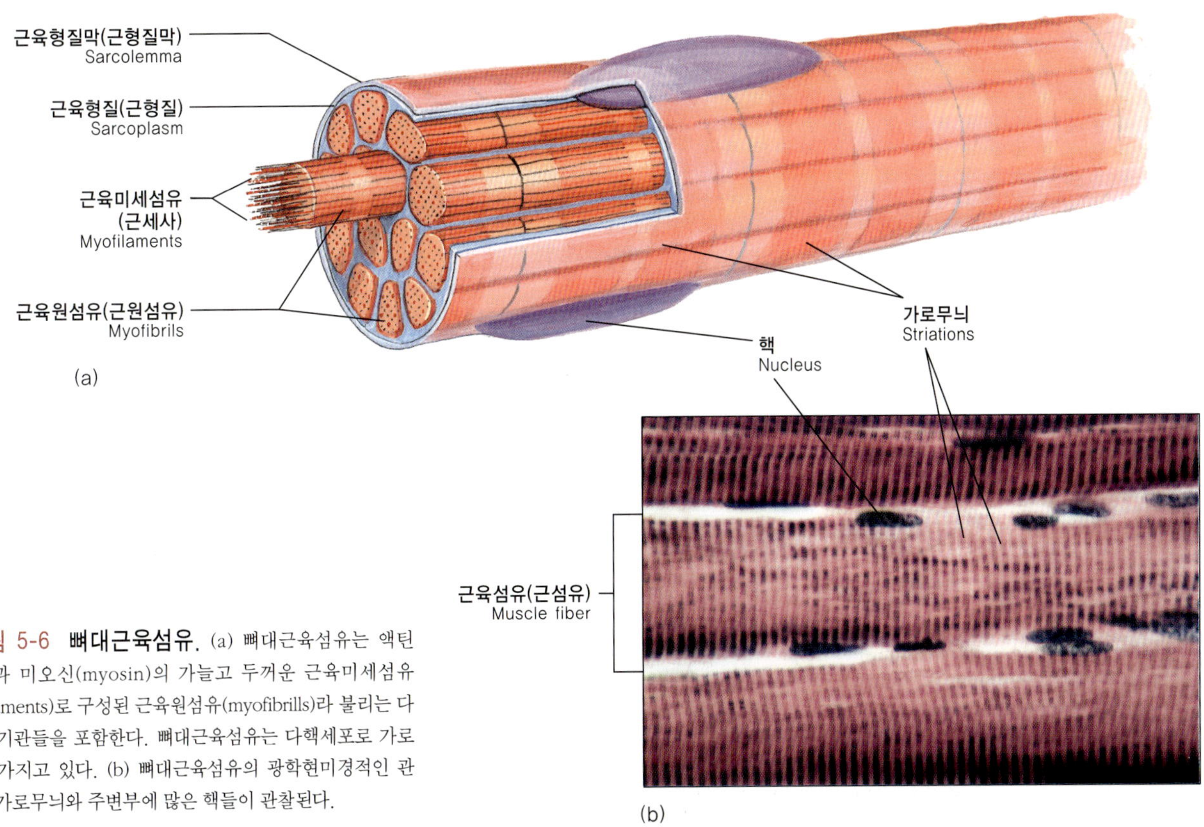

▶ 그림 5-6 **뼈대근육섬유.** (a) 뼈대근육섬유는 액틴(actin)과 미오신(myosin)의 가늘고 두꺼운 근육미세섬유(myofilaments)로 구성된 근육원섬유(myofibrills)라 불리는 다수의 소기관들을 포함한다. 뼈대근육섬유는 다핵세포로 가로무늬를 가지고 있다. (b) 뼈대근육섬유의 광학현미경적인 관찰에서 가로무늬와 주변부에 많은 핵들이 관찰된다.

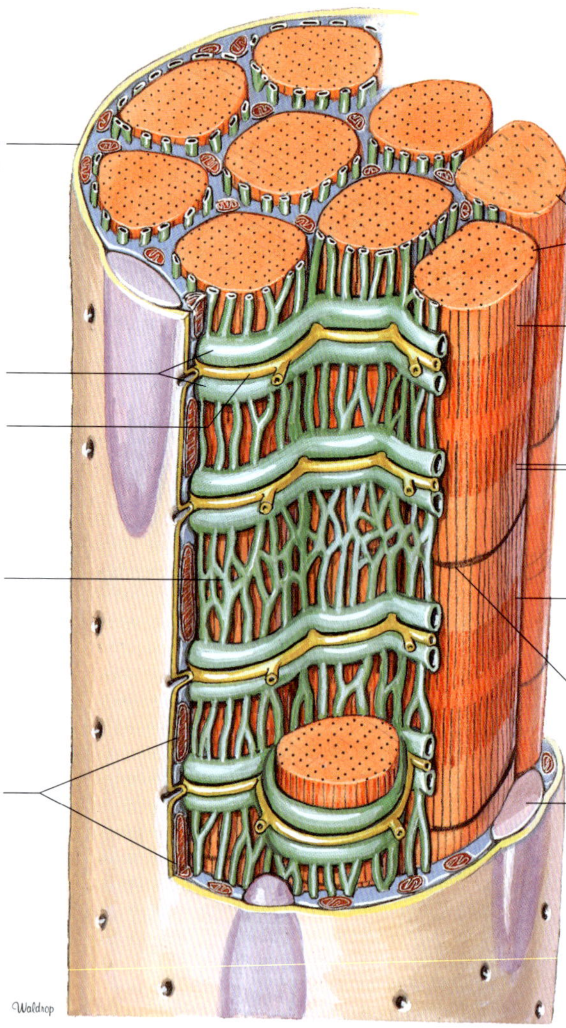

▶ 그림 5-7 뼈대근육의 미세구조

립체), intracellular membranes(세포속막, 세포내막), glycogen granules(당원과립) 등의 일반적인 세포소기관을 가지고 있으며, 뼈대근육섬유는 많은 핵을 가지고 있는 다핵세포로 가느다란 줄무늬가 출현하는 것이 특징이다(그림 5-6). 또한 크기는 매우 다양한데 어떤 뼈대근육섬유는 10~100㎛의 지름에 30cm의 길이에 달하는 뼈대근육섬유도 있다.

각각의 근육섬유는 **sarcolemma**(근육형질막, 근형질막)라고 불리는 세포막에 의해 둘러싸여 있다. 막성 통로의 연결구조로 **sarcoplasmic reticulum**(근육형질그물, 근형질세망)은 **sarcoplasm**(근육세포질)이라 불리는 근육섬유의 세포질 전체에 확장된 구조로 출현한다(그림 5-7). transverse tubule(가로세관; T tubule)은 근육형질막의 바깥쪽으로부터 들어와 근육형질그물에 수직으로 달리게 된다. 또한 근육섬유 안에는 많은 **myofibrils**(근육원섬유)가 실 같은 구조로 출현하게 된다(그림 5-8). 이 근육원섬유는 대략 1㎛의 지름으로 근육섬유의 좌우축을 따라 평행으로 퍼져 있으며, 근육원섬유의 사이에는 사립체, 세포속막과 같은 다른 세포소기관이 근육형질 안의 좁은 공간에 밀집되어 출현한다. 근육원섬유는 훨씬 작은 단백질 섬유인 **myofilament**(근육미세섬유, 근세사)로 구성되어 있는데, 가는근육미세섬유(소근세사)는 지름이 약 6nm 정도로 **actin**(액틴)이라는 단백질로 구성되고, 굵은근육미세섬유(대근세사)는 약 16nm의 지름으로 **myosin**(미오신)이라는 단백질로 구성되어 있다.

뼈대근육을 이루는 근육원섬유의 특징인 어둡고 밝은 가로무늬는 이 근육미세섬유의 배열에서 기인된다. 어두운 부분을 **A대**(어두운띠, 암대)라 부르고, 밝은 부분을 **I대**(밝은띠, 명대)라고 부른다. 고배율로 확대하여 관찰해 보면, 가늘고 어두운 선이 I대의 중앙에서 볼 수 있는데 이것을 **Z선**이라고 부른다. 한 쌍의 Z선 사이의 가늘고 두꺼운 근육미세섬유의 배열은 근육뼈대 수축의 기본 단위를 이루게 하는 반복되는 구조적인 양상을 이루어 이 Z선과 Z선 사이의 기본 단위는 **sarcomere**(근육원섬유마디, 근절)라고 하며, 근육원섬유의 세로단면에서 근육원섬유마디는 잘 관찰된다(그림 5-9a, b). 근육원섬유 안의 I대는 A대와 A대 사이에서 출현하는 밝은띠로, 오직 가는근육미세섬유만으로 구성되므로 밝게 출현하게 되며, 이러한 가는근육미세섬유는 I대의 끝부분에서 끝나지 않고 A대의 사이로 어느 정도 중첩이 된다. A대를 자세히 살펴보면, 두껍고 가는 근육미세섬유가 각각의 A대의 모서리부분에 겹쳐져 있기 때문에 A대의 가장자리는 가운데 부분보다 더 어둡게 나타나고, 중첩이 일어나지 않는 A대의 가운데 부분은 약간 밝게 나타나게 되는데 이 밝은 부분을 **H대**라고 부른다(H는 'helle'의 첫 글자이며, 독일어로 '밝음'을 뜻한다). 그러므로 가운데 H대에서는 가는근육미세섬유가 출현하지 않고 오직 굵은근육미세섬유로만 이루어진 부분이 된다.

그림 5-9b에 관찰되는 근육원섬유마디는 어떤 의미로 오해를 줄 수도 있다. 표시된 그림 외에 각

▶ **그림 5-8 근육원섬유의 구조.** (a) 뼈대근육섬유의 많은 근육원섬유들은 많은 구획을 이루면서 배열된다. (b) 는 근육원섬유마디들을 나타낸다. (c) 근육원섬유마디의 특징적인 가로무늬는 각각의 가는근육미세섬유와 굵은근육미세섬유의 배열에 의하여 발생되고, 이들은 액틴과 미오신이라는 단백질로 구성되어 있다.

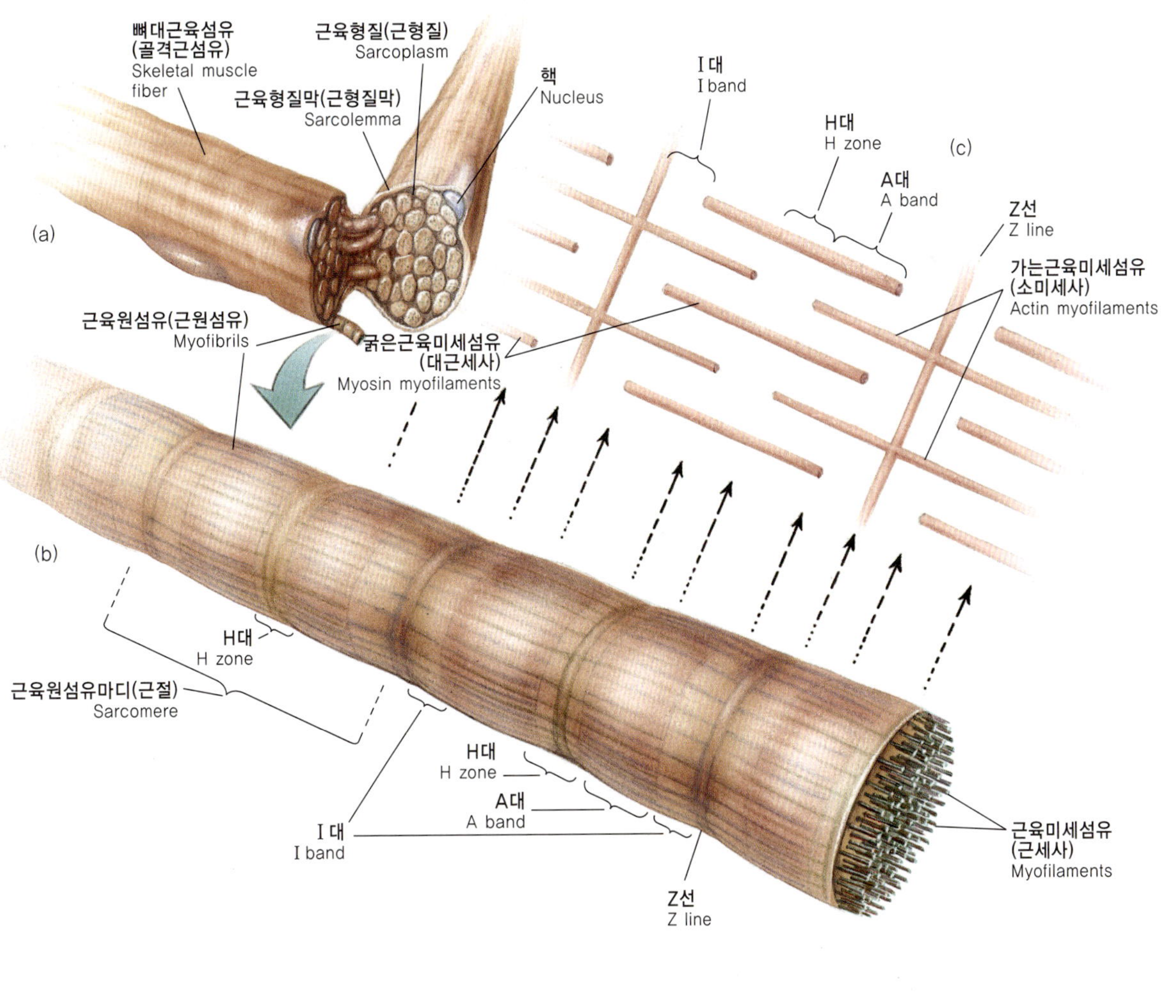

각의 근육원섬유 안에는 수많은 근육원섬유마디가 존재하는데, 더 나은 삼차원적인 구조의 인식을 위하여 근육원섬유를 가로면으로 절단하였을 경우 확인될 수 있다. 이런 관점에서 그림 5-9c를 보면 Z선이 실제로는 디스크 모양이 된 것을 볼 수 있다.

근육이 수축하도록 자극을 받았을 때 개개의 근육섬유가 짧아지기 때문에 길이가 짧아지게 되는데, 그 근육섬유가 짧아진다는 것은 Z선과 Z선 사이의 거리가 짧아지기 때문에 발생되는 것이다(그림 5-10). 근육원섬유마디라는 마디가 짧아질 때 A대는 서로 가깝게 출현할 따름이지 결코 A대의 길이는 짧아지지는 않으며, 연속된 근육원섬유마디에서 A대 사이에 출현하는 I대의 길이는 짧아지지만, I대를 구성하는 가는 가는근육미세섬유(액틴근세사, 소근세사)는 짧아지지 않는다. 가까운 예로 근육이 수축하는 동안 두껍고 얇은 근육미세섬유(근세사)의 길이는 일정하게 유지되며, 근육원섬유마디(근절)의 수축은 근육원섬유의 수축으로 인해 발생하는 것이 아니라, 가는근육미세섬유가 굵은근육미세섬유 사이로 미끄러져 들어감으로써 발생한다.

수축과정에서 각각의 A대 양쪽 측면에 위치하는 가는근육미세섬유는 점점 더 깊은 중심부를 향하여 확장되고, 그로 인해 굵은근육미세섬유와 겹쳐지는 부분의 양이 증가하게 된다. 그러므로 A대 중앙의 H대는 근육이 수축하는 동안 점점 더 짧아지게 된다.

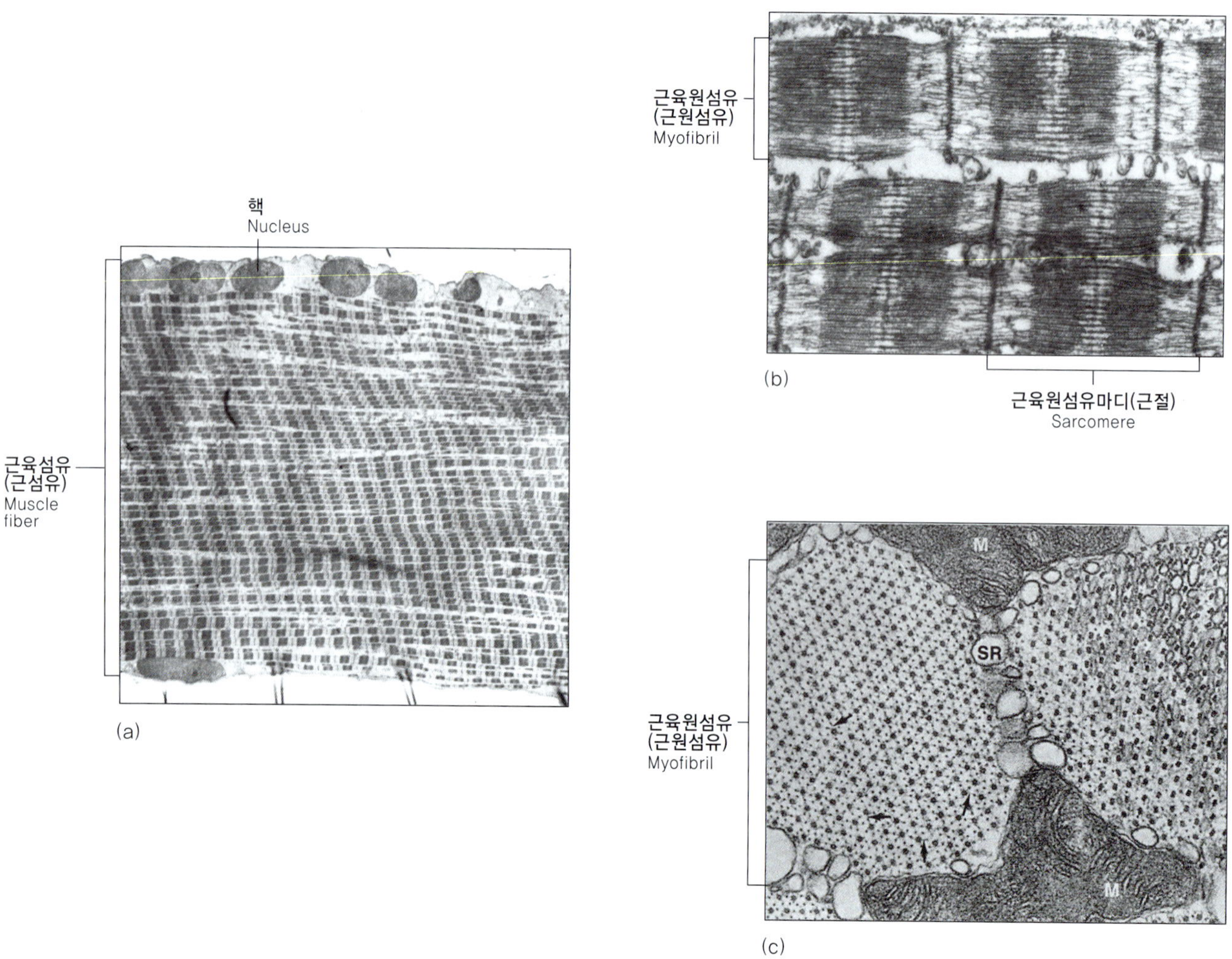

▶ 그림 5-9 **근육원섬유의 전자현미경 사진.** (a) 하나의 근육섬유는 많은 근육원섬유들을 포함한다(저배율 1,600×). (b) 세로면 절단 시의 근육원섬유(고배율 53,000×사진으로 근육원섬유마디와 가는근육미세섬유와 굵은근육미세섬유가 중첩). (c) 가로면 절단 시 볼 수 있는 육각형 배열의 두껍고 얇은 각각의 근육미세섬유.

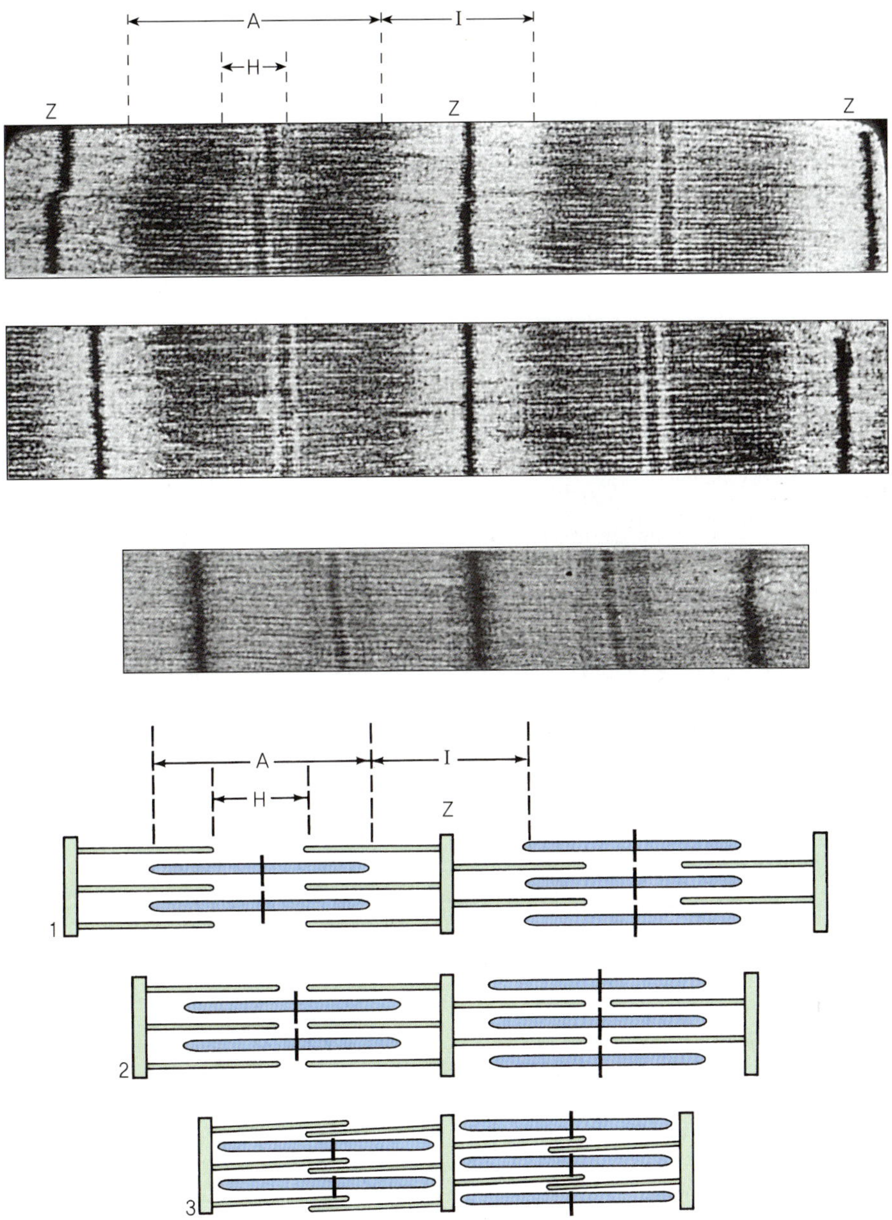

▶ 그림 5-10 **근육미세섬유의 수축과정.** 근육미세섬유가 미끄러짐으로써 Z선은 점점 가까워진다. 근육이 수축하는 동안 A대들은 같은 길이로 남아 있지만 I대와 H대는 점차적으로 좁아지고 결국은 없어지는 것처럼 보인다. (1) 이완된 근육. (2) 부분적으로 수축된 근육. (3) 완전히 수축된 근육.

2) 등장성과 등척성 수축

근육섬유는 그들이 수축할 때 짧아지기 위하여, 근육 insertion(닿는곳)의 움직임을 막는 반대적인 힘보다 더 큰 힘을 생성해 내야만 한다. 예를 들어, 팔꿈치의 굽힘작용은 중력과 들어 올리는 물체의 무게에 대항하는 힘이 만들어져야 되는데, 개별적인 근육섬유의 수축만으로는 이러한 반대적인 힘을 이겨내기에 불충분하지만, 많은 수의 근육섬유가 결합된 수축은 반대적인 힘을 이겨내기에 충분하게 작용하여 근육섬유는 짧아지고 결국 팔꿈치는 굽혀질 것이다.

가시적인 근육의 짧아짐에 의한 결과로 일어나는 수축은 수축의 힘이 비교적 짧아지는 과정에서

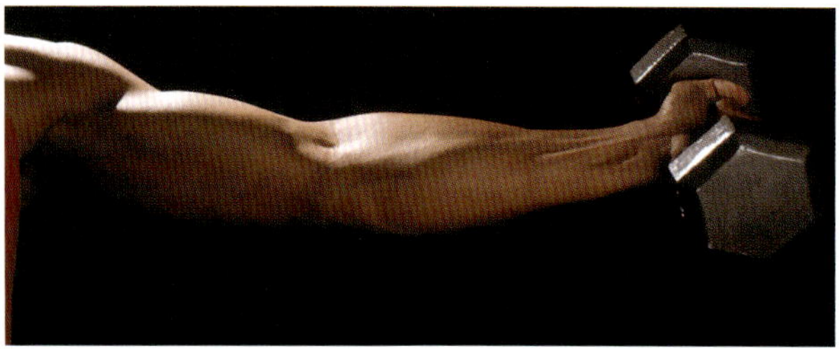

(a)

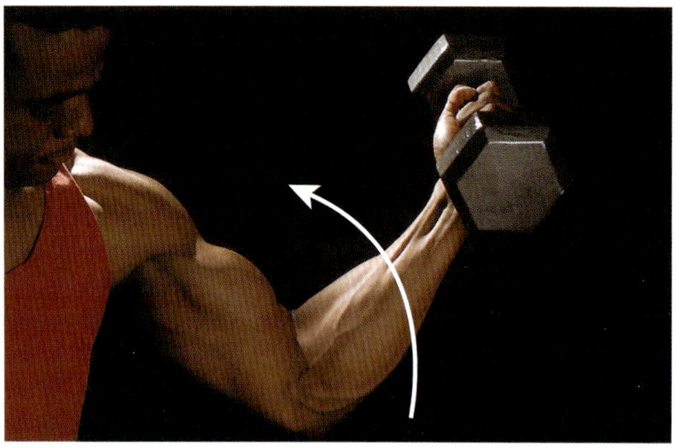

(b)

▶ 그림 5-11 **등장성과 등척성 수축의 사진.** (a) 근육의 길이가 변하지 않는 등척성 수축. (b) 근육의 길이가 짧아지는 등장성 수축.

계속적으로 남아 있기 때문에 **isotonic contraction**(등장성 수축)이라 불린다(그림 5-11). 만약 반대되는 힘이 너무 크거나, 활성화된 근육섬유의 수가 근육을 짧아지게 하기에 너무 작을 때에는 **isometric contraction**(등척성 수축)이 일어나며, 움직임은 발생하지 않게 된다.

3) 신경근육이음부

근육에는 신체의 운동을 주관하는 운동신경과 감각을 감지하는 감각신경이 존재한다. 각각의 motor neuron(운동신경원)은 CNS(중추신경계통)로부터 뼈대근육섬유까지 닿아 있는 실같은 **axon**(축삭)을 가지고 있으며, 종말부위는 **axon terminals**(축삭종말)라 불리는 축삭의 수많은 가지로 나눠지고, 축삭종말은 **motor end plates**(운동종말판)라는 독특한 구조로 근육섬유의 근육세포질막과 접촉하고 있다(그림 5-12). 운동종말판과 근육섬유의 세포막으로 구성된 지역을 **neuromuscular junction**(신경근육이음부, 신경근육접합)이라고 한다.

4) 운동단위

하나의 **운동단위**는 1개의 운동신경원과 그 지배하에 있는 근육섬유의 집합체로 이루어져 있다(그림 5-12b). 신경자극이 하나의 운동단위를 통과할 때 모든 섬유는 하나의 운동단위에 의하여 동시에 최대로 수축되도록 되어 있으며, 대부분의 근육은 1개의 운동신경원에 각각 100~150개의 근육섬유를 지배하게 된다. 정확하고 민첩한 운동이 요구되는 근육, 즉 눈근육은 이 비율이 1 : 10 정도이며, 몸의 전체적인 운동을 책임지는 큰 근육, 즉 넓적다리(대퇴)의 근육은 이 비율이 1 : 500을 초과하기도 한다.

모든 운동단위는 특정한 근육을 지배하지만 크기가 다 같은 것은 아니며 넓적다리의 큰 근육의 경우 이 운동단위의 비율이 1 : 100에서 1 : 2,000까지 다양하게 출현한다. 적은 수의 근육섬유를 지배하는 신경원은 큰 비율로 근육섬유를 지배하는 신경원(신경세포)보다 작은 신경세포체와 축삭의 두께가 가는 특징이 있다. 또한 작은 신경원은 낮은 수준의 신경자극전달물질의 유입으로도 자극되며, 작은 운동신경원은 자주 또한 많이 활성화된다. 큰 운동단위는 오직 다양하고 힘 있는 강한 수축이 요구될 때에만 활성화된다.

뼈대근육은 의식적으로 수축할 수 있는 맘대로근(수의근)으로, 근육이 수행하는 일의 중요함은 근육을 활동적으로 만들어주는 운동단위의 숫자에 의하여 결정된다. 책을 드는 일 같은 가벼운 일에서는 적은 운동단위가 필요하지만, 반면에 탁자를 드는 등 큰 운동을 하는 경우에는 많은 운동단위가 필요하다. 깃털 모양의 구조를 가진 깃근육은 많은 운동단위를 가지고 있으며, 강하고 민첩한 운동을 수행하지만 일반적으로 적은 운동단위를 가진 것 보다는 쉽게 피로해진다. 정신적으로 흥

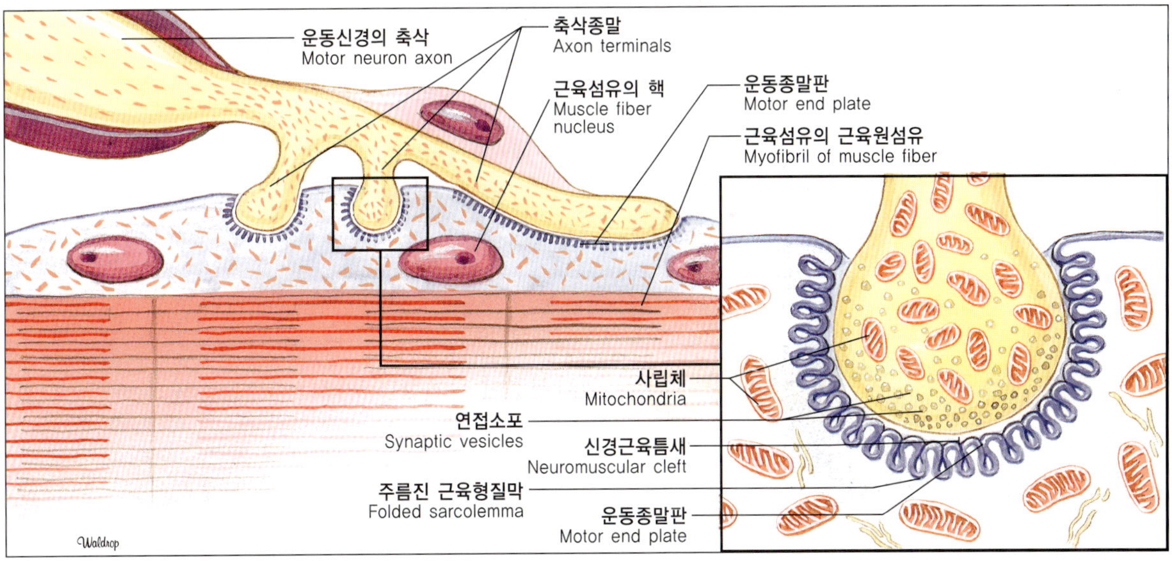

(a)

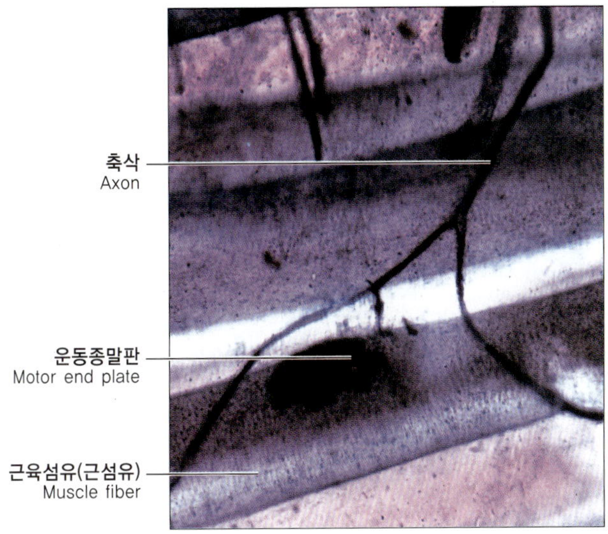

(b)

▶ 그림 5-12 **신경근육이음부에서의 운동종판.** (a) 신경근육이음부는 근육섬유와 신경섬유가 만나는 곳에서 관찰되며, 운동종말판은 축삭의 말단부를 둘러싸고 있는 근육형질막의 특별한 부분이다(축삭의 막과 근육섬유의 막 사이에 보이는 얇은 틈을 주의하라). (b) 근육섬유와 운동종말판의 현미경 사진. 운동신경과 신경지배를 받는 뼈대근육섬유는 운동신경 단위를 구성한다.

분이 될 경우 근육 안의 보다 많은 운동단위를 활성화시켜 운동 경기에서 체육적으로 비정상적인 업적을 만들어 낼 수 있다. 비록 사람이 근육 안의 모든 운동단위를 사용하는 일은 드물지만, 부신[콩팥위샘]으로부터 생산되는 epinephrine(에피네프린)과 같은 호르몬의 분비는 운동단위가 활성화되었을 때 정상적으로 생산해 낼 수 있는 힘보다 더 강한 힘을 만들어 낼 수 있다.

4. 근육의 명명

뼈대근육(골격근)은 근육의 모양, 위치, 부착점, 근육섬유의 방향, 연관된 자세 또는 기능에 기초하여 명명된다.

해부학을 배우기 위하여 인체의 주요한 근육의 이름을 외우는 것은 매우 부담스럽게 느껴질지라도 반드시 필요한 일이다. 쉬운 이해와 암기를 위하여 대부분의 근육은 오른쪽 면이 거울의 왼쪽에 나타나는 것과 같이 짝지어져 있다는 것을 명심하라.

아래는 논리적으로 파생된 근육의 명명법에 의한 몇 가지 기준이다.

1. **모양**: rhomboideus－마름모형(능형), trapezius－등세모형(승모); 또는 이는곳(기시부)의 갈래(두부) 숫자를 나타낸다. : triceps(3개의 갈래), biceps(2개의 갈래)
2. **위치**: pectoralis－가슴(흉부), intercostal(갈비사이, 늑간), brachial－위팔(상완)
3. **부착점**: 많은 얼굴근육으로 zygomaticus－광대근(관골근), temporalis－관자근(측두근), nasalis－코근(비근), sternocleidomastoid－목빗근(흉쇄유돌근)
4. **크기**: maximus－큰(대), minimus－작은(소), longus－긴(장), brevis－짧은(단)
5. **근육섬유의 방향**: rectus－곧은(직), transverse－가로(횡), oblique－빗(사)
6. **관련된 위치**: lateral－가쪽(외측), medial－안쪽(내측), internal－속(내), external－바깥(외)
7. **기능**: adductor－모음(내전), abductor－벌림(외전), flexor－굽힘(굴곡), extensor－폄(신전), rotator－돌림(회전), pronator－엎침(회내), supinator－뒤침(회외), levator－올림(거상)

5. 몸통뼈대의 근육

몸통뼈대(구간골격)의 근육은 얼굴근육, 씹기근육, 안구근육, 혀근육, 목근육, 호흡근육, 배벽근육, 골반근육 그리고 척주의 근육을 포함한다.

1) 얼굴근육

인간은 **facial muscles**(얼굴근육, 안면근)가 매우 발달되어 얼굴 표정만으로도 느낌과 다양한 의사를 잘 전달할 수 있어 얼굴근육은 직접 말하지 않고도 감정을 전달할 수 있는 사회적인 의사소통의 수단으로 활용될 수 있다(그림 5-13, 14). 얼굴 표정을 나타내는 얼굴근육(안면근)은 대부분 머리뼈(두개골), 얼굴, 목 등의 얕은 부분에 위치하며, 비록 크기나 강도가 매우 다양할지라도 얼굴근육은 모두 머리뼈나 근막에서 이는곳을 형성하고 피부에 닿게 된다(표 5-3). 얼굴근육은 또한 모두 얼굴신경에 의해 신경지배를 받게 되며, 얼굴근육의 명칭이 대부분 얼굴근육의 부착점과 위치에서 고려되어 표현되는 것처럼 운동은 눈, 코, 입 주위에서 이루어진다(그림 5-15).

2) 씹기근육

masticatory muscles(씹기근육, 저작근)는 턱관절에 작용하여 아래턱뼈를 움직여 음식물을 씹는 기능을 하는 근육으로 관자근, 깨물근, 가쪽날개근, 안쪽날개근이 있다. 큰 근육인 temporalis muscle(관자근, 측두근)과 masseter muscle(깨물근, 교근)은 안쪽날개근(내측익돌근)과 합동으로

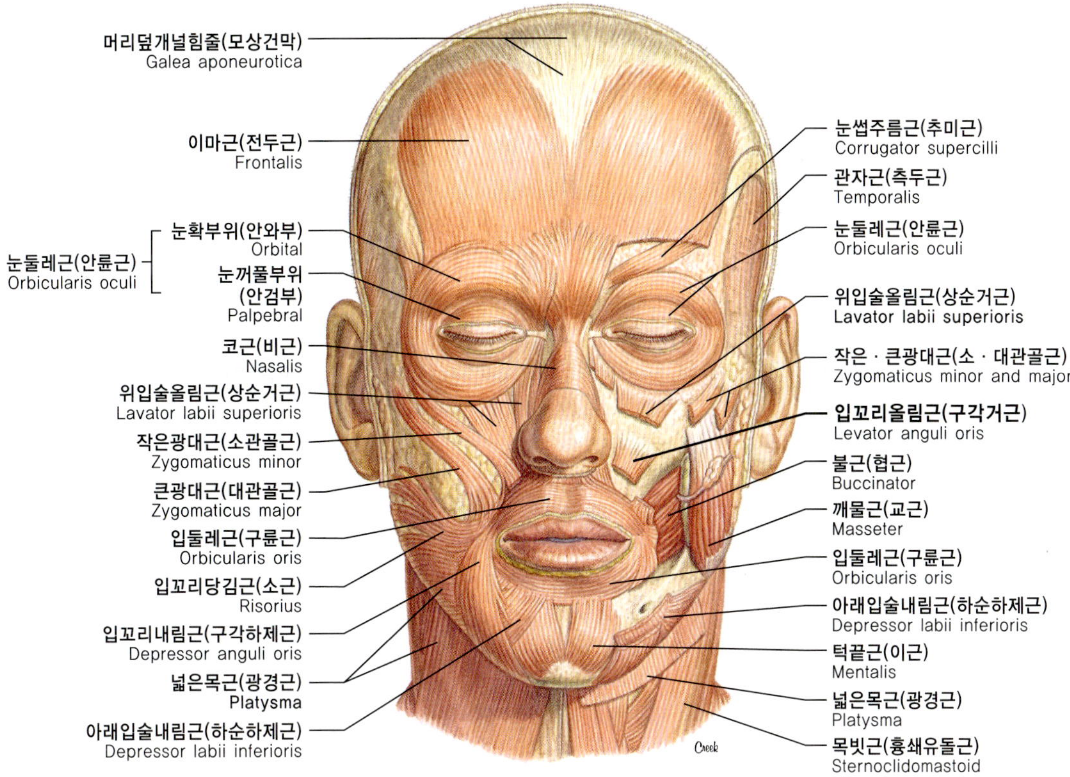

▶ 그림 5-13 표정과 관련된 얼굴근육의 앞면

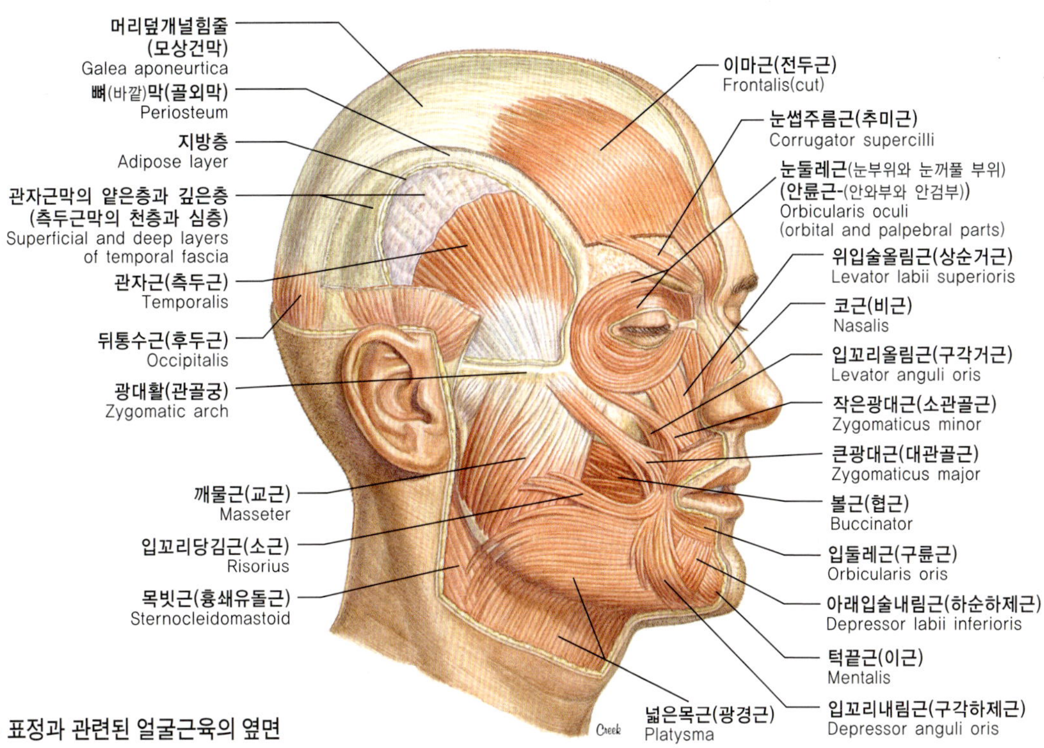

▶ 그림 5-14 표정과 관련된 얼굴근육의 옆면

▶ 표 5-3 얼굴표정근육*

근 육	이는곳	닿는곳	작 용
epicranius(머리덮개근)	머리덮개널힘줄과 뒤통수뼈	눈썹과 머리덮개널힘줄의 피부	이마의 주름을 형성하고 두피를 움직인다.
frontalis(이마근)	머리덮개널힘줄	눈썹의 피부	이마의 주름을 형성하고 눈썹을 위로 당긴다.
occipitalis(뒤통수근)	뒤통수뼈과 꼭지돌기	머리덮개널힘줄	두피를 뒤로 잡아당긴다.
corrugator supercilli(눈썹주름근)	눈썹 위의 근막	코근	눈썹을 중앙을 향하여 당긴다.
orbicularis oculi(눈둘레근)	내측 안와의 뼈	눈꺼풀의 조직	눈을 감긴다.
nasalis(코근)	위턱뼈과 코연골	코의 널힘줄	한쪽은 콧구멍을 넓히고 다른쪽은 코연골을 눌러 줘서 콧구멍을 압축시킨다.
orbicularis oris(입둘레근)	입술주위의 근막	입술의 점막	입술을 닫거나 오므린다.
levator labii superioris(위입술올림근)	위턱뼈과 광대뼈	입둘레근과 입술 위의 피부	윗입술을 들어올린다.
levator anguli oris(입꼬리올림근)	위턱뼈	입둘레근	윗입술을 들어올린다.
zygomaticus(광대근)	광대뼈	입둘레근의 위	입꼬리를 들어올린다.
risorius(입꼬리당김근)	뺨의 근막, 귀밑샘 근막	입 주변의 입둘레근	가쪽으로 입꼬리를 당긴다.
depressor anguli oris(입꼬리내림근)	아래턱뼈	입둘레근의 아래	입꼬리를 아래방향으로 당긴다.
depressor labii inferioris(아래입술내림근)	아래턱뼈	입둘레근과 아랫입술의 피부	아랫입술을 내려 준다.
mentalis(턱끝근)	아래턱뼈	입둘레근	아랫입술을 내밀어 준다.
platysma(넓은목근)	목과 가슴부위의 근막	아래턱뼈의 아래모서리	아래턱뼈와 아랫입술을 내려 준다.
buccinator(볼근)	위턱뼈과 아래턱뼈	입둘레근	뺨을 눌러 준다.

* 얼굴표정에 관여하는 각각의 근육은 얼굴신경(안면신경)의 지배를 받는다.

corrugator: L. *corrugo*, a wrinkle risorius: L. *risor*, a laughter mentalis: L. *mentum*, chin platysma: Gk. *platys*, broad buccinator: L. *bucca*, cheek

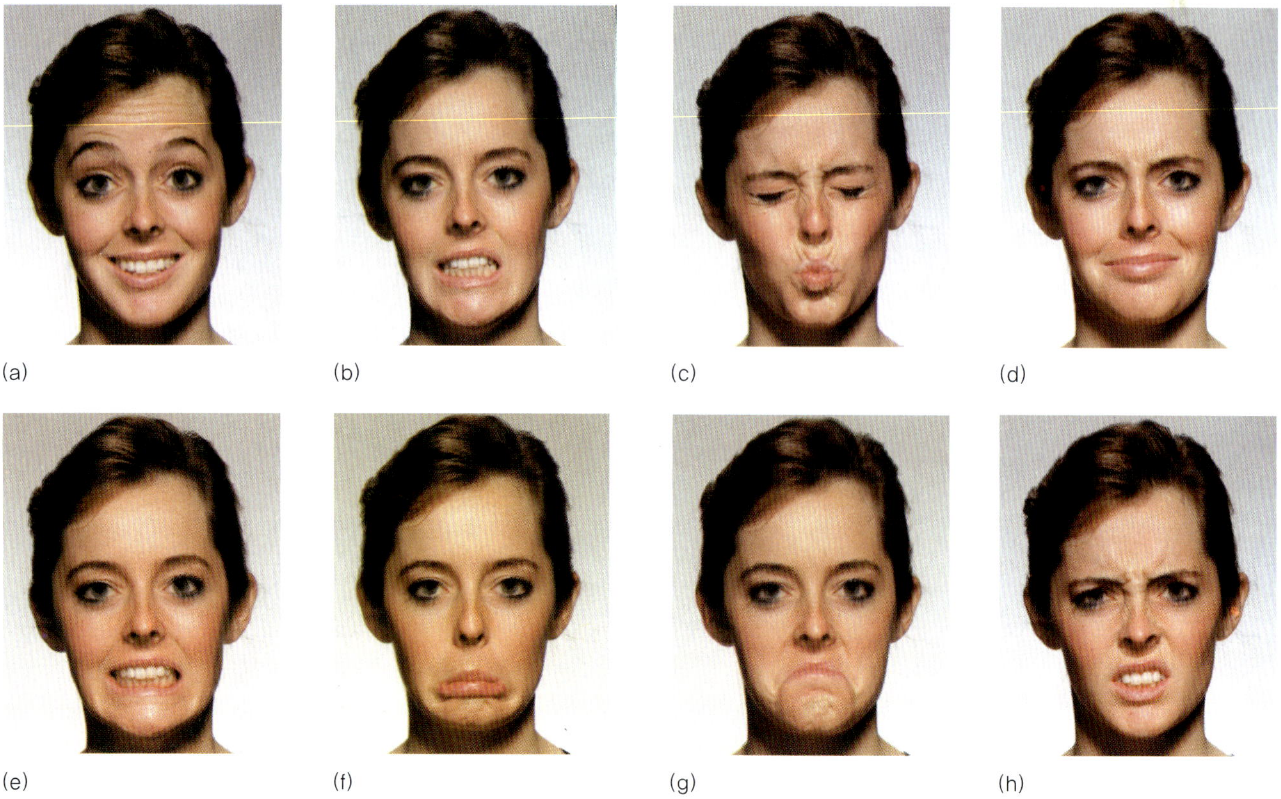

▶ **그림 5-15 얼굴근육의 수축으로 인해 생긴 표정.** 이 사진들에서 표현된 각각의 표정에서 수축된 근육들을 확인하시오.

아래턱뼈를 올려주는 작용을 하는 강력한 근육이며(그림 5-16), medial pterygoid muscle(안쪽날개근, 내측익돌근)과 lateral pterygoid muscle(가쪽날개근, 외측익돌근)의 주된 기능은 치아를 갈아 주는 운동을 한다. 또한 가쪽날개근은 아래턱뼈를 앞으로 내밀어 주는 운동도 주관한다(표 5-4).

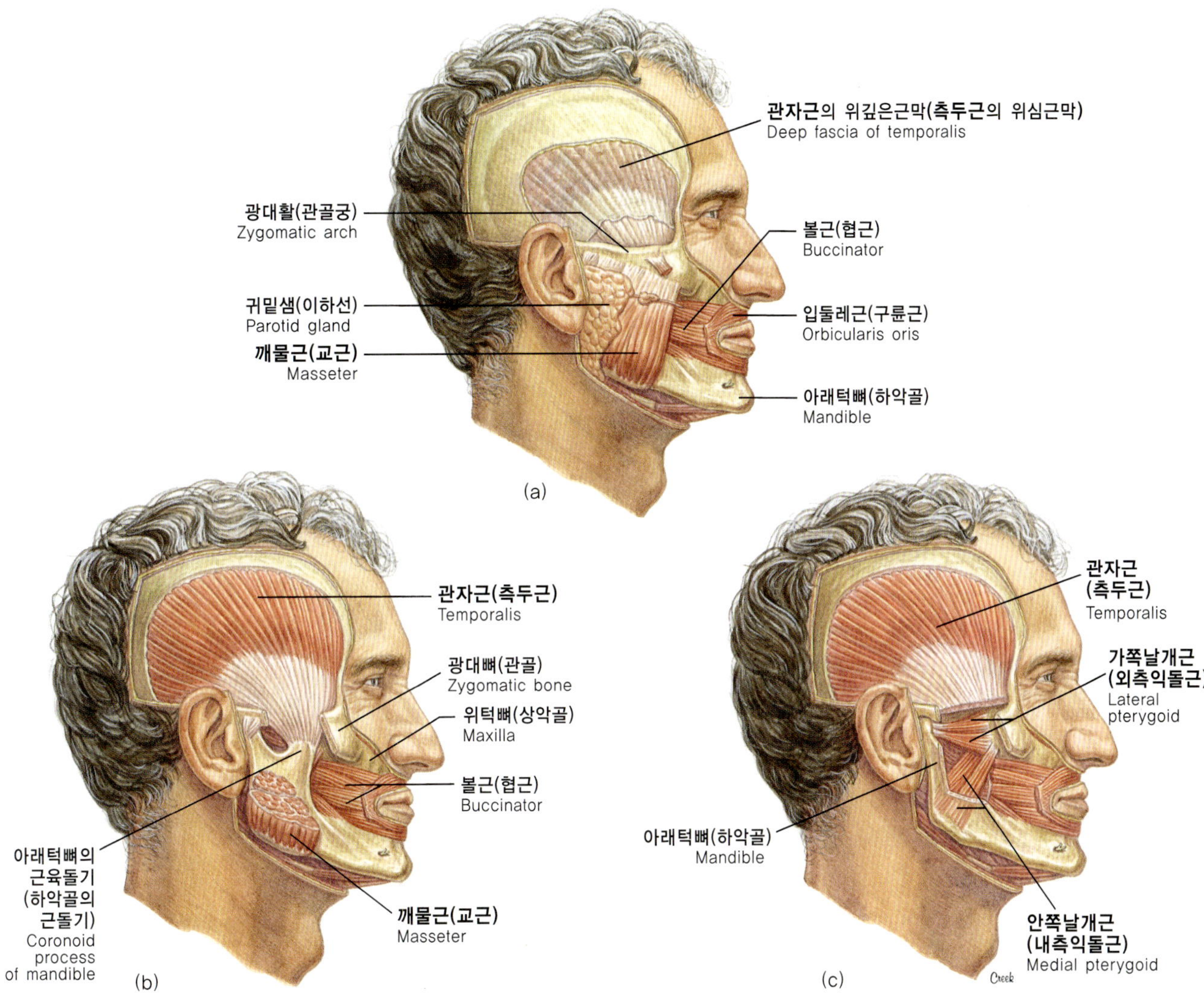

▶ **그림 5-16 씹기근육.** (a) 얕은층, (b) 중간층, (c) 깊은층(날개근육이 보이며, 굵은 글씨는 씹기근육임).

▶ 표 5-4 씹기근육*

근육	이는곳	닿는곳	작용
temporalis(관자근)	관자뼈의 관자우묵	아래턱뼈의 근육돌기	아래턱뼈를 위 및 뒤로 당긴다.
masseter(깨물근)	광대뼈의 앞뒤면	아래턱뼈 가지의 가쪽면	아래턱뼈를 위쪽으로 들어올린다.
medial pterygoid(안쪽날개근)	나비뼈날개돌기의 가쪽판	아래턱뼈의 안쪽면	아래턱뼈 위쪽 및 가쪽으로 당긴다.
lateral pterygoid(가쪽날개근)	나비뼈날개돌기의 가쪽판	아래턱뼈 관절돌기의 앞면	아래턱뼈를 앞으로 당긴다.

* 각각의 씹기근육은 아래턱뼈의 신경과 삼차신경의 지배를 받는다.
masseter: Gk. *maseter*, chew   pterygoid : Gk. *pteron*, wing

3) 안구근육

안구의 운동을 담당하는 **ocular muscles**(안구근육)는 6개의 extrinsic ocular muscle(외인성 안구근육)이 관여한다(그림 5-17, 표 5-5). 이 근육 중 5개는 눈확공간(안와강)의 뒤에 있는 optic foramen(시각신경구멍, 시신경공)의 가장자리에서 이는곳을 형성하고, 안구의 바깥층인 sclera(흰자위막, 공막)에 닿는다. 4개의 **rectus muscle**(곧은근, 직근)인 superior(위, 상), inferior(아래, 하), lateral(가쪽, 외측), medial(안쪽, 내측)의 곧은근은 각각 안구가 운동하는 방향성을 가리키고, 2개의 **oblique muscle**(빗근, 사근)인 superior(위, 상), inferior(아래, 하) 근육은 안구를 축에서 회전시키는 운동을 담당한다. 한쪽 면의 **medial rectus muscle**(안쪽곧은근, 내측직근)은 가까운 물체에 초점을 맞출 때 반대편 눈의 안쪽곧은근과 함께 수축하며, 옆을 바라볼 때 안구의 가쪽곧은근은 반대쪽 눈의 안쪽곧은근과 양쪽 눈이 함께 작용하는 것을 유지하기 위해 움직인다. 위빗근은 안구에 부착하기 전에 도르래 같이 생긴 연골고리인 trochlear(도르래, 활차)를 통하여 지나가게 된다.

또 다른 근육인 **levator palpebrae superioris muscle**(눈꺼풀올림근, 상안검거근)은 안구에 위치하고 있지만 안구에 직접 부착하지 않고 위 눈꺼풀(상안검) 안으로 연결되어 수축할 때 눈꺼풀을 들어올리게 된다(그림 5-17b).

▶ 표 5-5 안구근육

근 육	뇌신경 분포	안구의 운동
lateral rectus(가쪽곧은근)	갓돌림신경(Abducens, VI)	가쪽
medial rectus(안쪽곧은근)	눈돌림신경(Oculomotor, III)	안쪽
superior rectus(위곧은근)	눈돌림신경(Oculomotor, III)	위쪽과 안쪽
inferior rectus(아래곧은근)	눈돌림신경(Oculomotor, III)	아래쪽과 안쪽
inferior oblique(아래빗근)	눈돌림신경(Oculomotor, III)	위쪽과 가쪽
superior oblique(위빗근)	도르래신경(Trochlea, IV)	아래쪽과 가쪽

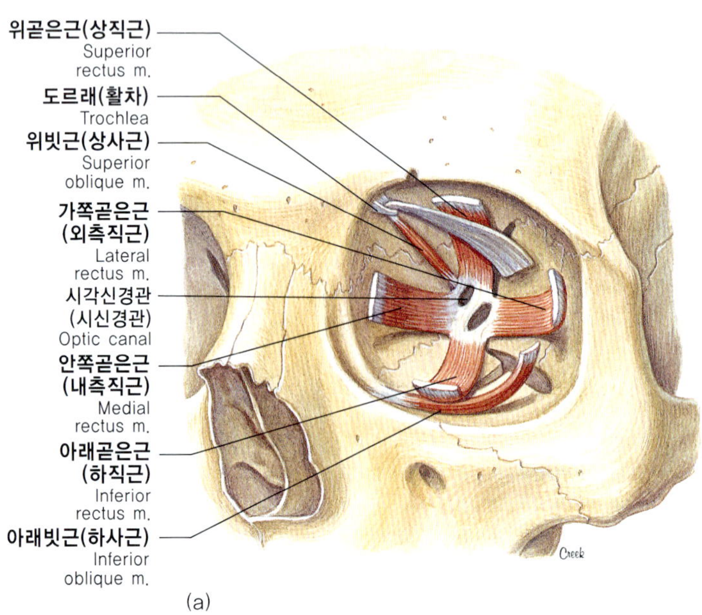

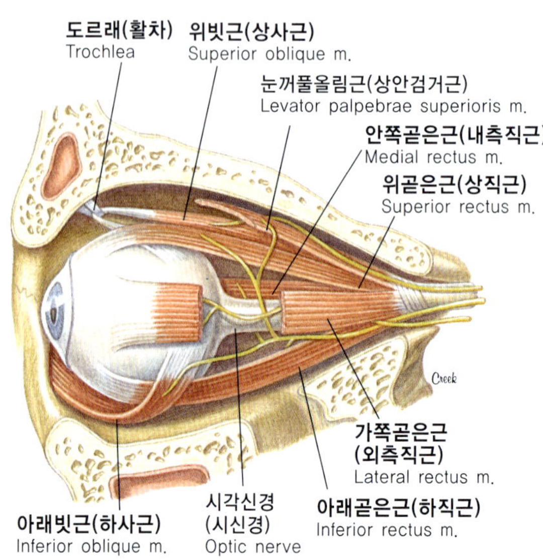

▶ 그림 5-17 **왼쪽 안구의 외인성 안구근육.** 굵은 글씨는 외인성 안구근육임.

4) 혀를 움직이는 근육

tongue(혀)은 말하고, 씹고(저작), 치아를 깨끗이 하고, 음식물을 삼키는 등의 기능을 담당하는 매우 특별한 근육기관이다. intrinsic tongue muscle(내인성 혀근육)은 혀 사이에 위치하면서 혀의 움직임과 모양의 변화를 가져오게 하는 근육을 말하며, extrinsic tongue muscle(외인성 혀근육)은 혀가 아닌 다른 곳에서 이는곳을 형성하고 혀에 닿아 혀 전체의 움직임을 주관하는 근육이다(그림 5-18, 표 5-6). 외인성 혀근육으로는 **genioglossus muscle**(턱끝혀근, 이설골근), **styloglossus muscle**(붓혀근, 경돌설근), **hyoglossus muscle**(목뿔혀근, 설골설근), **palatoglossus muscle**(입천장혀근, 구개설근) 등 4쌍의 근육이 있다. 턱끝혀근의 경우 앞부분이 수축할 때 혀는 아래로 가라앉으면서 앞으로 밀쳐지며, 만약 양쪽 턱끝혀근이 전체의 길이를 따라 수축하게 되면 혀의 윗면은 가

▶ 그림 5-18 혀의 외인성 근육과 목부위의 깊은층 구조. 혀의 외인성 근육은 굵은 글씨체임.

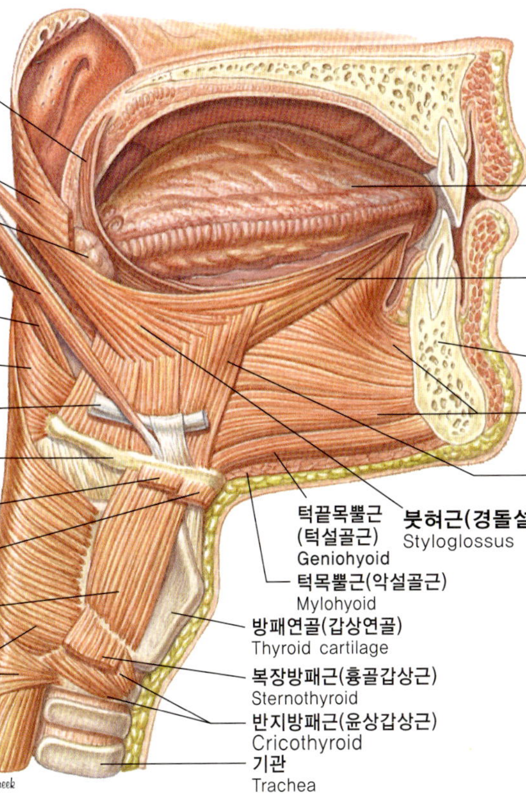

▶ 표 5-6 외인성 혀근육*

근육	이는곳	닿는곳	작용
genioglossus(턱끝혀근)	아래턱뼈의 턱끝근	혀의 밑면	혀를 내리고 내민다.
styloglossus(붓혀근)	관자뼈의 붓돌기	혀의 옆과 밑면	혀를 올리고 움추린다.
hyoglossus(목뿔혀근)	목뿔뼈의 몸통부위	혀의 가쪽	혀를 가쪽으로 내린다
palatoglossus(입천장혀근)	물렁입천장	혀의 가쪽	혀를 뒤로 올린다; 인두 압축 (입안부터 인두까지 열린부위)

* 외인성 혀근육의 각각은 혀밑신경(설하신경)의 지배를 받는다.
* genioglossus: L. *geneion*, chin; glossus, tongue

로로 오목하게 된다. 이 턱끝혀근은 수유하는 유아에게서 매우 중요하게 작용되는데, 혀가 nipple(유두) 주위에 위치할 때 오목하게 홈이 있는 고랑(구)이 인두를 향하게 하기 때문이다.

5) 목근육

muscles of neck(목근육)은 머리를 지지해 주고 운동하게 해 줄 뿐만 아니라 목 주위의 hyoid bone(목뿔뼈, 설골)과 larynx(후두) 같은 구조물을 지지한다. 몇몇 목근육은 목부위에 위치하지만 계통적인 분류면에서 등근육(배근)과 팔근육(상지근)으로 분류될 수 있으므로 이 단원에서는 오직 확실한 목의 근육에 대해서만 고찰하고자 한다.

목근육은 그림 5-19, 20에 잘 나타나 있으며, 표 5-7에 요약되어 있다.

(1) 뒷부분의 근육

목 뒷부분의 근육은 앞쪽에서 이는곳을 형성하는 목빗근, 등세모근, 머리널판근, 머리반가시근 그리고 머리가장긴근을 포함한다.

이름에서 암시하는 것처럼 **sternocleidomastoid muscle**(목빗근, 흉쇄유돌근)은 복장뼈와 빗장뼈에서 이는곳을 형성하여 관자뼈의 꼭지돌기로 닿는 근육이다. 한쪽의 목빗근이 수축하면 머리는 근육이 위치해 있는 다른 쪽 반대방향으로 돌아가며, 만약 양쪽 목빗근이 수축하면 머리는 앞아래쪽으로 당겨지게 된다. 목빗근은 platysma muscle(넓은목근, 광경근)에 의해 덮여 있다.

trapezius muscle(등세모근, 승모근)의 경우 비록 일부분이 목의 뒤쪽까지 뻗어 있지만, 이 근육은 back(등)의 주된 얕은근육으로 후에 다시 설명할 것이다.

▶ 그림 5-19 목 뒷부분의 깊은 근육

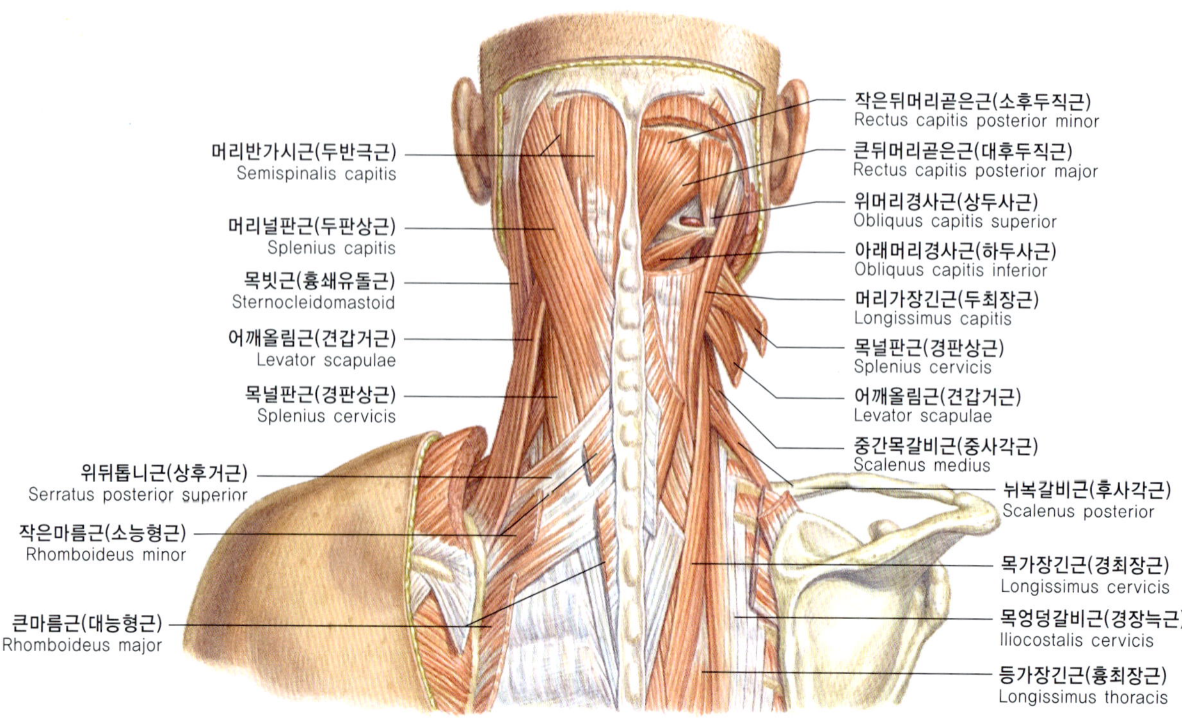

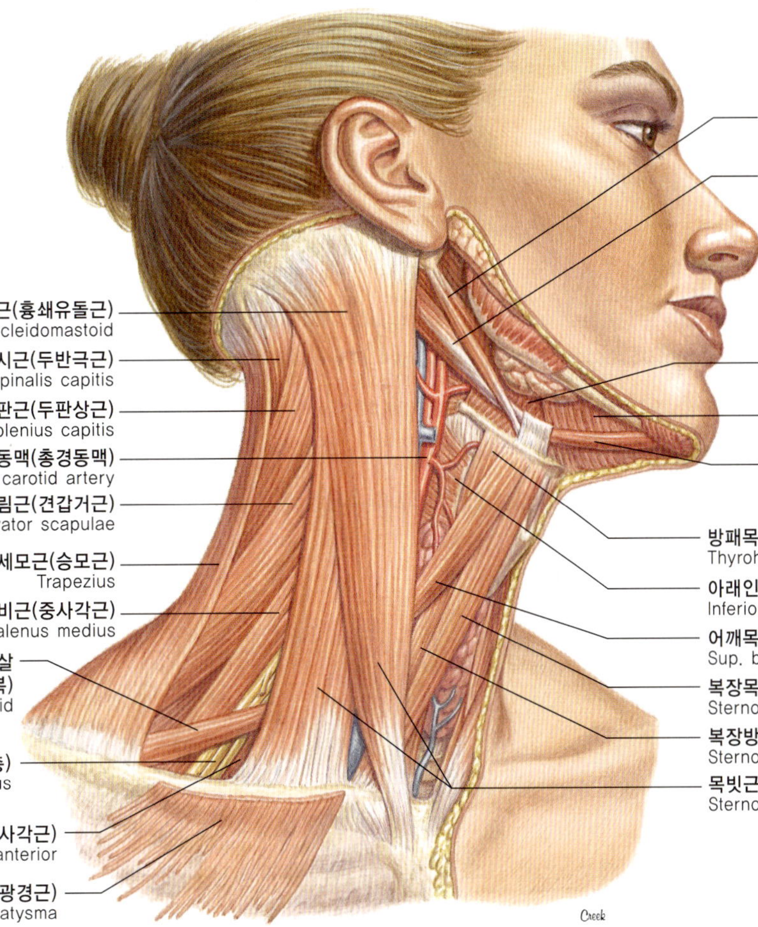

▶ 그림 5-20 목의 앞가쪽 근육

▶ 표 5-7 목의 근육

근 육	이는곳	닿는곳	작 용	신경지배
sternocleidomastoid(목빗근)	복장뼈과 빗장뼈	관자뼈의 꼭지돌기	머리의 돌림과 목부위의 굽힘	더부신경(부신경, XI)
digastric(두힘살근)	아래턱뼈의 모서리와 관자뼈의 꼭지돌기	목뿔뼈(설골)	입안의 개구와 목뿔뼈 올림	삼차신경(앞힘살)(삼차신경, V) 얼굴신경(뒤힘살)(안면신경, VII)
mylohyoid(턱목뿔근)	아래턱뼈의 아래	목뿔뼈의 몸통부위와 섬유솔기	목뿔뼈과 입안의 바닥 올림	삼차신경(삼차신경, V)
geniohyoid(턱끝목뿔근)	턱에서 아래턱뼈의 안쪽모서리	목뿔뼈의 몸통부위	목뿔뼈 올림	척수신경(C_1)
stylohyoid(붓목뿔근)	관자뼈의 붓돌기	목뿔뼈의 몸통부위	혀의 올림과 수축	얼굴신경(안면신경, VII)
sternohyoid(복장목뿔근)	복장뼈자루	목뿔뼈의 몸통부위	목뿔뼈 누름	척수신경(C_1~C_3)
sternothyroid(복장방패근)	복장뼈자루	방패연골	방패연골 누름	척수신경(C_1~C_3)
thyrohyoid(방패목뿔근)	방패연골(갑상연골)	목뿔뼈의 큰뿔	목뿔뼈 누름, 후두 올림	척수신경(C_1~C_3)
omohyoid(어깨목뿔근)	어깨뼈의 위모서리	목뿔뼈의 몸통부위	목뿔뼈 누름	척수신경(C_1~C_3)

digastric: L.di, two; gaster, belly
mylohyoid: Gk.mylos, akin to, hyoeides, pertaining to hyoid bone
omohyoid: Gk.omos, shoulder

splenius capitis muscle(머리널판근, 두판상근)은 승세모근 안쪽으로 깊이 있는 넓은 근육으로, ligamentum nuchae(목덜미인대, 항인대)와 일곱째목뼈(제7경추) 그리고 첫째~셋째등뼈(제1, 2, 3 흉추)의 가시돌기에서 이는곳을 형성하며, 관자뼈의 꼭지돌기와 superior nuchal line(위목덜미선, 상항선)의 아래인 머리뼈의 뒤쪽으로 닿는다. 머리널판근의 한쪽이 수축하면 머리가 수축된 방향으로 회전하면서 다른 한쪽은 늘어나게 되고, 양쪽이 함께 수축하면 목부위에서 머리를 펴게 하며, 만일 근육이 과도하게 수축할 경우 머리와 목은 hyperextension(과신장)하게 된다.

넓고 얇은 판 같은 **semispinalis capitis muscle**(머리반가시근, 두반극근)은 위로는 일곱째목뼈(제7경추)와 첫째~여섯째등뼈(제1~6흉추)로부터 이는곳을 형성하여 위로 뒤통수뼈에 닿는다. 양쪽 2개의 머리반가시근이 동시에 수축하면 머리널판근과 함께 목에서 머리를 세운다. 만약, 머리반가시근 2개 중 하나만 수축하면 머리는 수축한 근육의 방향으로 회전한다.

longissimus capitis muscle(머리가장긴근, 두최장근)은 폭이 좁은 끈 모양의 근육으로 넷째목뼈(제4경추)와 다섯째등뼈(제5흉추) 사이의 가로돌기에서 이는곳을 형성하여 관자뼈의 꼭지돌기에 닿는다. 이 근육은 목에서 머리를 펴게 하고, 머리를 가쪽으로 굽히거나 약간 회전시키는 데 작용한다.

(2) 목뿔위근육

suprahyoid muscles(목뿔위근육, 설골상근)는 목뿔뼈의 위, 즉 목뿔뼈와 아래턱뼈 사이에 걸쳐 있는 근육으로, 입안(구강)의 바닥을 이루면서 입을 열거나 음식물을 삼킬 때 목뿔뼈와 혀를 위로 올리는 역할을 담당한다. 목뿔위근육에는 두힘살근, 턱목뿔근, 붓혀근이 있다.

digastric muscle(두힘살근, 악이복근)은 2개의 힘살을 가진 근육으로 2개의 이는곳을 가지며 목뿔뼈에 닿는데 앞힘살은 턱의 끝에 위치하는 아래턱뼈에서 이는곳을 형성하고, 뒤힘살은 관자뼈의 꼭지돌기 근처에서 이는곳을 형성한다. 두힘살근은 입을 벌릴 수 있게 하거나 목뿔뼈를 들어올려 주는 작용을 한다.

mylohyoid muscle(턱목뿔근, 악설골근)은 입의 바닥부분을 구성하며, 이것은 아래턱의 아래 경계에서 이는곳을 형성하여 raphe(입천장솔기, 악설골간봉)의 중간부분과 목뿔뼈의 몸통에서 닿는다. 이 턱목뿔근이 수축하면 입안의 바닥이 올라가는데, 이는 입안 뒤쪽으로 음식물을 밀어넣어 삼키는 동작을 도와준다.

가느다란 **stylohyoid muscle**(붓목뿔근, 경돌설골근)은 머리뼈의 붓돌기에서 이는곳을 형성하여 목뿔뼈에 닿으며, 붓목뿔근이 수축하면서 목뿔뼈는 위로 당겨진다. 그래서 붓목뿔근의 간접적인 동작은 혀의 바닥을 올라가게 한다.

(3) 목뿔아래근육

infrahyoid muscles(목뿔아래근육, 설골하근)는 가는 끈 모양의 근육으로 목뿔뼈의 아랫부분, 즉 목뿔뼈와 복장뼈, 방패연골, 어깨뼈를 연결하는 근육으로 음식물을 삼킨 뒤 위로 올라간 목뿔뼈와 인두를 아래로 당겨 제자리로 되돌리는 작용을 한다. 복장목뿔근, 복장방패근, 방패목뿔근, 어깨목뿔근이 포함되며, 각각의 이는곳과 닿는곳을 중심으로 명명되었다.

sternohyoid muscle(복장목뿔근, 흉골설골근)은 복장뼈자루에서 이는곳을 형성하여 목뿔뼈에 닿고, 목뿔뼈를 밑으로 당기는 작용을 하며, sternothyroid muscle(복장방패근, 흉골갑상근) 역시 복장뼈자루에서 이는곳을 형성하지만 닿는곳 후두의 방패연골로, 수축하면 후두가 아래로 당겨진다.

짧은 **thyrohyoid muscle**(방패목뿔근, 갑상설골근)은 방패연골에서 이는곳을 형성하여 목뿔뼈에 닿는 근육으로 후두를 올려주고 목뿔뼈를 밑으로 당겨주며, 길고 가는 **omohyoid muscle**(어깨목뿔근, 견갑설골근)은 어깨뼈의 위쪽 경계에서 시작하여 목뿔뼈에서 닿고 목뿔뼈를 밑으로 당기는 작용을 한다.

6) 호흡근육

muscles of respiration(호흡근육)은 연속해서 주기적으로 수축하는 뼈대근육으로 일반적으로 불수의적인 수축을 근육이다. 호흡, 즉 허파의 공기유통은 들숨(흡기)과 날숨(호기)의 두 과정으로 나누어진다.

정상적으로 편안하게 흡입하는 동안 수축하는 근육은 **diaphragm**(가로막, 횡격막), **external intercostal muscle**(바깥갈비사이근, 외늑간근) 그리고 갈비연골 사이의 **internal intercostal muscle**(속갈비사이근, 내늑간근)이다(그림 5-21). 둥근 천장 모양인 가로막(횡격막)의 아래로 향한 수축은 가슴 넓이의 수직적 증가를 야기시키며, 바깥갈비사이근과 속갈비사이근의 갈비연골 사이의 동시적인 수축은 갈비뼈를 끌어올려 가슴안(흉강)의 용적을 증가시킴으로써 들숨을 유도한다.

▶ 그림 5-21 호흡근육

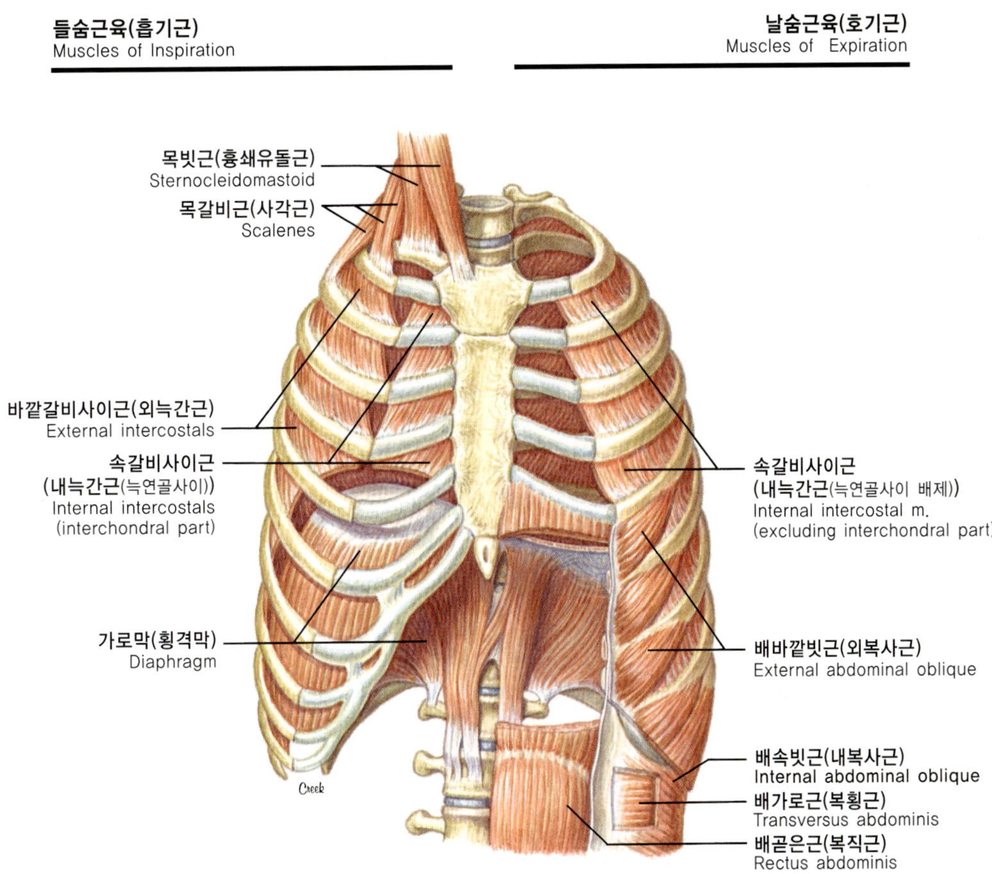

여기에 **sternocleidomastoid muscle**(목빗근, 흉쇄유돌근)과 **scalene muscle**(목갈비근육, 사각근)은 호흡할 때 첫째, 둘째의 갈비뼈를 들어올림으로써 들숨(흡기)을 도와주게 된다. 갈비사이근은 intercostal nerves(갈비사이신경, 늑간신경)에 의해 신경지배를 받으며, 가로막은 phrenic nerve(가로막신경, 횡격신경)의 신경지배를 받게 된다.

날숨(호기)작용은 주로 수동적인 과정으로, 들숨근육이 이완하고 가슴우리가 원래의 자리로 회복되면서 일어난다. 숨을 내쉬는 동안 속갈비사이근의 뼈몸통부위(골간부)는 수축하면서 가슴우리를 아래로 눌러주는 작용을 하며, 속갈비사이근의 이 부분은 바깥갈비사이근 아래에 위치하고 근육섬유의 방향은 아래뒤쪽으로 조정된다. 배(복부)의 근육 또한 숨을 내쉬는 동안 수축하게 되어 배안(복강) 내부의 압력을 증가시키고 가로막을 위로 올려주어 허파의 외부로 공기를 내보내도록 작용한다.

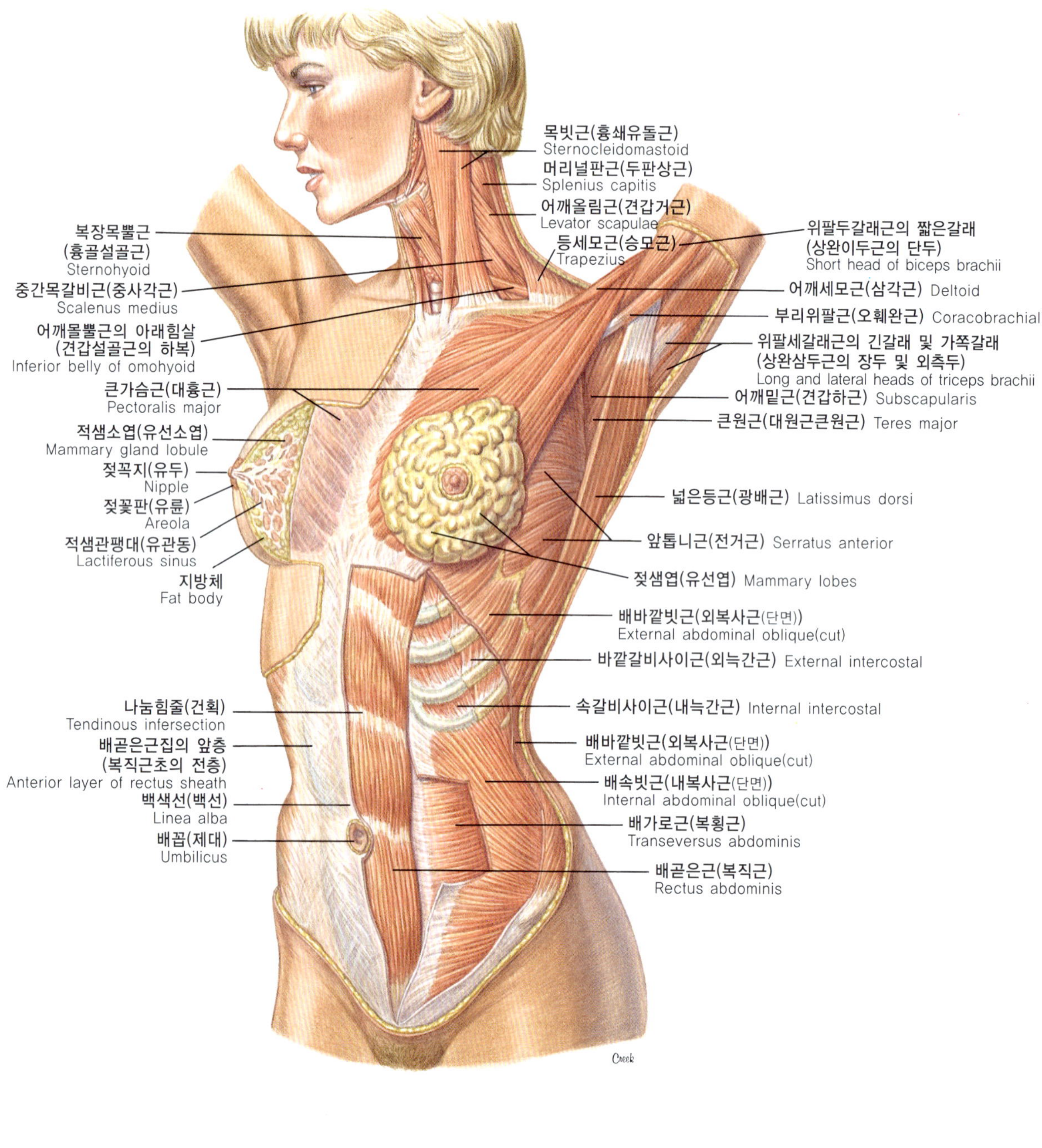

▶ 그림 5-22 목부위, 어깨부위, 가슴우리(흉곽)부위의 근육. 젖샘은 큰가슴근의 근막 위에 위치하는 일종의 피부 부속기관이다.

7) 배벽의 근육

배[복]벽의 앞가쪽을 이루고 있는 4쌍의 편평한 얇은 판 모양의 근육은 배바깥빗근, 배속빗근, 배가로근, 배곧은근으로 구성되어 있으며(그림 5-22), 이 근육은 배안(복강)의 기관을 지지하고 보호하며, 호흡을 보조한다. 이 근육이 수축할 때 배안의 압력은 증가하게 되어 배변을 도와주며, 무거운 물건을 들 때 척주를 안정시키는 데 도움을 주게 된다.

external oblique abdominal muscle(배바깥빗근, 외복사근)은 가쪽 배벽에 있는 세 층의 근육 중 가장 강하면서 가장 얕은층에 위치하는 근육으로 근육섬유의 방향은 아래방향과 안쪽으로 배열되어 있다(그림 5-23). **internal oblique abdominal muscle**(배속빗근, 내복사근)의 경우 배바깥빗근보다 깊게 위치하며 근육섬유의 방향은 배바깥빗근의 근육섬유 방향과 직각을 이루게 된다. **transversus abdominis muscle**(배가로근, 복횡근)은 배의 근육 중 가장 깊이 위치하는 근육으로 근육섬유의 방향은 배의 가로절단면 방향을 따라 주행한다. 길고, 끈 모양으로 생긴 rectus abdominis muscle(배곧은근, 복직근)은 완전히 다른 3개 근육의 aponeurosis(널힘줄, 건막)로부터 만들어진 fibrous sheath(섬유집, 섬유초)로 둘러싸여 있으며, 이 배곧은근집(복직근초)은 배(복부)의 정중선에서 서로 합쳐져 linea alba(백색선, 백선)라는 결합조직의 띠를 형성하고, 2개의 배곧은근을 분리하게 된다. 아울러 배근육에 가로로 출현하는 3~4개의 tendinous inscriptions(나눔힘줄, 건획)가 있어, 체지방이 적고 근육이 잘 발달된 사람에게서 배부분이 왕(王)자 형태로 나타난다.

▶ 그림 5-23 앞쪽배벽근육의 가로절단면 배열

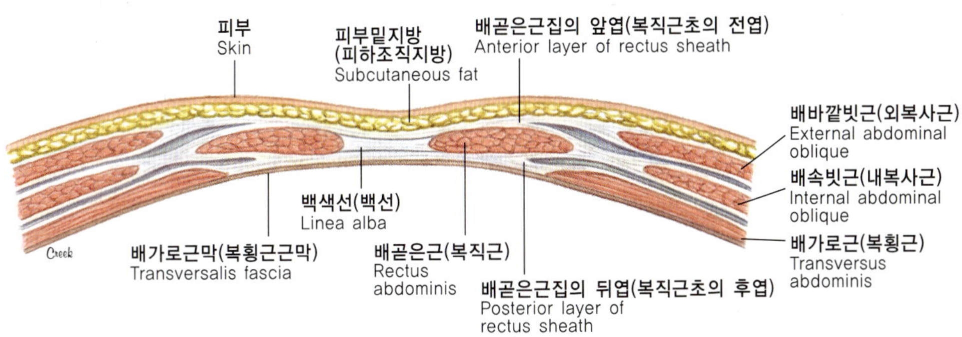

▶ 표 5-8 배[복]벽의 근육

근 육	이는곳	닿는곳	작 용
external abdominal oblique (배바깥빗근)	아래 8개 갈비뼈	엉덩뼈능선(장골능), 백색선	배(복부)의 압박, 허리뼈부위의 돌림, 가슴우리를 아래쪽으로 당긴다.
internal abdominal oblique (배속빗근)	엉덩뼈능선, 샅인대, 등허리근막	백색선, 아래 3 또는 4개의 갈비연골	배의 압박, 가쪽돌림, 가슴우리를 아래쪽으로 당긴다.
transverse abdominis (배가로근)	엉덩뼈능선(장골능), 샅고랑인대(서혜인대), 등허리근막(흉요근막)	아래 6개 갈비연골(늑연골)	칼돌기, 백색선, 두덩뼈 배부위를 압박한다.
rectus abdominis (배곧은근)	두덩뼈능선(치골능), 두덩결합(치골결합)	다섯째~일곱째갈비연골(늑연골), 복장뼈의 칼돌기(검상돌기)	척주를 구부린다.

rectus abdominis: L. rectus, straplike; abdomino, belly

배[복]벽의 근육에 대한 내용은 표 5-8에 요약하였다.

8) 골반출구의 근육

어떤 일정한 공간을 나누어 주는 막을 diaphragm(가로막, 횡격막)이라 명명하며, pelvic cavity(골반안, 골반강)의 아래에 있는 완벽한 근육의 벽인 **pelvic outlet**(골반출구)은 **pelvic diaphragm**(골반가로막, 골반격막)과 **urogenital diaphragm**(비뇨생식가로막, 요생식격막)의 부분으로 구분된다. 비뇨생식가로막은 바깥생식기의 깊은 곳에 위치하고, 골반가로막은 내장에 가까이 위치하며 이 얇은 근육은 골반안의 장기를 지지하고, 소변과 대변의 통로를 조절하는 것을 도와준다.

골반가로막은 항문올림근과 꼬리근(표 5-9)으로 이루어져 있다. **levator ani muscle**(항문올림근, 항문거근)의 경우, 골반내 장기의 지지와 rectum(곧창자, 직장)의 아랫부분에서 수축을 통해 배변을 도와주는 얇은 막성의 근육이며 더 깊은곳에는 부채 모양의 **coccygeus muscle**(꼬리근, 미골근)이 있어 항문올림근의 기능을 도와준다(그림 5-24).

골반가로막 아래에는 생식기의 뼈대근육 역할을 하는 **perineal muscles**(샅근육, 회음근)가 있는데, 망울해면체근, 궁둥해면체근 그리고 얕은샅가로근으로 구성된다. 골반가로막의 근육과 비뇨생식가로막의 근육은 남자와 여자에서 비슷하지만, 샅근육의 경우 남녀 차이가 뚜렷하게 구분된다. 남자의 경우, **bulbocavernosus muscle**(망울해면체근, 구해면체근)은 샅부위(회음부)의 정중선에서 건막성 raphe(솔기, 봉선)로 결합되는 2개의 대칭적인 근육으로, 음경뿌리의 주위를 둘러싸며 이 두 근육이 수축했을 때 요도관을 조이고, 요도가 비워지는 것을 도와준다. 여자의 경우, 이 근육은 질구멍에 의하여 분리되고 수축에 의하여 질구멍을 좁혀 준다. **ischiocavernosus muscle**(궁둥해면체근, 좌골해면체근)은 남자의 경우 pubic arch(두덩활, 치골궁)와 crus of penis(음경다리, 음경각)에 부착하고, 여자의 경우 두덩활과 clitoris(음핵)에 부착하며 성적인 흥분을 느낄 때 음경과 음핵의 발기를 도와준다.

9) 척주의 근육

척주는 굽힘(굴곡), 폄(신전), 젖힘(과신전), 돌림(회전) 그리고 가쪽으로의 굽힘(좌, 우) 등의 운

▶ 표 5-9 골반출구의 근육

근 육	이는곳	닿는곳	작 용
levator ani(항문올림근)	궁둥뼈가시, 두덩뼈(치골)	꼬리뼈	골반 내의 장기를 지지하며, 배변을 돕는다.
coccygeus(꼬리근)	궁둥뼈가시(좌골극)	엉치뼈(천골), 꼬리뼈(미골)	골반 내의 장기를 지지하며, 배변을 돕는다.
transversus perinei(샅가로근)	궁둥뼈거친면(좌골조면)	중심힘줄	골반 내의 장기를 지지한다.
bulbospongiosus(망울해면체근)	중심힘줄	남자: 음경의 바닥 여자: 음핵의 뿌리	요도관을 수축하고, 질을 수축한다.
ischiocavernosus(궁둥해면체근)	궁둥뼈거친면	남자: 두덩활, 음경다리(음경각) 여자: 두덩활(치골궁), 음핵다리(음핵각)	음경과 음핵의 발기를 유지시킨다.

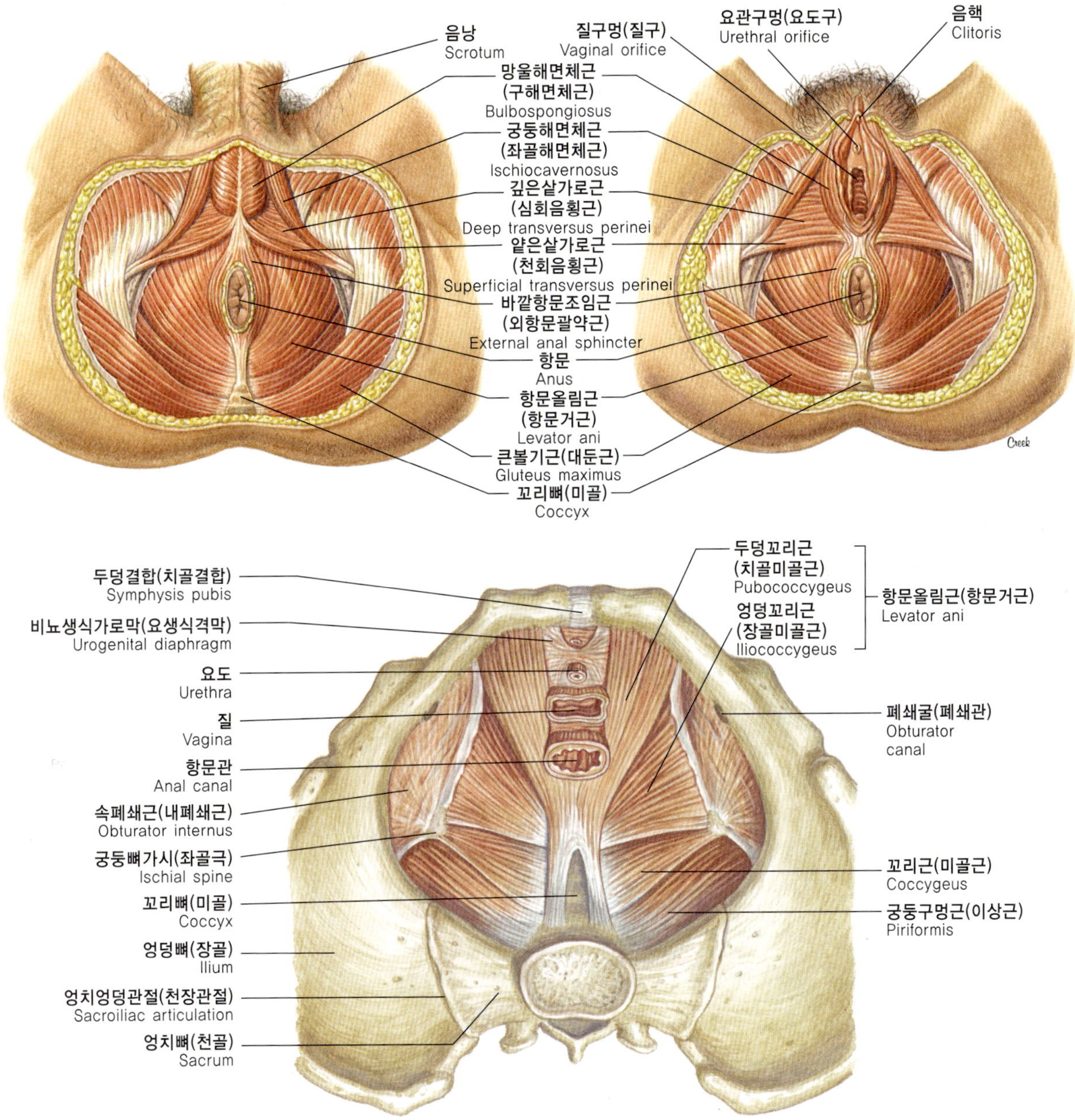

▶ 그림 5-24 골반출구의 근육. (a) 남성. (b) 여성. (c) 여성 골반출구 내부 근육의 뒷면.

동을 할 수 있는 곳으로 척주에 위치하는 강하고 복잡한 근육은 중력에 저항하면서 척주를 지지하고 운동을 제공하도록 잘 적응되어 있다. 배곧은근과 같이 척주를 굽히는 근육은 이미 앞쪽배벽을 구성하는 길고 끈 모양의 근육이라고 이미 설명되었다. 척주의 뒷면에 위치하는 폄근의 경우 굽힘근보다 더 강해야 하는데, 폄(물체를 들어올리는 것 같은)운동은 중력의 반대편에서 이루어져야 하기 때문이다. 이러한 폄근은 얕은층과 깊은층으로 구분되며, 척주에 위치하는 몇몇의 근육만이 이 장에서 설명될 것이다.

erector spinae muscle(척주세움근, 척주기립근)는 얕은층에서 무리를 지어 엉치뼈에서부터 머리뼈까지 연결되는 근육으로 **iliocostalis muscle**(엉덩갈비근, 장늑근), **longissimus muscle**(가장긴근, 최장근), **spinalis muscle**(가시근, 극근)의 3가지 종류의 근육으로 이루어져 있다(그림 5-25,

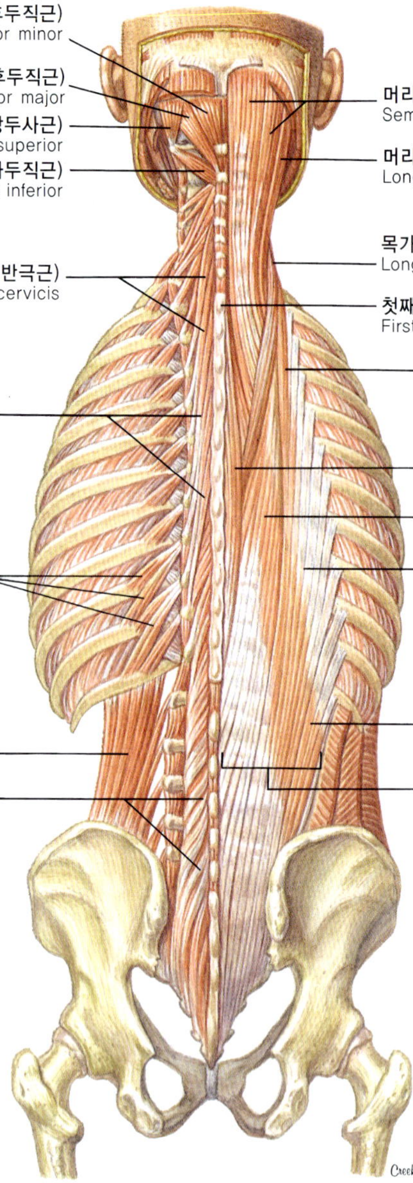

▶ **그림 5-25 척주의 근육.** 얕은 목근육과 척추세움근들은 오른쪽에, 목부위의 깊은층과 등근육은 왼쪽에 표시되어 있다.

표 5-10). 이 근육군에 속하는 각각의 근육은 근육의 길이가 길고 서로 겹쳐져 있는데, 엉덩갈비근은 가장 가쪽에 위치하는 근육군이고, 가장긴근은 중간에, 가시근은 안쪽에 위치하여 척추의 가시돌기에 부착하게 된다.

깊이 위치하는 **quadratus lumborum muscle**(허리네모근, 요방형근)은 엉덩뼈능선과 아래쪽 3개의 허리뼈에서 이는곳을 형성하며, 첫째~넷째허리뼈의 가로돌기와 열두째갈비뼈의 아래쪽 가장자리에 닿는다. 왼쪽과 오른쪽 허리네모근이 함께 수축할 때 허리부위의 척주는 폄운동을 하며, 분리된 수축을 할 경우 척주는 가쪽 굽힘운동을 하게 된다.

▶ 표 5-10 척주의 근육

근 육	이는곳	닿는곳	작 용	신경지배
quadratus lumborum (허리네모근)	엉덩뼈능선과 아래쪽 3개의 허리뼈	갈비뼈12번과 위 4개의 허리뼈	허리부위의 폄, 척주의 가쪽굽힘을 담당한다.	갈비사이신경 T_{12}와 허리신경 L_2~L_4
erector spinae (척추세움근)	엉덩갈비근, 가장긴근, 가시근의 3종류 근육들의 모임으로 구성 엉덩갈비근과 가장긴근은 각각 척주의 위치를 기초로다시 3개의 근육으로 세분된다.			
iliocostalis lumborum (허리엉덩갈비근)	엉덩뼈능선	아래 6개 갈비뼈	허리부위를 폄	허리신경의 뒤가지
iliocostalis thoracis (등엉덩갈비근)	아래쪽 6개 갈비뼈	위 6개 갈비뼈	가슴부위를 폄	가슴신경의 뒤가지
iliocostalis cervicis (목엉덩갈비근)	셋째~여섯째갈비뼈의 각	넷째~여섯째목뼈의 가로돌기	목부위를 폄	목신경의 뒤가지
longissimus thoracis (등가장긴근)	허리뼈의 가로돌기	모든 등뼈의 가로돌기와 아래 9개 갈비뼈	가슴부위를 폄	척수신경의 뒤가지
longissimus cervicis (목가장긴근)	위 4~5개 등뼈의 가로돌기	둘째~여섯째목뼈의 가로돌기	목부위를 펴고 가쪽굽힘을 담당한다.	척수신경의 뒤가지
longissimus capitis (머리가장긴근)	위 5개 목뼈의 가로돌기와 아래 3개 목뼈의 관절돌기	머리뼈의 뒤와 관자뼈의 꼭지돌기	머리부위를 펴고 한쪽만 작용하면 그 방향으로 돌린다.	중간과 아래 목신경의 뒤가지
spinalis thoracis (등가시근)	위쪽 허리뼈와 아래 등뼈의 가시돌기	등뼈 위부위의 가시돌기	척주를 폄	척수신경의 뒤가지
semispinalis thoracis (등반가시근)	여섯째~열째등뼈의 가로돌기	여섯째목뼈~넷째등뼈의 가시돌기	척주를 폄	척수신경의 뒤가지
semispinalis cervicis (목반가시근)	첫째~여섯째등뼈의 가로돌기	둘째~다섯째목뼈의 가시돌기	척주를 폄	척수신경의 뒤가지
semispinalis capitis (머리반가시근)	일곱째목뼈~일곱째등뼈의 가로돌기	뒤통수뼈의 목덜미선	머리를 폄	척수신경의 뒤가지

6. 팔다리뼈대의 근육

팔다리뼈대(사지골격)의 근육은 pectoral girdle(팔이음뼈, 상지대), arm(위팔, 상완), forearm(아래팔, 전완), wrist(손목, 수근), hand(손)와 fingers(손가락, 수지)를 구성하는 근육으로 구분되고, 그리고 pelvic girdle(다리이음뼈, 하지대), thigh(넓적다리, 대퇴), leg(종아리, 하퇴), ankle(발목, 족근)과 toes(발가락, 족지)를 구성하는 근육으로 구분된다.

1) 팔이음뼈에서 근육의 작용

어깨부위는 오직 sternoclavicular joint(복장빗장관절, 흉쇄관절)에 의해 몸통뼈대에 연결되어 있고, 위팔을 움직이는 근육은 어깨뼈에서 이는곳을 형성하며, 위팔이 운동하는 동안 어깨뼈가 움직이지 않도록 고정해야 하므로 강하고 끈 같은 근육이 필수적이다. 팔이음뼈에서 작용하는 이러한 근육은 몸통뼈대에서 이는곳을 형성하고, 앞쪽근육과 뒤쪽근육의 두 군으로 나누어질 수 있다.

팔이음뼈에서 작용하는 근육 중 앞쪽에는 **serratus anterior muscle**(앞톱니근, 전거근), **pectoralis minor muscle**(작은가슴근, 소흉근) 그리고 **subclavius muscle**(빗장밑근, 쇄골하근: 그림 5-26)이 위치하고, 뒤쪽에는 **trapezius muscle**(등세모근, 승모근), **levator scapulae muscle**(어깨올림근, 견갑거근: 그림 5-27) 그리고 **rhomboideus muscle**(마름근, 능형근)이 위치하는데, 이 근육은 대부분 하나의 근육이 특정한 작용을 담당하기보다는 여러 근육이 협력적으로 작용하여 팔이음뼈의 운동을 만들어 낸다.

2) 어깨뼈에서 위팔뼈를 움직이는 근육

어깨관절(견관절)에 걸쳐 있으면서 위팔뼈에 닿는 9개의 근육 중 오직 **pectoralis major muscle**(큰가슴근, 대흉근)과 **latissimus dorsi muscle**(넓은등근, 광배근)만이 어깨뼈에서 이는곳을 형성하지 않는다(표 5-11). 이 두 근육은 몸통근육으로 명명되고, 반면 나머지 7개의 근육은 어깨뼈 근육이다. 어깨뼈에서의 근육은 그림 5-26, 27에 설명되며, 어깨뼈에 이는곳을 형성하거나 닿는 모든 근육은 그림 5-28에서 보여준다.

▶ 그림 5-26 **가슴우리의 앞면과 어깨부위의 근육.** 얕은층 근육은 오른쪽에, 깊은층 근육은 왼쪽에 표시되어 있다.

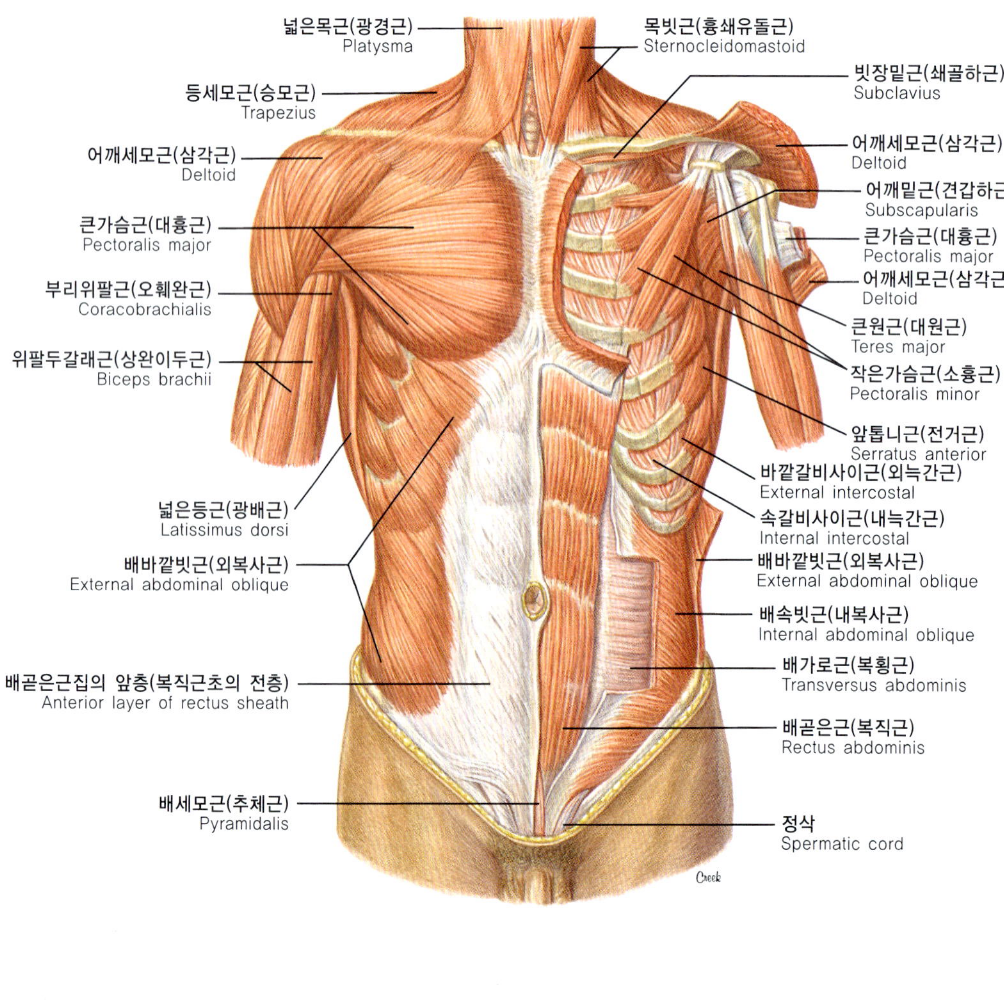

▶ 표 5-11 팔이음뼈와 어깨관절을 움직이는 근육

근 육	이는곳	닿는곳	작 용	신경지배
serratus anterior(앞톱니근)	위 8~9개의 갈비뼈	어깨뼈 안쪽모서리	어깨뼈를 앞쪽과 아래쪽 방향으로 당긴다.	긴가슴신경
pectoralis minor(작은가슴근)	셋째~다섯째갈비뼈의 복장끝	어깨뼈 부리돌기	어깨뼈를 앞쪽과 아래쪽 방향으로 당긴다.	안쪽 · 가쪽가슴신경
subclavius(빗장밑근)	첫째갈비뼈	빗장뼈하구(쇄골하구)	빗장뼈를 아래로 당긴다.	척수신경 C_5, C_6
trapezius(등세모근)	뒤통수뼈와 일곱째목뼈, 모든 등뼈의 가시돌기	빗장뼈, 어깨뼈의 가시돌기와 봉우리	어깨뼈를 위로 들어올리고, 아래로 내려주며, 모음운동을 하게 한다; 목을 젖히도록 한다(과신전); 어깨를 당겨준다.	더부신경
levator scapulae (어깨올림근)	첫째~넷째목뼈	어깨뼈 안쪽모서리	어깨뼈를 들어올린다.	어깨등신경
rhomboideus major (큰마름근)	둘째~다섯째등뼈의 가시돌기	어깨뼈 안쪽모서리	어깨뼈를 올리고 모은다.	어깨등신경
rhomboideus minor (작은마름근)	일곱째목뼈와 첫째등뼈	어깨뼈 안쪽모서리	어깨뼈를 올리고 모은다.	어깨등신경
pectoralis major (큰가슴근)	빗장뼈, 복장뼈, 둘째~여섯째갈비뼈의 갈비연골, 배곧은근집	위팔뼈의 큰결절능선	어깨관절을 굽히고, 모으고, 안쪽으로 돌린다.	안쪽 · 가쪽가슴신경
latissimus dorsi (넓은등근)	엉치뼈, 허리뼈, 아래 등뼈의 가시돌기; 엉덩뼈능선과 아래 4개의 갈비뼈	위팔뼈의 결절사이고랑	어깨관절을 펴고, 모으고, 안쪽으로 돌린다.	가슴등신경
deltoid(어깨세모근)	빗장뼈, 봉우리 그리고 어깨뼈의 가시돌기	위팔뼈의 세모근거친면	어깨관절을 벌리고, 굽히거나 편다.	겨드랑신경
supraspinatus(가시위근)	가시위오목	위팔뼈 큰결절	어깨관절을 벌리고, 가쪽으로 돌린다.	어깨위신경
infraspinatus(가시아래근)	가시아래오목	위팔뼈 큰결절	어깨관절을 가쪽으로 돌린다.	어깨위신경
teres major(큰원근)	어깨뼈 가쪽모서리의 아래각	위팔뼈 작은결절능선	어깨관절을 펴거나 모으고, 가쪽으로 돌린다.	어깨밑신경
teres minor(작은원근)	어깨뼈의 겨드랑모서리	위팔뼈의 큰결절과 구	어깨관절을 가쪽으로 돌린다.	겨드랑신경
subscapularis(어깨밑근)	어깨밑오목	위팔뼈 작은결절	어깨관절을 안쪽으로 돌린다.	어깨밑신경
coracobrachialis(부리위팔근)	어깨뼈의 부리돌기	위팔뼈 몸통	어깨관절을 굽히고 모은다.	근육피부신경

serratus: L. *serratus*, saw-shaped
pectoralis: L. *pectus*, chest
teres: L. *teres*, rounded
trapezius: Gk. *trapezoeides*, trapezoid-shaped
latissimus: L. *latissimus*, widest
rhomboideus: Gk. *rhomboides*, rhomboid-shaped
deltoid: Gk. *delta*, triangular

(1) 몸통근육

axial muscles(몸통근육)에는 큰가슴근과 넓은등근이 있다. **pectoralis major muscle**(큰가슴근, 대흉근)은 위팔뼈를 팔이음뼈에 결합시켜 주는 부채꼴의 큰 가슴근육으로 어깨뼈의 주요 flexor muscle(굽힘근)이다. 크고 편평하며 삼각형인 **latissimus dorsi muscle**(넓은등근, 광배근)은 등쪽 가슴우리의 아래 1/2을 덮고 있으며, 큰가슴근의 대항근으로 작용한다. 넓은등근은 때때로 '수영선수의 근육' 이라 불리는데, 이는 넓은등근이 어깨뼈를 강하게 펴며, 안쪽으로 돌리는 동시에 뒤아래방향으로 끌어당겨 주기 때문이다. 어깨뼈에서의 폄은 해부학적인 위치에서 살펴보면 위팔이 뒤쪽으로 움직이는 운동으로 어깨뼈의 각을 증가시켜 주는 운동이다.

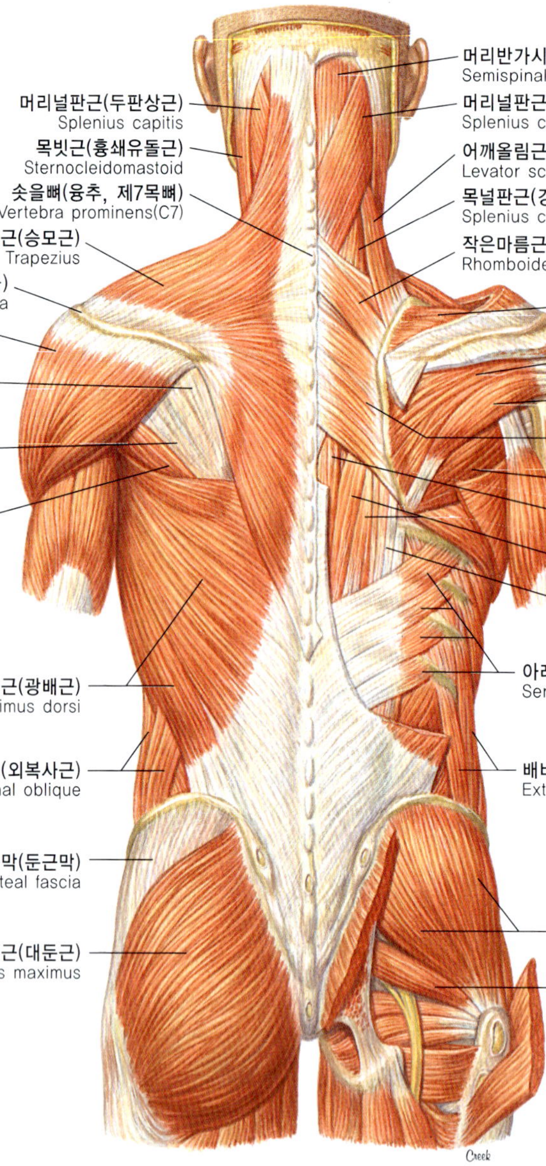

▶ 그림 5-27 **목부위, 가슴우리, 볼기의 뒤면.** 얕은층 근육은 왼쪽, 깊은층 근육은 오른쪽에 표시되어 있다.

(2) 어깨근육

scapular muscles(어깨근육, 견갑근)는 어깨세모근, 가시위근, 가시아래근, 큰원근, 작은원근, 어깨밑근과 부리위팔근으로 구성된다.

deltoid muscle(어깨세모근, 삼각근)은 어깨관절(견관절)을 싸고 있는 두껍고 강한 근육으로 많은 기능을 갖고 있지만, 주요 기능은 어깨관절의 abduction(벌림, 외전) 운동이다. 함께 작용을 하는 큰가슴근과 넓은등근은 어깨관절의 adduction(모음, 내전)을 유발시킨다는 점에서 어깨세모근의 대항근(길항근)이 되며, 어깨세모근은 intramuscular injection(근육내주사) 시에 일반적인 위치로 활용된다.

나머지 6개의 어깨근육은 어깨를 고정시키는 것을 도와주면서 어깨관절에서 특정한 기능을 갖

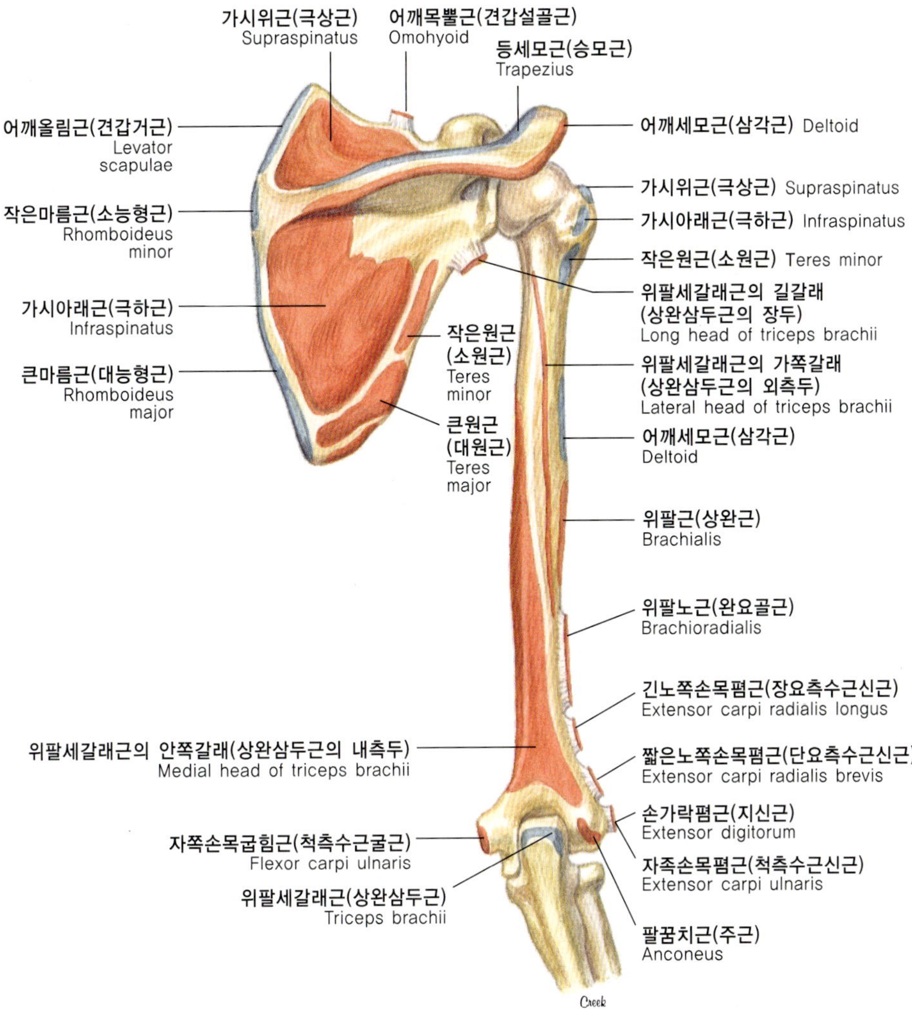

▶ 그림 5-28 어깨뼈와 위팔뼈 뒷면에 관련된 근육의 부착지점. 빨간색의 지점은 이는곳을 표시하고, 파란색의 지점은 닿는곳을 나타낸다.

게 된다. **supraspinatus muscle**(가시위근, 극상근)은 위팔뼈를 가쪽으로 돌리고, 어깨관절의 벌림 시 어깨세모근의 협동근(협력근)으로 작용한다. **infraspinatus muscle**(가시아래근, 극하근)은 위팔뼈를 가쪽으로 돌리며, **teres major muscle**(큰원근, 대원근)의 기능은 넓은등근과 유사하여 모음작용과 함께 어깨관절을 안쪽으로 돌린다. **teres minor muscle**(작은원근, 소원근)은 가시아래근과 함께 어깨관절에서 위팔을 가쪽으로 돌리며, **subscapularis muscle**(어깨밑근, 견갑하근)은 어깨부위의 강력한 안전장치로 작용하고 또한 어깨관절에서 위팔뼈를 안쪽으로 돌린다. **coracobrachialis muscle**(부리위팔근, 오훼완근)은 어깨관절의 굽힘운동과 모음운동에 큰가슴근과 협동근으로 함께 작용하게 된다.

3) 팔꿉관절에서 아래팔을 움직이는 근육

위팔에 위치하는 강한 근육은 위팔두갈래근, 위팔근, 위팔노근, 위팔세갈래근으로 구성되며, 팔꿉관절의 굽힘운동과 폄운동을 담당한다(그림 5-29). 그리고 짧은 삼각형 모양의 근육인 anconeus muscle(팔꿈치근, 주근)은 팔꿉관절 가까이에서 triceps brachii muscle(위팔세갈래근, 상완삼두근)의 먼쪽부위를 지나 위치하게 된다. 그림 5-31에서 나타나는 위팔의 가로단면은 다른 관점에서 위팔부위를 볼 수 있게 해 준다.

강력한 힘을 가진 **biceps brachii muscle**(위팔두갈래근, 상완이두근)은 비록 위팔뼈에 부착되어 있지 않지만, 위팔뼈의 앞면에 위치하면서 위팔에서 가장 쉽게 관찰되는 근육이다. 위팔두갈래근은 2개의 부착부위를 가지는 근육으로 안쪽의 힘줄 같은 **short head**(짧은갈래, 단두)는 어깨뼈의 부리돌기로부터 시작된다. 위팔두갈래근의 **long head**(긴갈래, 장두)는 어깨뼈 관절오목의 superior tuberosity(위거친면, 상조면)에서 시작하여 위팔뼈의 intertubercular groove(결절사이고랑, 결절간구)를 타고 내려오며, 2개의 근육갈래는 radial tuberosity(노뼈거친면, 요골조면)에 닿는다. **brachialis muscle**(위팔근, 상완근)은 위팔뼈의 앞면 아래 1/2 지역에서 위팔두갈래근 안쪽에 위치하면서 팔꿉관절을 굽히는 운동에서 위팔두갈래근과 협동근으로 작용한다.

brachioradialis muscle(위팔노근, 완요골근)은 아래팔의 가쪽을 따라 위치하는 두드러진 근육으로, 이 근육 또한 팔꿉관절을 굽힌다(그림 5-30).

위팔의 뒤쪽에 위치하고 있는 위팔세갈래근은 팔꿉관절에서 아래팔을 펴는 근육으로 위팔두갈

▶ 그림 5-29 오른쪽 어깨부위와 위팔 앞면의 근육

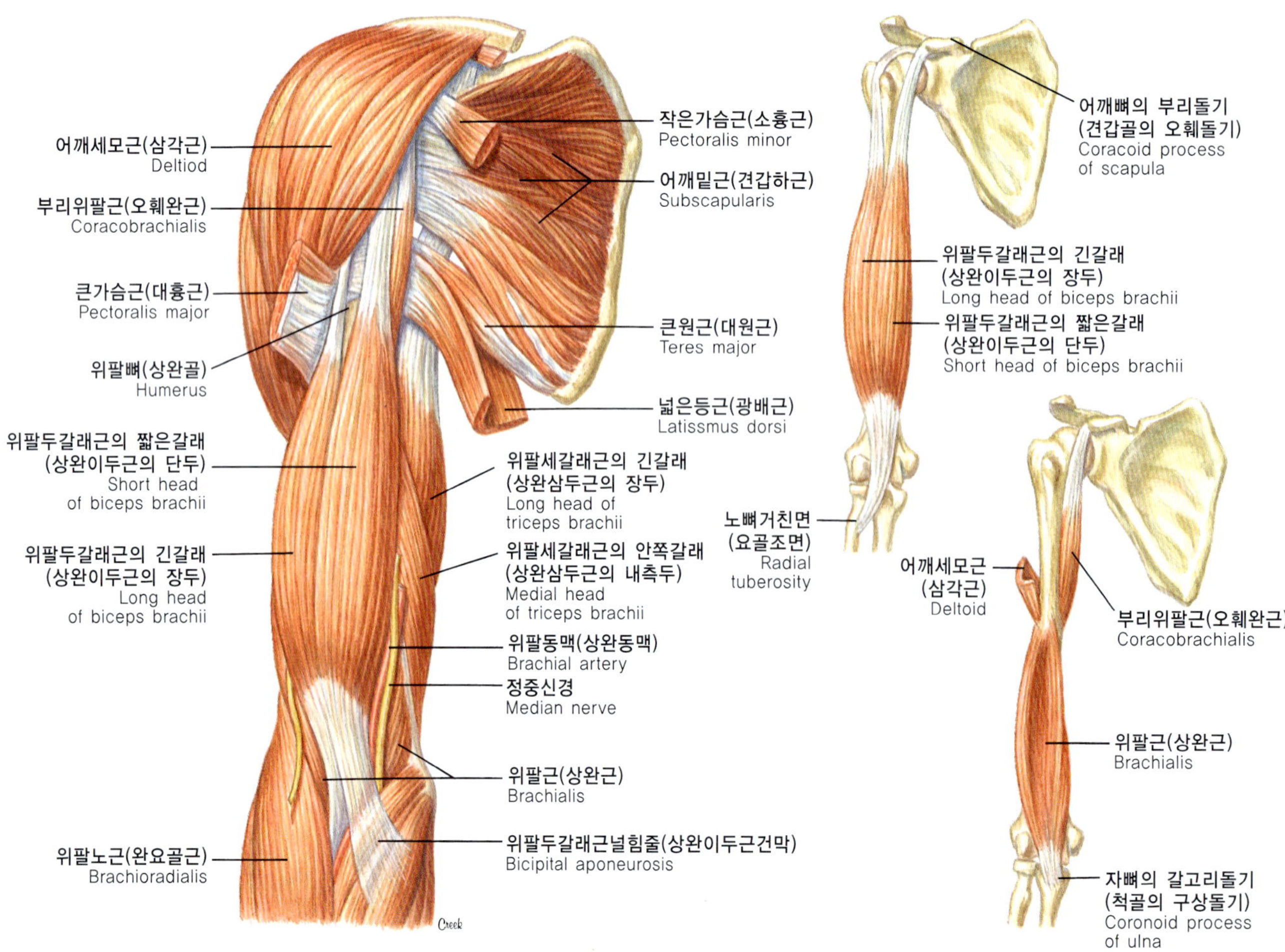

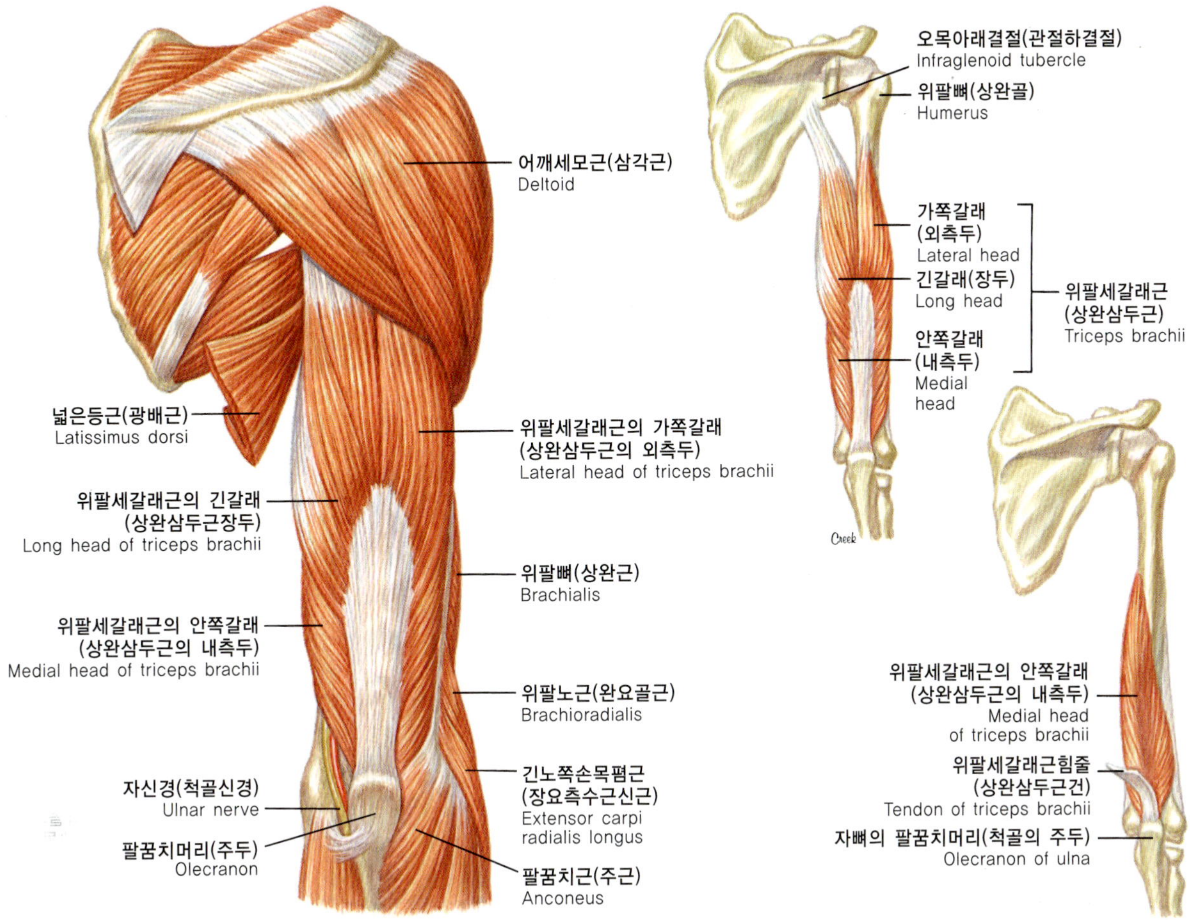

▶ 그림 5-30 오른쪽 어깨부위와 위팔 뒷면의 근육

래근의 운동과 반대작용을 하므로 이 두 근육은 서로 대항근이 된다. **triceps brachii muscle**(위팔세갈래근, 상완삼두근)은 3개의 head(갈래)에서 시작하는 근육으로 **lateral head**(가쪽갈래, 외측두)와 **medial head**(안쪽갈래, 내측두)는 위팔뼈에서, **long head**(긴갈래, 장두)는 어깨뼈의 infraglenoid tubercle(관절아래결절, 관절하결절)에서 시작하며 위팔세갈래근의 공통적인 힘줄은 자뼈의 olecranon(팔꿈치머리, 주두)에 부착하게 된다. 작은 근육인 팔꿈치근은 팔꿉관절의 폄운

▶ 표 5-12 팔꿉관절에서 아래팔에 작용하는 근육

근 육	이는곳	닿는곳	작 용	신경지배
biceps brachii(위팔두갈래근)	어깨뼈의 부리돌기와 관절위결절	노뼈거친면	팔꿉관절을 굽힘시키고, 노자관절에서 아래팔과 손을 돌린다.	근육피부신경
brachialis(위팔근)	위팔뼈 앞면 아랫부분	자뼈 갈고리돌기	팔꿉관절을 굽힌다.	근육피부신경
brachioradialis(위팔노근)	위팔뼈의 가쪽관절융기위능선	노뼈 붓돌기의 몸쪽부분	팔꿉관절을 굽힌다.	노신경
triceps brachii(위팔세갈래근)	관절아래결절, 위팔뼈의 가쪽과 안쪽면	자뼈 팔꿈치머리	팔꿉관절을 편다.	노신경
anconeus(팔꿈치근)	위팔뼈의 가쪽위관절융기	자뼈 팔꿈치머리	팔꿉관절을 편다.	노신경

biceps: L. *biceps*, two heads   triceps: L. *triceps*, three heads   anconeus: Gk. *ancon*, elbow

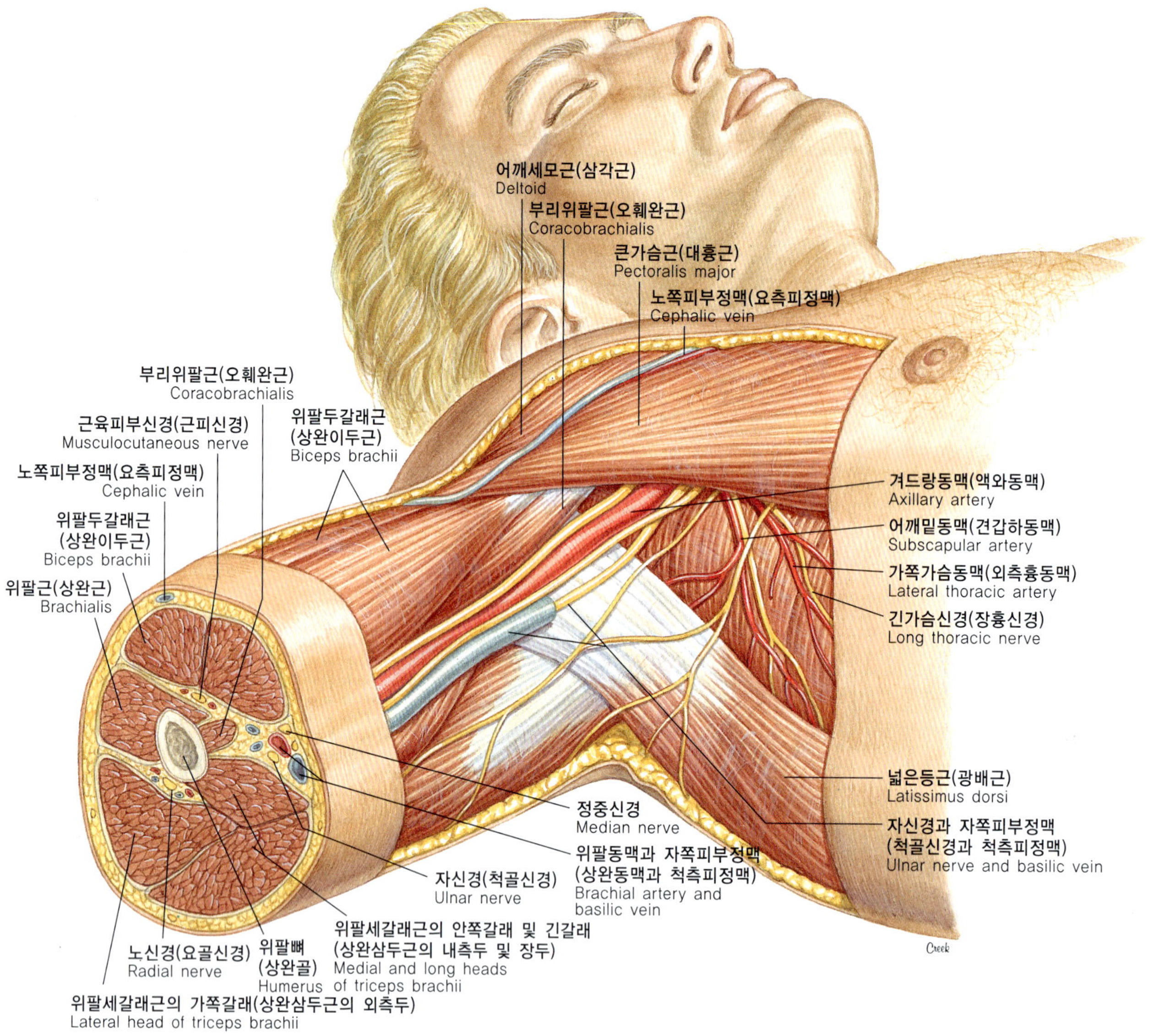

▶ 그림 5-31 겨드랑부위와 위팔의 가로절단면

동에서 위팔세갈래근의 협동근이 된다.

팔꿉관절에서 아래팔을 움직이는 근육에 대한 내용을 표 5-12에 요약하였다.

4) 손목, 손, 손가락관절을 움직이는 아래팔의 근육

손목, 손, 손가락관절의 움직임을 담당하는 대부분의 근육은 아래팔을 따라 위치하고 있다. 몇 개의 근육은 팔꿉관절과 손목관절의 두 관절에 작용하고 다른 근육은 손목, 손, 손가락관절에 관여하며(그림 5-32, 33), 또한 radioulnar joint(노자관절, 요척관절)의 회전에 관여하기도 한다. 일반적으로 손과 손가락에서 전형적으로 일어나는 4가지 주된 움직임은 supination(뒤침, 회외), pronation

(엎침, 회내), flexion(굽힘, 굴곡) 그리고 extension(폄, 신전)이며, 손의 다른 움직임에는 adduction(모음, 내전)과 abduction(벌림, 외전)이 포함된다.

(1) 손의 뒤침과 엎침

supinator muscle(손뒤침근, 회외근)은 노뼈의 위뒤쪽을 둘러싸고 있는 근육으로 손을 supination(뒤침, 회외)시키는 위팔두갈래근과 협동근으로 작용한다. 손을 pronation(엎침, 회내)하는 2개의 근육은 **pronator teres muscle**(원엎침근, 원회내근)과 **pronator quadratus muscle**(네모엎침근, 방형회내근)이다. 원엎침근은 아래팔의 위안쪽에 위치한 반면에 네모엎침근은 아래팔의 앞쪽 아래 1/4지역에서 자뼈와 노뼈 사이 깊은층에 위치한 근육이다. 원엎침근과 네모엎침근은 손바닥을 뒤쪽으로 회전시키며, 엄지손가락이 안쪽으로 움직이도록 협동근으로 작용한다.

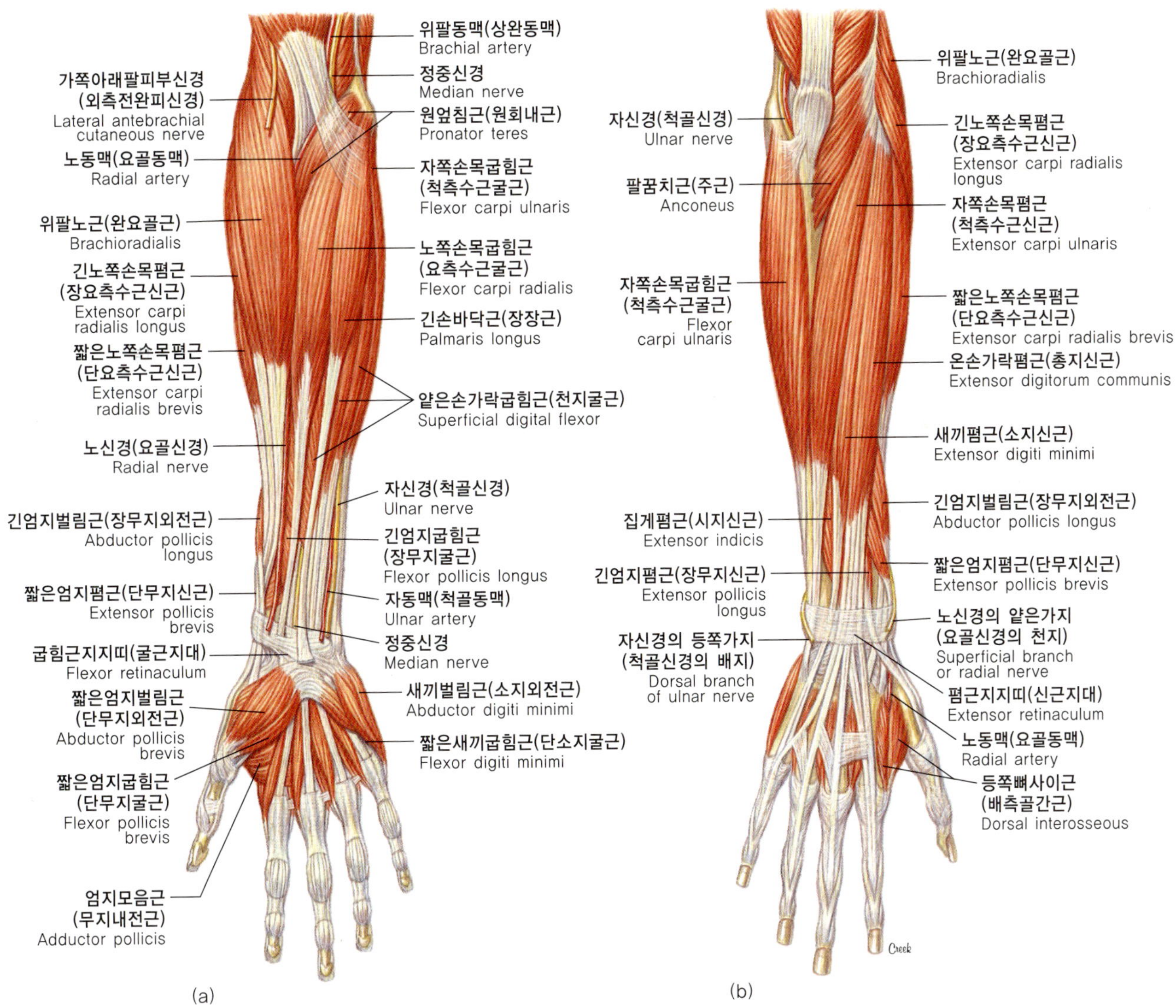

▶ 그림 5-32 오른쪽 아래팔의 얕은층. (a) 앞면. (b) 뒷면.

(2) 손목, 손, 손가락의 굽힘

손목, 손, 손가락관절에서 굽힘운동을 주관하는 6개의 근육은 가쪽에서부터 안쪽으로, 얕은층에서부터 깊은층으로 기술되고 있다. 이 6개의 근육 중 4개의 근육은 위팔뼈의 안쪽위관절융기(내측상과)에서 이는곳을 형성하지만(표 5-13) 팔꿉관절에서의 운동은 미미하다. 이미 언급된 위팔노근은 손의 관절을 굽힐 수 있는 아래팔에 위치한 근육으로 분명히 참조해야 할 근육이다.

musculus flexor carpi radialis(노쪽손목굽힘근, 요측수근굴근)는 아래팔의 앞면을 대각선으로 내려오면서, 먼쪽의 끈 모양 힘줄이 flexor retinaculum(굽힘근지지띠, 굴근지대)의 손목관절 아랫부분을 지나며, 이 근육은 대개 맥박을 확인하기 위하여 활용되는 radial artery(노동맥, 요골동맥)을 찾는 데 중요한 계측점으로 작용된다.

좁은 근육인 **palmaris longus muscle**(긴손바닥근, 장장근)은 아래팔의 앞쪽의 얕은층에 위치하며, 길고 가느다란 힘줄은 손바닥에서 부채꼴로 펴져 손목관절이 굽힘운동을 할 때 도움을 주는 palmar aponeurosis(손바닥널힘줄, 수장건막)에 부착된다.

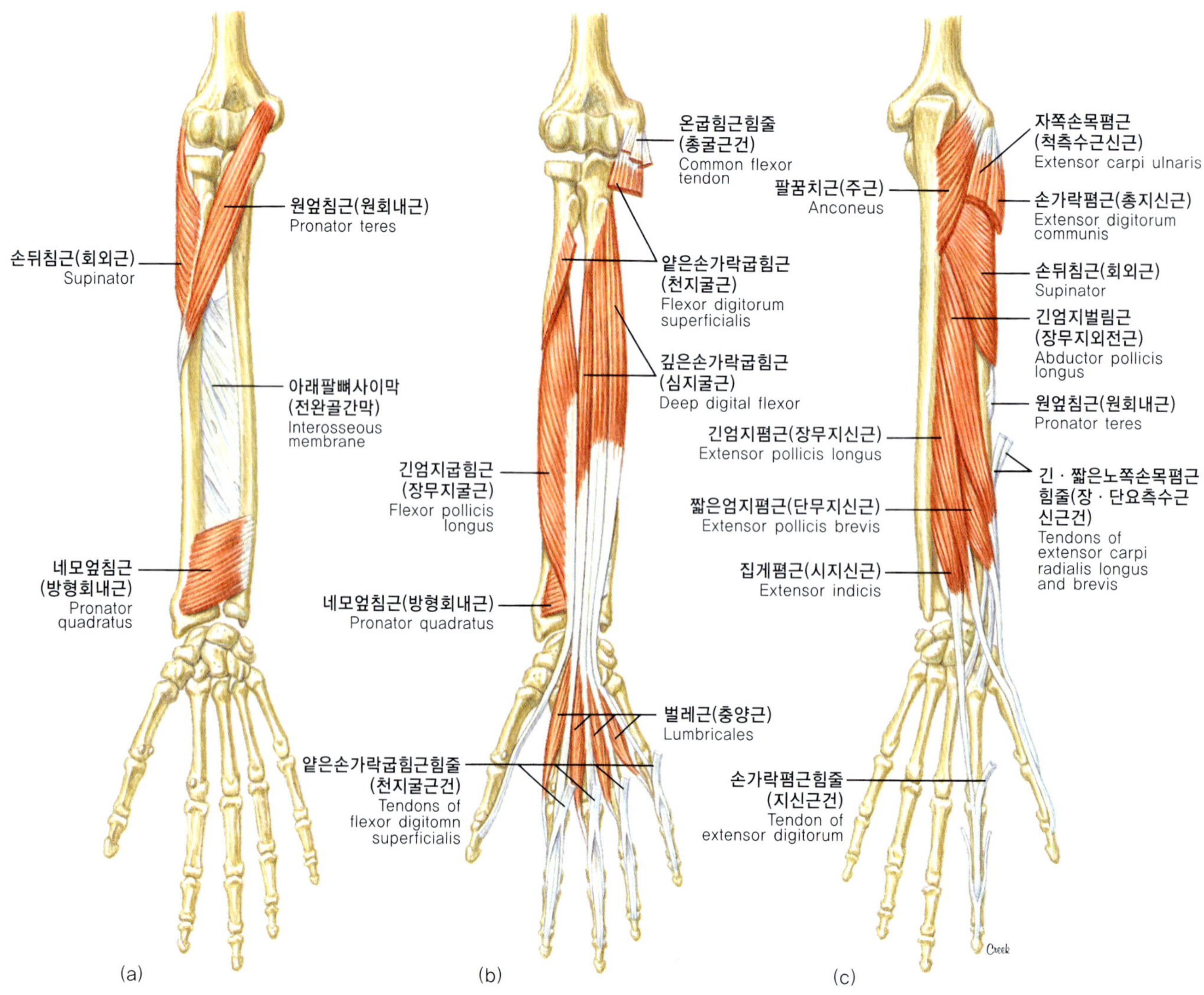

▶ 그림 5-33 **오른쪽 아래팔의 깊은근육.** (a) 돌림근. (b) 굽힘근. (c) 폄근.

flexor carpi ulnaris muscle(자쪽손목굽힘근, 척측수근굴근)은 아래팔 앞면의 안쪽에 위치하면서 손목관절의 굽힘과 손의 모음을 도와준다.

넓은 근육인 **flexor digitorum superficialis muscle**(얕은손가락굽힘근, 천지굴근)은 상기한 3개의 굽힘근 바로 아래 위치하고 있으며, 위팔뼈, 자뼈, 노뼈에 이르는 넓은 시작부위를 가지고 있다. 이 근육의 힘줄은 합쳐져 있지만 손목을 가로지를 때에는 4개의 힘줄으로 갈라지고 닿기(정지) 전에 다시 둘로 나뉘어져 둘째~다섯째손가락뼈의 중간마디뼈에 끝난다.

flexor digitorum profundus muscle(깊은손가락굽힘근, 심지굴근)은 둘째~다섯째손가락의 끝마디뼈에 4개의 힘줄으로 나누어져 부착하며, 얕은손가락굽힘근보다 깊은층에 위치한다. 깊은손가락굽힘근은 얕은손가락굽힘근과 함께 손목과 손 그리고 둘째~다섯째손가락관절에서 굽힘운동을 담당한다.

flexor pollicis longus muscle(긴엄지굽힘근, 장무지굴근)은 엄지관절의 굽힘운동과 손을 쥐는 운동을 보조해 주는 근육으로, 아래팔의 가쪽 깊은층에 위치하는 근육이다.

손의 관절에서 굽힘운동을 주관하는 근육의 힘줄은 주먹을 쥐었을 때 손목에서 볼 수 있으며 손목부위를 가로로 가로지르는 flexor retinaculum(굽힘근지지띠, 굴근지대)에 의해 안전하게 지지받고 있다(그림 5-32a).

(3) 손의 폄

손의 관절에서 폄(신전) 운동을 하는 근육은 아래팔의 뒤쪽에 위치한다. 주요 폄근의 대부분은 그림 5-32b에서 얕은 층에 위치하며 가쪽에서부터 안쪽으로 설명할 수 있다.

길고 점점 가늘어지는 **extensor carpi radialis longus muscle**(긴노쪽손목폄근, 장요측수근신근)은 brachioradialis muscle(위팔노근, 완요골근)보다 안쪽에 위치하는 근육으로 손목관절에서 손을 벌리고 펴도록 한다. 긴노쪽손목폄근의 바로 안쪽으로 **extensor carpi radialis brevis muscle**(짧은노쪽손목폄근, 단요측수근신근)이 위치하는데 두 근육은 거의 같은 기능을 수행하지만 이는곳과 닿는곳은 서로 다르다.

extensor digitorum communis muscle(온손가락폄근, 총지신근)은 아래팔의 뒤쪽을 따라서 중앙부위에 위치하는 근육으로 위팔의 가쪽위관절융기에서 일어나며 부착하는 힘줄은 손목부위, 즉 extensor retinaculum(폄근지지띠, 신근지대) 아래에서 분리되어 둘째~다섯째손가락의 중간마디뼈 먼쪽끝에 4개의 힘줄로 부착한다.

extensor digiti minimi muscle(새끼폄근, 소지신근)은 손가락폄근의 자뼈쪽에 위치하는 길고 좁은 근육으로, 다섯째손가락으로 가는 온손가락폄근의 힘줄과 융합되어 부착된다.

extensor carpi ulnaris muscle(자쪽손목폄근, 척측수근신근)은 아래팔 뒤쪽에서 가장 안쪽에 위치하는 근육으로, 다섯째손허리뼈의 바닥에 닿으며, 손의 관절을 펴고 모으는 기능을 수행한다.

extensor pollicis longus muscle(긴엄지폄근, 장무지신근)은 자뼈의 중간 지점에서 일어나 아래팔의 아래쪽 2/3지점을 가로질러 엄지의 끝마디뼈 바닥에 붙는다. 긴엄지폄근은 엄지손가락의 관절을 펴고, 손을 벌리는 운동을 담당한다. **extensor pollicis brevis muscle**(짧은엄지폄근, 단무지신근)은 노뼈의 아래쪽 중간부분에서 시작하여 엄지손가락 첫마디뼈의 바닥에 닿으며, 긴엄지폄근과 유사한 기능을 수행한다.

abductor pollicis longus muscle(긴엄지벌림근, 장무지외전근)은 이름에서 알 수 있듯이 엄지손가락과 손의 관절을 벌리는 역할을 수행하고 자뼈와 노뼈 사이의 뼈사이막에서 일어나 첫째손허리뼈의 바닥에 부착한다.

손목, 손, 손가락에 작용하는 근육은 표 5-13에 요약되어 있다.

▶ 표 5-13 손목, 손 그리고 손가락의 관절을 움직이는 아래팔의 근육

근 육	이는곳	닿는곳	작 용	신경지배
supinator(손뒤침근)	위팔뼈 가쪽위관절융기와 자뼈의 능선	노뼈의 가쪽면	아래팔과 손을 뒤침시킨다.	노신경
pronator teres(원엎침근)	위팔뼈 안쪽위관절융기	노뼈의 가쪽면	아래팔과 손을 엎침시킨다.	정중신경
pronator quadratus (네모엎침근)	자뼈의 먼쪽끝 1/4	노뼈의 먼쪽끝 1/4	아래팔과 손을 엎침시킨다.	정중신경
flexor carpi radialis 노쪽손목굽힘근()	위팔뼈 안쪽위관절융기	둘째, 셋째손허리뼈의 바닥	손목에서 손을 굽히고 벌린다.	정중신경
palmaris longus(긴손바닥근)	위팔뼈 안쪽위관절융기	손바닥널힘줄	손목을 굽힌다.	정중신경
flexor carpi ulnaris (자쪽손목굽힘근)	위팔뼈 안쪽위관절융기와 자뼈 팔꿈치머리	손목뼈과 손허리뼈	손목을 굽히고 모은다.	자신경
flexor digitorum superficialis (얕은손가락굽힘근)	안쪽위관절융기의 갈고리돌기, 노뼈의 앞모서리	둘째~다섯째손가락의 중간마디뼈	손허리손가락관절과 손가락뼈 사이관절에서 손목과 손가락을 굽힌다.	정중신경
flexor digitorum profundus (깊은손가락굽힘근)	자뼈 몸쪽끝 2/3, 뼈사이막	셋째~다섯째손가락의 끝마디뼈	손허리손가락관절과 손가락뼈 사이관절에서 손목과 손가락을 굽힌다.	정중신경 (가쪽절반)과 자신경(안쪽절반)
flexor pollicis longus (긴엄지굽힘근)	노뼈몸통부위, 뼈사이막, 자뼈의 갈고리돌기	엄지손가락의 끝마디뼈	엄지손가락의 관절을 굽힌다.	정중신경
extensor carpi radialis longus (긴노쪽손목폄근)	위팔뼈 가쪽위관절융기	둘째손허리뼈	손목을 펴고 벌린다.	노신경
extensor carpi radialis brevis (짧은노쪽손목폄근)	위팔뼈 가쪽위관절융기	셋째손허리뼈	손목을 펴고 벌린다.	노신경
extensor digitorum communis 손가락폄근()	위팔뼈 가쪽위관절융기	둘째~셋째손가락의 뒷면	손과 손가락뼈사이관절의 손목과 손가락을 편다.	노신경
extensor digiti minimi (새끼폄근)	위팔뼈 가쪽위관절융기	다섯째손가락의 폄근널힘줄	다섯째손가락관절과 손목을 편다.	노신경
extensor carpi ulnaris (자쪽손목폄근)	위팔뼈 가쪽위관절융기와 팔꿈치머리(주두)	다섯째손허리뼈의 바닥	손목을 펴고 모은다.	노신경
extensor pollicis longus (긴엄지폄근)	자뼈몸통부위 중간과 가쪽면	엄지손가락 끝마디뼈의 바닥	손목을 펴고 모은다.	노신경
extensor pollicis brevis (짧은엄지폄근)	노뼈몸통의 먼쪽끝과 뼈사이막	엄지손가락 첫마디뼈의 바닥	엄지손가락관절을 펴고 손관절을 벌린다.	노신경
abductor pollicis longus (긴엄지벌림근)	노뼈와 자뼈의 먼쪽끝과 뼈사이막	첫째손허리뼈의 바닥	엄지손가락와 손관절을 벌린다.	노신경

supinator: L. *supin*, bend back
pronator: L. *pron*, bend forward
palmaris: L. *palma*, flat of hand
pollicis: L. *pollex*, thumb

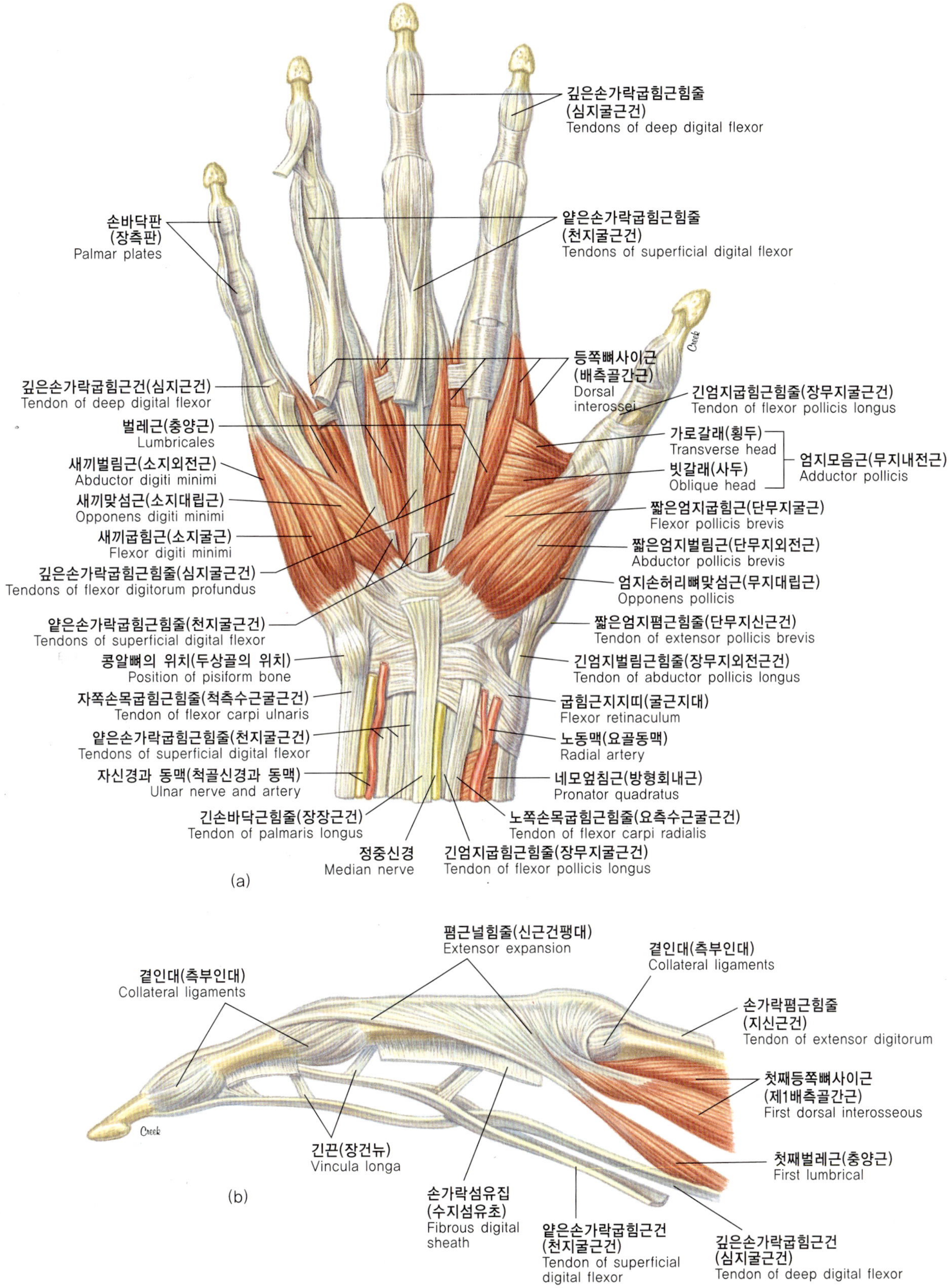

▶ 그림 5-34 **손의 근육.** (a) 앞면. (b) 둘째손가락의 가쪽면.

5) 손의 근육

손은 정교한 운동을 수행하는 데 적합하도록 매우 복잡한 구조로 이루어져 있다. 아래팔의 근육에 의하여 수행되는 손과 손가락의 굽힘과 폄운동에 대한 설명은 이미 설명하였다. 굽힘과 폄운동과 함께 벌림과 모음운동이 상호 협조적으로 요구되는 정확한 손가락운동은 손의 작은 intrinsic muscle(내인성 근육)에 의하여 이루어진다. 이 근육과 관련된 구조물은 그림 5-34에 설명되며, 손 근육의 위치와 작용은 표 5-14에 나열되어 있다.

손의 근육은 엄지와 새끼손가락쪽에 각각 **thenar eminence**(엄지두덩, 무지구)와 **hypothenar eminence**(새끼두덩, 소지구)라는 둥근 융기를 형성하고, **thenar muscles**(엄지두덩근, 무지구근), **hypothenar muscles**(새끼두덩근, 소지구근) 그리고 중앙부위의 **intermediate muscles**(중간근)의 세 부분으로 구분한다. 엄지두덩근은 엄지의 살이 많은 바닥부로 **abductor pollicis brevis muscle**(짧은엄지벌림근, 단무지외전근), **flexor pollicis brevis muscle**(짧은엄지굽힘근, 단무지굴근),

▶ 표 5-14 손의 내인성 근육

근 육	이는곳	닿는곳	작 용	신경지배
thenar muscle(엄지두덩근)				
abductor pollicis brevis (짧은엄지벌림근)	굽힘근지지띠, 손배뼈(주상골), 큰마름뼈(대능형골)	엄지손가락의 첫마디뼈	엄지손가락관절을 벌린다.	정중신경
flexor pollicis brevis (짧은엄지굽힘근)	굽힘근지지띠, 큰마름뼈	엄지손가락의 첫마디뼈	엄지손가락관절을 굽힌다.	정중신경, 자신경
opponens pollicis (엄지맞섬근)	큰마름뼈, 굽힘근지지띠	첫째손허리뼈	엄지손가락를 새끼손가락쪽으로 당긴다.	정중신경
intermediate muscle(중간근)				
adductor pollicis (엄지모음근, 사두와 횡두)	빗갈래, 알머리뼈(유두골); 가로갈래, 둘째, 셋째손허리뼈	엄지손가락의 첫마디뼈	엄지손가락관절을 모은다.	자신경
lumbricales(4) (벌레근)	깊은손가락굽힘근힘줄	둘째~다섯째손가락의 폄근널힘줄	손허리손가락관절에서 손가락을 굽힌다. 손가락뼈사이관절에서 손가락을 편다.	정중신경, 자신경
palmar interossei(4) (바닥쪽뼈사이근)	둘째손허리뼈의 안쪽, 넷째, 다섯째손허리뼈의 가쪽	둘째, 넷째, 다섯째손가락의 뼈, 손가락폄근	손허리손가락관절에서 가운데 손가락을 향하여 손가락을 모은다.	자신경
dorsal interossei(4) (등쪽뼈사이근)	손허리뼈의 이웃하는면들	둘째, 셋째손가락의 첫마디뼈 가쪽면+셋째, 넷째손가락 첫마디뼈 안쪽면, 손가락폄근	손허리손가락관절에서 가운데 손가락을 중심으로 손가락을 벌린다.	자신경
hypothenar muscles(새끼두덩근)				
abductor digiti minimi (새끼벌림근)	콩알뼈과 자쪽손목굽힘근의 힘줄	새끼손가락의 첫마디뼈	새끼손가락관절들을 벌린다.	자신경
flexor digiti minimi (새끼굽힘근)	굽힘근지지띠와 갈고리뼈의 갈고리	다섯째새끼손가락의 첫마디뼈	새끼손가락관절들을 굽힌다.	자신경
opponens digiti minimi (새끼맞섬근)	굽힘근지지띠와 갈고리뼈의 갈고리	다섯째손허리뼈	새끼손가락을 엄지손가락쪽으로 당긴다.	자신경

opponens: L. *opponens*, against

opponens pollicis muscle(엄지손허리뼈맞섬근, 무지대립근)의 3개의 근육으로 이루어져 있으며, 엄지두덩근 중 가장 중요한 근육은 엄지손가락을 손바닥에서 새끼손가락쪽으로 당기는 엄지손허리뼈맞섬근으로 주로 물건을 잡을 때 사용된다.

새끼손가락쪽의 바닥에 위치한 새끼두덩을 가늘고 긴 살의 융기로 abductor digiti minimi muscle(새끼벌림근, 소지외전근), flexor digiti minimi muscle(새끼굽힘근, 소지굴근), opponens digiti minimi muscle(새끼맞섬근, 소지대립근)의 3개의 근육으로 구성되어 있다.

intermediate muscles(중간근)은 손바닥에서 손허리뼈 사이에 위치하고 있으며, adductor pollicis muscle(엄지모음근, 무지내전근), lumbrical muscle(벌레근, 충양근), palmar interosseous muscle(바닥쪽뼈사이근, 장측골간근), dorsal interosseous muscle(등쪽뼈사이근, 배측골간근)로 구성된다.

6) 엉덩관절에서 넓적다리를 움직이는 근육

엉덩관절에서 넓적다리를 움직이는 근육은 pelvic girdle(다리이음뼈)와 척추에서 일어나서 넙다리뼈의 여러 장소에 부착한다. 이 근육은 엉덩관절을 자유스럽게 움직이도록 안정되어 있고, 서 있을 때와 운동할 때에는 몸을 지탱할 수 있도록 버팀작용을 한다. 이 부위에는 인체에서 가장 큰 근육과 몇 개의 아주 작은 근육이 함께 나타나는데, 엉덩관절에서 넓적다리부위의 운동을 주관하는 근육은 앞면, 뒷면, 안쪽면의 세 부분으로 나누어진다.

(1) 앞면의 근육

엉덩관절에서 넓적다리부위를 움직이는 앞쪽 근육에는 엉덩근과 큰허리근이 있다(그림 5-35, 36).

삼각형 모양의 iliacus muscle(엉덩근, 장골근)은 엉덩뼈오목에서 일어나고, 넙다리뼈의 작은돌기에 닿는다. 길고 두꺼운 psoas major muscle(큰허리근, 대요근)은 허리뼈의 피라밋과 가로돌기에서 일어나 엉덩근을 따라 작은돌기에 닿는다. 큰허리근과 엉덩근은 서로 협력해 엉덩관절의 굽힘과 회전 그리고 척주의 굽힘운동을 담당하며, 이 두 근육을 합쳐서 iliopsoas muscle(엉덩허리근, 장요근)이라고 부른다.

(2) 뒷면과 가쪽면(볼기)의 근육

엉덩관절에서 넓적다리를 움직이는 뒷면의 근육은 큰볼기근, 중간볼기근, 작은볼기근 그리고 넙다리근막긴장근이다.

큰 근육인 gluteus maximus muscle(큰볼기근, 대둔근)은

▶ 그림 5-35 오른쪽 골반과 넓적다리의 근육

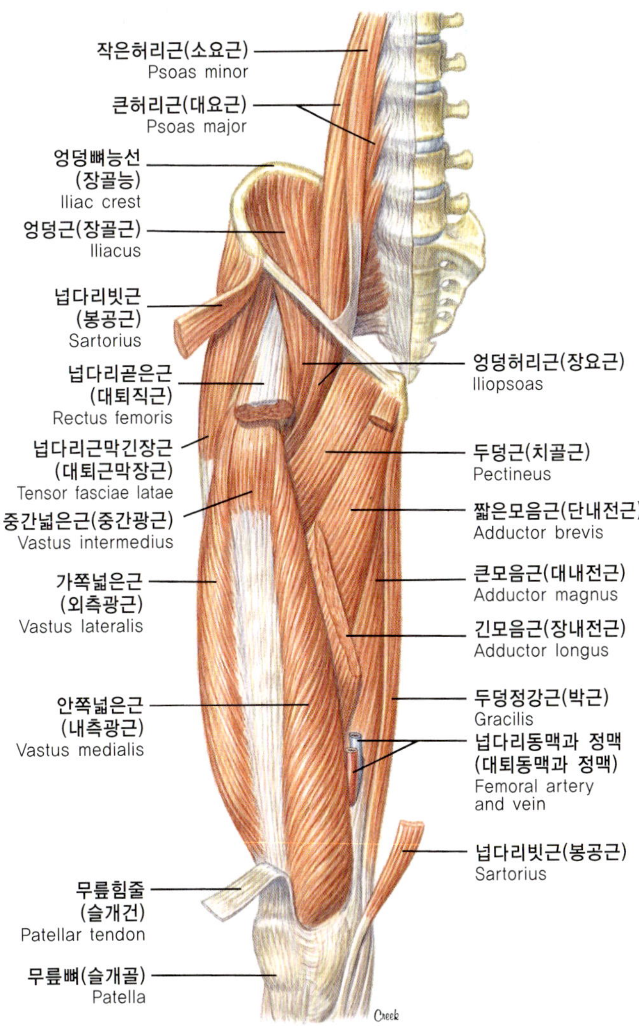

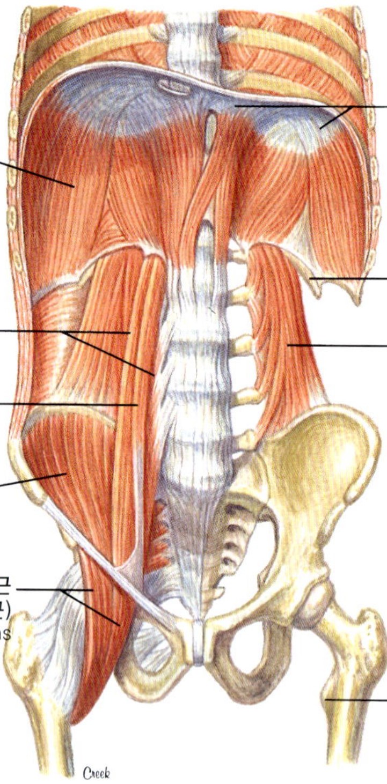

▶ 그림 5-36 엉덩이를 움직이는 골반의 앞쪽 근육

볼기 융기의 대부분을 형성하고, 엉덩관절의 강력한 폄근으로 직립자세 유지와 운동에 매우 중요하다. 큰볼기근은 엉덩뼈, 엉치뼈, 두덩뼈와 허리뼈부위의 널힘줄에서 시작하여 넙다리뼈의 볼기근거친면과 넓적다리까지 내려가는 fascia lata(넙다리근막, 대퇴근막)의 두툼한 힘줄부위인 iliotibial tract(엉덩정강띠, 장경인대)에 닿는다.

gluteus medius muscle(중간볼기근, 중둔근)은 큰볼기근 바로 안쪽에 위치하는 삼각형 모양의 근육으로 엉덩뼈의 가쪽면에서 일어나 넙다리뼈의 큰돌기에 닿는다. 중간볼기근은 엉덩관절을 벌리게 하고 안쪽으로 돌리는(회전) 운동을 한다. 또한 이 근육은 근육내 주사를 위한 장소로 활용되므로 임상적으로 중요한 장소가 된다.

gluteus minimus muscle(작은볼기근, 소둔근)은 볼기의 근육 중 가장 작으며 깊은층에 위치하는 근육으로 엉덩뼈의 가쪽면에서 일어나 큰돌기의 가쪽면에 부착하는데, 엉덩관절을 벌리는 중간볼기근 및 넙다리근막긴장근과 함께 협동근으로 작용한다.

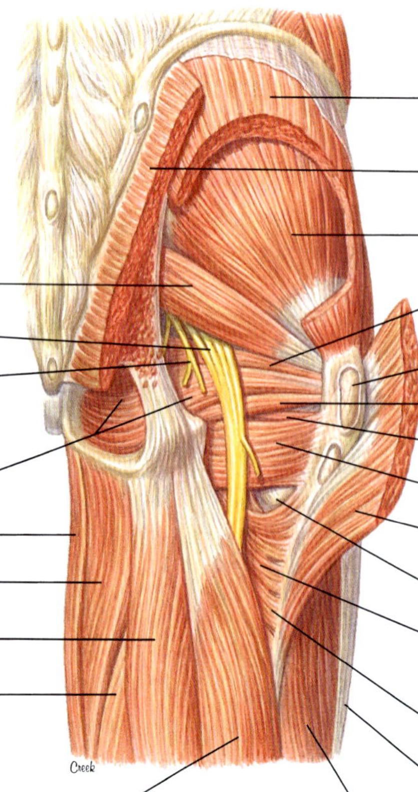

▶ 그림 5-37 깊은층의 볼기근

▶ 표 5-15 엉덩관절에서 넓적다리를 움직이는 앞면과 뒷면의 근육

근 육	이는곳	닿는곳	작 용	신경지배
iliacus(엉덩근)	엉덩뼈오목	넙다리뼈의 작은돌기 (큰허리근과 함께)	엉덩관절에서 가쪽으로 넓적다리의 굽힘과 돌림, 척주의 굽힘운동을 담당한다.	넙다리신경
psoas major(큰허리근)	모든 허리뼈의 가로돌기	작은돌기 (엉덩근과 함께)	엉덩관절에서 가쪽으로 넓적다리의 굽힘과 돌림, 척주의 굽힘운동을 담당한다.	허리뼈의 둘째, 셋째척추신경
gluteus maximus(큰볼기근)	엉덩뼈능선, 엉치뼈, 꼬리뼈, 허리뼈부위의 널힘줄	볼기근거친면과 엉덩정강근막띠	엉덩관절에서 가쪽으로 넓적다리를 펴고 돌린다.	아래볼기신경
gluteus medius(중간볼기근)	엉덩뼈의 가쪽면	큰돌기	엉덩관절에서 안쪽으로 넓적다리를 벌리고 돌린다.	위볼기신경
gluteus minimus(작은볼기근)	엉덩뼈의 아래 1/2 가쪽면	큰돌기	엉덩관절에서 넓적다리를 벌린다.	위볼기신경
tensor fasciae latae (넙다리근막장근)	엉덩뼈와 엉덩뼈능선의 앞모서리	엉덩정강근막띠	엉덩관절에서 넓적다리를 벌린다.	

psoas: Gk. psoa, loin gluteus: Gk. gloutos, rump

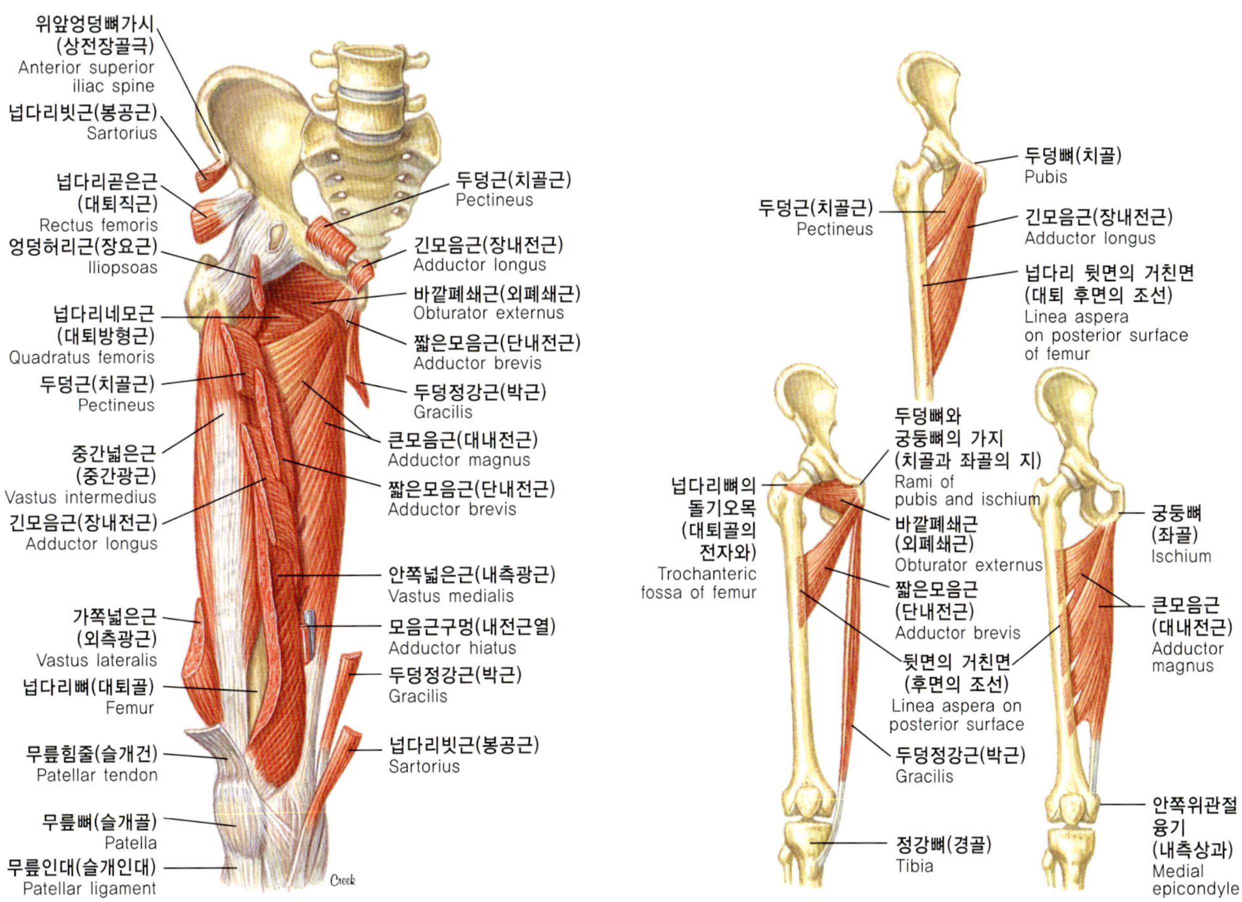

▶ 그림 5-38 오른쪽 넓적다리의 모음근

사각형 모양의 tensor fasciae latae muscle(넙다리근막긴장근, 대퇴근막장근)은 엉덩이 가쪽면 얕은층에 위치하는데, 엉덩뼈능선에서 일어나 엉덩정강근막띠라 불리는 넓적다리의 넓은 가쪽의 근막에 닿는다. 이 넙다리근막긴장근과 중간볼기근은 엉덩관절을 벌림하는 협동근이다.

엉덩관절에 위치하는 6개의 가쪽 회전(돌림)근육의 깊은무리근육은 엉덩이의 뒷면 위에 있지만, 여기에서는 논의하지 않고 그림 5-37에서 확인할 수 있다. 위에서부터 아래로 **piriformis muscle**(궁둥구멍근, 이상근), **superior gemellus muscle**(위쌍둥이근, 상쌍자근), **obturator internus muscle**(속폐쇄근, 내폐쇄근), **inferior gemellus muscle**(아래쌍둥이근, 하쌍자근), **obturator externus muscle**(바깥폐쇄근, 외폐쇄근)과 **quadratus femoris muscle**(넙다리네모근, 대퇴방형근)이다. 엉덩관절의 운동에 관여하는 앞과 뒤쪽의 근육은 표 5-15에 정리하였다.

(3) 안쪽근육 또는 모음근육

엉덩관절 운동에 관여하는 안쪽근육은 두덩정강근, 두덩근, 긴모음근, 짧은모음근과 큰모음근이

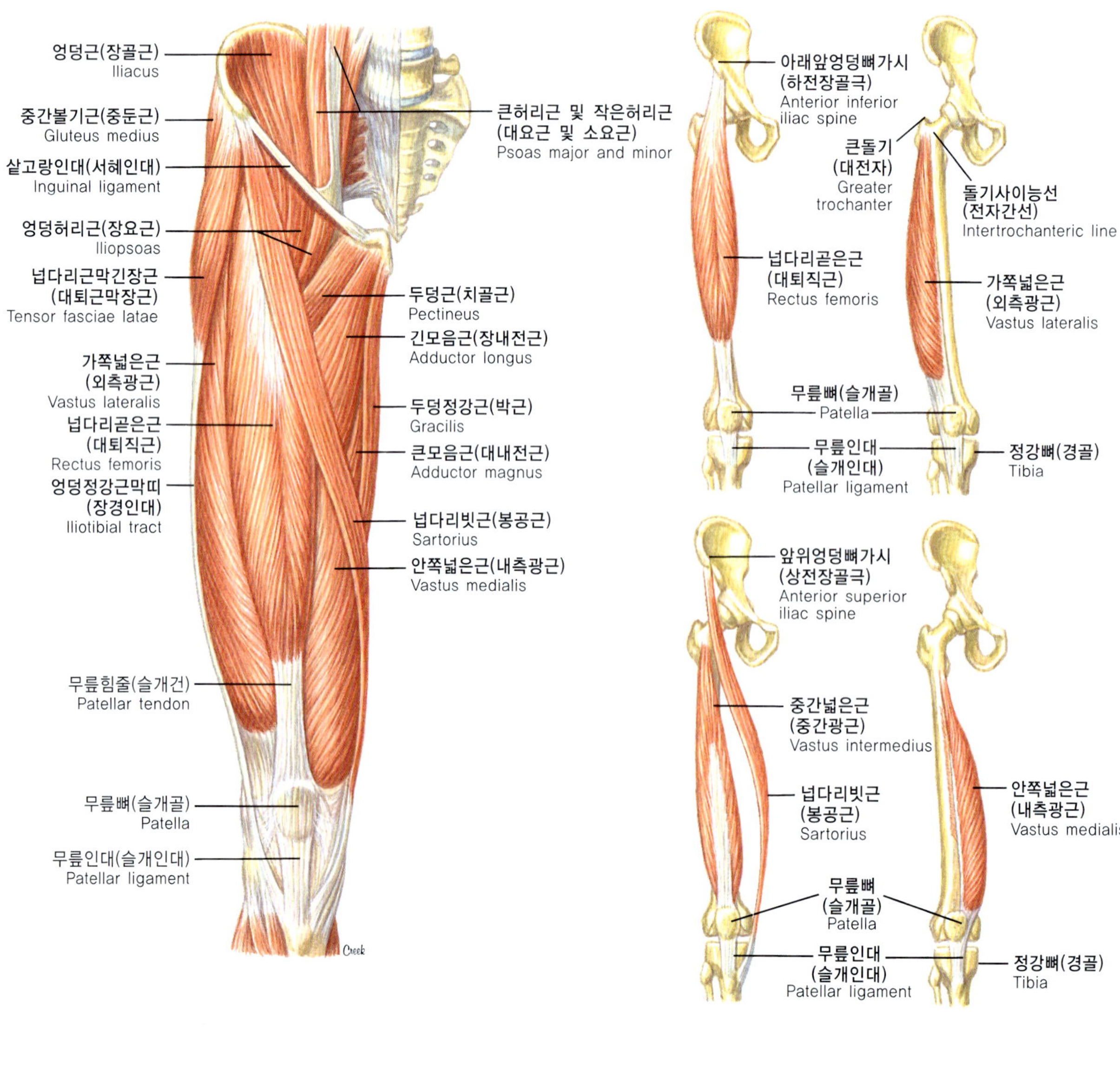

▶ 그림 5-39 오른쪽의 앞쪽넙다리근육

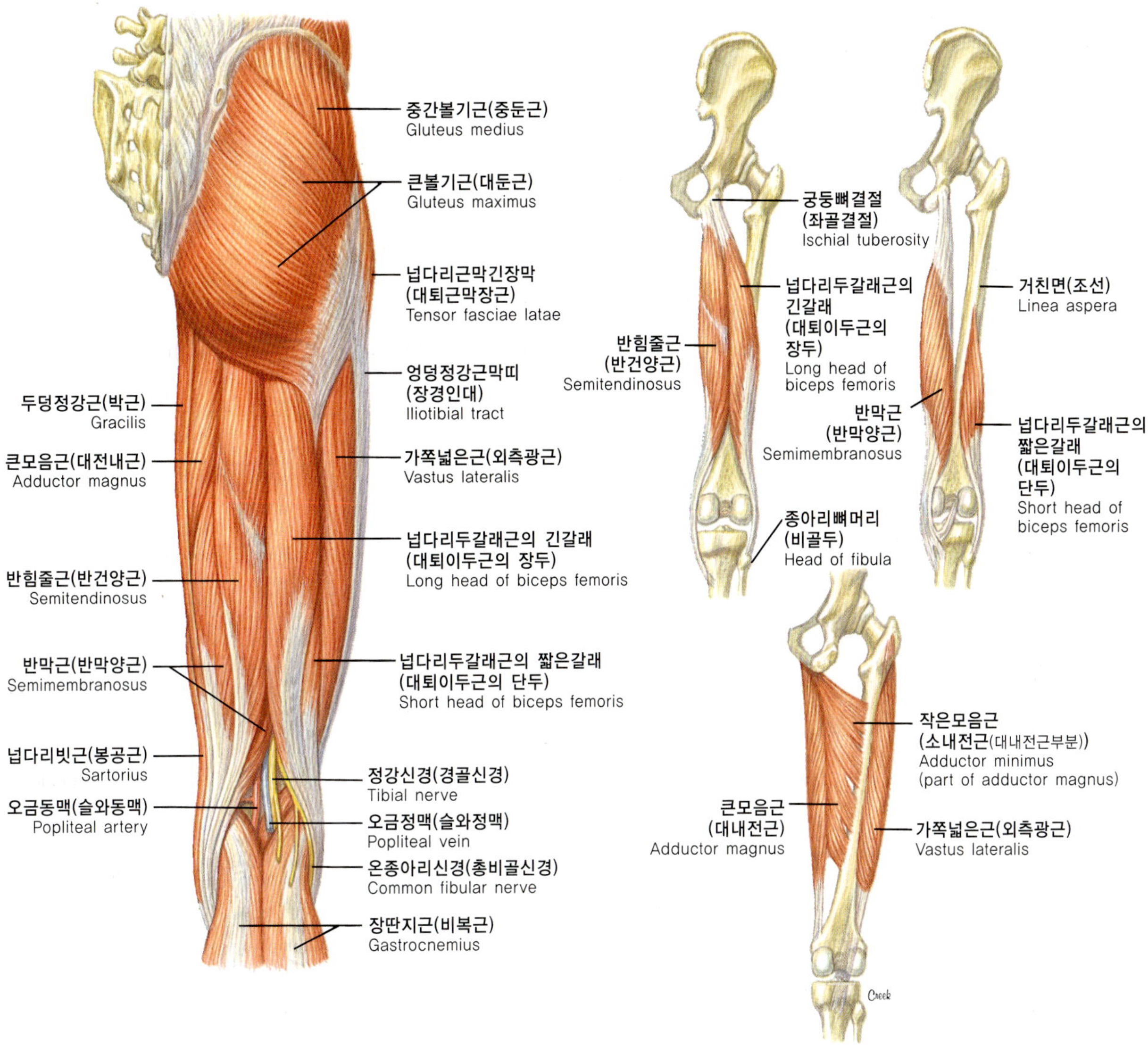

▶ 그림 5-40 오른쪽의 뒤쪽넙다리근육

다(그림 5-38~41).

길고 좁은 gracilis muscle(두덩정강근, 박근)은 안쪽넙다리근육 중 가장 얕은층에 위치한 근육으로 엉덩관절을 모으고 무릎관절을 굽힌다.

pectineus muscle(두덩근, 치골근)은 엉덩관절을 움직이는 넓적다리의 근육 중 가장 위에 위치하는 근육으로 편평한 사각형 모양으로 엉덩관절을 굽히고 모으는 운동을 담당한다.

adductor longus muscle(긴모음근, 장내전근)은 넓적다리의 위 1/3에 위치하면서 두덩정강근의 바로 가쪽면에 위치하는 근육으로 모음근 중 가장 안쪽에 있다. **adductor brevis muscle**(짧은모음근, 단내전근)은 긴모음근과 두덩근에 덮여 있는 깊은층에 위치한 삼각형 모양의 근육이다.

adductor magnus muscle(큰모음근, 대내전근)은 크고 두꺼운 삼각형 모양의 근육으로 다른 두 모음근보다 더 깊숙이 위치한다. 긴모음근, 짧은모음근과 긴모음근은 엉덩관절을 가쪽으로 돌리고, 모음과 굽힘운동을 담당하는 협동근이다.

엉덩관절을 모으는(모음) 근육은 표 5-16에 요약되어 있다.

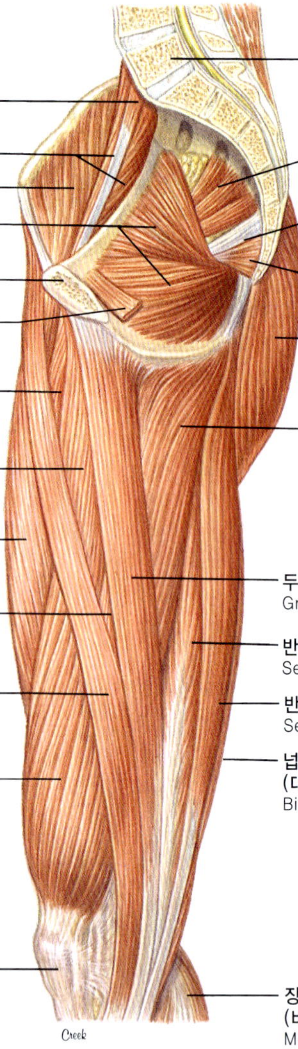

▶ 그림 5-41 오른쪽 넓적다리의 안쪽 근육

▶ 표 5-16 엉덩관절에서 넓적다리를 움직이는 안쪽넙다리근육

근 육	이는곳	닿는곳	작 용	신경지배
gracilis (두덩정강근)	두덩결합의 아래 가장자리	정강뼈 몸쪽부분의 안쪽면	엉덩관절에서 넓적다리를 모음, 무릎관절에서 종아리를 굽히고 돌린다.	폐쇄신경
pectineus 두덩근()	두덩뼈의 두덩근능선	넙다리뼈 작은돌기의 먼쪽부분	엉덩관절에서 넓적다리를 모으고 굽힌다.	넙다리신경
adductor longus (긴모음근)	두덩뼈-두덩뼈능선 아래	넙다리뼈 거친선	엉덩관절에서 넓적다리를 모으고 굽히며, 가쪽으로 돌린다.	폐쇄신경
adductor brevis (짧은모음근)	두덩뼈 아래가지	넙다리뼈 거친선	엉덩관절에서 넓적다리를 모으고 굽히며, 가쪽으로 돌린다.	폐쇄신경
adductor magnus (큰모음근)	궁둥뼈와 두덩뼈 아래가지	거친선과 넙다리뼈 안쪽위관절융기	엉덩관절에서 넓적다리를 모으고 굽히며, 가쪽으로 돌린다.	폐쇄신경과 정강신경

Gracilis: Gk. gracilis, slender

7) 무릎관절을 움직이는 넓적다리의 근육

무릎관절을 움직이는 근육은 골반이나 넓적다리에서 일어나 엉덩정강근막띠와 fascia lata(넙다리근막, 대퇴근막)의 연속인 질긴 근막에 의해 둘러싸여지거나 구획된다. 이 근육은 위치와 기능에 따라 앞면의 폄근과 뒷면의 굽힘근으로 나누어진다.

(1) 앞쪽근육 또는 폄근

무릎관절을 움직이는 앞쪽넙다리근육에는 넙다리빗근과 넙다리네갈래근이 있다.

인체에서 가장 길고 폭이 좁은 띠 모양의 **sartorius muscle**(넙다리빗근, 봉공근)은 넓적다리의 앞안쪽면을 비스듬히 가로지르는 근육으로 엉덩이의 가쪽돌림과 굽힘운동을 담당하며, 또한 무릎관절의 굽힘과 안쪽돌림 운동을 보조한다. 넙다리빗근은 봉제사의 앉은 모습으로 표현되는 책상다리 자세에 효과적으로 작용하기 때문에 종종 '봉제사의 근육'이라고도 불린다.

quadriceps femoris muscle(넙다리네갈래근, 대퇴사두근)은 인체에서 가장 큰 근육으로 각각 4개의 다른 이는곳을 가지면서 patellar tendon(무릎힘줄, 슬개건)을 거쳐 무릎뼈에 공통으로 닿는 근육으로 무릎힘줄은 무릎뼈 위에서 아래로 내려가 tibial tuberosity(정강뼈거친면, 경골조면)에 부착하게 되고 이 부위를 **patellar ligament**(무릎인대, 슬개인대)라 한다. 이 근육은 축구에서 공을 찰 때 이루어지는 동작처럼 무릎관절의 폄운동시 협력적으로 작용하고, 넙다리네갈래근은 넙다리곧은근, 가쪽넓은근, 안쪽넓은근과 중간넓은근의 4개의 근육으로 구분된다.

rectus femoris muscle(넙다리곧은근, 대퇴직근)은 가장 얕은층에 위치하며 넙다리네갈래근 중 유일하게 엉덩관절과 무릎관절 운동에 모두 참여하는 근육이다. 가쪽면에 위치한 **vastus lateralis**

▶ 표 5-17 무릎관절을 움직이는 앞쪽넙다리근육

근 육	이는곳	닿는곳	작 용	신경지배
sartorius (넙다리빗근)	위앞엉덩뼈가시	정강뼈의 안쪽면	무릎관절과 엉덩관절의 굽힘, 엉덩관절의 벌림, 엉덩관절에서 넙다리를 가쪽으로 돌림, 무릎관절에서 종아리를 안쪽으로 돌린다.	넙다리신경
quadriceps femoris (넙다리네갈래근)		무릎힘줄, 무릎뼈 (정강뼈까지 무릎인대로 연속됨)	무릎관절에서 종아리를 편다.	넙다리신경
rectus femoris (넙다리곧은근)	위앞엉덩뼈가시와 볼기뼈절구			
vastus medialis (안쪽넓은근)	넙다리뼈 안쪽면과 거친선			
vastus lateralis (가쪽넓은근)	넙다리뼈 큰돌기와 거친선			
vastus intermedius (가운데넓은근)	넙다리뼈 앞면과 가쪽면			

sartorius: L. sartor, tailor(muscle used to cross legs in a tailor' s position) muscle(가쪽넓은근, 외측광근)은 넙다리네갈래근 중 가장 큰 근육으로 유아의 경우 볼기나 어깨의 근육발달이 미약할 때 근육내 주사의 장소로 사용된다. vastus medialis muscle(안쪽넓은근, 내측광근)은 넓적다리의 안쪽면에 위치하며, vastus intermedius muscle(중간넓은근, 중간광근)은 넙다리곧은근 바로 아래 깊숙이 위치해 맨눈으로는 관찰이 쉽지 않다. 무릎관절을 움직이는 앞쪽 넙다리근육은 표 5-17에 요약 정리하였다.

(2) 뒤쪽근육 또는 굽힘근

무릎관절을 구부릴 때 작용하는 뒤쪽넙다리근육에는 넙다리두갈래근, 반힘줄근, 반막근 3개의 근육이 있다. 넙다리네갈래근과는 대항근으로써 작용을 하는데, 보통 이 근육은 햄을 저장하기 위

▶ **표 5-18 무릎관절에 작용하는 뒤쪽넙다리근육***

근 육	이는곳	닿는곳	작 용	신경지배
biceps femoris(넙다리두갈래근)	긴갈래–궁둥뼈결절 짧은갈래–넙다리뼈 거친선	종아리뼈머리와 정강뼈의 가쪽위관절융기	무릎관절 굽힘, 엉덩관절에서 넓적다리를 펴고, 가쪽으로 돌린다.	궁둥신경
semitendinosus(반힘줄근)	궁둥뼈결절	정강뼈몸통의 안쪽면의 먼쪽면	무릎관절 굽힘, 엉덩관절에서 넓적다리를 펴고, 안쪽으로 돌린다.	궁둥신경
semimembranosus(반막근)	궁둥뼈결절	정강뼈의 안쪽 먼쪽면	무릎관절 굽힘, 엉덩관절에서 넓적다리를 펴고, 안쪽으로 돌린다.	궁둥신경

* 무릎관절을 굽힘시키는 뒤쪽넙다리근육들은 정강신경의 지배를 받는다.

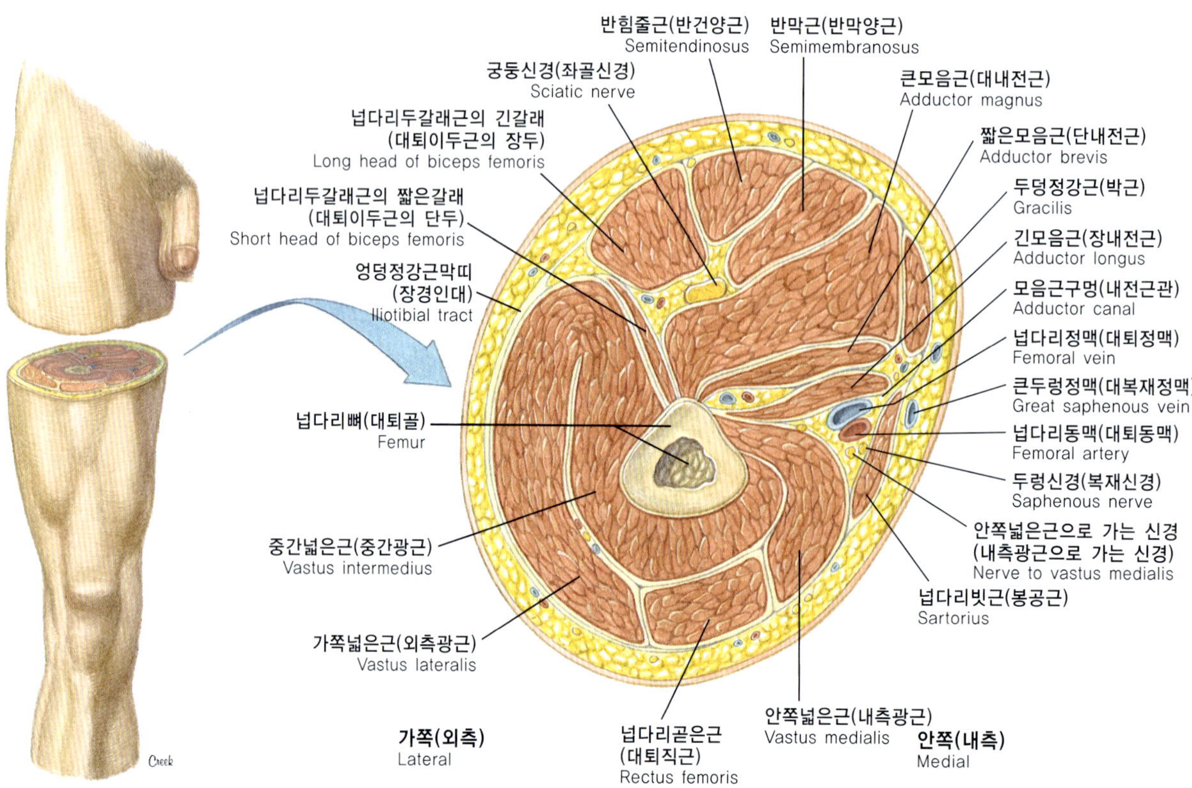

▶ 그림 5-42 **오른쪽 넓적다리부위의 가로절단면의 윗면.** 혈관과 신경의 위치를 주지하시오.

하여 정육점 주인이 돼지를 매달 때, 무릎에 있는 이 근육의 힘줄을 사용하기 때문에 **hamstring muscles**(오금줄근육, 슬괵근)로도 알려져 있다.

biceps femoris muscle(넙다리두갈래근, 대퇴이두근)은 넓적다리 뒤쪽의 가쪽면을 구성하고, 얕은층에 위치하는 long head(긴갈래, 장두)와 깊은층에 위치하는 short head(짧은갈래, 단두)를 가지고 있으며, 엉덩관절과 무릎관절 운동에 모두 작용한다. 얕은층의 **semitendinosus muscle**(반힘줄근, 반건양근)은 방추상으로 넓적다리의 뒤안쪽면에 위치하며 이 근육 또한 두 관절에 걸쳐 작용한다. 편평한 **semimembranosus muscle**(반막근, 반막양근)은 넓적다리의 뒤안쪽면의 반힘줄근보다 더 깊게 위치한다. 무릎관절에서 종아리(하퇴, leg)를 움직이는 뒤쪽넙다리근육은 표 5-18에서 요약되며, 넙다리근육의 상대적인 위치는 그림 5-42에서 설명된다.

8) 발목, 발, 발가락관절을 움직이는 종아리의 근육

발의 운동에 관여하는 **crural muscles**(종아리근, 하퇴근)는 앞종아리근, 가쪽종아리근, 뒤종아리근의 3부분으로 이루어져 있으며, 정강뼈몸통의 앞모서리를 따라 내려오면서 종아리의 앞안쪽면에는 근육이 거의 부착하지 않는다.

▶ 그림 5-43 앞종아리근육

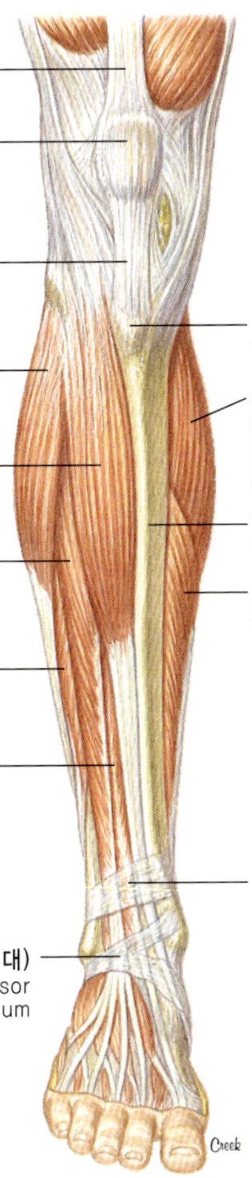

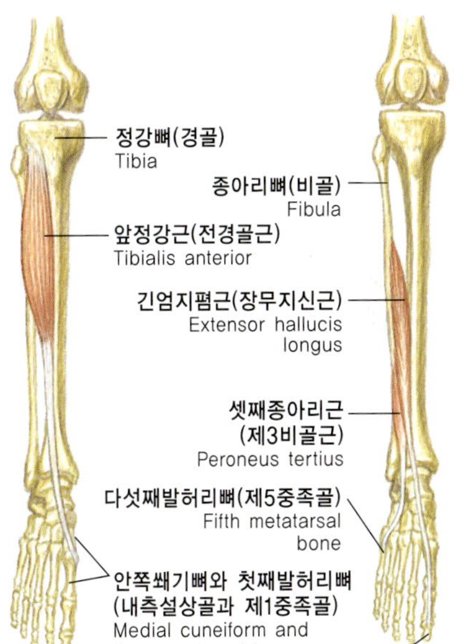

(1) 앞종아리근육

anterior crural muscles(앞종아리근육)는 앞정강근, 긴발가락폄근, 긴엄지폄근, 작은 셋째종아리근으로 구성된다(그림 5-43~45).

크고 얕은층에 위치하는 **tibialis anterior muscle**(앞정강근, 전경골근)은 정강뼈의 앞가쪽 부분에서 쉽게 만져볼 수 있는 근육으로 돌출된 정강뼈의 anterior crest(앞쪽능선, 전능)과 평행으로 위치하고 있다. **extensor digitorum longus muscle**(긴발가락폄근, 장지신근)은 종아리의 앞가쪽면에서 앞정강근의 가쪽에 위치하며, **extensor hallucis longus muscle**(긴엄지폄근, 장무지신근)은 앞정강근과 긴발가락폄근 사이에 깊숙이 위치한다. 작은 **peroneus tertius muscle**(셋째종아리근, 제3비골근)은 긴발가락폄근의 먼쪽부분에 연속되어 나타난다.

(2) 가쪽종아리근육

lateral crural muscles(가쪽종아리근육)는 긴종아리근과 짧은종아리근으로 구성된다. 길고 납작한 **peroneus longus muscle**(긴종아리근, 장비골근)은 종아리뼈의 가쪽 얕은층에 위치하는 근육이

▶ 그림 5-44 가쪽종아리근육

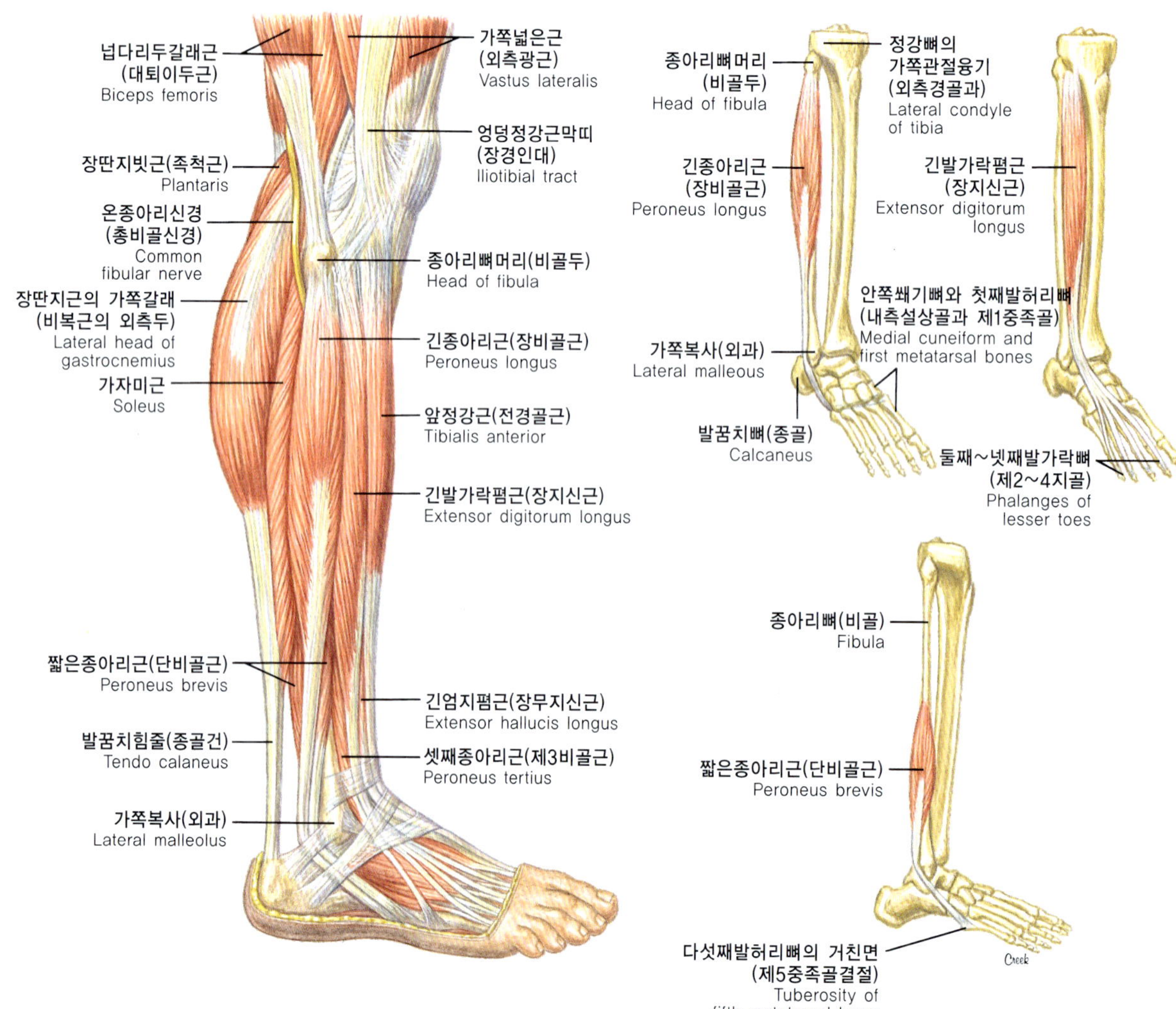

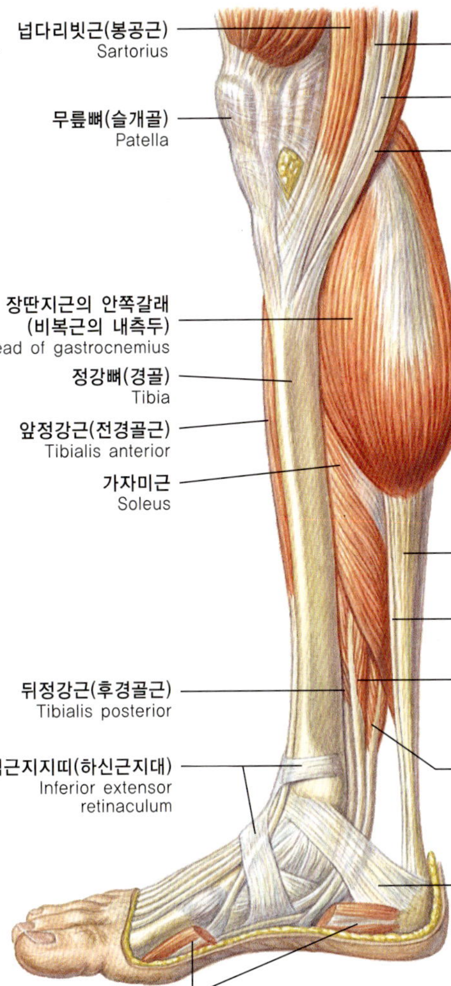

▶ 그림 5-45 종아리근육의 안쪽면

고, **peroneus brevis muscle**(짧은종아리근, 단비골근)은 긴종아리근보다 깊고, 발에 더 가깝게 위치하는 근육으로, 두 근육은 발목관절의 굽힘운동과 발의 eversion(가쪽번짐, 외번)운동에 서로 협동근으로 작용한다(표 5-19).

(3) 뒤종아리근육

7개로 구성된 **posterior crural muscles**(뒤종아리근육)는 얕은층 근육과 깊은층 근육으로 분류된다. 얕은층 근육에는 장딴지근 · 가자미근 · 장딴지빗근이 있고, 깊은층 근육에는 오금근 · 긴엄지굽힘근 · 긴발가락굽힘근 · 뒤정강근이 있다(그림 5-47).

gastrocnemius muscle(장딴지근, 비복근)은 얕은층에 위치하는 큰 근육으로 calf(장딴지, 비복)의 대부분을 형성하며 넙다리뼈의 안쪽위관절융기와 가쪽위관절융기의 뒷면에서 2개의 다른 근육갈래로 일어난다. 이 장딴지근과 더 깊이 위치하는 가자미근은 tendo calcaneus(발꿈치힘줄, 종골건; tendon of achilles)를 경유하여 발꿈치뼈에 부착하게 되는데 발꿈치힘줄은 인체에서 가장 튼튼

▶ 표 5-19 발목, 발과 발가락의 관절을 움직이는 다리의 근육

근 육	이는곳	닿는곳	작 용	신경지배
tibialis anterior (앞정강근)	정강뼈몸통부위와 가쪽면 위	첫째발허리뼈와 첫째쐐기뼈	발목의 등쪽굽힘과 안쪽 번짐 작용을 한다.	깊은종아리신경
extensor digitorum longus (긴발가락폄근)	정강뼈 가쪽면의 위와 종아리뼈의 앞면	둘째~다섯째발가락의 발바닥널힘줄	둘째~다섯째발가락관절의 폄과 발목의 등쪽굽힘 작용을 한다.	깊은종아리신경
extensor hallucis longus (긴엄지폄근)	종아리뼈의 앞면과 뼈사이막	첫째엄지발가락의 끝마디뼈	발가락관절의 폄과 발목의 등쪽굽힘을 도와준다.	깊은종아리신경
peroneus tertius (셋째종아리근)	종아리뼈 앞면과 뼈사이막	다섯째발허리뼈의 등쪽면	발목에서 발의 등쪽굽힘과 가쪽번짐 작용을 한다.	깊은종아리신경
peroneus longus (긴종아리근)	정강뼈의 가쪽갈래와 종아리뼈의 머리와 몸통	첫째쐐기뼈와 첫째발허리뼈	발목에서 발바닥굽힘과 가쪽번짐을 담당한다.	얕은종아리신경
peroneus brevis (짧은종아리근)	종아리뼈 가쪽면	다섯째발허리뼈	발목에서 발바닥굽힘과 가쪽번짐을 담당한다.	얕은종아리신경
gastrocnemius (장딴지근)	넙다리뼈 가쪽과 안쪽위관절융기	발꿈치뼈 위뒤면	발목에서 발의 발바닥굽힘과 무릎관절의 굽힘을 담당한다.	정강신경
soleus (가자미근)	종아리뼈와 정강뼈의 뒷면	발꿈치뼈	발목에서 발의 발바닥굽힘을 담당한다.	정강신경
plantaris (장딴지빗근)	넙다리뼈의 가쪽위 관절융기	발꿈치뼈	발목에서 발의 발바닥굽힘을 담당한다.	정강신경
popliteus (오금근)	넙다리뼈 가쪽관절융기	정강뼈 뒤위쪽	무릎관절에서 종아리를 굽히고 안쪽으로 돌린다.	정강신경
flexor hallucis longus (긴엄지굽힘근)	종아리뼈 뒷면	엄지발가락 끝마디뼈	엄지발가락의 끝마디뼈관절을 굽힌다.	정강신경
flexor digitorum longus (긴발가락굽힘근)	정강뼈 뒷면	둘째~다섯째발가락 끝마디뼈	둘째~다섯째발가락의 끝마디뼈 관절을 굽힌다.	정강신경
tibialis posterior (뒤정강근)	정강뼈과 종아리뼈 뒷면, 뼈사이막	발배뼈, 쐐기뼈, 입방뼈, 둘째~넷째발가락의 발허리뼈	발목에서 발바닥굽힘과 안쪽번짐 운동을 하며, 발바닥활을 지지한다.	정강신경

hallucis: L. *hallus*, great toe
soleus: L. *soleus*, sole of foot
peroneus tertius: Gk. *perone*, fibula; tertius, third
popliteus: L. *poples*, ham of the knee
gastrocnemius: Gk. *gaster*, belly; kneme, leg

한 힘줄이지만 종종 운동경기 중 갑작스런 자극으로 인하여 파열되기도 한다.

장딴지근은 무릎관절의 굽힘운동과 발목관절에서 plantar flexion(발바닥굽힘, 족저굴곡) 운동을 주관한다.

soleus muscle(가자미근)은 장딴지근 깊숙이 위치하며 장딴지근과 함께 triceps surae muscle(종아리세갈래근, 하퇴삼두근)이라는 하나의 근육으로 언급된다. 가자미근과 장딴지근은 함께 발꿈치뼈에 닿지만, 가자미근은 오직 발바닥굽힘 시 발목관절에만 작용한다.

작은 근육인 **plantaris muscle**(장딴지빗근, 족척근)은 넙다리뼈의 lateral supracondylar ridge(가쪽관절융기위능선, 외측상과능)에 있는 장딴지근의 가쪽갈래 이는곳 조금 위에서 일어나서, 매우 길고 가느다란 힘줄로 발꿈치에 닿는다. 장딴지빗근의 힘줄은 처음 해부를 하는 사람에게 자주 신경으로 오해되기도 한다. 장딴지빗근은 무릎관절의 굽힘과 발목관절의 발바닥쪽굽힘운동

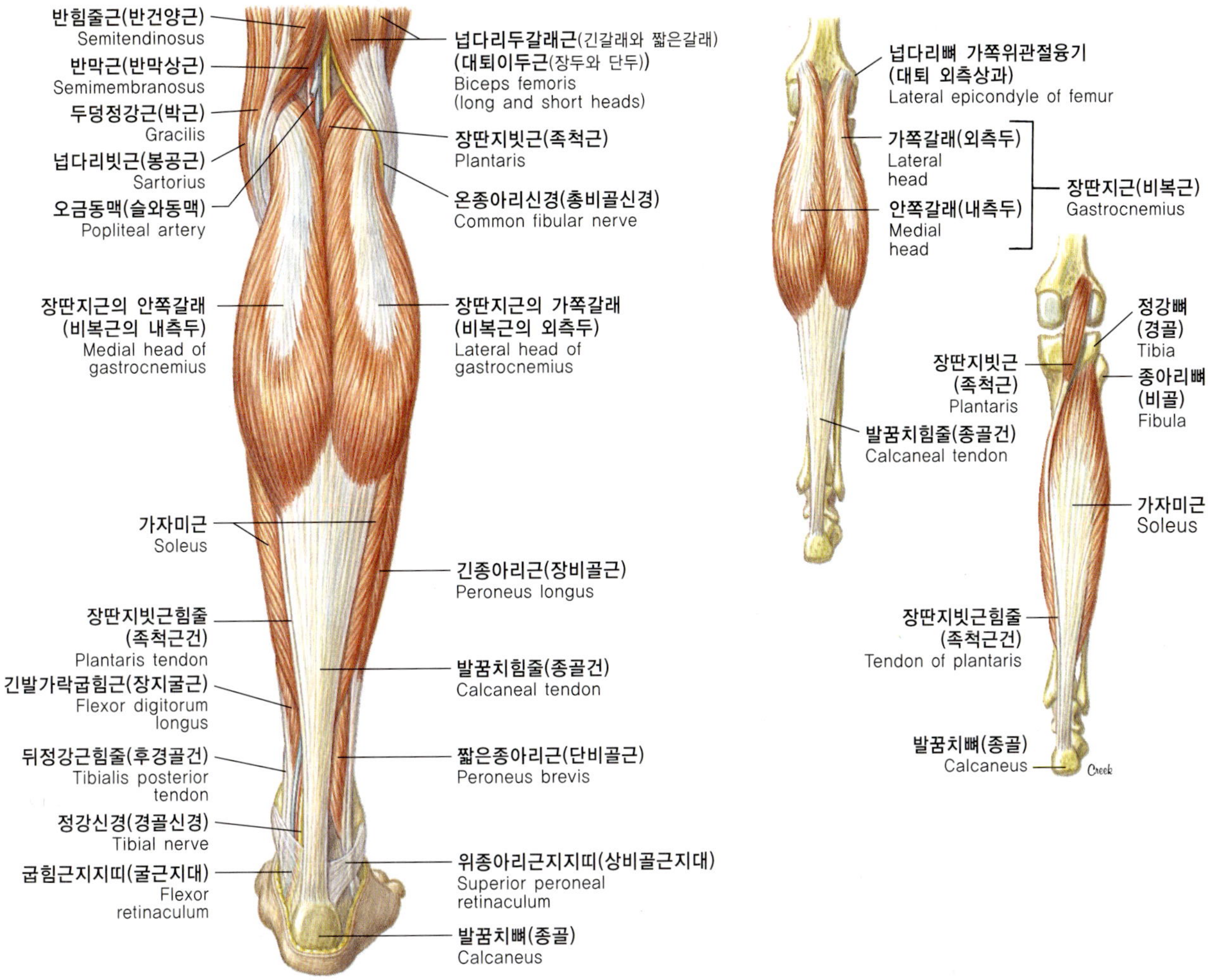

▶ 그림 5-46 뒤종아리근육의 오금부위

에 제한된 능력을 발휘하는 약한 근육이다.

얇고 삼각형 모양의 **popliteus muscle**(오금근, 슬와근)은 장딴지근의 근육갈래 깊숙이 위치하며, 무릎관절 뒤쪽에 함몰된 부분인 오금부분의 바닥을 형성하는데 운동하는 동안 무릎관절의 안쪽 돌림에 관여한다(그림 5-48). bipennate muscle(깃근육, 우상근)인 **flexor hallucis longus muscle**(긴엄지굽힘근, 장무지굴근)은 종아리의 뒤가쪽면에서 가자미근 안에 깊숙이 위치하며, hallux(엄지발가락, 무지)의 관절을 굽히고 발목관절의 발바닥굽힘 및 발의 inversion(안쪽번짐, 내번)을 도와준다.

flexor digitorum longus muscle(긴발가락굽힘근, 장지굴근) 또한 가자미근 안에 깊숙이 위치하면서 종아리의 안쪽면에서 긴엄지굽힘근과 평행으로 달리는 근육으로, 이 근육의 먼쪽힘줄은 medial malleolus(안쪽복사, 내과) 뒤쪽으로 통과하고 발바닥을 따라 계속되며 나중에 4개의 힘줄로 갈라진 다음 둘째~다섯째발가락의 끝마디뼈 바닥에 닿는다.

긴발가락굽힘근은 여러 관절에 작용하는데, 4개의 발가락 관절의 굽힘운동과 발목관절의 발바닥굽힘 및 발의 안쪽번짐 운동을 도와준다.

tibialis posterior muscle(뒤정강근, 후경골근)은 가자미근 안쪽에 뒷면의 posterior flexor

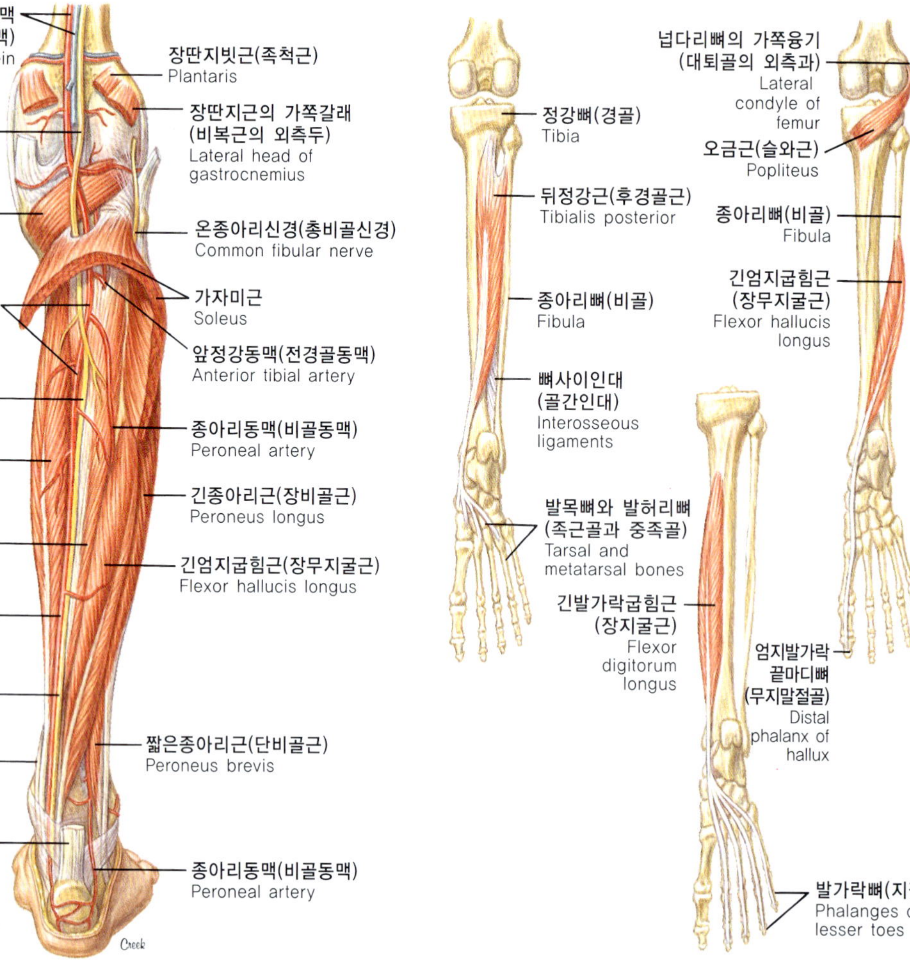

▶ 그림 5-47 뒤종아리의 깊은 층 근육

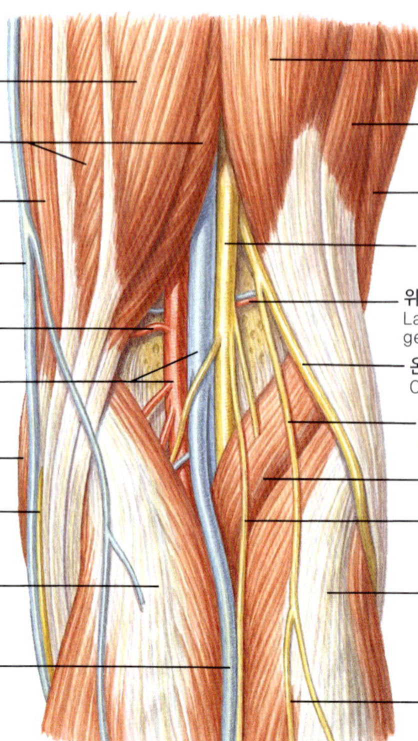

▶ 그림 5-48 오금 주위의 근육

muscle(굽힘근) 사이에 깊숙이 위치하고 있으며, 먼쪽의 힘줄은 정강뼈의 안쪽복사 뒤를 지나서 발배뼈, 쐐기뼈, 입방뼈, 둘째~넷째발허리뼈의 발바닥면에 닿는다. 뒤정강근은 발목관절의 발바닥굽힘과 발의 안쪽번짐 운동을 도와주며, arches of foot(발바닥활, 족궁)을 지지해 준다. 종아리근육은 표 5-19에 요약되어 있다.

9) 발의 근육

1개의 특별한 내인성 근육인 **extensor digitorum brevis muscle**(짧은발가락폄근, 단지신근)을 제외하면, **muscles of the foot**(발의 근육)은 이름이나 숫자가 손의 근육과 유사하다.

그러나 손이 사물을 움켜쥐고 정밀한 작용을 할 수 있도록 발달된 것에 비하여, 발의 근육은 체중을 지탱할 때 지지력을 제공하도록 적응되었기 때문에 기능은 다를 수밖에 없다.

발의 근육은 국소적인 위치에 따라 4개의 층으로 분류될 수 있으나, 이것은 실제 해부 중에도 절개로 분리하여 구분하기는 매우 어렵다. 발의 근육은 발가락을 움직이고 수축을 통하여 발바닥활을 지지하는 작용을 한다. 발 근육의 복잡성 때문에 발의 근육은 그림으로 소개한다(그림 5-49, 50).

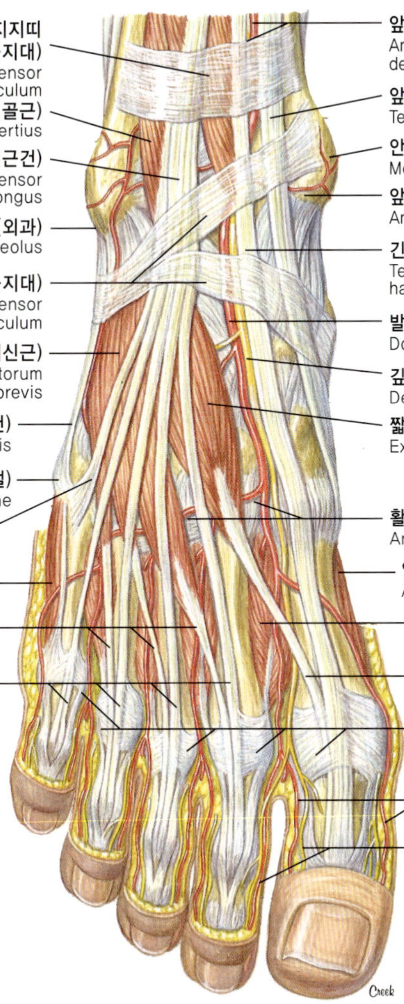

▶ 그림 5-49 발등의 앞면

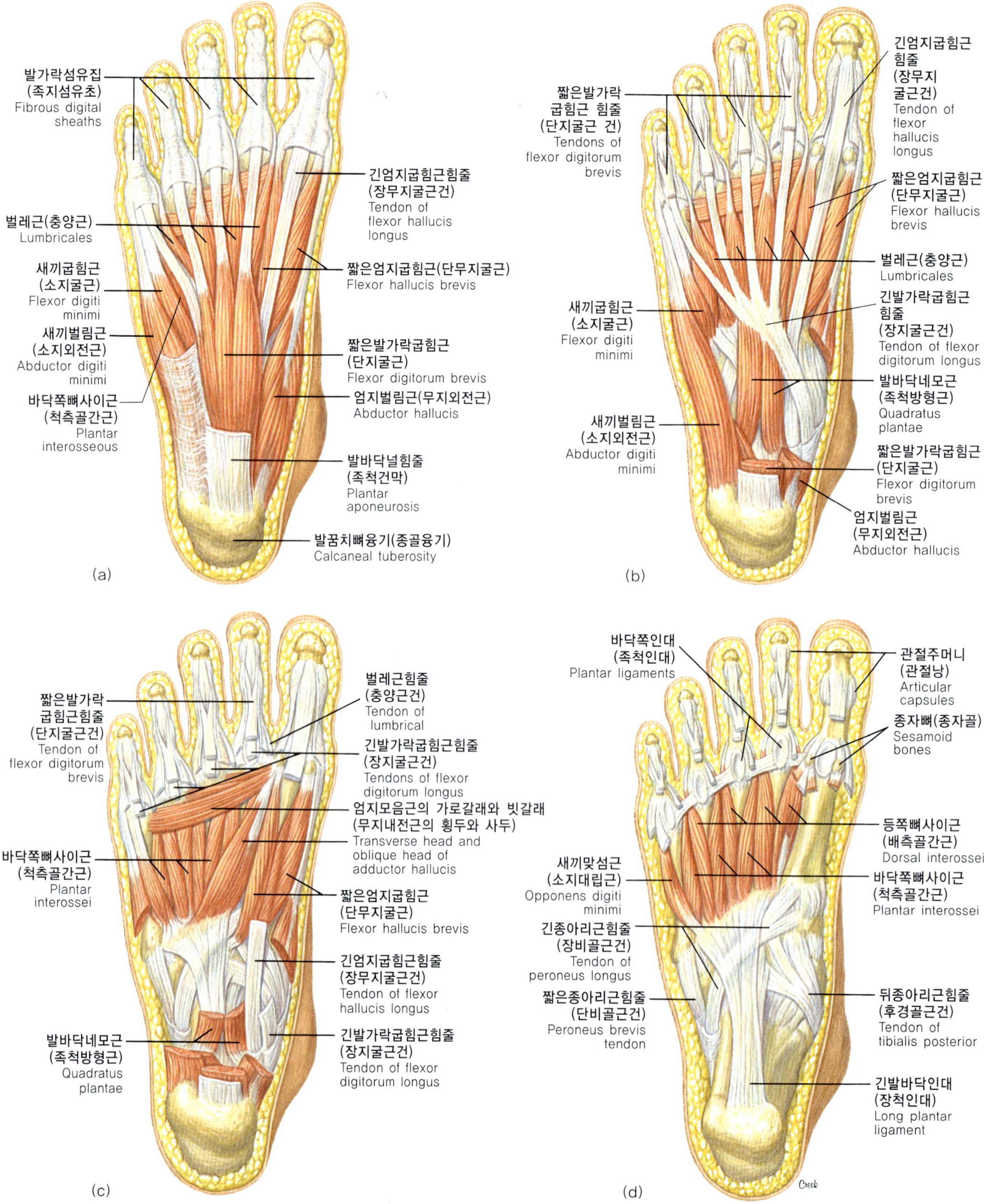

▶ 그림 5-50 발바닥의 4층. (a) 얕은층. (b) 두번째 층. (c) 세번째 층. (d) 깊은층.

제 6 장
신경계통
Nervous System

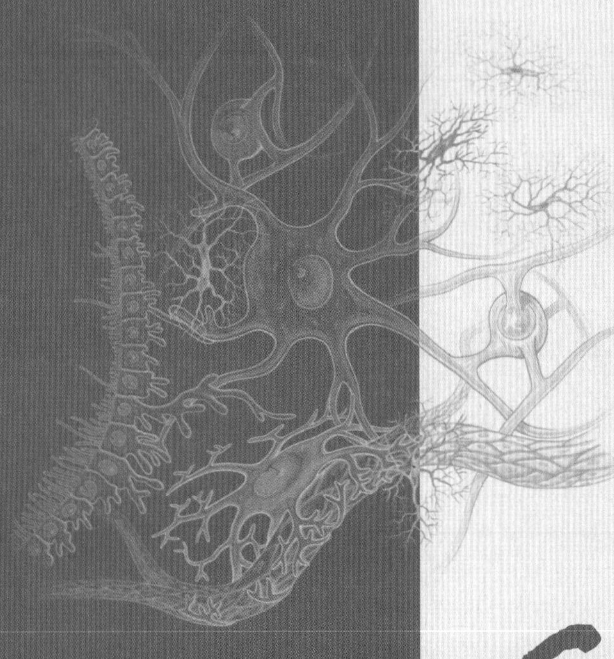

CHAPTER 6

제 1 절 신경조직과 중추신경계통

학습목표

1. 신경계통의 구성과 기능을 설명할 수 있다.
2. 신경아교세포의 종류를 정리하고 기능을 설명할 수 있다.
3. 감각신경과 운동신경섬유의 기능 및 위치를 설명할 수 있다.
4. 신경섬유가 어떻게 탈분극 된 후 재분극되는지 설명할 수 있다.
5. 뇌의 일반적인 특징을 설명할 수 있다.
6. 대뇌의 구조를 서술하고 대뇌엽의 기능을 정리할 수 있다.
7. 뇌하수체의 위치와 구조를 서술할 수 있다.
8. 중간뇌의 구조를 정리하고 그들의 기능을 설명할 수 있다.
9. 다리뇌와 소뇌의 위치와 구조를 설명하고 그들의 기능을 정리할 수 있다.
10. 숨뇌의 위치, 구조 그리고 기능을 설명할 수 있다.
11. 중추신경계통을 보호하는 뇌척수막의 위치를 설명할 수 있다.
12. 뇌의 항상성을 유지하는 데 있어서 혈액-뇌장벽의 중요성을 설명할 수 있다.
13. 척수의 구조를 기술할 수 있다.

1. 신경계통의 구성과 기능

중추신경계통과 말초신경계통은 신경계통의 구조적 요소이며, 자율신경계통은 기능적 요소이다. 이들은 인체를 적응시키고, 신체활동을 조정하며, 경험을 축적하고, 본능적인 행동을 계획한다.

nervous system(신경계통)은 매우 복잡한 뇌와 무수한 신경로로 구성되어 있으며 신경계통은 내분비계통과 함께 다른 신체 기관의 기능을 조절한다. 그러나 뇌는 그의 잠재력이 과소평가되어 있는 것보다 훨씬 더 많은 일을 수행한다. 신체 기관의 기능으로부터 오는 사람의 개성, 사고 그리고 영감은 무한한 것이다. 플라톤은 뇌를 '우리의 가장 신성한 곳' 이라고 말하였다. 뇌의 사고과정을 통하여 우주에 로켓을 발사하고, 질병을 치료하며, 인간 게놈 지도를 만들고, 원자를 쪼개는 기술들을 생각해냈다. 그러나 뇌는 아직도 그 자신의 작용에 상당히 무지한 상태이다.

신경계통 학문인 Neurology(신경학)는 기능해부학의 최후 개척자로 간주되어 왔다. 신경계통의 기능에 대한 기본적인 문제는 아직도 해답을 얻지 못한 상태로 남아 있다.

신경세포는 어떻게 기억을 저장하고 상기시킬 수 있는가? 뇌 속에 존재하는 많은 화학물질들의 역할은 무엇인가? 정신질환 또는 노화의 원인은 무엇인가? 과학자들은 아직도 신경계통의 기능적인 복잡성을 이해하기 위하여 필요한 공학과 기술을 연구하고 있다. 앞으로 수십 년 내에 이 분야의 연구는 주목할 만한 성취가 이루어질 것이다.

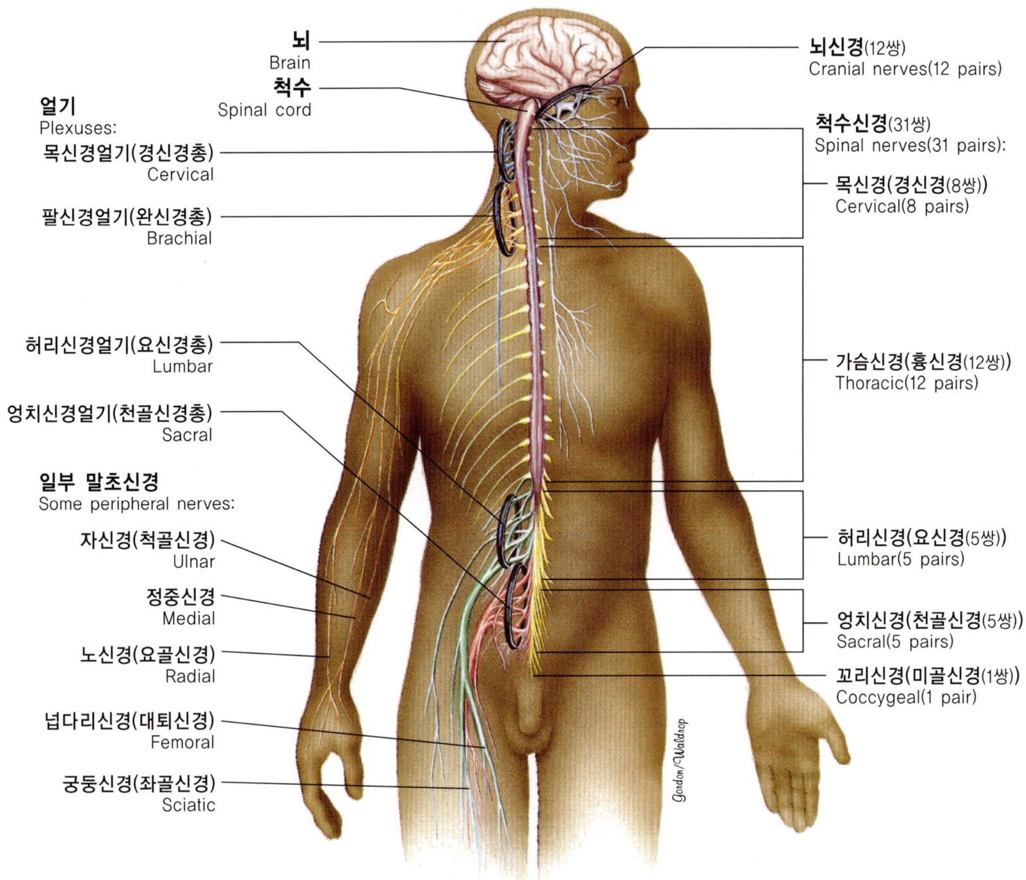

▶ 그림 6-1 **신경계통.** 중추신경계통(CNS)은 뇌와 척수로 구성된다. 말초신경계통(PNS)은 뇌신경과 척수신경으로 구성된다. 또한 말초신경계통에는 뇌신경과 척수신경에서 발생한 신경얼기와 특수신경이 있다. 자율신경계통(ANS)은 신경계통의 기능적 분류이다.

1) 신경계통의 구성

신경계통은 뇌와 척수로 구성된 **central nervous system**(CNS; 중추신경계통)과 뇌로부터 나온 cranial nerves(뇌신경)와 척수로부터 나온 spinal nerves(척수신경)로 구성된 **peripheral nervous system**(PNS; 말초신경계통)으로 나눈다(그림 6-1, 표 6-1).

autonomic nervous system(ANS; 자율신경계통)은 신경계통을 기능적으로 세분한 것이다. 자율신경계통의 조절중추는 뇌 속에 위치하며 중추신경계통의 한 부분이다. 자율신경계통의 말초부위는 **sympathetic division**(교감신경분지)과 **parasympathetic division**(부교감신경분지)으로 세분한다.

2) 신경계통의 기능

신경계통은 신체의 내부와 외부 환경에서 일어나는 일들에 대해 인식하고 반응하도록 분화되어 있다. 신체 환경을 인식하는 neurons(신경세포)는 흥분성과 전도성의 관계가 고도로 분화되어 있다. 신경계통은 다른 신체 기관의 활동을 조정하기 위해 내분비계통과 연계하여 신체 모든 부분에서 작용한다. 게다가 신체활동을 통합하기 위해 경험을 기억하고 경험에 기초한 반응의 형태를 설정하는 능력을 가지고 있다.

▶ 표 6-1 신경계통의 구조와 정의

구 조	정 의
중추신경계통(CNS)	뇌와 척수로 구성; 회색질과 백색질을 갖고 있으며, 뼈와 뇌척수막으로 싸여 있음
말초신경계통(PNS)	신경, 신경절, 신경얼기로 구성
자율신경계통(ANS)	내장기관과 피부의 작용을 조절하는 교감신경과 부교감신경
뇌척수막(수막)	경질막, 거미막, 연질막으로 구성되어 중추신경계통을 싸는 3개의 섬유성 막
뇌척수액(CSF)	뇌와 척수의 항상성을 유지하고 떠 있게 하는 투명한 수용성 매질
신경세포	신경계의 구조적 기능적 세포; 신경세포라고 함
운동(원심성)신경세포	활동전위를 중추신경계통에서 근육 또는 분비샘과 같은 효과기로 보내는 신경세포
감각(구심성)신경세포	활동전위를 효과기에서 중추신경계통으로 보내는 신경세포
신경	신경섬유의 다발(신경세포의 신장된 부위)
신경얼기	신경들의 수렴 또는 그물
몸운동신경	뼈대근육을 지배하는 신경; 전달된 자극은 근육을 수축함
자율운동신경	민무늬근육, 심장근육 그리고 분비샘을 지배하는 신경; 전달된 자극은 민무늬근육, 심장근육 분비샘의 수축(또는 수축 억제)
신경절	중추신경계통 밖에 존재하는 신경세포체의 집단
핵	중추신경계통 내에 존재하는 세포체의 집단
신경로	중추신경계통의 부위를 상호 연결하는 신경섬유다발

신경계통의 기능은 다음과 같다.

1. 내부와 외부 환경에 대한 신체의 적응
2. 신체활동의 조정과 통제
3. 기억, 학습 그리고 지식에 필요한 경험의 저장
4. 본능적인 행동의 프로그램화(사람보다 척추동물에서 더 중요함)

■ 뇌

신경조직 발생의 최초 징후는 embryo(배아)의 등쪽을 따라서 두꺼워지는 수정 후 17일쯤에 나타나고, 이것을 neural plate(신경판)(그림 6-2)이라 하며, 분화되어 최종적으로 신경세포와 신경세포를 지지하는 neuroglia(신경아교세포, 신경교)로 발생된다. 발생이 진행되면서 신경판의 중앙선이 함입되어 neural groove(신경고랑, 신경구)가 되면서, 동시에 신경판의 가장자리를 따라 세포들이 증식되어 두꺼워진 neural folds(신경주름)가 된다. 신경고랑은 신경주름이 높아짐에 따라 계속 깊어진다. 20일째, 신경주름이 정중앙에서 만나 융합되면, 신경고랑은 neural tube(신경관)가 되고 얼마간 신경관은 머리쪽과 꼬리쪽이 열려 있다. 이들 구멍을 neural pores(신경구멍, 신경공)라 하며, 4주째에 닫힌다. 일단 형성이 되면, 신경관은 표면의 외배엽으로부터 분리되며, 중추신경계통(뇌와 척수)으로 발생된다. neural crest(신경능선, 신경능)는 신경주름으로부터 형성되는데, 신경주름이 정중선을 따라 세로로 융합되면서 형성된다. 말초신경계통(뇌신경과 척수신경)의 대부분은 신경능선으로부터 형성되는데 일부의 신경능선세포들은 중심조직으로부터 이탈되어 다른 곳으로 이동하고, 그곳에서 교감신경계통의 운동신경세포 또는 신경바깥막세포로 분화되어, 말초신경계통에서 중요한 신경아교세포의 한 종류가 된다.

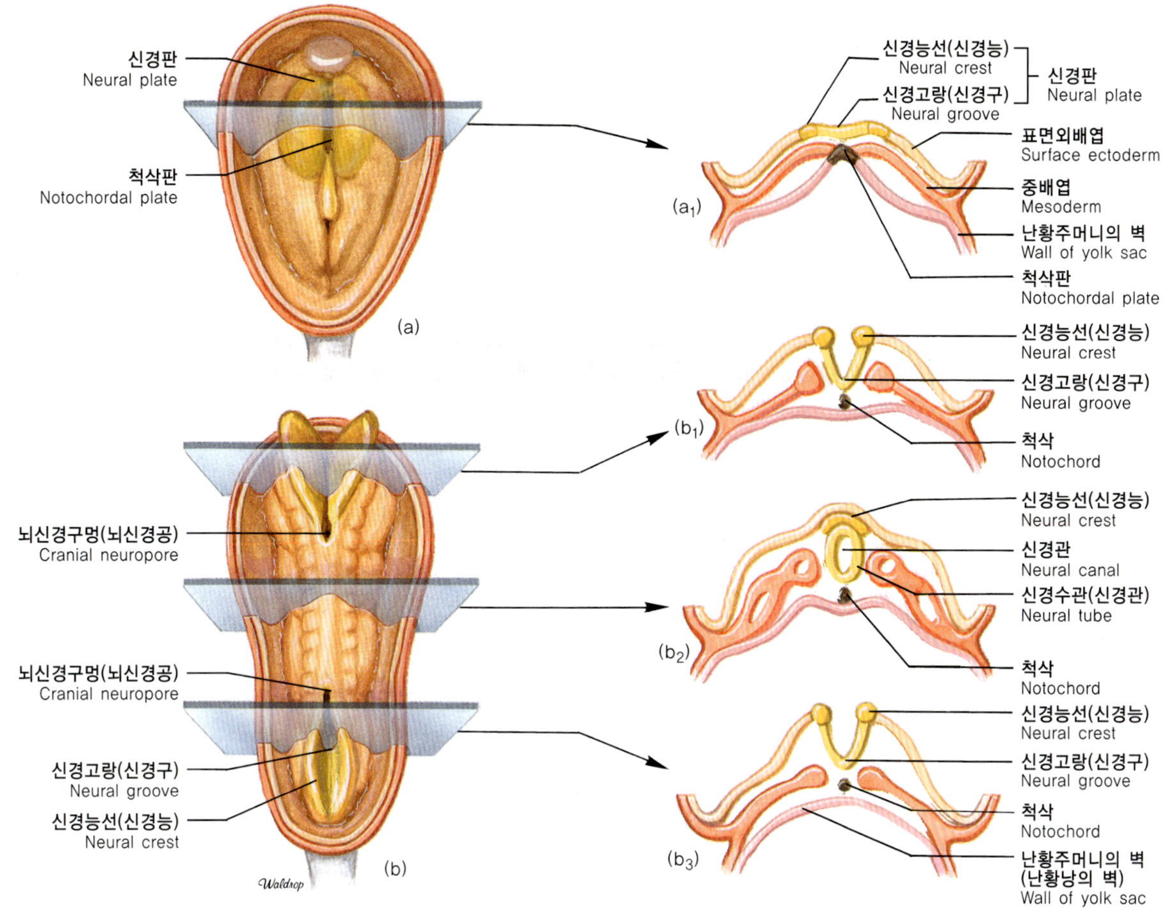

▶ **그림 6-2 배아 외배엽으로부터 신경계통의 초기 발생.** (a) 신경판의 형성과 가로 절단면(a1)을 보여주는 18일 된 배아의 등쪽면. (b) 머리부위와 꼬리부위 신경구멍을 보여주는 22일 된 배아의 등쪽면과 가로 절단 부위(b1~b3)(22일 된 배아의 여러 곳에서 신경관의 융합 정도를 주시할 것. 또한 신경관과 척삭의 관계를 주시할 것).

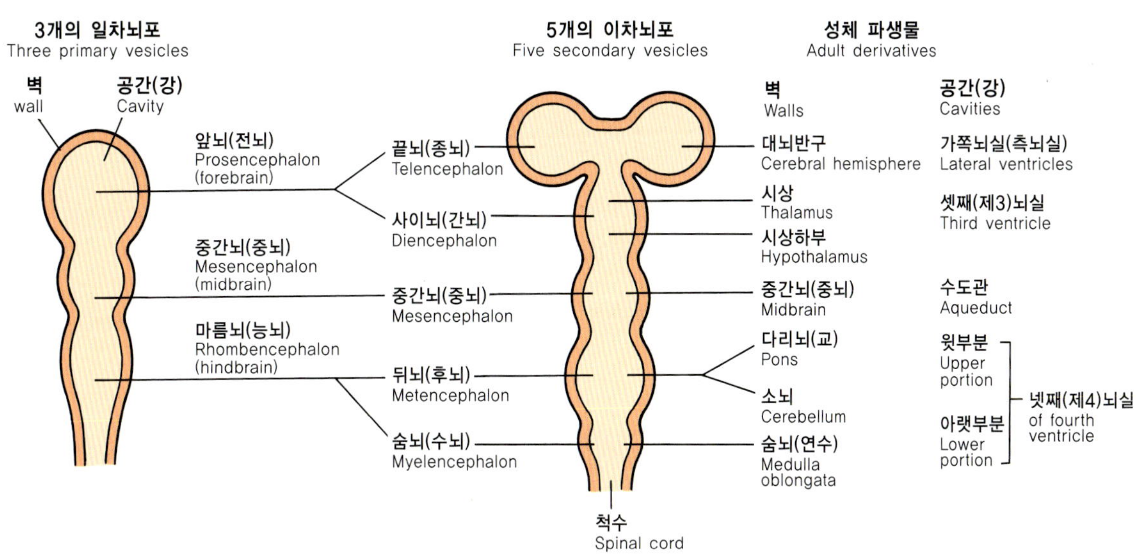

▶ **그림 6-3 뇌의 발생과정.** 4주 동안에 뇌의 3가지 주요 부위가 형성된다. 5주 동안에 5부위의 뇌가 발생하며 특수 구조들이 형성되기 시작한다.

뇌는 신경관의 머리쪽 끝이 빠르게 성장하고 분화되는 배아의 발달로 시작된다(그림 6-3). 4주 중반기에 3곳에서 두드러지게 부풀어 오른 부위가 나타난다; prosencephalon(앞뇌, 전뇌), mesencephalon(중간뇌, 중뇌), rhombencephalon(마름뇌, 능뇌). 5주 동안 발생이 더 진행되어 5종류의 특수 부위가 형성된다. 앞뇌로부터 telencephalon(끝뇌, 종뇌)과 diencephalon(사이뇌, 간뇌)이 발생되며, 중간뇌는 변하지 않고 남아 있으며, 마름뇌로부터 metencephalon(뒤뇌, 후뇌)과 myelencephalon(숨뇌, 수뇌)이 발생된다. 뒤뇌의 꼬리쪽은 척수로 이어지며 형태는 척수와 유사하다. 신경계통은 이들 4가지 기능을 통하여 신체의 내부와 외부로부터의 변화 또는 stimuli(자극)를 받아들여 변화를 해석 통합 조정하여, 활성화된 근육이나 분비샘에 효과적으로 반응한다. 신경계통은 감각, 통합, 운동기능을 가지고 있어 신체의 내부환경의 안정성, 즉 항상성을 유지하기 위해 함께 작용한다.

2. 신경세포와 신경아교세포

신경세포는 여러 가지 형태가 있으나, 모두 신경 자극을 받아들이는 가지돌기와 전도하는 축삭을 가지고 있다. 신경세포의 다양한 형태는 구조와 기능에 기초하여 분류할 수 있을 것이며, 신경세포를 지지하는 신경아교세포 역시 구조와 기능적으로 구분할 수 있다.

고도로 분화되고 복잡한 신경계통은 2가지 기본적인 세포의 범주인 신경세포와 신경아교세포로 구성되어 있다. **neuron**(신경세포)은 신경계통의 기본적인 구조적 단위이며 물리적 · 화학적 자극에 반응하도록 분화되어 왔다. 이 자극들을 통하여 신경세포는 기억을 저장하고 다른 기관과 분비샘을 조절하는 기능을 수행한다. 신경세포는 비록 특정한 조건하에서 아주 특수한 부위가 재생되고 작은 가지가 발생된다고 할지라도 유사분열은 일어나지 않는다.

neuroglia(신경아교세포) 또는 **glial cell**(아교세포, 교세포)은 신경세포의 기능을 돕는 신경계통의 버팀세포(지지세포)이다. 신경아교세포는 신경세포보다 5배 정도 많으며 제한적으로 유사분열을 한다.

신경세포의 유사분열 활동은 태아기 발달 동안에 완료되지만 성인의 중간뇌에서 분리된 신경세포는 특정 조건하에서 제한적인 유사분열 활동이 가능하다는 증거들이 최근 제시되었다. 사람은 생산 가능한 모든 신경세포를 갖고 태어난다. 그렇지만 신경세포는 태어난 후에도, 특히 출생 후 수년 동안 계속적으로 성장하며 분화한다.

1) 신경세포

신경세포의 크기나 모양이 다양하지만 모두 3가지 주요 구성성분인 (1) 세포체, (2) 가지돌기, (3) 축삭을 가지고 있다(그림 6-4, 5).

cell body(세포체)는 다른 세포들과 매우 유사하고 확장된 부위로서 핵과 많은 세포질을 가지고 있다. 세포 속에서 나타나는 전형적인 세포소기관들 외에 신경세포의 세포질에서는

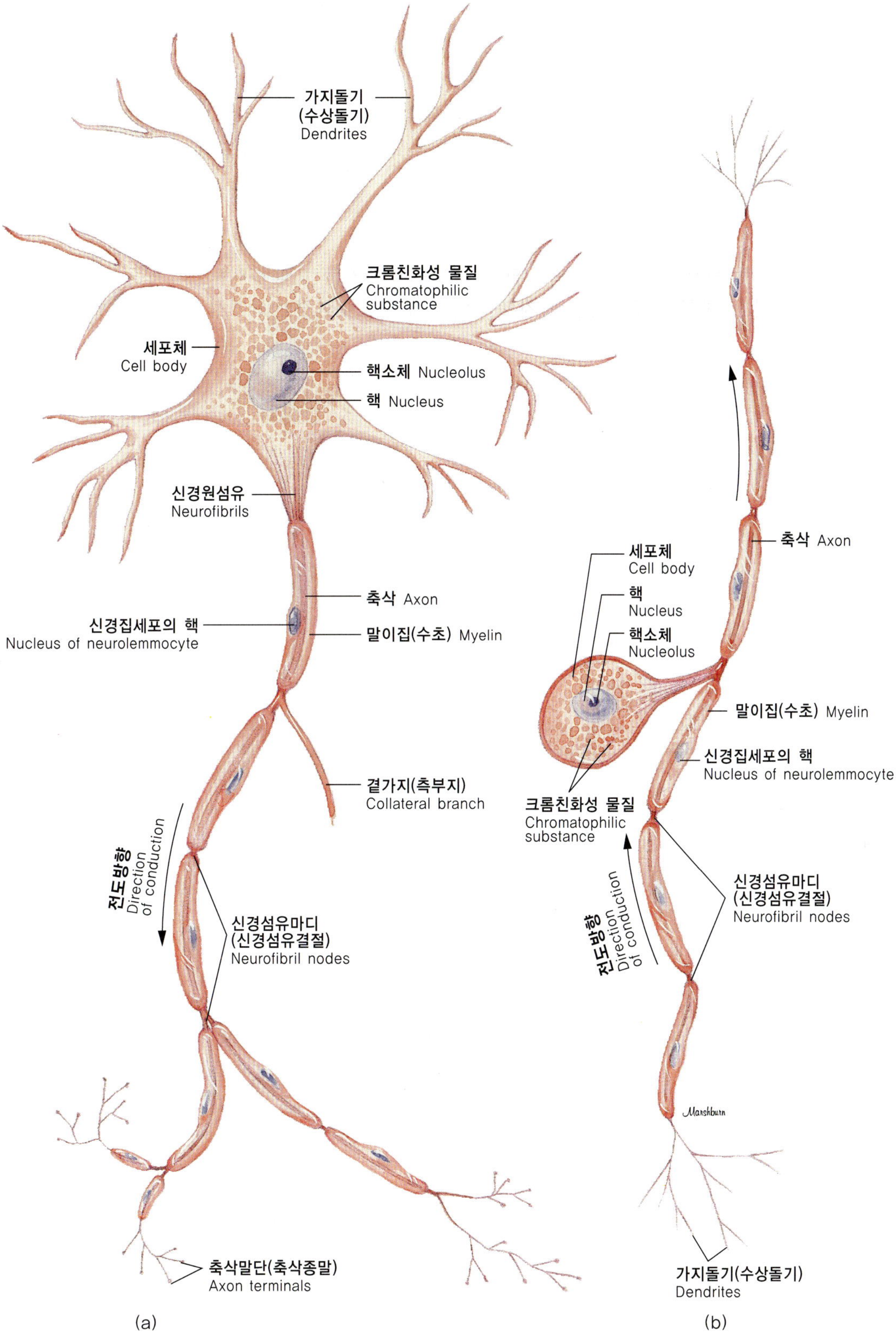

▶ 그림 6-4 운동신경세포는 중추신경계통으로부터 자극을 전도하며(a), 감각신경세포는 중추신경계통으로 자극을 전도한다(b).

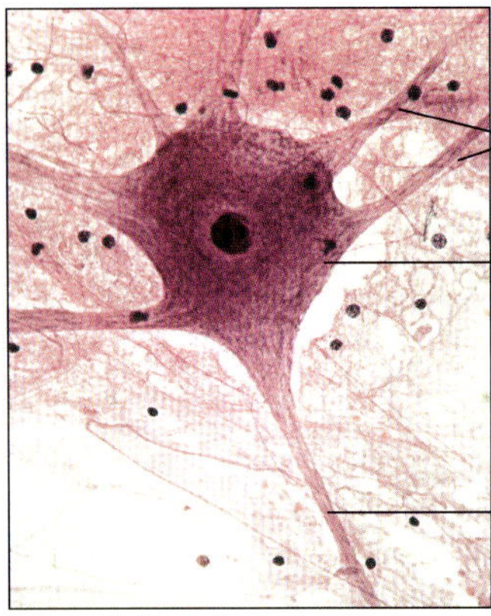

▶ 그림 6-5 신경조직의 광학현미경 사진에서 본 신경

chromatophilic substances(크롬친화성 물질; 니슬소체)와 **neurofibrils**(신경세포섬유)라고 부르는 단백질의 섬유성 가닥이 있는 것이 특징적이다. 니슬소체는 과립세포질그물이 분화된 층으로 단백질을 합성하고, microtubule(미세소관)은 세포 내에서 물질의 수송에 관여한다. 중추신경계통 내의 세포체들은 **nuclei**(핵 : 세포의 핵과 혼동하지 말 것)라고 부르는 구조물이 여러 곳에서 집단을 이루고 있다. 말초신경계통의 세포체는 **ganglia**(신경절)라고 하는 집단 속에서 나타난다.

dendrites(가지돌기, 수상돌기)는 세포체의 세포질로부터 확장되어 분지된 돌기로서 특수한 자극에 반응하며 자극을 세포체에 전도한다. 일부 가지돌기들은 표면적을 크게 증가시키는 작은 **dendritic spinules**(가지돌기가시, 수상돌기극)로 싸여 있으며, 다른 신경세포와의 접촉부위를 제공한다. 가지돌기가 차지한 영역을 신경세포의 **dendritic zone**(가지돌기영역)이라고 한다.

axon(축삭)은 세포체로부터 세포질이 확장된 두 번째 형태이다. nerve fiber(신경섬유)란 용어는 축삭 또는 신장된 가지돌기에 대한 뜻으로 사용한다. 축삭은 비교적 길고 둥근 모양의 돌기로, 세포체로부터 멀리 떨어진 곳으로 자극을 전도한다. 축삭의 길이는 중추신경계통에 있는 수 mm에서부터 팔다리의 끝에서 척수까지 1m가 넘는 것까지 다양하다. **collateral branches**(곁가지, 측부지)는 축삭으로부터 짧게 뻗어 있다. 축삭의 세포질은 많은 사립체(미토콘드리아), 미세소관, 신경세포섬유를 갖고 있다.

2) 신경아교세포

neuroglia(신경아교세포, 신경교세포)는 중배엽으로부터 파생되어 결합조직을 이루는 다른 기관과는 다르게 신경세포를 생성하는 동일한 외배엽으로부터 파생된다(그림 6-6). **신경아교세포**는 다음 6종류가 있다. (1) **lemmocytes**(신경집세포; Schwann cells, 신경초세포) : 말초신경계통에서 축삭을 둘러싸는 말이집층을 형성한다. (2) **oligodendrocytes**(희소돌기아교세포, 희돌기교세포) : 중추신경계통에서 축삭을 둘러싸는 말이집층을 형성한다. (3) **microglia**(미세아교세포, 소교세포) : 중배엽으로부터 파생되어 중추신경계통으로 이동하며 이물질과 퇴화된 물질을 제거한다. (4) **astrocytes**(별아교세포, 성상교세포) : 혈액으로부터 뇌까지 분자들의 수송을 조절한다. (5) **ependymal cells**(뇌실막세포, 상의세포) : 뇌의 뇌실과 척수중심관의 안쪽면을 싸고 있다. (6) **ganglionic gliocytes**(신경절아교세포, 신경절교세포) : 말초신경계통의 신경절 내에서 신경세포의 세포체를 지지한다. 6가지 신경아교세포는 표 6-2에 요약되어 있다.

(1) 말이집형성

신경세포는 말이집(유수) 또는 민말이집(무수)이다. **myelination**(말이집형성, 수초발생)은 신경집세포 또는 희소돌기아교세포가 축삭이나 가지돌기 부분을 감싸서 지지하는 과정이며, 자극전도를 돕는 작용을 한다(그림 6-7, 8). 말이집형성에 참여하는 신경아교세포는 **myelin**(말이집, 수초)이라고 하는 백색의 지질성 단백질을 함유하고, 다수의 신경아교세포가 일렬로 나열하여 축삭과 가지

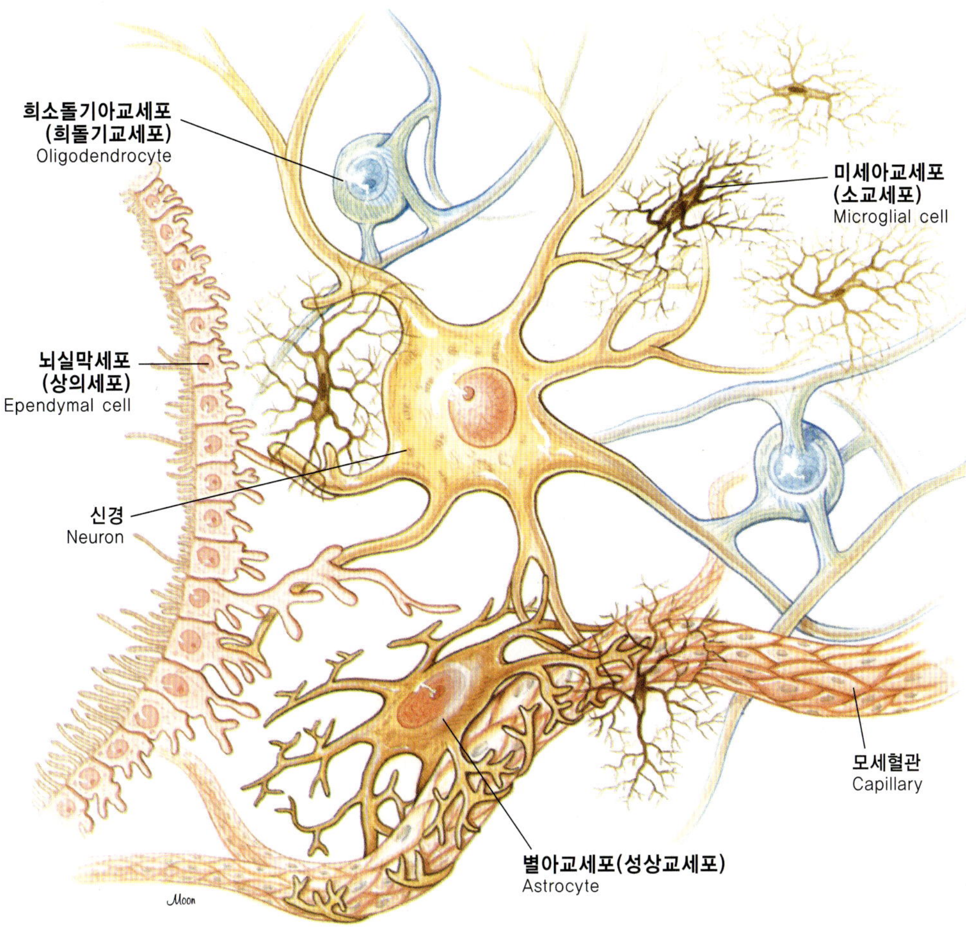

▶ 그림 6-6 중추신경계통에서 관찰되는 4종류의 신경아교세포

▶ 표 6-2 신경아교세포

형 태	구 조	기능/위치
별아교세포(성상교세포)	많은 돌기를 가지고 있으며 별 모양임	모세혈관과 중추신경계통의 신경세포 사이에서 구조적 지지; 혈관-뇌장벽 형성에 관여
희소돌기아교세포(희돌기교세포)	별아교세포와 비슷하지만 돌기는 짧고 수도 적음	중추신경계통에서 말이집형성; 중추신경계통에서 신경세포 발생을 안내함
미세아교세포(소교세포)	극소수의 돌기를 갖고 있는 작은 세포임	중추신경계통에서 병원균과 세포 파편을 포식함
뇌실막세포(상의세포)	원주상세포, 일부는 유리면에 섬모를 갖고 있음	뇌실과 중추신경계통의 중심관 속면을 싸고, 그곳에서 뇌척수액이 섬모운동에 의하여 순환함
신경절아교세포	작고 편평한 세포	말초신경계통에서 신경절을 지지함
신경집세포(신경초세포, 슈반세포)	축삭 또는 가로돌기 둘레에 일렬로 배열되어 있는 편평세포	말초신경계통에서 말이집을 형성함

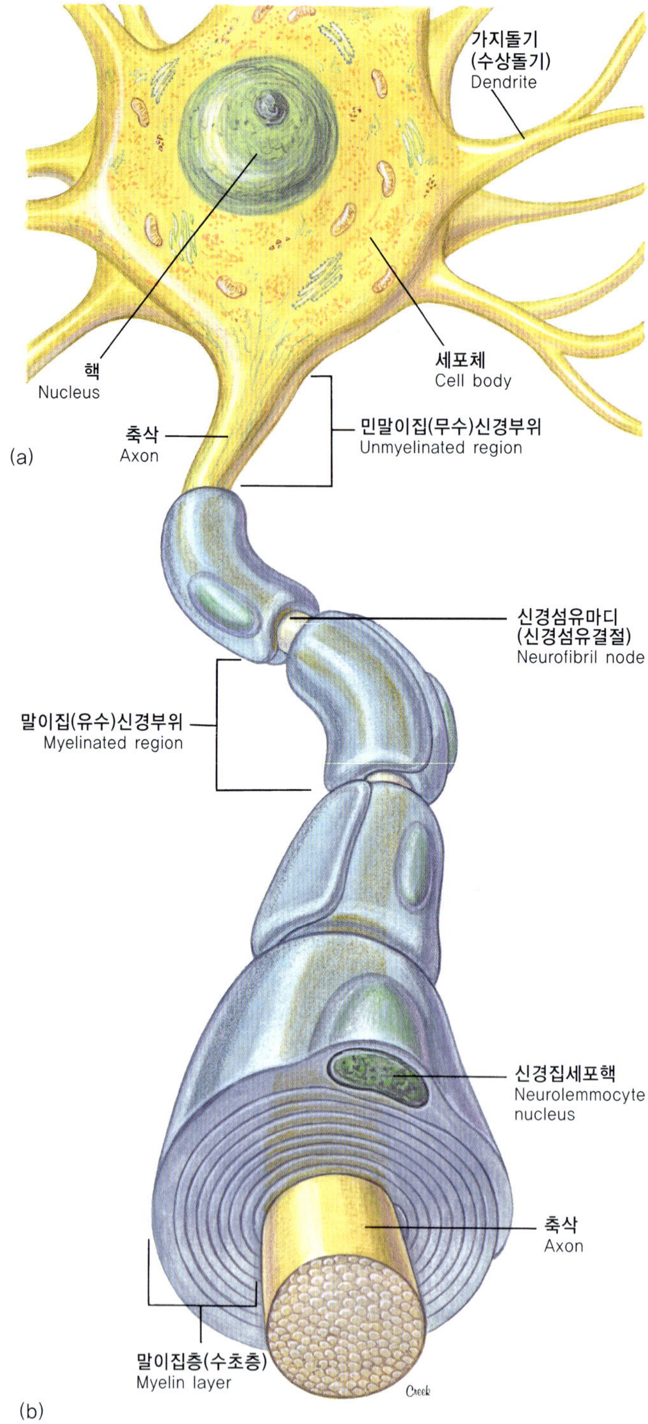

▶ 그림 6-7 **말이집신경.** 말이집층은 신경세포의 축삭을 둘러싸는 신경집세포에 의해서 형성된다.

돌기를 감싸는 **myelin layer**(말이집층, 수초층)를 형성한다. 말이집신경들은 중추신경계통과 말초신경계통에서 나타나는데 말이집은 뇌와 척수의 백색질의 색깔을, 그리고 신경이 백색을 띠게 한다. 말초신경계통에서 말이집형성은 신경집세포(슈반세포)가 성장하여 축삭과 가지돌기를 둘러싸서 형성된다. 말이집의 바깥면은 신경세포가 손상되었을 때 신경의 재생을 촉진하는 당단백질인 **neurolemmal sheath**(신경집, 신경초)에 의하여 싸여 있다. 각각의 신경집세포는 축삭의 약 1mm를

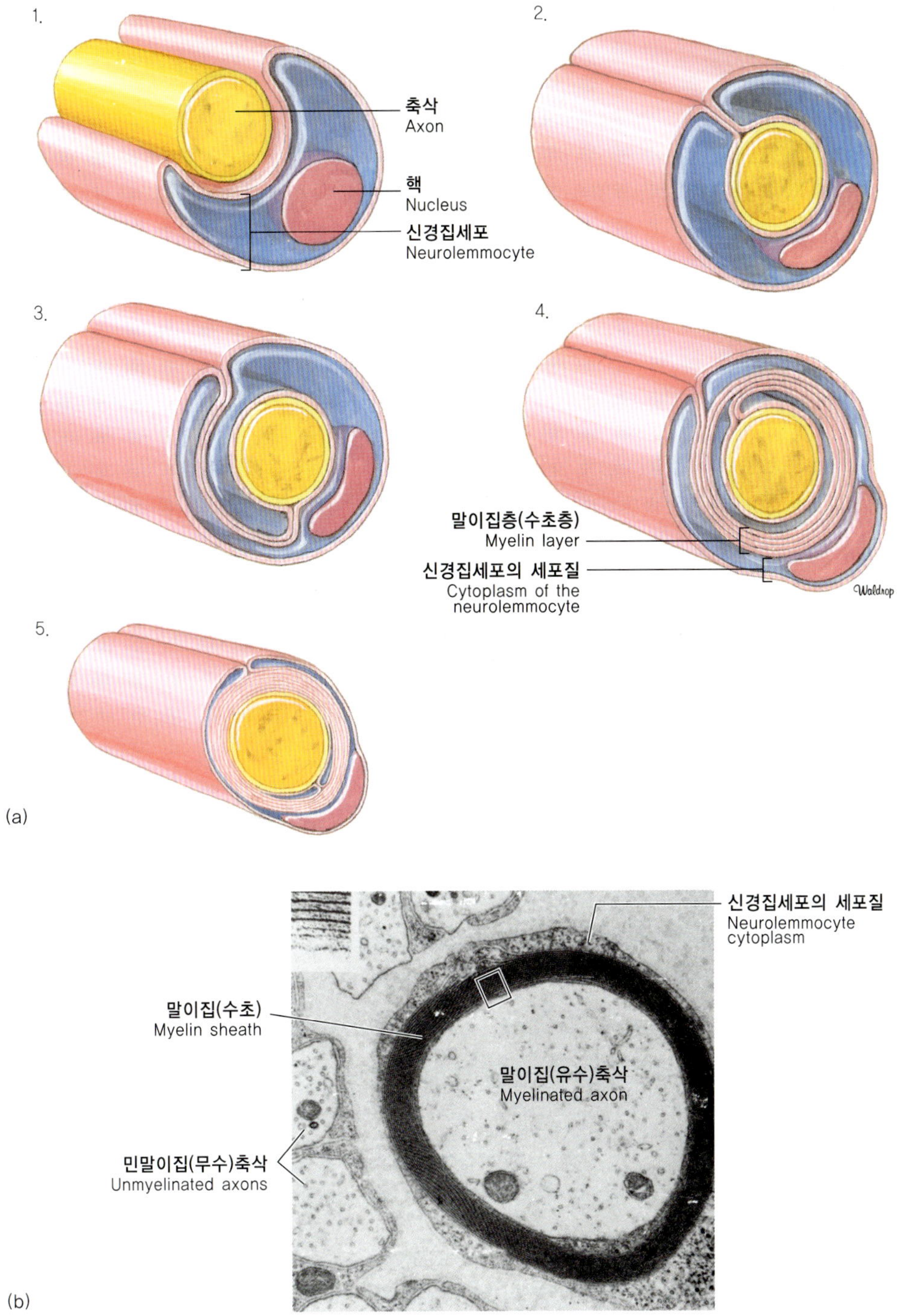

둘러싸며, 인접한 신경집세포 사이에서 축삭이 노출되는 틈이 생긴다. 말이집과 신경집에 있는 틈을 **neurofibril nodes**(신경섬유마디, 신경섬유결절)라 하며 신경섬유마디에서 신경 자극은 하나의 신경세포를 따라 전달된다. 중추신경계통의 말이집은 **희소돌기아교세포**에 의해서 형성된다. 신경집세포와 다르게 말이집은 오직 하나의 축삭을 둘러싸며, 각각의 희소돌기아교세포는 확장되어 다수의 축삭을 둘러싸는 말이집을 형성한다.

▶ 그림 6-8 **말이집형성 과정.** (a) 말초신경세포는 축삭은 신경집세포가 축삭을 말아서 말이집층을 형성함으로써 말이집세포가 된다. (b) 말이집축삭 가로절단면의 광학현미경 사진.

(2) 절단된 축삭의 재생

말이집말초신경의 축삭이 절단되었을 때 세포체로부터 단절된 축삭의 먼쪽부위는 퇴화되어 신경집세포에 의해서 포식된다. 신경집세포는 regeneration tube(재생관)를 형성하며, 세포체와 연결되어 있는 축삭부분에서 성장이 시작되고 아메바 운동이 나타난다(그림 6-9). 재생관의 신경집세포는 축삭 말단의 성장을 유도하는 화학물질을 분비하고, 관은 재생되는 축삭이 적절한 목적지까지 도달하는 것을 돕는다. 절단된 주요 신경이 외과적으로 다시 연결되었을 경우, 조직괴사 전에 수술이 이루어지면 신경의 기능은 복원된다. 중추신경계통은 신경집세포가 결핍되어 있으며, 따라서 중추신경의 축삭이 말초의 축삭보다 재생능력이 훨씬 더 제한적이라고 알려져 있다.

(3) 별아교세포와 혈액-뇌장벽

별아교세포는 수많은 세포질돌기를 방사형으로 뻗고 있는 별 모양의 비교적 큰 세포로서 중추신경계통에서 가장 많은 신경아교세포이다. 뇌의 특정 부위에서는 신경조직의 90%를 이루고 있다.

뇌의 모세혈관은 대부분의 다른 기관과는 달리 인접한 내피세포들 사이에 구멍이 없고 이들 모세혈관 속에 있는 분자들은 반드시 능동수송, 세포내함입, 세포외배출과 같은 방법으로 내피세포를 통과하여야 한다. 뇌에서 별아교세포는 뇌 모세혈관 표면의 대부분을 둘러싸는 **vascular**

▶ 그림 6-9 신경세포의 재생. (a) 만일 신경세포의 말이집축삭이 손상되었다면 몸쪽 축삭은 살아 있지만, (b) 먼쪽 축삭은 식세포작용에 의해 퇴화된다. (c~d) 말이집층은 축삭의 재생경로로 제공되며, (e) 신경지배가 복원된다.

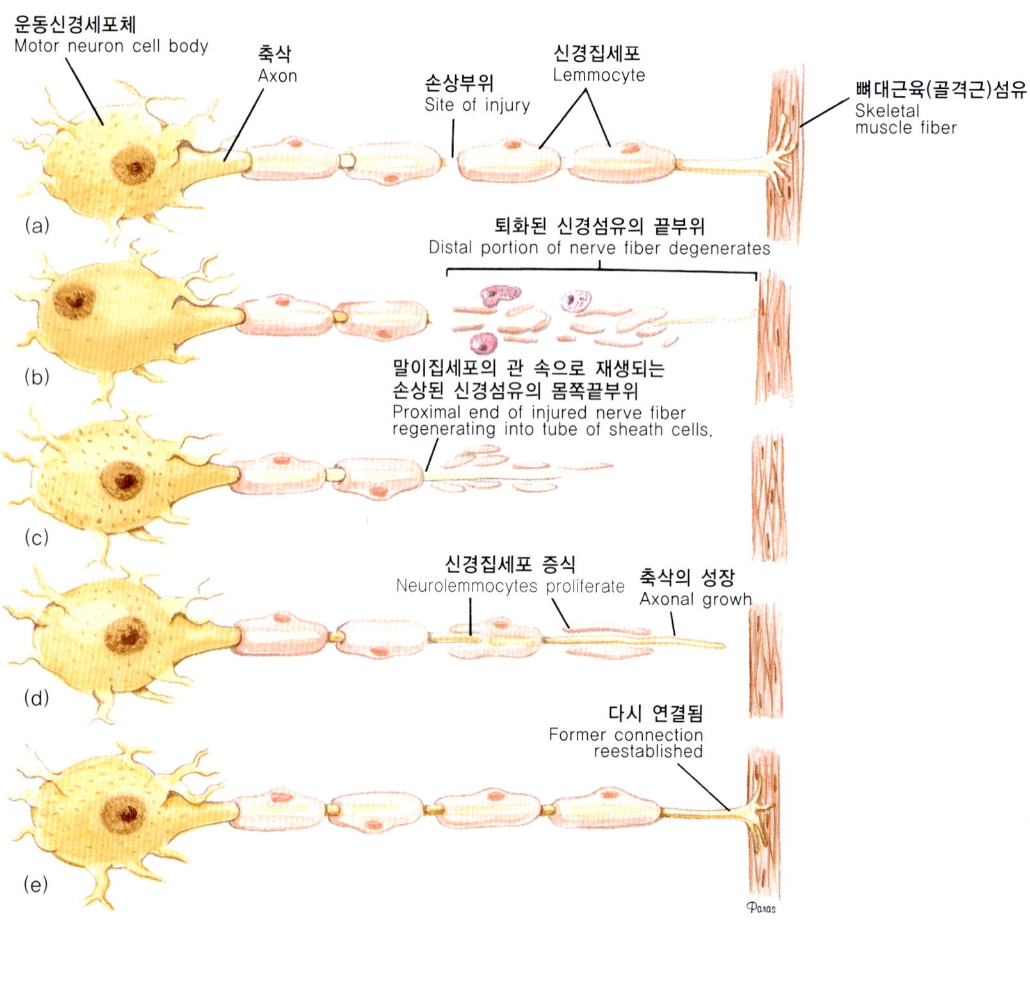

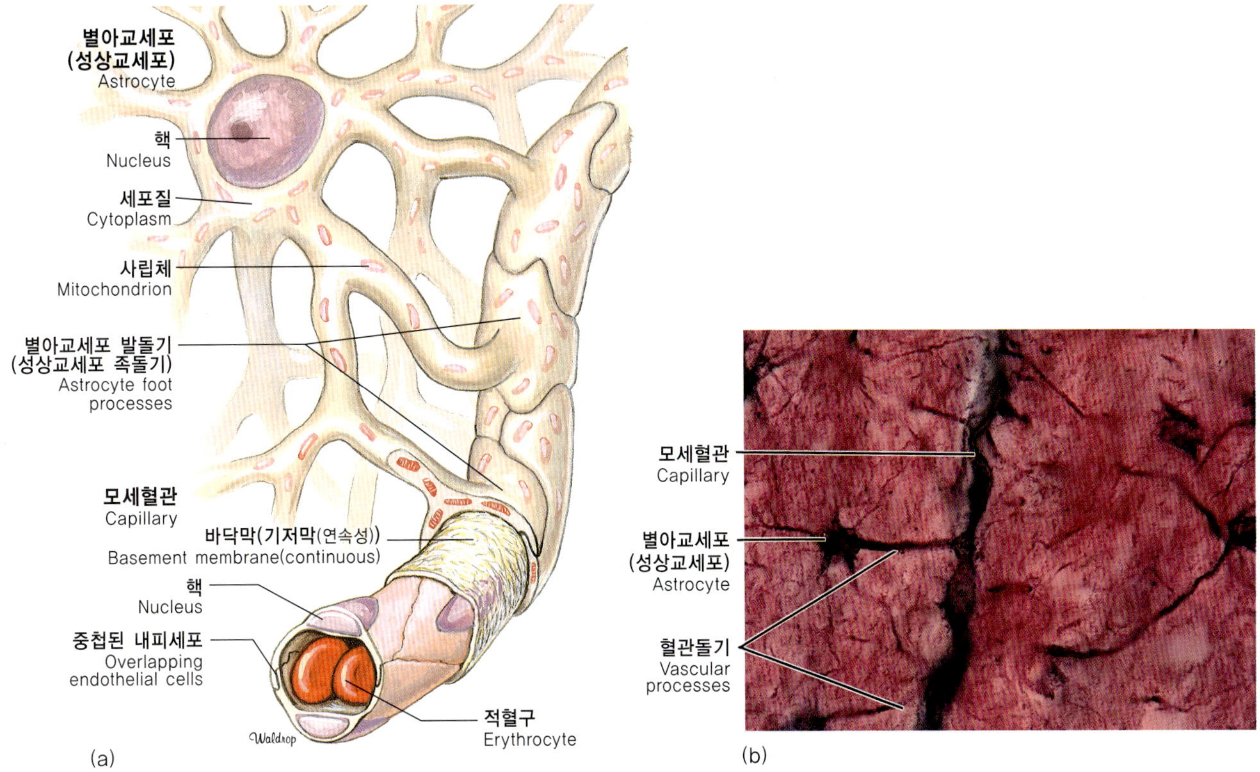

▶ **그림 6-10 혈액-뇌장벽은 중추신경계통의 항상성을 유지한다.** (a) 별아교세포와 뇌 모세혈관 사이의 상호관계를 보여주는 모식도. (b) 별아교세포의 혈관돌기를 보여주는 광학현미경 사진.

process(혈관돌기)라는 수많은 확장된 부위를 가지고 있으며(그림 6-10), 혈액 속의 분자들이 중추신경계통의 신경세포로 들어가기 전에 분자들은 내피세포와 별아교세포를 통과하여야만 한다. 그러므로 별아교세포는 매우 선택적인 blood-brain barrier(혈액-뇌장벽, 혈관-뇌관문)에 관여한다. 어떤 분자들은 통과되는 반면, 어떤 분자들은 장벽을 통과하지 못할 것이다.

3) 신경세포와 신경의 분류

신경세포는 구조 또는 기능에 따라 구분할 수 있다. 기능적인 분류는 전도된 자극의 방향에 기초한다. 감각수용기에서 발생된 감각 자극은 **감각신경세포** 또는 afferent neurons(들신경세포, 구심성신경원)에 의하여 중추신경계통로 전도된다. 중추신경계통에서 발생된 운동 자극은 **운동신경세포** 또는 efferent neurons(날신경세포, 원심성신경원)에 의하여 근육이나 분비샘으로 전도된다(그림 6-11). 운동신경세포는 몸신경(체성신경) 또는 자율신경이다. association neurons(연합신경세포) 또는 interneurons(사이신경세포, 게재신경세포)는 감각과 운동신경세포 사이에 존재하며 척수와 뇌에서 나타난다.

신경세포의 구조적 분류는 신경세포의 세포체에서 뻗어 나온 돌기의 수에 기초한다(그림 6-12). 방추형인 bipolar neurons(두극신경세포, 이극성신경원)는 양쪽 끝에 돌기를 갖고 있다. 이 형태는 눈의 망막에서 볼 수 있다. pseudounipolar neurons(거짓홑극신경세포, 가단극성신경원)는 둘로 나누어지는 단일 돌기를 갖고 있다. 이들은 두극신경세포처럼 기원되기 때문에 거짓홑극성이라 부

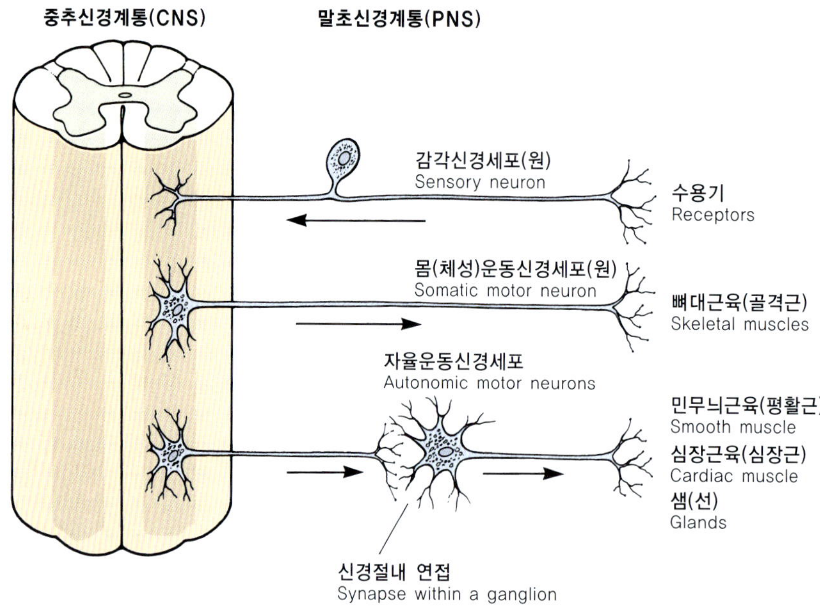

▶ 그림 6-11 말초신경계통(PNS)과 중추신경계통(CNS)의 감각섬유와 운동섬유 사이의 상호관계

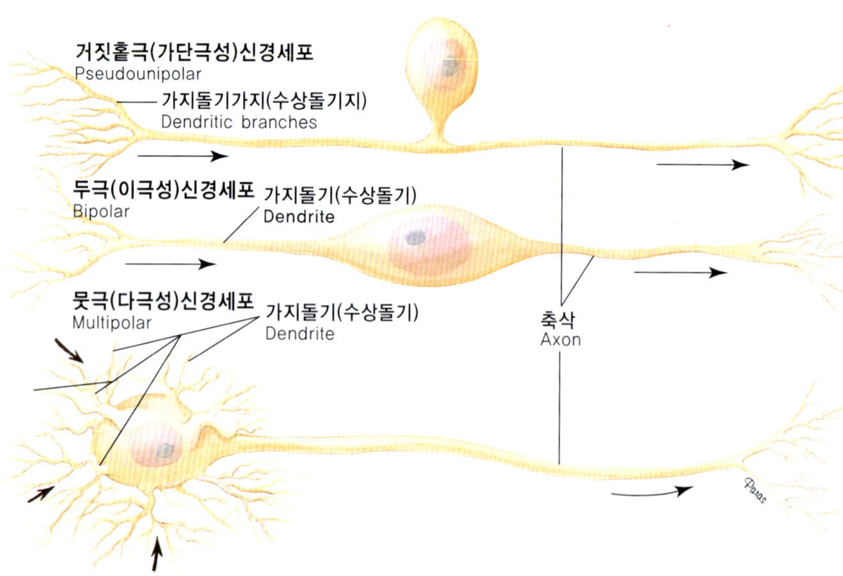

▶ 그림 6-12 3가지의 신경세포. 거짓홑극신경세포는 하나의 돌기가 분리된다. 두극신경세포는 2개의 돌기를 가지고 있다. 뭇극신경세포는 많은 돌기를 가지고 있다(하나의 축삭과 많은 가지돌기).

르지만, 그들의 두 돌기가 모여 초기 발생 동안에 부분적으로 융합된다. 대부분의 감각신경세포는 거짓홑극성이며 그들의 세포체는 척수의 감각신경절과 뇌신경에 위치해 있다. **multipolar neurons**(뭇극신경세포, 다극성신경원)는 가장 흔한 형태로 세포체로부터 뻗어 나온 여러 개의 가지돌기와 1개의 축삭을 가지며, 운동신경세포가 좋은 예이다.

신경은 중추신경계통 밖에 존재하는 신경섬유의 집합체이다. 신경 안의 섬유들은 성긴결합조직에 의해서 묶여 있으며 강화된다(그림 6-13). 개개의 신경섬유는 **endoneurium**(신경속막, 신경내막)이라고 하는 결합조직에 의해 둘러싸여 있다. **fasciculus**(신경다발, 신경속)라고 하는 섬유다발은 perineurium(신경다발막, 신경외막)이라는 결합조직에 의해서 둘러싸여 있다. 신경 전체는 epineurium(신경바깥막, 신경상막)이라고 하는 결합조직에 의해 둘러싸여 지지받으며, 작은 혈관과 드물게는 지방조직을 함유하고 있다. 신경의 1/4 이하가 신경섬유로 구성되어 있고, 반 이상은 연합된 결합조직이며, 약 1/4은 신경섬유를 둘러싸는 말이집이다.

대부분의 신경은 운동섬유와 감각섬유로 구성되어서 mixed nerves(혼합신경)라 한다. 그렇지만 뇌신경의 일부는 오직 **감각신경세포**(감각신경) 또는 **운동신경세포**(운동신경)로만 구성되어 있다. 감각신경세포는 맛, 냄새, 시각, 청각과 같은 특수감각을 담당한다. 운동신경세포는 자극을 근육에 전달하여 근육을 수축시키거나 분비샘에 전달하여 그들의 분비를 촉진시킨다. 신경 내의 신경세포와 섬유는 신경지배의 영역에 따라서 다음과 같이 분류할 수 있다(그림 6-14).

1. somatic sensory(몸감각, 체성감각) : 피부, 뼈, 근육, 관절 내에 있는 감각수용기는 자극을 받으면 신경 자극을 몸감각(구심성)섬유를 따라 통합을 위해 중추신경계통으로 전달한다. 눈과 귀에 있는 감각수용기도 몸감각이라 한다.
2. somatic motor(몸운동, 체성운동) : 중추신경계통에서 나온 자극은 몸운동(원심성)섬유를 따라 전달되어 뼈대근육의 수축을 일으킨다.
3. visceral sensory(내장감각) : 내장감각(구심성)섬유는 내장기관과 혈관으로부터 나온 자극의 통합을 위해 중추신경계통으로 전달한다. 혀(맛)와 코안상피(냄새) 내에 있는 감각수용기들은 내장감각이다.

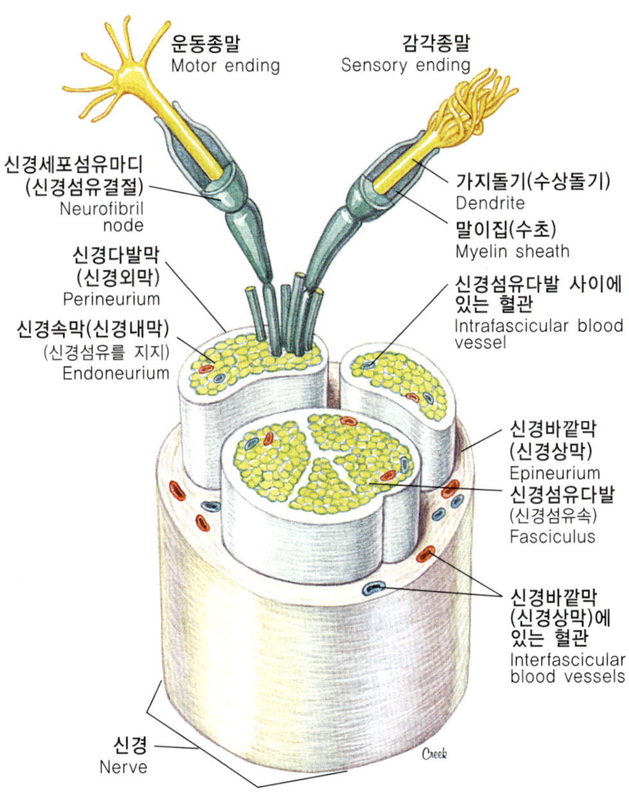

▶ 그림 6-13 신경의 구조

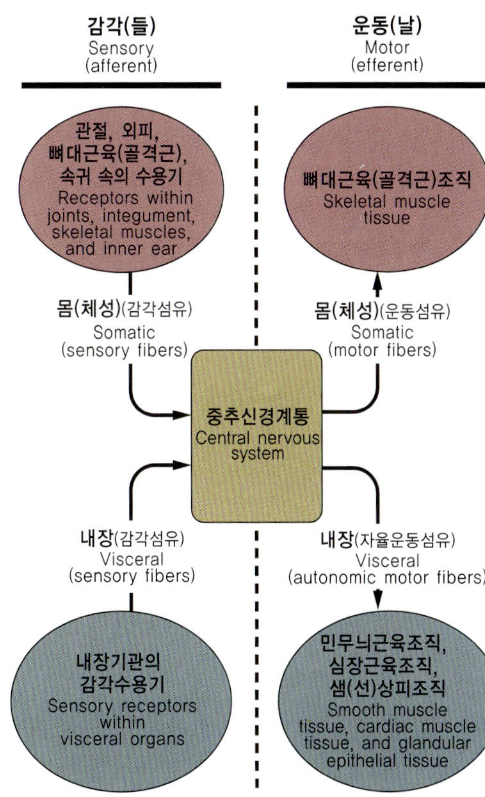

▶ 그림 6-14 기원과 기능에 의한 신경섬유의 분류

4. **visceral motor**(내장운동) : autonomic motor fibers(자율운동섬유)라고 하는 내장운동(원심성)섬유는 자율신경계통의 일부분이다. 중추신경계통에서 시작되어 심장근육, 분비샘, 내장기관 속의 민무늬근육에 분포한다.

3. 자극의 전도

축삭 막을 횡단하는 Na^+과 K^+의 이동으로 자극이 발생되며 자극는 신경세포를 따라 신경연접 쪽으로 전도된다. 신경연접 전도는 신경전달물질의 분비에 의해서 촉진된다.

1) 활동전위

신경세포의 2가지 기능적인 특성은 흥분성과 전도성으로, 둘 다 신경자극의 전도와 관련이 있는데 irritability(흥분성)는 자극에 반응하여 자극을 다른 자극으로 전환하는 가지돌기와 세포체의 능력이다. conductivity(전도성)는 축삭 또는 신경세포의 가지돌기를 따라 자극을 전달하는 것이다. action potential(활동전위; Nerve impulse)은 신경섬유의 길이를 따라서 Na^+과 K^+의 실제적인 이동 또는 교환이며, 결과적으로 자극이 창출되어 다른 신경세포 또는 다른 조직을 활성화한다.

신경섬유는 자극에 반응하기 전에 polarization(분극)이 되는데 분극된 신경

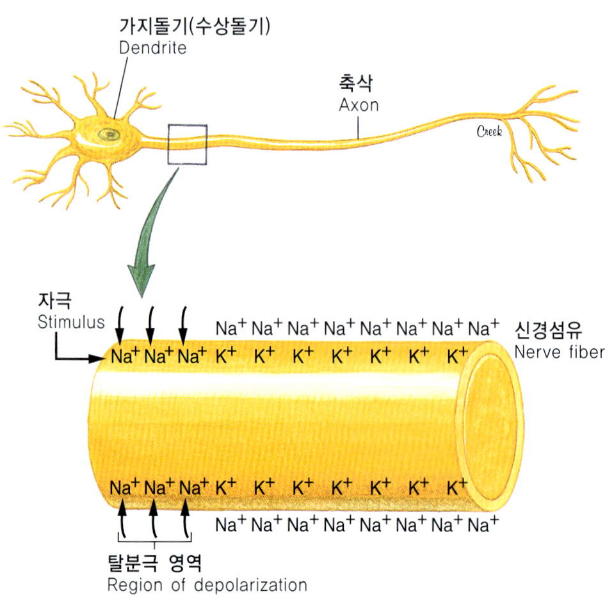

▶ 그림 6-15 **자극의 전도.** 만약 충분한 자극이 수용기에서 일어나면 시작되는 활동전위 또는 자극은 신경섬유막을 횡단하여 이온들의 이동을 일으킨다.

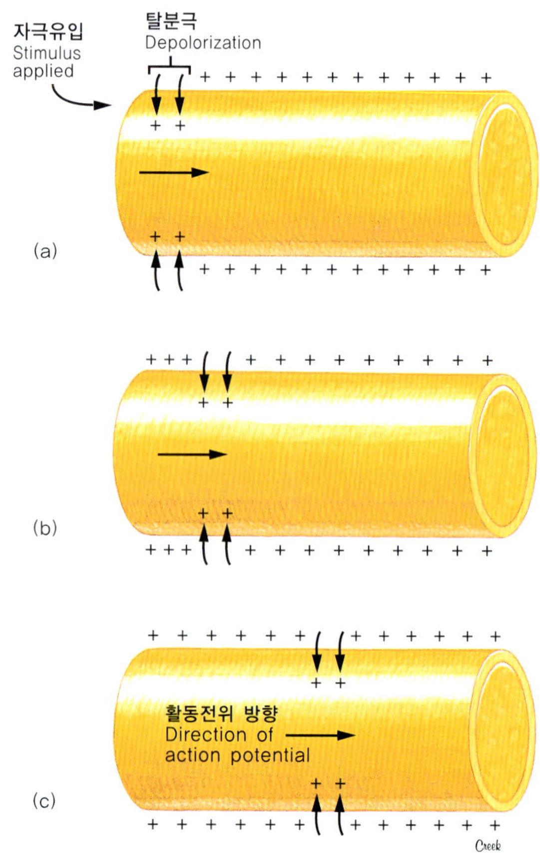

▶ 그림 6-16 **자극의 전도.** (a~c)Na^+이 유입됨으로써 신경섬유를 따라 연속적으로 탈분극이 일어나며 활동전위는 섬유를 따라 한 방향으로 이동한다.

섬유는 축삭막의 바깥쪽에 Na^+을 많이 가지고 있어서 resting potential(휴지전위)이라고 하는 전하의 차이를 만든다. 충분한 강도의 자극이 신경세포의 수용기에 도착하였을 때 분극된 신경섬유는 depolarization(탈분극)되어 활동전위가 개시된다(그림 6-15). 일단 탈분극이 시작되면 일련의 이온 교환이 축삭을 따라서 일어나며 활동전위가 전도된다(그림 6-16). 축삭막이 최대의 탈분극에 도달한 후에 Na^+과 K^+의 원래 농도는 repolarization(재분극)이라고 하는 과정에서 재설정된다. 휴지전위가 복원되며, 신경섬유는 또 다른 자극을 보낼 준비를 한다.

활동전위는 오직 한쪽 방향으로 이동하는데 이것이 all-or-none(실무율) 반응이다. 즉, 자극이 시작되면 자극은 신경섬유를 따라서 전압의 변동 없이 일정하게 이동하게 된다. 활동전위의 속도는 신경섬유의 지름, 형태(말이집 또는 민말이집) 그리고 신경세포의 일반적인 생리적 조건에 의해서 결정된다. 예를 들어, 지름이 작은 민말이집신경세포는 약 0.5m/sec 속도로 자극을 전도하며, 말이집신경세포는 자극을 130m/sec로 속도를 올려 전도한다.

2) 신경연접

synapse(신경연접)는 **presynaptic neuron**(연접이전신경세포)의 축삭말단과 **postsynaptic neuron**(연접이후신경세포)의 가지돌기 사이의 기능적인 연결이다(그림 6-17). **axon terminal**(축삭말단, 축삭종말)은 연접이전신경세포의 끝부분으로 수많은 사립체와 **synaptic vesicles**(연접소포)가 존재한다. 연접소포는 가장 보편적으로 acetylcholine(아세틸콜린)이라는 신경전달물질을 함유하고 있다. 활동전위가 축삭말단에 도착하였을 때 소포의 일부분은 연접이전막과 연접이후막 사이를 분리하고 있는 작은 틈인 **synaptic cleft**(연접틈새)로 신경전달물질을 방출한다. 만일 신경자극이 적절히 짧은 시간 간격으로 일어나며, 충분한 신경전달물질이 연접이후신경세포의 탈분극을 자극하기 위해 연접틈새 속에 축적될 것이다.

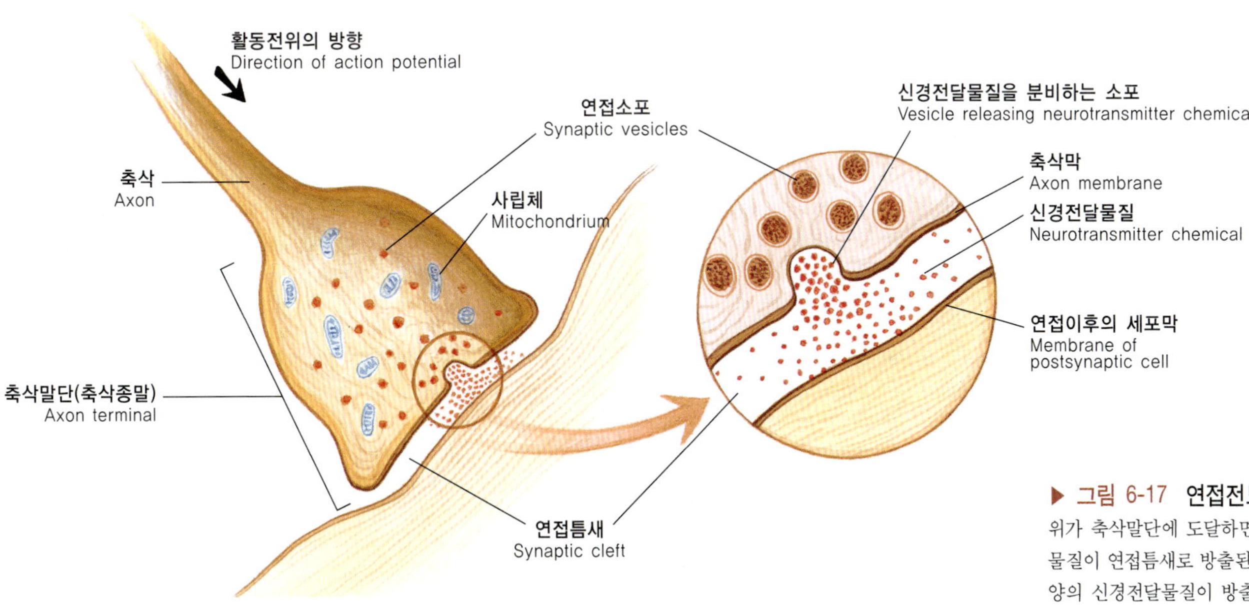

▶ 그림 6-17 **연접전도.** 활동전위가 축삭말단에 도달하면 신경전달물질이 연접틈새로 방출된다. 충분한 양의 신경전달물질이 방출되면 연접전도가 일어난다.

신경전달물질은 연접틈새 속에 존재하는 효소에 의해서 분해된다. 아세틸콜린의 경우 cholinesterase(콜린에스테라아제)라는 분해효소에 의해 분해되어 다음 자극을 가진 신경전달물질을 받아들일 수 있는 신경연접을 준비하게 된다.

4. 뇌의 일반적인 특징

뇌는 머리뼈와 뇌척수막에 싸여 있으며, 뇌척수액 속에 들어 있다. 뇌의 활발한 대사속도는 산소 결핍에 대하여 크게 영향을 받는다.

매우 섬세한 중추신경계통은 뇌를 둘러싸고 있는 고정된 뼈인 머리뼈(그림 6-18, 19d)와 척수를 둘러싸고 있는 유연성 있는 척주에 의해서 보호를 받는다. **meninges**(뇌척수막, 수막)은 뼈와 중추신경계통의 연조직 사이에서 보호막을 형성하는 결합조직이다. 중추신경계통은 뇌 속의 빈 공간인 **ventricles**(뇌실)와 척수의 **central canal**(중심관), 중추신경계통 전체를 둘러싸는 **subarachnoid space**(거미막밑공간, 지주막하강) 내를 순환하는 **cerebrospinal fluid**(뇌척수액) 속에 잠겨 있다.

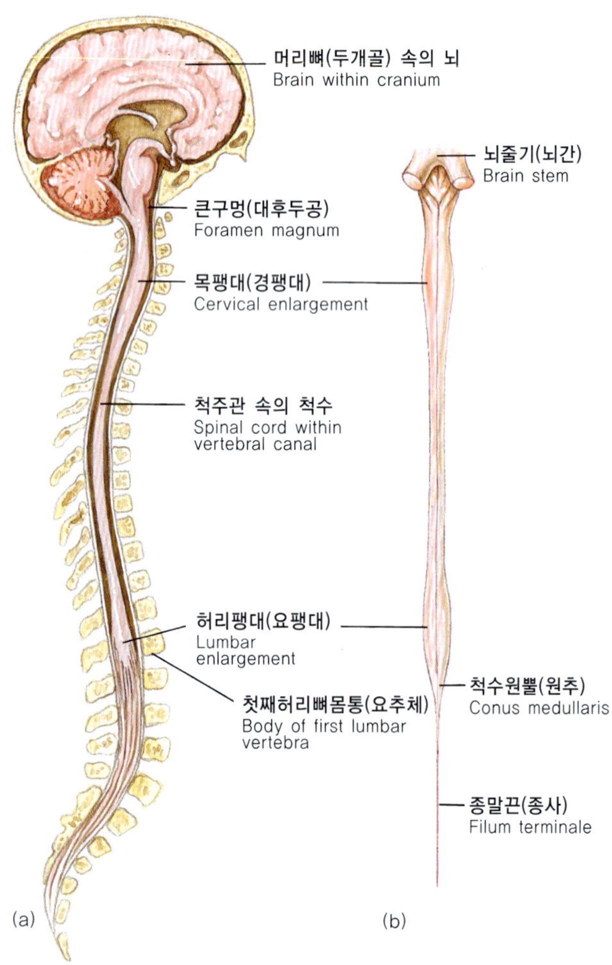

▶ 그림 6-18 **중추신경계통은 뇌와 척수로 구성되어 있으며, 뇌척수막에 싸여서 뇌척수액에 잠겨 있다.** (a) 머리뼈 속에 있는 뇌와 척주관 안에 있는 척수를 보여주는 시상면. (b) 뒤에서 본 척수는 큰구멍 높이에서 첫째허리뼈까지 뻗어 있다.

중추신경계통은 회색질과 백색질로 구성되어 있으며 **gray matter**(회색질, 회백질)는 신경세포체와 가지돌기 또는 민말이 집축삭의 다발과 신경아교세포로 구성되고 뇌의 회색질은 대뇌와 소뇌의 바깥쪽 회선의 **cortex layer**(겉질층, 피질층)에 존재한다. 게다가 **nuclei**(핵)라고 하는 신경세포의 분화된 회색질 집단은 백색질 속 깊은 곳에서 나타난다. **white matter**(백색질, 백질)는 중추신경계통 속에서 신경로를 형성하는데 신경아교를 동반한 말이집축삭과 가지돌기 집합체로 구성된다.

성인 뇌의 무게는 약 1.5kg이며 약 천억 개의 신경세포로 구성되어 있다. 앞에서 설명하였듯이, 신경세포는 뇌의 축삭과 가지돌기 사이의 셀 수 없는 신경연접 수단을 통하여 또 다른 신경세포와 정보를 주고 받으며, 뇌 안의 신경전도는 **neuropeptides**(신경펩티드)라고 하는 특수한 신경전달물질에 의해서 조절된다. 이들 특수한 화학단백질 전달자는 특수한 정신기능을 담당하는 것으로 생각된다.

뇌는 왕성한 대사능력을 가지고 있기 때문에 지속적인 산소와 영양물질의 공급이 필요하다. 비록 뇌의 무게가 체중의 2%에 불과하지만 뇌는 심장박출량의 약 20% 정도를 받아들이며 이는 분당 약 750mL의 혈액이 흘러가는 것과 같다. 이 혈류량은 물리적 또는 정신적 활동에 변화가 있더라도 비교적 일정하게 유지된다. 만약, 10초 동안의 뇌혈류기능장애가 생길 경우 의식을 잃을 수 있다.

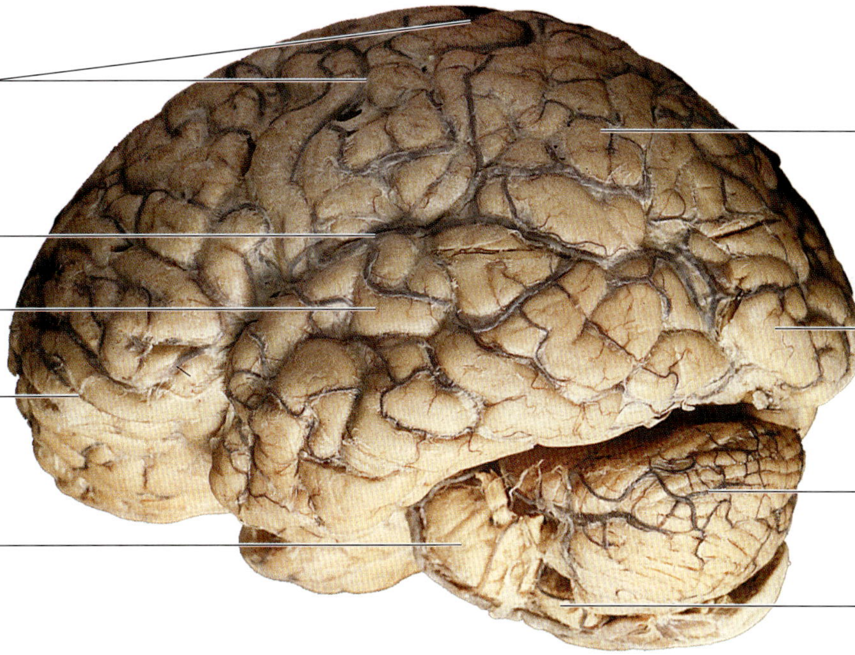

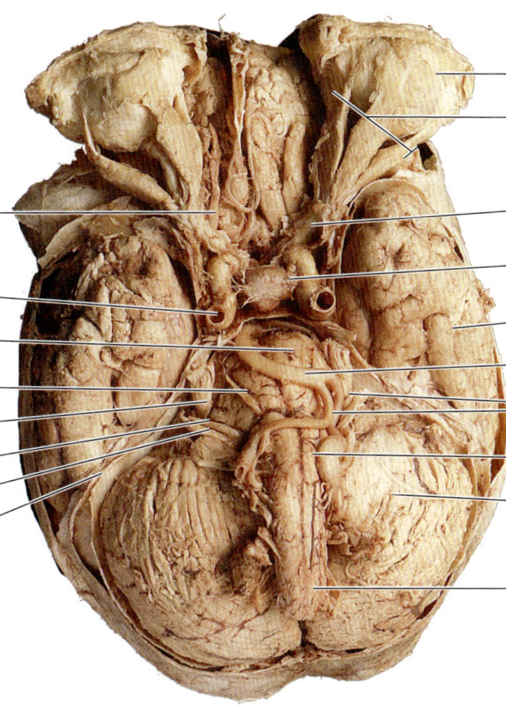

▶ 그림 6-19 뇌. (a) 가쪽면. (b) 아랫면.

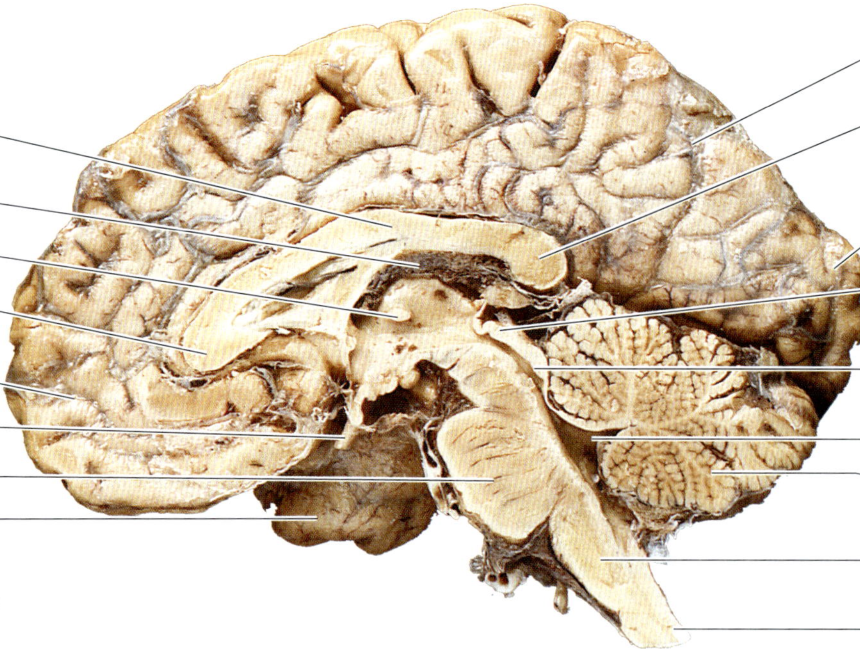

(c)

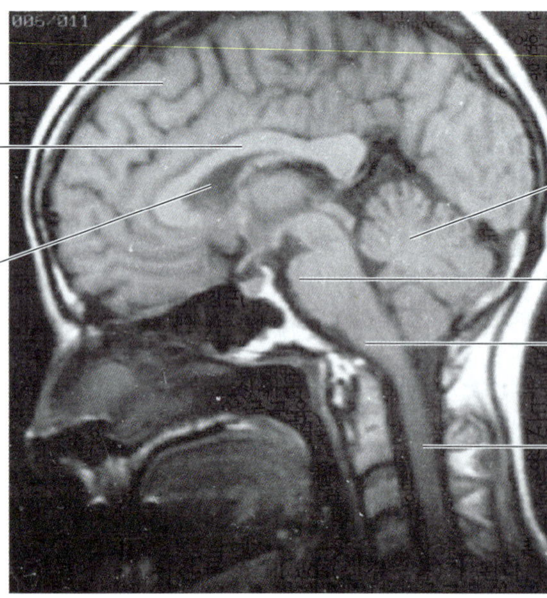

(d)

▶ 그림 6-19 **뇌(계속).** (c)시상면. (d)머리뼈, 뇌, 척수 목뼈부분의 좌우 자기공명영상(MRI).

뇌는 신체의 가장 예민한 조직으로 구성되어 있으며 높은 대사율 때문에 뇌는 끊임없이 산소를 요구할 뿐만 아니라, 끊임없는 영양물질의 공급과 노폐물의 빠른 제거를 필요로 하며, 또한 특정 산소와 약물에 매우 예민하다. 뇌척수액은 혈액과 신경조직 사이의 영양물질과 노폐물의 상호교환을 위한 매개체로써 제공되어 뇌의 대사요구를 돕고 뇌 속 환경의 항상성을 유지하고 보호한다. 혈액-뇌장벽과 신경조직의 분비활동 또한 항상성 유지를 돕는다. 뇌는 한 쌍의 속목동맥과 척추동맥이 만나서 이룬 circle faillis(대뇌동맥고리)를 통하여 광범위한 혈액공급이 이루어지고 있다.

5. 대 뇌

cerebrum(대뇌)은 2개의 주름이 잡힌 반구 속에 5쌍의 엽으로 구성되어 있다. 감각자극의 인식, 수의적인 운동의 명령, 기억의 저장, 사고과정 그리고 추론능력 등을 포함한 고도의 뇌기능에 관여한다. 대뇌는 또한 본능적인 기능과 둘레계통(변연계; 정서적) 기능에 관여한다.

▶ 그림 6-20 **대뇌.** (a) 가쪽면. (b) 윗면(대뇌엽은 색깔과 굵은 글씨로 표시).

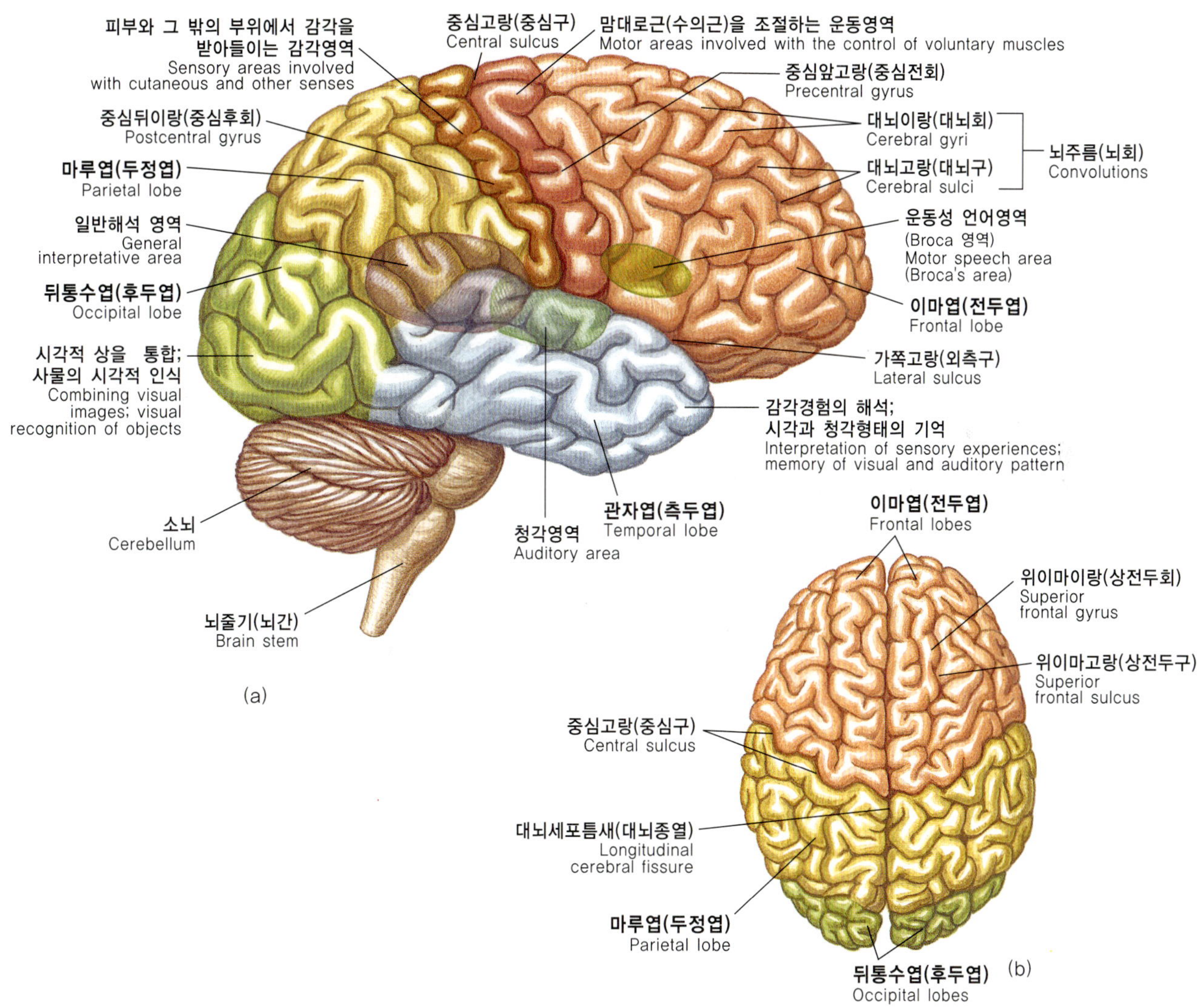

1) 대뇌의 구조

대뇌는 앞뇌 영역에 위치하며 뇌에서 가장 크고 가장 뚜렷한 부분으로써 뇌 총량의 약 80%에 해당하며 기억과 추론을 포함한 고도의 정신기능을 담당한다. 대뇌는 **right hemisphere**(오른반구)와 **left hemisphere**(왼반구)로 구성되어 있으며, longitudinal cerebral fissure(대뇌세로틈새, 대뇌종

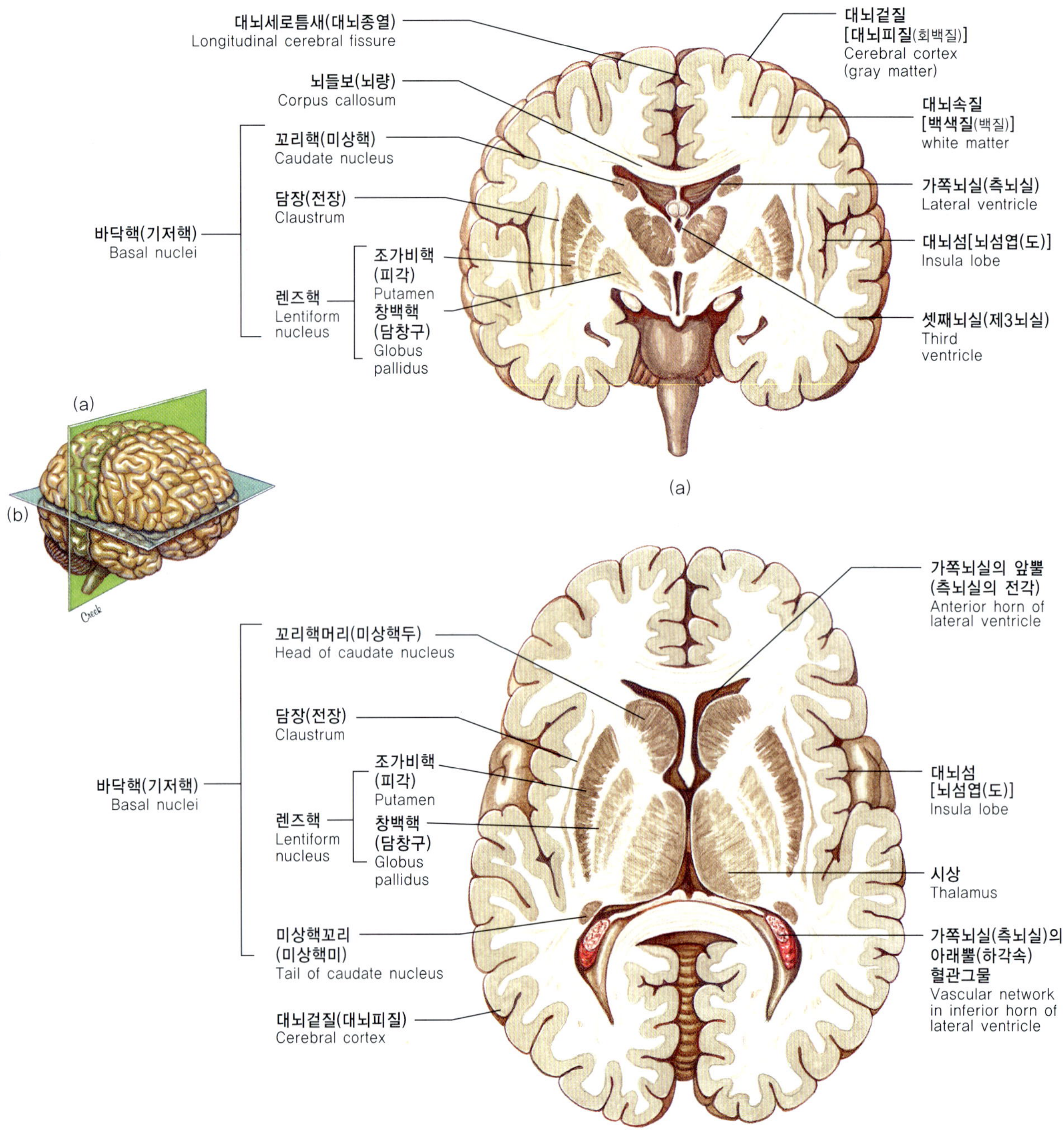

▶ 그림 6-21 대뇌와 사이뇌의 절단면. (a) 관상면. (b) 시상면.

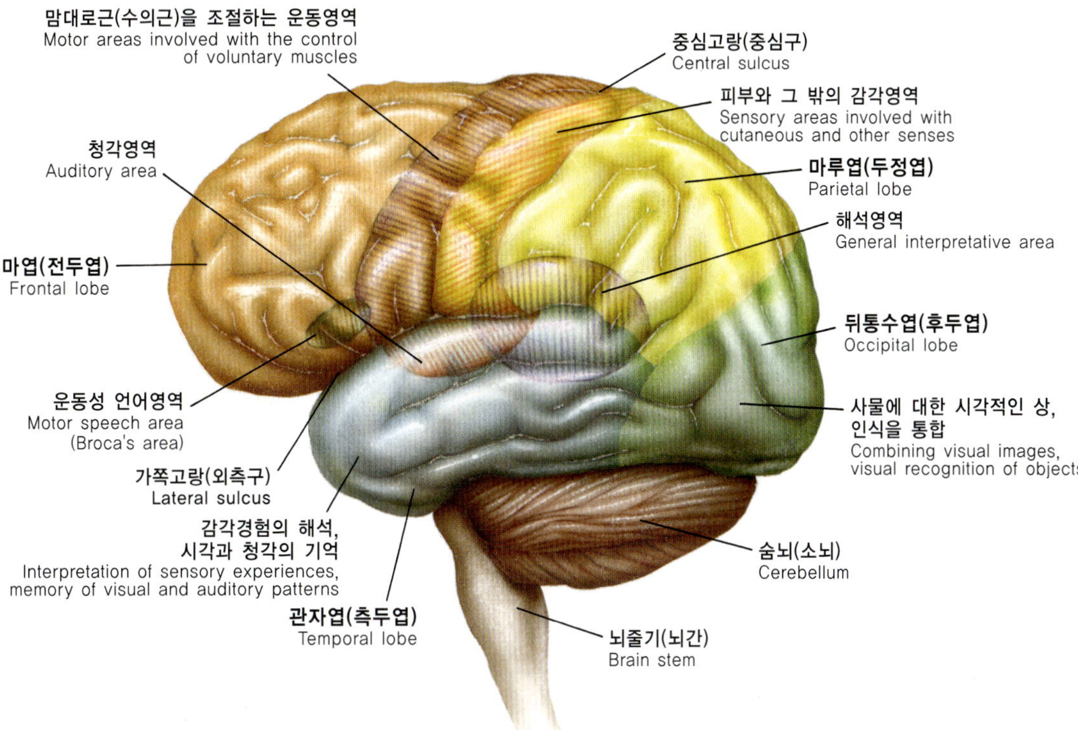

▶ 그림 6-22 **왼쪽 대뇌반구.** 대뇌겉질의 주요 운동영역과 감각영역을 보여주고 있다.

열)에 의해서 불완전하게 분리되어 있다(그림 6-20). 두 반구는 커다란 백색섬유로인 **corpus callosum**(뇌들보, 뇌량)에 의해서 안쪽으로 연결되어 있다(그림 6-19c, d). falx cerebri(대뇌낫, 대뇌겸)라고 하는 뇌척수막의 일부분이 대뇌세로틈새 속으로 뻗어 있다. 각 대뇌반구는 lateral ventricle(가쪽뇌실, 측뇌실)이라고 하는 뇌실을 갖고 있는데(그림 6-21), 뇌실막세포에 의해서 내면이 싸여 뇌척수액이 가득 차 있다.

대뇌는 2개의 층으로 구성되어 있다. **cerebral cortex**(대뇌겉질, 대뇌피질)라고 하는 표층은 2~4mm 두께의 회색질로 구성되어 있다. 대뇌겉질 아래는 대뇌의 두꺼운 백색질이 둘째 층을 구성한다. 대뇌겉질은 **convolution**(뇌주름, 뇌회)이라고 하는 수많은 고랑과 이랑이 있는 것이 특징이다. 뇌주름은 태아 발생 초기에 형성되며, 뇌의 크기가 빠르게 증가할 때 겉질이 아래층의 백색질에 대하여 비례적으로 확장된 것이다. 뇌주름이 상승되어 접힌 것이 **cerebral gyri**(대뇌이랑, 대뇌회)이며, 함몰된 고랑이 **cerebral sulci**(대뇌고랑, 대뇌구)이다. 뇌주름은 신경세포체로 구성된 회색질의 영역을 효과적으로 3배 증가시킨다.

2) 대뇌의 엽

각각의 대뇌반구는 깊은 **sulcus**(고랑, 구)와 **gyrus**(이랑, 회)에 의해서 5개의 엽으로 구성되어 있으며, 이들 중 4개의 엽은 대뇌의 표면에서 나타나기 때문에 위를 덮는 머리뼈와 동일하게 명명한다(그림 6-22). 대뇌의 엽은 각각 별개의 기능을 수행한다(표 6-3).

▶ 표 6-3 대뇌엽의 기능

엽	기능
이마엽	뼈대근육의 수의적 운동 조절; 성격; 높은 지적 사고과정(집중, 계획, 결정); 언어적 의사소통
마루엽	몸감각의 해석(피부와 근육감각); 언어를 이해하고 생각과 감정을 표현하기 위한 단어의 조합; 느낌과 모양의 해석
관자엽	청각의 해석; 청각 기억과 시각적 경험의 저장
뒤통수엽	눈의 초점을 맞추는 운동의 통합; 지난 시각적 경험과 함께 시각적인 상을 다른 감각자극과 상호연계; 시각의 의식적인 인식
대뇌섬	기억; 다른 대뇌 활동의 통합

(1) 이마엽

frontal lobe(이마엽, 전두엽)는 대뇌반구의 앞부분이다. **central sulcus**(중심고랑, 중심구; fissure of Rolando)라고 하는 깊은 주름은 마루엽과 이마엽을 분리하고, 중심고랑는 세로틈새에서 가쪽고랑까지 직각으로 뻗어 있다. **lateral sulcus**(가쪽고랑, 외측구; fissure of Sylvius)는 대뇌의 아랫면에서부터 가쪽으로 뻗어서 이마엽과 관자엽을 분리한다. **precentral gyrus**(중심앞이랑, 중심전회)는 중요한 운동영역으로 중심고랑 바로 앞쪽에 있다. 이마엽의 기능은 뼈대근육 운동을 위한 수의적 운동 자극을 개시하며, 감각 경험을 분석 및 성격과 관련된 반응을 제공한다. 이마엽은 또한 기억, 감정, 추론, 판단, 계획 그리고 언어적 의사소통과 관련된 반응을 조정한다.

(2) 마루엽

parietal lobe(마루엽, 두정엽)는 이마엽의 중심고랑 뒤쪽에 존재한다. **postcentral gyrus**(중심뒤이랑, 중심후회)라고 하는 중요한 감각영역은 중심고랑 바로 뒤쪽에 위치한다. 중심뒤이랑은 전신의 피부와 근육수용기로부터의 자극에 반응하기 때문에 몸감각영역이다.

운동을 담당하는 중심앞이랑과 감각자극을 담당하는 중심뒤이랑은 실제로 신체부위의 크기와 일치하지 않지만, 활성화된 운동단위의 수 또는 수용기의 밀도와는 대략 일치한다(그림 6-23).

예를 들면, 손은 많은 운동단위와 감각수용기를 가지고 있기 때문에 비록 가슴이 더 크다고 할지라도 손은 가슴보다 더 많은 중심앞이랑과 중심뒤이랑의 부분을 차지하게 된다.

게다가 몸감각에 대한 반응에서, 마루엽은 언어를 이해하고 생각과 감정을 말할 수 있을 뿐만 아니라 사물의 색깔과 형태를 해석한다.

(3) 관자엽

temporal lobe(관자엽, 측두엽)는 마루엽의 아래와 이마엽의 뒤쪽에 위치하여 가쪽고랑에 의해서 두 엽과 분리되어 있다. 관자엽은 귀의 달팽이관으로부터 감각섬유를 받는 청각중추를 가지며 일부 감각 경험을 해석하고 청각과 시각 경험의 기억을 저장한다.

(4) 뒤통수엽

occipital lobe(뒤통수엽, 후두엽)는 대뇌의 뒷부분을 구성하며 관자엽이나 마루엽과 분명히 분리되어 있지 않다. 뒤통수엽은 소뇌의 위쪽에 위치하며, **tentorium cerebelli**(소뇌천막)라고 하는 뇌척수막이 함입되어 소뇌와 분리된다. 뒤통수엽의 주 기능은 시각과 관련이 있으며 눈의 방향과 초점 등 눈의 운동을 조정한다. 또한 이전의 시각적 경험과 감각 자극의 상호 연계된 시각적 영상, 즉 시각 연합기능도 담당한다.

(5) 대뇌섬[뇌섬엽]

insula lobe(대뇌섬; 뇌섬엽)는 표면에서 보이지 않는 대뇌의 깊은 곳에 있는 엽으로써 가쪽고랑의 깊은 곳에 있으며, 이마엽, 마루엽 그리고 관자엽으로 덮여 있다. 대뇌 활동을 통합한다는 것 외에는 대뇌섬의 기능에 대해 알려진 바는 거의 없으며 기억기능의 일부분을 가지고 있다고 알려져 있다.

▶ 그림 6-23 **대뇌겉질의 운동과 감각영역.** 운동영역은 뼈대근육을 조절하며 감각영역은 몸감각을 받아들인다.

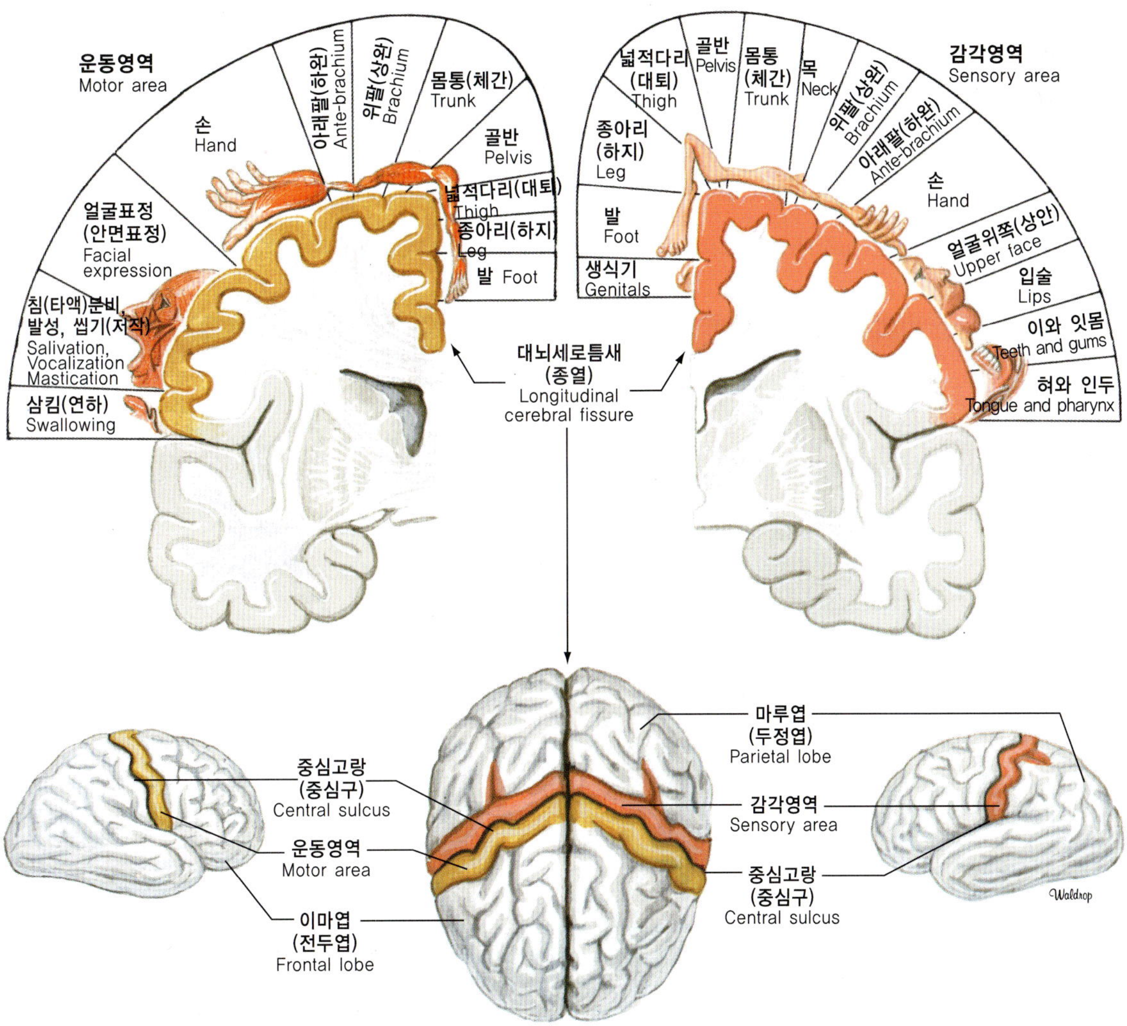

3) 뇌 파

대뇌겉질 속의 신경세포는 끊임없는 전기적 활동을 발생시킨다. 이 활동은 머리덮개의 정확한 위치에 전극을 부착시켜 **electroencephalogram**(EEG; 뇌전도)을 통해서 기록이 가능하다. 흔히들 brain waves(뇌파)라고 부르는 EEG 패턴은 대뇌신경세포로부터 수백만 개의 활동전위가 총체적으로 발생 중인 뇌에서 처음으로 나타나기 시작하여 일생동안 계속된다. 뇌파 패턴의 정지(뇌전도가 평평하게 나타남)는 법적으로 사망을 결정하는 중요한 요인이 된다. 어떤 특정한 EEG 패턴은 건강한 정신기능을 의미한다. 이들 패턴에서 벗어난 것은 외상, 우울증, 혈종, 종양, 감염 그리고 간질 등을 진단할 수 있어 임상적으로 중요한다. 정상적으로 4종류의 EEG 패턴이 있다(표 6-4).

4) 대뇌의 백색질

대뇌의 두꺼운 white matter(백색질)는 대뇌겉질의 안쪽에 있으며, 가지돌기, 말이집축삭, 연관된 신경아교세포(신경교)로 구성되어 있으며, 이들 섬유들은 정보를 전기적 자극 형태로 적절한 장소로 이동시키기 위하여 뇌 속에서 수억 개의 연결을 이룬다. 백색질 속에 존재하는 3종류의 섬유로는 자극을 전도하는 위치와 방향에 따라 명명된다(그림 6-24).

1. **association fibers**(연합섬유)는 한쪽 대뇌반구에 국한되어 있으며, 그 대뇌반구 내의 신경세포 사이에서만 자극을 전도한다.
2. **commissural fibers**(맞교차섬유, 교련섬유)는 한쪽 대뇌반구의 신경세포와 대뇌이랑을 반대

▶ 표 6-4 EEG 패턴

*α*파 - 잠은 자지 않으나 눈을 감고 있는 상태로 마루부위와 뒤통수부위의 머리뼈(두개골)상에서 측정함; 리듬주기는 약 10~12회/초; 8세 이하의 어린이는 4~7회/초임

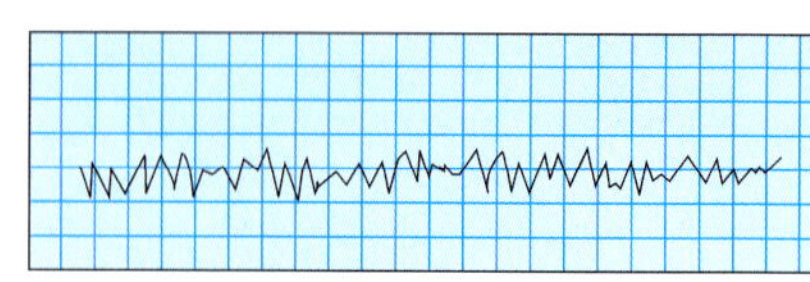

*β*파 - 시각 경험과 정신적 활동을 하고 있는 동안 이마부위의 중심앞고랑 위쪽의 머리뼈상에서 측정함; 리듬주기는 약 13~25회/초임

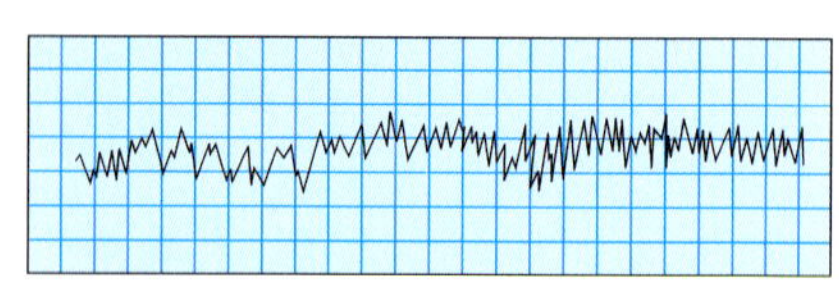

*θ*파 - 사람이 깨어서 쉬고 있는 동안 관자엽과 뒤통수엽 위의 두피에서 측정함; 리듬 주기는 약 5~8회/초; 신생아에서는 전형적이지만, 성인에서 존재한다는 것은 심각한 정서적인 압박을 암시하는 것이며, 신경쇠약을 미리 경고하는 것일 수도 있음

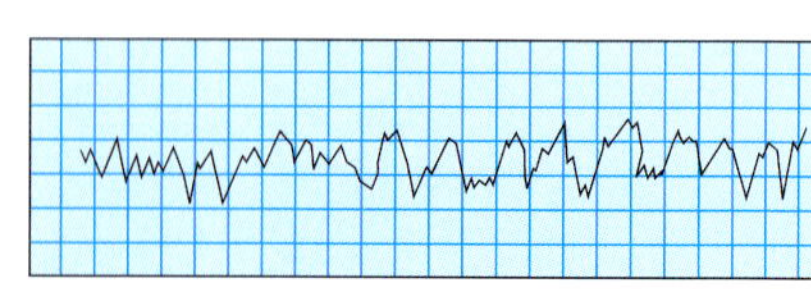

*δ*파 - 잠을 자는 동안 모든 대뇌엽을 덮는 두피에서 측정함; 리듬주기는 약 1~5회/초; 깨어 있는 영아에서 전형적인 형태이지만, 깨어 있는 성인에서 존재한다는 것은 뇌 손상이 있음을 나타냄

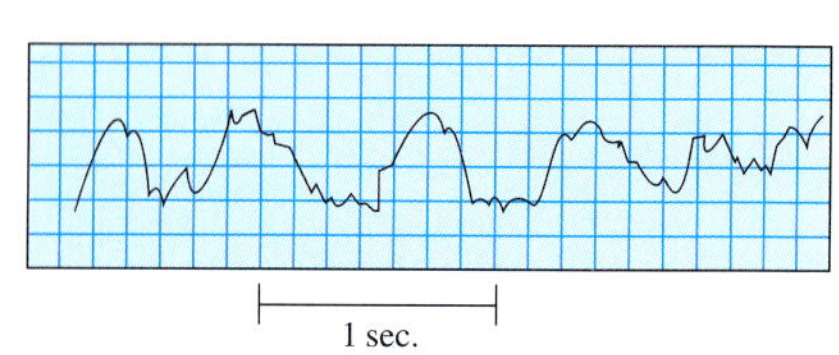

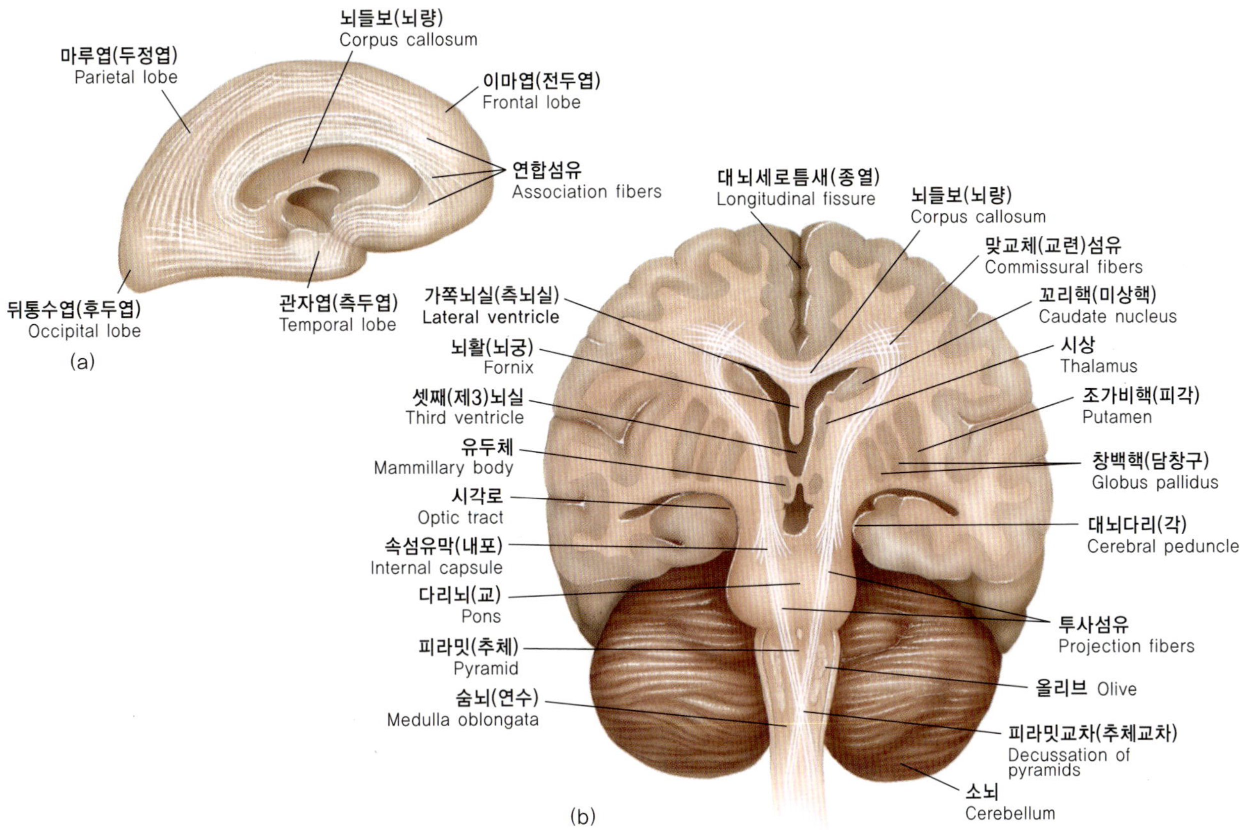

▶ 그림 6-24 **대뇌와 관련된 백색질 속의 섬유로 형태.** (a) 반구 안의 연합섬유. (b) 대뇌반구를 연결하는 맞교차섬유와 대뇌반구를 중추신경계통의 다른 구조와 연결하는 투사섬유(숨뇌에서 투사섬유의 교차를 주시할 것).

쪽 대뇌반구로 연결한다. corpus callosum(뇌들보, 뇌량)과 anterior commisure(앞맞교차, 전교련)는 맞교차섬유로 구성되어 있다.

3. **projection fibers**(투사섬유)는 오름신경로와 내림신경로를 형성하여 자극을 대뇌에서 뇌와 척수의 다른 부위로 보내거나 척수와 뇌의 다른 부위에서 대뇌로 보낸다.

5) 바닥핵

basal nuclei(바닥핵, 기저핵)는 대뇌 백색질 내의 깊은 곳에 위치하며 회색질 덩이가 쌍을 이루어 분화되어 있는 것이다(그림 6-25). 가장 뚜렷한 바닥핵은 **corpus striatum**(줄무늬체, 선조체)으로써 줄무늬와 같은 모양 때문에 붙여진 이름이며 줄무늬체는 여러 가지 핵의 집단으로 구성되어 있다. **caudate nucleus**(꼬리핵, 미상핵)는 위쪽 집단이고, 백색질의 두꺼운 띠가 꼬리핵과 **lentiform nucleus**(렌즈핵)라고 하는 인접한 두 집단 사이에 존재한다. 렌즈핵은 **putamen**(조가비핵, 피각)이라고 부르는 가쪽부위와 **globus pallidus**(창백핵, 담창구)라고 부르는 안쪽부위로 구성된다. **claustrum**(담장, 전장)은 바닥핵의 또 다른 부위이다. 이것은 회색질의 얇은층으로 대뇌섬[뇌섬엽]의 대뇌겉질 깊은 쪽에 존재한다.

바닥핵은 뇌의 다른 부위, 특히 중간뇌와 연결되어 있다. 바닥핵의 꼬리핵과 조가비핵은 걸어가

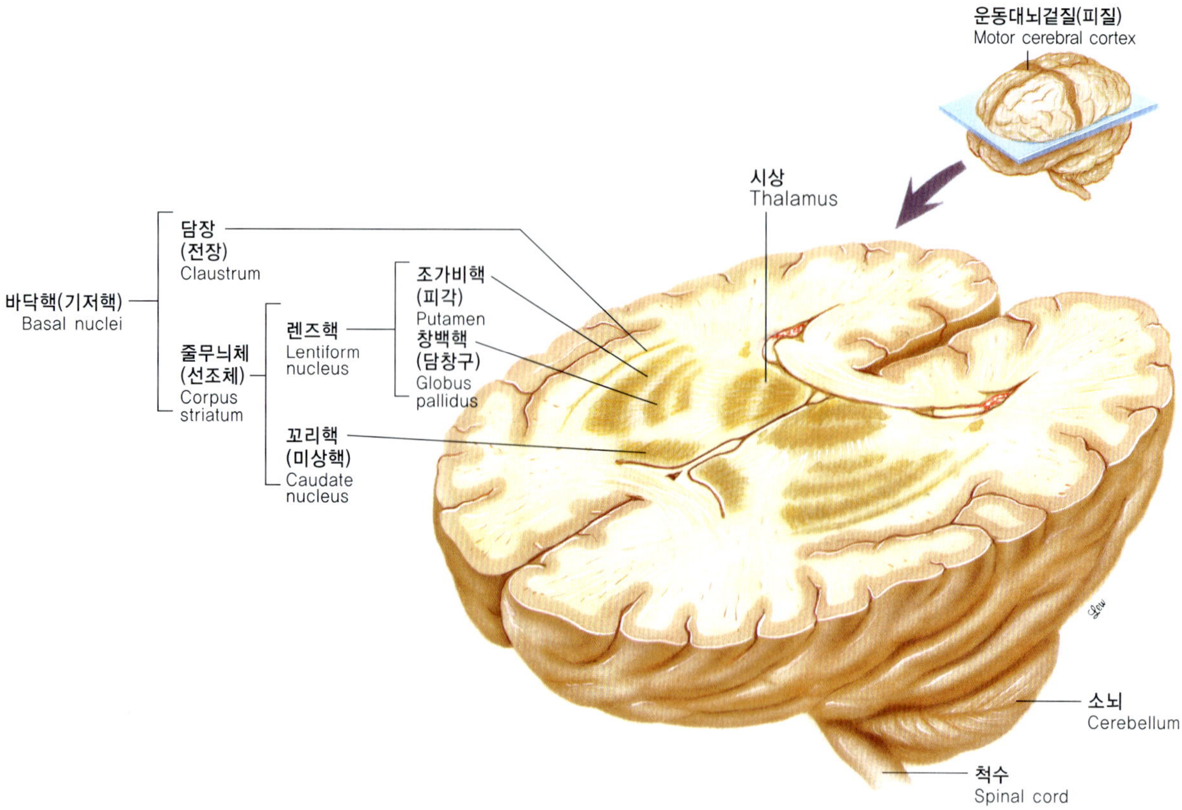

▶ **그림 6-25 뼈대근육을 조절하는 핵을 포함하고 있는 대뇌의 구조.** 시상은 운동대뇌겉질과 그 밖의 뇌영역 사이의 중계중추이다.

는 동안 불수의적으로 팔을 흔드는 것과 같이 특정 뼈대근육의 무의식적인 수축을 조절한다. 창백핵은 특별히 의지적인 신체 운동을 할 때 필요한 근육의 강도를 조절한다. 신경성 질환이나 물리적인 바닥핵의 손상은 경직, 떨림 그리고 빠르고 목적 없는 움직임과 같은 다양한 운동기능 이상의 원인이 된다.

6) 언 어

언어에 관한 뇌 영역의 이해는 뇌의 특정 언어영역의 손상으로 초래되는 말과 언어장애인 aphasia(실어증)에 관한 연구에 의해 알려져 왔다. 이 영역(그림 6-26)은 오른손잡이거나 왼손잡이거나 왼쪽반구 대뇌겉질에 위치해 있다.

motor speech area(운동성 언어영역; Broca' s area)는 이마엽의 왼쪽 아래 이랑에 위치한다. 이곳의 신경활성은 이마엽의 운동중추에서 운동자극의 선택적 자극을 유발하여, 인두와 후두의 협응된 뼈대근육 운동을 일으킨다. 동시에, 운동자극은 성대를 지나가는 공기의 움직임을 조절하는 호흡근육에 보내어진다. 그 결과 협력근육의 자극은 생각을 언어로 번역한다.

Wernicke' s area(베르니케영역)는 관자엽의 위쪽 이랑에 위치하며, 직접적으로 **arcuate fasciculus**(활꼴신경다발, 궁상속)라고 부르는 섬유로에 의하여 운동성 언어영역과 연결되어 있다. Wernicke' s aphasia(베르니케실어증)인 사람은 'word salad' 라는 표현처럼 언어를 생성해낸다.

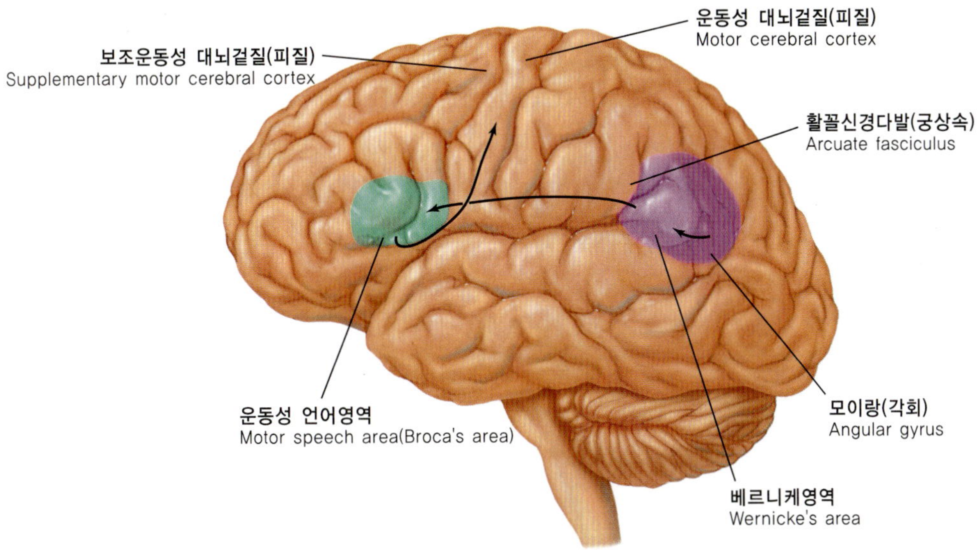

▶ 그림 6-26 **말을 조절하는 뇌 영역.** 화살표는 이들 영역 사이의 직접적인 연계를 나타낸다.

논리적으로 맞지 않는 말을 하며, 단어를 무작위로 함께 혼합하여 사용한다. 베르니케실어증인 사람은 언어 이해력이 파괴되어 했던 말이나 씌어진 글을 이해하지 못한다.

말은 베르니케영역에서 시작되어 활꼴신경다발을 통하여 운동성 언어영역과 소통이 된 후 소리로 나타난다. 따라서 활꼴신경다발이 손상되면 conduction aphasia(전도성 실어증)가 되어 비록 운동성 언어영역과 베르니케영역에 손상이 없다고 할지라도 베르니케실어증처럼 유창하지만 의미 없는 말을 하게 된다.

angular gyrus(모이랑, 각회)는 마루엽, 관자엽, 뒤통수엽이 만나는 부위에 위치하며, 청각, 시각, 몸정보의 통합중추라고 알려져 있다. 모이랑의 손상 시 이는 베르니케영역으로 뻗어 있기 때문에 실어증이 유발된다. 왼모이랑이 손상된 일부 환자는 말을 할 수 있고 언어를 이해할 수 있지만 읽거나 쓰지는 못한다. 오른모이랑이 손상된 환자는 문장을 쓸 수는 있지만 문장을 읽을 수 없는데, 이는 뒤통수엽(시각영역이 포함된)에서 모이랑까지의 투사섬유가 손상되었기 때문일 것이다.

6. 사이뇌

diencephalon(사이뇌, 간뇌)은 시상, 시상하부, 시상상부 그리고 뇌하수체와 같은 생체구조로 구성되어 있는 뇌의 주요 자율조절 영역이다. 사이뇌는 앞뇌에서 2차적으로 분화된 부분으로 앞뇌의 대뇌반구에 의하여 거의 완전하게 둘러싸여 있다. 셋째뇌실은 사이뇌 안의 좁고 중앙에 있는 공간으로, 사이뇌의 가장 중요한 구조는 thalamus(시상), hypothalamus(시상하부), epithalamus(시상상부) 그리고 pituitary gland(뇌하수체)이다.

1) 시 상

thalamus(시상)는 쌍을 이루고 있는 커다란 달걀형의 회색질 덩어리로 사이뇌의 약 4/5를 차지하며, 각 대뇌반구의 가쪽뇌실 바로 아래에 위치한다(그림 6-27). 시상의 주요 기능은 후각을 제외한 대뇌겉질로 가는 모든 감각자극의 중계 중추로서 작용하고, 특수화된 핵의 집단은 들성 자극을 해석하기 위하여 대뇌엽 속의 정확한 위치로 중계한다.

시상은 또한 일부 감각을 해석한다. 대뇌겉질은 동통과 그 밖의 접촉자극을 식별하지만, 시상은 일반적인 감각자극에 반응하고 있는 그대로의 인식을 제공한다. 이러한 시상은 강렬한 통증에 대한 신체의 최초 자율적 반응기관으로 심한 외상에 따른 생리적 충격을 부분적으로 담당하는 것으로 추측된다.

2) 시상하부

hypothalamus(시상하부)는 시상의 아래쪽에 위치하고 있기 때문에 붙여진 이름이며, 사이뇌의 가장 아래쪽에 위치하고 있다. 셋째뇌실의 바닥과 가쪽벽의 일부를 형성하며(그림 6-28), 신경계통의 다른 부위와 연계되어 있는 여러 개의 핵 집단을 갖고 있다. 크기가 작음에도 불구하고, 시상하부는 수많은 생체기능을 수행하며 대부분이 직·간접적으로 내장활동의 조절과 감정과 본능을 담당하는 기능을 가지고 있다.

▶ 그림 6-27 뇌의 정중시상면

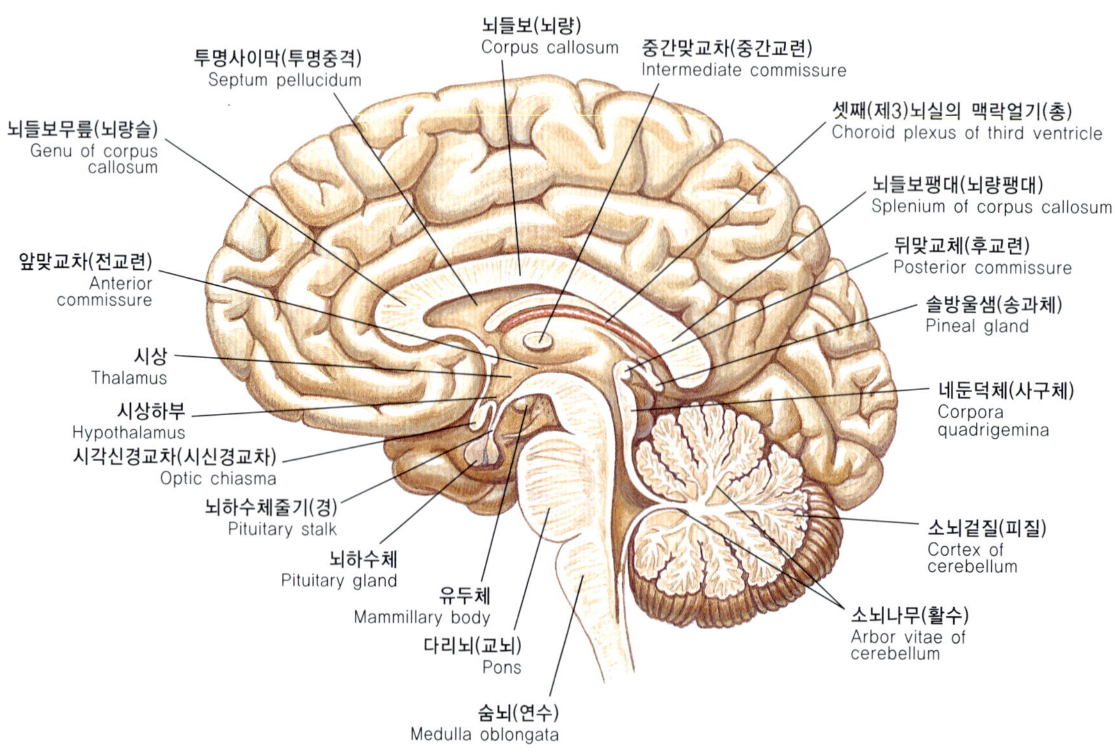

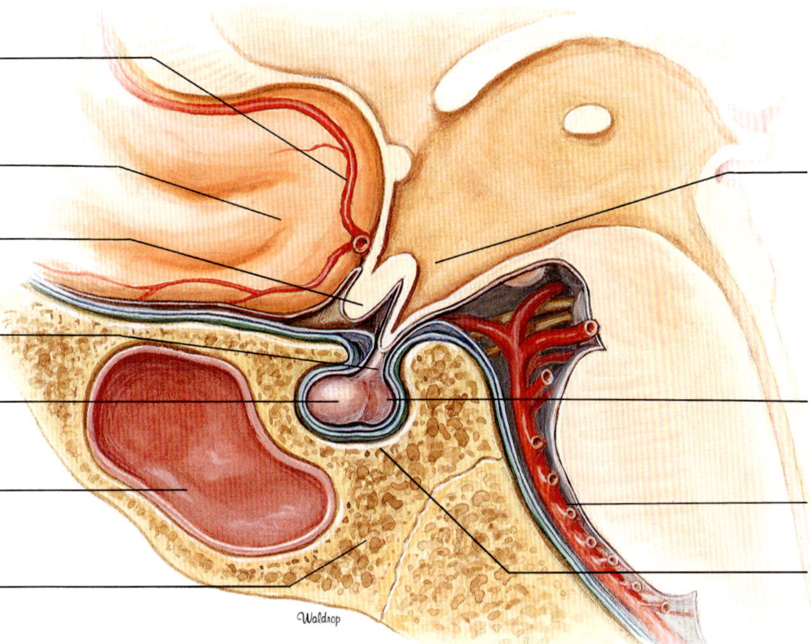

▶ 그림 6-28 **뇌하수체.** 뇌하수체는 나비뼈의 안장(터어키안)에 위치하며 뇌하수체줄기에 의하여 뇌에 부착되어 있다.

시상하부는 어떤 신체기능을 촉진하거나 억제하는 자율신경계통 중추로써 작용하고 뇌하수체뒤엽에서 분비되는 2가지 호르몬을 포함한 여러 가지 호르몬을 분비한다. 시상하부의 주요 기능은 다음과 같다.

1. **심장혈관 조절** : 심장은 본능적으로 수축 양상을 가지고 있지만, 시상하부로부터 오는 자극을 심장박동률의 자율적인 촉진 또는 억제를 일으킨다. 시상하부 뒤쪽에서 오는 자극은 동맥압을 상승시키며 심장박동수를 증가시키고, 시상하부 앞쪽에서 오는 자극은 반대효과를 가지고 있다. 이들 영역으로부터 오는 자극은 심장으로 직접 전도되는 것이 아니라 먼저 숨뇌의 심장혈관중추를 통과한다.
2. **체온조절** : 시상하부 앞쪽의 분화된 핵은 체온의 변화에 민감하다. 만일 시상하부의 안쪽을 흐르는 동맥혈이 정상온도 이상이면 시상하부는 자극을 개시하여 땀을 흘리게 하고 피부혈관을 확장시켜 열을 방출하도록 한다. 혈액온도가 정상 이하가 되면, 시상하부는 몸을 떨게 하고, 피부혈관을 수축시켜 땀 흘리는 것을 멈추게 하여 열을 생산하며 보전하게 한다.
3. **수분과 전해질평형 조절** : 시상하부에 있는 osmoreceptor(삼투수용기)는 혈액내 삼투농도를 끊임없이 감시한다. 수분 부족으로 삼투농도가 상승하면 시상하부는 ADH(항이뇨호르몬)를 생산하여 뇌하수체뒤엽을 통하여 분비하고, 동시에 시상하부 속에 있는 thirst center(갈증중추)에서는 갈증을 느끼도록 한다.
4. **배고픔의 조절과 위장활동의 조절** : 혈당, 지방산 그리고 아미노산 수준을 감시하는 feeding center(섭식중추)는 시상하부의 가쪽에 있다. 혈액 속에 이 물질들의 농도가 낮으면 시상하부로부터 배고픔을 유도해 내고 음식을 충분히 먹었을 때는 시상하부의 중앙부위에 있는 satiety center(포만중추)는 섭식중추를 억제한다. 또한 시상하부는 복부 내장으로부터 감각자극을

받아들이며 샘의 분비와 위장관의 꿈틀운동을 조절한다.

5. **수면과 각성의 조절** : 시상하부는 각성의 정도를 결정하는 뇌의 다른 부위와 함께 작용하여 sleeping center(수면중추)와 wakefulness center(각성중추) 모두를 가지고 있다.
6. **성적반응** : 시상하부의 윗부분에 있는 sexual center(성적중추) 핵은 생식기관 내의 접촉 수용기의 성적 자극에 반응하며, 오르가즘이란 시상하부의 성적중추 내에 존재하는 신경의 활성을 의미한다.
7. **감정** : 시상하부에 존재하는 수많은 핵은 분노, 공포, 통증 그리고 즐거움을 포함한 특정한 정서적 반응과 연관성을 갖고 있다.
8. **내분비기능의 조절** : 시상하부는 뇌하수체앞엽과 뇌하수체뒤엽을 자극하여 다양한 호르몬을 분비하게 하는 신경분비 화학물질을 생산한다.

3) 시상상부

epithalamus(시상상부)는 셋째뇌실을 덮어 얇은 지붕을 형성하는 사이뇌(간뇌)의 뒷부분으로 지붕의 안쪽면은 뇌척수액이 생산되는 혈관성 **choroid plexus**(맥락얼기, 맥락총)로 구성되어 있다. 형태가 솔방울과 비슷한 모양을 하고 있어 **pineal gland**(솔방울샘, 송과체)라고 하는데, 시상상부의 뒤쪽 끝으로 뻗어 나와 있다. 솔방울샘은 신경 내분비기능을 갖고 있으며, 솔방울샘의 아래에 위치하는 **posterior commissure**(뒤맞교차, 후교련)는 중간뇌의 왼 · 오른위둔덕을 연결하는 맞교차섬유로이다.

4) 뇌하수체

cerebral hypophysis(뇌하수체; pituitary gland)는 둥근 완두콩 모양으로 사이뇌의 아래쪽에 위치한다. 깔때기 모양의 뇌하수체줄기에 의하여 시상하부에 부착되어 있으며, 나비뼈의 sella turcica(안장, 터어키안)에 의하여 지지를 받고 있다(그림 6-27). 내분비기능을 가진 뇌하수체는 구조적 · 기능적으로 **adenohypophysis**(샘뇌하수체, 선하수체)라고 하는 앞부분과 **neurohypophysis**(신경뇌하수체, 신경하수체)라고 하는 뒷부분으로 구분된다.

7. 중간뇌

mesencephalon(중간뇌, 중뇌)은 시각이나 청각반사와 관련된 네둔덕체와 섬유로 구성된 대뇌다리를 가지고 있으며, 또한 자세와 운동의 조절을 돕는 분화된 핵을 가지고 있다.

brain stem(뇌줄기, 뇌간)은 신체의 자율적 기능을 위한 핵과 연결로를 갖고 있으며, 중간뇌, 다리뇌, 숨뇌로 구성되어 있다. **mesencephalon**(중간뇌, 중뇌; midbrain)은 사이뇌와 다리뇌 사이에 위치하는 뇌줄기의 짧은 부분으로 중간뇌 속에는 셋째뇌실과 넷째뇌실을 연결하는 **mesencephalic**

aqueduct(중간뇌수도관, 중뇌수도관; aqueduct of Sylvius)가 있으며, 또한 네둔덕체, 대뇌다리, 적색핵, 흑색질핵을 갖고 있다.

corpora quadrigemina(네둔덕체, 사구체)는 중간뇌의 뒷부분에 있는 4개의 둥근형 융기로, 2개의 위쪽 융기인 superior colliculi(위둔덕, 상구)는 시각반사와 관계가 있고, 2개의 뒤쪽 융기인 **inferior colliculi**(아래둔덕, 하구)는 청각반사를 담당한다. **cerebral peduncles**(대뇌다리, 대뇌각)는 오름투사섬유로와 내림투사섬유로로 구성된 한 쌍의 원통모양 구조로서, 대뇌를 뇌의 다른 부위와 연결한다.

red nucleus(적색핵, 적핵)는 대뇌다리와 중간뇌수도관 사이의 중간뇌 깊은 곳에 위치하여 대뇌반구와 소뇌를 연결하고 운동의 협응과 자세유지에 관련된 반사기능을 담당한다. 적색핵의 붉은색을 띠는 것은 신경세포의 세포체가 철을 함유한 색소를 가지고 있어 혈액공급이 풍부하기 때문이다. 또 다른 핵인 **substatia nigra**(흑색질핵, 흑질핵)는 적색핵 아래쪽에 있으며, 강제적인 불수의적 운동을 억제하는 것으로 높은 멜라닌 색소의 함유량 때문에 검게 보인다.

8. 뒤 뇌

metencephalon(뒤뇌, 후뇌)는 자극을 중계하는 다리뇌와 뼈대근육 수축을 협응하는 소뇌로 구성된다.

뒤뇌는 rhombencephalon(마름뇌, 능뇌)의 가장 위쪽부분으로, 뒤뇌의 2가지 구조는 다리뇌와 소뇌이다. 중간뇌의 중간뇌수도관은 뒤뇌와 숨뇌 속에서 확장되어 **fourth ventricle**(넷째뇌실)이 된다.

1) 다리뇌

pons(다리뇌, 교뇌)는 중간뇌와 숨뇌 사이에 위치하며, 아랫면이 둥글게 솟아난 모양이고(그림 6-29), 두 방향의 백색섬유로로 구성되어 있다. 가로로 뻗어 있는 표면 섬유들은 중간소뇌다리를 통하여 소뇌와 연결되어 있고, 깊은 쪽 세로섬유로는 중간뇌를 숨뇌와 연결하는 운동과 감각로의 일부분이다.

다리뇌 속에 흩어져 있는 여러 개의 핵들은 특정 뇌신경과 관련이 있는데, 다리뇌 속에 핵을 가지고 있는 뇌신경은 머리쪽으로부터 감각과 씹기(저작)를 위한 자극을 전도하는 삼차신경(V), 안구의 특정 운동을 조절하는 갓돌림신경(VI), 얼굴의 운동과 맛봉오리로부터 감각자극을 전도하는 얼굴신경(VII), 평형을 유지하는 속귀신경(VIII)의 안뜰신경가지가 있다.

그 밖에도 다리뇌의 핵은 숨뇌의 핵과 함께 호흡의 속도와 깊

▶ 그림 6-29 호흡중추를 구성하는 다리뇌와 숨뇌 속의 핵

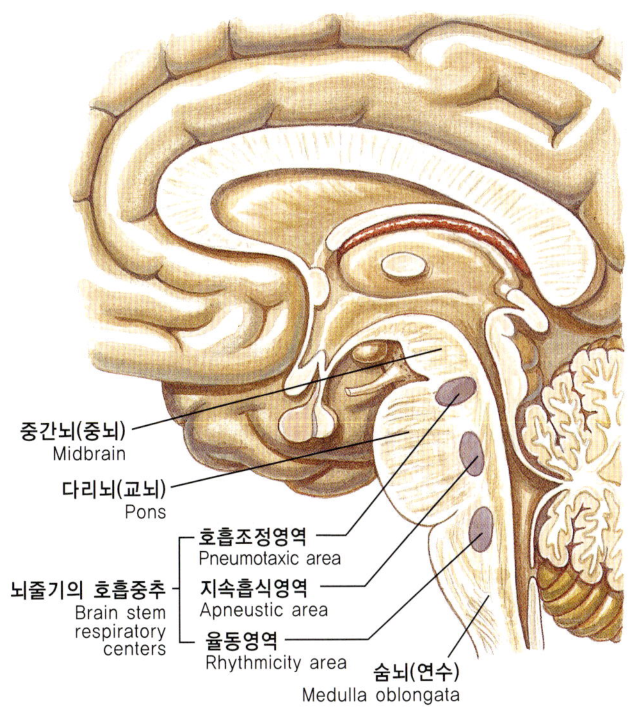

이를 조절하는 기능이 있다. 다리뇌의 2가지 호흡중추는 apneustic area(지속흡식영역)와 pneumotaxic areas(호흡조정영역)이다.

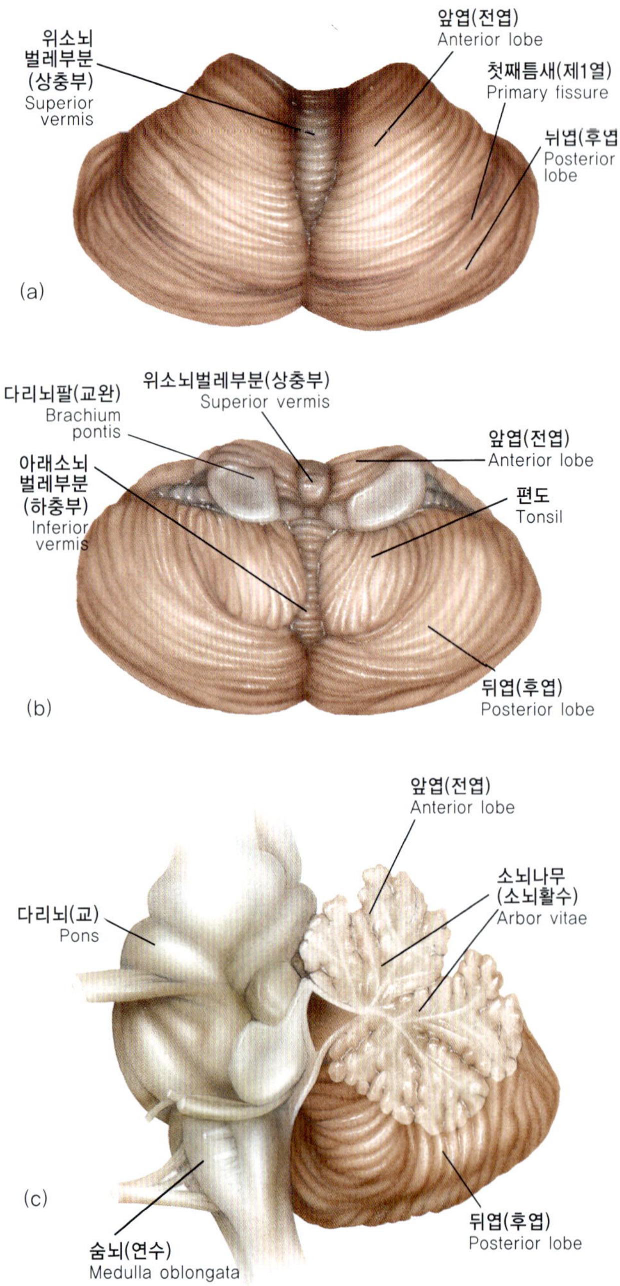

▶ 그림 6-30 **소뇌의 구조.** (a) 윗면. (b) 아랫면. (c) 시상면.

2) 소 뇌

cerebellum(소뇌)은 두 번째로 큰 뇌이다. 뒤뇌에 위치하며 머리뼈안(두개강)의 아래 뒷면을 차지하고 **transverse fissure**(가로틈새, 횡열)에 의해서 대뇌와 분리되어 있다. **tentorium cerebelli**(소뇌천막)라고 부르는 뇌척수막은 가로틈새 안으로 뻗어 있다. 소뇌는 2개의 반구로 구성되어 있으며, 가운데 잘록한 부분을 **vermis**(소뇌벌레, 충부)라고 부른다(그림 6-30). **falx cerebelli**(소뇌낫, 소뇌겸)는 반구 사이로 뻗어 있는 뇌척수막이다.

대뇌처럼 소뇌는 **cerebellar cortex**(소뇌겉질, 소뇌피질)라는 회색질의 얇은 바깥층과 좀 더 두껍고 깊은 백색질층을 가지고 있다. 소뇌는 서로 평행하고 가느다란 folia of cerebellum(소뇌이랑, 소뇌회)의 연속으로 이루어져 있다. 소뇌 속의 백색질은 **arbor vitae cerebelli**(소뇌나무, 소뇌활수)라고 하는 독특한 나뭇가지 모양을 하고 있으며 시상면에서 볼 수 있다.

cerebellar peduncles(소뇌다리, 소뇌각)라고 하는 3쌍의 신경섬유다발은 소뇌를 지지하고 뇌의 나머지 부분과 소통하는 길을 제공한다(그림 6-31). 다음은 소뇌다리에 대한 설명이다.

1. **superior cerebellar peduncles**(위소뇌다리, 상소뇌각) : 소뇌를 중간뇌와 연결하고, 위소뇌다리 속에 있는 섬유는 소뇌의 **dentate nuclei**(치아핵, 치조핵)에서 일차적으로 시작되어 적색핵을 지나 시상하부를 거쳐 대뇌겉질의 운동영역에 도달한다. 위소뇌다리섬유를 지나가는 자극은 대뇌의 피드백을 제공한다.
2. **middle cerebellar peduncles**(중간소뇌다리, 중소뇌각) : 대뇌로부터 수의적 운동 자극을 다리뇌를 통해 소뇌에 전달한다.
3. **inferior cerebellar peduncles**(아래소뇌다리, 하소뇌각) : 소뇌를 숨뇌와 척수에 연결한다. 이들은 들어오는 안뜰섬유와 고유감각섬유, 나가는 운동섬유를 가지고 있다.

소뇌의 주 기능은 근육 내에 있는 정밀한 운동단위를 보조하여 뼈대근육 수축을 협응하는 것이다. 수의적인 근육운동의 자

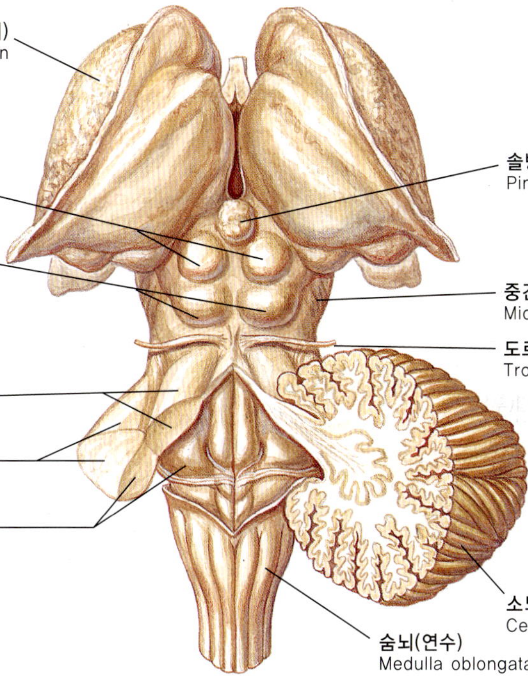

▶ 그림 6-31 **소뇌다리.** 소뇌다리는 뇌줄기로부터 소뇌반구를 제거하였을 때 볼 수 있다.

극은 대뇌겉질에서 기원하여 소뇌에 의해 협응한다. 소뇌는 자세와 근육의 강도를 유지하기 위하여 선택된 운동단위에 끊임없이 자극을 보내며, 또한 근육, 힘줄, 관절 그리고 특수 감각기관 내의 고유감각기로부터 들어오는 자극을 학습된 운동 양상으로 통합시킨다. 고유감각기는 근육이나 힘줄의 긴장도 변화에 민감한 감각신경 말단이다.

9. 숨 뇌

숨뇌는 척수에 연결되어 있으며 뇌신경과 생체의 자율기능을 위한 핵을 가지고 있다.

1) 숨 뇌

medulla oblongata(숨뇌, 연수)는 길이가 약 3cm인 둥근 뿌리구조로 뇌줄기의 가장 아래쪽에 있다. 뇌줄기는 큰구멍 높이에서 앞쪽의 다리뇌와 연결되어 있으며 뒤쪽의 척수로 계속 이어진다. 외형적으로 숨뇌는 아래쪽에 **pyramids**(피라밋, 추체)라고 하는 2개의 삼각형 융기부분과 가쪽에 **olive**(올리브)라고 하는 계란형의 팽창된 부분을 제외하고는 척수와 비슷하다. 숨뇌 내의 공간인 **넷째뇌실**은 뒤쪽으로 척수중심관, 앞쪽으로 중간뇌수도관과 연결되어 있다.

숨뇌는 생명중추의 vital nuclei(핵)와 척수와 뇌의 여러 사이를 교통하는 모든 오름로 및 내림로를 구성하는 백색질로 되어 있으며 오름로, 내림로 내의 대부분의 섬유는 숨뇌의 피라밋부위를 통해 반대쪽과 서로 교차하여 뇌가 신체의 반대편 정보를 받아들이고 보낼 수 있게 한다.

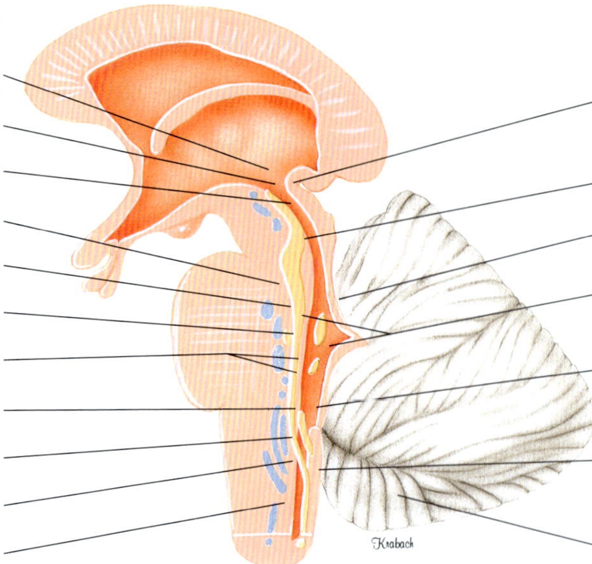

▶ 그림 6-32 **숨뇌와 다리뇌의 시상면.** 회색질의 뇌신경 핵을 보여주고 있다.

숨뇌의 회색질은 뇌신경과 감각중계를 위한 몇 개의 중요한 핵으로 구성되어 있다. nucleus ambiguus(의문핵, 의핵)와 **hypoglossal nucleus**(혀밑신경핵, 설하신경핵)는 혀인두신경(IX), 더부신경(XI) 그리고 혀밑신경(XII)이 시작하는 곳의 중앙에 있다. 안뜰핵은 속귀신경(VIII)이 시작하는 곳의 중앙에 있으며, 미주신경(X)은 넷째뇌실과 인접한 숨뇌 바깥면의 **vagus nuclei**(미주핵)에서 일어난다. **gracile nucleus**(널판핵, 박속핵)와 **cuneate nucleus**(쐐기핵, 설상핵)는 감각정보를 시상으로 전달하며, 자극은 시상핵을 경유하여 대뇌겉질로 전달된다. 올리브의 **inferior olivary nuclei**(아래올리브핵, 하올리브핵)와 **accessory olivary nuclei**(더부올리브핵, 부올리브핵)는 아래소뇌다리를 통하여 앞뇌와 중간뇌로부터 소뇌로 자극을 중계한다(그림 6-32).

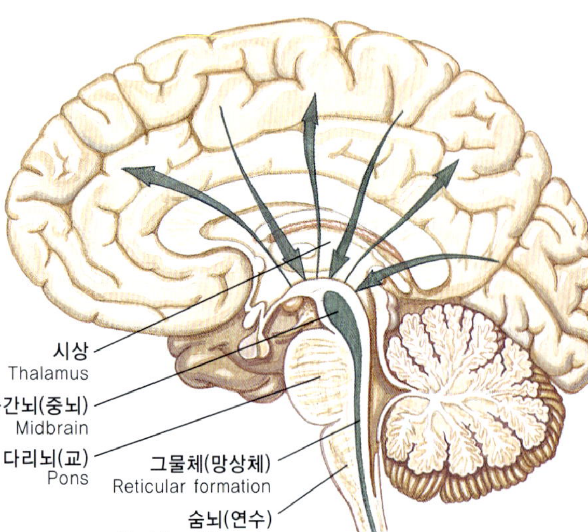

▶ 그림 6-33 **그물체활성계.** 화살표는 그물체활성계를 연결하는 신경경로를 따라서 자극의 방향을 나타낸다.

숨뇌에 있는 그 밖의 3가지 핵은 생체의 내장기능을 조절하는 자율조절중추로써 작용한다.

1. **cardiac center**(심장중추) : inhibitory fiber(억제섬유)와 accelerator fiber(촉진섬유) 모두 심장중추의 핵에서 발생한다. 억제성 자극은 미주신경을 통하여 끊임없이 전달되어 심장박동을 느리게 하고, 촉진성 자극은 척수를 통하여 전달되며 결과적으로 척수신경 T_1~T_5 내의 섬유를 통하여 심장을 지배한다.
2. **vasomotor center**(혈관운동중추) : 혈관중추의 핵은 척수와 척수신경을 경유하여 세동맥벽의 내장근육에 자극을 보내어 세동맥을 수축시켜 동맥혈압을 상승시킨다.

3. **respiratory center**(호흡중추) : 숨뇌의 호흡중추는 호흡의 속도와 깊이를 조절하며 다리뇌의 호흡핵과 함께 율동적인 호흡을 만들어내는 기능을 한다.

그 밖에 숨뇌의 핵은 재채기, 기침, 삼킴 그리고 구토와 관련된 반사중추로써 작용을 한다. 이들 활동의 일부(예: 삼킴)는 처음 시작할 때는 수의적이나, 일단 시작이 되면 어떤 시점에서는 불수의적이며 멈출 수 없게 된다.

2) 그물체

reticular formation(그물체, 망상체)은 각성된 대뇌의 reticular activating system(RAS; 그물체활성계)으로서 작용하는 뇌줄기 내의 핵과 신경섬유의 복잡한 얼기이다. 그물체는 척수, 다리뇌, 중간뇌 그리고 시상과 시상하부의 일부분에 위치하며(그림 6-33), 대부분 뇌의 오름섬유와 내림섬유를 갖는다.

그물체 안의 핵은 뇌의 다른 부위에 의해서 억제되지 않는 한 끊임없이 자극이 발생한다. 그물체 활성계의 주요 기능은 대뇌의 의식적인 상태 유지와 대뇌가 인식하는 감각자극을 선택적으로 조정하고, 또한 소뇌가 선택된 운동단위의 근육긴장도를 유지하고 뼈대근육의 자연스럽고 협응된 수축이 이루어지도록 보조한다.

10. 뇌척수막

중추신경계통은 meninges(뇌척수막, 수막), 즉 경질막, 거미막, 연질막에 덮여 보호받는다. 뇌의 일반적인 특징에 관하여 앞의 서술에서 언급하였듯이, 중추신경계통은 뇌를 둘러싸는 머리뼈와 척수를 둘러싸는 척주에 의해서 보호받고, 또한 **뇌척수막**이라고 하는 3가지 막성 결합조직에 의하여 보호되어 있다(그림 6-34, 35). 바깥쪽에서부터 각각 dura mater(경질막, 경막), arachnoid mater (거미막, 지주막) 그리고 pia mater(연질막, 연막)이라고 한다.

1) 경질막

dura mater(경질막, 경막)는 뼈와 접하고 있으며 주로 치밀결합조직으로 구성되어 있다. **cranial dura mater**(뇌경질막, 뇌경막)는 이중구조이고, 바깥쪽인 **periosteal layer**(뼈바깥막층, 골외막층)는 뼈바깥막으로 이루어진 머리뼈에 약하게 붙어 있으며, 안쪽인 **meningeal layer**(뇌척수막층)는 뇌의 외곽을 따라가는 얇은 층이다. **spinal dura mater**(척수경질막, 척수경막)는 이중구조가 아니며, 뇌경질막의 뇌척수막층과 비슷하다.

뇌경질막의 두 층은 대부분 융합된 상태로 뇌를 덮고 있다. 그러나 어떤 부위에서는 층이 분리되어 정맥혈을 모아 목의 바깥목정맥으로 보내는 **sinus of dura mater**(경질막정맥굴, 경막정맥동)를

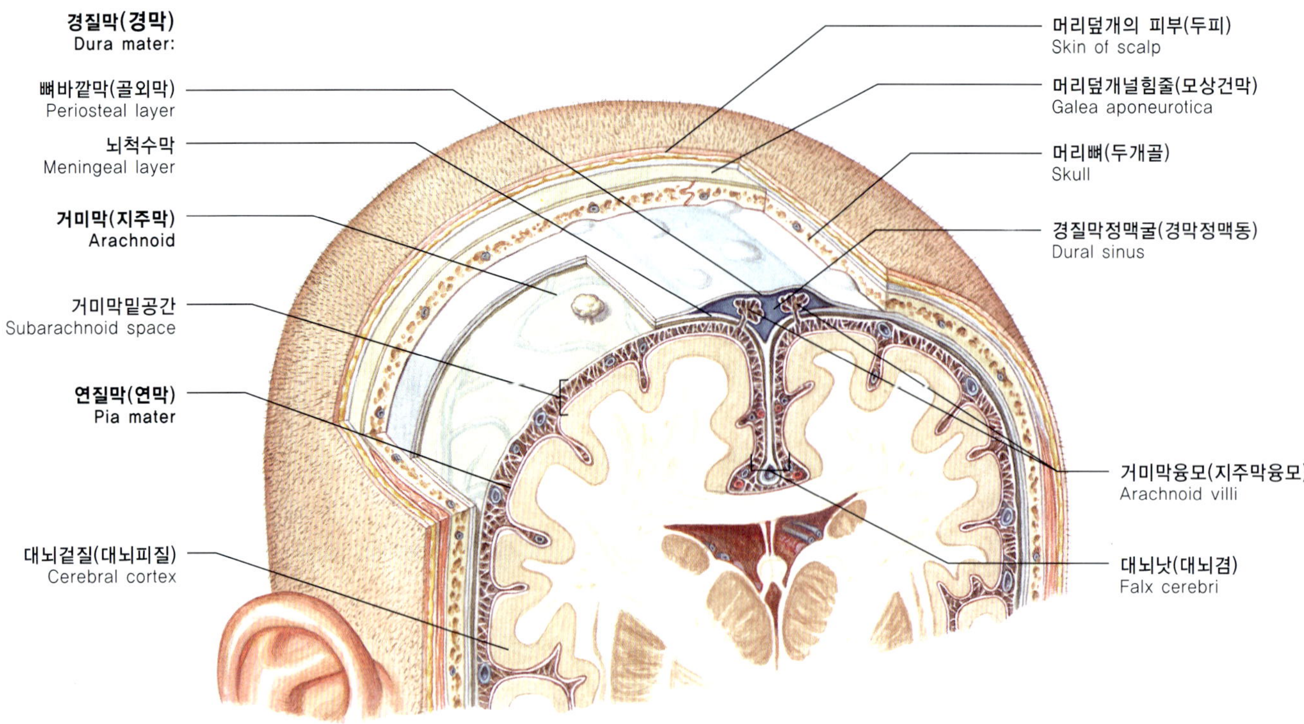

▶ 그림 6-34 **뇌척수막과 뇌를 둘러싸는 구조들.** 뇌척수막은 굵은 글씨로 표기함.

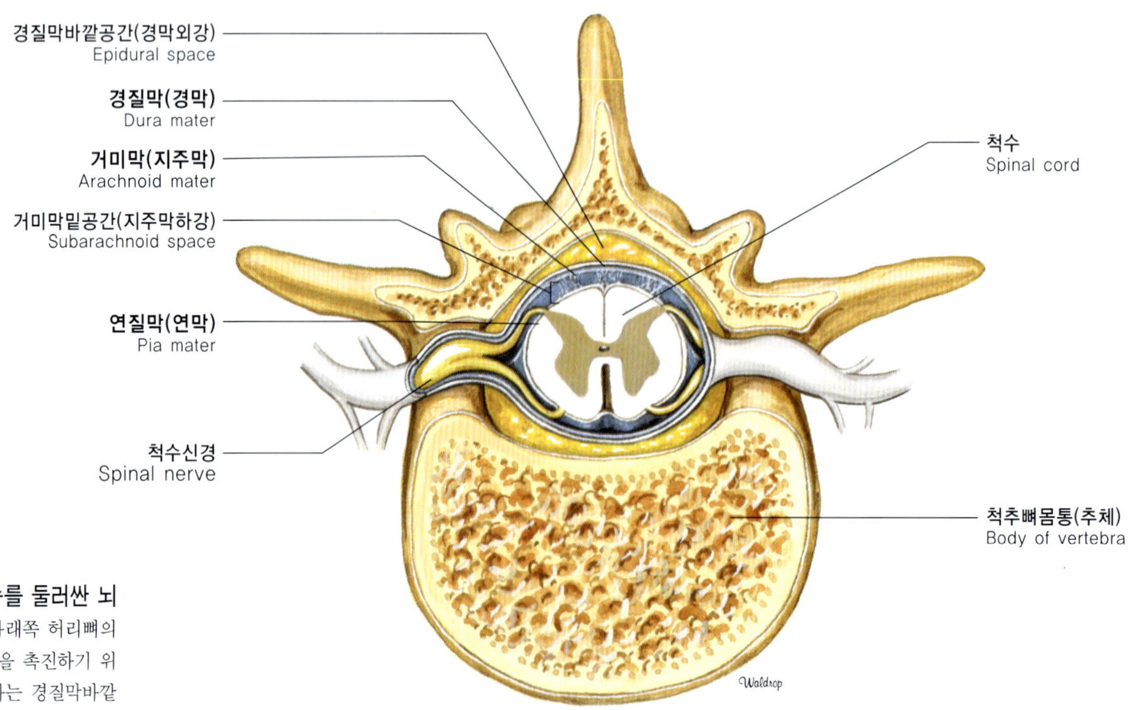

▶ 그림 6-35 **척수를 둘러싼 뇌척수막의 구조.** 아래쪽 허리뼈의 경질막밑공간은 출산을 촉진하기 위하여 마취제를 투여하는 경질막바깥 차단 장소로써 임상적으로 중요하다.

▶ 표 6-5 뇌경질막의 사이막

사이막	위 치
대뇌낫	대뇌세로틈새 안쪽으로 뻗어 내려가 오른쪽과 왼쪽 대뇌반구를 분할한다; 앞쪽에서는 벌집뼈의 볏돌기에, 뒤쪽에서는 천막에 부착한다.
소뇌천막	소뇌로부터 대뇌의 뒤통수엽과 관자엽을 분리한다; 천막은 관자뼈의 암석부위와 뒤통수뼈에 붙는다.
소뇌낫	오른쪽과 왼쪽 소뇌반구를 분할한다. 뒤통수뼈능선에 붙는다.
안장가로막	안장의 지붕을 형성한다.

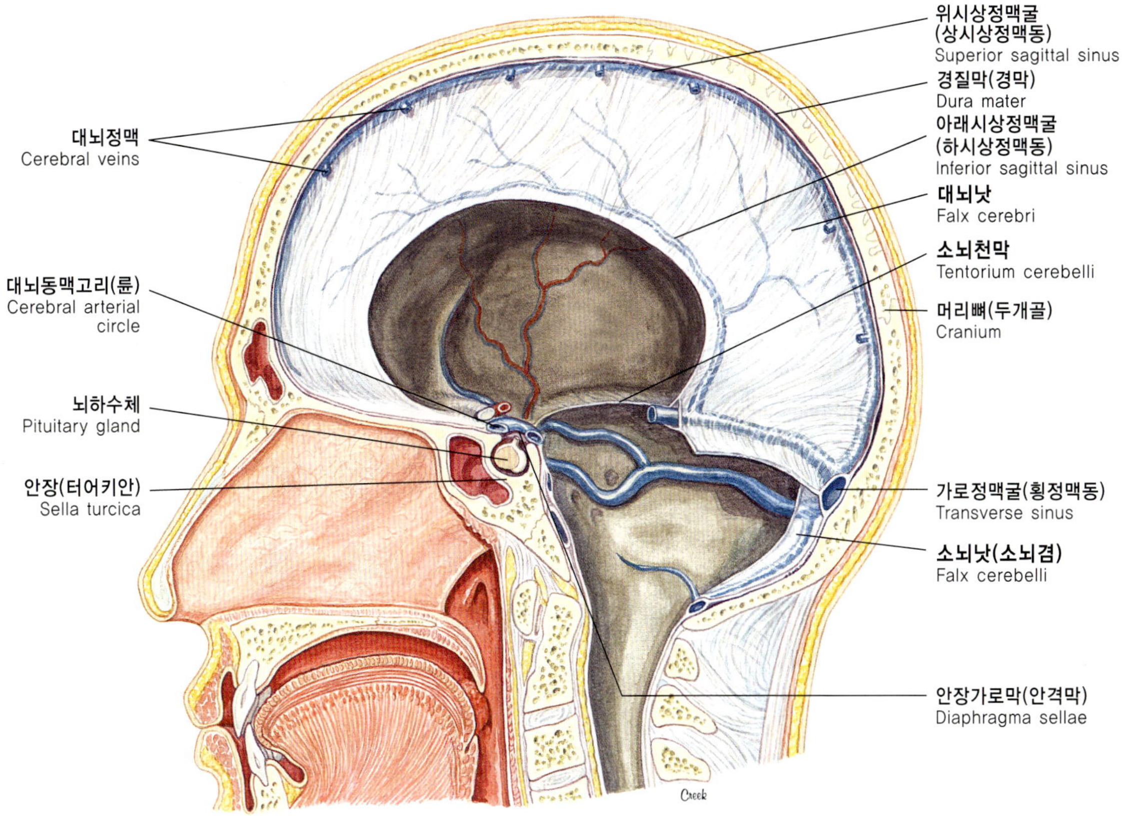

만든다.

뇌경질막의 뇌척수막층은 뇌의 표면상에서 주요 구조들을 구분하는 뚜렷한 사이막을 형성하고 머리뼈안의 안쪽에 뇌를 고정시킨다. 이들 사이막은 앞에서 이미 기술하였고 표 6-5에서 다시 볼 수 있다.

척수경질막은 척주관 속으로 이어지고 거친 관 모양의 **dural sheath**(경질막집, 경막초)는 척수를 둘러싼다(그림 6-36). 경질막집은 척주관을 형성하는 척추와는 연결되어 있지 않지만, **epidural space**(경질막바깥공간, 경막외강)라고 하는 공간이 있다. 경질막 바깥쪽에는 많은 혈관들이 있으며, 척수를 둘러 보호대를 형성하는 성긴섬유와 지방결합조직을 함유하고 있다.

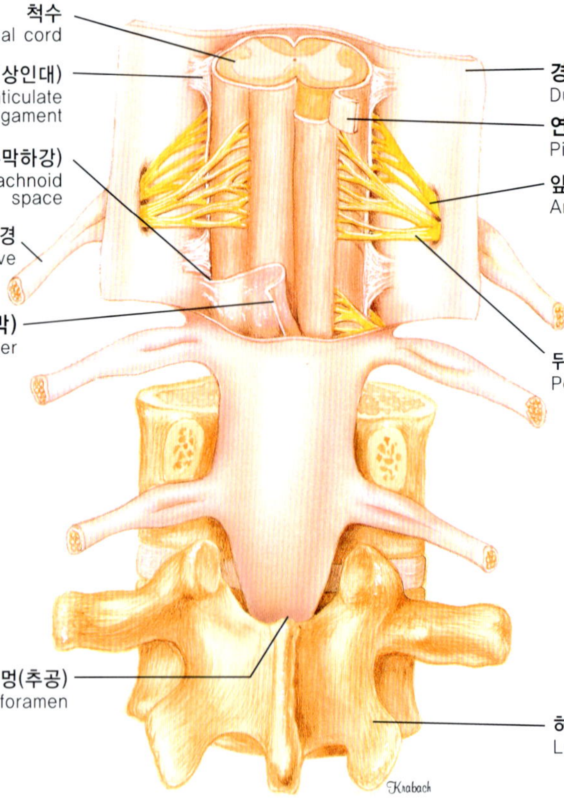

▶ 그림 6-36 척수와 척수막

2) 거미막

arachnoid mater(거미막, 지주막)는 3개의 뇌척수막 중에서 중간층이다. 섬세한 그물과 같은 거미막은 중추신경계통 위로 퍼져 있지만, 일반적으로 뇌의 고랑 속으로 뻗어 있지는 않는다. **subsrachnoid space**(거미막밑공간, 지주막하강)는 거미막과 가장 깊은 쪽의 뇌척수막인 연질막 사이의 공간이며 뇌척수액을 함유한다. 거미막밑공간은 거미막과 연질막을 연결하는 거미줄 같은 가닥에 의해서 유지된다.

3) 연질막

pia mater(연질막, 연막)는 뇌와 척수의 불규칙한 표면에 단단하게 결합되어 있는 얇은 변형된 성긴결합조직으로 구성되어 있고, 혈관이 매우 많으며 뇌와 척수의 아래쪽 세포들에 영양을 공급하는 혈관들을 지지한다. 연질막은 분화되어 뇌실의 지붕을 덮으며, 거미막과 함께 맥락얼기의 형성에 관여한다. 척수의 가쪽을 따라서 뻗어 있는 연질막은 척수를 경질막에 부착하는 **ligamentum denticulatum**(치아인대, 치상인대)을 형성한다.

11. 뇌실과 뇌척수액

뇌실, 중심관, 거미막밑공간은 맥락얼기의 혈장으로부터 능동수송된 물질로 구성된 뇌척수액을 함유하고 있다. **cerebrospinal fluid**(CSF; 뇌척수액)는 중추신경계통 안과 주변에서 보호와 완충작용을 하는 투명한 림프와 같은 용액으로 머리뼈의 속면으로부터 뇌를 싸고 있다. 뇌척수액은 뇌의 **뇌실**, **척수의 중심관** 그리고 모든 중추신경계통 주변의 **거미막밑공간**을 통하여 순환한다. 뇌척수액은 정맥성 모세혈관인 **arachnoid villi**(거미막융모, 지주막융모)의 벽을 통해 배출되어 순환계통으로 되돌아간다.

1) 뇌 실

ventricles of the brain(뇌실)은 척수의 중심관과 연결되어 있고(그림 6-37, 38), 2개의 **lateral ventricles**(가쪽뇌실, 측뇌실)는 뇌들보(뇌량) 아래의 대뇌반구에 하나씩 있으며, **third ventricle**(셋째뇌실, 제3뇌실)은 시상 사이의 사이뇌에 있다. 가쪽뇌실은 **interventricular foramen**(뇌실사이구멍, 실간공; Monro foramen)이라고 하는 좁은 계란형의 구멍을 통하여 셋째뇌실과 연결되어 있다. **fourth ventricle**(넷째뇌실, 제4뇌실)은 중간뇌와 소뇌 사이의 뇌줄기에 있으며, **mesencephalic aqueduct**(중간뇌수도관, 중뇌수도관)는 중간뇌를 통하여 셋째뇌실과 넷째뇌실을 연결한다. 또한 넷째뇌실에서 3개의 구멍을 통하여 거미막밑공간(그림 6-39)으로 빠져나간다. 즉 중심구멍인 **median aperture**(정중구멍, 정중구; Magendie foramen), 2개의 **lateral aperture**(가쪽구멍, 외측구; Luschka foramen)이다. 뇌척수액은 거미막융모를 통해 정맥혈로 되돌아온다.

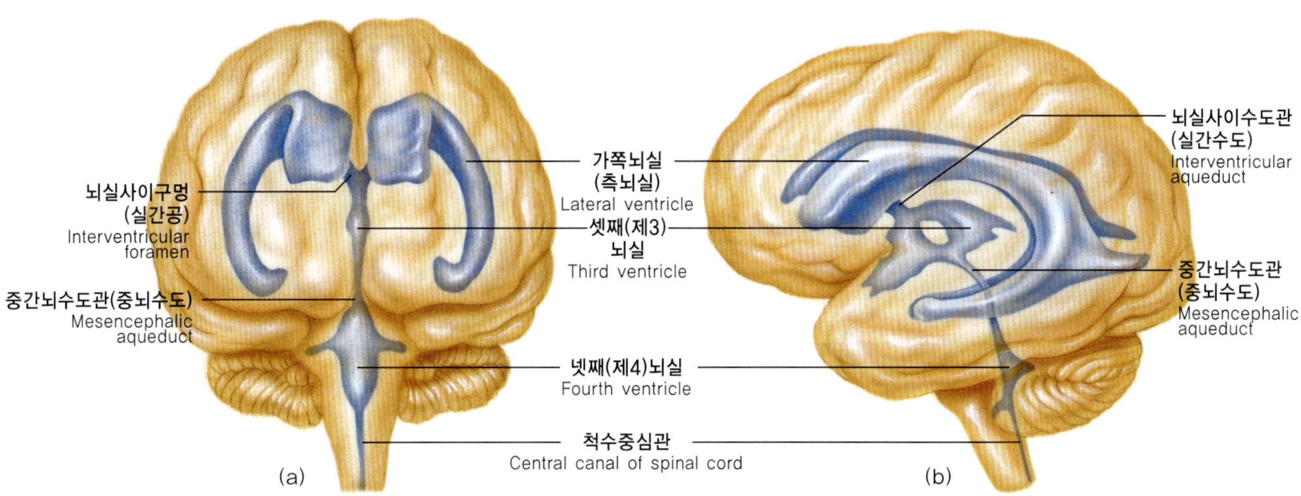

▶ 그림 6-37 **뇌실.** (a) 앞면. (b) 가쪽면.

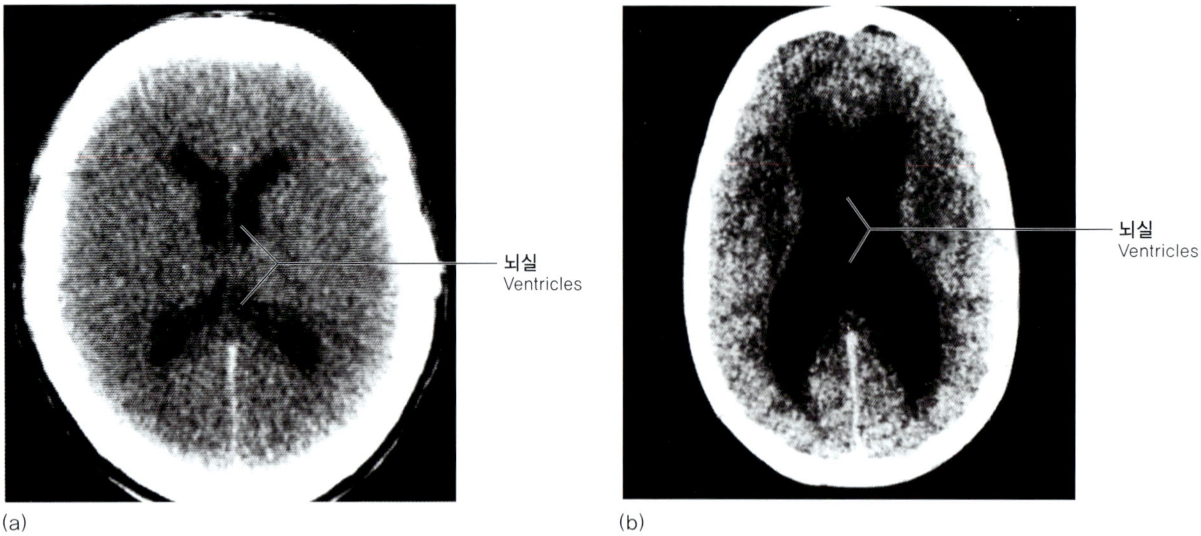

▶ 그림 6-38 뇌의 CT 스캔. (a) 정상적인 뇌실. (b) 수두증과 같은 비정상적인 뇌실.

2) 뇌척수액

cerebrospinal fluid(뇌척수액)는 머리뼈의 속면으로부터 중추신경계통(CNS)을 감싸서 기계적인 손상으로부터 중추신경계통을 보호한다. 뇌의 무게는 약 1,500g이지만 뇌척수액 속에 떠 있을 때 무게는 약 50g 정도이다.

뇌척수액은 중추신경계통을 감쌀 뿐만 아니라 머리가 받는 충격을 인접 영역으로 퍼지게 함으로써 손상을 감소시키고, 또한 신경조직의 대사 노폐물을 이동시킨다. 중추신경계통은 림프순환이 없기 때문에 세포의 노폐물은 뇌척수액을 통하여 정맥굴로 배출한다.

투명하고 물과 같은 뇌척수액은 **맥락얼기**(맥락총)라고 하는 분화된 모세혈관의 그물을 통한 혈장의 여과와 뇌실막세포(상의세포)의 분비에 의해서 끊임없이 생산된다. 섬모가 있는 뇌실막세포는 맥락얼기를 덮고 있을 뿐만 아니라 중심관의 속면을 싸고 있으며, 뇌척수액의 이동을 돕는다. 뇌실막세포 사이의 tight junction(치밀이음부)은 blood-cerebrospinal fluid barrier(혈액-뇌척수액장벽)를 형성하여 혈액 속에 있는 유해한 특정 물질이 뇌척수액로 들어오는 것을 막아준다.

뇌척수액은 혈장의 조성과 비슷하며 혈장과 같이 단백질, 당, 요소 그리고 백혈구를 가지고 있다. 전해질 함량을 비교했을 때, 뇌척수액은 혈장보다 더 많은 Na^+, Cl^-, Mg^+, H^+과 소량의 Ca^{2+}, K^+을 함유하고 있다. 뇌척수액은 하루에 800mL까지 생성되지만, 중추신경계통은 항상 140~200mL 정도로 유지된다. 사람이 수평자세로 누워있을 때 뇌척수액은 약 10mmHg 액압을 가지며, 느리지만 계속적으로 순환한다.

3) 혈액-뇌장벽

blood-brain barrier(BBB; 혈액-뇌장벽)는 결합조직으로 둘러싸인 모세혈관의 구조적인 배열이며, 별아교세포라고 하는 분화된 신경아교세포는 어떤 물질들이 혈액의 혈장으로부터 뇌의 세포바

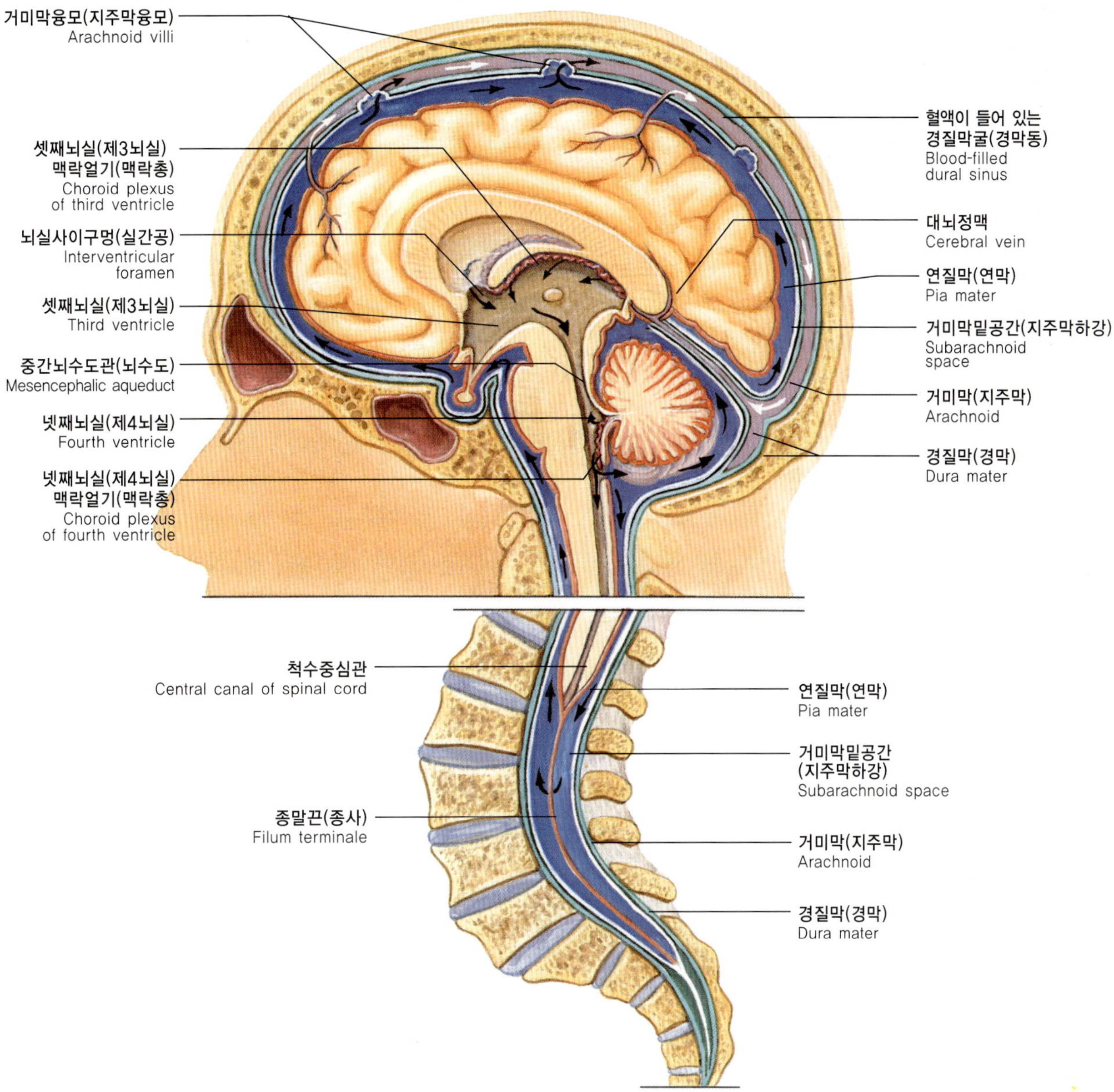

▶ 그림 6-39 **뇌척수액의 흐름.** 뇌척수액은 뇌실벽의 맥락얼기에서 분비된다. 뇌척수액은 뇌실과 중심관을 통하여 순환되며, 지주막밑공간으로 들어가서 지주막융모를 통하여 경질막굴의 혈액 속으로 재흡수된다.

깥액으로 이동할 수 있는지를 선택적으로 결정한다. 물, 산소, 이산화탄소, 당 그리고 지용성 화합물(예: 알코올)과 같은 특정 물질들은 혈액-뇌장벽을 통하여 쉽게 이동하며 특정 무기이온(Ca^+와 K^+)은 좀 더 천천히 이동하므로, 뇌 속에서 이들 이온의 농도는 혈장의 농도와 다르다. 단백질, 지질, 크레아틴, 요소, 이눌린, 특정 독소 그리고 대부분의 항생제와 같은 물질들은 통과가 제한된다. 따라서 혈액-뇌장벽은 신경학적 질병에 대한 약물치료를 계획할 때 반드시 고려하여야 한다.

혈액-뇌장벽은 중요한 보호장치이기도 하지만 뇌가 혈당, pH, 염도, 삼투압 그리고 혈압의 변화를 감시하고 반응하는데 반드시 필수적이다. 이러한 이유 때문에 혈액-뇌장벽은 시상하부를 포함한 제한된 뇌영역에는 없다.

12. 척 수

spinal cord(척수)는 중앙에 척수반사에 관여하는 회색질과 가쪽에 자극전달에 관여하는 백색질로 이루어져 있다.

척수는 척주의 척주관을 통하여 뻗어 있는 중추신경계통의 일부분으로(그림 6-40), 머리뼈의 큰구멍을 통하여 뇌로부터 연속되어 있으며, 다음과 같이 2가지 주요 기능을 가지고 있다.

1. **impulse conduction**(자극전도) : 척수는 백색질로를 통하여 뇌와 신경계통 연락망의 수단이 된다. **ascending tracts**(오름로, 상행로)는 신체의 말초감각수용기로부터 뇌로 자극을 전도한다. **descending tracts**(내림로, 하행로)는 뇌로부터 근육과 분비샘으로 운동자극을 전도한다.
2. **reflex integration**(반사통합) : 척수는 척수반사중추로써 작용한다. 즉 특정한 신경로는 뇌에 의해 시작되는 수의적 운동보다는 반사운동을 허용한다. 이러한 형태의 운동은 뼈대근육에 한정되는 것이 아니며, 심장과 내장근육의 반사운동은 심장박동수, 호흡수, 혈압 그리고 소화활동을 조절한다. 또한 척수신경로는 삼킴, 기침, 재채기 그리고 구토에 관여한다.

1) 척수의 구조

spinal cord(척수)는 뒤통수뼈의 큰구멍에서 아래쪽으로 첫째허리뼈(L_1) 높이까지 뻗어 있다. 척수는 앞뒤로 약간 편평하며, 가로절단면은 계란형으로 뚜렷이 팽대된 두 부위를 뒷면에서 볼 수 있다. **cervical enlargement**(목팽대, 경팽대)는 셋째목뼈와 둘째가슴뼈 사이에 위치한다. 이 부위에서 나온 신경들은 팔을 지배한다. **lumbar enlargement**(허리팽대, 요팽대)는 아홉째가슴뼈와 열두째가슴뼈 사이에 위치하고 허리팽대에서 나온 신경들은 다리를 지배한다.

배아의 척수는 척주보다 느리게 발생하기 때문에 성인의 척수는 L_1~L_2 사이까지 뻗어 있다. 척수의 가늘어진 끝부분을 **conus medullaris**(척수원뿔, 척수원추)라고 부른다. **filum terminale**(종말끈, 종사)은 대부분 연질막으로 구성된 섬유성 가닥으로 L_1~L_2 사이의 척수원뿔에서 꼬리뼈까지 뻗어 있다. 또한 신경뿌리들은 척주관을 통하여 척수원뿔로부터 아래로 뻗어 있다. 이 신경뿌리들은 말의 꼬리와 닮았기 때문에 **cauda equina**(말총, 마미)라고 한다.

척수는 31쌍의 척수신경을 내며 이들은 척추사이구멍을 통하여 척수로부터 나온다. 2개의 홈인 **anterior median fissure**(앞정중틈새, 전정중열)와 **posterior median sulcus**(뒤정중고랑, 후정중구)는 척수의 길이를 따라 뻗어 척수를 부분적으로 오른쪽과 왼쪽으로 나눈다. 뇌처럼 척수도 3가지 뚜렷한 뇌척수막에 의해서 보호를 받으며 뇌척수액에 의해서 완충이 된다. 연질막은 넓은 혈관그물을 가지고 있다.

척수의 **회색질**은 중앙에 위치하고 백색질에 의해서 둘러싸여 있다. 신경세포체, 신경아교세포, 민말이집사이신경세포(무수연합신경원)로 구성되어 있다. **백색질**은 감각과 운동신경원의 말이집신경섬유로 또는 말이집신경섬유다발로 구성되어 있다.

회색질과 백색질의 상대적인 크기와 모양은 척수 전반에 걸쳐 다르다. 백색질의 양은 신경로가 두꺼워짐에 따라서 뇌쪽으로 갈수록 증가하고 회색질은 팔과 다리를 지배하여 연결하는 각각의 목

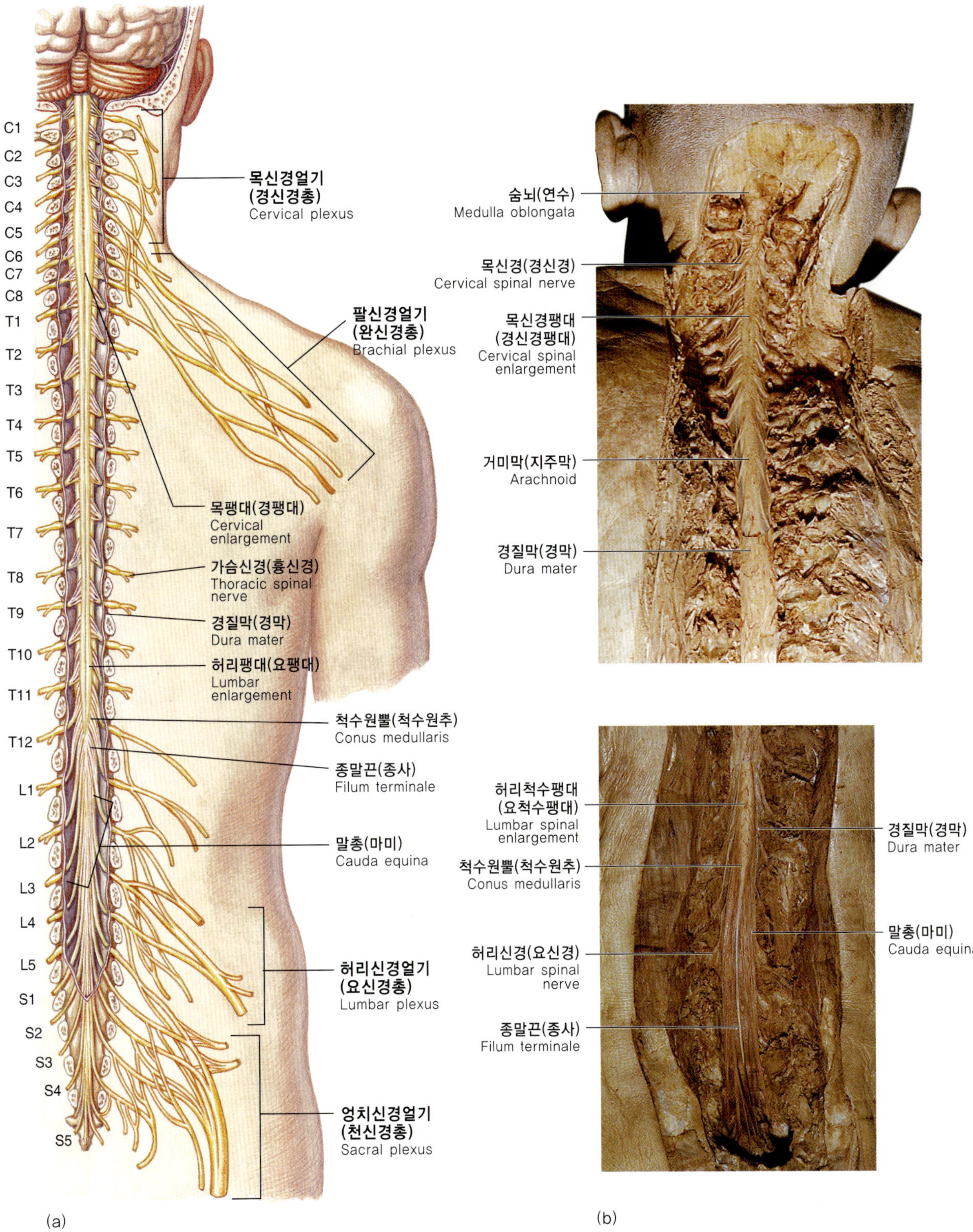

▶ 그림 6-40 **척수와 신경얼기.** (a) 척수신경과 신경얼기를 나타내는 그림(신경얼기는 굵은 글씨로 표시함). (b) 해부된 척수와 척수신경뿌리.

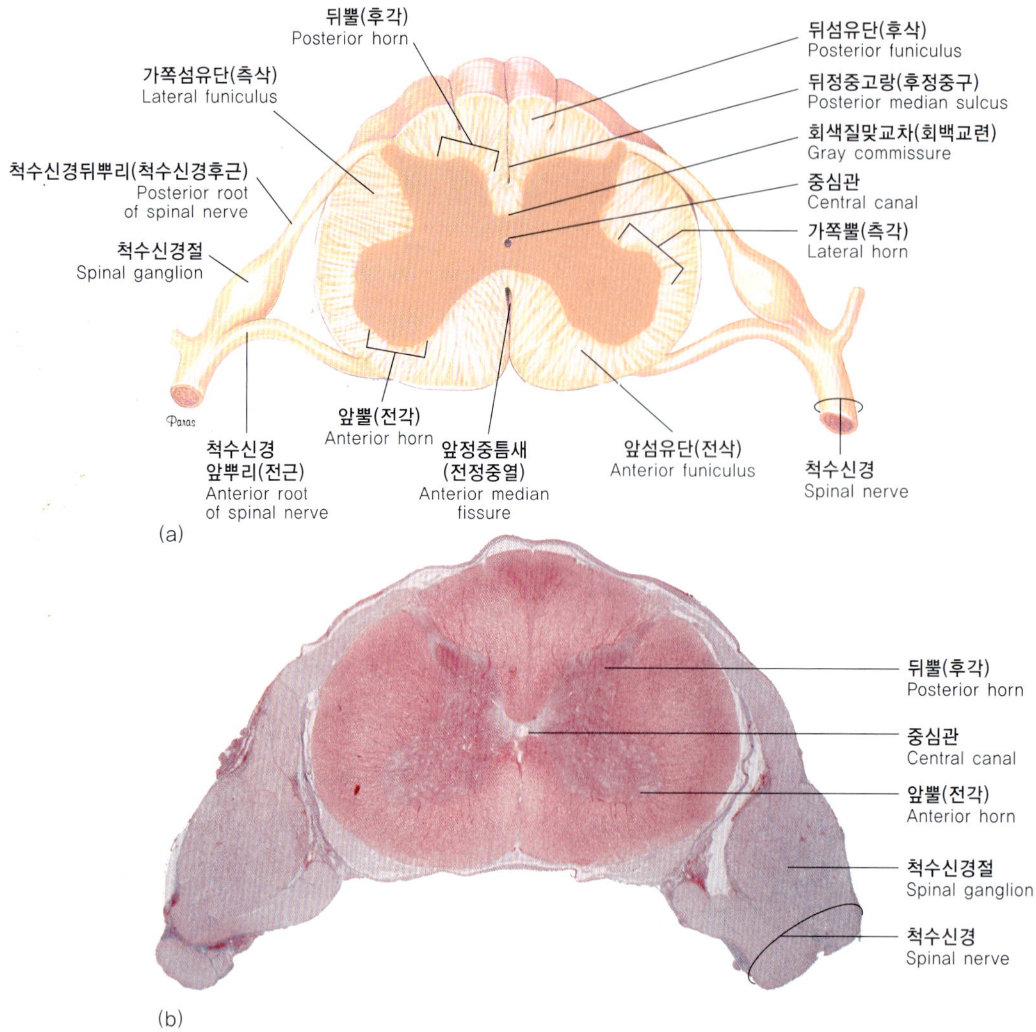

▶ 그림 6-41 **척수의 가로절단면.** (a) 모식도. (b) 광학현미경 사진.

팽대와 허리팽대에서 더 많이 나타난다.

회색질의 중심은 알파벳 H와 비슷하다(그림 6-41). 척수 내의 회색질의 돌출 부분을 horn(뿔)이라고 부르며, 돌출된 방향에 따라서 이름이 다르다. 한 쌍의 **posterior horns**(뒤뿔, 후각)은 뒤쪽으로 뻗어 있고, 한 쌍의 **anterior horns**(앞뿔, 전각)는 앞쪽으로 뻗어 있다. 뒤뿔과 앞뿔 사이에는 짧은 한 쌍의 **lateral horns**(가쪽뿔, 측각)가 가쪽으로 뻗어 있다. 가쪽뿔은 오직 가슴척수부위와 위허리척수부위에서만 뚜렷이 나타난다. 척수의 중심을 가로질러 쌍을 이룬 뿔을 연결하는 회색질의 가로띠를 **gray commissure**(회색질맞교차, 회백교련)라고 한다. 이 속에 **central canal**(중심관)이 있다. 중심관은 뇌의 뇌실에서 연속되며 뇌척수액으로 가득 차 있다.

2) 척수로

자극은 백색질의 기둥 속에서 척수의 오름로와 내림로를 통하여 전도되고, 척수는 **funiculi**(섬유단, 삭)라고 부르는 6개의 백색질 기둥을 가지고 있으며, 척수 내의 위치에 따라 이름이 붙여진다. 2개의 **anterior funiculi**(앞섬유단, 전삭)는 회색질의 두 앞뿔 사이인 앞정중틈새의 양쪽 면에 위치하고, 2개의 **posterior funiculi**(뒤섬유단, 후삭)는 회색질의 두 뒤뿔 사이인 뒤정중고랑의 양쪽 면에 위치하고 있으며 2개의 **lateral funiculi**(가쪽섬유단, 측삭)는 회색질의 앞뿔과 뒤뿔 사이에 위치하고 있다.

각 funiculi(섬유단, 삭)는 오름로와 내림로를 구성한다. 오름로와 내림로의 신경섬유는 일반적

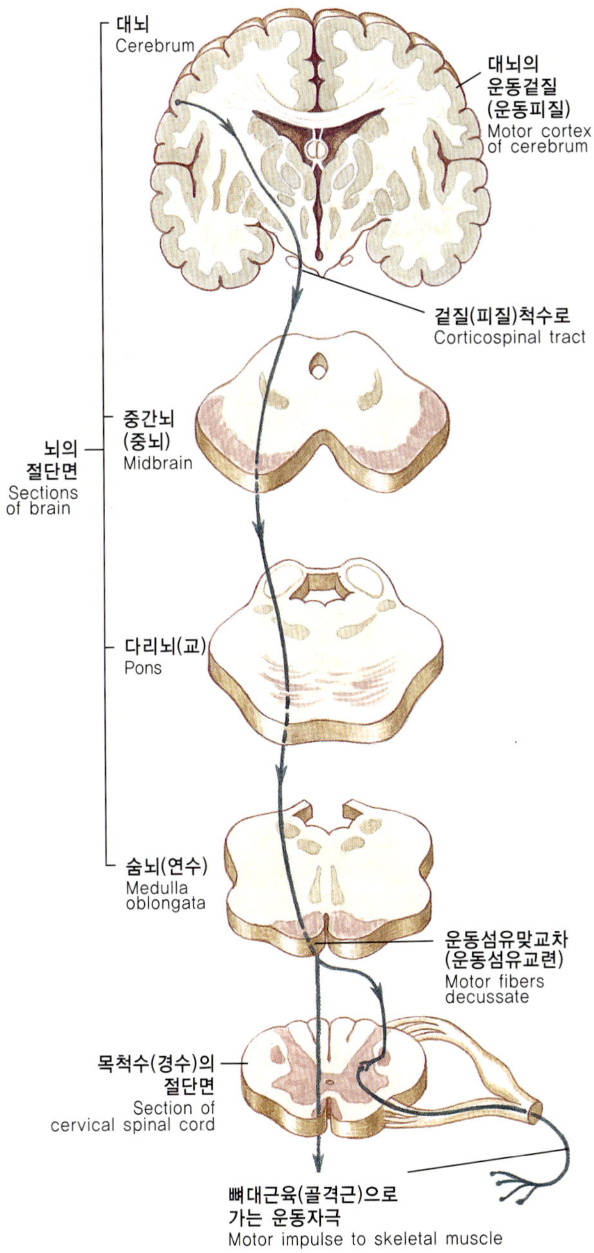

▶ 그림 6-42 운동섬유로 구성된 내림 겉질척수로는 뇌줄기의 숨뇌에서 교차한다.

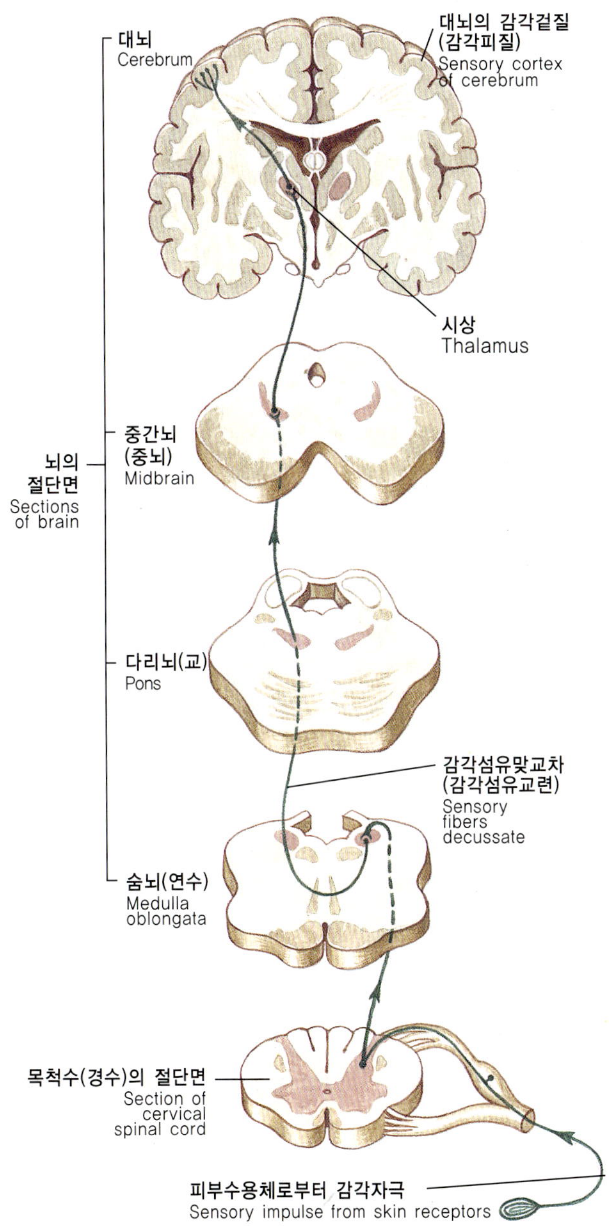

▶ 그림 6-43 감각섬유로 구성된 오름로는 뇌줄기의 숨뇌에서 교차한다.

▶ 표 6-6 척수의 주요 오름로와 내림로

전도로	다발	시작	끝	기능
오름로(상행로)				
앞척수시상로	앞	척수 한쪽 편의 뒤뿔; 반대쪽으로 교차함.	시상을 지나 대뇌겉질	투박한 접촉과 압력에 대한 감각자극 전도
가쪽척수시상로	가쪽	척수 한쪽 편의 뒤뿔; 반대쪽으로 교차함.	시상을 지나 대뇌겉질	동통과 온도자극을 전도하여 대뇌겉질에서 해석
널판다발과 쐐기다발	뒤	말초감각신경세포; 교차하지 않음	숨뇌의 널판다발핵과 쐐기다발핵; 반대쪽으로 교차함; 시상을 지나 대뇌겉질	피부, 근육, 힘줄, 관절로부터 감각자극을 전도하며, 미세한 접촉, 압력, 몸의 움직에 대한 감각의 해석
뒤척수소뇌로	가쪽	뒤뿔; 교차하지 않음	소뇌	협응된 수축을 요구하는 잠재의식적인 고유감각을 신체의 한쪽 면으로부터 동일한 쪽의 소뇌로 감각자극을 전도함
앞척수소뇌로	가쪽	뒤뿔; 일부 섬유는 교차하고 나머지는 교차하지 않음	소뇌	협응된 수축을 요구하는 잠재의식적인 고유감각을 신체의 양쪽 면에서 소뇌로 감각 자극을 전도함
내림로(하행로)				
앞겉질척수로	앞	뇌 한쪽의 대뇌겉질; 척수의 반대쪽으로 교차함	앞뿔	대뇌에서 척수신경으로 그리고 뼈대근육의 협응되고 정확한 수의적 운동을 위하여 앞뿔의 바깥쪽 세포까지 운동자극을 전도함
가쪽겉질척수로	가쪽	한쪽 뇌의 대뇌겉질; 숨뇌의 하단에서 척수의 반대쪽으로 교차	앞뿔	대뇌에서 척수신경으로 그리고 뼈대근육의 협응되고 정확한 수의적 운동을 위하여 앞뿔의 바깥쪽 세포까지 운동 자극을 전도함
덮개척수로	앞	중간뇌; 척수의 반대쪽으로 교차	앞뿔	앞뿔세포에 운동자극을 전도하여 궁극적으로 시각, 청각, 자극에 반응하여 머리를 움직이는 근육에 운동 자극을 전도함
적색핵척수로	가쪽	중간뇌(적색핵); 척수의 반대쪽으로 교차	앞뿔	근 긴장도와 자세에 관련된 운동자극을 전도함
안뜰척수로	앞	숨뇌; 교차하지 않음	앞뿔	머리의 움직임에 반응하여 신체의 긴장도와 자세(평형)를 조절하는 운동자극을 전도함
앞 · 안쪽 그물척수로	앞	뇌줄기의 그물체; 교차하지 않음	앞뿔	근 긴장도와 땀샘의 활성을 조절하는 운동자극을 전도함
숨뇌그물척수로	가쪽	뇌줄기의 그물체; 교차하지 않음	앞뿔	근 긴장도와 땀샘의 활성을 조절하는 운동자극을 전도함

으로 말이집신경섬유이고 섬유의 시작과 끝에 따라서 명명되어 있다. 두 전도로의 섬유는 뇌와 척수의 동일한 방면을 유지하거나 숨뇌나 척수에서 교차한다. 신경로의 교행을 decussation(맞교차, 교련)이라고 한다. 그림 6-42, 43에서 보여주듯이 오름로와 내림로는 각각 숨뇌에서 교차한다.

섬유단 속에서 주요 오름로와 내림로는 표 6-6에 요약하였으며 그림 6-44에서 보여주고 있다. 내림로들은 겉질척수로 또는 피라밋바깥로(추체외로) 같이 시작부위에 따라 집단을 이루고 있다.

corticospinal tract(겉질척수로, 피질척수로; pyramidal tract, 피라밋로)는 신경연접 중단 없이 대뇌겉질에서 아래운동신경세포까지 바로 내려간다. 이들 신경로의 섬유를 구성하는 신경세포의

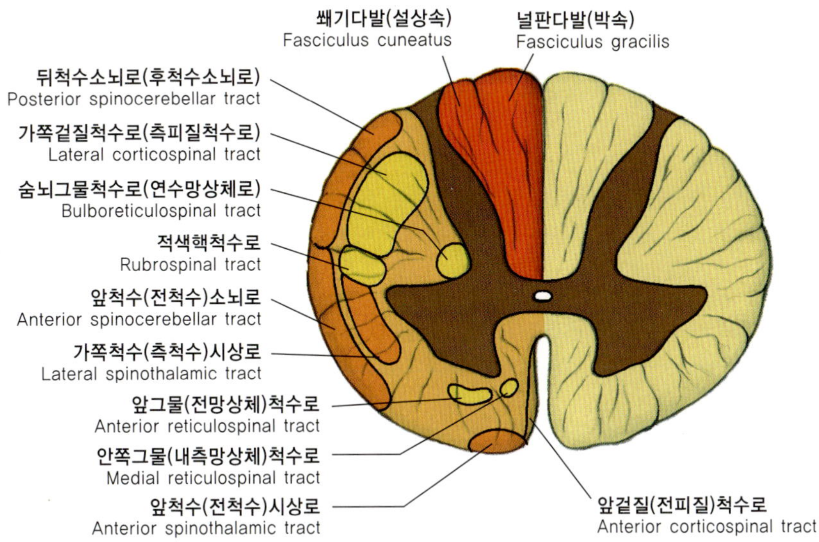

▶ 그림 6-44 척수 내의 주요 오름로와 내림로를 보여주는 가로 절단면

세포체들은 주로 이마엽의 중심앞이랑에 위치하고 있다. 겉질척수로 섬유들의 대부분(약 85%)은 숨뇌의 피라밋에서 교차한다. 나머지 15%는 한쪽에서 다른 쪽으로 교차하지 않는다. 교차한 섬유들은 **lateral corticospinal tracts**(가쪽겉질척수로, 측피질척수로)를 구성하며, 나머지 교차하지 않은 섬유들은 **anterior corticospinal tracts**(앞겉질척수로, 전피질척수로)를 구성한다. 피라밋에서 위운동신경세포의 섬유들이 교차하기 때문에 오른반구는 주로 신체의 왼쪽에 존재하는 근육들을 지배하며, 반면 왼반구는 오른쪽 근육들을 지배한다.

또 다른 내림로는 뇌줄기 부위에서 시작하는 **extrapyramidal tracts**(피라밋바깥로, 추체외로)이

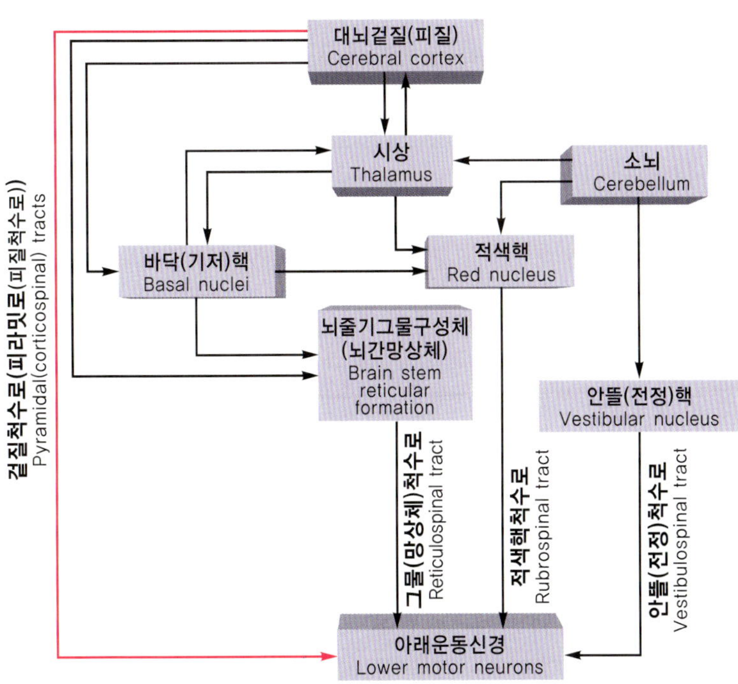

▶ 그림 6-45 뼈대근육을 조절하는 위운동신경세포의 경로. 겉질척수근(피라밋로)으로는 빨간색, 피라밋바깥로는 검은색이다.

다. 대뇌겉질, 소뇌 그리고 바닥핵의 전기적인 자극은 피라밋바깥로 속에서 신경연접을 하기 때문에 간접적으로 이동을 유도한다.

reticulospinal tracts(그물척수로, 망상체척수로)는 피라밋바깥로의 주요 내림로이며, 뇌줄기의 그물체에서 시작한다. 대뇌와 소뇌에 의한 그물체의 신경자극은 아래운동신경세포(자극된 영역에 따라)의 활성을 촉진하거나 억제한다(그림 6-45).

소뇌는 안뜰핵, 적색핵 그리고 바닥핵을 통하여 오직 간접적으로 운동 활성에 영향을 줄 수 있으며, 이들의 구조들은 **안뜰척수로**, **적색척수로** 그리고 **그물척수로**를 경유하여 아래운동신경세포에 영향을 미친다. 소뇌의 손상은 공간적인 판단과 함께 운동의 협응을 혼란스럽게 한다. 즉, intention tremor(활동떨림)는 어떤 대상에 대하여 미치지 못하거나 지나치게 뻗게 되는 일이 일어날 수 있으며, 팔다리는 추와 같이 앞뒤로 움직인다. 특히 그물체에서 신경연접을 통하여 작용을 하는 바닥핵은 보통 아래운동신경세포의 활성에 억제성 영향을 미친다. 따라서 바닥핵의 손상은 결과적으로 근육긴장도를 감소시키게 되고, 이러한 손상을 입은 사람은 akinesia(운동불능증 : 완전히 또는 부분적인 근육운동의 손실)나 chorea(무도병 : 갑작스럽고 통제되지 않은 무작위적인 운동)를 보인다.

제 2 절 말초신경계통

학습목표

1. 말초신경계통을 정의하고 감각신경과 혼합신경을 구별할 수 있다.
2. 12쌍의 뇌신경을 정리하고 각각의 위치와 기능에 대해 기술할 수 있다.
3. 일반적인 척수신경 분포에 대해 서술할 수 있다.
4. 신경얼기에서 나온 주요한 신경을 열거하고 그들의 일반적인 신경분포를 기술할 수 있다.
5. 반사활을 정의하고 이를 구성하는 5가지 요소를 열거할 수 있다.

1. 말초신경계통의 개요

말초신경계통은 감각수용기, 신경, 신경절 그리고 신경얼기를 포함되며 중추신경계통과 신체 각 부위 사이에 자극이 전달될 수 있는 경로를 제공한다.

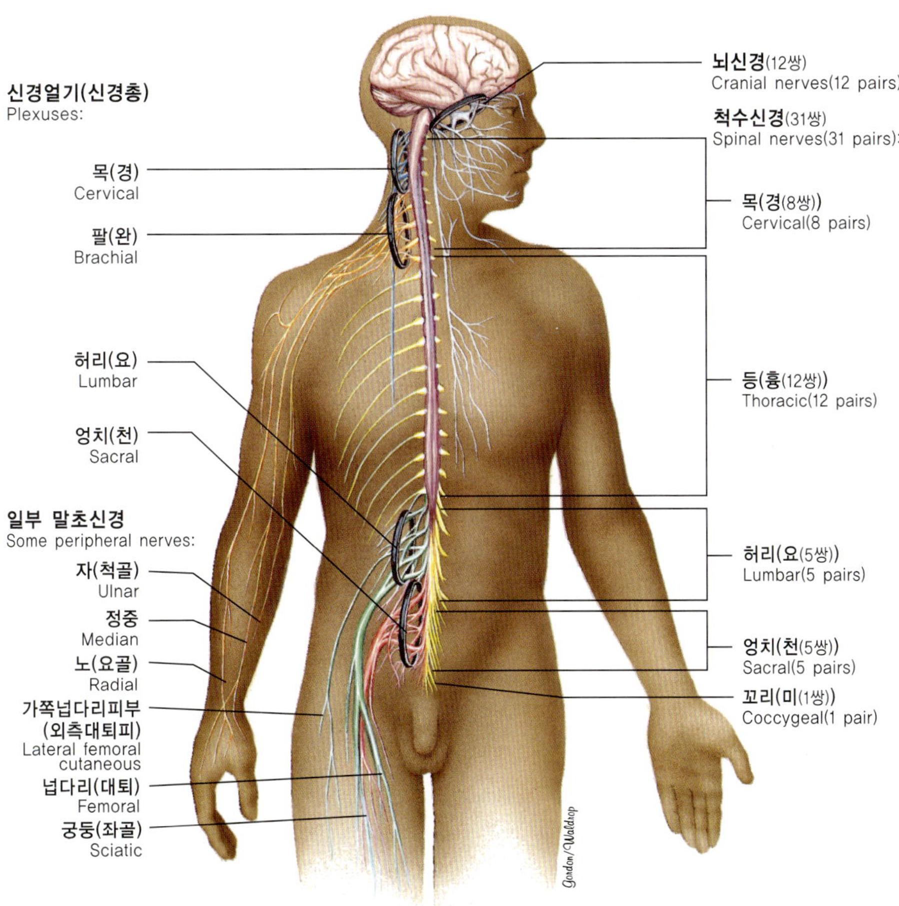

▶ 그림 6-46 **말초신경계통.** 말초신경계통은 뇌신경과 척수신경을 포함하며, 신경들은 말초신경계통에서 발생한다. 신경얼기와 신경절(안 보임) 또한 말초신경계통의 일부이다.

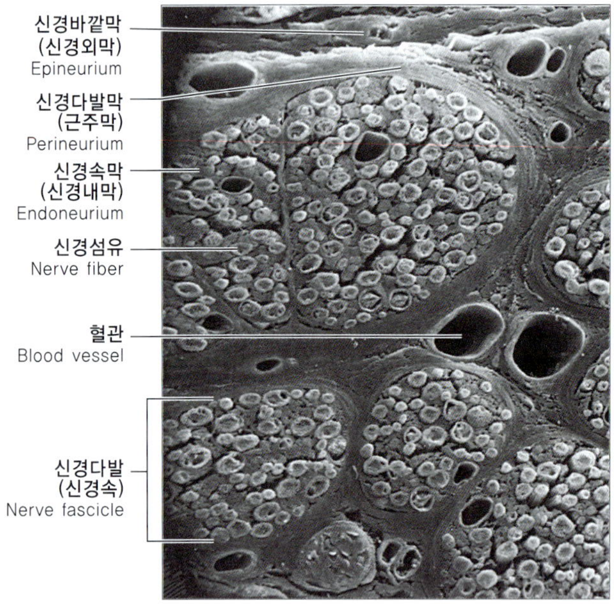

▶ 그림 6-47 척수신경을 가로 절단면으로 잘라 전자현미경으로 스캐닝한 것(약 1,000×).

peripheral nervous system(말초신경계통)은 중추신경계통 밖에 있는 신경계통의 부분으로 뇌와 척수로 자극을 전달하거나 또는 뇌와 척수로부터 자극을 전달받는다. 감각기관 안에 존재하는 감각수용기, 신경, 신경절 그리고 신경얼기는 모두 말초신경계통을 구성하며, 사실상 신체 모든 부분에 퍼져 있다(그림 6-46).

말초신경계통의 신경은 뇌에서 시작하는가, 척수에서 시작하는가에 따라 뇌신경과 척수신경으로 분류된다. 척수신경의 가로 절단면은 그림 6-47에서 볼 수 있다. 감각신경, 운동신경, 혼합신경이란 용어는 신경자극이 전도되는 방향과 관련 있다. **sensory nerve**(감각신경)는 감각(구심성)신경세포로 이루어져 있어 자극을 중추신경계통으로 전달한다. **motor nerve**(운동신경)는 주로 운동(원심성)신경세포로 구성되며 중추신경계통으로부터 자극을 전달한다(전문적으로 말하면, 운동신경만 있는 신경은 없다. 모든 운동신경은 중추신경계통으로 감각정보를 운반하는 고유감각기 섬유를 일부 가지고 있다). 혼합신경은 대략 같은 수의 감각신경세포와 운동신경세포로 구성되고 중추신경계통으로부터 자극을 전달하거나 중추신경계통으로 자극을 전달한다.

2. 뇌신경

12쌍의 **cranial nerve**(뇌신경)는 뇌의 아랫면에서 나와 머리뼈의 구멍을 통과하여 신경지배를 받는 구조, 즉 머리, 목, 몸통의 기관에 분포하고 있다.

1) 뇌신경의 구조와 기능

12쌍의 뇌신경 가운데 2쌍은 앞뇌(전뇌)에서 발생하고, 10쌍은 중간뇌(중뇌)와 뇌줄기에서 발생한다(그림 6-48). 뇌신경은 로마숫자(I~XII)와 라틴어로 명시되는데 로마숫자는 뇌의 앞면에서 뒷면으로 배열된 신경의 순서와 관련이 있고 라틴어 이름은 신경이 분포한 구조나 신체의 주요한 기능을 가리킨다. 뇌신경은 표 6-7에 요약하였다.

대부분의 뇌신경들이 혼합되어 있지만, 일부는 특별한 감각과 연관되어 감각신경세포로만 구성되어 있으며 감각신경세포의 세포체는 뇌 바깥의 신경절에 위치해 있다.

(1) 후각신경(후신경)

olfactory nerve(후각신경, 후신경; I)가 nasal cavity(코안, 비강)의 점막에서 온 냄새의 자극을 전달한다(그림 6-49). 후각신경은 화학수용기로서 작용하는 두극신경세포로 구성되어 있는데, 코안

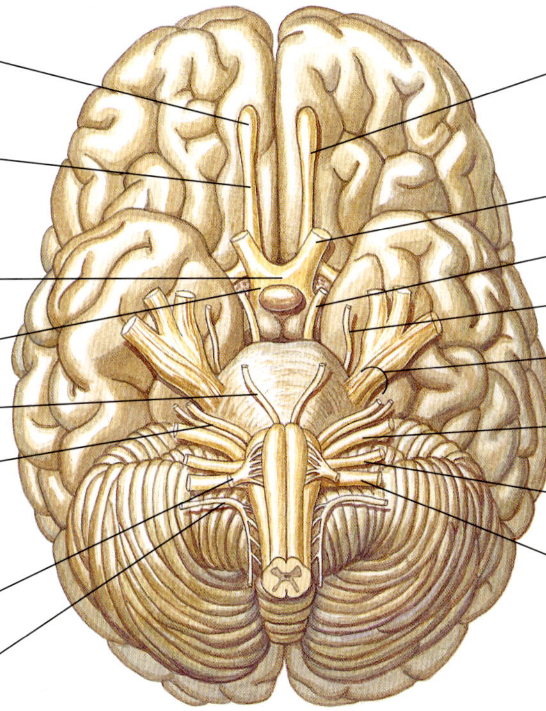

▶ **그림 6-48 뇌신경.** 후각신경을 제외한 각 뇌신경은 신경섬유다발로 이루어져 있으며, 후각신경은 가늘게 퍼진 신경섬유가닥으로 후각망울에 붙어 있다.

에서 흡입한 휘발성 화학입자에 반응한다. 후각신경세포의 가지돌기와 세포체는 점막층 내에 위치하여 주로 위코선반과 코중격을 덮는다. 이 신경세포의 축삭은 벌집뼈의 벌집체판을 통과하여 연접이 이루어지는 **olfactory bulb**(후각망울, 후구)와 연접한다. 그리고 감각자극은 **olfactory tract**(후각로, 후삭)를 통해 대뇌겉질의 primary olfactory area(일차후각영역)로 이동한다.

(2) 시각신경

또 다른 감각신경인 **optic nerve**(시각신경, 시신경; II)는 눈의 망막에 있는 photoreceptor(광수용기)−rod cell(막대세포, 간상체시세포)과 cone cell(원뿔세포, 추상체시세포)−로부터 자극을 전도한다. 대략 125,000,000개의 신경섬유로 이루어진 시각신경은 안구 뒤에서 모여 optic canal(시각신경관, 시신경관)을 통해 머리뼈안(두개강)으로 들어간다. 2개의 시각신경은 사이뇌의 바닥에서 만나서 **optic chiasma**(시각교차, 시신경교차)을 이룬다(그림 6-50). 각 망막의 안쪽 1/2 부분에서 나온 신경섬유는 시각신경교차에서 교차하여 반대쪽 뇌로 들어가는 반면, 망막 바깥쪽 1/2 부분에서 나온 신경섬유는 뇌의 같은쪽으로 들어간다. 시각신경섬유는 시각교차 뒤쪽에서 시상을 경유하여 **optic tract**(시각로, 시삭)를 통과한다. 대부분의 섬유는 시상 안의 시상핵에서 끝나는데 시상핵에 도달하는 신경절세포의 축삭 중 일부는 곁가지가 있어 superior cilliculi(위둔덕)로 자극을 전도하는 반면, 시상핵 내의 연접은 자극이 신경세포를 통해 뒤통수엽 안에 있는 **visual cortex**(시각겉질, 시각피질)로 통과하는 것을 가능하게 한다. 또 다른 연접은 내재적, 외재적(눈확에서 안구까지) 눈근육을 조절하는 눈돌림신경(III), 도르래신경(IV), 갓돌림신경(VI) 핵에 자극이 전해진다. 안구에 이르는 시각경로는 빛 자극에 운동반응이 반사적으로 생성되는 기능을 하는데, 만약 시각신

▶ 표 6-7 뇌신경 요약

숫자와 이름	전달하는 구멍	구 성	세포체의 위치	기 능
I 후각신경	벌집뼈의 벌집체 판에 있는 구멍	감각	코점막에 있는 두극신경세포	후각
II 시각신경	시각신경관	감각	망막의 신경절세포	시각
III 눈돌림신경	위눈확틈새	몸운동	눈돌림신경핵	눈꺼풀올림, 눈의 외재근에 운동자극(위빗근과 가쪽곧은근 제외)
		운동: 부교감성		눈으로 들어오는 빛의 양을 조절하고 수정체의 초점을 맞추는 근육을 신경지배
		감각: 고유감각		근육의 고유감각을 운동섬유와 함께 신경지배
IV 도르래신경	위눈확틈새	몸운동	도르래신경핵	안구 위빗근의 운동자극
		감각: 고유감각		안구 위빗근에서 온 고유감각
V 삼차신경				
눈신경	위눈확틈새	감각	삼차신경절	각막, 코의 피부, 이마, 머리덮개의 감각자극
위턱신경	위눈확틈새	감각	삼차신경절	코점막, 윗니와 잇몸, 입천장, 윗입술 ; 뺨 피부의 감각자극
아래턱신경	타원구멍	감각	삼차신경절	관자놀이, 혀, 아랫니와 잇몸, 뺨과 아래턱 피부의 감각자극
		감각: 고유감각		씹기근육의 고유감각
		몸운동	운동삼차신경핵	씹기근육과 고막을 긴장시키는 근육의 운동자극
VI 갓돌림신경	위눈확틈새	몸운동	갓돌림신경핵	안구 가쪽곧은근의 운동자극
		감각: 고유감각		안구 가쪽곧은근의 고유감각
VII 얼굴신경	붓꼭지구멍	몸운동	운동얼굴신경핵	얼굴표정근과 등자뼈(stapes)를 긴장시키는 근육의 운동 자극
		운동: 부교감성	위침샘핵	눈물샘에서 눈물분비와 혀밑샘과 턱밑샘에서의 침분비
		감각	무릎신경절	혀의 앞쪽 2/3의 맛봉오리에서 온 감각자극; 코와 입천장 감각
		감각: 고유감각		얼굴표정근의 고유감각
VIII 속귀신경	속귀길	감각	안뜰신경절	평형과 관계된 감각자극
			달팽이신경절	청각과 관련된 감각자극
IX 혀인두신경	목정맥구멍	몸운동	의문핵	삼킬 때 쓰이는 인두근육의 운동자극
		감각: 고유감각	피라밋신경절	인두근육에서 온 고유감각
		감각	피라밋신경절	혀 뒤쪽 1/3의 맛봉오리, 인두, 가운데귀공간, 목동맥팽대에서 온 감각자극
		부교감성	아래침분비핵	귀밑샘의 침분비
X 미주신경	목정맥구멍	몸운동	의문핵	인두(삼킴)와 후두(발성) 근육의 수축
		감각: 고유감각		내장근에서 온 고유감각
		감각	결절성 신경절	혀 가장자리의 맛봉오리에서 온 감각자극; 귓바퀴에서 온 감각; 일반 내장근육 감각
		운동: 부교감성	등쪽핵	내장근육으로 가는 운동자극
XI 더부신경	목정맥구멍	몸운동	의문핵	후두의 움직임; 물렁입천장
			더부신경핵	머리, 목, 어깨를 움직이기 위해 등세모근, 목빗근으로 가는 운동자극
		감각: 고유감각		머리, 목, 어깨를 움직이는 근육에서 온 고유감각
XII 혀밑신경	혀밑신경관	몸운동	혀밑신경핵	혀의 안쪽근육, 바깥근육, 목뿔아래근육으로 가는 운동자극
		감각: 고유감각		혀의 근육에서 온 고유감각

경이 손상되면 신경이 손상된 안구는 볼 수 없게 된다.

(3) 눈돌림신경

oculomotor nerve(눈돌림신경, 동안신경; Ⅲ)를 지나는 신경자극은 안구의 특정한 내적, 외적 운동을 만들어 내는 운동신경이고, 중간뇌 내의 핵에서 발생한다. 이 신경은 눈확의 superior orbital fissure(위눈확틈새, 상안와열)를 통과할 때 superior branch(위가지, 상지)와 inferior branch(아래가지, 하지)로 나누어진다(그림 6-51). 위가지는 안구를 위쪽으로 움직이는 **superior rectus muscle**(위곧은근, 상직근)과 위눈꺼풀을 들어올리는 levator palpebrae muscle(눈꺼풀올림근, 상안검거근)을 지배하며 아래가지는 **medial rectus**(안쪽곧은근, 내측직근), **inferior rectus**(아래곧은근, 하직근), **inferior oblique**(아래빗근, 하사근)에 신경을 보내서 안구의 안쪽, 아래쪽 그리고 위쪽과 바깥쪽 움직임을 주관하게 한다. 게다가 눈돌림신경의 아래가지에서 나온 섬유는 동공을 수축하기 위한 홍채의 민무늬근육과 수정체 조절을 위한 cilliary body(섬모체) 내의 근육을 지배하는 부교감신경의 자율운동을 공급하기 위해 안구로 들어간다.

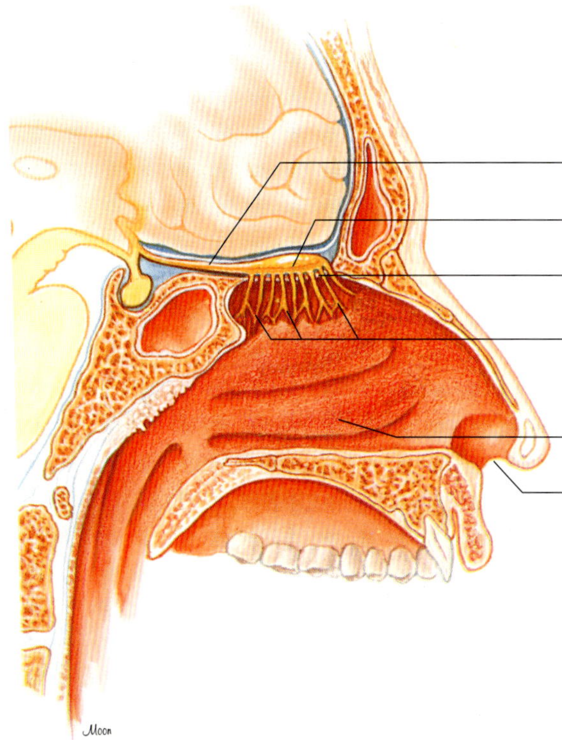

▶ 그림 6-49 후각신경과 후각신경 통로

눈돌림신경의 일부 감각섬유는 안구의 안쪽 근육 내의 고유감각기에서 이는곳을 형성하는데, 이 섬유들은 지배하는 근육의 위치와 활성에 영향을 미치는 자극을 전달한다. 눈돌림신경이 손상된 사람은 위눈꺼풀이 쳐지거나 동공이 확장되며, 이 신경이 지배를 받는 4가지 extrinsic muscle(외재근)의 운동방향에 이상이 생긴다.

(4) 도르래신경

trochlear nerve(도르래신경, 활차신경; Ⅳ)는 매우 작은 혼합신경으로 중간뇌 안의 핵에서 시작되어 머리뼈에 있는 눈확의 위눈확틈새까지 통과한다. 도르래신경은 운동섬유와 감각섬유로 안구의 superior oblique(위빗근, 상사근)를 지배한다. 위빗근으로 가는 운동자극은 안구가 정중선에서 멀어져 아래쪽으로 회전하게 하며, 감각자극은 위빗근의 고유감각기에서 시작하여 위빗근의 위치와 운동에 대한 정보를 제공한다. 도르래신경이 손상되면 위빗근의 운동방향에 영향을 준다.

(5) 삼차신경

trigeminal nerve(삼차신경; Ⅴ)는 혼합신경으로 운동기능은 다리뇌, 안의 핵에서 나오고 감각기능은 중간뇌, 다리뇌 그리고 숨뇌 안에 있는 핵에서 끝난다. 삼차신경의 두 뿌리는 중간뇌의 앞 가쪽에서 나올 때 뚜렷이 보인다. 더 큰 **sensory root**(감각신경뿌리, 감각신경근)은 trigeminal ganglion(삼차신경절)이라 부르는 팽대부로 즉시 확대되며, 이것은 관자뼈의 몸통 안쪽면의 오목한 곳에 위치한

▶ 그림 6-50 시각신경과 시각 신경 경로. (a) 그림. (b) 절단된 뇌.

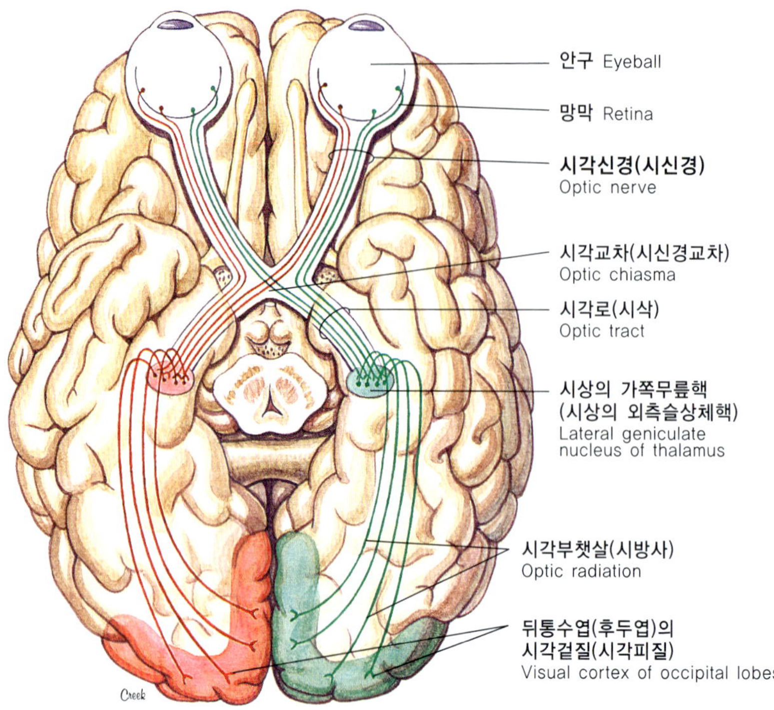

(a)

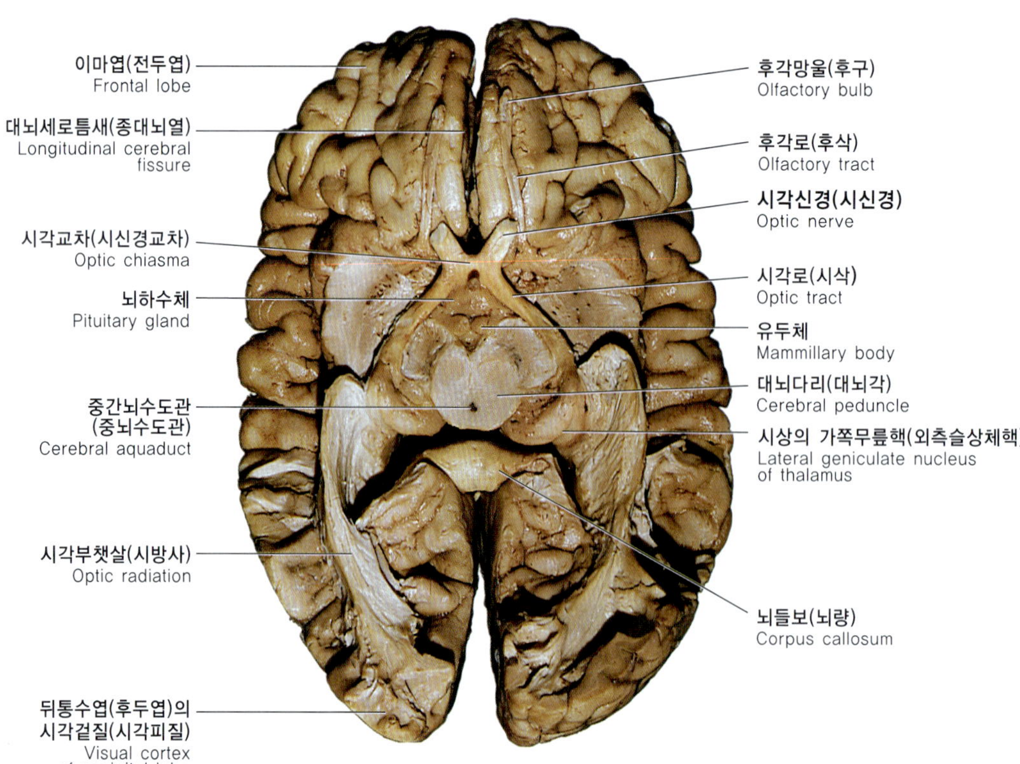

(b)

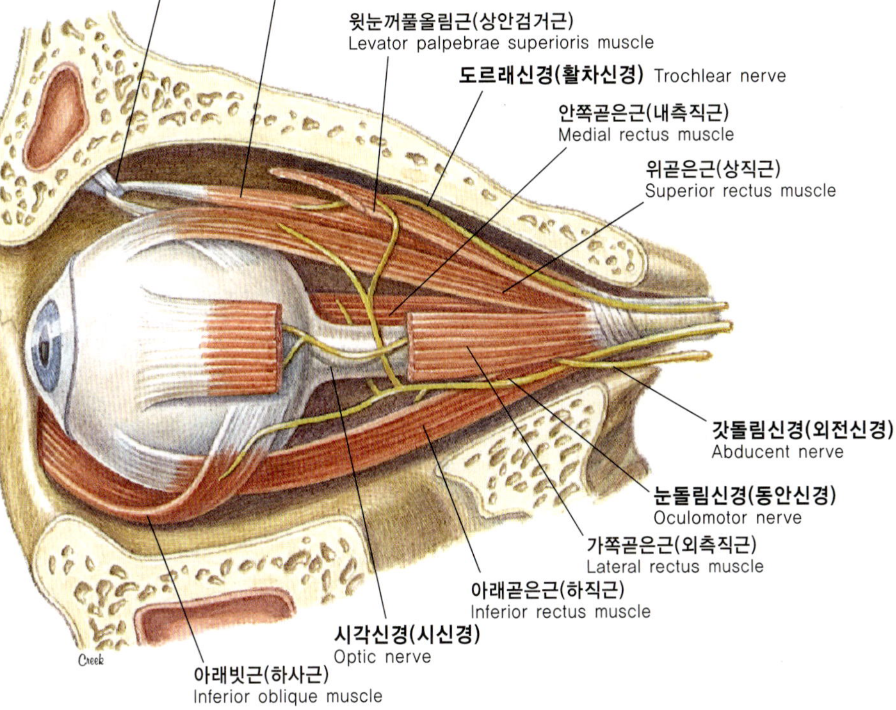

▶ **그림 6-51 눈의 감각신경을 지배하는 시각신경.** 눈돌림신경, 도르래신경, 갓돌림신경은 눈 외재근의 운동신경을 지배한다.

다. 3개의 큰 신경은 삼차신경절에서부터 발생한다(그림 6-52). opthalmic nerve(눈신경, 안신경)는 위눈확틈새를 통해 눈확으로 들어가고, **maxillary nerve**(위턱신경, 상악신경)는 foramen rotundum(원형구멍)을 통해 뻗어나가고, **mandibular nerve**(아래턱신경, 하악신경)는 foramen ovale(타원구멍)을 통해 지나간다. 더 작은 motor root(운동신경뿌리, 운동신경근)은 삼차신경의 운동섬유로 이루어져 있는데 타원구멍을 통해 아래턱신경을 따라 씹기근육과 입 바닥에 있는 특정 근육을 지배한다. 삼차신경절의 아래턱신경 운동부분을 통한 자극은 안쪽날개근, 가쪽날개근, 깨물근, 관자근, 턱목뿔근, 두힘살근의 anterior belly(앞힘살)를 포함한 씹기근육의 수축을 자극한다.

삼차신경은 혼합신경이지만 운동기능보다는 감각기능이 훨씬 더 많다. 삼차신경절의 3개의 감각신경은 얼굴의 촉감, 온도 그리고 통각에 반응한다. 좀 더 명확하게 말하자면 눈신경은 머리덮개(두피)의 앞쪽 반, 이마의 피부, 눈꺼풀, 안구의 표면, 눈물샘, 코의 곁부분 그리고 코안의 점막층 위쪽에서 온 감각섬유로 구성되어 있다. 위턱신경은 아래눈꺼풀, 코안 점막층의 아래가쪽, 입천장과 인두의 일부분, 치아와 위턱의 잇몸, 윗입술 그리고 뺨의 피부에서 온 감각섬유로 구성되어 있다. 아래턱신경의 감각섬유는 아래턱의 치아와 잇몸, 혀의 앞쪽 2/3부분(미각은 아님), 입의 점막층, 귓바퀴 그리고 얼굴의 아랫부분으로 자극을 전달한다. 삼차신경이 손상되면 특정 얼굴 구조로부터의 감각이 소실되며 아래턱신경이 손상을 입으면 잘 씹지 못한다.

(6) 갓돌림신경

abducent nerve(갓돌림신경, 외전신경; VI)는 다리뇌 내의 핵에서 시작하여 다리뇌의 아랫부분

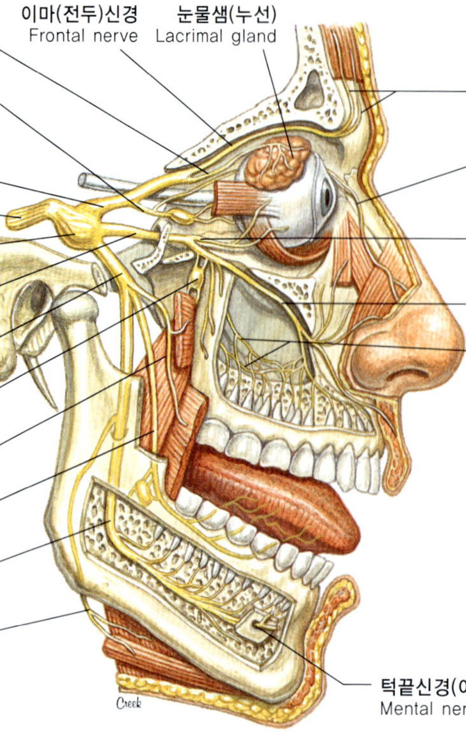

▶ 그림 6-52 **삼차신경과 그 분포**

과 숨뇌의 앞쪽 모서리에서 나온다. 혼합신경으로 눈의 **lateral rectus**(가쪽곧은근, 외측직근)를 신경지배하기 위해 눈확의 위눈확틈새를 가로지른다. 갓돌림신경의 운동섬유를 지나는 자극은 가쪽곧은근을 수축하게 해서 눈확이 정중선의 가쪽으로부터 멀어지는 쪽으로 움직이게 한다. 갓돌림신경을 통하는 감각자극은 가쪽곧은근 내의 고유감각기에서 시작하며 근육수축을 조정하는 다리뇌로 전달된다. 만약 갓돌림신경이 손상을 입었다면, 환자는 안구를 바깥쪽으로 움직일 수 없을 뿐만 아니라 가쪽곧은근의 근육긴장도가 떨어져 안구가 안쪽으로 당겨질 것이다.

(7) 얼굴신경

facial nerve(얼굴신경, 안면신경; Ⅶ)는 혼합신경으로 다리뇌의 아랫부분에 있는 핵에서 시작하여 관자뼈의 몸통부분을 가로질러 귀밑샘 근처의 얼굴쪽에서 나온다. 운동섬유를 지나는 자극은 두힘살근의 posterior belly(뒤힘살)와 넓은목근, 머리덮개근육을 포함한 얼굴표정에 관여하는 근육을 수축시킨다(그림 6-53). 턱밑샘과 혀밑샘은 눈물샘과 같이 얼굴신경으로부터 부교감 자율운동신경의 지배를 받는다.

얼굴신경의 감각섬유는 혀 앞쪽 2/3 부위의 맛봉오리에서 시작하는데 맛봉오리는 특정한 화학적 자극에 반응하기 때문에 화학수용기로 작용한다.

geniculate ganglion(무릎신경절, 슬신경절)은 얼굴신경이 다리뇌의 감각부위로 들어가기 직전의 팽대부이다. 미각자극은 숨뇌 내의 핵으로 간 후, 시상을 지나 대뇌겉질의 마루엽 안에 있는 미각부위로 전달된다.

얼굴신경이 손상을 받으면 손상부위의 얼굴근육을 수축할 수 없고, 맛(특히 단맛)을 인지하는 능력이 떨어진다. 손상을 받은 부위는 근육긴장도가 떨어지기 때문에 늘어지는 경향이 있다. Bell' s palsy(벨얼굴신경마비)는 얼굴신경의 기능장애(대개 바이러스성)를 말한다.

(8) 속귀신경

vestibulocochlear nerve(속귀신경, 전정와우신경; Ⅷ)는 **auditory nerve**(청각신경; acoustic nerve, statoacoustic nerve)라고도 하는데, 머리뼈안(두개강)에 담겨 있는 구조물들을 지배한다. 속귀신경은 머리뼈를 빠져나가지 않는 유일하고 순수한 감각성 뇌신경이며 속귀에서 발생한 2개의 신경으로 구성되어 있다(그림 6-54). **vestibular nerve**(안뜰신경, 전정신경)는 평형, 균형과 관계있는 **vestibular organ**(안뜰기관, 전정기관)에서 시작한다. 안뜰기관(둥근주머니, 타원주머니, 반고리뼈관)의 두극신경세포는 신경세포체가 있는 **vestibular ganglion**(안뜰신경절, 전정신경절)으로 뻗어나가고 그곳에서부터 섬유는 다리뇌와 숨뇌 안에 있는 **vestibular nuclei**(안뜰핵, 전정신경핵)로 자극을 전달한다. 그곳의 섬유가 시상과 소뇌로 뻗어간다.

cochlear nerve(달팽이신경, 와우신경)는 달팽이 안의 spiral organ(나선기관, 코르티기관)에서 발생하고 청력과 관련이 있다. 달팽이신경은 두극신경세포로 구성되어 있는데 자극은 **spiral ganglion**(나선신경절)을 통과해 숨뇌 내의 **cochlear nuclei**(달팽이핵, 와우신경핵)까지 전달된다. 거기서부터 섬유는 시상까지 뻗어나가 대뇌겉질의 청각영역에 자극을 전달하는 신경세포와 연접

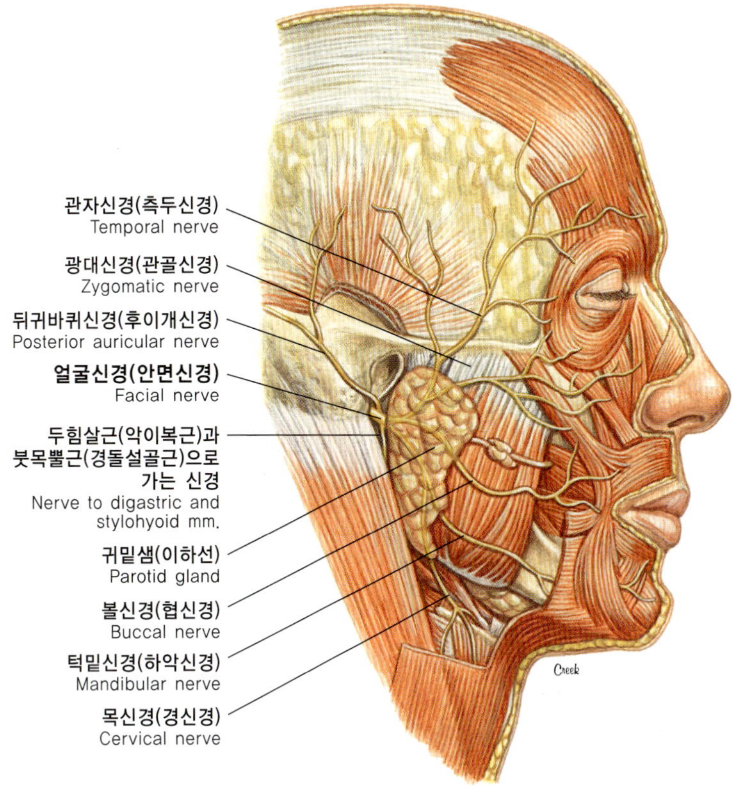

▶ 그림 6-53 얼굴신경과 표면 구조에서의 분포

▶ 그림 6-54 속귀신경. 속귀의 구조는 속귀신경의 지배를 받는다. 반고리뼈관은 균형과 평형에 관계하는데 반고리뼈관 안의 막성미로로 이루어진다. 달팽이는 청각과 관련된 구조이다.

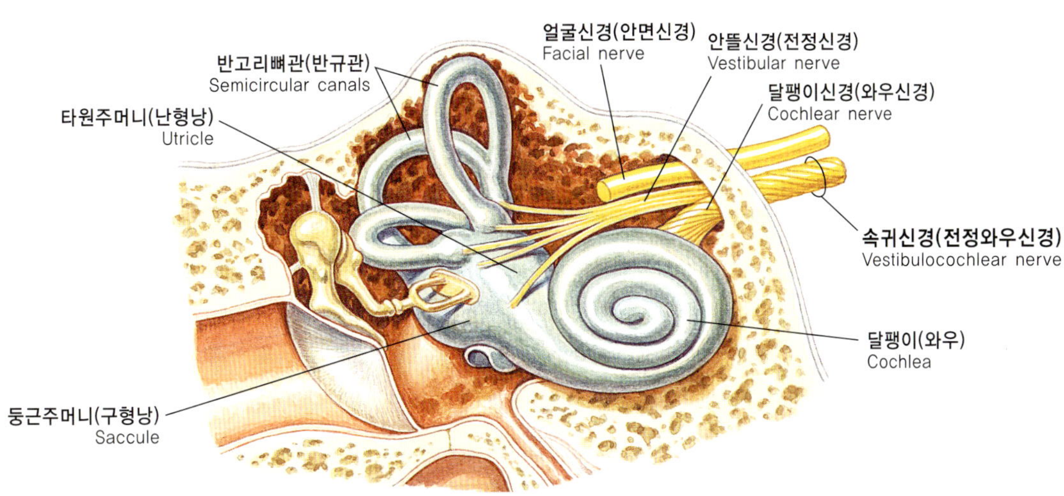

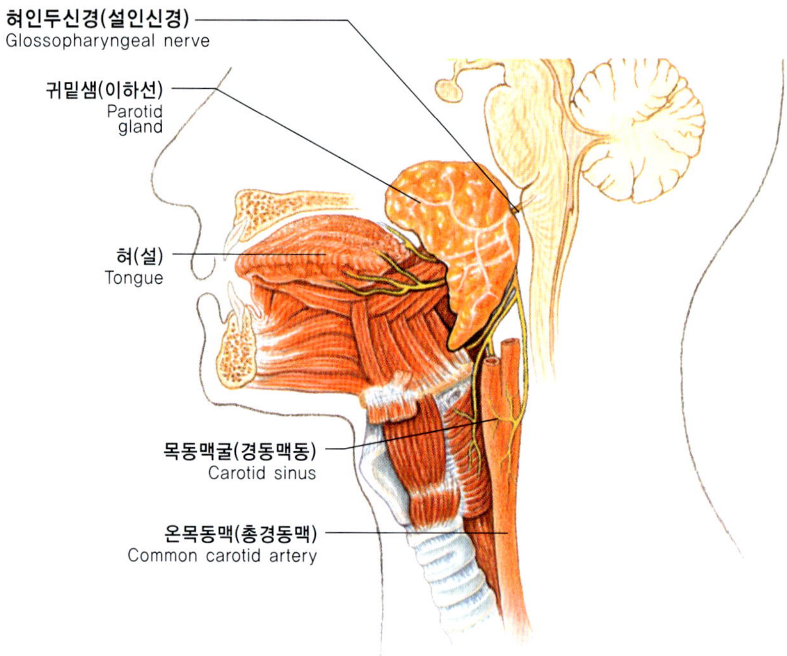

▶ 그림 6-55 혀인두신경

을 한다.

달팽이신경에 손상을 받으면 귀가 들리지 않는 반면, 안뜰신경에 손상을 받으면 어지럼증이 생기고 균형감각을 소실한다.

(9) 혀인두신경

glossaopharyngeal nerve(혀인두신경, 설인신경; IX)는 혀의 일부와 인두를 지배하는 혼합신경으로, 운동섬유는 숨뇌 내의 핵에서 이는곳을 형성하여 jugular foramen(목정맥구멍, 경정맥공)을 통해 지나간다(그림 6-55). 운동섬유는 인두의 근육과 귀밑샘을 지배하여 swallowing reflex(삼킴반사, 연하반사)와 침의 분비를 자극한다.

혀인두신경의 감각섬유는 인두부위, 귀밑샘, 가운데귀공간(중이강) 그리고 혀 뒤 1/3쪽의 맛봉오리에서 시작하는데, 이 맛봉오리는 얼굴신경의 지배를 받는 맛봉오리들처럼 화학수용기이다. 일부 감각섬유는 목의 carotid sinus(목동맥팽대, 경동맥동) 내의 감각수용기에서 시작하고 혈압을 조절하는 것을 도와준다. 혀인두신경에서 온 자극은 숨뇌를 지나 시상으로 들어가서 대뇌겉질의 미각영역으로 자극을 전달하는 섬유들과 연접한다.

혀인두신경에 손상을 입으면 혀 뒤쪽의 맛봉오리에서 온 쓴맛, 신맛을 느끼지 못한다. 만약, 운동부위가 손상을 받는다면 삼키는 것이 어려워질 것이다.

(10) 미주신경

vagus nerve(미주신경; X)는 가슴안(흉강)과 배안(복강)의 내장기관들을 지배하는 운동섬유, 감각섬유를 가지고 있다(그림 6-56). 운동부분은 숨뇌 내 미주신경의 nucleus ambiguus(의문핵, 의핵)와 **dorsal motor nucleus**(등쪽핵, 배측핵)로부터 시작하고 목정맥구멍을 통과한다. 미주신경은 뇌신경 중 가장 길고 다양한 가지들을 통해 인두, 후두, 호흡관, 허파, 심장, 식도 그리고 큰창자의 아랫부분을 제외한 창자를 지배한다. **recurrent laryngeal nerve**(되돌이후두신경, 반회후두신경)는 미주신경의 한 운동가지로 후두를 지배하여 말을 할 수 있게 한다.

미주신경의 감각섬유는 운동섬유의 지배를 받지만 본질적으로 같은 기관으로부터 자극을 전달한다. 감각섬유를 지나는 자극은 배고픔으로 인한 급격한 통증, 팽창, 장이 불편한 것 또는 후두의 움직임과 같은 특정한 감각을 전달한다. 감각섬유는 역시 미주신경의 운동섬유에 의해 지배되는 근육 내의 고유감각기에서 시작한다. 만약, 2개의 미주신경의 심각한 손상은 곧 죽음을 의미하는데 이는 생명을 자율적으로 조정하는 기능이 멈추기 때문이다. 하나의 미주신경 손상 시에는 목소리가 손상되고, 음식물을 삼킬 수 없게 되고, 다른 내장의 교란이 오게 된다.

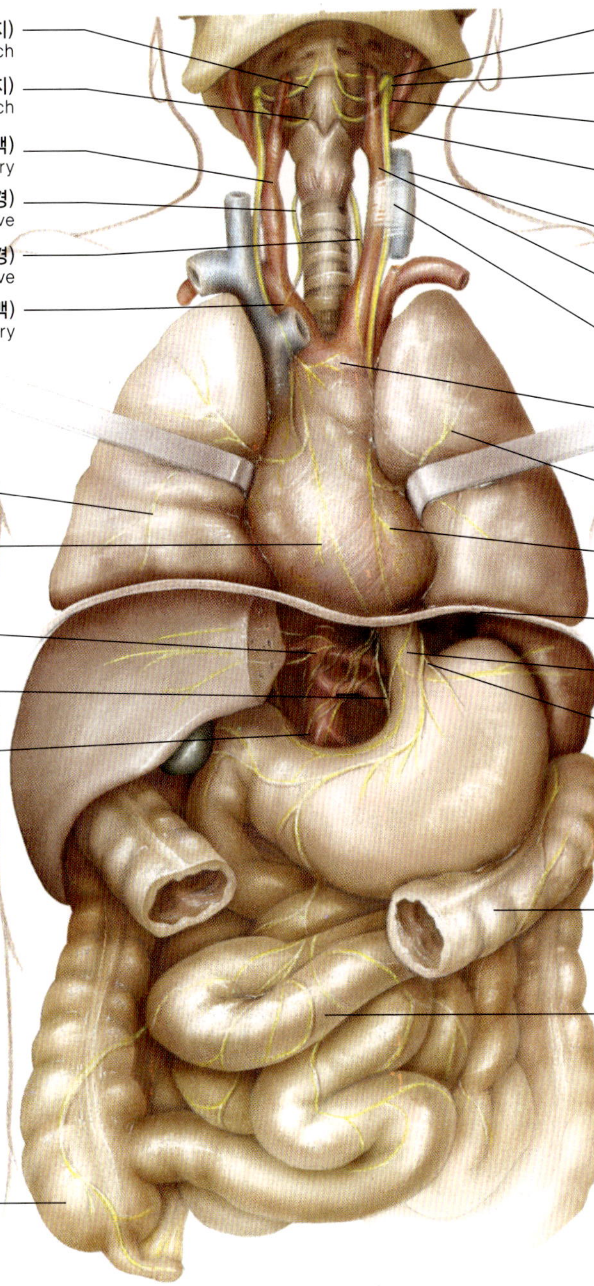

▶ 그림 6-56 미주신경 분포

(11) 더부신경

accessory nerve(더부신경, 부신경; XI)는 대체로 운동신경이지만 자신이 지배하는 근육 내 고유감각기에서 나온 감각섬유를 일부 가지고 있다. 더부신경은 특이하게도 뇌와 척수 모두에서 발생한다(그림 6-57). **cranial root**(뇌뿌리, 연수근)은 숨뇌 내의 핵(의문핵, 부신경핵)에서 일어나 미주신경과 함께 목정맥구멍을 통과한다. 물렁입천장, 인두, 후두의 뼈대근육을 지배하여 삼키는 동안 반사적으로 수축하게 한다. **spinal root**(척수뿌리, 척수근)은 목부분의 척수에 다섯 구획 중의 첫 번째에서 시작하여 큰구멍을 통해 머리로 들어가 뇌뿌리와 합해져 목정맥구멍을 통과한다. 더부신경의 척수뿌리는 머리, 목, 어깨를 움직이는 목빗근, 등세모근을 지배한다. 더부신경이 손상을 입으면 머리를 움직이거나 어깨를 들어올리는 것이 어려워진다.

(12) 혀밑신경

hypoglossal nerve(혀밑신경, 설하신경; XII)는 혼합신경으로 운동섬유는 숨뇌 내의 hypoglossal nucleus(혀밑신경핵)에서 시작하여 머리뼈의 hypoglossal canal(혀밑신경관)을 지나 혀의 내재근, 외재근을 모두 지배한다. 이 섬유를 따라 지나는 운동자극은 혀의 근육이 협응된 수축을 하도록 하는데, 이는 음식물을 잘 섞고, 삼키고, 말할 때 필요하다.

혀밑신경의 감각부위는 같은 혀근육에 있는 고유감각기에서 시작하고, 자극을 근육의 위치와 기능에 관여하는 숨뇌로 전달한다. 혀밑신경이 손상을 입으면 말하거나 삼킬 때 어려움을 겪게 되고 혀가 튀어나오게 된다.

2) 뇌신경의 신경학적 평가

교통사고에서 머리를 다치거나 뇌진탕이 일어나는 경우는 흔하다. 뇌신경은 뇌의 아랫부분에서 잘 보호되는 것처럼 보이나 뇌는 마치 물에 잠긴 통나무처럼 뇌척수액에 담겨져 있다. 머리 꼭대기에 강한 타격을 받으면 머리뼈바닥에서 뇌로 심각한 반동이 올 수 있다. 일상적인 신경학적 검사는 뇌신경 기능장애 검사를 포함한다. 표 6-8에서 뇌신경의 기능장애를 측정하는 흔히 쓰이는 임상적 방법을 볼 수 있다.

▶ 그림 6-57 더부신경과 혀밑신경

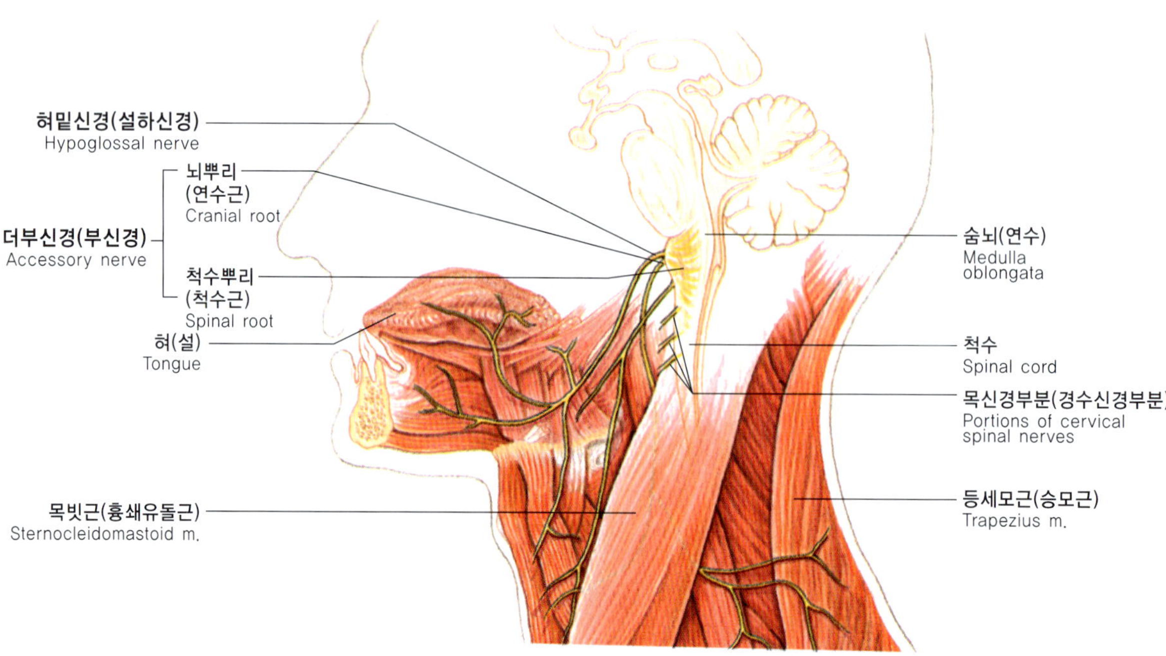

▶ 표 6-8 뇌신경 기능장애를 측정하는 방법

신경	검사 기술	설명
후각신경(I)	환자는 눈을 감은 채 냄새(담배, 커피, 비누 등)를 구별하도록 한다.	콧구멍은 열려 있어야 하고, 반대쪽을 막음으로써 따로 검사해야 한다.
시각신경(II)	망막을 검안경으로 검사한다; 시력검사표로 시각적 예민함을 검사한다.	만약 환자가 렌즈를 착용한다면 낀 상태에서 시각적 예민함을 측정하여야 한다.
눈돌림신경(III)	환자는 검사자의 손가락을 눈으로 따라간다. – 특히 눈이 교차되도록 움직인다; 각각의 눈에 빛을 비추어 동공의 변화를 관찰한다.	검사자는 동공변화비율과 조화로운 동공수축비율을 알고 있어야 한다. 한쪽 눈에 빛을 비추는 것은 다른 쪽 눈에 비슷한 동공 변화를 일으키지만 그 정도가 적다.
도르래신경(IV)	환자는 검사자의 손가락을 눈으로 따라간다. – 특히 바깥쪽과 아래쪽 방향으로 움직인다.	
삼차신경(V)	운동부위: 환자가 이를 악물었을 때 관자근과 씹기근육을 촉진한다. 환자는 검사자가 가한 저항에 맞서 입을 벌려야 한다.	턱의 양쪽 근육은 같은 수축력을 보여야 한다.
	감각부위: 촉각수용기와 통증수용기는 환자의 얼굴 전체를 부드러운 면으로 가볍게 댄 후 핀으로 자극을 주는 것으로 측정한다.	환자는 눈을 감아야 하며 삼차신경에서 분지하는 3개 신경의 신경분포영역을 모두 검사해야 한다.
갓돌림신경(VI)	환자는 검사자의 손가락을 눈으로 따라간다. – 특히 바깥쪽으로 움직인다.	III, IV, VI 뇌신경의 운동기능은 안구의 선택적 움직임에 의해 동시에 검사한다.
얼굴신경(VII)	운동부위: 눈썹을 올리고, 찡그리고, 눈꺼풀을 팽팽히 수축시키고, 미소짓고, 뺨을 부풀리고, 휘파람을 불도록 한다.	검사자는 근 긴장도의 저하가 얼굴의 처짐으로 나타난다는 것을 알고 있어야 한다.
	감각부위: 환자의 혀 양끝에 설탕을 올려 놓는다.	양쪽 혀끝의 미뢰를 자극하는 경향 때문에 특정 얼굴신경만을 검사하는 신뢰할 만한 방법이 없다.
속귀신경(VIII)	안뜰부위: 환자는 똑바로 걷는다.	환자가 어지러움이나 균형감각에 대해 불평하지 않는 한 일반적으로 검사하지 않는다.
	달팽이부위: 소리굽쇠로 검사한다.	검사자는 소리를 구별하는 능력을 알고 있어야 한다.
혀인두신경(IX)과 미주신경(X)	운동: 검사자는 삼키기, 말하기, 물렁입천장의 움직임에 장애가 있는지 살펴야 한다; 구역질반사를 검사한다.	후두의 신경지배를 제외하고는 내장에 분포한 미주신경은 검사할 수 없으며, 혀인두신경도 분포하고 있다.
더부신경(XI)	환자는 검사자가 손으로 눌러 저항을 줄 때 어깨를 으쓱하게 하고 머리를 저항에 맞서 회전하게 한다.	양 어깨가 같은 힘을 보여야 한다.
혀밑신경(XII)	환자는 혀를 내민다; 혀 내밀기를 할 때 혀의 편평한 부분에 저항을 줄 수 있다.	혀를 쭉 내밀어야 한다; 한쪽으로 편향된 것은 같은쪽의 신경기능장애를 의미한다; 비대칭, 위축, 힘이 없는 것을 주시해야 한다.

3. 척수신경

각각의 척수신경 31쌍은 척추사이구멍을 통해 척수에서 나온 앞·뒤척수뿌리로 이루어져 있으며 몸의 피부분절을 지배한다.

31쌍의 **척수신경**은 cervical nerves(목신경, 경신경) 8쌍, thoracic nerves(가슴신경, 흉신경) 12쌍, lumbar nerves(허리신경, 요신경) 5쌍, sacral nerves(엉치신경, 천골신경) 5쌍 그리고

coccygeal nerves(꼬리신경, 미골신경) 1쌍으로 분류된다. 첫째목신경을 제외하고, 척수신경은 척추사이구멍을 통해 척수와 척주관을 빠져나온다. C_1 목신경 1쌍은 머리뼈의 뒤통수뼈와 고리뼈 사이에서 나온다. C_2~C_7 목신경은 그들이 명명된 척추 위로 지나가는 반면 C_8 목신경 1쌍은 C_7와 T_1 사이를 지나간다. 나머지 척수신경 각 쌍은 그들이 명명된 척추 아래에서 시작한다.

척수신경은 감각섬유로 이루어진 **posterior root**(뒤뿌리, 후근; 등쪽)과 운동섬유로 이루어진 **anterior root**(앞뿌리, 전근; 배쪽)에 의해 척수에 붙어 있는 혼합신경이다(그림 6-58). 뒤뿌리에는 **spinal ganglion**(척수신경절)이라고 하는 팽대부가 있으며, 감각신경세포의 세포체가 위치한다. 감각신경세포의 축삭은 뒤뿌리를 통해 척수로 감각자극을 전달해, 척수에서 다른 신경세포의 가지돌기와 연접을 이룬다. 앞뿌리는 운동신경세포의 축삭으로 이루어져 있으며 중추신경계통으로부터 운동자극을 멀리 전달한다. 척수신경은 뒤뿌리와 앞뿌리의 섬유들이 척추사이구멍을 통해 모여 나올 때 형성된다.

척수신경은 척추사이구멍을 통해 나오자마자 몇 개의 분지로 갈라진다. 작은 **meningeal branch**(뇌척수막가지, 경막지)는 뇌척수막, 척추 그리고 척주인대를 지배하기 위해 척주관으로 다시 들어간다. 더 큰 분지인 **posterior ramus**(뒤가지, 후지)는 척주를 따라 내려가는 등의 근육, 관절, 피부를 지배한다. 척주의 **anterior ramus**(앞가지, 전지)는 몸통의 앞가쪽 근육과 피부를 지배한다. 앞가지들은 모여서 팔다리를 지배한다.

▶ 그림 6-58 척수의 단면과 가슴척수신경

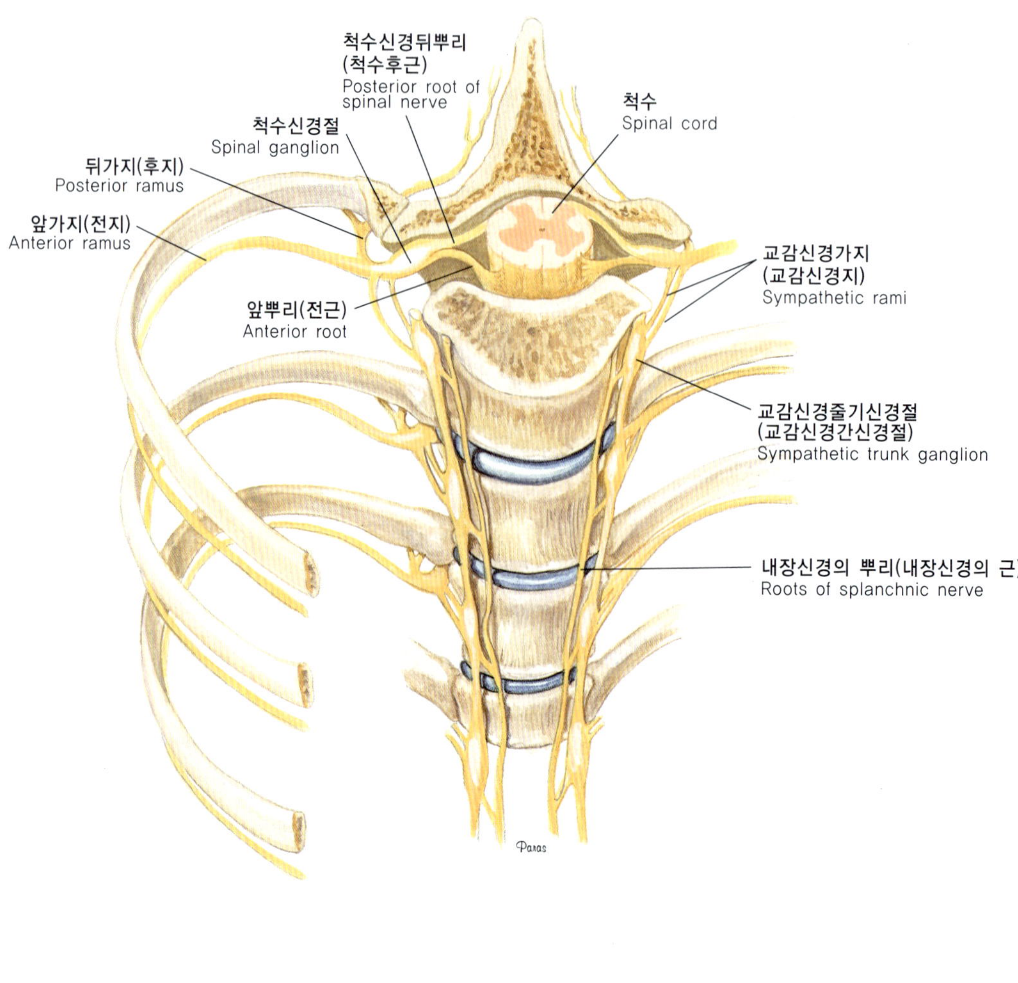

rami communicantes(교통가지, 교통지)는 각각의 척수신경에서 나온 2개의 분지로 자율신경계통의 일부인 sympathetic trunk ganglion(교감신경줄기신경절)에 연결되어 있다. 교통가지는 민말이집섬유를 가진 gray ramus(회색가지, 회백지)와 말이집섬유를 가진 white ramus(백색가지, 백색지)로 이루어져 있으며 이 구조 배열에 대해서는 이 장의 후반에 더 자세하게 나와 있다.

4. 신경얼기

가슴신경 T_2~T_{12}를 제외한 척수의 앞가지는 결합한 후 plexuses(신경얼기, 신경총)라는 신경섬유의 그물조직으로 다시 나뉘어진다. 척수신경은 목신경얼기, 팔신경얼기, 허리신경얼기, 엉치신경얼기의 4개의 신경얼기로 분류된다. 신경얼기에서 나오는 신경은 그들이 지배하는 구조물의 이름이나 신경이 주로 가는 경로에 따라 명명되었다.

1) 목신경얼기

cervical plexus(목신경얼기, 경신경총)는 목의 가쪽면 깊숙이 위치하고 처음 4개의 목뼈 바깥쪽에 위치한다. 목신경얼기는 처음 4개의 목신경(C_1~C_4) 앞가지와 C_5의 일부분으로 형성된다(그림 6-

▶ 그림 6-59 목신경얼기

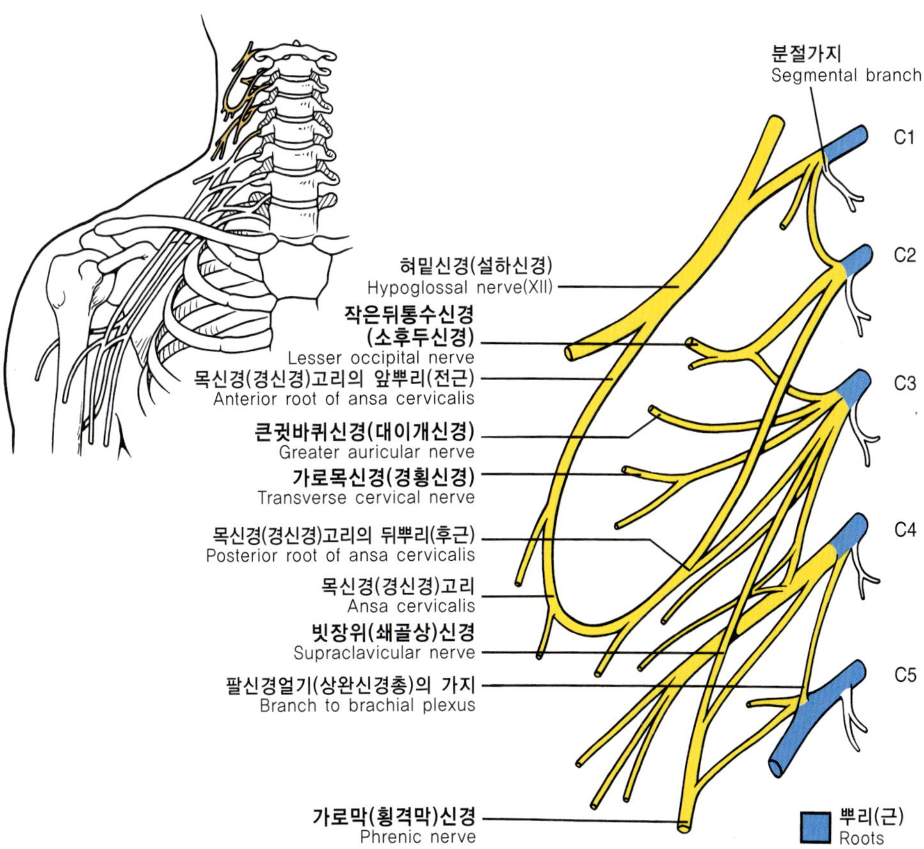

▶ 표 6-9 목신경얼기의 가지

신경	척수 구성	신경지배
얕은피부가지		
lesser occipital nerve(작은뒤통수신경)	C_2, C_3	머리덮개 위쪽과 귀의 뒤쪽 피부
greater auricular nerve(큰귓바퀴신경)	C_2, C_3	귀의 앞쪽, 위쪽, 아래쪽 피부
transverse cervical nerve(목가로신경)	C_2, C_3	목 앞부분의 피부
supraclavicular nerve(빗장위신경)	C_3, C_4	가슴과 어깨 윗면의 피부
깊은운동가지		
ansa cervicalis(목신경고리)		
anterior root(앞뿌리)	C_1, C_2	목의 턱밑목뿔근, 방패목뿔근, 목뿔아래근(geniohyoid, throhyoid, infrahyoid)
posterior root(뒤뿌리)	C_3, C_4	목의 어깨목뿔근, 복장목뿔근, 복장방패근(omohyoid, sternohyoid, sternothhyoid)
phrenic nerve(가로막신경)	C_3~C_5	가로막
segmental branch(분절가지)	C_1~C_5	목의 깊은근(배쪽어깨올림근, 등세모근, 목갈비근, 목빗근) (levator scapulae uentralis, trapezios, scalenus, sternocleidomastoid)

59). 목신경얼기의 분지는 목과 머리, 어깨 일부분의 피부와 근육을 지배하며 일부 섬유는 더부신경 및 혀밑신경과 결합하여 목과 인두의 특정 근육에 이중으로 신경이 분포한다. 셋째~다섯째목신경에서 나온 섬유는 가로막신경이 되기 위해 결합하여 가로막을 지배한다. 쌍으로 이루어진 가로막신경을 지나는 운동자극은 가로막을 수축하게 하고, 공기를 허파로 보낸다.

목신경얼기의 신경은 표 6-9에 요약되어 있다.

2) 팔신경얼기

brachial plexus(팔신경얼기, 완신경총)는 목뼈의 마지막 4개와 첫째가슴뼈의 옆에 위치해 있다. C_5~T_1의 앞가지로 구성되며 간간히 C_4~T_2까지 나온 분지도 있다. 팔신경얼기는 시작되면서 아래가쪽으로 뻗어나가고, 빗장뼈 뒤에 있는 첫째갈비뼈를 가로질러 겨드랑이로 들어간다. 각 팔신경얼기는 같은쪽의 팔 전체뿐만 아니라 어깨와 목의 많은 근육을 지배한다.

구조적으로, 팔신경얼기는 root(뿌리, 근), trunk(줄기, 간), division(갈래, 분지), cord(다발, 속)로 나뉘는데, 팔신경얼기의 뿌리는 단지 목신경 앞가지의 연장일 뿐이다(그림 6-60, 61). C_5와 C_6의 앞가지가 모여서 **superior trunk**(위줄기, 상간)가 되고 C_7의 가지는 **middle trunk**(중간줄기, 중간)가 되며, C_8과 T_1의 뒤쪽 가지는 모여서 **inferior trunk**(아래줄기, 하간)가 된다. 각각 3개의 줄기는 다시 **anterior division**(앞신경갈래, 전분지)과 **posterior division**(뒤신경갈래, 후분지)으로 나뉘며 각 갈래는 모여서 3개의 다발을 형성한다. **posterior cord**(뒤신경다발, 후신경속)는 위줄기, 중간줄기, 아래줄기의 뒤분지가 모여서 형성된 것이다. 따라서 여기에는 C_5~C_8까지의 섬유가 포함되어 있다. **medial cord**(안쪽신경다발, 내측신경속)는 아래줄기의 앞분지의 연속이고 주로 C_8과 T_1에서 나온 섬유로 되어 있으며, **lateral cord**(가쪽신경다발, 외측신경속)는 위·중간줄기의 앞분지가 모여서 형성되고 C_5~C_7의 섬유로 구성되어 있다.

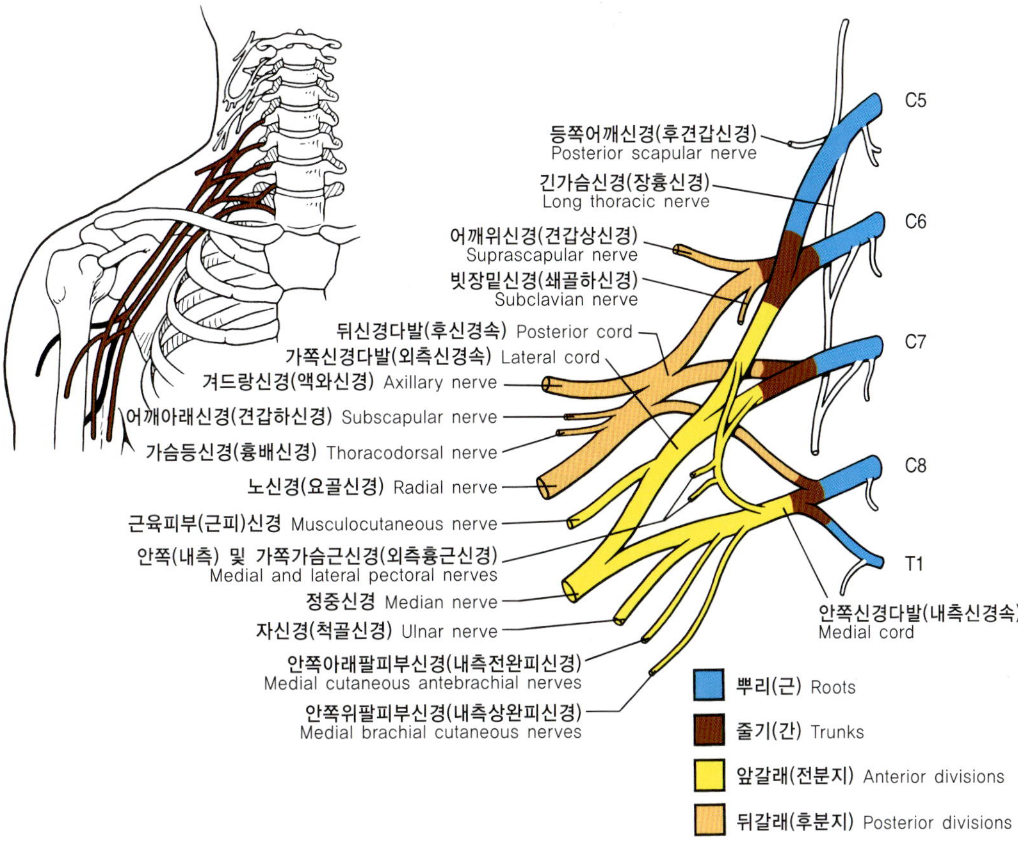

▶ 그림 6-60 팔신경얼기

▶ 그림 6-61 해부한 시체 앞면에서 보이는 목신경얼기와 팔신경얼기

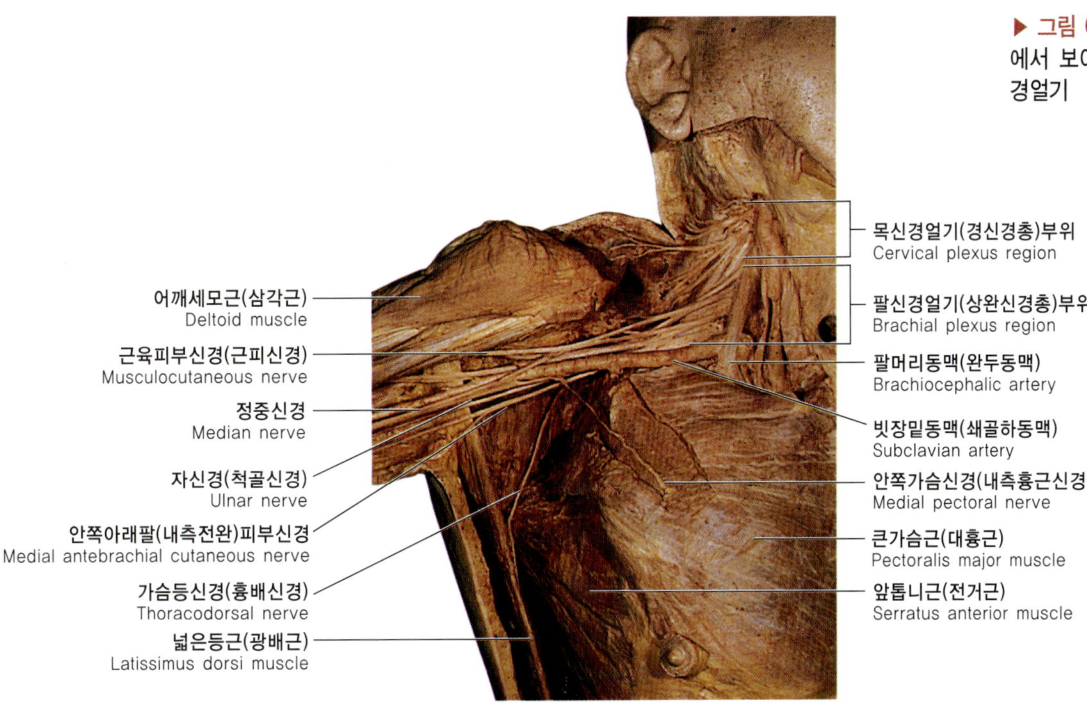

▶ 표 6-10 팔신경얼기의 주요가지

신 경	다발과 척수 구성	신경 지배
겨드랑신경	뒤다발(C_5, C_6)	어깨의 피부; 어깨관절, 어깨세모근, 작은원근
노신경	뒤다발(C_5~C_8, T_1)	팔의 뒤가쪽, 아래팔, 손; 위팔과 아래팔의 뒤근육들(위팔세갈래근, 손뒤침근, 팔꿈치근, 위팔노근, 짧은노쪽손목폄근, 긴노쪽손목폄근, 자쪽손목폄근)
근육피부신경	가쪽다발(C_5~C_7)	아래팔의 바깥쪽 피부; 위팔의 위쪽 근육들(부리위팔근, 위팔두갈래근, 위팔근)
자신경	안쪽다발(C_8, T_1)	손 안쪽 세번째손가락; 아래팔 앞의 굽힘근(자쪽손목굽힘근, 새끼굽힘근, 안쪽손바닥, 손의 내재굴근, 셋째 · 넷째벌레근)
정중신경	안쪽다발(C_6~C_8, T_1)	손의 바깥쪽 2/3피부; 아래팔 앞의 굽힘근, 손바닥 바깥쪽, 첫째 · 둘째벌레근

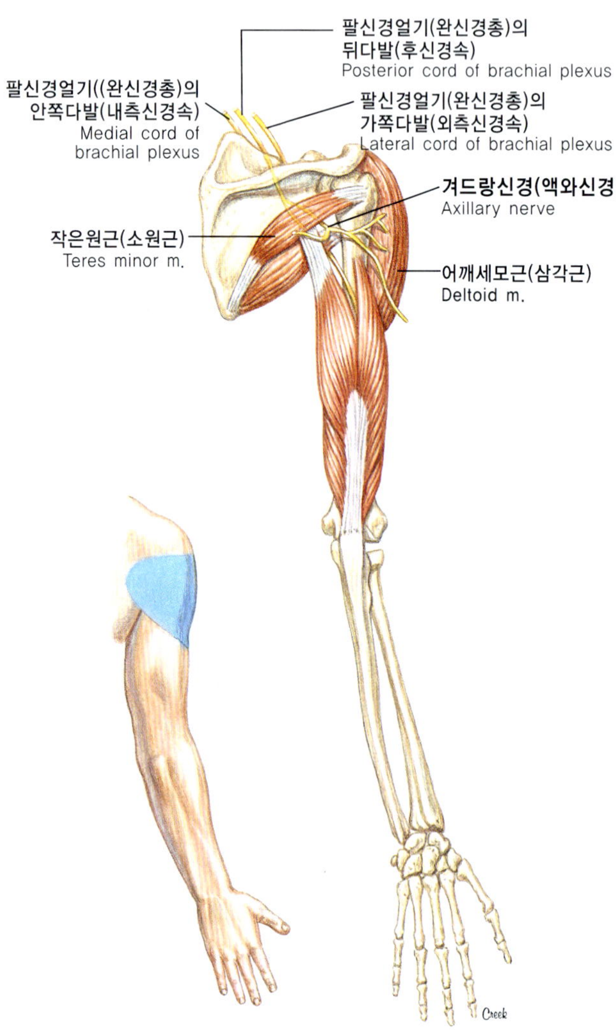

▶ 그림 6-62 겨드랑신경의 지배근육과 피부 분포

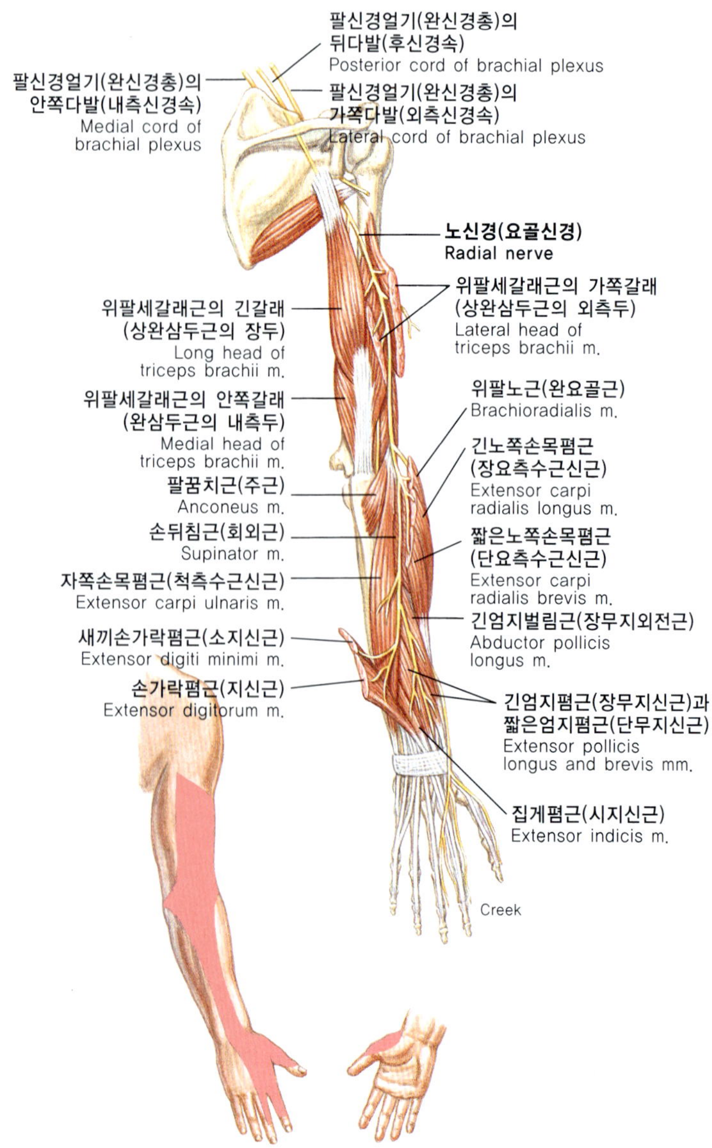

▶ 그림 6-63 노신경의 지배근육과 피부 분포

요약하면, 팔신경얼기는 C_5~T_1, 일부에선 C_4~T_2 척수신경의 앞가지에서 나온 신경섬유로 구성되어 있으며 뿌리는 앞가지의 연장이다. 뿌리는 모여서 줄기가 되고, 줄기는 갈래로 나뉘며 갈래는 차례로 다발을 이루고, 팔의 신경은 다발에서 일어난다.

5가지 주요 신경(겨드랑신경, 노신경, 자신경, 근육피부신경, 정중신경)은 팔신경얼기의 3개의 다발에서 시작하여 팔의 피부와 근육으로 신경지배를 한다(표 6-10). **axillary nerve**(겨드랑신경, 액와신경)는 뒤신경다발에서 시작하여 어깨의 피부와 어깨관절에 감각신경 지배를 하고, 어깨세모근과 작은원근에 운동신경지배를 한다(그림 6-62). **radial nerve**(노신경, 요골신경)는 뒤신경다발에서 시작하여 위팔 뒷면을 따라 아래팔의 노뼈면에 이르며 손의 뒷면을 포함한 팔의 뒤가쪽 피부에 감각신경지배를 하고, 팔꿉관절의 모든 폄근, 팔꿉관절을 굽힘시키는 위팔노근, 아래팔과 손을 뒤침시키는 손뒤침근에 운동신경지배를 한다(그림 6-63).

musculocutaneous nerve(근육피부신경, 근피신경)는 가쪽신경다발에서 시작한다. 근육피부신

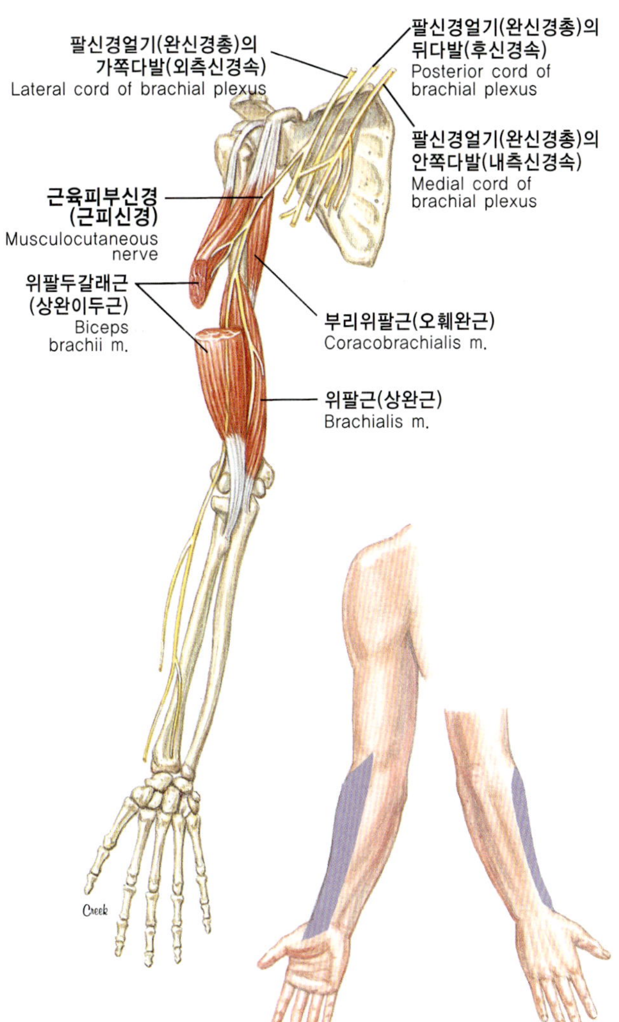

▶ 그림 6-64 겨드랑신경의 지배근육과 피부 분포

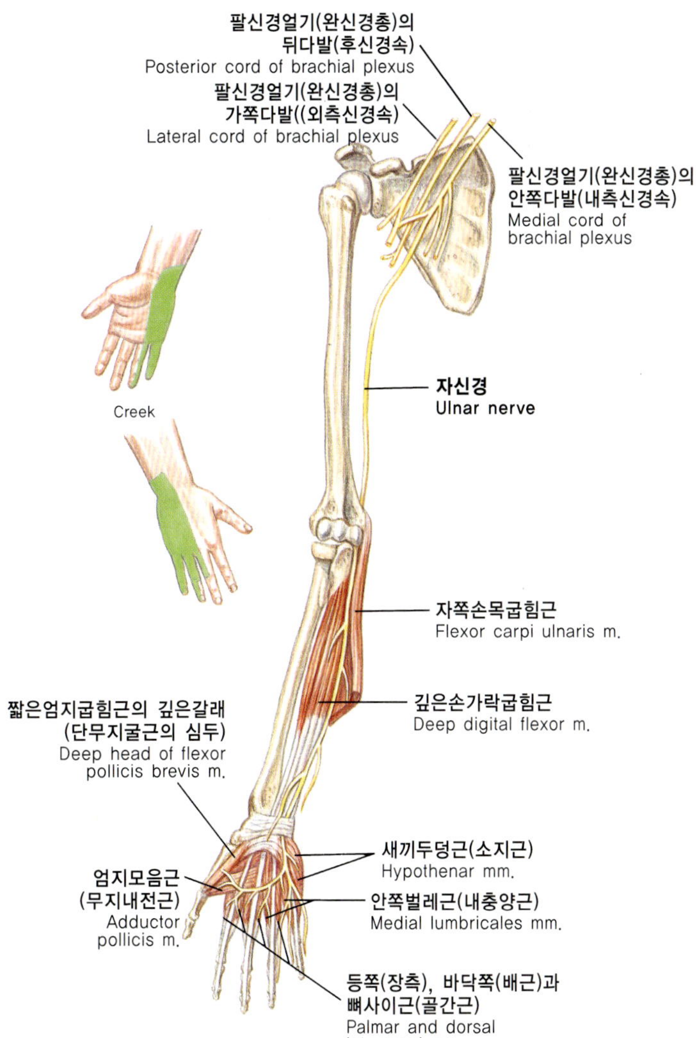

▶ 그림 6-65 노신경의 지배근육과 피부 분포

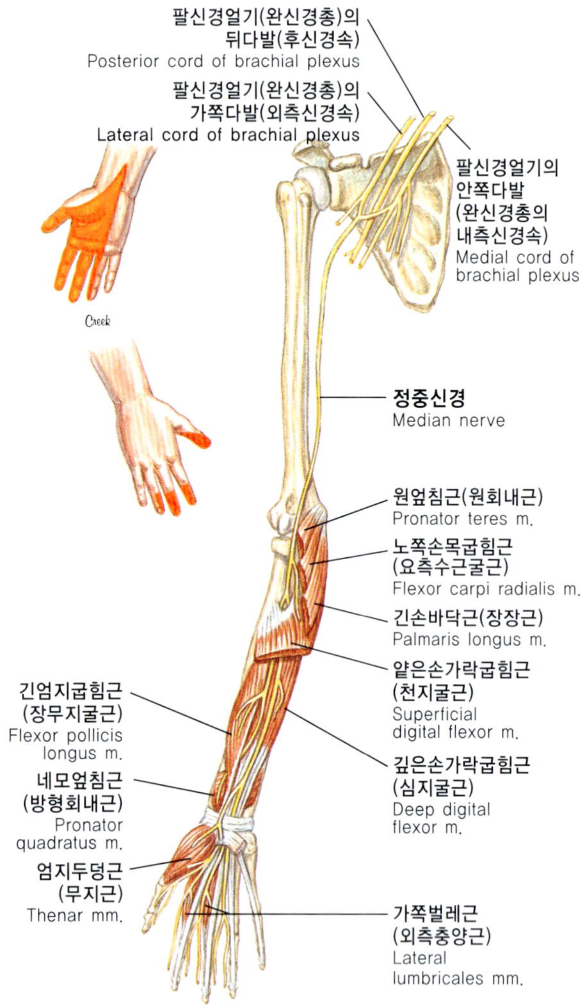

▶ 그림 6-66 정중신경의 지배 근육과 피부 분포

경은 팔의 뒤가쪽 피부의 감각신경지배를 하고, 위팔의 앞쪽 근육의 운동신경지배를 한다(그림 6-64). **ulnar nerve**(자신경, 척골신경)는 안쪽신경다발에서 시작하고 손의 안쪽(척골) 세 번째 피부에 감각신경 지배를 하며, 아래팔근육 2개와 손의 내재근(엄지를 지배하는 일부는 제외)에 운동신경지배를 한다(그림 6-65).

median nerve(정중신경)는 안쪽신경다발에서부터 시작하고 손바닥의 노뼈부위 피부에 감각신경지배를 하며 아래팔의 굽힘근 하나를 제외한 모두와 대부분의 thenar muscle(엄지손가락근육)들에 운동신경지배를 한다(그림 6-66).

3) 허리신경얼기

lumbar plexus(허리신경얼기, 요골신경총)는 첫째~넷째허리뼈 옆에 위치하며 L_1~L_4 척수신경과 일부 T_{12} 척수신경섬유의 앞가지에 의해 형성된다(그림 6-67). 허리신경얼기에서 나온 신경은 아랫배부분과 다리의 앞쪽, 안쪽부위의 구조를 지배한다. 허리신경얼기는 팔신경얼기만큼 복잡하지 않은데, 팔신경얼기는 뿌리, 줄기, 갈래, 다발로 이루어진 반면 허리신경얼기는 뿌리와 갈래 2개로만 이루어져 있다.

구조적으로 허리신경얼기의 **posterior division**(뒤갈래, 후분지)은 비스듬하게 바깥으로 향하여 큰허리근 깊숙이 지나가는 반면, **anterior division**(앞갈래, 전분지)은 허리네모근 표면을 지나간다. 허리신경얼기에서 나오는 가지들은 표 6-11에 요약되어 있다. 넙다리신경과 폐쇄신경의 분포가 광범위하기 때문에 각각 그림 6-68, 69에 나타내었다.

femoral nerve(넙다리신경, 대퇴신경)는 허리신경얼기의 뒤갈래에서 시작하여 넓적다리의 앞가쪽과 종아리와 발 안쪽의 피부에 신경이 분포하며 큰허리근, 넙다리빗근, 넙다리네갈래근을 포함한 넓적다리 앞쪽의 근육들에 운동신경이 분포한다.

obturator nerve(폐쇄신경)는 허리신경얼기 앞갈래에서 시작하여 넓적다리 안쪽에 피부신경 지배를 하고 넓적다리의 모음근에 운동신경이 분포한다.

4) 엉치신경얼기

sacral plexus(엉치신경얼기, 천골신경총)는 허리신경얼기 바로 아래에 있으며 척수신경 L_4, L_5 그리고 S_1~S_4의 앞가지로 구성되어 있다(그림 6-70, 71). 엉치신경얼기에서 시작하는 신경은 허리, 골반, 샅(회음), 넓적다리와 종아리의 뒤쪽, 발의 등쪽과 발바닥쪽을 지배한다(표 6-12). 엉치신경

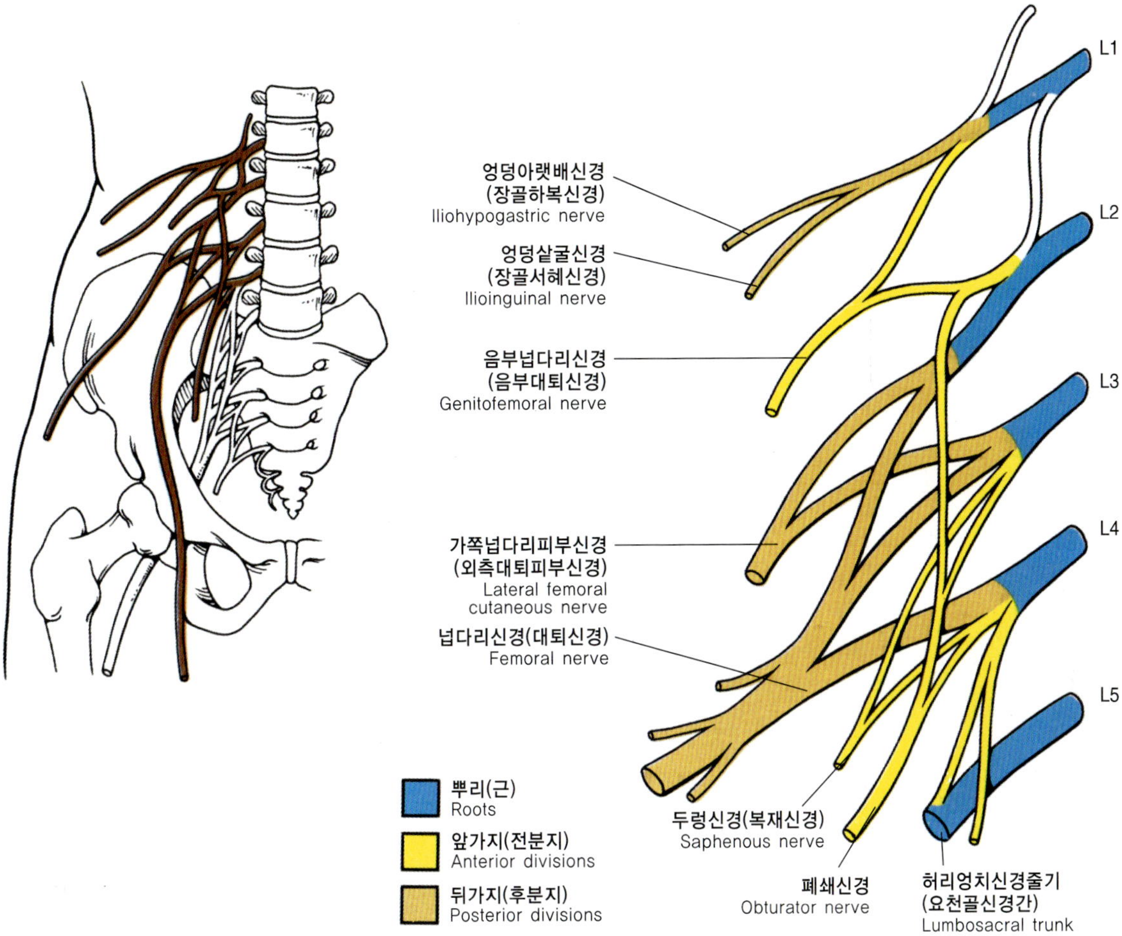

▶ 그림 6-67 허리신경얼기

▶ 표 6-11 허리신경얼기의 가지

신경	척수 구성	신경지배
iliohypogastric nerve(엉덩아랫배신경)	T_{12}, L_1	아랫배와 엉덩이의 피부; 앞가쪽 배벽 근육들(배바깥빗근, 배속빗근, 배가로근)
ilioinguinal nerve(엉덩샅굴신경)	L_1	넓적다리의 안쪽위, 남자의 음낭과 음경근, 여자의 대음순의 피부; 엉덩아랫배신경과 함께 앞가쪽 배벽의 근육들을 지배
genitofemoral nerve(음부넙다리신경)	L_1, L_2	넓적다리의 중간의 앞, 남자의 음낭, 여자의 대음순의 피부; 남자의 고환올림근
lateral cutaneous femoral nerve (가쪽넙다리피부신경)	L_2, L_3	넓적다리의 앞면, 가쪽면, 뒤면의 피부
femoral nerve(넙다리신경)	L_2~L_4	넓적다리의 앞면, 안쪽면, 종아리와 발의 안쪽면; 넓적다리의 앞 근육들(엉덩근, 큰허리근, 두덩근, 넙다리곧은근, 넙다리빗근), 종아리의 폄근들(넙다리곧은근, 가쪽넓은근, 안쪽넓은근, 중간넓은근)
obturator nerve(폐쇄신경)	L_2~L_4	넓적다리의 안쪽 피부; 다리의 모음들(바깥폐쇄근, 두덩근, 긴모음근, 짧은모음근, 큰모음근, 두덩정강근)
saphenous nerve(두렁신경)	L_2~L_4	다리의 안쪽 피부

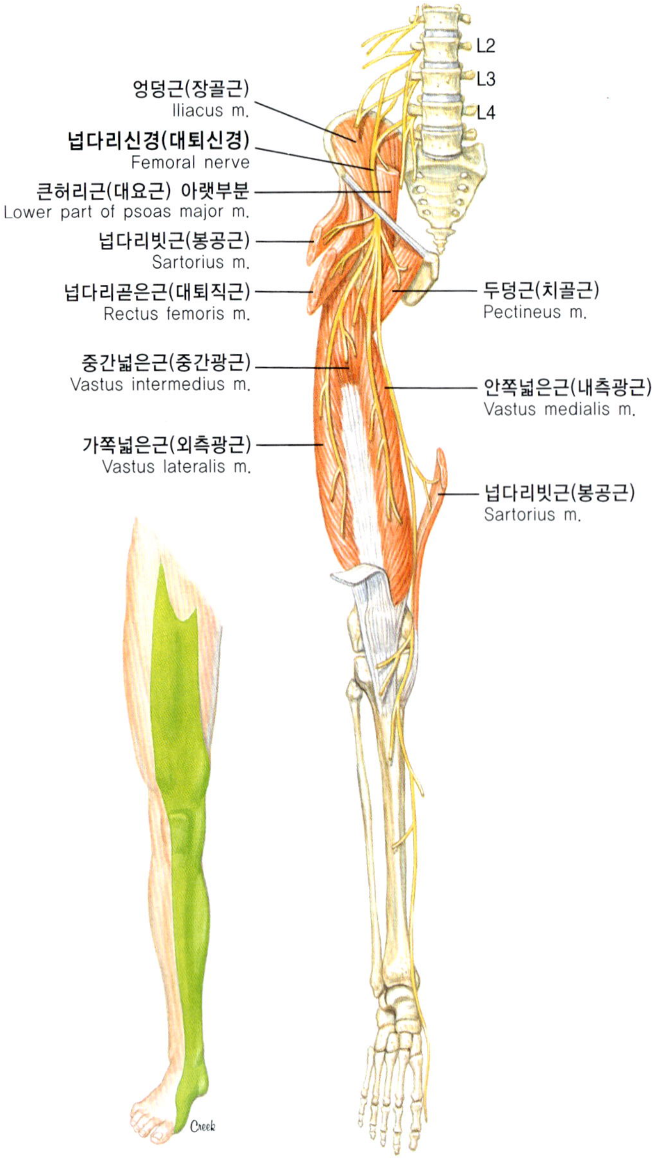

▶ 그림 6-68 넙다리신경의 지배근육과 피부 분포

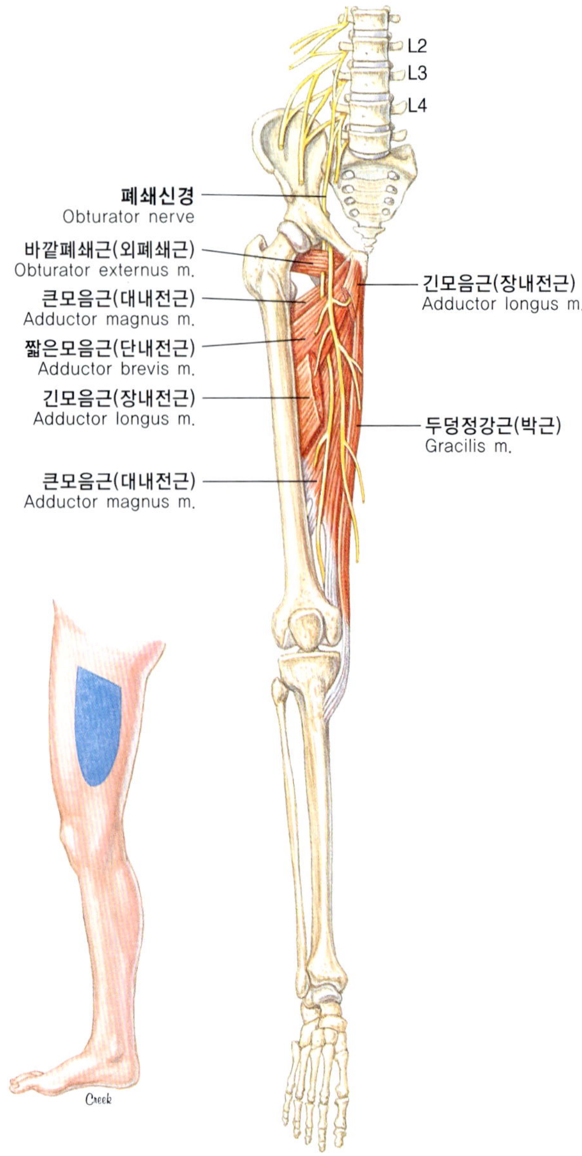

▶ 그림 6-69 폐쇄신경의 지배근육과 피부 분포

얼기는 허리신경얼기처럼 **뿌리**(근)와 **앞갈래**(전분지), **뒤갈래**(후분지)로 구성되어 있으며, 그곳에서 신경이 시작하는데 엉치신경얼기의 일부 신경은 **lumbosacral plexus**(허리엉치신경줄기, 요천골신경간)를 통해 허리신경얼기의 신경에서 나온 섬유를 포함하기 때문에 종종 이 두 신경얼기를 합쳐 **lumbosacral plexus**(허리엉치신경얼기, 요천골신경총)라고 한다.

sciatic nerve(궁둥신경, 좌골신경)는 엉치신경얼기에서 오는 신체에서 가장 큰 신경이다. 궁둥신경은 골반에서 궁둥뼈의 큰궁둥패임을 통과하여 넓적다리의 아래쪽으로 뻗어간다. 궁둥신경은 정강신경과 온종아리신경으로 이루어져 있으며, 결합조직집에 싸여 있다.

tibial nerve(정강신경, 경골신경)는 엉치신경얼기 앞갈래에서 시작하여, 넓적다리와 종아리의 뒷면으로 뻗어 내려가 발에서 분지하여 **medial plantar nerve**(안쪽발바닥신경, 내측족척신경)와 **lateral plantar nerve**(가쪽발바닥신경, 외측족척신경)를 형성한다(그림 6-72). 정강신경은 종아리의 장딴지와 발의 발바닥 부분의 피부에 신경이 분포하며 넓적다리와 종아리 대부분의 뒤쪽 근육들과 발의 많은 내재근에 운동신경을 지배한다.

common fibular nerve(온종아리신경, 총비골신경; peroneal nerve)는 엉치신경얼기의 뒤갈래에서 시작하여, 넓적다리 뒷면을 통해 뻗어나가 종아리 윗부분에서 갈라져 **deep fibular nerve**(깊은종아리신경, 심비골신경)와 **superficial fibular nerve**(얕은종아리신경, 천비골신경)로 나뉜다(그림 6-73). 온종아리신경과 그 가지는 종아리의 앞가쪽과 발의 등쪽에 피부신경이 분포하며, 또한 종아리와 발의 앞가쪽 근육에 운동신경이 지배한다.

▶ 그림 6-70 엉치신경얼기

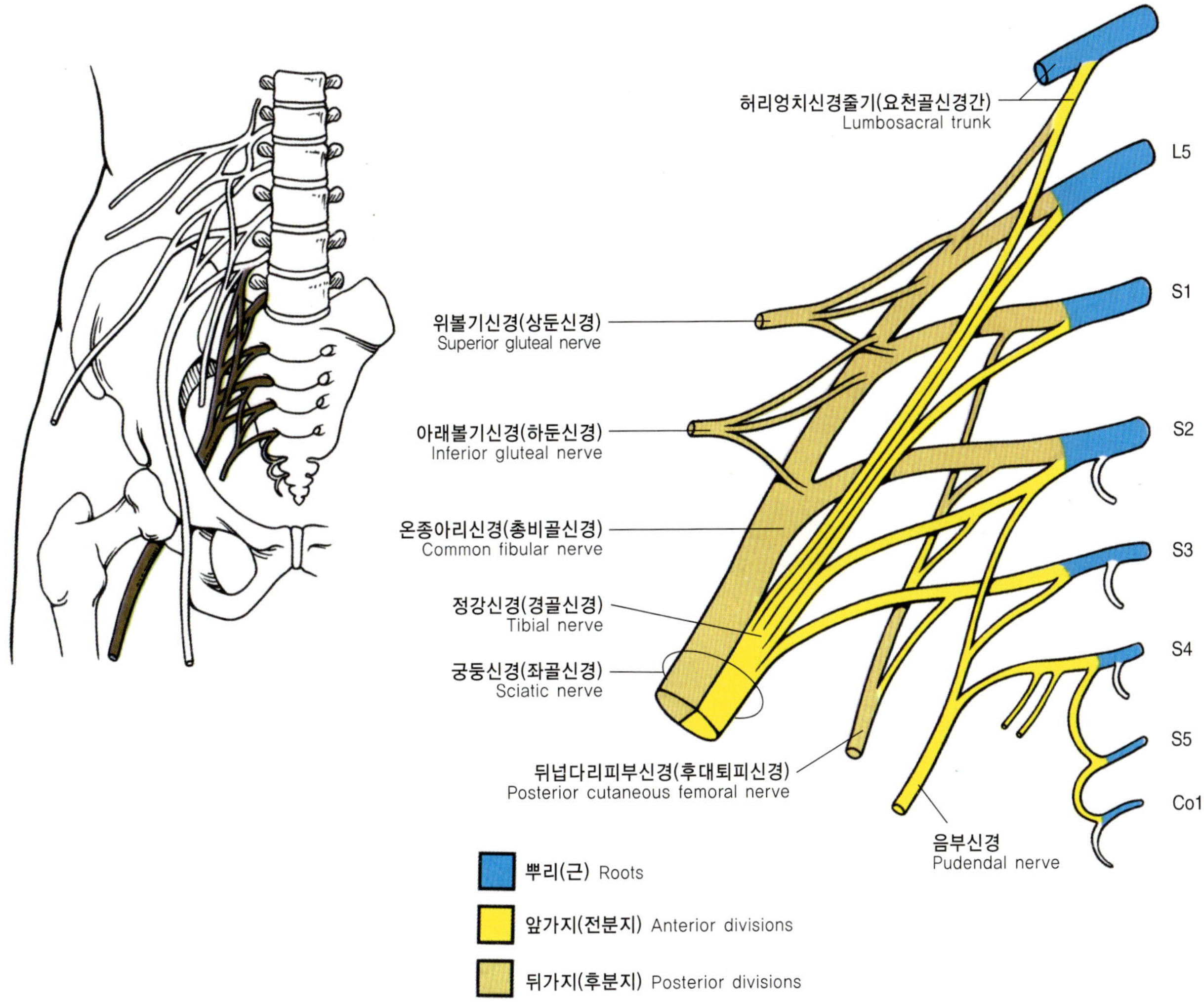

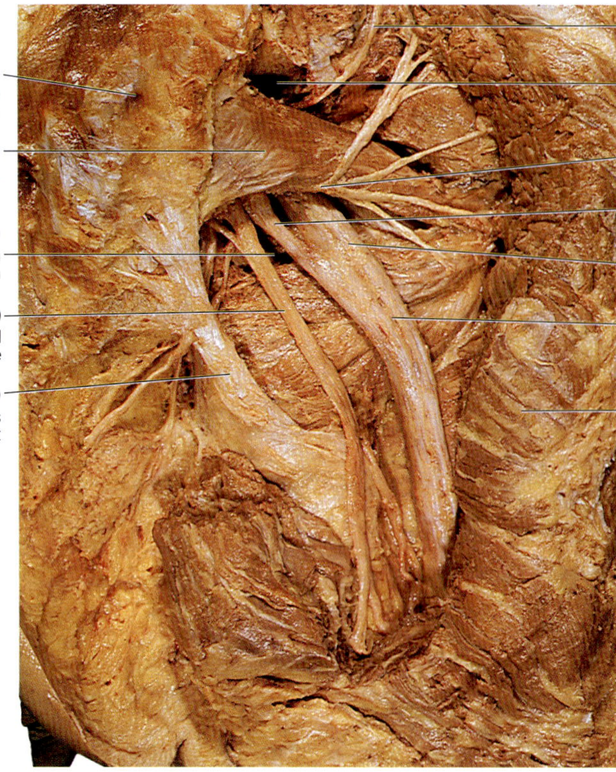

▶ 그림 6-71 해부한 허리엉치 신경얼기의 뒷면

▶ 표 6-12 허리엉치신경얼기의 가지

신 경	척수 구성	신경지배
superior gluteal nerve(위볼기신경)	L_4, L_5, S_1	넙다리의 벌림근(작은볼기근, 중간볼기근, 넙다리근막긴장근)
inferior gluteal nerve(아래볼기신경)	L_5~S_2	엉덩관절의 폄근(큰볼기근)
nerve to piriformis(궁둥구멍근신경)	S_1, S_2	넙다리의 벌림근, 회전근(궁둥구멍근)
nerve to quadratus femoris(넙다리네모근신경)	L_4, L_5, S_1	넙다리의 회전근(아래쌍동이근, 넙다리네모근)
nerve to internal obturator (안쪽폐쇄근신경)	L_5~S_2	넙다리의 회전근(위쌍동이근, 속폐쇄근)
perforating cutaneous nerve(관통피부신경)	S_2, S_3	엉덩이의 아래 안쪽면의 피부
posterior cutaneous femoral nerve (뒤넙다리피부신경)	S_1~S_3	엉덩이의 아래 가쪽면, 항문부위, 넙다리 위쪽 뒷면, 장딴지의 윗면, 남자의 음낭, 여자의 대음순의 피부
sciatic nerve(궁둥신경)	L_4~S_3	2개의 신경으로 구성(정강신경과 온종아리신경); 다리오금에서 2부분으로 나누어진다; 허벅지의 궁둥부위에서 뒤넙다리근, 큰모음근
tibial nerve(정강신경; 장딴지신경, 안쪽·가쪽발바닥신경)	L_4~S_3	종아리의 뒷면과 발바닥 피부; 근육 신경지배는 장딴지근, 가자미근, 긴발가락굽힘근, 긴엄지굽힘근, 뒤정강근, 오금근, 발 내재근을 포함한다.
common fibular nerve(온종아리신경; 얕은·깊은종아리신경)	L_4~S_2	종아리의 앞면, 발의 등쪽 피부; 셋째종아리근, 앞정강근, 긴엄지폄근, 긴발가락폄근
pudendal nerve(음부신경)	S_2~S_4	남자의 음경, 고환의 피부와 여자의 음핵, 대음순, 소음순, 질 아랫부분의 피부; 샅(회음)의 근육들

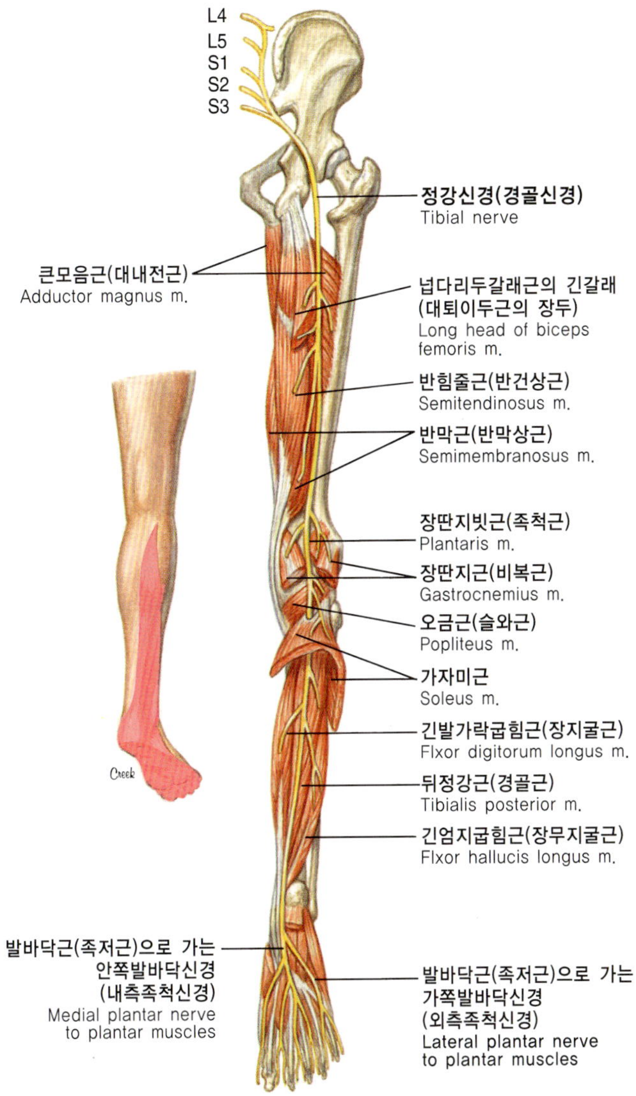

▶ 그림 6-72 정강신경의 지배근육과 피부 분포

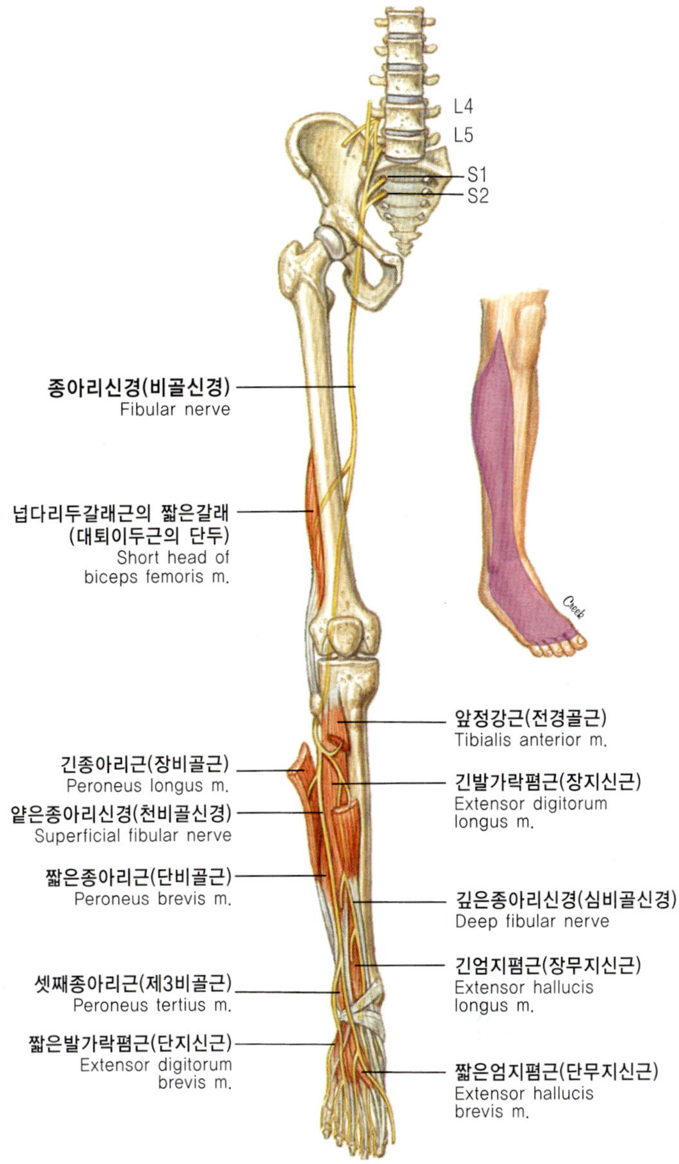

▶ 그림 6-73 종아리신경의 지배근육과 피부 분포

5. 반사활과 반사

reflex arc(반사활, 반사궁)는 수용기, 감각신경세포, 운동신경세포, 말초신경계통에서의 신경분포 및 중추신경계통에서 하나 또는 그 이상의 연합신경세포로 구성되어 있다. 반사활은 잠재적으로 위협적인 자극에 대하여 빠르고 자율적인 반응을 하게 하는 기전이다.

특정 신경경로는 자극이 신경계통을 통하여 이동하는 길을 제공하는데 종종 신경경로는 말초신경계통의 감각수용기와 감각신경세포를 통해 중추신경계통으로 자극을 전달함으로써 시작된다.

일단 중추신경계통 내에서, 자극은 말초신경계통의 운동영역을 통해 즉시 뒤쪽으로 이동하여 특정 뼈대근육, 분비샘 또는 민무늬근육을 활성화시키는 동시에, 자극은 또한 척수의 오름로를 통해 중추신경계통의 다른 부분으로 동시에 전해진다.

1) 반사활의 구성요소

가장 단순한 신경경로는 **reflex arc**(반사활, 반사궁)이다(그림 6-74). 반사활은 신체 항상성을 유지하기 위한 자율적이고 무의식적이며 보호적인 반응을 포함하고 있고, 자극은 감각신경세포에서 운동신경세포까지의 짧은 경로를 통해 전도되고, 단지 2~3개의 신경세포가 관련된다. 반사활의 5가지 구성요소는 수용기, 감각신경세포, 중추, 운동신경세포 그리고 효과기이다. **receptor**(수용기)는 감각신경세포의 가지돌기와 신경자극이 시작된 지점을 포함한다. 감각신경세포는 뒤뿌리를 통해 중추신경계통으로 가는 자극을 연계한다. **center**(중추)는 중추신경계통 내에 위치하며 주로 하나 또는 그 이상의 연합신경세포를 포함한다. 여기에서 반사활이 만들어지고 다른 자극들이 연접을 통해 신체의 다른 부분으로 보내진다. **운동신경세포**는 **효과기관**(일반적으로 뼈대근육)으로 신경자극을 전도하며 효과기의 반응을 **reflex action**(반사작용) 또는 단순하게 **반사**라고 한다.

▶ 그림 6-74 **반사활.** 반사활의 구성요소는 굵은 글씨로 표시하였다.

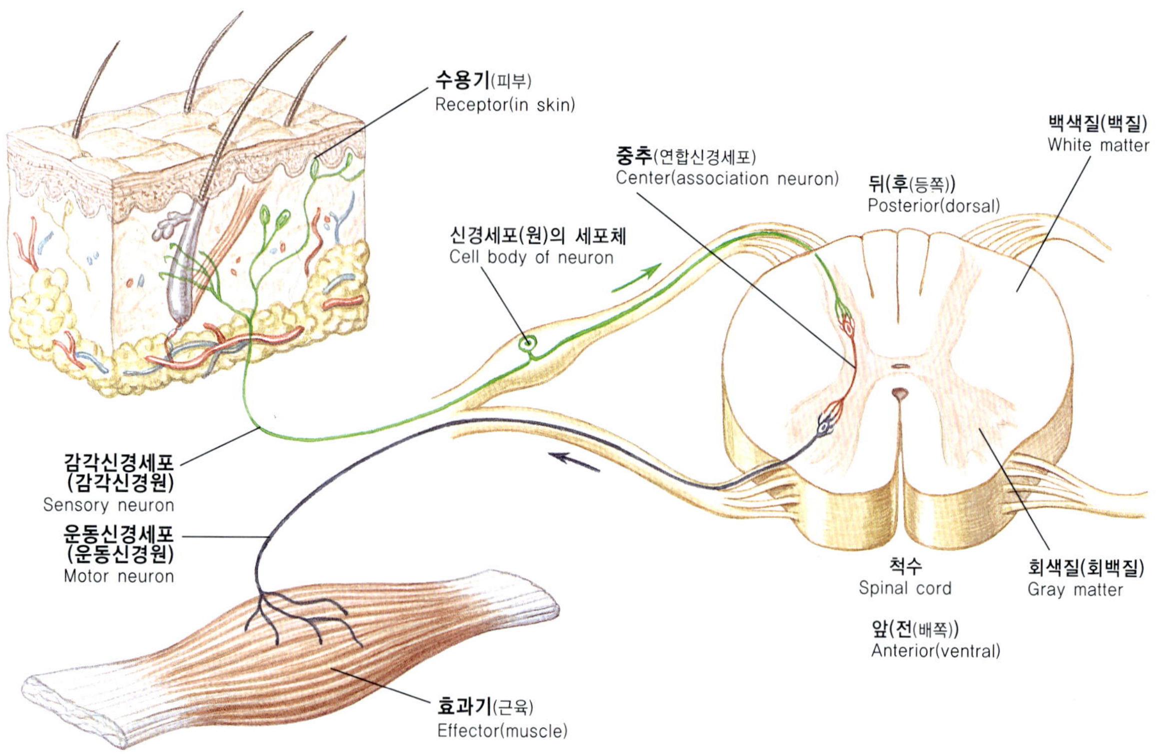

2) 반사의 종류

(1) 내장반사

민무늬근육, 심장근육을 수축시키거나 분비샘을 분비하게 하는 반사를 **visceral reflexes**(내장반사 또는 자율반사)라고 한다. 내장반사는 심장박동수, 호흡률, 혈류량 그리고 소화와 같은 신체의 많은 불수의적인 과정을 조절하도록 도와준다. 또한 삼키기, 재채기, 기침, 구토는 반사적일 수 있으나, 이것은 뼈대근육의 불수의적인 작용을 포함한다.

(2) 몸반사

somatic reflexes(몸반사, 체성반사)는 뼈대근육을 수축시키는 것으로 3가지의 주요 몸반사는 그들이 일으키는 반응에 따라 명명되었다.

stretch reflex(뻗침반사, 신장반사)는 경로에서 2개의 신경세포와 1개의 연접만을 가지는데, 이를 monosynaptic reflex arc(단일연접반사활)라 한다. 근육 내의 neuromuscular spindle(신경근육

▶ 그림 6-75 **무릎반사.** 무릎반사는 동측반사이다. 수용기관과 효과기관은 척수의 같은쪽에 있다. 또한 무릎반사는 단지 2개 신경세포와 1개의 연접만을 가지기 때문에 단일연접반사이다.

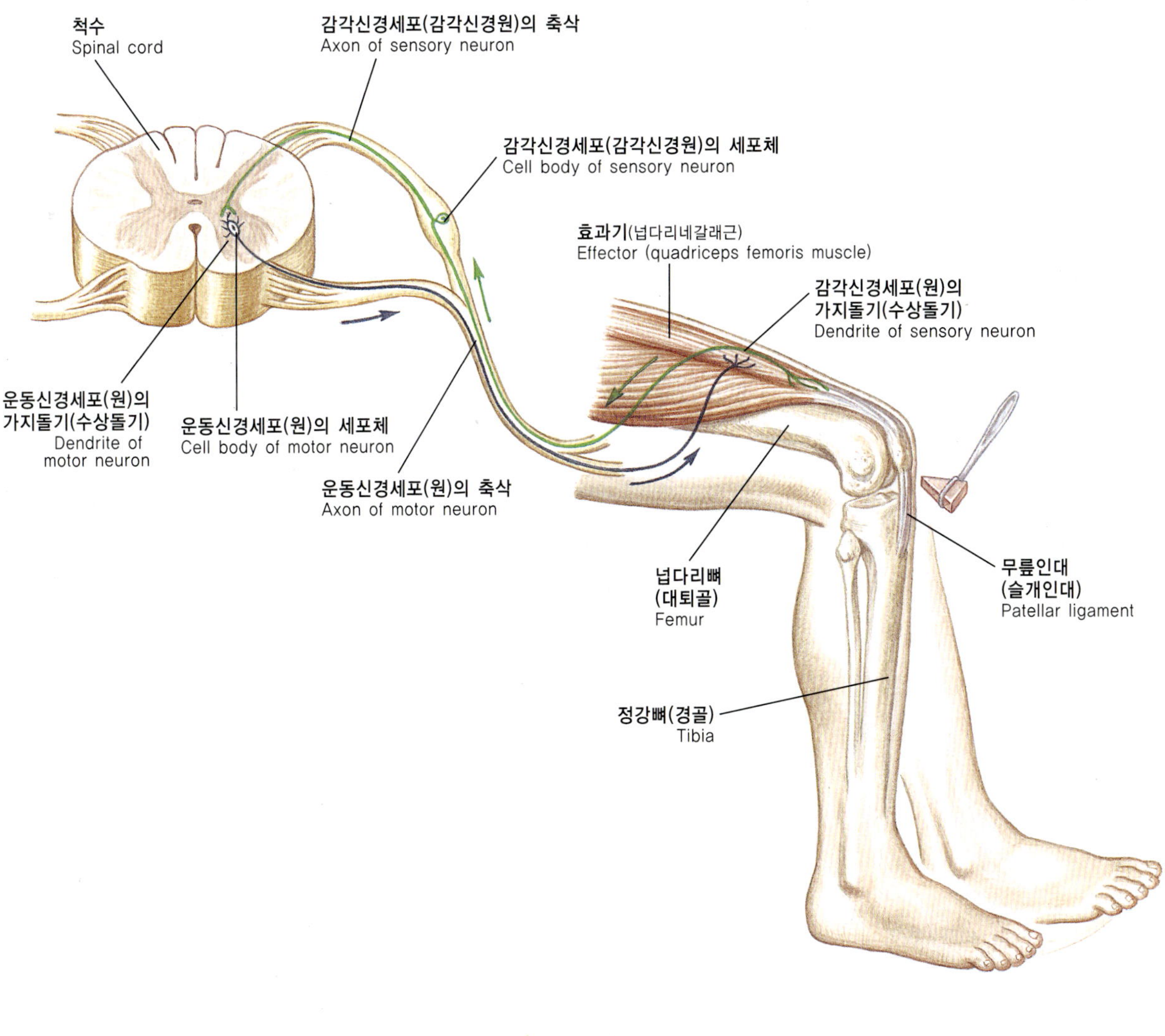

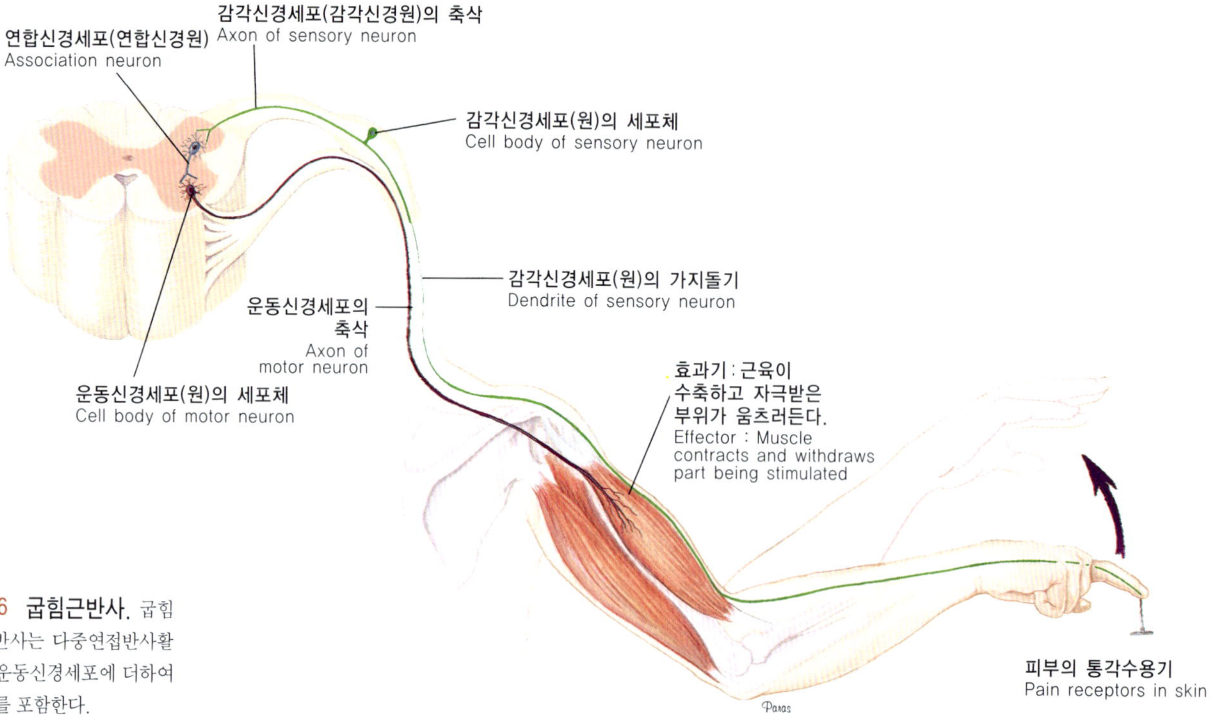

▶ 그림 6-76 **굽힘근반사.** 굽힘근 또는 회피반사는 다중연접반사활이고 감각 및 운동신경세포에 더하여 연합신경세포를 포함한다.

▶ 그림 6-77 **교차폄근반사.** 교차폄근반사는 반대쪽 팔다리근육에 상호교대적인 억제를 유발한다. 이런 종류의 반사억제는 균형을 유지하는데 중요하다.

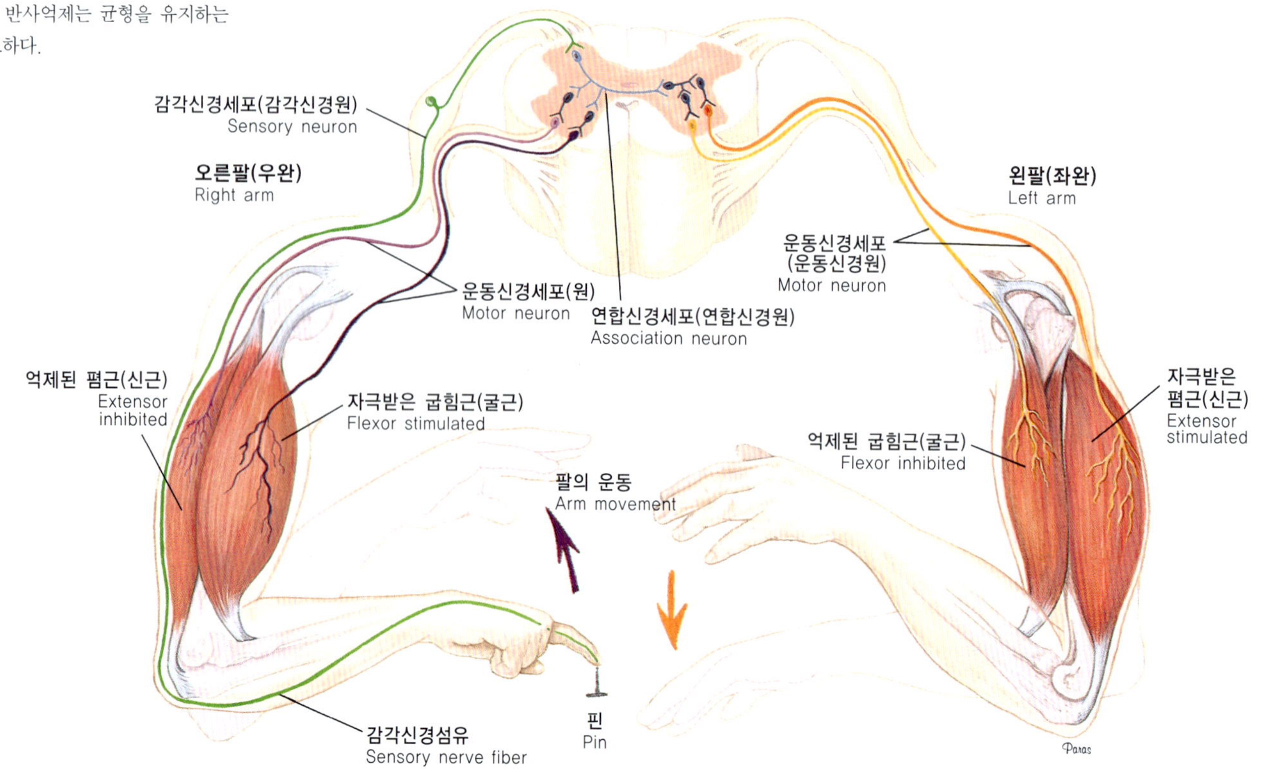

방추, 신경근방추)의 수용기가 살짝 늘어나면 자극은 감각신경세포를 따라 척수로 개시된다. 운동신경세포와의 연접은 anterior gray column(앞회색질기둥, 전회백주)에서 일어나고, 운동단위가 활성화되면 특정 근육섬유가 수축한다. 뻗침반사의 수용기와 효과기가 척수의 같은쪽 구조를 포함하기 때문에, 이 반사활을 ipsilateral reflex(동측반사)라 한다. 무릎반사는 동측반사이고, 모든 단일연접반사활도 마찬가지이다(그림 6-75).

flexor reflex(굽힘반사, 굴근반사) 혹은 **withdrawal reflex**(회피반사, 도피반사)는 polysynaptic reflex arc(다중연접반사활)를 포함한다(그림 6-76). 굽힘반사는 감각신경세포와 운동신경세포에 더하여 연합신경세포를 포함한다. 굽힘반사는 사람이 뜨겁거나 날카로운 물체 같은 고통스러운 자극에 부딪혔을 때 나타나며 수용기가 자극되면, 감각신경세포는 연합신경세포가 활성화되는 척수로 자극을 이동시킨다. 여기서, 자극이 운동신경세포를 통해 굽힘근으로 향하고, 굽힘근은 자극에 반응하여 수축한다. 동시에 대항근은 억제(이완)되어 충격을 받은 팔 · 다리가 해로운 자극원으로부터 재빨리 회피할 수 있도록 한다.

몇몇의 부가적인 반사는 굽힘반사가 진행 중일 때 활성화된다. intersegmental reflex arc(척수분절사이반사활)에서, 척수 일부 분절의 운동단위는 수용기관에서 온 자극에 의해 활성화된다. 분절사이반사는 하나 이상의 효과기관이 자극된다. 종종 수용기관으로부터의 감각자극은 척수를 통해 교차하여 반대쪽(대측성) 팔다리의 효과기를 활성화시킨다. 이런 종류의 반사를 **crossed extensor reflex**(교차폄근반사)라 하며, 굽힘반사가 진행 중일 때 신체균형을 유지하기 위해 중요하다(그림

▶ 표 6-13 임상적으로 중요한 주요 반사

반사	척수 분절	수용기 자극의 위치	효과기 활동
biceps reflex(두갈래근반사)	C_5, C_6	노뼈거친면 가까이에 부착한 위팔두갈래근의 힘줄	위팔두갈래근을 수축하여 팔꿈치를 굽힌다.
triceps reflex(세갈래근반사)	C_7, C_8	팔꿈치머리 가까이에 부착한 위팔세갈래근의 힘줄	위팔세갈래근을 수축하여 팔꿈치를 편다.
supinator(손뒤침근) 혹은 brachioradialis(위팔노근반사)	C_5, C_6	손뒤침근의 노뼈 부착면과 위팔노근	아래팔과 손을 뒤침한다.
knee-jerk(무릎반사)	L_2~L_4	무릎골 바로 아래에 있는 무릎인대	넙다리네갈래근을 수축하여 무릎을 편다.
ankle reflex(발목반사)	S_1, S_2	발꿈치뼈 근처에 부착한 발꿈치뼈힘줄	발목을 발바닥으로 굽힌다.
plantar reflex(발바닥반사)	L_4, L_5, S_1, S_2	발뒤꿈치에서 발바닥 바깥쪽을 지나 발의 불룩한 곳까지	발과 발가락을 굽힌다.
Babinski' s reflex*	L_4, L_5, S_1, S_2	발뒤꿈치에서 발바닥 바깥쪽을 지나 발의 불룩한 곳까지	엄지발가락은 뻗고 다른 발가락을 부채꼴로 편다.
abdominal reflexes (배벽반사)	배꼽 위의 T_8~T_{10}과 배꼽 아래의 T_{10}~T_{12}	배꼽 위 · 아래 배근육의 옆	배근육을 수축하고 자극을 향해 배꼽이 움직인다.
cremasteric reflex (고환올림근반사)	L_1, L_2	남자의 넓적다리 위안쪽	자극을 받은 쪽 고환올림근을 수축하여 고환을 들어올린다.

* 발이 자극을 받았을 때 Babinski' s reflex가 발바닥 반사보다 잘 일어난다면, 척수 내의 겉질척수로가 손상되었음을 알려준다. 그러나 Babinski' s reflex는 신생아에서 12개월의 영아에서 잘 일어나는데, 겉질척수로가 성숙되지 못했기 때문이다. Babinski' s reflex : Joseph F. Babinski, French neurologist, 1857~1932

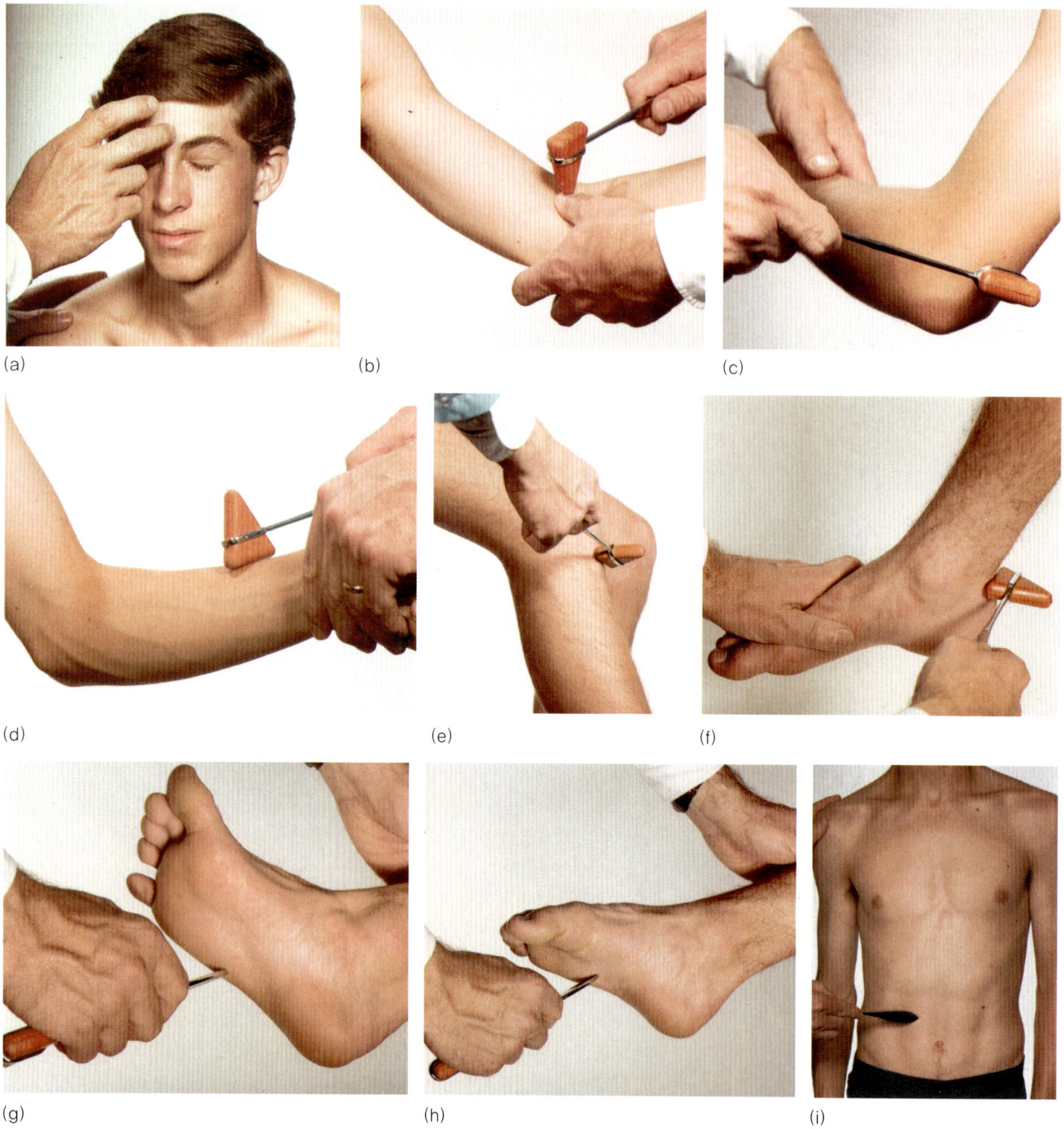

(a) (b) (c) (d) (e) (f) (g) (h) (i)

▶ **그림 6-78 임상적으로 중요한 반사들.** (a) 미간반사. (b) 두갈래근반사(이두근반사). (c) 세갈래근반사(삼두근반사). (d) 손뒤침근반사(완요골근반사). (e) 무릎반사(슬개반사). (f) 발목반사(족반사). (g) 바빈스키반사. (h) 발바닥반사(족저반사). (i) 배벽반사(복벽반사).

6-77). 예를 들어, 깨진 유리를 밟은 후에 한쪽 다리를 움츠리면, 넘어지지 않기 위해 다른 쪽 다리를 펴야 한다. 특정 근육을 수축하지 못하도록 하는 반사를 reciprocal reflex(상호반사)라고 하며 균형을 유지하도록 도와준다.

특정 반사는 생리적 기능을 위해 중요하지만 그 외의 반사들은 손상을 피하기 위해 중요하다. 일반적인 반사 중 일부는 표 6-13과 그림 6-78에 설명되어 있다.

제 3 절 자율신경계통

학습목표

1. 몸운동계와 자율운동계의 운동경로가 어떻게 다른지 설명할 수 있다.
2. 자율신경계통의 구성과 기능을 설명할 수 있다.
3. 교감신경과 부교감신경지배의 대항작용, 보충작용, 협동작용에 대해 설명할 수 있다.
4. 자율신경계통의 작용과 내분비계의 작용이 어떻게 조화될 수 있는지 설명할 수 있다.
5. 자율신경계통 기능이 어떻게 감정에 영향을 받는지 설명할 수 있다.

1. 자율신경계통의 개요

효과기(근육조직과 샘상피)의 작용은 대부분 운동신경세포 자극에 의하여 조절된다. 수의적 효과기인 뼈대근육은 몸운동자극에 의해 조절된다. 불수의적 효과기(민무늬근육조직, 심장근육조직, 샘상피)는 자율신경계통을 통해 자율적인 운동자극으로 조절된다.

1) 자율신경계통의 구성

autonomic nervous(ANS; 자율신경계통)은 생리적 상황에 맞게 많은 기관들의 활성이 증가되고 감소되는 체내 항상성 유지와 연관되어 있다. 비록 **ANS**(자율신경계통)는 중추신경계통과 말초신경계통의 양 부분으로 이루어져 있지만, 그 기능은 독립적이며, 인간의 의식적 조절과는 무관하다.

자율운동신경이 분포된 기관의 기능은 보통 불수의적이다. 자율 조절에 반응하는 효과기는 심장근육조직(심장 내), 민무늬근육조직(내장 내), 샘상피이다. 이러한 효과기들은 내장기관, 혈관, 그 외 기관 내의 분화된 구조들의 한 부분이다. 자율신경 분포의 불수의적 효과는 몸운동신경(체성운동신경) 분포에 의한 뼈대근육의 수의적 조절과 대조된다.

자극이 척수에서 neuromuscular junction(신경근육이음부, 신경근접합)까지 하나의 축삭을 따라 전도되는 몸운동계(체성운동계)와는 달리 자율운동경로는 자극의 운동전달에 2개의 신경세포를 가지고 있는데 첫 번째 자율운동신경세포는 세포체를 뇌, 척수의 회색질 내에 가지고 있다(표 6-14). 효과기관에 직접 분포하기보다 이 신경세포의 축삭은 autonomic ganglion(자율신경절) 내의 두번째 신경세포와 연접을 이룬다(신경절은 중추신경계통 밖의 신경세포체들의 집합이다). 그래서 이 첫번째 신경세포를 **preganglionic**(신경절이전), 혹은 presynaptic(연접이전, 연접전) 신경세포라고 한다. 이 경로에서 두번째 신경세포를 **postganglionic**(신경절이후) 혹은 postsynaptic(연접이후, 연접후) 신경세포라고 하며 이것은 자율신경절까지 뻗은 축삭을 가지며, 효과기관의 세포와 연

▶ 표 6-14 몸운동신경과 자율운동신경 지배의 비교

특 징	몸운동신경 지배	자율운동신경 지배
효과기관(표적 부위)	뼈대근육 조직	심장근육조직, 민무늬근육조직, 샘상피
신경절의 유무	없다	신경절이후신경세포의 세포체가 척추 옆, 척추 앞, 종말신경절에 위치
중추신경계통에서 효과기까지의 신경세포의 수	1개	2개
신경근육이음부의 구조	운동종판이 축삭종말에 있다.	연접 후 막의 별다른 분화가 없다. 민무늬근육섬유의 모든 부분에는 신경전달물질의 수용기 단백질이 있다.
근육섬유에서 활동전위의 효과	흥분만 일어난다.	흥분이나 억제, 둘 중의 하나가 일어난다.
신경섬유의 형태	빠른 전도, 두껍다(9~13μm), 말이집신경	느린 전도; 신경절이전신경섬유가 말이집으로 싸여 있지만 얇다(3μm). ; 신경절이후신경섬유는 말이집으로 싸여 있지 않고 매우 가늘다 (약 1.0μm).
탈신경의 효과(활동전위의 일시적 혹은 영구적 소실)	이완마비와 위축	근육 긴장과 기능에 최소의 영향; 표적조직에는 탈신경과민이 나타난다.

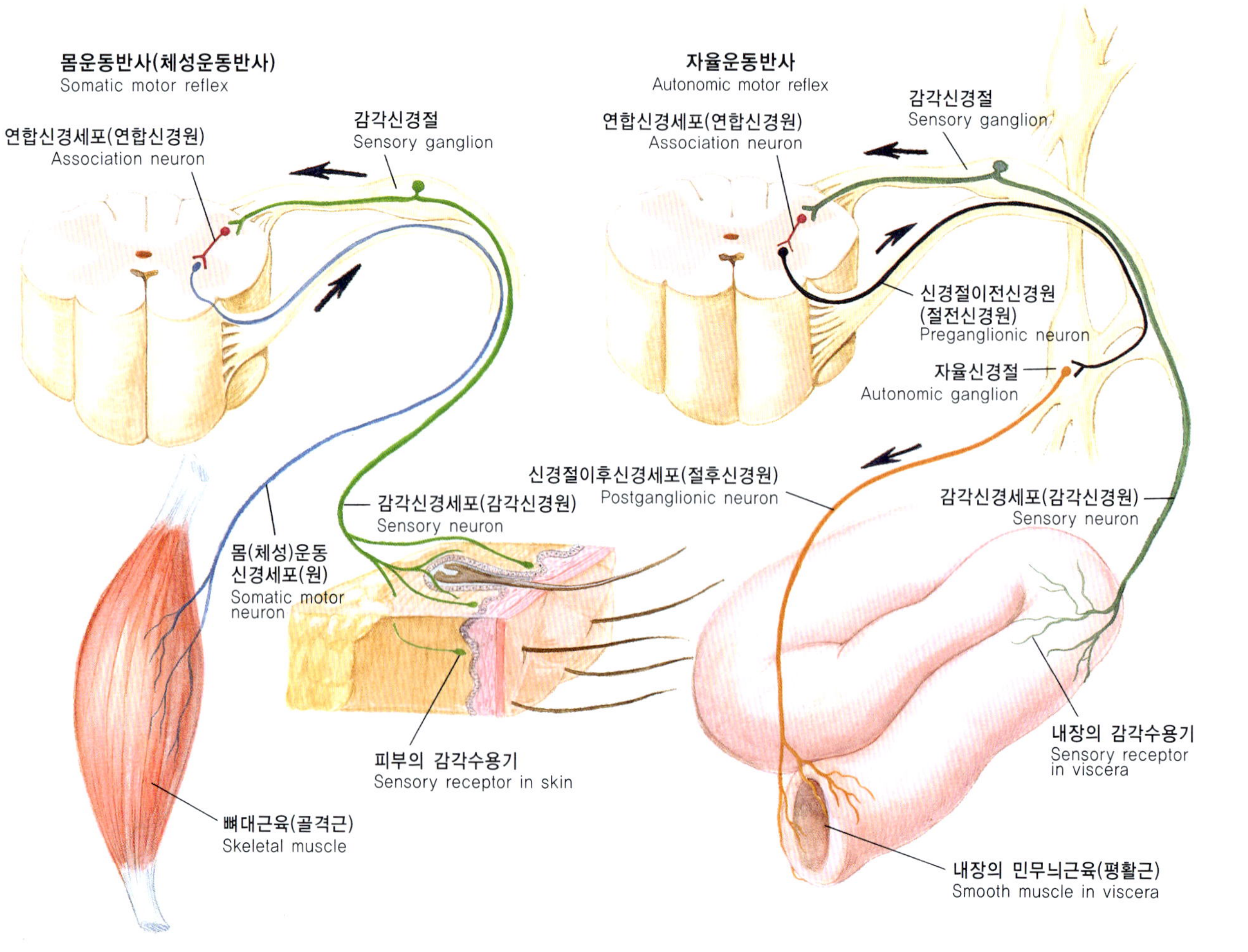

▶ 그림 6-79 몸운동반사와 자율운동반사의 비교

접하고 있다(그림 6-79).

신경절이전자율신경세포는 중간뇌, 마름뇌 그리고 L_3~S_1을 제외한 척수의 척수의 가슴분절 위부위에서 4번째 엉치척수까지 이는곳을 형성한다. 자율신경절은 머리, 목, 배에 존재하며 자율신경절의 사슬은 척수의 양쪽에 평행하게 존재한다. 신경절이전신경세포의 이는곳과 자율신경절의 위치는 자율신경계통의 **교감신경분지**와 **부교감신경분지**를 구별하는 것을 도와주는데, 이 장의 뒷부분에서 논의하겠다.

2) 내장효과장기

운동신경이 절단되면 이완마비의 상태로 들어가는 뼈대근육과는 달리, 불수의 효과기들은 신경지배에서 어느 정도는 독립적이다. 민무늬근육은 신경자극이 없을 때에도 안정 시 **resting tone**(긴장도)을 유지한다. 사실 자율신경에 손상이 생기면 그 신경의 표적근육은 자극에 대해 정상일 때보다 더 예민해진다.

내재적인(정해진) 근육 긴장에 더해서, 심장근육과 많은 민무늬근육은 율동적으로 수축하며, 심지어 신경자극이 없을 때에도 근육 자체에서 발생된 활동전위에 대해 반응한다. 자율신경은 증가할 수도, 감소할 수도 있는 기초 발화율을 유지함으로써 안정 시 긴장도를 유지한다. 신경활동의 긴장성 변화는 효과기관의 내재적 활동의 변화를 일으키는데 예를 들면, 심장으로 전달되는 흥분이 감소되면 심장의 박동률은 느려질 것이다.

(1) 심장근육

뼈대근육섬유와 마찬가지로 심장근육섬유도 줄무늬가 있다. 그러나 긴 섬유성의 뼈대근육섬유는 구조적 · 기능적으로 다른 것과 분리되어 있는 반면, 심장근육섬유는 짧고 분지되어 있으며 intercalated disc(사이원반, 윤반)로 연결되어 있다.

myocardium(심장근육층, 심근층)이라 불리는 심장근육섬유의 덩어리 내에는 어디에서나 시작되는 활동전위가 사이원반으로 연결되어 있는 섬유 덩어리의 모든 세포로 퍼진다. 왜냐하면, 심장근육층의 모든 세포들은 모두 생리적으로 연결되어 있고, 심장근육층은 하나의 기능단위 또는 기능적 functional syncytium(융합체)처럼 작용하기 때문이다. 활성화되는 운동단위의 수에 따라 강해지는 단계적인 수축을 만들어 낼 수 있는 뼈대근육과는 달리, 심장의 수축은 실무율을 따른다.

더구나 뼈대근육섬유는 수축하기 전에 몸운동신경세포를 통한 활동전위의 자극이 필요한데 반해서, 심장근육섬유는 자율적으로 활동전위를 만들 수 있다. 그래서 심장근육섬유는 myogenic(근원성)이라고 표현하는데, 이는 활동전위의 자극으로부터 독자적으로 수축함을 의미한다. 심장의 활동전위는 보통 **pacemaker**(심박조율기, 향도잡이)라 불리는 특성화된 세포집단에서 시작된다. 그러나 이 자발적인 탈분극 속도와 심박동의 속도는 자율신경지배에 의해 조절된다.

(2) 민무늬근육

smooth muscle(민무늬근육; 내장근) 조직은 혈관, 세기관지(허파의 작은 통로), 위장관의 조임근의 벽 주위에 circular layer(돌림근육층, 윤주근층)로 배치되어 있다. 그러나 관 모양의 위장관, 요관(소변을 운반), 정관(정자를 운반), 자궁관(난자를 운반)에서는 돌림근육층과 longitudinal layer(세로층, 종주근층)의 민무늬근육이 모두 발견된다. 돌림근육층과 세포층의 교대 수축은 **peristaltic wave**(연동파)를 만들어 내고 이러한 관들의 내용물이 한 방향으로 움직이게 한다.

민무늬근육섬유는 근절(뼈대근육과 심장근육의 줄무늬)이 없다. 하지만 민무늬근육섬유는 엄청난 수의 actin(액틴)과 약간의 myosin(미오신)을 함유하고 있으며, 이것은 약 16 : 1의 비율로 myofilament(가는근육미세섬유, 근세사)와 굵은 근육미세섬유를 만들어 낸다(가로무늬근육의 비율은 2 : 1이다).

긴 myosin(미오신) 근육미세섬유와 그들이 근육원섬유마디가 형성하지 않았다는 사실은 민무늬근육의 기능을 최적화 한다. 민무늬근육은 아무리 늘어나 있다 하더라도 장력을 유지할 수 있어야 한다. 예를 들면, 방광의 민무늬근육세포는 평소보다 2.5배는 더 늘어날 수 있어야 한다. 반면에 뼈대근육은 근육원섬유가 어느 정도 이상까지 늘어나 actin(액틴)과 myosin(미오신)이 더 이상 겹칠 수 없는 지점에 이르면 수축하는 기능을 상실한다.

(3) 단일단위 민무늬근육과 다단위 민무늬근육

민무늬근육은 보통 **단일단위**와 **다단위**, 2개의 기능적 범주로 묶여져 있다. single-unit(단일단위) 민무늬근육은 주위의 세포들과 수많은 gap junction(틈새이음, 간극결합; 전기적 연접)을 이루고 있으며, 이로 인해 전기적으로 결합되어 있어 마치 하나의 단위처럼 기능을 수행한다. multiunit(다단위) 민무늬근육은 틈새이음이 거의 없으며, 있다고 해도 운동신경세포를 통해 자율적 활동전위에 의해서 개개의 세포들이 각자 자극받는데, 이것은 수많은 운동단위들이 활성화되는 뼈대근육의 조절과 비슷하다.

단일단위 민무늬근육은 특정 세포가 덩어리 속의 다른 세포를 자극하는 심박조율기의 작용이고, 또한 단일단위 민무늬근육은 내재적 또는 근원적, 전기적인 작용을 나타내며, strecth(신장)에 대한 반응으로 수축한다. 이러한 수축은 자율신경에 의한 자극을 필요로 하지 않는다. 반면에 다단위 민무늬근육의 수축은 신경자극을 필요로 한다. 단일단위와 다단위 민무늬근육은 표 6-15에 비교해 놓았다.

▶ 표 6-15 단일단위와 다단위 민무늬근육의 비교

특 징	단일단위 민무늬근육	다단위 민무늬근육
위치	위창자관(연동운동); 자궁(자궁수축); 요관(연동운동); 세동맥(혈관수축)	털세움근(털이 털주머니 속에서 수직이 되기 위해); 섬모체근(수정체의 모양 조절); 동공근육과 홍채(동공의 크기 조절); 정관(정자의 운동); 큰 혈관(이완기 혈압)
전기 활동의 이는곳	근원성 섬유의 자발적 전위 활성	비자발성 전위; 신경성 활동전위
자극의 형태	활동전위	다단계 탈분극
콩팥에 대한 반응	수축; 활동전위에 대해 독립적	고유한 반응 없음
틈새이음의 유무	수많은 틈새이음이 모든 섬유를 전기적으로 결합	거의 없음
근육수축의 유형	느리고 지속적	느리고 지속적

(4) 민무늬근육에서의 자율신경지배

뼈대근육과 민무늬근육의 신경조절은 확연히 다르다. 뼈대근육섬유는 몸신경섬유와 하나의 연접을 하며, 신경전달물질을 받아들이는 수용기는 뼈대근육 섬유막의 신경근육이음부에 위치하는 반면에 모든 민무늬근육섬유의 표면에는 신경전달물질 수용기 단백질을 가지고 있다. 신경전달물질 분자는 자율신경섬유의 신장에 따라 분비되며, 민무늬근육섬유와는 약간의 거리를 두고 있다. 자율신경섬유의 신경전달물질 분비 부위는 varicosity(염주)처럼 불룩하게 생겼으며, 이러한 팽대부에서 분비되는 신경전달물질은 다수의 민무늬근육섬유를 자극한다.

2. 자율신경계통의 구조

자율신경계통의 교감신경분지와 부교감신경분지 모두는 중추신경계통 내에 세포체가 있는 신경절이전신경세포(절전신경원)와 중추신경계통 밖의 신경절에 세포체가 존재하는 신경절이후신경세포(절후신경원)로 이루어진다. 그러나 신경절이전신경세포의 특정 이는곳과 신경절의 위치는 자율신경계통의 두 분지가 서로 다르다.

▶ 그림 6-80 척추옆신경절의 교감신경줄기는 척주와 척수 사이의 관계를 보여준다.

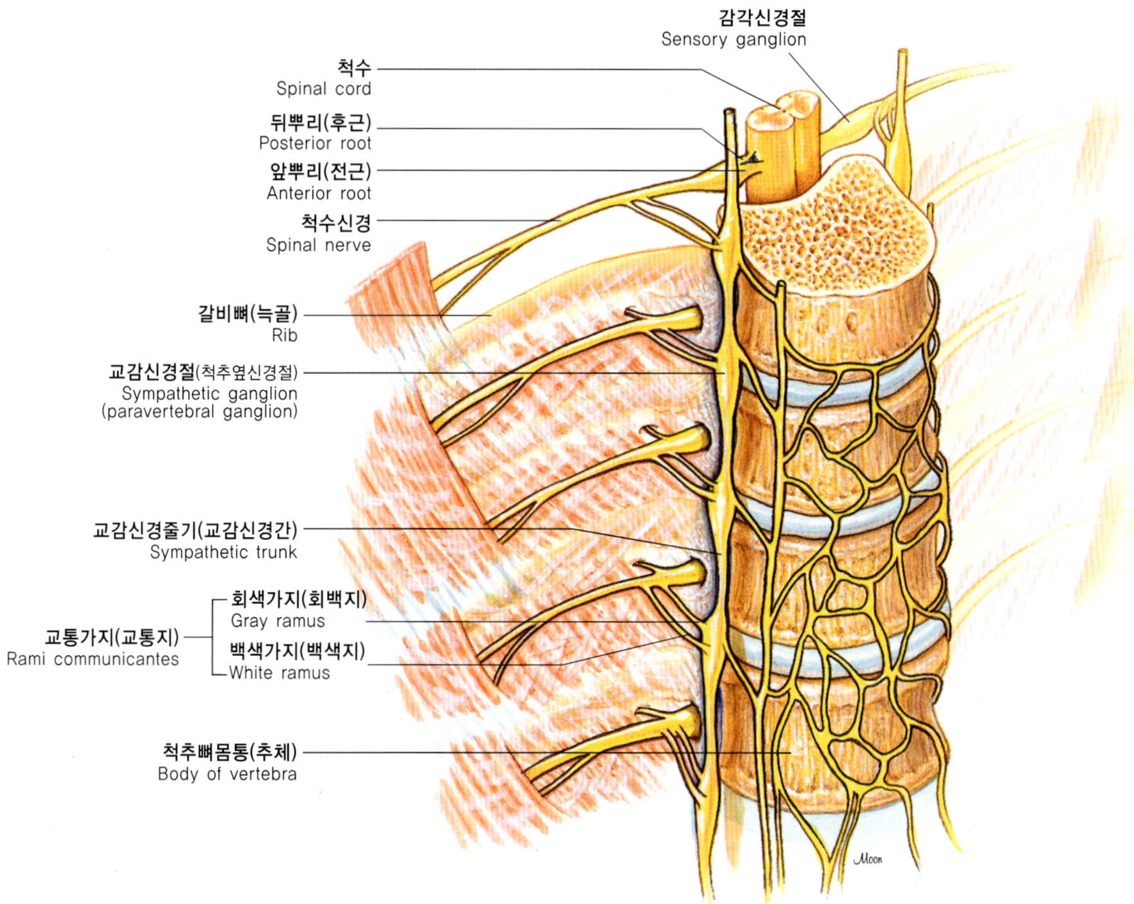

1) 교감신경(등허리부위)분지

sympathetic division(교감신경분지)은 thoracolumbar(가슴허리부위, 흉요부) 분지로도 불리는데, 신경절이전신경세포가 척주의 T_1~L_2에서 빠져나오기 때문이다. 그러나 대부분의 교감신경세포는 몸운동신경세포와 분리되어 있고, 척주의 한쪽에 위치해 있는 Sympathetic trunk(교감신경줄기, 교감신경간)의 신경절 사슬 내의 신경절이후신경세포와 연접한다(그림 6-80).

신경절이전교감신경세포는 말이집(수초)으로 싸여 있고 하얗게 보이기 때문에 **white rami communicantes**(백색교통가지, 백색교통지)라고 불린다(그림 6-81). 신경절이후신경세포와 연접한 일부 신경절이전교감신경세포는 교감신경절의 사슬과 같은 위치에 있고 그 밖의 신경절이전신경세포들은 신경절이후신경세포와 연접하기 전에 교감신경의 사슬 내에서 위아래로 이동한다. 신경절이후교감신경세포들은 말이집으로 싸여 있지 않아 회색으로 보이기 때문에 **gray rami communicantes**(회색교통가지, 회색교통지)라고 불린다. 회색교통가지의 신경절이후 축삭들은 척수신경의 앞뿌리 뒤쪽으로 곧바로 뻗어나가고, 그들의 효과기관에 분포하기 위해서 척수신경 내의 말초로 이동한다.

교감신경줄기의 신경절 안에서는 사슬 내의 서로 다른 곳에 위치한, 수많은 신경절이후신경세포들과 연접하기 위해 신경절이전신경세포가 가지를 낼 때 divergence(발산)라 하고, 신경절이후신경세포가 많은 수의 신경절이전신경세포로부터 연접자극을 받아들일 때는 convergence(수렴)라 한다. 척수에서 신경절 내의 자극의 수렴은 보통 거의 모든 신경절이후신경세포의 mass activation(집단 활성)으로 끝난다. 이것은 교감신경분지가 보통 한 단위처럼 작용하고 모든 효과기관에 동시

▶ 그림 6-81 **자율신경계통의 교감신경분지의 교감신경줄기신경절과 교감신경줄기, 교통가지.** 실선은 신경절이전신경세포를, 점선은 신경절이후신경세포를 가리킨다.

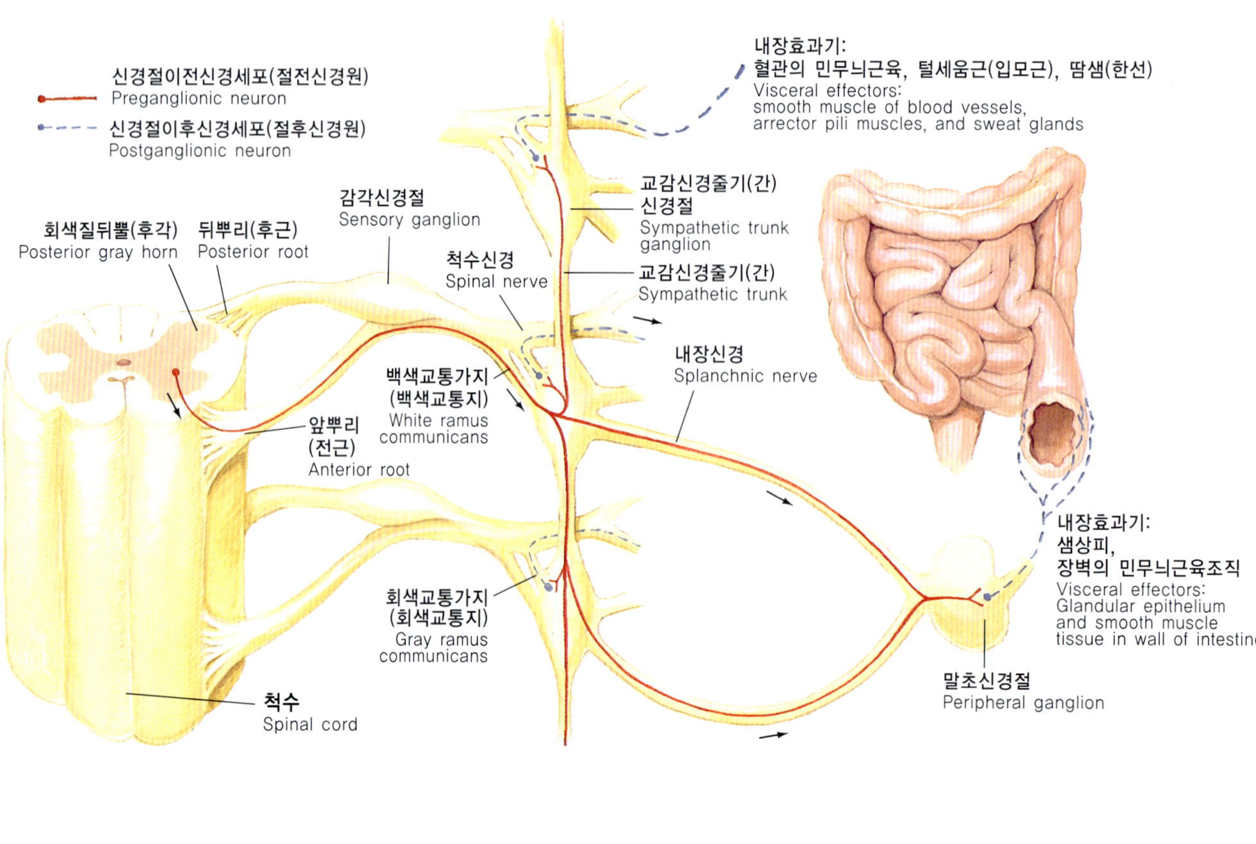

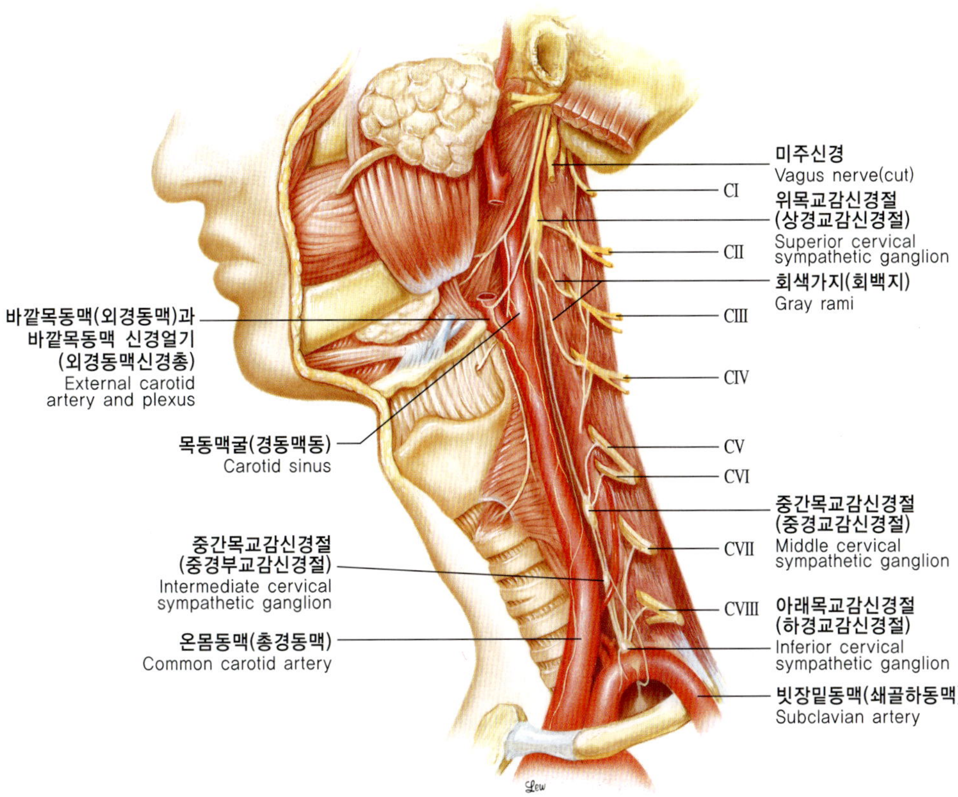

▶ 그림 6-82 목교감신경절

에 영향을 끼치는 이유를 설명해 준다.

위가슴부위의 척수에서 빠져 나오는 많은 신경절이전신경세포는 목부위 교감신경절에서 연접하는 목 안의 교감신경사슬을 통해 이동한다(그림 6-82).

(1) 말초신경절

가로막 이하층의 척수에서 빠져 나오는 많은 신경절이전신경세포들은 연접 없이 교감신경줄기를 통과한다. 교감신경줄기를 지나서 이 신경절이전신경세포는 **splanchnic nerve**(내장신경)를 형성한다. 내장신경의 신경절이전신경세포들은 **celiac ganglia**(배안신경절, 복강신경절), **superior mesenteric ganglia**(위창자간막신경절, 상장간막신경절), **inferior mesenteric ganglia**(아래창자간막신경절, 하장간막신경절)를 포함하는 **peripheral ganglia**(말초신경절)에 연접한다(그림 6-83, 84).

greater splanchnic nerve(큰내장신경, 대내장신경)는 T_4~T_9의 신경절이전교감신경세포에서 시작하여 배안신경절과 연접하고 이 신경세포들은 celiac plexus(배안신경얼기, 복강신경총; solar plexus)를 이룬다. 배안신경절에서 나온 신경절이후신경세포들은 위, 지라, 이자, 간, 작은창자, 콩팥에 신경지배를 한다. **lesser splanchnic nerve**(작은내장신경, 소내장신경)는 위창자간막신경절에서 끝나며 이 신경의 신경절이후신경세포들은 작은창자와 큰창자에 신경지배를 한다. **lumbar splanchnic nerve**(허리내장신경, 요내장신경)는 아래창자간막신경절에서 연접하고, 신경절이후신경세포들은 큰창자 먼쪽부위와 곧창자, 방광, 생식기관에 신경지배를 한다.

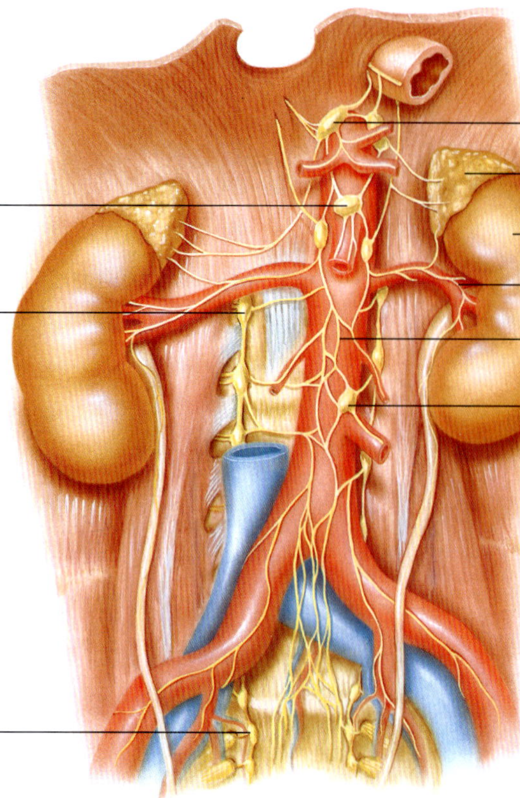

▶ 그림 6-83 배의 말초교감신경얼기와 신경절

(2) 부신

한 쌍의 **adrenal gland**(콩팥위샘, 부신)는 각각 콩팥 위에 위치해 있다. 각각의 부신은 두 부분으로 구성되어 있는데, 바깥면의 **adrenal cortex**(부신겉질, 부신피질)와 속면의 **adrenal medulla**(부신속질, 부신수질)이다. 이 두 부분은 실제로 발생기원도 다르고 다른 호르몬을 분비하고 다른 조절기전을 가진 기능적으로 다른 2개의 분비샘이다. 부신겉질은 스테로이드호르몬을 분비하고, 부신속질은 교감신경계통의 자극에 의해 **에피네프린**(아드레날린)과 적은 양의 노르에피네프린을 분비한다.

부신속질은 신경절이후교감신경세포에서 온 교감신경절에 의해 조절된다. 부신속질의 세포는 척수의 가슴척수층에서 기원한 신경절이전교감신경세포에 의해 신경지배를 받고, 교감신경 자극에 반응하여 혈액으로 에피네프린을 분비한다. 에피네프린은 신경절이후교감신경 먼쪽에서 분비되는 신경전달물질인 노르에피네프린을 보충하는 역할을 한다.

2) 부교감신경(머리엉치)분지

parasympathetic division(부교감신경분지)은 자율신경계통의 머리엉치분지로 알려져 있다. 왜냐하면, 신경절이전신경세포가 뇌(특히 뇌줄기의 중간뇌, 다리뇌, 숨뇌)와 척수의 S_2~S_4에서 이는 곳을 형성하기 때문이다. 이 신경절이전부교감신경세포들은 분포하는 기관 옆에(혹은 실제로 내부

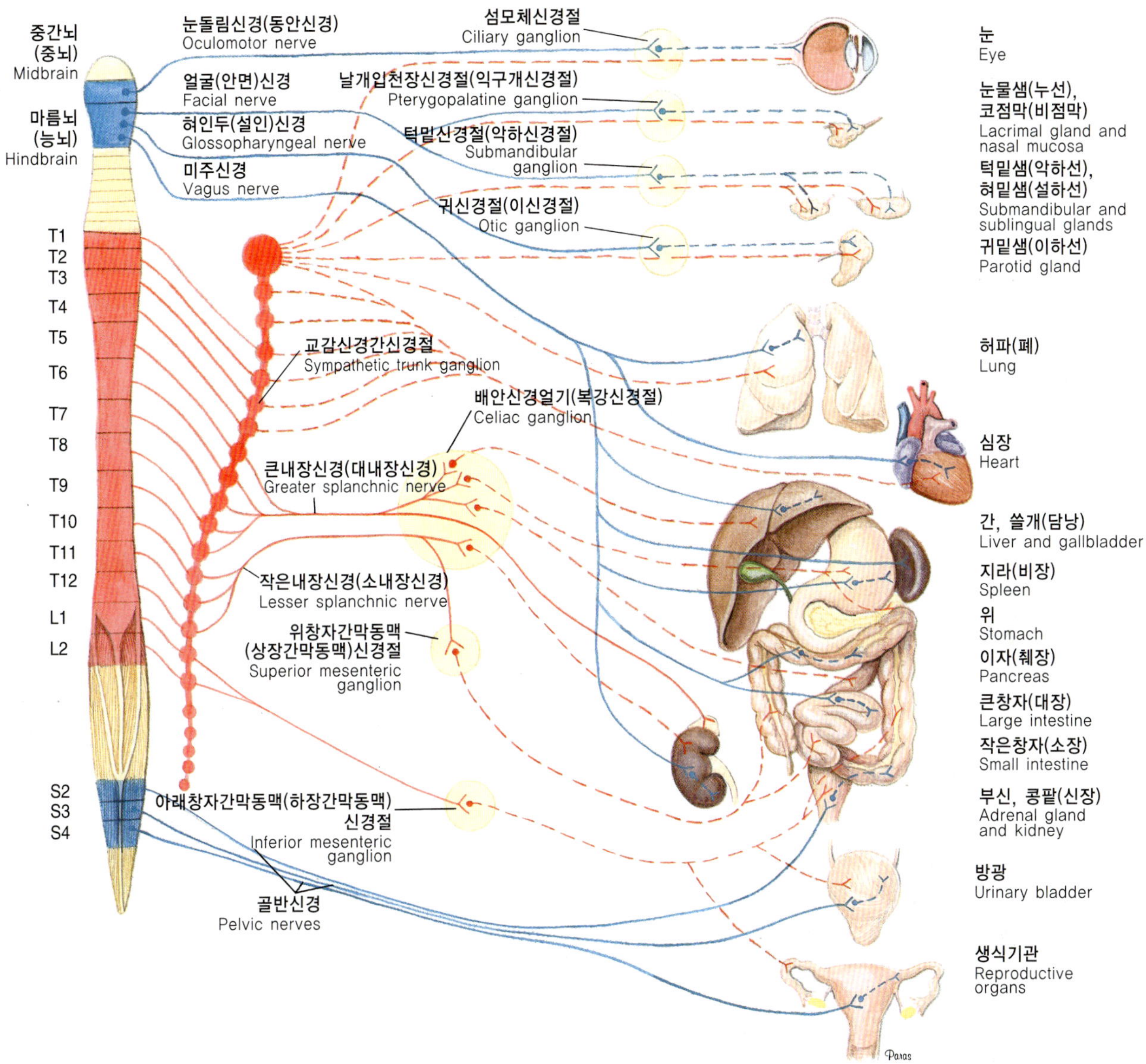

▶ **그림 6-84 자율신경계통.** 교감신경분지는 빨간색이고, 부교감신경절은 파란색이다. 실선은 신경절이전신경세포를, 점선은 신경절이후신경세포를 가리킨다.

에) 위치해 있는 신경절과 연접한다. **terminal ganglia**(종말신경절, 종신경절)라고 하는 부교감신경절은 효과기 세포들과 연접하는 신경절이후신경세포들을 분포시킨다.

표 6-16, 17은 교감신경과 부교감신경분지의 구조를 비교하고 있다. 교감신경세포와는 달리 대부분의 부교감신경세포는 척수신경 내로 지나지 않는다는 것을 숙지해야 한다. 그래서 피부 효과기들(혈관, 땀샘, 털세움근)과 뼈대근육의 혈관은 교감신경의 지배는 받지만 부교감신경의 지배는 받지 않는다.

12쌍의 뇌신경 중 4쌍은 신경절이전부교감신경세포를 포함하고 있다. 눈돌림신경(Ⅲ), 얼굴신경(Ⅶ), 혀인두신경(Ⅸ), 미주신경(Ⅹ)이 그것이다. 처음 3개의 뇌신경 내 부교감신경세포는 머리에 위치한 신경절에서 연접하고 미주신경의 신경세포들은 신체의 많은 부위에 위치한 종말신경절에서 연접한다.

눈돌림신경은 몸운동신경세포와 부교감신경세포로 구성되어 있으며, 중간뇌의 눈돌림신경핵에서 이는곳을 형성한다. 이러한 부교감신경세포들은 **ciliary ganglion**(섬모체신경절, 모양체신경절)에서 연접하며, 섬모체신경절의 신경절이후신경세포들은 홍채의 섬모체근육과 수축근에 신경지배를 한다. 다리뇌(교)에서 이는곳을 형성하는 신경절이전신경세포들은 얼굴신경의 **pterygopalatine ganglion**(날개입천장신경절, 익구개신경절)으로 이동하며, 날개입천장신경절은 신경절이후신경세포를 코점막, 인두, 입천장, 눈물샘으로 보낸다. 얼굴신경의 또 다른 신경세포들은 **submandibular ganglion**(턱밑신경절, 악하신경절)에서 종말하며, 턱밑신경절은 신경절이후신경세포들을 혀밑샘과 턱밑샘으로 보낸다. 혀인두신경의 신경절이전신경세포들은 **otic ganglion**(귀신경절, 이신경절)에서 연접하며, 귀신경절은 귀밑샘의 신경지배를 위해 신경절이후신경세포를 보낸다.

숨뇌의 신경핵은 매우 긴 미주신경으로 신경절이전신경세포를 제공한다. 미주신경은 신체에서 가장 광범위하게 부교감신경지배를 하고 있으며, 한 쌍의 미주신경이 가슴우리를 지나면서 mediastinum(가슴세로칸, 종격) 내의 cardiac plexus(심장신경얼기, 심장신경총)와 pulmonary plexus(허파신경얼기, 폐신경총)를 형성한다. 허파신경얼기의 가지는 허파 안으로 혈관과 기관지를 동반하며 허파신경얼기 아래에서 미주신경의 가지가 융합되어 esophageal plexus(식도신경얼기, 식도신경총)를 이룬다.

식도의 아래쪽에서 미주신경세포가 모여 **anterior vagal trunk**(앞미주신경줄기, 전미주신경간)와 **posterior vagal trunk**(뒤미주신경줄기, 후미주신경간)를 이룬다. 미주신경줄기는 가로막의 esophageal hiatus(식도구멍, 식도열공)를 통해 배안으로 들어간다. 미주신경줄기에서 나온 신경세포는 위의 앞면과 뒷면을 지배한다. 배안 내의 미주신경가지들은 celiac plexus(복강신경얼기, 복강

▶ **표 6-16 자율신경계통의 교감신경(가슴허리)분지**

지배하는 신체 구조	신경절이전신경세포의 척수 이는곳	신경절이후신경세포의 이는곳
눈	C_8, T_1	목신경절
머리와 목	T_1~T_4	목신경절
심장과 허파	T_1~T_5	위가슴신경절
팔	T_2~T_9	아래목신경절, 위가슴신경절
위배창자	T_4~T_9	복강신경절, 위창자간막신경절
부신	T_{10}, T_{11}	부신속질
비뇨계통	T_{12}~L_2	복강신경절, 아래창자간막신경절
다리	T_9~L_2	허리신경절, 위엉치신경절

▶ **표 6-17 자율신경계통의 부교감신경(머리엉치)분지**

신 경	신경절이전신경세포의 기시부	종말신경절의 위치	효과 기관
눈돌림신경	중간뇌(뇌)	섬모체신경절	눈(홍채와 모양체의 민무늬근육)
얼굴신경	다리뇌(뇌)	날개입천장신경절, 혀밑신경절	머리의 눈물샘, 점액샘, 침샘
혀인두신경	숨수(뇌)	귀신경절	귀밑샘
미주신경	숨수(뇌)	기관 내 또는 가까이에 있는 종말신경절	심장, 허파, 위창자관, 간, 이자
엉치신경	S_2~S_4(척수)	기관 가까이에 있는 종말신경절	큰창자의 아래쪽 절반, 방광, 생식기관

▶ 표 6-18 자율신경계통의 교감신경과 부교감신경분지의 구조적 특성의 비교

특 징	교감신경	부교감신경
신경절이전신경세포체의 위치	척수의 가슴·허리분절	중간뇌, 마름뇌, 척수의 엉치분절부위
신경절의 위치	척추주위 신경절과 척추 앞 신경절 사슬	효과기관 내부 또는 가까이에 있는 종말신경절
신경절이후신경세포의 분포	신체 전체	보통 머리와 내장으로 한정된다.
신경절이전신경세포에서 신경절이후신경세포로 자극의 방산	대량 방산(하나의 신경절이전신경세포가 20개의 신경절이후신경세포를 활성화시킨다.)	소량 방산(하나의 신경절이전신경세포가 몇 개의 신경절이후신경세포를 활성화시킨다.)

신경총)와 plexus of abdominal aorta(목대동맥신경얼기, 복대동맥신경총)를 형성하기도 한다.

미주신경의 신경절이전신경세포들은 지배를 받는 기관 내부에 있는 신경절이후신경세포와 연접한다. 그래서 이러한 신경절이전신경세포들은 매우 길며, 심장, 허파, 식도, 위, 이자, 간, 작은창자, 큰창자의 위쪽 절반에 부교감신경을 분포시킨다. 신경절이후부교감신경세포들은 이러한 기관 내의 종말신경절에서 일어나 이들과 같은 기관의 민무늬근육 샘상피를 지배한다.

척수의 엉치부위 신경절이전신경세포들은 큰창자의 아래쪽 절반, 곧창자, 비뇨생식계통에 부교감신경지배를 한다. 미주신경과 같이, 이러한 신경세포들은 효과기관에 존재하는 종말신경절과 연접한다. 그래서 내장기관의 부교감신경은 신경절이전신경세포로 이루어져 있는 반면, 교감신경은 신경절이후신경세포로 이루어져 있다.

자율신경계통의 교감신경분지와 부교감신경분지에 대한 전체적인 그림은 그림 6-84에 나와 있으며, 비교는 표 6-18에 요약되어 있다.

3. 자율신경계통의 기능

자율신경계통의 기능은 호르몬과 함께 체내 환경의 동적 항상성을 유지하는 것을 돕는 것이다. 교감신경분지는 아드레날린성 효과를 통해 신체를 조절하고, 부교감신경분지는 콜린성 효과를 통해 신체의 에너지를 보존한다. 그래서 체내 항상성은 대부분 교감신경과 부교감신경지배의 길항작용과 상호 보충작용에 의존한다.

자율신경계통의 교감신경과 부교감신경의 분지는 서로 다른 경로로 내장기관에 영향을 준다. 교감신경분지의 집단 활성화는 심장박동수의 증가나 혈당 상승, 뼈대근육(내장기관과 피부에서 떨어진)으로의 혈류량 증가와 같은 긴급 상황에서의 즉각적 신체 활성화를 준비한다. 이러한 효과와 또 다른 효과들은 표 6-19에 정리되어 있다. 교감신경분지의 테마는 **fight-or-flight reaction**(알림반응)으로 요약될 수 있다.

부교감신경 자극의 효과는 교감신경 자극의 효과와는 많은 면에서 반대이다. 그러나 부교감신경분지는 보통은 전체적으로 활성화되지 않는다. 분리된 부교감신경의 자극은 심장박동의 서행이나 내장혈관의 확장, 위장관 활동의 증가를 야기할 수 있다. 교감신경과 부교감신경의 활성화에 대한 내장기관의 서로 다른 반응은 이 두 분지의 신경절이후신경세포가 분비하는 신경전달물질이 서로 다르기 때문이다.

▶ 표 6-19 자율신경 자극이 여러 효과기관에 미치는 효과

효과기	교감신경 효과	부교감신경 효과
눈		
홍채(동공확대근)	동공 확장	—
홍채(동공수축근)	—	동공 수축
섬모체근	이완(멀리 보기 위해)	수축(가까이 보기 위해)
분비샘		
눈물샘	—	분비 자극
땀샘	분비 자극	—
침샘	분비 감소; 침이 진해짐	분비 증가; 침이 묽어짐
위	—	분비 자극
창자	—	분비 자극
부신속질	호르몬 분비 자극	—
심장		
박동속도	증가	감소
전도	증가율	감소율
박출력	증가	—
혈관	대부분 수축, 모든 기관에 영향	일부 기관만 확장(음경)
허파		
세기관지	확장	수축
점액샘	분비 억제	분비 자극
위창자관		
운동성	운동 억제	운동 자극
조임근	조임 자극	조임 방해
간	글리코겐 가수분해 자극	—
지방세포	지방 가수분해 자극	—
이자	외분비 억제	외분비 자극
지라	수축 자극	—
방광	근긴장 촉진	수축 자극
털세움근	털이 선다. 닭살	—
자궁	임신 시에는 수축, 비임신 시에는 이완	—
음경	사정	발기(혈관확장으로 인한)

1) 자율신경계통의 신경전달물질

대부분의 신경절이후교감신경세포에서 분비되는 신경전달물질은 **노르에피네프린**(노르아드레날린)이다. 그래서 이 연접에서의 전달을 adrenergic(아드레날린성)이라고 한다. 여기에는 몇 가지 예외가 있는데, 뼈대근육의 혈관에 분포하는 일부 교감신경세포와 땀샘의 교감신경세포는 아세틸콜린을 분비한다(이것을 콜린성이라 한다).

Ach(아세틸콜린)은 모든 신경절이전신경세포(교감신경과 부교감신경 모두)의 신경전달물질이다. 아세틸콜린은 또한 효과기세포와 연접하는 모든 신경절이후교감신경세포의 신경전달물질이다(그림 6-85). 그래서 자율신경절과 신경절이후신경세포의 연접에서의 전달을 cholinergic(콜린성)이라 한다. 다시 말해서, 콜린성 섬유는 축삭말단에서 아세틸콜린을 분비하는 신경세포이다.

2) 아드레날린성 자극에 대한 반응

혈액 내에서의 에피네프린이나 교감신경 말단에서 분비되는 노르에피네프린에 의한 아드레날린성 자극은 흥분성과 억제성 효과 모두를 가진다. 심장과 홍채의 dilator muscle(확대근, 산대근), 많은 혈관의 민무늬근육은 자극에 의해 수축된다. 그러나 기관지와 일부 혈관의 민무늬근육은 아드레날린성 화학물질에 수축을 억제 받아 이러한 구조를 확장시킨다.

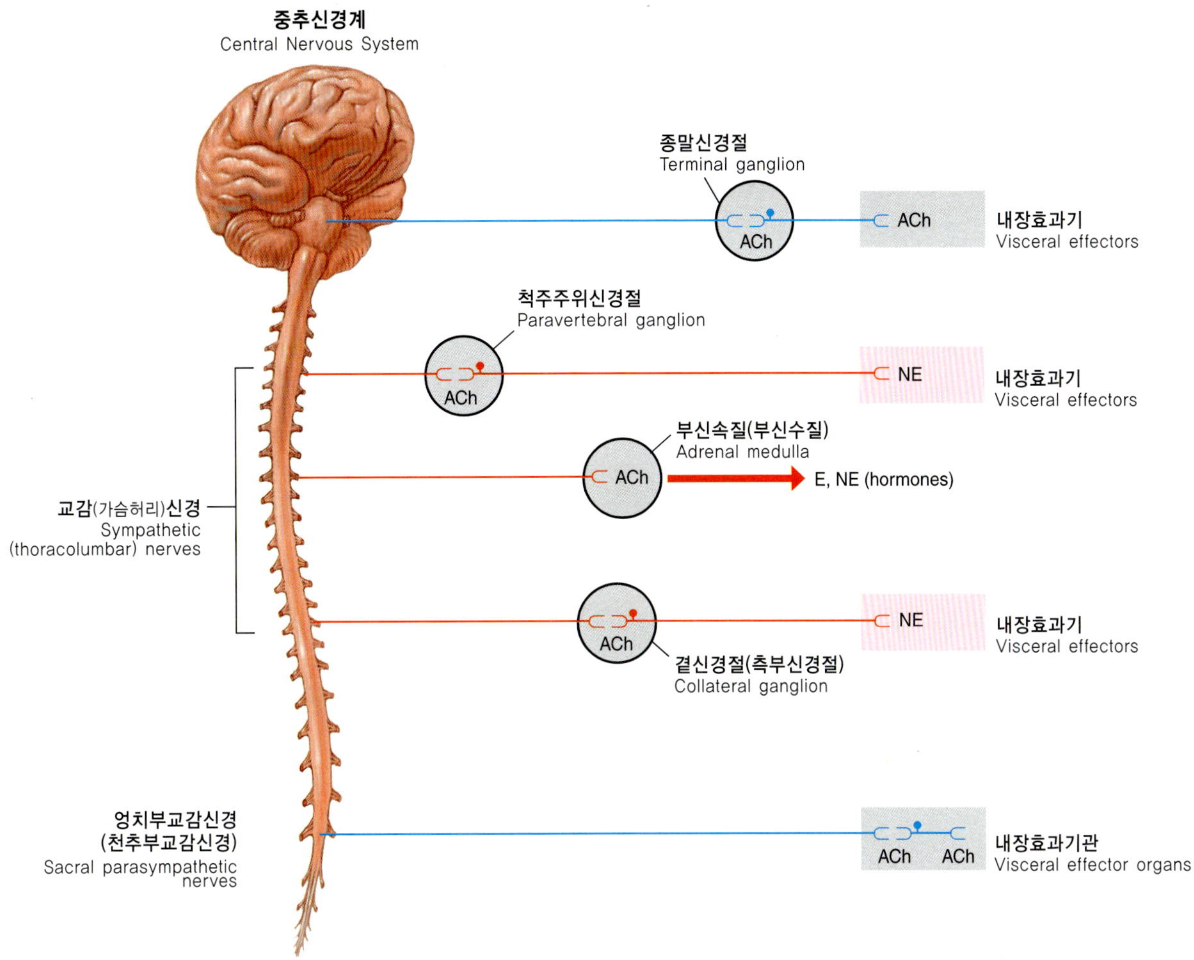

▶ 그림 6-85 자율운동신경계통의 신경전달물질(Ach=아세틸콜린, NE=노르에피네프린, E=에피네프린). Ach을 분비하는 신경을 콜린성이라 한다. NE을 분비하는 신경을 아드레날린성이라 부른다. 부신속질은 에피네프린(85%)과 노르에피네프린(15%) 모두를 혈액 내로 호르몬으로 분비한다.

3) 콜린성 자극에 대한 반응

몸운동신경세포와 신경절이후부교감신경세포, 모든 신경절이전자율신경세포는 콜린성이고 아세틸콜린을 신경전달물질로 사용한다. 몸운동신경세포와 신경절이전자율신경세포의 콜린성 효과는 항상 흥분성이며, 신경절이후부교감신경세포의 콜린성 효과는 보통 흥분성이지만, 주목할 만한 예외가 있다. 예를 들면, 심장에 분포하는 부교감신경세포는 심장박동을 느리게 한다.

특정 버섯에서 추출된 독소인 muscarine(무스카린)이라는 약물은 심장, 민무늬근육, 분비샘 등의 기관에 위치한 아세틸콜린 수용기를 자극함으로써 부교감신경의 콜린성 효과와 유사한 역할을 한다. 그러나 이 약물은 뼈대근육이나 자율신경절의 콜린성 수용기에는 영향을 끼치지 않아서 내장기관의 아세틸콜린 수용기를 **무스카린성**이라고도 한다.

4) 이중신경지배를 받는 기관

많은 기관들은 교감신경세포와 부교감신경세포가 모두 분포하는 이중신경지배를 받는다. 이때에 두 신경의 작용은 서로 대항적이거나 보완적 또는 협동적이다.

(1) 대항작용

심장의 sinoatrial node(굴심방결절, 동방결절)에 대한 교감신경과 부교감신경지배의 효과는 이 두 시스템의 대항작용을 보여주는 가장 좋은 예이다. 굴심방결절에는 교감신경세포와 부교감신경세포가 모두 분포하는데 교감신경세포의 아드레날린성 자극은 심장박동을 증가시키는 반면, 부교감신경세포의 콜린성 자극은 굴심방결절을 억제하여 심장박동을 감소시킨다. 대항작용은 위창자관에서도 볼 수 있는데, 교감신경은 장의 운동과 분비를 억제하고 부교감신경은 자극한다.

교감신경과 부교감신경 자극이 동공의 직경에 영향을 미치는 것은 몸운동신경세포에 의해 굽힘근과 폄근을 상호 지배하는 것과 유사하기 때문이다. 교감신경 말단을 통해서 자극된 동공확대근

▶ 그림 6-86 눈의 홍채 내의 민무늬근육 조직의 교감신경과 부교감신경의 상반되는 신경분포. 교감신경을 통한 자극은 동공확대근을 수축시키고 이는 동공의 크기를 확장(확대)시킨다. 부교감신경을 통한 자극은 수축근을 수축시키고 이는 동공의 크기를 축소(감소)시킨다.

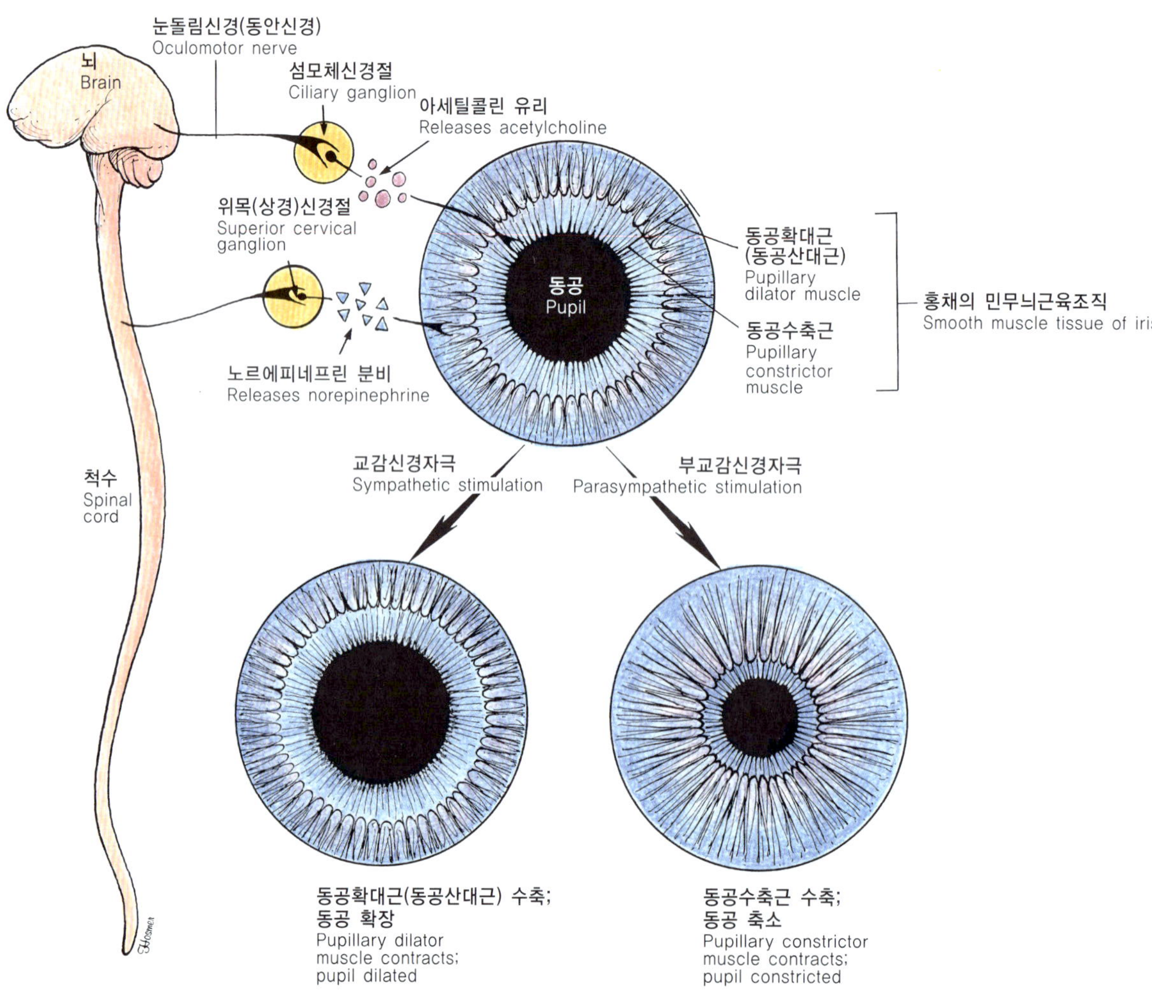

은 수축되어 동공확대를 초래한다. 부교감신경 말단이 지배하는 동공수축근의 수축은 동공의 수축을 야기한다(그림 6-86).

(2) 보충작용

침샘분비에 대한 교감신경과 부교감신경 자극의 효과는 상호 보완적이다. 묽은 침의 분비는 부교감신경을 통해서 자극되고, 또한 위창자관 내의 다른 외분비샘의 분비를 자극한다. 교감신경을 통한 자극은 위창자관 전체의 혈관수축을 자극한다. 그 결과 침샘으로의 혈액공급이 감소되어 침이 진해지고 더 점성이 있게 변한다.

(3) 협동작용

비뇨생식계통에 대한 교감신경과 부교감신경 자극의 효과는 협동적이다. 예를 들면, 음경의 발기는 부교감신경을 통한 활동전위로부터 유발된 혈관확장 때문이고, 사정은 교감신경을 통한 활동전위에 의한 것이다. 비록 방광의 수축은 근원성(신경자극의 독립성)이고, 부분적으로는 부교감신경을 통한 활동전위에 자극받는다. 이러한 micturition, urination(배뇨)은 욕구와 반사 모두 교감신경을 통한 활동전위에 의해 강화되며, 교감신경은 방광근육의 긴장도를 증가시킨다. 강한 교감신경 활성을 동반한 감정의 상태는 평소에는 이러한 반사를 야기하기에 방광의 부피가 너무 낮을 때에도 배뇨반사를 일으킨다.

4. 대뇌중추에서의 자율신경계통 조절

내장기능은 대부분 자율신경반사에 의해 조절된다. 대부분의 자율신경반사에서 감각의 입력은 대뇌중추로 바로 전달되며, 차례로 신경절이전자율신경세포의 내림경로의 작용을 조절한다. 자율신경의 활동을 직접적으로 조절하는 신경중추는 감각입력에 의한 것과 같이 대뇌중추의 영향을 받는다.

1) 숨 뇌

뇌줄기의 **medulla oblongata**(숨뇌, 연수)는 자율신경계통의 활동을 가장 직접적으로 조절하는 부분이다. 대부분의 자율적 반응은 숨뇌의 직접적 자극에 의해 일어날 수 있으며, 숨뇌에는 순환, 호흡, 배뇨, 생식, 소화계통의 조절중추가 존재한다. 이러한 중추로의 감각 입력은 대부분 미주신경의 감각신경세포를 통해 들어온다. 반사의 결과는 표 6-20에 나와 있다.

2) 시상하부

뇌하수체의 바로 위에 위치하는 **hypothalamus**(시상하부)는 자율신경계통의 총괄적 조절과 중추 통합을 담당한다(그림 6-87). 뇌줄기와 뇌하수체뒤엽으로 가는 운동섬유에 의해, 또 뇌하수체앞

▶ 표 6-20 숨뇌의 핵과 말초수용기를 포함하는 일부 미주신경반사

기 관	수용기	반사효과
허파	신장수용기	더 이상의 흡기 차단; 심장박동 증가와 혈관확장
	Type J 수용기	허파울혈로 자극받아 호흡곤란과 심장박동과 혈압저하반사를 일으킨다.
대동맥	화학수용기	CO_2의 증가와 O_2의 감소에 자극받아 호흡률 증가, 심장박동 증가, 혈관수축을 일으킨다.
대동맥(cont.)	압력수용기	혈압증가에 자극받아 심장박동 감소반사를 일으킨다.
심장	심방 신장수용기	항이뇨호르몬의 분비로 배뇨를 감소시킨다.
	심실 신장수용기	심장박동 감소와 혈관확장반사를 일으킨다.
위장관	신장수용기	포만감, 불쾌감, 통증을 느낀다.

엽을 조절하는 호르몬에 의해 시상하부는 다양한 움직임 동안에 몸신경, 자율신경, 내분비반응을 조직화할 수 있다.

시상하부의 각기 다른 부위를 실험적으로 자극하면 공격, 성적 행동, 식사, 포만감 등의 특징적인 자율적 반응을 일으킬 수 있다. 예를 들어, 시상하부 바깥쪽을 지속적으로 자극하면 동물은 계속 음식을 먹게 되고 곧 비만이 된다. 반면에 시상하부의 안쪽을 자극하면 먹는 것을 거부하게 된다. 다른 부위에는 삼투압수용기가 있어 갈증을 느끼게 하고 뇌하수체뒤엽에서 ADH(항이뇨호르

▶ 그림 6-87 뇌하수체와 시상하부. (a) 사이뇌에 위치한 뇌하수체와 시상하부의 위치. (b) 시상하부의 확대 모식도를 통해 시상하부핵과 뇌하수체앞엽과 뒤엽을 볼 수 있다.

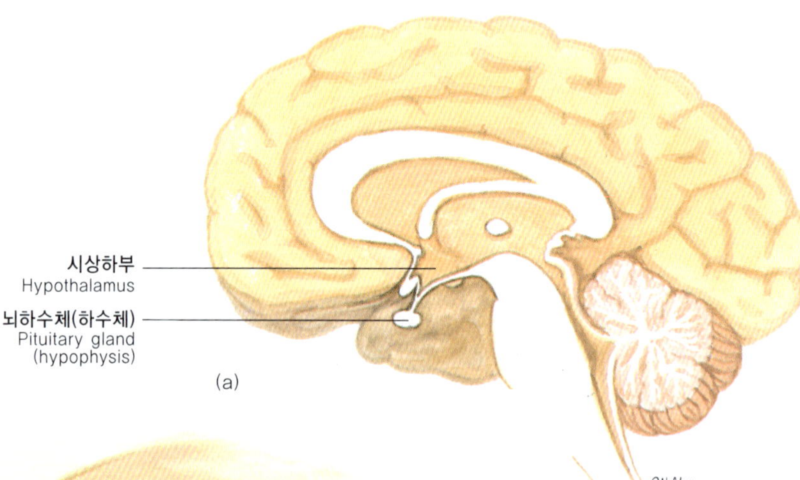

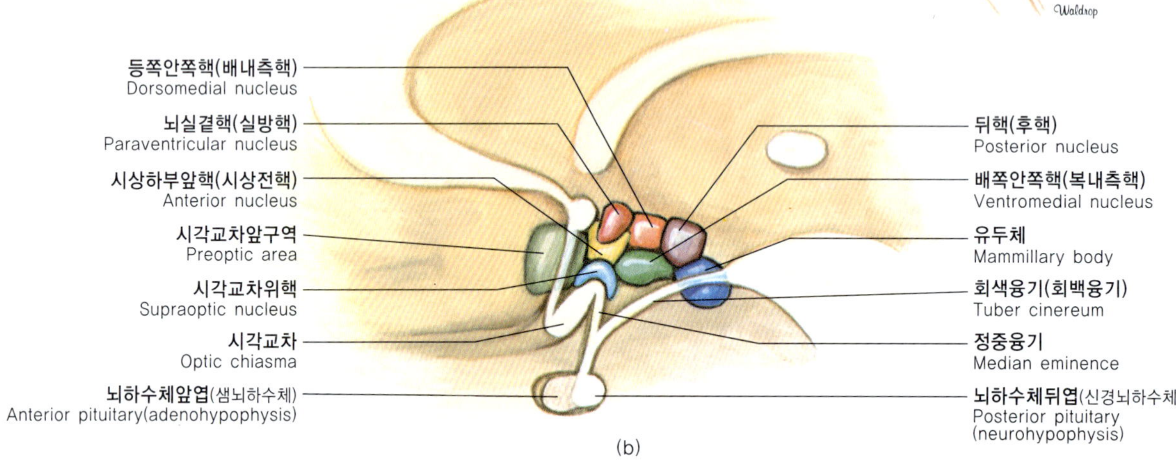

몬)를 분비하게 한다.

시상하부에는 또한 신체의 자동온도조절 장치가 있어서 preoptic-hypothalamus(앞시상하부)에 실험적으로 온도를 낮추면 오한(몸반응), 비오한 열생산(교감신경반응)을 일으키고 온도를 높이면 과호흡(몸운동신경에 의해 자극)과 혈관확장, 침분비, 땀분비(자율신경에 의해 자극)가 일어난다.

숨뇌에 의한 교감신경과 부교감신경반사의 조화는 시상하부에 의한 몸신경반응과 내분비반응의 조절과 함께 통합되어 나타난다. 시상하부의 작용은 대뇌중추에 의해 차례로 영향을 받는다.

3) 둘레계통, 소뇌, 대뇌

limbic system(둘레계통, 변연계)은 섬유로와 신경핵의 집단으로 뇌줄기 주위에 limbus(고리, 테두리)를 형성한다. 변연계는 대뇌겉질의 띠이랑, 시상하부, 뇌활, 섬유로, hippocampus(해마), 편도핵을 포함한다(그림 6-88). 척추 진화의 초기단계부터 파생되어 나온 이러한 구조들은 후각 정보가 중추에 전달되는데 중요한 역할을 하기 때문에 한때 rhinencephalon(후각뇌) 또는 'smell brain' 이라고 불렸다.

영장류에서는 이러한 구조가 분노, 공포, 성욕, 공복감, 단기 기억과 같은 원초적 감정을 조절하는 기능을 포함하는 자율신경계통 중추가 된다. 시상하부와 둘레계통의 그 외 부분 사이의 복잡한 회로는 홍조, 창백함, 실신을 포함한 감정에 따르는 내장반응에 관여한다.

실험적, 임상적 관찰에서 자율신경과 서로 연관된 멀미(오심, 땀분비, 심장혈관계 변화)가 소뇌의 운동경로를 자르면 제거된다는 것을 알 수 있었다. 이것은 소뇌에서 숨뇌로 가는 자극이 자율신경계통의 작용에 영향을 준다는 것을 확실하게 알려준다. 더구나, 대뇌겉질의 이마엽과 관자엽은 감정과 성격이 연관된 하위 뇌 영역에 영향을 끼친다.

▶ 그림 6-88 **둘레계통과 둘레계통의 구조를 연결하는 경로.** 대뇌 왼쪽 관자엽이 제거된 상태.

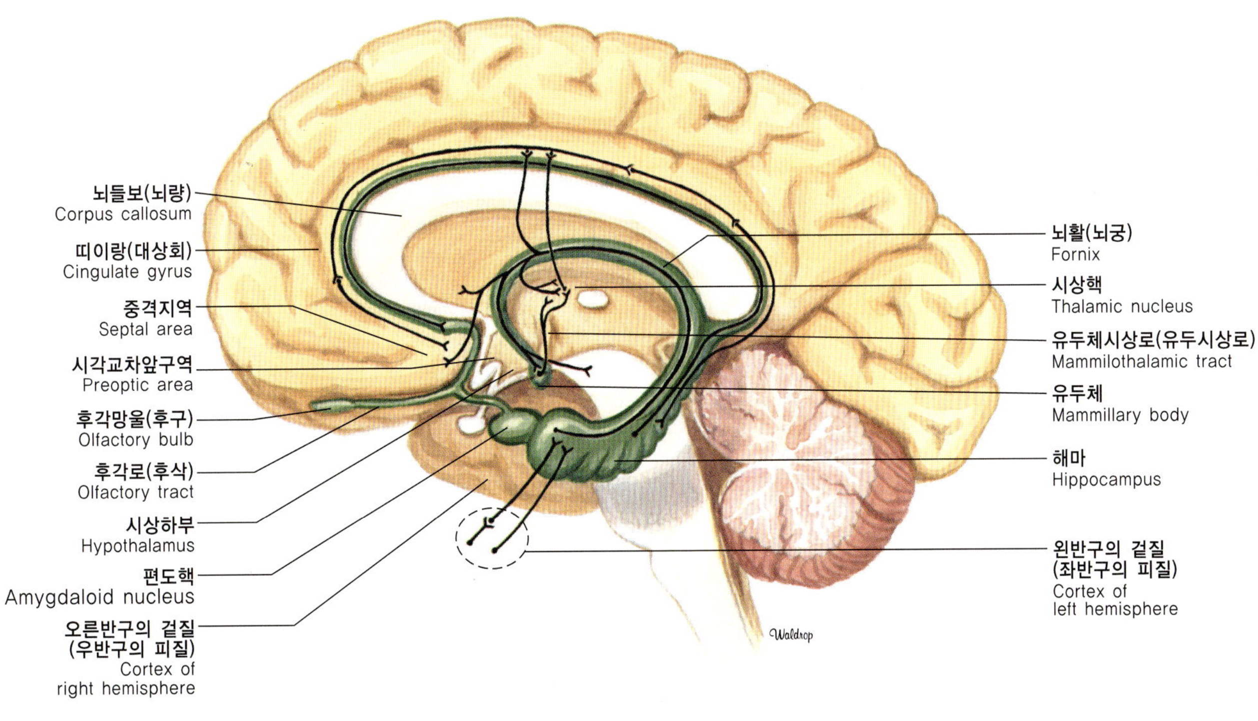

제 7 장
감각기관
Sensory Organs

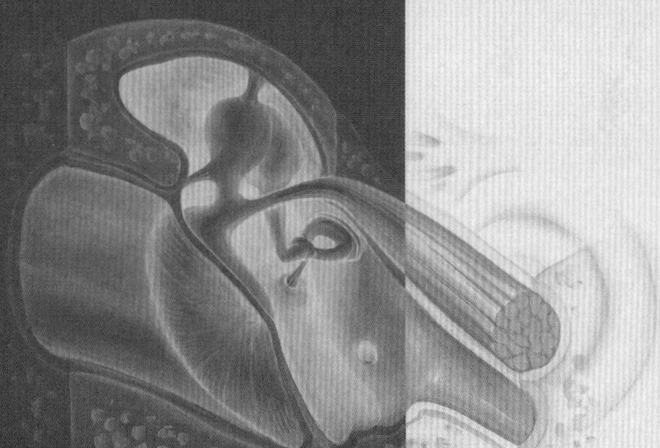

CHAPTER 7

학습목표

1. 감각을 지각하기 위해 필요한 9가지 조건들을 설명할 수 있다.
2. 3가지 기본적인 수용체의 종류를 묘사하고 각각에 대한 예를 들 수 있다.
3. 촉각과 압력수용체의 구조, 기능, 위치를 설명할 수 있다.
4. 연관 통증과 환상통을 설명하고, 각각의 예를 들 수 있다.
5. 후각 지각이 전달되는 경로를 설명할 수 있다.
6. 혀의 papillae(유두) 3종류를 나열하고 어떤 방법으로 미각을 느끼는지 설명할 수 있다.
7. 눈의 부속 구조물과 안구의 구조를 설명할 수 있다.
8. 청각에 관련된 귀의 구조를 나열하고 그들의 위치와 기능을 설명할 수 있다.
9. 평행유지의 작용기전을 설명할 수 있다.

1. 감각계통의 개요

신경계통에서 고도로 전문화된 부분인 감각기관은 특정 자극에 반응하고 그 신경자극을 뇌로 전달하는 감각신경을 내포하고 있다.

sensory organs(감각기관)는 신체의 내부와 외부 환경의 변화에 반응하고 신경자극을 뇌로 전송하는 신경계통의 확장기관이다. 이러한 환경에 대한 인식은 감각기관을 통해서 이루어지므로 감각기관은 "뇌의 창"이라고 불린다. 감각이 뇌로 전달되고 이에 따른 신체의 반응이 나타나기 전에 일어나는 일은 자극의 수용이다. 즐거움을 느끼기 위해 우리는 감각기관에 의존할 뿐만 아니라 또한 감각기관은 우리가 살 수 있도록 해준다. 예를 들어 감각기관에 의해 경고음을 듣거나 위험을 볼 수 있고, 유독한 물질을 피할 수 있으며, 고통 · 배고픔 · 목마름 등을 느낄 수 있다. **감각**이란 신경의 자극이 뇌로 전해질 때 생기는 몸의 상태에 대한 지각이나 느낌이다. 감각에 대한 뇌의 해석은 **지각**이라고 불리며 우리는 뇌로 인해 보고, 듣고, 맛보고, 냄새를 맡는다. 감각을 지각하기 위해서는 다음의 조건이 필요하다.

- 신경계통의 반응이 일어날 수 있을 만큼 충분한 자극이 있어야 한다.
- 수용체의 자극을 신경의 자극으로 전환해야 한다. 수용체의 역할은 말초의 감각신경섬유의 가지돌기가 분화된 것이거나 수용체와 연결된 수용세포이다.
- 신경자극의 유도는 수용체에서 뇌로 이어지는 신경로를 따라 일어나야 한다.
- 신경자극이 지각으로 해석되는 것은 지각의 종류에 따른 뇌의 특정한 부분에서 일어나야 한다.

뇌의 대뇌겉질에 도달하는 신경자극만이 의식으로 해석된다. 만약 신경자극이 척수나 뇌줄기에서 끝나게 된다면, 의식적인 지각 없이 반사적 운동이 일어나게 될 것이다. 대뇌겉질에 도달하는 신경자극은 감각중추를 통해 올라가게 된다. 신경세포체가 모여 있는 nuclei(신경핵)는 중추신경계통의 감각경로가 연접을 이루는 부분이다. 감각자극이 대뇌겉질에 도달하기 전에 지나가는 신경핵은 spinal cord(척수), medulla oblongata(숨뇌, 연수), pons(다리뇌, 뇌교)와 thalamus(시상) 등에 위치한다.

여러 연구를 통해 감각은 좁은 범위의 에너지만 지각하는 에너지 필터로서의 역할을 한다는 것이 밝혀졌다. 예를 들어, 시각은 가시광선의 파장만 볼 수 있게 제한되어 있다. 가시광선과 에너지는 같지만 파장이 다른 광선들(X선, 전파, 자외선, 적외선)은 안구의 감각수용체를 정상적으로 흥분시킬 수 없다. 이처럼 우리의 지각은 우리가 환경과 효율적으로 상호작용하게 해 주는 데 큰 역할을 다하고 있다.

2. 감각의 분류

감각은 수용체나 신경경로의 구성에 따라 일반적이거나 특수한 것으로 분류된다. 또한 수용체의 위치에 따라 신체적인 것과 내부적인 것으로 나뉜다.

구조적으로 피부의 감각수용체는 통증이나 온도를 느끼는 부위에서는 자유롭게 존재하며, 압력에 반응하는 부위에서는 신경세포가 아닌 다른 구조물에 의해 싸여 있는 가지돌기로 구성된다(표 7-1). 그 밖의 다른 수용체는 감각가지돌기에 시냅스를 이루는 상피세포로 되어 있다. 이러한 종류의 예로는 혀의 taste buds(맛봉오리, 미뢰), 눈의 photoreceptors(시각수용기), 속귀의 hair cells(청각세포) 등이 있다.

우리는 보통 5가지의 감각이 있다고 생각하지만, 사실은 더 많은 감각들이 존재하는데 수용체와 신경경로에 따라 일반 또는 특수감각으로 분류할 수 있다. **general senses**(일반감각)는 몸 전체에 널리 분포되어 있고 구조적으로 단순하다. 촉각과 압력과 온도, 통증에 대한 감각이 여기에 속한다. **special senses**(특수감각)는 복잡한 수용체 기관에 분포하고 광범위한 신경경로를 통해 뇌로 전달된다. 미각, 후각, 시각, 청각, 평형감각이 그것이다.

또한 감각은 수용체의 위치에 따라 **somatic sense**(신체감각)와 **visceral sense**(내장감각)로 나눌 수 있다. 신체감각은 감각의 수용체가 신체의 벽부분에 존재하는 것이고, 그 예로는 피부수용체와 근육, 힘줄, 관절에 있는 수용체 등이 있다. 내장의 감각은 말 그대로 수용체가 내부 장기에 존재하는 것을 말한다. 이 2가지 분류방법은 감각을 설명하는 데 쓰인다. 예를 들어, 청각은 특수 신체적 감각이라 말할 수 있으며 위장의 통증은 일반적 내부 감각이라 할 수 있겠다.

또한 exteroceptors(외부수용기), visceroceptors(내부수용기) 그리고 proprioceptors(자기수용기)라는 용어는 감각수용체의 위치와 그들이 반응하는 자극의 종류에 따라 나눈 것이다.

1) 외부수용기

exteroceptors(외부수용기)는 외부로부터의 자극에 반응하며 신체의 표면 근처에 위치한다. 그 예는 다음과 같다.

- 망막에 있는 막대세포와 원뿔세포—광학적 수용기
- 속귀의 코르티기관에 있는 털세포—기계적 수용기
- 코안의 상피에 있는 후각수용기—화학적 수용기
- 혀의 미각수용기—화학적 수용기

▶ 표 7-1 피부의 수용체

종류	위치	기능
Meissner' s copuscle(촉각소체)	진피의 유두조직, 피부의 털이 없는 부분	피부에서 가벼운 움직임 감지
자유신경종말(촉각, 온도, 통증수용기)	표피의 깊은층	촉각, 압력, 온도변화, 조직손상 감지
털의 뿌리부분(촉각수용기)	털주머니를 둘러싸고 있음	털의 움직임 감지
층판소체(기계적 수용기)	하피, 활액 분비막, 근육다발막, 특정 내장 장기	깊은 압력과 고주파 진동
루피니기관(기계적 수용체)	진피의 겉층	깊은 압력과 스트레칭
크라우제망울(기계적 수용체)	진피, 입술, 입, 눈의 결막	가벼운 압력과 저주파 진동

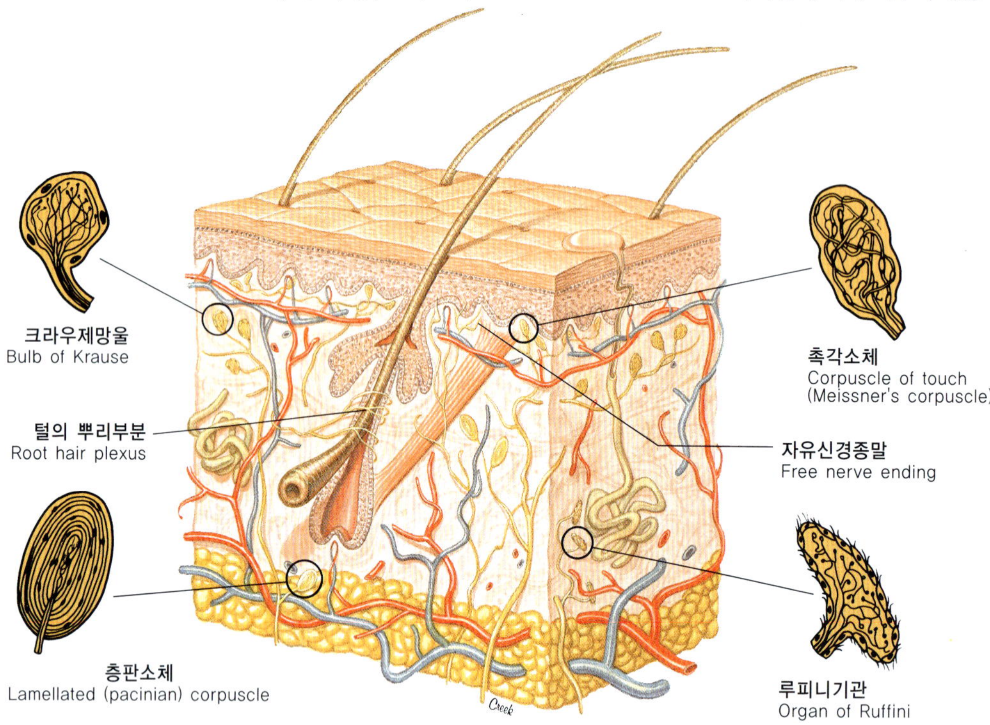

- 진피에 있는 피부수용기—촉각(촉각수용기), 압력(기계적 수용기), 온도(온도수용기), 통증(통증수용기)

특별히 통증 수용체는 손상된 조직의 세포로부터 방출된 화학물질이 자극의 원인이 되므로 화학적 수용기이다. 비록 특수한 통증수용체가 있기는 하지만 과도한 자극이 가해지면 거의 모든 종류의 수용체가 통증으로 인식될 신호를 보낸다. 통증수용체는 신체의 전반에 걸쳐 분포하지만 피부에 있는 것만이 외부수용기로 분류된다.

2) 내부수용기

visceroceptors(내부수용기)는 내부의 장기로부터 배고픔, 통증, 목마름, 메스꺼움, 피곤함 등의 감각을 만들어 내는 감각신경세포이다. 순환계통에는 혈압의 변화에 민감한 특수 내부수용기가 있으며 이는 **baroreceptors**(압수용기)라 부른다.

3) 고유감각기

proprioceptors(고유감각기)는 신체의 위치, 평형 그리고 움직임의 정보를 느끼는 감각신경세포이다. 이러한 일은 속귀, 관절 주위 그리고 힘줄과 근육 사이에 존재하는 수용기 사이에 존재한다.

또한 수용기는 감각에 대한 신체의 적응 정도에 따라 분류할 수 있다. 어떤 수용체는 자극이 가해지면 단숨에 반응하고, 자극이 지속되면 반응 정도가 빠르게 감소한다. 이러한 반응 패턴을 보이는 수용체를 **phasic receptors**(위상수용체)라고 한다. 이와는 반대로 자극이 계속되는 한 상대적으로 지속적인 반응을 보이는 수용체를 **tonic receptors**(긴장수용체)라고 한다.

3. 신체 감각

신체의 감각은 피부와 고유감각기에서 느낄 수 있다. 신체 감각의 인식은 자극을 받는 부위에 있는 수용체의 밀도와 감각의 강도에 따라 결정된다.

피부와 자기수용체에서 감각을 느끼는 일이 일어난다. 피부의 감각은 촉각, 간지럼, 압력, 차가움, 뜨거움, 통증 등을 느끼는 데에 쓰이며, 속귀, 관절, 힘줄, 근육 등에 존재하는 자기수용체는 신체의 위치, 균형, 움직임에 대한 정보를 전달한다.

1) 촉각과 압력수용체

촉각과 **압력수용체**는 자신이 속해 있는 조직을 손상시키거나 변형시키려는 화학적 힘에 민감하게 반응한다. 촉각수용체는 섬세하거나 가벼운 촉각에 반응하고, 대부분의 진피와 피부밑조직에 위치한다. 압력수용체는 압력, 진동, 스트레칭에 반응하고, 주로 피부밑조직과 관절의 힘줄, 인대에 분포한다. 촉각과 압력수용체는 표 7-1에 요약되어 있다.

(1) 촉각소체

corpuscles of touch(촉각소체; Meissner' s body)는 2~3개의 신경섬유의 가지돌기종말 덩어리로 connective tissue sheaths(결합조직집, 결합조직초)에 의해 싸여진 달걀 모양의 수용체이다. 그 소체는 눈꺼풀, 입술, 혀 끝, 손가락 끝, 손바닥, 발바닥, 젖꼭지, 바깥생식기 같은 털이 없는 부분에 많이 존재한다. 촉각의 소체는 개체의 운동에 특히 민감하고 피부와 거의 접촉하지 않는 진피의 유두층에 걸쳐 존재하며 살짝 피부를 스치는 움직임에 특히 민감하다. 이들 수용체가 자극됨으로써 섬세하고 가벼운 촉각이 느껴지는 것이다.

(2) 자유신경종말

free nerve endings(자유신경종말)는 변형이 가장 적은 표면의 가장 가쪽에 있는 촉각수용체이다. 이 수용체는 표피의 깊은층까지 뻗어서 상피세포 사이에서 마디로 끝난다. 자유신경종말은 주로 통증, 온도에 반응하지만 촉각과 압력도 느낀다. 예를 들어 걸친 옷에서 느끼는 촉각과 압력 일부를 느낀다. 또한 자유신경종말은 간지럼, 가려움에 특히 민감하다.

(3) 털의 뿌리부분

root hair plexuses(털의 뿌리부분)는 자유신경종말의 특수한 형태이다. 이들은 털 주위를 둘러싸고 있으며 털의 움직임에 반응한다.

(4) 층판소체

lamellated corpuscles(층판소체)는 여러 감각신경섬유의 가지돌기종말이 결합조직층에 둘러싸인 큰 양파 모양의 수용체이다. 이들은 뼈대근육조직의 근육다발막이나 특정 내장에 윤활관절의 윤활막에 주로 분포한다. 층판소체는 손바닥과 손가락의 피부, 발바닥, 바깥생식기, 가슴에 많이 분포한다. 그것들은 강한 압력, 일반적으로 지속적인 강한 압력에 반응한다. 또한 그것들은 조직과 장기의 깊은 진동을 감지한다.

(5) 루피니기관

organs of Ruffini(루피니기관)는 진피의 깊은층과 피부밑조직에서 발견되는 sheath(집, 초)로 둘러싸인 신경말단으로, 깊고 지속적인 압력과 신장력에 반응한다. 그것들은 또한 관절주머니에 존재하고 관절의 움직임을 감지한다.

(6) 크라우제망울

bulbs of Krause(크라우제망울)는 촉각소체의 변종으로 생각된다. 그것들은 점액층에 많이 분포하므로 점막피부소체라고도 불린다. 과거에는 루피니기관과 크라우제망울은 둘 다 온도수용기로 여겨져 왔다. 루피니기관은 뜨거움을 수용하고 크라우제망울은 차가움을 수용한다. 그러나 사실은 둘 다 기계적 수용체이다. 크라우제망울은 약한 압력과 진동에 반응한다.

2) 뜨거움, 차가움, 통각의 수용체

뜨거움과 **차가움** 그리고 **통증의 수용체**는 자유신경종말이다. 수백만 개의 자유신경종말들은 피부와 내부 조직에 분포해 있다. 차가움에 대한 감각을 담당하는 자유신경종말은 피부의 표면에 더 가까이 있으며 뜨거움을 담당하는 것보다 그 숫자도 10~15배 더 많다.

통증의 수용체는 조직의 손상에 반응하고 어떤 종류의 자극에도 활성화된다. **통증수용체**는 대부분의 내장에서 거의 존재하지 않으며, 신경조직과 뇌에는 아예 존재하지 않는다. 비록 자유신경종말이 조직의 손상에 반응하도록 분화되었지만, 자극이 매우 강하면 모든 피부의 수용체가 통증신호를 보낸다. 통증의 수용체는 명백한 방어의 역할을 한다. 피부의 다른 수용체와는 달리 자유신경종말은 자극에 대한 순응이 거의 일어나지 않는다. 따라서 통증이 따르는 자극이 존재하는 한 통증신호는 계속 중추신경계통으로 보내진다. 통증의 수용체는 특히 화학적인 자극에 민감하다. 근육경련, 근육 피로 또는 장기의 혈액공급 부족 등도 통증을 유발할 수 있다. 통증의 신호는 감각신경세포를 통해 척수로 전달된다. 그 후 통증의 감각은 가쪽 척수시상로를 따라 시상으로 전달되고 거기서 대뇌겉질의 몸(체성)감각영역으로 전달된다. 비록 통증의 지각은 시상에서 일어나지만, 통증의 종류나 강도에 대한 해석은 대뇌겉질의 특정한 부분에서 일어난다.

통증에 대한 감각은 임상적으로 **somatic pain**(신체적 통증)과 **visceral pain**(내장적 통증)으로 나눌 수 있다. 피부에 있는 통증수용체로부터의 자극은 신체 표면의 통증을 유발시킨다. 근육뼈대, 관절 그리고 인대에 있는 수용체로부터의 자극은 신체 깊은 곳의 통증을 유발시킨다.

내부 장기의 수용체가 자극되면 내부 장기의 통증을 느끼게 된다. 정밀한 신경경로를 통해서 뇌는 자극의 부위를 인식하여 감지되는 통증을 다시 그 부위와 연관시키는 것이다. 그러나 어떤 장기에서의 통증이 그 장기로부터 오는 것으로 인식되지 않고 다른 신체의 표면 부위로부터 오는 것으로 인식되기도 한다. 이런 현상은 **referred pain**(연관통증)이라고 알려져 있다(그림 7-1).

연관통에 대한 감각은 모든 사람에게 일관되므로 임상적으로 장기의 장애를 진단하는 데 중요하

▶ 그림 7-1 **연관통증.** 연관통증에서는 통증이 피부에 있는 것처럼 느껴지지만 사실 그 근원은 내부 장기에 있다.

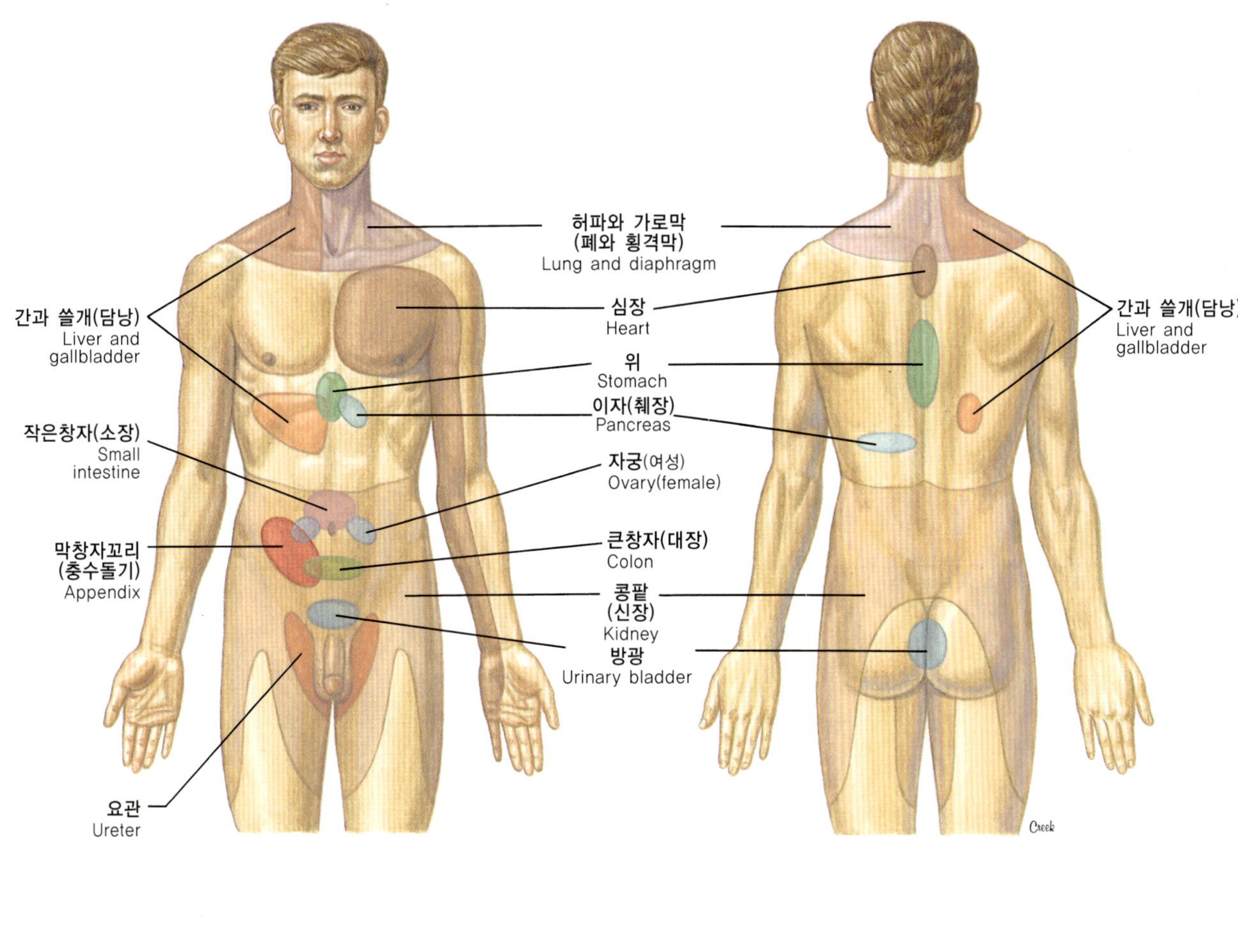

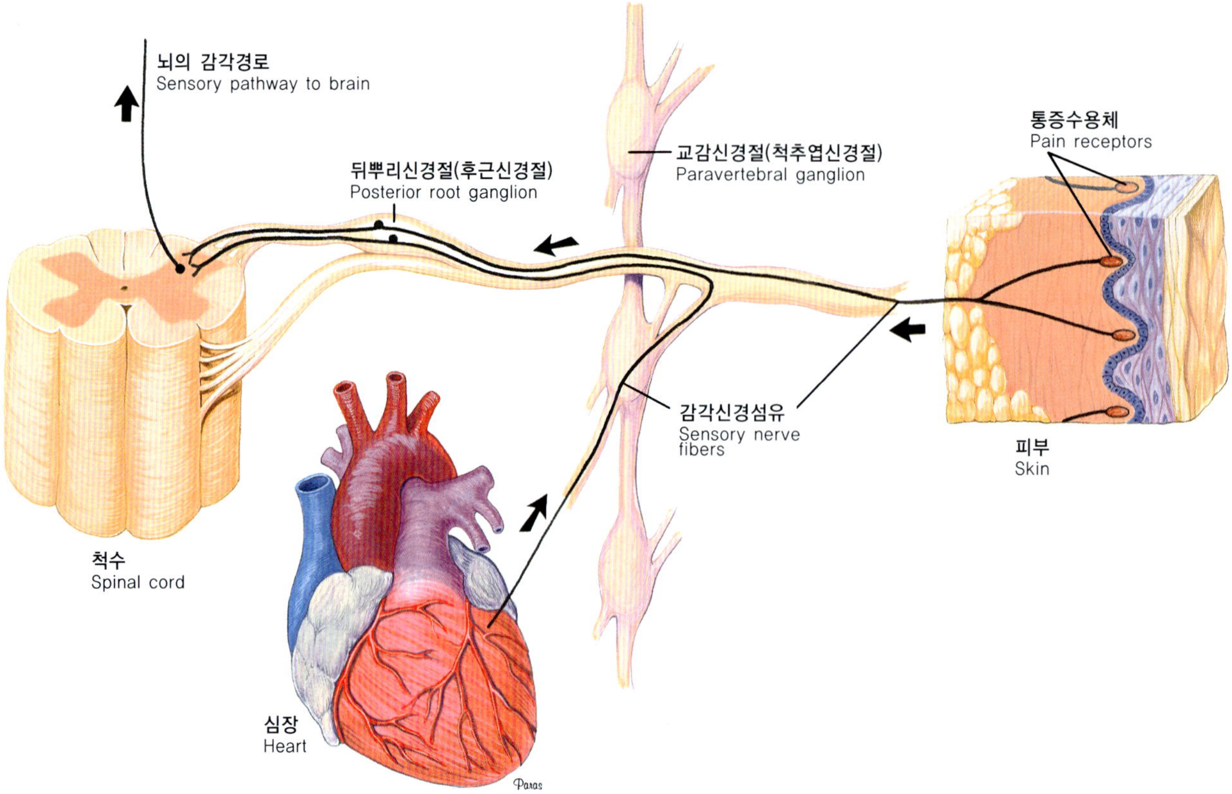

▶ 그림 7-2 **연관통.** 심장의 심장 근육층에서 일어난 통증은 왼쪽 팔에서 일어나는 것으로 인식될 수 있다. 그 이유는 이 두 부분에서 일어나는 자극은 같은 신경경로를 통해 뇌로 전달되기 때문이다.

다. 예를 들어, 심장마비의 통증이 심장을 덮는 피부밑과 왼쪽 팔의 몸쪽 면에서 느껴질 수 있다. 위궤양은 위쪽 몸통의 중심부에 통증이 인식되기도 한다. 간과 쓸개의 이상에 의한 통증은 내장에서 느껴지기도 하지만 오른쪽 어깨와 목으로부터 오는 연관통으로 느껴질 수 있다.

연관통에 대해 완전히 이해할 수는 없지만 척수전도로의 발생과 연관이 있는 것으로 생각된다. 그곳에는 피부 쪽과 내장 쪽에서 오는 신호가 같은 신경경로를 이용하는 것으로 생각된다(그림 7-2). 결과적으로, 이러한 신경경로로 전달되는 신호들은 내장에서부터가 아닌 체표로부터 오는 것이라고 잘못 인식될 수 있다.

phantom pain(환상통)은 종종 절단수술을 받은 사람이 절단된 부분이 아직도 있는 것처럼 그 부분에서 통증을 계속 느끼는 현상이다. 절단수술 후, 잘린 신경은 아물게 되고 팔다리에 남아 있는 부분인 것처럼 기능을 한다. 이 신경세포를 통해 통증으로 감지되는 신호가 정기적으로 보내지는 이유는 아직 밝혀지지 않았으나 뇌에서 감지되는 통증은 절단된 부위에서 오는 것처럼 인지된다.

3) 고유감각수용기

proprioceptors(고유감각수용기)는 신체의 수축과 이완의 변화에 반응하여 신체의 움직임을 뇌에 전달한다. 고유감각수용기의 정보는 근육수축의 강도와 타이밍을 조절해서 여러 근육이 작용하는 움직임을 조절하는 데 쓰인다. 고유감각수용기에서 일어난 신호는 운동감각으로 의식의 단계에 도달하여 각 신체 부위의 위치를 파악한다. 어두운 곳에서 옷을 입거나 걸을 때처럼 시각 없이도 팔다리의 위치와 움직임을 파악할 수 있는 것은 바로 **운동감각**에 의해서이다. 청각과 더불어 운동감각은 맹인에게서 고도로 발달해 있다.

빠른 속도의 전달은 운동감각의 중요한 특징이다. 왜냐하면, 다양한 신체 부위로의 신속한 피드백은 빠르고 부드러운 신체 운동에 필수적이기 때문이다.

고유감각수용기는 윤활관절 속, 뼈대근육 속, 힘줄과 근육 사이 그리고 속귀 안에 존재한다. 이들은 4가지 종류가 있다. 관절운동감각수용체, 신경근육방추, 신경힘줄수용체, 그리고 감각털세포가 바로 그것이다.

- **관절운동감각수용체**는 윤활관절의 결합조직주머니에 존재하며 관절이 움직임에 따라 변하는 몸 위치에 의해 자극받는다.
- **신경근육방추**는 뼈대근육, 특히 팔다리의 근육에 위치한다. 그것들은 감각신경세포 말단이 주위를 나선형 모양으로 둘러싸고 있는 모양이다. 주변에 있는 나선형의 신경세포 끝으로 이루어져 있다(그림 7-3). 신경근육방추는 각각의 근육섬유의 늘림으로 인한 근육긴장 정도의 증가에 의해 자극을 받고, 근육의 길이와 근육수축 속도에 대한 정보를 제공한다.

▶ 그림 7-3 **고유수용기는 뼈대근육조직, 힘줄 그리고 관절막에 위치한다.** (a) 신경근육방추와 신경힘줄수용체의 위치. (b) 신경근육방추의 구조와 신경 분포의 확대도.

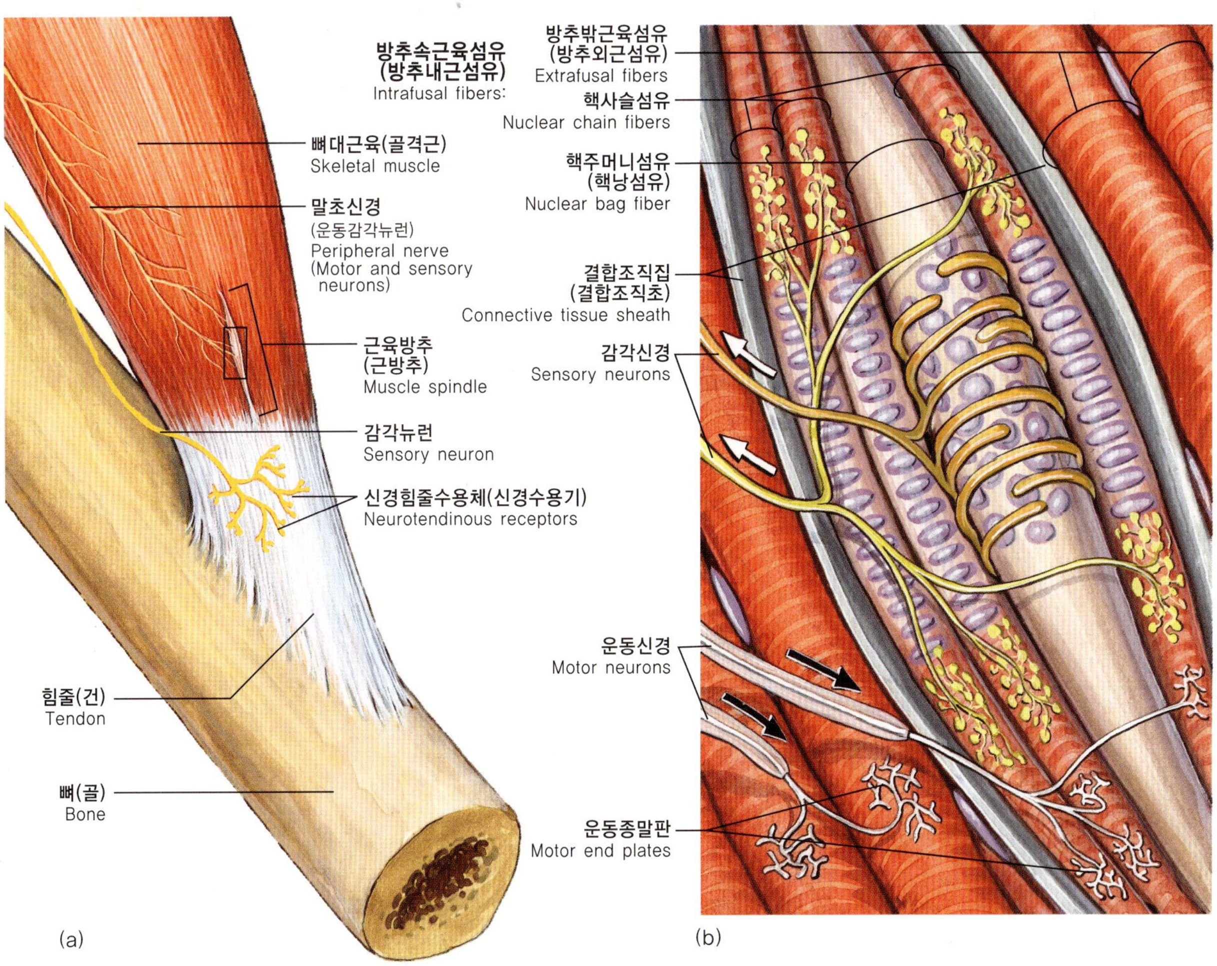

- **신경힘줄수용체**(골지건기관)는 근육이 힘줄과 접착하는 곳에 위치한다. 이것은 힘줄에 붙어 있는 근육이 수축, 이완할 때 힘줄에서 발생되는 장력에 의해 자극받는다.
- 속귀의 **감각털세포**는 막미로라고 불리는 유동물질로 가득 찬 소관 구조물에 존재한다. 평형상태일 때 이들의 기능은 평형상태의 기전과 연관하여 이 장의 뒷부분에서 논의할 것이다.

4) 신체 감각의 신경경로

▶ 그림 7-4 **신체감각의 신경경로.** 피부수용기와 고유감각수용기로부터 대뇌겉질의 중심뒤이랑으로 가는 신경경로이다.

신체 감각의 신경경로는 그림 7-4에 나타나 있다. 촉각 그리고 압력에 대한 자기수용체의 감각은 척수의 뒷부분에서 같은 면으로 올라가는 큰말이집신경섬유를 통해 운반된다. 이 섬유는 뇌줄기의 숨뇌에 도달할 때까지 연접하지 않는다. 따라서 이런 감각을 발에서부터 운반하는 섬유는 믿기 어

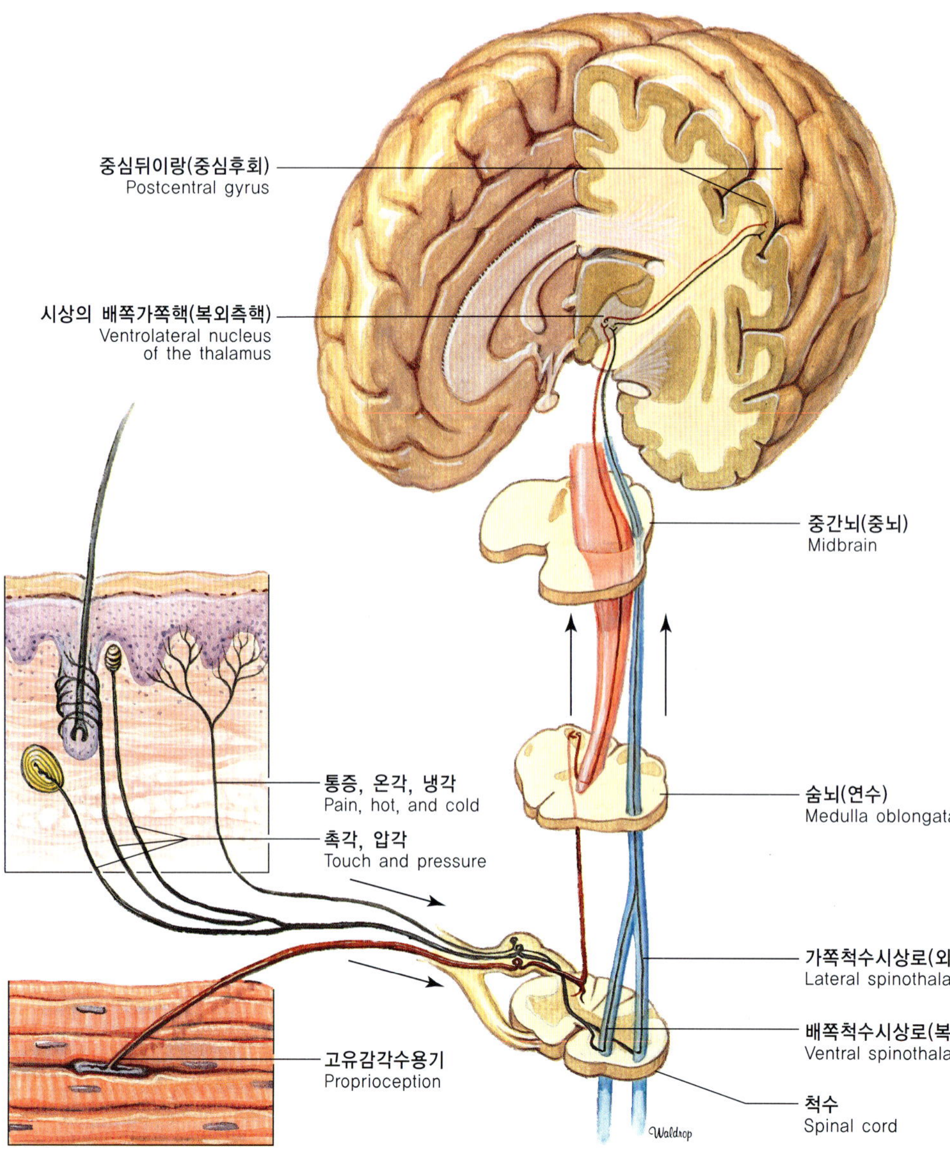

려울 정도로 길다. 숨뇌에서 이차감각신경세포와 연접한 후, 신호는 **medial lemniscus**(안쪽섬유띠, 내측종속)를 거쳐 시상에 올라가는 동안 서로 반대편으로 교차된다. 시상 내에서 이 신호를 받는 삼차감각신경세포는 신호를 대뇌겉질의 **postcentral gyrus**(중심뒤이랑, 중심후회)로 전달한다.

온각, 냉각 그리고 통증에 대한 감각은 가느다란 민말이집 감각신경세포를 통해 척수로 운반된다. 이것들은 척수에서 이차사이신경세포와 연접하고 사이신경세포는 반대편으로 교차하여 **가쪽척수시상로**를 통해 뇌로 신호를 전달한다. 촉각과 압각을 전하는 섬유는 **앞척수시상로**로 올라간다. 이 두 가지의 척수시상로 섬유는 시상에서 삼차신경세포와 연접하고, 또 이 신경은 중심뒤이랑으로 주행한다. 모든 경우에서 신체 표면의 정보는 삼차신경세포에 의해 중심뒤이랑으로 전달된다. 또한 교차가 일어나기 때문에, 신체의 각 측면에서의 정보는 반대쪽의 대뇌반구의 중심뒤이랑으로 향하게 된다. 동일한 신체의 영역에서 오는 신체 표면 정보는 특이한 영역의 회로로 전달된다. 따라서 중심뒤이랑에 신체의 각 부위에서 오는 감각정보에 대한 지도를 그릴 수 있다. 이 지도는 대뇌겉질의 영역이 다른 신체의 부위보다 손과 얼굴에 많이 분배되기 때문에 많이 왜곡되어 보인다. 이것을 그린 과장된 만화(감각 호먼큘러스)를 보면 불균형적으로 넓은 부분은 손과 얼굴에 수용기가 다른 신체부위보다 더 많이 분포되어 있다는 점을 반영한 것이다.

4. 후 각

후각수용기는 후각신경(I)의 수용돌기 말단으로 화학적 자극에 반응하여 후각 자극을 대뇌겉질의 후각부분으로 전달한다.

인간의 후각 지각은 몇몇 척추동물처럼 고도로 발달된 것은 아니다. 인간은 정보전달을 하거나 먹이를 찾는 데 후각에 의존하지 않으므로 후각은 아마도 인간의 감각 중에서 가장 중요성이 낮다고 할 수 있겠다. 냄새의 강도보다는 냄새가 나는 것을 인지하는 것이 훨씬 중요하다. 후각기능에서 적응은 비교적 빠르게 일어난다. 후각기능은 미각과 밀접한 연관을 갖고 작용하게 되는데 후각과 미각의 수용기는 용해된 물질을 자극체로 필요로 하는 화학수용기이다.

후각수용세포들은 코의 상피에 있으며 코중격의 양쪽 윗부분 상피세포에 위치하고 있다(그림 7-5). 후각세포들은 술잔처럼 생긴 분비세포에서 분비하는 액으로 축축하게 젖어 있다. bipolar(두극형) 후각세포의 몸체는 지지하는 기둥형 세포 사이에 놓여 있다. 후각세포에서 고정되지 않은 끝부분은 여러 개의 수용돌기 말단으로 이루어져 있는데 이를 **olfactory hair**(후각털)라고 하며, 이 부분은 수용세포에서 민감한 부분을 구성하고 있다. 이 부분은 공기를 통해 코안으로 들어오는 분자와 반응한다.

후각자극을 수용하는 경로는 몇 가지 신경부분으로 구성되어 있다. 후각세포의 unmyelinated(민말이집, 무수초) 축삭이 모여서 **olfactory nerves**(후각신경)를 구성하게 되며 이는 cribriform plate(체판, 사판)의 구멍을 지나서 회색질과 백색질로 된 한 쌍의 덩어리에서 끝나게 되는데 이를 **olfactory bulb**(후각망울, 후구)라고 한다. 후각망울은 ethmoid bone(벌집뼈, 사골)의 crista galli(볏돌기) 양쪽에 놓여 있으며 이는 대뇌 앞부분 밑에 있다. 후각망울 내에서 후각신경은 뉴런의 가지돌기와 연접을 이루어 함께 **olfactory tract**(후각로)를 구성한다. 후각자극은 후각로를 따라

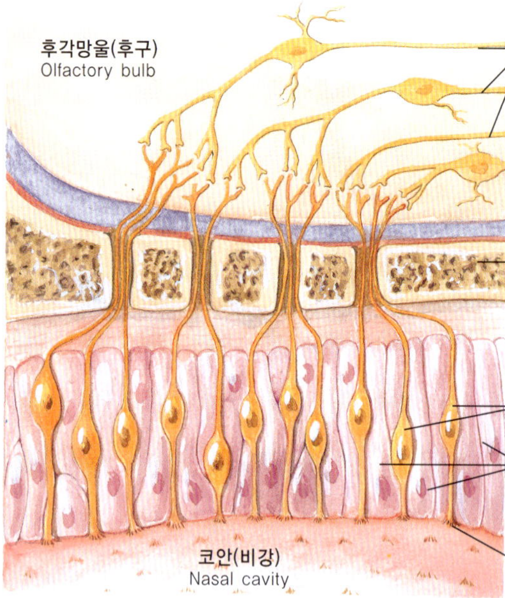

(a)

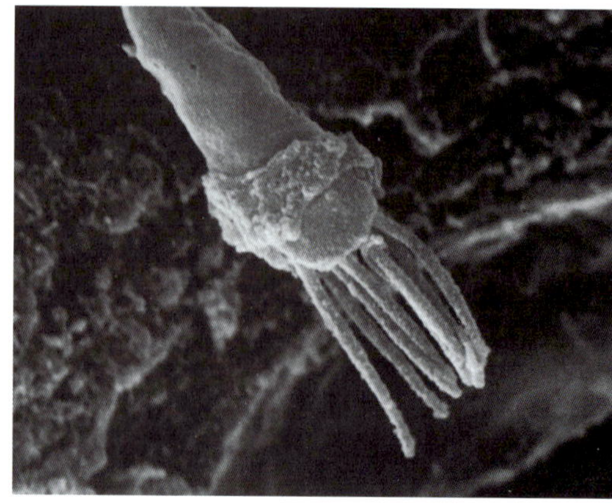

(b)

▶ 그림 7-5 코안 윗부분 내에 있는 후각 수용부분

서 대뇌겉질의 후각부분으로 전달되며 이곳에서 냄새로 해석되어 후각이 지각되는 것이다.

단지 4가지 양상으로만 구분할 수 있는 맛과는 달리 후각은 향수산업에 종사하는 사람들처럼 훈련받은 사람은 수천 가지 각각 다른 향을 구분해 낼 수 있다. 후각의 분자적인 원리는 확실히 이해되지 않고 있지만 냄새를 나게 하는 분자 하나만으로도 충분히 후각수용기를 자극할 수 있다는 점은 알려져 있다.

5. 미 각

미각수용기는 **taste bud**(맛봉오리, 미뢰) 안에 모여 있는 분화된 epithelial cells(상피세포)이다. 이 수용기는 화학적인 자극에 반응하여 그 감각을 glossopharyngeal nerve(혀인두신경, 설인신경)나 facial nerve(얼굴신경, 안면신경)를 통해서 대뇌겉질의 마루엽부위에 있는 미각부분으로 전달한다.

맛봉오리는 분화된 감각기관으로 혀 표면에 가장 많이 분포하나 oropharynx(입인두, 구강인두)의 벽과 soft palate(물렁입천장, 연구개)에도 분포하고 있다. 실린더 형태로 생긴 맛봉오리는 여러 개의 미각세포로 구성되어 있는데 버팀세포로 둘러싸여 있다. 각 미각세포 끝에는 gustatory microvillus(미각미세융모)라고 하는 가지돌기 말단이 있으며 맛봉오리에 있는 taste pore(맛봉오리구멍, 미공)를 통해 혀 표면으로 돌출되어 있다. 침으로 인해 화학적인 자극이 미각 미세융모를 활성화하는 데 필요한 습기 있는 환경이 마련된다.

맛봉오리는 그 주위를 둘러싸고 있는 연결조직과 상피로 인해 솟아나 있으며 유두를 형성한다(그림 7-6). 유두에는 3가지 주요 형태가 있다.

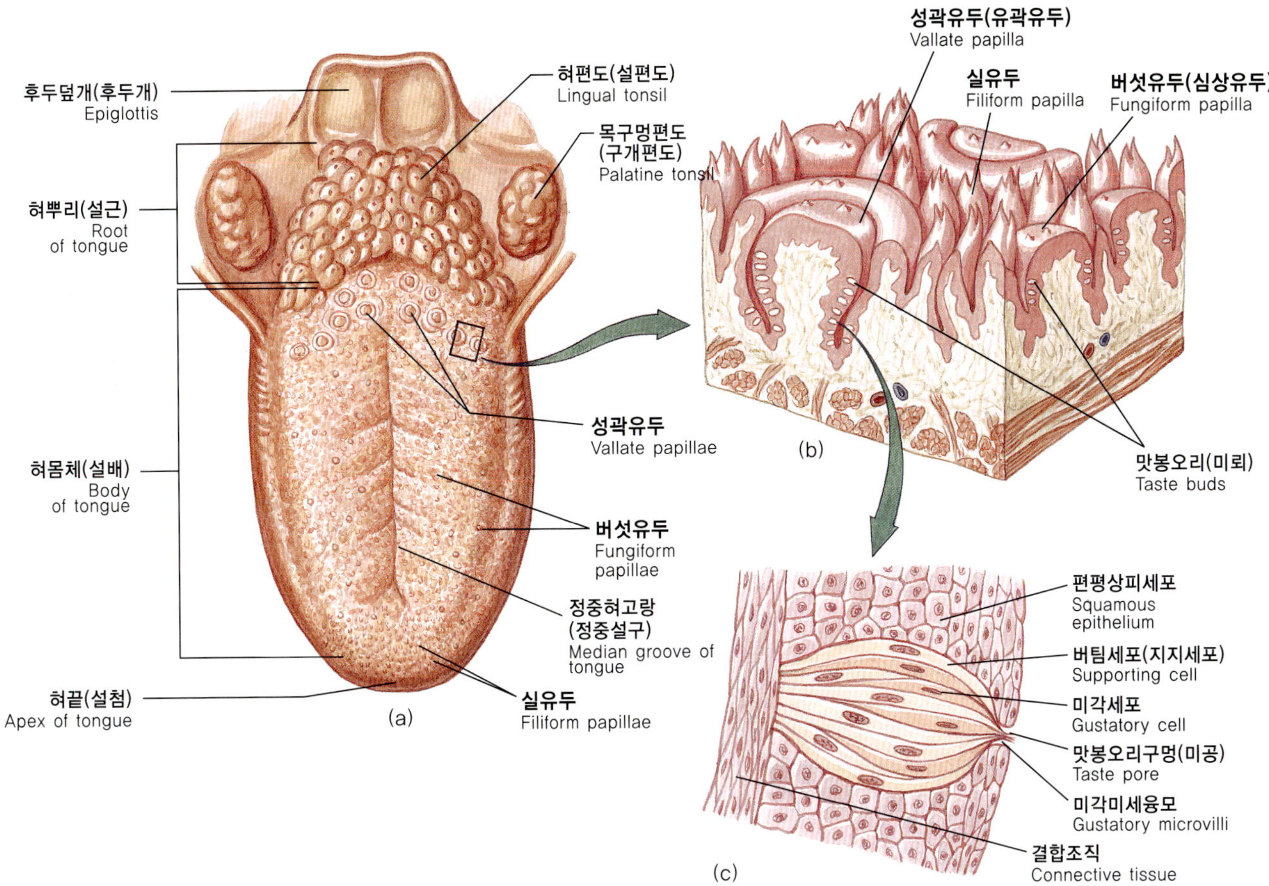

▶ 그림 7-6 **혀의 유두 및 연관된 맛봉오리.** (a) 혀 표면. (b)성곽유두와 버섯유두 안에는 수많은 맛봉오리가 여러 개 있다. (c) 각 미각세포와 그 미각융모는 버팀세포로 둘러싸여 있다.

- **vallate papillae**(성곽유두, 유곽유두) : 가장 크지만 숫자가 가장 적다. V자를 거꾸로 한 듯한 모양으로 혀 뒷부분에 분포되어 있다.
- **fungiform papillae**(버섯유두, 심상유두) : 문의 손잡이처럼 생긴 버섯유두는 혀끝과 가장자리에 분포하고 있다.
- **filiform papillae**(실유두, 사상유두) : 짧고 두꺼우며 실처럼 생긴 실유두는 혀 앞쪽 2/3에 분포하고 있다.

맛봉오리는 성곽유두나 버섯유두에서만 발견된다. 실유두는 사람의 혀 유두에서 가장 많지만 미각을 지각하는 데 관여하지는 않는다. 실유두의 바깥세포층은 항상 비늘 모양처럼 생긴 돌출물로 형태가 변화하게 되어 혀 표면이 마치 사포처럼 느껴지게 된다.

미각에는 기본 4가지 맛만 있는데 각각의 미각은 특정 부위에서만 민감하게 지각된다(그림 7-7). 단맛은 혀끝에서, 신맛은 혀 양쪽 옆부분에서, 쓴맛은 혀 뒷부분에서 그리고 짠맛은 혀의 거의 대부분, 특히 가쪽부위에서 느껴진다.

신맛은 수소이온으로 인해 발생하므로 모든 산(酸)에서는 신맛이 난다. 대부분의 유기물 분자, 특히 당에서는 단맛이 나는데 그 강도는 각각 차이가 있다. 오직 순수한 식탁용 소금에서만 순수한 짠맛이 난다. 다른 소금류, 예를 들면 염화칼륨(고혈압 환자들에게 소금 대용으로 많이 쓰인다)은

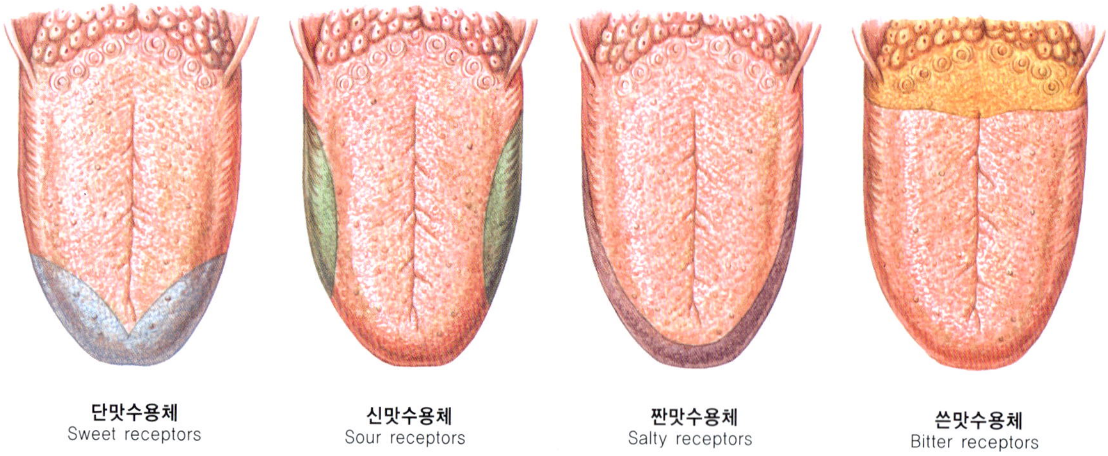

▶ 그림 7-7 혀 표면의 미각수용기 분포 패턴

▶ 그림 7-8 **미각을 뇌로 전달하는 경로에는 쌍으로 존재하는 얼굴신경 및 혀인두신경이 관여하고 있다.** 얼굴신경에서는 분지인 고실끈신경이 혀의 감각신경으로 작용한다. 쌍으로 된 미주신경과 삼차신경의 분지 또한 혀의 감각신경으로 분포한다. 혀밑신경은 혀의 운동을 지배한다. 혀신경(설신경)을 통해 전반적인 감각 정보(뜨거움, 차가움, 압력, 통증에 대한 정보)가 혀에서 전달된다.

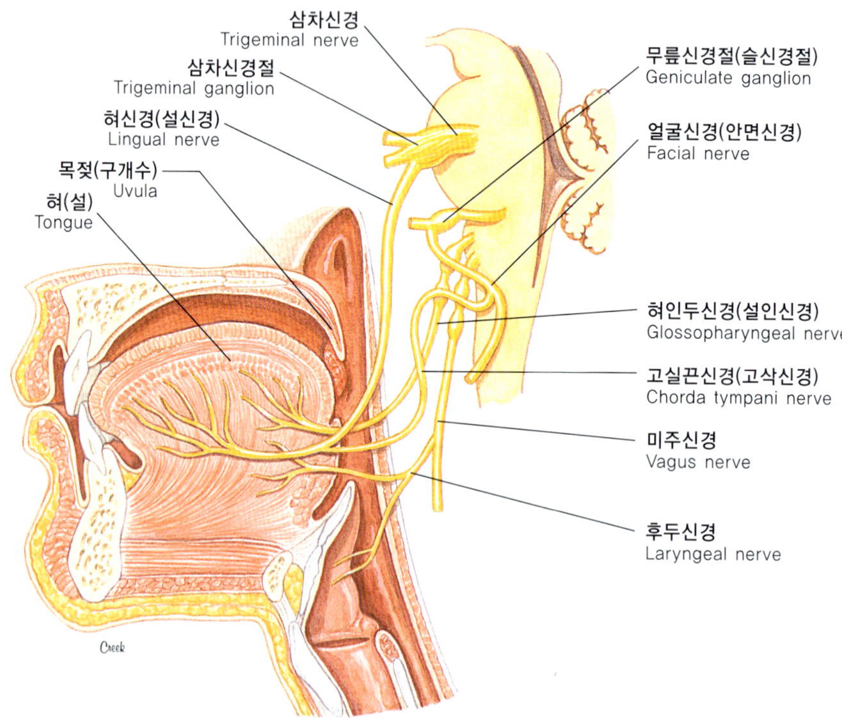

짠맛이 나긴 하지만 쓴맛도 섞여 있다. 쓴맛은 quinine(키니네)와 그것과 관련성이 없어 보이는 분자물질들로 인해 발생하며 겉으로는 관련이 없는 분자들이다.

미각을 뇌로 전달하는 경로에는 주로 2가지 뇌신경이 관여하고 있다(그림 7-8). 혀 뒷부분 1/3에 있는 등세모근은 혀인두신경으로 통하는 지각전달경로를 취하며, 앞쪽 2/3는 얼굴신경의 chorda tympanin(고실끈신경, 고삭신경) 가지를 통해 미각을 전달한다. 이 두 신경을 통해서 전달되는 미각 지각은 숨뇌와 시상을 통해서 대뇌겉질의 마루엽부위로 전달되어 이곳에서 해석된다.

6. 시 각

rod cell(막대세포, 간상세포)과 **cone cell**(원뿔세포, 원추세포)은 안구 내부에 있는 photoreceptor(빛수용기)로 빛 에너지에 민감하다. 이 세포들이 자극을 받으면 그 신호를 시각신경과 optic tract(시각로, 시삭)를 통해 대뇌 뒤통수엽 겉질에 전달하며 이곳에서 시각이 해석된다. 눈의 감각기관 요소들의 형성은 생후 20주에 완성되며 부속 구조물은 32주에 완성된다.

눈은 광선을 굴절시켜 눈 뒷부분에 있는 민감한 빛수용기 위로 그 빛을 모으는 기관이다. 자극을 받은 빛수용기에서 만들어진 신호는 뇌의 시각경로를 통해서 대뇌의 occipital lobe(뒤통수엽, 후두엽)로 전달되어 이곳에서 시각자극이 수용된다. 분화된 빛수용기세포는 놀랍게도 매 초마다 10억 가지 서로 다른 자극에 반응할 수 있으며, 특히 천만 가지 단계의 빛 강도 변화와 7백만 가지 색상 차이에 민감하게 반응한다. 눈은 머리뼈(두개골) 앞쪽에 위치하고 있으며 쌍안경과 같은 입체 시각을 얻기 위해 충분한 간격을 두고 떨어져서 위치하고 있다. 이와 같은 3차원 원근감으로 인해 사람은 깊이를 인식할 수 있다. 눈은 카메라에 자주 비유되며 인간이 받아들여 흡수하는 지식의 80% 정도를 담당하고 있다(표 7-2).

1) 눈의 부속 구조물

눈의 부속 구조물은 안구를 보호하거나 눈이 운동할 수 있도록 돕는 역할을 한다. 보호하는 구조물로는 뼈와 같은 bony orbit(눈확, 안와), 눈썹, 얼굴근육, 눈꺼풀, 속눈썹, 결막, 눈물을 분비하는 기관들이 있다. 안구운동은 눈확에서 시작되어 안구의 바깥층에 삽입된 눈바깥근육들에 의존하고 있다.

(1) 눈확(

각 안구는 머리뼈 속에 위치하면서 오목하게 함몰되어 있는 **orbit**(눈확, 안와)이라고 하는 구조물 안에 위치하고 있다. 머리뼈에 있는 7가지 뼈(이마뼈, 눈물뼈, 벌집뼈, 광대뼈, 위턱뼈, 나비뼈, 입천장뼈)가 눈확의 벽을 구성하면서 눈을 받치면서 보호해 준다.

▶ 표 7-2 눈과 카메라의 유사성 비교

눈	카메라
각막과 수정체	렌즈
홍채와 눈동자(동공)	aperture(구경) 변동 시스템
눈꺼풀	렌즈 뚜껑
공막	카메라 틀
pigment epithelium(색소상피) 및 맥락막	검은색으로 된 카메라 내부
망막*	필름

* 신경의 처리가 망막에서 시작하기 때문에 이 구조는 사진을 찍는 사람에 비유할 수 있다.

(2) 눈썹

eyebrows(눈썹)는 위눈확능선을 따라서 짧고 두꺼운 체모가 양쪽 눈 위에 가로로 위치하고 있다(그림 7-9, 10). 눈썹이 눈으로 들어가는 햇빛을 가리며 땀이나 눈으로 떨어지는 티끌을 막아 준다. 눈썹 피부 아래에는 orbicularis oculi muscle(눈둘레근, 안륜근)의 눈확부분과 corrugator muscle(눈썹주름근, 추미근)의 일부분이 있다. 이 두 근육 중 어느 하나가 수축을 하면 눈썹이 움직이는데 주로 반사적인 움직임을 통해 눈을 보호하게 된다.

(3) 눈꺼풀과 속눈꺼풀

eyelids(눈꺼풀, 안검; palpebrae)는 겹쳐진 피부로부터 발생하여 뼈대근육에 부착되어 움직일 수 있게 된 것이다. 눈 앞부분을 둘러싸고 있는 피부에 부착된 눈둘레근 외에도 levator palpebrae superioris muscle(위눈꺼풀올림근, 상안검거근)이 위쪽눈꺼풀을 따라 붙어 있어서 아래쪽눈꺼풀보다 그 움직임이 훨씬 크고 자유롭게 움직일 수 있다. 눈둘레근이 수축하면서 눈꺼풀이 눈 위로 덮게 되며, 위눈꺼풀올림근이 수축하면서 위쪽눈꺼풀을 들어올려 눈을 노출시킨다.

눈꺼풀은 매 7초마다 반사적으로 깜박거리면서 체액을 안구 앞쪽으로 이동시켜서 안구가 건조하게 되지 않도록 한다. 움직이는 물체가 눈에 접근할 때 반사적으로 깜박거리는 것은 눈을 보호하는 데 아주 중요하다. 안구가 새로운 위치에 초점을 맞출 때 흐려 보이는 현상을 막기 위해 대개 깜

▶ 그림 7-9 시상면에서 본 안구와 부속 구조물

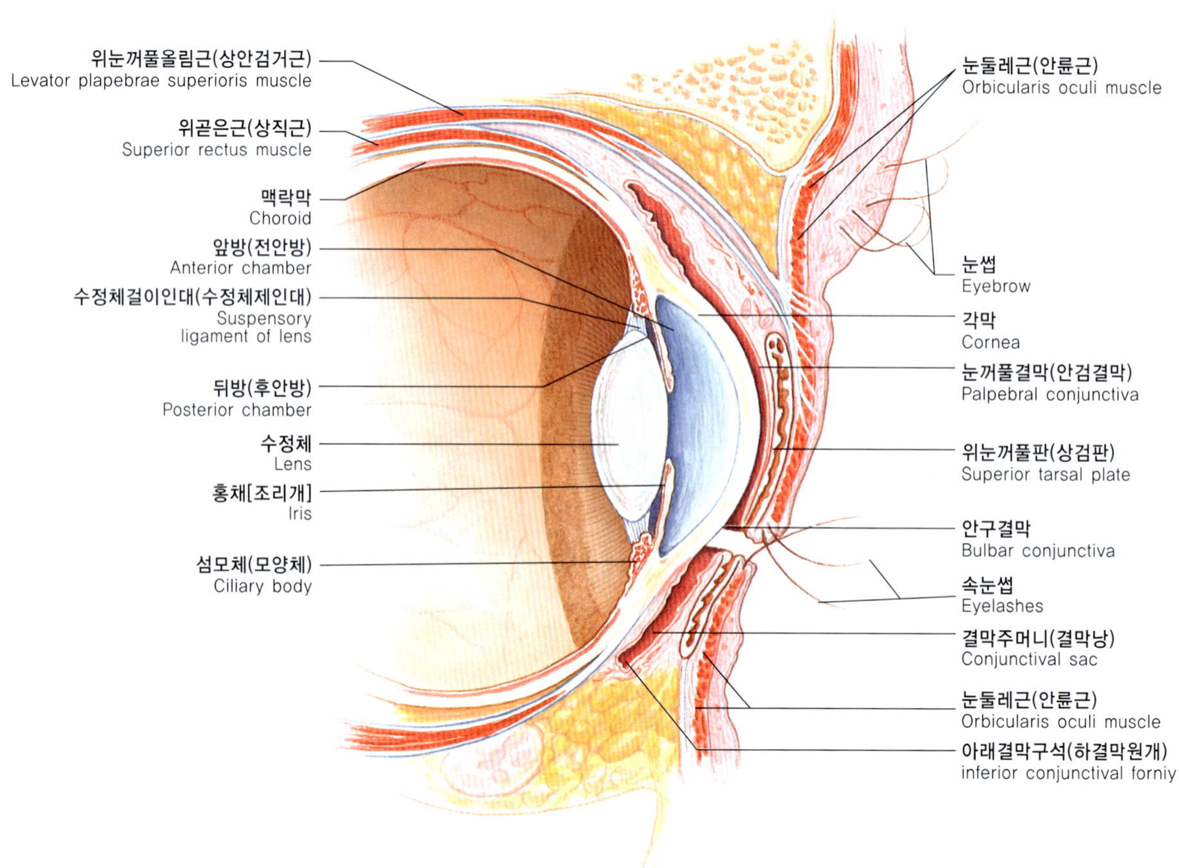

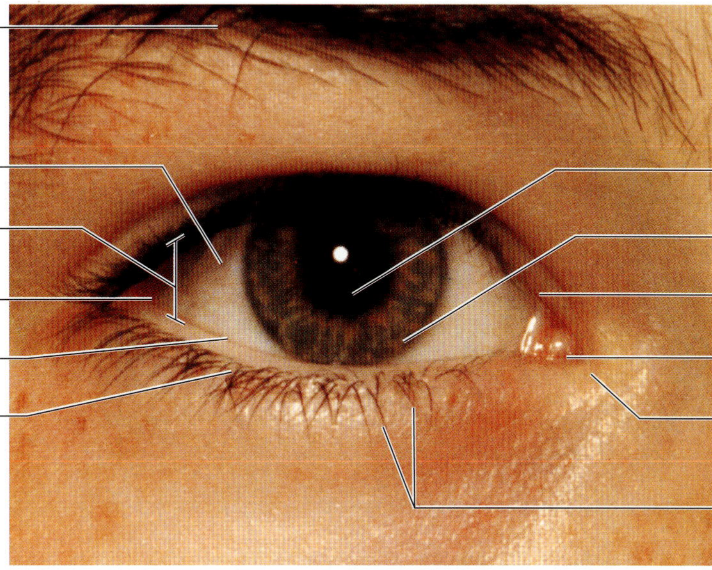

▶ 그림 7-10 얼굴 표면의 눈과 관련된 해부학적 구조

박거리게 된다.

palpebral fissure(눈꺼풀사이공간, 안검열)는 위눈꺼풀과 아래눈꺼풀 사이의 공간을 말한다. 눈을 뜨고 있을 때 그 모양은 타원형이다. 눈의 **commissures**(맞교차, 교련)는 안쪽, 바깥쪽에서 눈꺼풀이 만나면서 이루는 각으로 안쪽맞교차부분은 바깥쪽맞교차부분보다 그 각이 크고 특징적으로 작고 불그스름한 육질의 **lacrimal caruncle**(눈물언덕, 누구: 그림 7-11)이 있다. 눈물언덕은 지방을 분비하고 땀을 분비하는 샘을 포함하고 있으면서 희끄무레한 분비물을 생산하는데 보통 잠을 자는 동안에 이 분비물이 모여 눈꼽이 되는 것이다. 아시아계 사람들은 **epicanthic fold**(눈꺼풀코주름, 내안각취피)라고 하는 위쪽눈꺼풀의 접혀진 피부가 안쪽맞교차 일부분을 덮을 수 있다. 이 눈꺼풀코주름은 다운증후군 유아에게서도 나타날 수 있다.

각 눈꺼풀은 일렬을 이루고 있는 속눈썹을 지지하고 있는데 속눈썹은 공기를 통해 전달되는 티끌로부터 눈

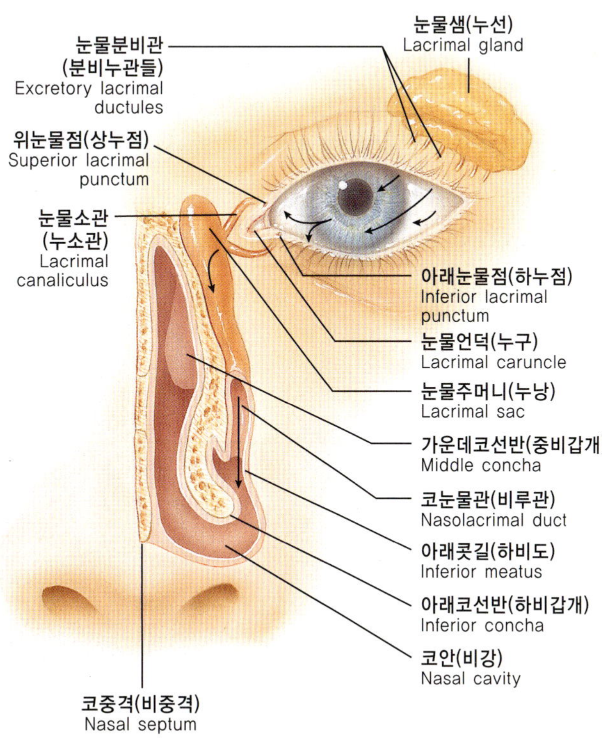

▶ 그림 7-11 눈물을 분비하는 기관은 눈물샘(눈물을 만들어 낸다)과 연결된 관(이 관을 통해 눈물이 코안으로 흘러 들어간다)으로 구성되어 있다. 눈물이 분비되어 눈꺼풀 안쪽의 표면과 안구 앞쪽의 노출된 표면을 덮고 있는 결막을 적셔주고 깨끗하게 씻어준다.

을 보호한다. 속눈썹 축은 root hair plexus(털뿌리얼기, 모근총)로 둘러싸여 있는데 반사적으로 눈꺼풀을 닫을 수 있을 정도로 털이 충분히 민감한 상태를 유지하도록 한다. 위눈꺼풀의 속눈썹은 길고 위쪽으로 굽어 있는데 아래눈꺼풀의 속눈썹은 짧고 아래쪽을 향하고 있다.

피부층과 그 아래에 놓인 결합조직 및 눈둘레근섬유 외에도 각 눈꺼풀은 **tarsal plate**(눈꺼풀판, 검판), tarsal gland(눈꺼풀판샘, 검판선) 그리고 결막을 포함하고 있다. 눈꺼풀판은 고밀도의 일반 결합조직으로 구성되어 있는데, 이는 눈꺼풀 모양을 유지하는 데 중요한 역할을 한다. 그리고 눈꺼풀판은 분화된 기름샘으로 노출된 눈꺼풀 안쪽 표면을 따라서 눈꺼풀판에 파묻혀 있는데 눈꺼풀판샘의 관은 눈꺼풀 끝쪽으로 열려 있어 기름기 있는 분비물이 나와 위아래눈꺼풀이 서로 붙지 않도록 한다. 변형된 당분비 샘인 속눈썹샘 역시 눈꺼풀에 분포하고 있으며 부차적인 기름샘과 함께 속눈썹의 hair follicle(털주머니, 모낭) 바닥에 위치하고 있다. 이 기름샘이 감염되는 것을 **눈다래끼**(맥립종)라고 한다.

(4) 결막

conjunctiva(결막)는 얇고 점액을 분비하는 상피막으로 각 눈꺼풀 안쪽과 안구 앞쪽의 노출된 표면을 덮고 있다. 비늘처럼 층을 이룬 상피로 이루어져 있으며 층의 두께는 부위마다 다르다. **palpebral conjunctiva**(눈꺼풀결막, 안검결막)는 두껍고 눈꺼풀샘에 붙어 있다. 결막이 안구 앞쪽 표면을 덮는 부분을 **bulbar conjunctiva**(안구결막)라고 하는데, 이 부분은 투명하고 각막을 덮는 부분이 특히 얇다. 결막은 눈꺼풀에서 안구 앞쪽 표면에 끼어 연속으로 이루어져 있기 때문에 눈을 감게 되면 **conjunctival sac**(결막주머니, 결막낭)이라는 공간이 생긴다. 결막은 이물질이 이 공간을 넘어가지 않게 함으로써 안구를 보호한다. 또한 결막은 긁히더라도 빠르게 회복된다.

(5) 눈물 분비기관

lacrimal apparatus(눈물 분비기관)는 눈물샘(누선)과 연속된 관(이 관을 통해 눈물이 코안으로 흘러 들어간다)으로 구성되어 있다. 눈물샘은 대략 아몬드 크기와 모양인데 눈확 위가쪽부분에 있다. 눈물샘은 compound tubuloacrinar(복합대롱꽈리샘, 복합관포상선)로 여러 개의 눈물관을 통해 눈물을 위눈꺼풀의 결막주머니에 분비한다. 눈꺼풀을 깜박거릴 때마다 눈물이 눈 표면으로 퍼지는데 마치 자동차 와이퍼로 와이퍼액을 분사하는 것과 같다. 눈물은 작은 틈 두 군데로 흘러 들어가는데, 이곳을 **lacrimal puncta**(눈물점, 누점)라고 하며 **lacrimal caruncle**(눈물언덕, 누구) 양쪽에 위치해 있다. 이곳에서 시작해서 **superior and inferior lacrimal canaliculi**(위 · 아래눈물소관)를 통해서 **lacrimal sac**(눈물주머니, 누낭)으로 흘러들어 가고 **nasolacrimal duct**(코눈물관, 비루관)를 지나서 코안의 **inferior meatus of the nasal cavity**(아래콧길, 하비도)로 간다.

눈물은 윤활 역할을 하는 점액 분비물로서 lysozyme(리소자임)이라는 박테리아 용해물질을 함유하고 있다. 리소자임이 분비됨으로써 감염 가능성이 감소하게 된다. 대개 하루에 양쪽 눈에 있는 눈물샘 각각에서 약 1mL 정도씩 눈물이 생성되는데 자극을 일으키는 물질, 즉 모래알갱이나 양파에 있는 화학물질 같은 것이 결막에 닿게 되면 눈물이 더 많이 분비되어 자극물질을 희석하고 씻어냄으로써 눈을 보호한다.

(6) 눈바깥근육

안구운동은 6개의 **extrinsic ocular muscles**(눈바깥근육, 외안근)로 조절된다(그림 7-12, 13). 각 눈바깥근육은 눈확 뼈부분에서 시작해서 안구 바깥쪽 거친 공막에 힘줄로 붙게 된다. 곧은근 4가지는 각각 이름 붙은 방향(위, 아래, 가쪽, 안쪽)으로의 방향으로 안구운동을 유발하고, **빗근** 2가지는 눈을 각(위, 아래) 방향으로 축 중심 회전을 유발한다. superior oblique muscle(위빗근, 상사근)은 **trochlea**(도르래, 활차)라는 연결고리를 통과해서 안구에 부착되어 있다. 각 근육이 자극됨으로써 안구가 정확한 방향으로 움직이지만 대개는 둘 이상의 근육이 함께 수축하며 안구의 움직임을 만든다.

눈바깥근육의 운동근육 단위는 몸에서 가장 작은데 이는 각 운동신경 하나가 약 10개의 근육 섬유에만 분포됨으로써 안구운동보다 정확하게

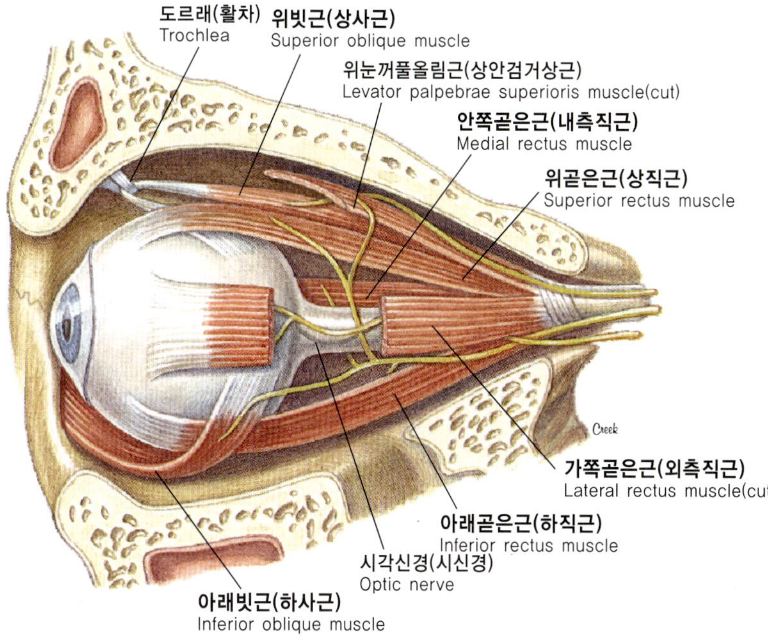

▶ 그림 7-12 오른쪽 눈의 바깥근육

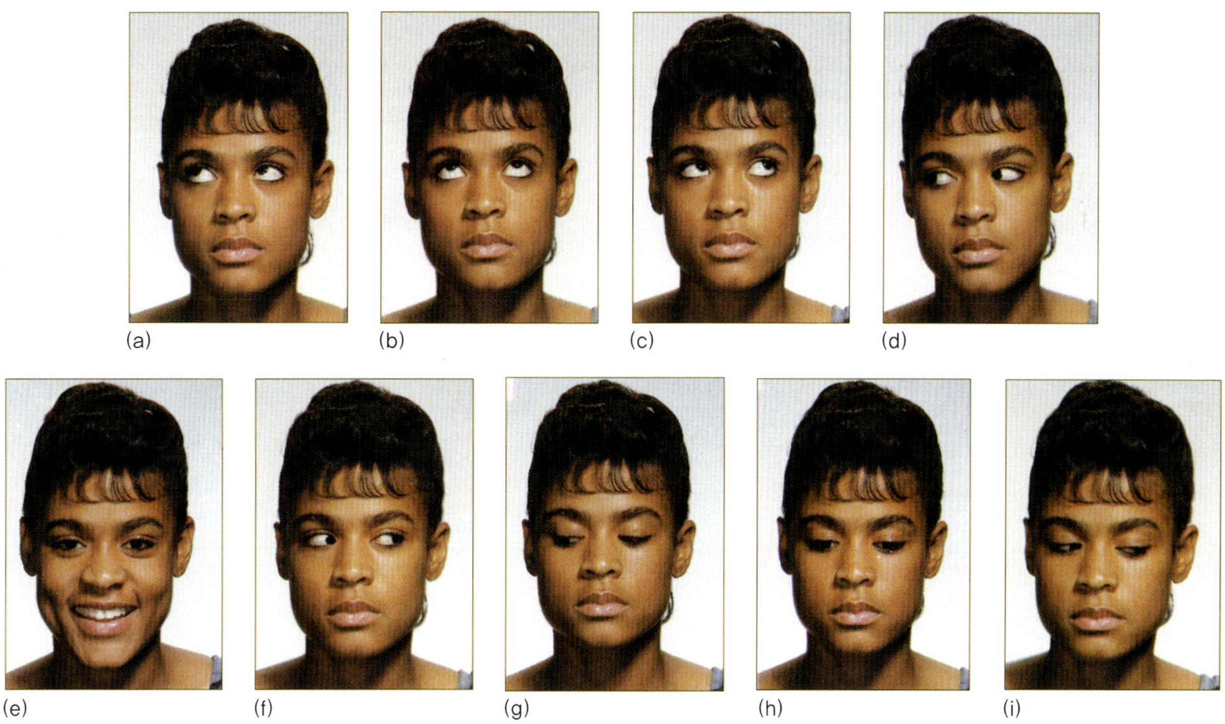

▶ 그림 7-13 **눈근육 수축에 따른 눈의 위치.** (a) 오른쪽 눈 아래빗근; 왼쪽 눈 위곧은근, 안쪽곧은근. (b) 양쪽 눈, 위곧은근 및 아래빗근. (c) 오른쪽 눈, 위곧은근 및 안쪽곧은근; 왼쪽 눈 아래빗근. (d) 오른쪽 눈, 가쪽곧은근; 왼쪽 눈 안쪽곧은근. (e) 기본 자세, 즉 양쪽 눈이 먼 곳의 고정점에 고정된 상태. (f) 오른쪽 눈, 안쪽곧은근; 왼쪽 눈 가쪽곧은근. (g) 오른쪽 눈 위빗근; 왼쪽 눈 아래곧은근 및 안쪽곧은근. (h) 양쪽 눈, 안쪽곧은근 및 위빗근. (i) 오른쪽 눈, 안쪽곧은근 및 안쪽곧은근; 왼쪽 눈 위빗근.

▶ 표 7-3 눈의 근육

눈바깥근(뼈대근육)		
위곧은근	눈돌림신경(III)	위쪽, 중앙선쪽
아래곧은근	눈돌림신경(III)	아래쪽, 중앙선쪽
안쪽곧은근	눈돌림신경(III)	중앙선쪽
가쪽곧은근	갓돌림신경(VI)	중앙선 바깥쪽
위빗근	도르래신경(IV)	아래쪽, 중앙선 바깥쪽
아래빗근	눈돌림신경(III)	위쪽, 중앙선 바깥쪽
눈속근(민무늬근육)		
모양체근(섬모근)	눈돌림신경(III) 부교감신경다발	눈의 현수인대 이완
동공조임근(동공괄약근)	동안신경(III) 부교감신경다발	동공 수축
동공확대근	교감신경	동공 확장

조절하기 위한 것이다. 눈의 운동은 협력근이 수축되고 동시에 대항근이 이완되면서 일어난다.

눈바깥근육에는 3가지 뇌신경이 분포한다. 눈바깥근육과 눈에 작용하는 다른 뼈대근육, 민무늬근육의 신경 분포 또한 표 7-3에 나타나 있다.

2) 안구의 구조

성인의 **eye ball**(안구)은 본질적으로는 구형이며 대개 지름 25mm 정도가 된다. 안구의 4/5 정도

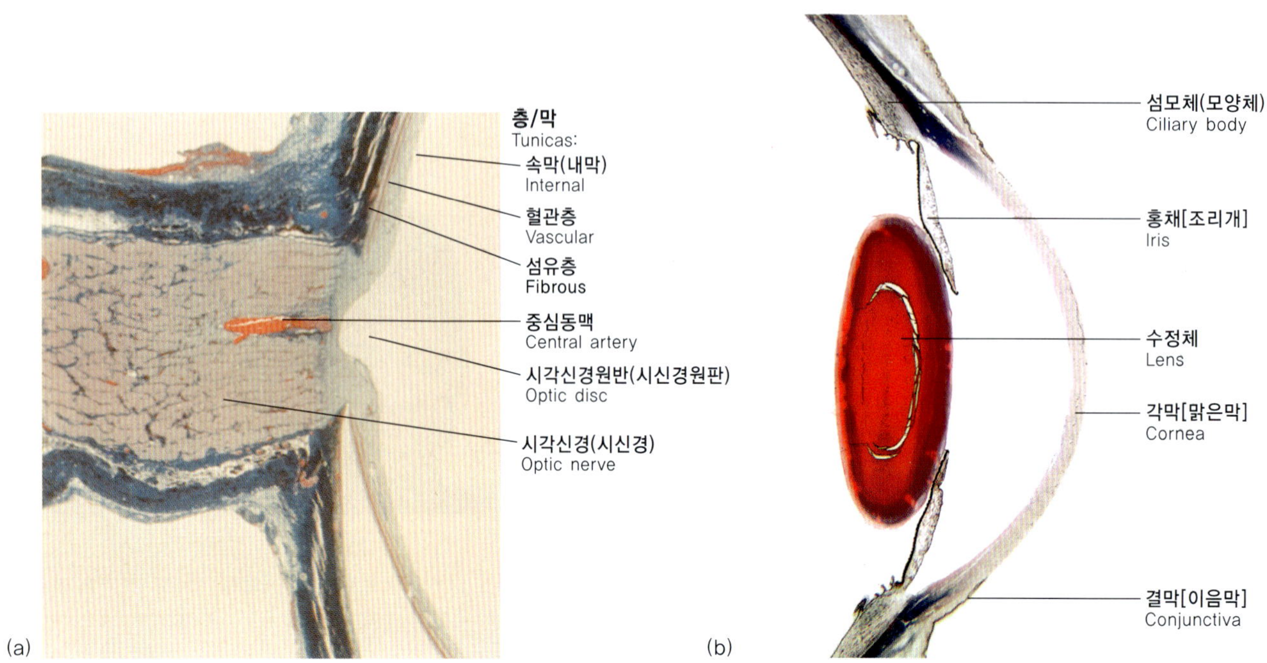

▶ 그림 7-14 안구를 현미경 사진으로 찍은 것. (a) 뒤쪽부분에서 눈의 공막, 시각신경원반, 시각신경이 보인다(7×). (b) 앞쪽부분에서 각막 섬모체, 홍채, 수정체가 보인다(7×).

는 머리뼈 눈확 안에 놓이게 된다. 안구는 기본적으로는 3개의 층인 섬유층, 혈관층, 속막으로 구성되어 있다(그림 7-14).

(1) 섬유층

fibrous tunic(섬유층)은 안구 바깥층으로 크게 두 곳으로 구분되는데, 뒤쪽 5/6는 불투명한 **sclera**(공막, 흰자위막)이고, 앞쪽 1/6은 투명한 cornea(각막)이다(그림 7-15).

공막은 눈의 흰자위를 이루는 질긴 층으로, 탄력성이 있으며 아교질로 된 섬유가 촘촘하게 결합되어 있어서 안구 모양을 이루며 안쪽 구조물을 보호하게 된다. 공막에는 혈관은 없지만 통증을 느끼는 감각수용체가 있고 **optic nerve**(시각신경, 시신경)가 안구 뒤쪽 공막을 통과한다.

투명체인 **cornea**(각막, 맑은막)는 바깥쪽으로 볼록해서, 안구로 들어오는 빛을 굴절시켜 모은다. 각막이 투명한 것은 촘촘하게 결합된 무혈관 결합조직 때문이다. 또한 각막에는 세포가 비교적 적게 분포하고 있는데 보기 드물게도 일정한 규칙적인 형태로 배열되어 있다. 각막 주위 가장자리는 공막과 구조적으로 연결되어 있으며 각막의 바깥 표면은 얇고 각질이 없는 비늘층으로 된 상피층이 덮고 있어 **anterior corneal epithelium**(앞각막상피)이라고 한다. 실제로는 공막의 안구결막이 연속하여 분포된 것이다.

(2) 혈관층

vascular tunic(안구 혈관층; uvea)은 choroid(맥락막, 얼킴막), ciliary body(섬모체, 모양체)와 iris(홍채, 조리개)로 구성되어 있다.

choroid(맥락막, 얼킴막)는 공막의 내부 표면의 대부분을 덮고 있는 얇은, 고도의 맥관의 층이다. 맥락막은 수많은 멜라닌 색소 생성세포들을 포함하고 있어 갈색을 띠며, 광선이 다시 안구 밖

▶ 그림 7-15 안구의 시상면

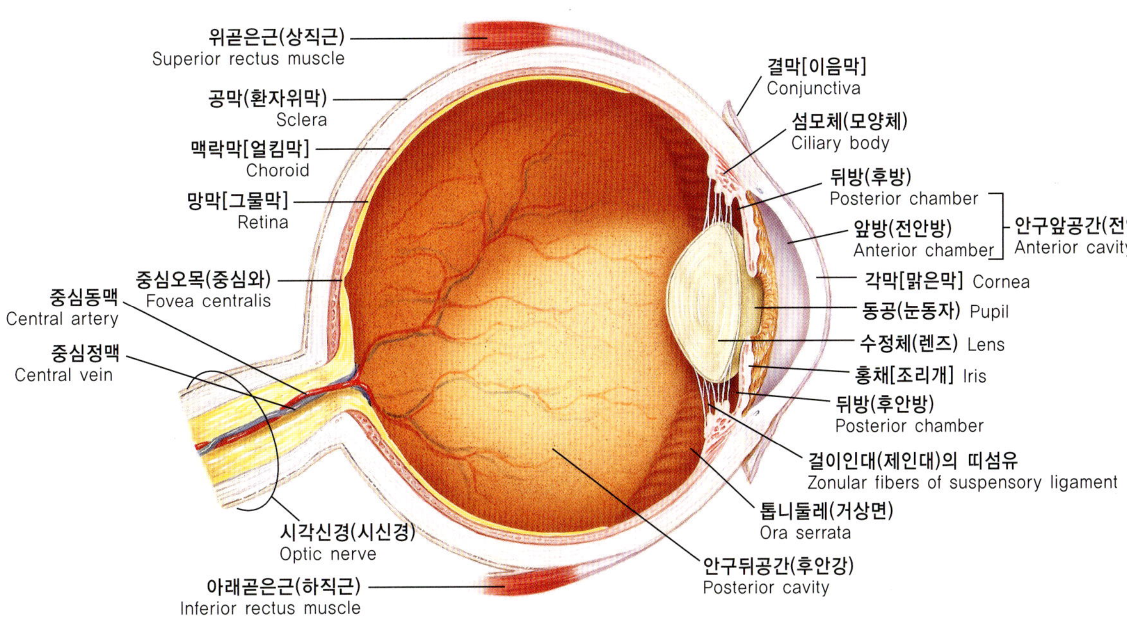

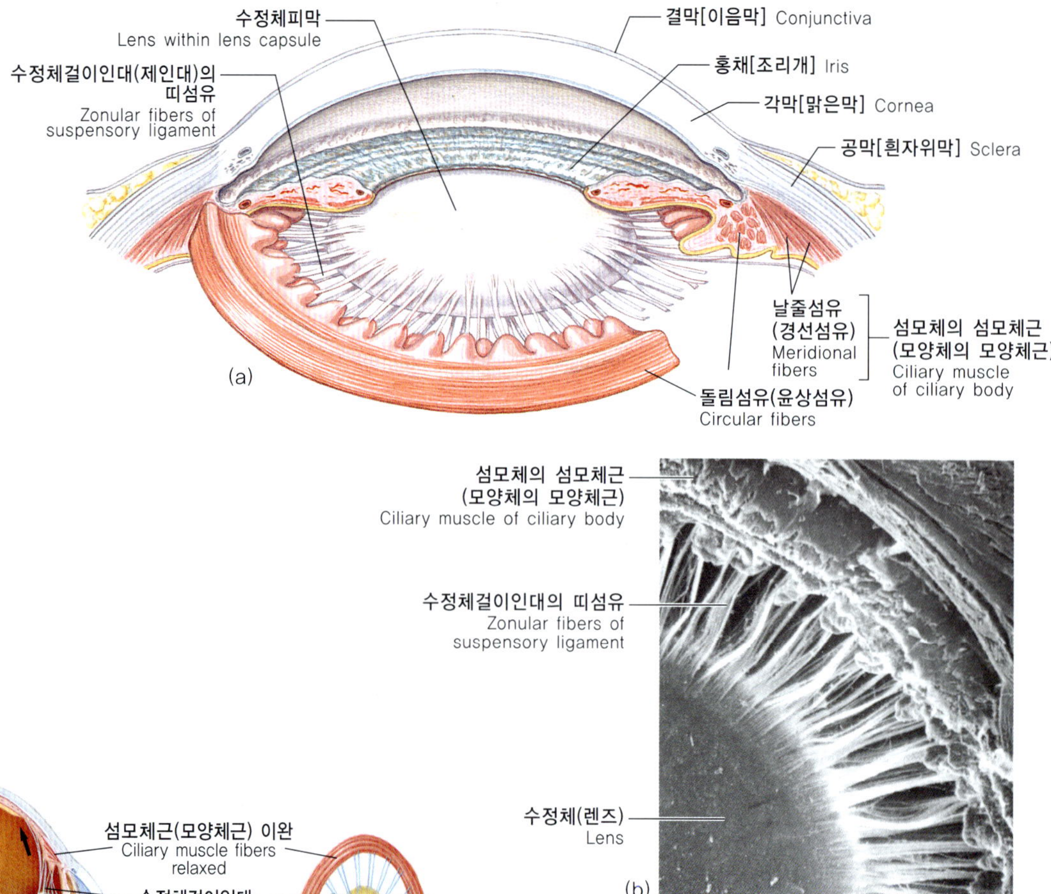

▶ 그림 7-16 **안구 앞면의 구조.** (a) 수정체, 띠섬유와 섬모체근 사이의 관계. (b) 그 같은 관계를 나타내고 있는 앞면의 전자현미경 사진.

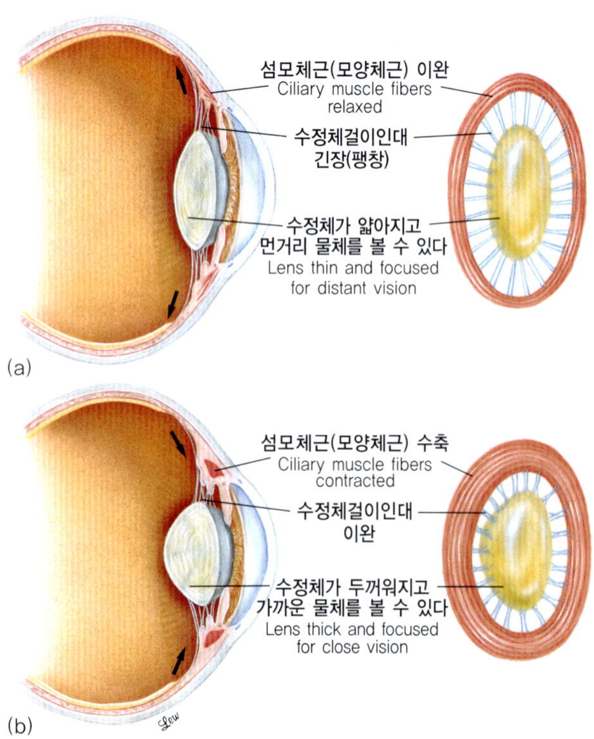

▶ 그림 7-17 **망막에 광선의 초점을 정확하게 맞추기 위한 수정체의 형체 변화.** (a) 섬모체근섬유들이 이완되고 걸이인대가 팽팽할 때 수정체는 평탄하게 되어 먼거리 물체를 볼 수 있다. (b) 섬모체근섬유들이 수축하고 수정체걸이인대가 이완될 때 근접 시각을 위해 수정체는 더 구형이 된다.

으로 반사되는 것을 막는다. 시각신경이 위치하는 안구의 뒤 맥락막에 그 시작부가 있다.

ciliary body(섬모체, 모양체)는 안구의 정면 쪽으로 내부의 근육 고리를 이루는 안구 혈관층의 두껍게 된 앞면 부분이다(그림 7-16). 섬모체 내에는 민무늬근육섬유들의 띠인 **섬모체근육**들이 있다. **섬모체돌기**라고 불리는 섬모체의 수많은 가지들은 **zonular fibers**(띠섬유)에 부착되며, 이것은 다시 lens capsule(수정체피막)에 부착된다. 집합적으로, 이 띠섬유들은 **suspensory ligament**(수정체걸이인대, 제인대)를 구성한다. 투명한 수정체는 여러 겹으로 둘러싸인 양파처럼 배열된 단백질 섬유들의 단단한 층들로 이루어져 있다. 얇고 투명한 수정체 막은 수정체를 둘러싸고, 수정체걸이인대의 부착부위를 제공한다.

lens(수정체)의 형체는 광선이 통과하면서 굴절되는 정도를

▶ 표 7-4 안구와 관련된 구조의 요약

막과 구조	위치	구성	기능
섬유질막	안구의 가쪽막	무혈관 결합조직	안구에 형태를 부여함
공막[흰자위막]	뒤가쪽막; 눈의 흰자위 색	탄력섬유와 콜라겐섬유의 단단한 결합	안구를 지탱하고 보호함
각막[맑은막]	안구의 앞쪽 면	고밀도 결합조직의 밀집한 배열 : 투명하고 볼록함	빛을 통과시키고 굴절시킴
안구 혈관층	안구의 중간 막	많은 혈관과 색소가 포함된 조직	혈액공급; 반사를 막음
맥락막[얼킴막]	안구 뒷부분의 중간막	혈관층	안구에 혈액공급
섬모체(모양체)	안구 혈관층의 앞쪽	민무늬근육섬유와 샘상피	수정체걸이인대를 통해 수정체를 지탱, 그것의 두께 결정; 안구방수 분비
홍채[조리개]	안구 혈관층의 앞쪽, 섬모체의 연속면	색소세포와 민무늬근육섬유	동공의 지름을 조절함으로써 뒤쪽 공간으로 유입되는 빛의 양 조절
안쪽 막	안구의 안쪽 막	빛수용체, 신경세포, 혈관, 결합조직의 치밀한 배열	막대세포와 원뿔세포에 대한 장소 제공과 지탱 역할
망막[그물막]	내부 막의 주요 부분	빛수용체신경세포(막대세포, 원뿔세포), 두극신경원, 신경절신경세포	빛수용; 자극 전송
수정체(렌즈) (어떤 막의 부분도 아님)	앞·뒤안방의 사이; 섬모체의 수정체걸이인대에 의해 지탱	단백질섬유의 치밀한 결합; 투명	빛을 굴절시켜 중심오목에 초점 맞춤

결정한다. 섬모체근이 이완되었을 때 수정체걸이인대에 일정한 긴장이 유지되어 수정체를 다소 편평하게 한다(그림 7-17). 섬모체근의 수축은 수정체걸이인대를 이완시키고, 수정체를 더욱 구형으로 만든다. 수정체걸이인대가 팽팽하지 않을 때 수정체막 내의 일정한 긴장에 의해 수정체의 표면이 더 볼록하게 된다.

평편한 수정체는 먼 물체를 보는 것이 가능한데 반하여, 둥근 형태의 수정체는 가까운 물체를 보는 것이 가능하다.

iris(홍채, 조리개)는 안구 혈관층의 앞부분이고 맥락막의 연속이다. 홍채는 바깥에서 안구의 채색되어 있은 부분으로 보인다. 그것은 원과 부챗살 모양으로 배열된 민무늬근육섬유들로 이루어져 있다. 민무늬근육섬유들의 수축은 **pupil**(눈동자, 동공)의 직경을 조절한다(표 7-4, 그림 7-18). 홍채의 동공수축근은 밝은 빛에 의해 자극받아 동공을 수축시킴으로써 안구에 들어오는 빛의 양을 줄인다. 반면 어두운 빛에 대응하는 pupillary dilater(동공확대근)의 수축은 동공을 확대시켜 더 많은 양의 빛을 투과시킨다.

(3) 속막(망막)

retina(망막, 그물막)는 눈의 가장 안쪽에 있는 층으로서 맥락막을 덮고 있으며, 맥락막과 인접한 부분의 외부 색소층과 내부 신경층 또는 시각부분으로 이루어져 있다. 망막의 두꺼운 신경층은 섬모체 근처의 ora serrata(톱니둘레, 거상연)라고 불리는 들쭉날쭉한 가장자리에서 끝난다. 얇은 색소층은 섬모체와 홍채의 뒷부분을 넘어서 앞으로 뻗어 있다.

망막의 신경층은 3개의 주요 신경층으로 이루어진다. 충격을 전달하는 순서에 따라 나열하면,

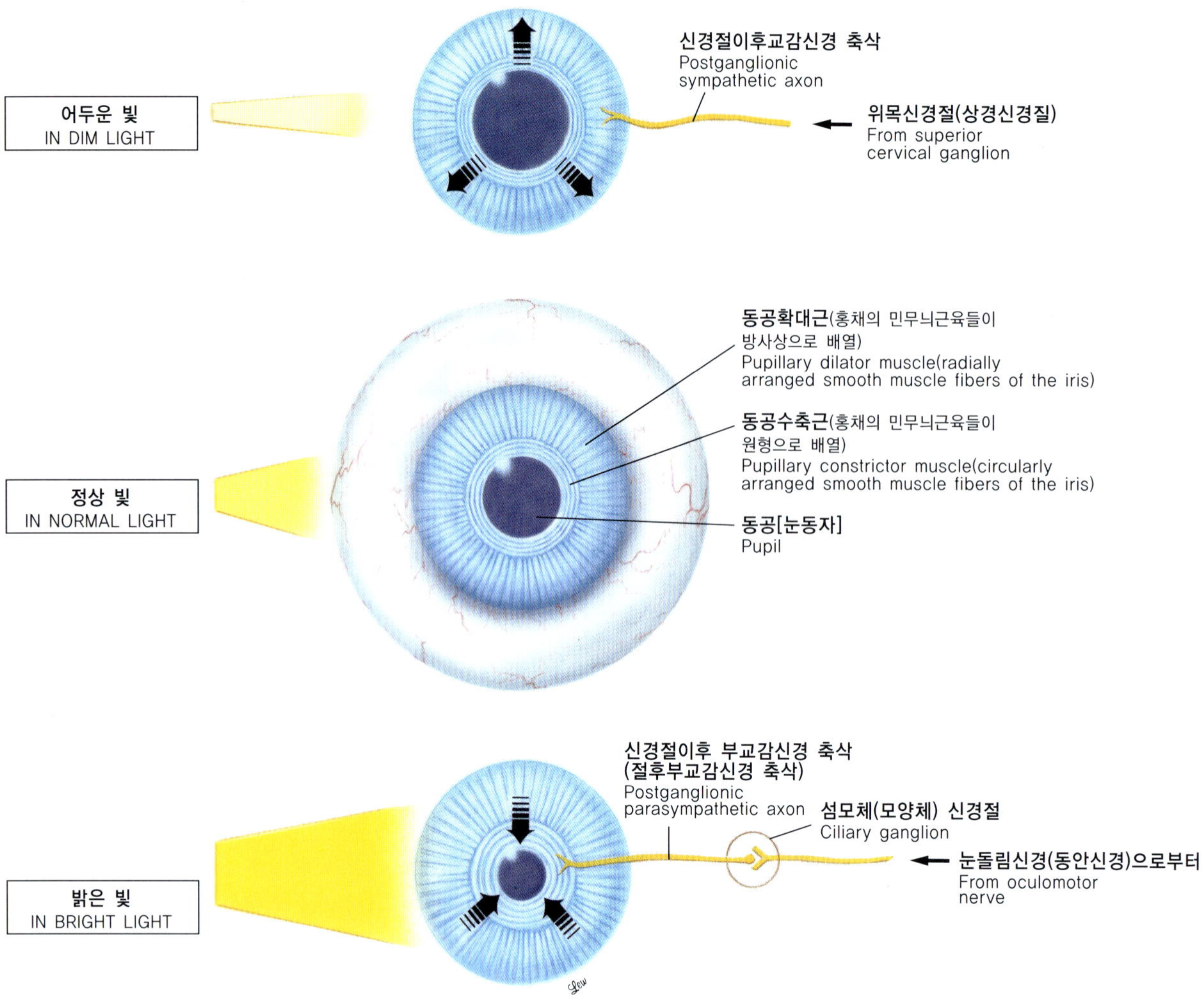

▶ 그림 7-18 **동공의 확장과 수축.** 어두운 빛에서는 부챗살 모양으로 배열된 민무늬근육섬유들이 교감신경의 흥분에 의해 수축하도록 자극되어 동공을 확장한다. 밝은 빛에서는 원형으로 배열된 민무늬근육섬유들이 부교감신경의 흥분에 의해 수축하도록 자극되어 동공을 수축한다.

막대세포와 원뿔세포, 두극신경세포와 신경절신경세포이다(그림 7-19). 그러나 빛의 통과 순서는 그 역이다. 빛은 신경절세포를 통과하고, 두극신경세포를 통과한 다음에야 막대세포와 원뿔세포에 이르러 이들을 자극할 수 있다. **rod cell**(막대세포, 간상세포)과 **cone cell**(원뿔세포, 추상세포)은 빛수용기이다. 막대세포는 각 눈에 1억 개 이상이 있으며, 원뿔세포보다 가늘고 길다(그림 7-20). 막대세포들은 망막의 바깥쪽에 위치하며 어두운 빛에 반응하여 흑백 시각을 담당한다. 또한 형태와 움직임에 대응하지만 그 분별력이 떨어진다. 원뿔세포(각 눈에 약 700백만 개 존재)는 빛의 색채 시각과 분별력이 높은 시각에 기여한다. 빛수용기는 **두극신경세포**와 연접하고 두극신경세포는 또 신경절신경세포와 연접한다. **신경절신경세포**의 축삭돌기는 시각신경으로 눈에서 나간다.

원뿔세포들은 **fovea centralis**(중심오목, 중심와)라고 불리는 망막의 중심 근처 함몰된 부분에 몰려 있다. 이 부분이 시각에 있어 가장 예민한 부분이다. 중심오목을 둘러싸고 있는 것은 노란색의 **macula lutea**(황반)로, 여기에도 많은 원뿔세포가 분포한다(그림 7-21). 시각신경이 안구와 붙어 있는 지역에는 빛수용기가 없다. 이 지역은 맹점이고, **시각신경원반**이라고 불린다(그림 7-22). 사람은 맹점을 통상 인식하지 못하는데 그 이유는 첫째, 눈은 끊임없이 움직이고 있고, 둘째, 물체는 각 눈

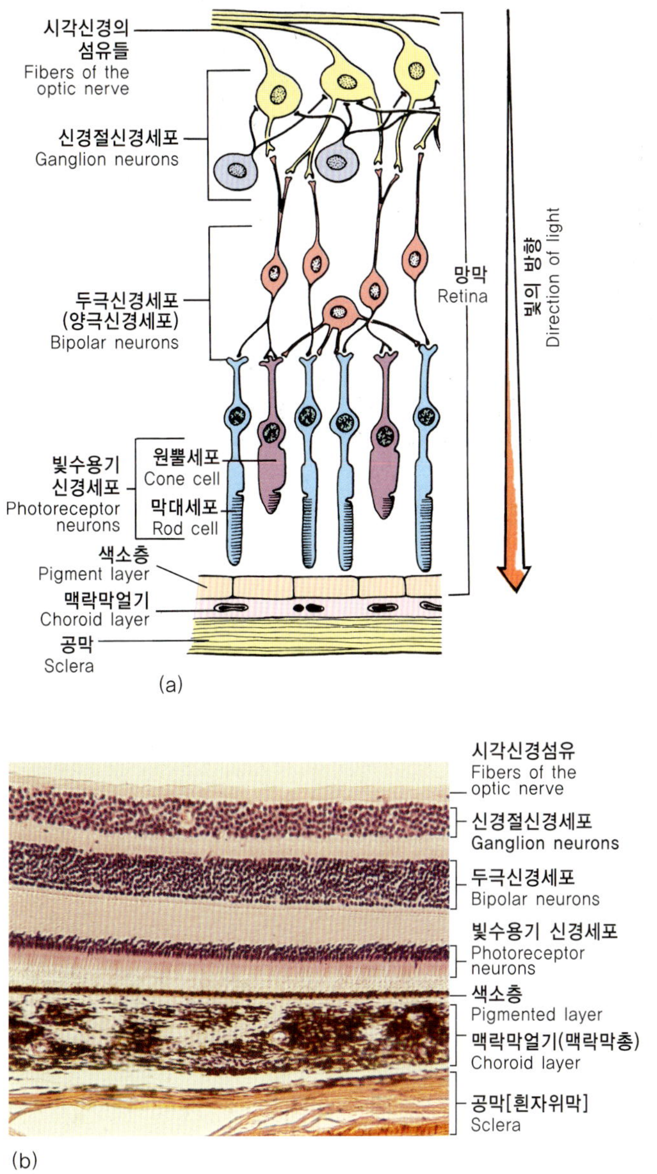

▶ 그림 7-19 **망막의 층.** 망막은 거꾸로 배열되어 있기 때문에 빛이 빛수용기들(막대세포와 원뿔세포들)에 도착하기 전에 신경세포의 여러 층들을 거쳐 통과해야 한다. (a) 모식도. (b) 광학현미경 사진.

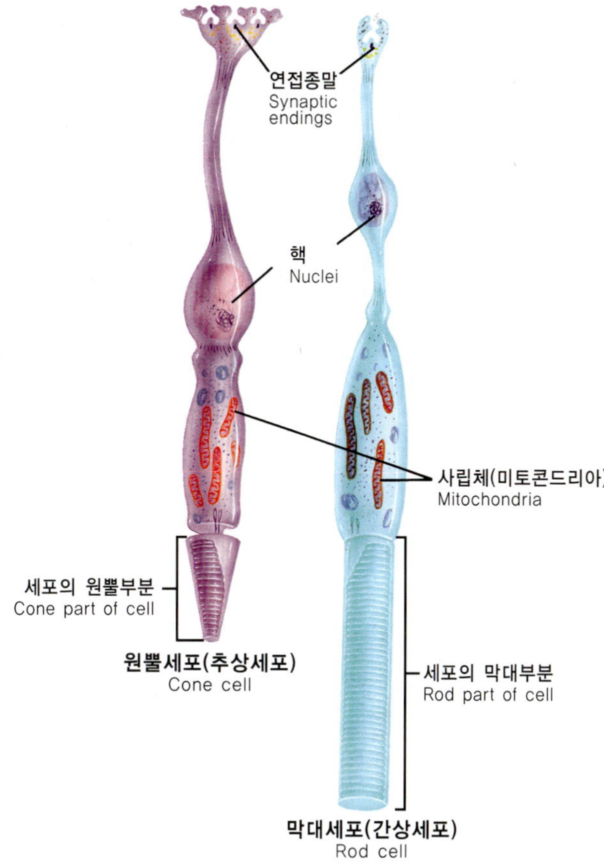

▶ 그림 7-20 망막의 빛수용기세포

에서 다른 각도에서 보고 있으며, 그리고 셋째, 하나의 망막의 맹점에 떨어지는 물체의 이미지는 다른 망막의 수용기 위에 맺히기 때문이다. 그림 7-23에 기술한 것처럼 맹점을 쉽게 관찰할 수 있다.

(4) 안구의 혈액공급

맥락막과 망막은 피를 충분하게 공급받는다. 2개의 **섬모동맥**은 안구의 뒤쪽에서 공막을 꿰뚫고, 맥락막을 가로질러 섬모체와 홍채의 밑부분에 이른다. 비록 섬모동맥들은 독립적으로 안구에 들어

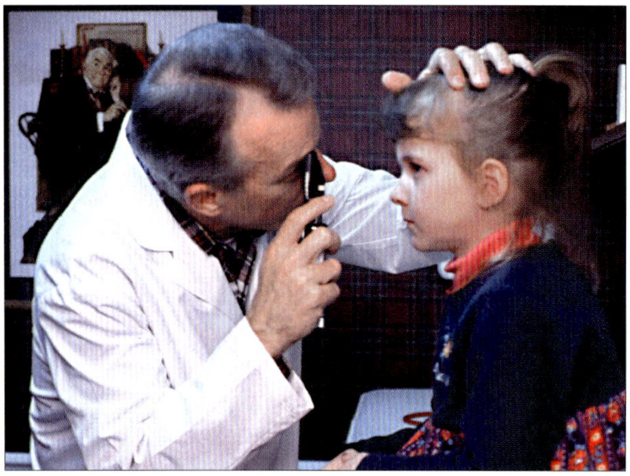

(a)

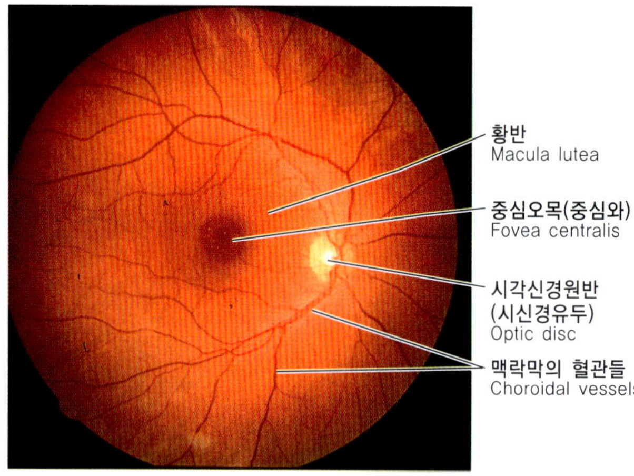

(b)

▶ 그림 7-21 (a) 안구 내부의 해부구조를 보고 있는 의사. (b) 눈보개(검안경)를 통해 보이는 망막의 모습. 시각신경섬유들은 시각신경원반에서 안구를 빠져나와 시각신경을 이룬다(시각신경원반을 통해 안구에 들어오는 혈관들이 보인다).

가지만, 맥락막에서 광범위하게 연결된다.

중심동맥(망막중심동맥)은 눈동맥에서 분지하고, 시각신경과 더불어 안구에 들어간다. 중심동맥은 시각신경원반을 빠져나가면서 위 · 아래가지들로 나누어지고, 이들은 또 각기 관자가지, 코가지들로 나뉘어 망막의 내부층에 혈액을 공급한다. 중심정맥은 시각신경원반을 통하여 피를 안구로부터 배출시킨다. 중심동맥의 가지들은 검안경을 통하여 안구 안에서 관찰될 수 있다.

(5) 안구의 공간과 방

안구의 안쪽은 수정체에 의해 anterior cavity(앞공간)와 posterior cavity(뒤공간)로 구분된다. 앞면의 공간은 홍채에 의해 다시 anterior chamber(앞방, 전안방)와 posterior chamber(뒤방, 후안방)로 나누어진다. 앞방은 각막과 홍채 사이에 위치한다. 뒤방은 홍채와 수정체걸이인대와 수정체 사이에 위치한다. 앞 · 뒤방은 동공을 통하여 연결되고, 유동성의 액체인 안구방수로 가득 차 있다. 안구방수의 연속적인 생산은 앞 · 뒤방에서 약 12mmHg의 안압을 유지한다. **aqueous humor**(안구방수)는 또한 무혈관 수정체와 각막에 영양물들과 산소를 제공한다. 섬모체의 맥관의 표피상피세포로부터 안구방수는 매일 5.5mL 정도가 분비된다(그림 7-24). 뒤방에서 분비되는 안구방수는 동공을 통해 앞방으로 빠져나간다. 여기에서부터, **공막정맥굴**(슐렘도관)을 통하여 안구에서 혈액

▶ 그림 7-22 **시각신경원반.** 시각신경원반은 신경절신경세포섬유가 시각신경을 이루기 위해 모이는 망막의 작은 지역이다. 시각신경원반에는 막대세포와 원뿔세포들이 전혀 없기 때문에 맹점이라고도 불린다.

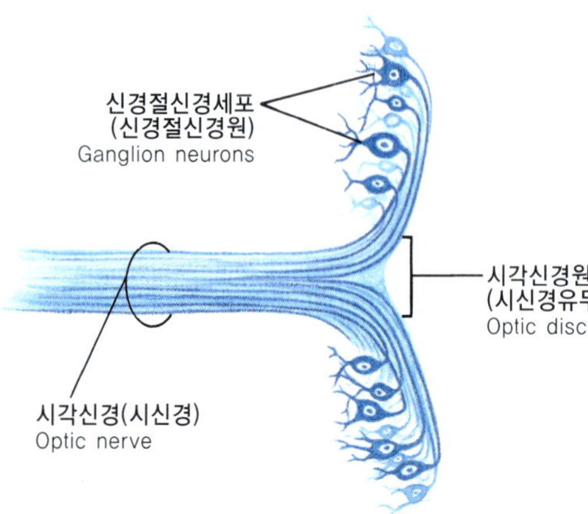

▶ 그림 7-23 **맹점.** 그림으로부터 약 60cm 떨어진 거리에서 왼쪽눈을 감은 채 오른쪽 눈으로 원에 초점을 맞춘다. 천천히 그림을 얼굴로 가까이 움직이면 어느 시점에서 십자무늬는 사라질 것이다. 이 현상은 십자무늬의 이미지가 빛수용기가 없는 광학원반에 초점이 맞춰졌기 때문에 일어난다. 바깥 주위에서 굴절되는 광선들은 망막에 초점이 정확히 맺히지 않으므로 흐려 보일 것이다. 눈동자의 자동적 수축과 수정체의 조절은 동시에 일어난다.

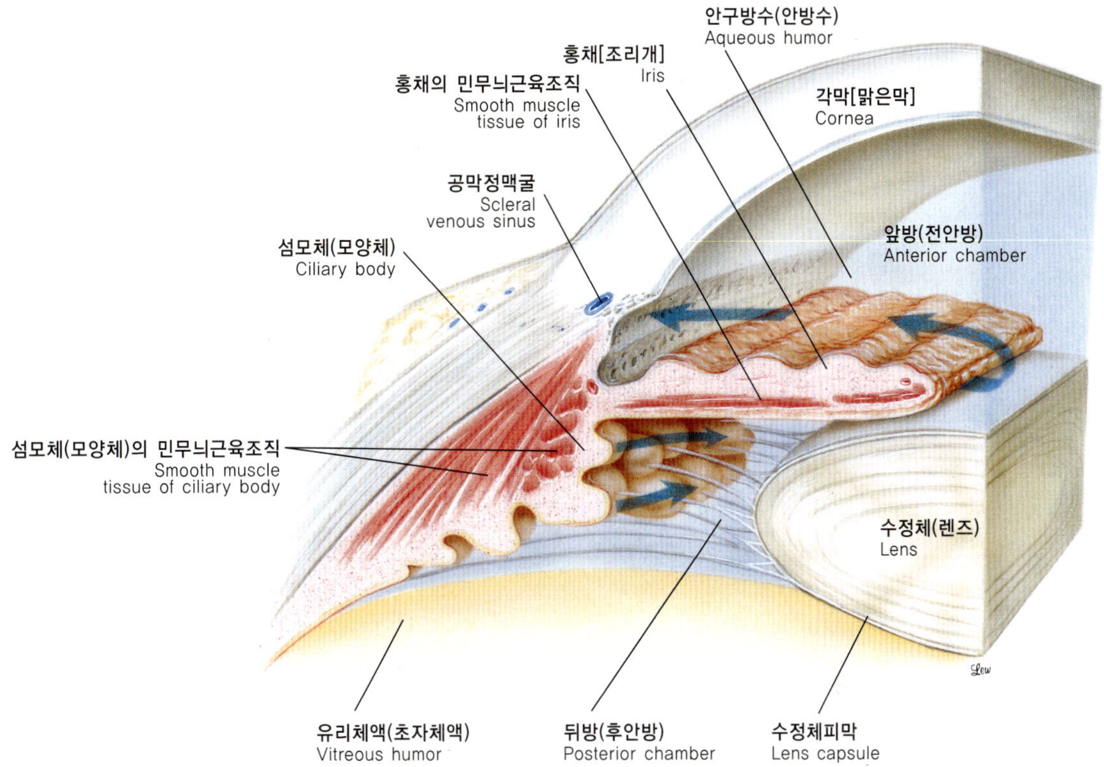

▶ 그림 7-24 **안구방수.** 안구방수는 안구 앞공간의 앞 · 뒤 방 안에서 안압을 유지한다. 안구방수는 뒤방으로 분비되고, 동공을 지나 앞방으로 흐르고, 공막정맥굴을 통하여 안구에서 빠져나간다.

속으로 흘러나간다. 공막정맥굴은 각막과 홍채가 만나는 지점에 위치한다.

큰 뒤공간은 투명한 젤리와 같은 유리체액으로 가득 차 있다. 유리체액은 안구압을 유지시킴으로써 안구의 형체를 유지하고, 맥락막 안에 망막을 팽팽하게 잡아준다. 유리체액은 안구방수와 달리 연속적으로 만들어지지 않고 오히려 태어나기 전에 이미 만들어져 있다. 그리고 정상의 신체 성장을 통하여 눈이 커지면서 추가적인 유리체액이 생성된다. 안구 내의 구조들은 표 7-4에서 요약된다.

3) 안구의 기능

광선의 초점을 모으는 것과 망막에 있는 빛수용기들을 자극하는 데에는 다음 5가지의 기초적인 작용이 필요하다.

1. 안구의 투명한 매체를 통한 광선의 전달
2. 다른 밀도들의 매체를 통한 광선의 굴절
3. 광선을 초점에 모으는 수정체의 조절
4. 유리체방에 들어가는 빛의 양 조절하는 홍채에 의한 동공의 수축
5. 시력이 유지될 수 있게 안구의 convergence(눈모음, 폭주)

만일, 이 5가지 중 하나라도 제대로 작용하지 못하면 시각적인 장애가 일어날 수 있다.

(1) 광선의 전달

안구로 들어오는 **광선**은 4개의 투명한 매체를 통과한 후 빛수용기를 자극할 수 있다.

광선들이 통과하는 매체는 차례로 각막, 안구방수, 수정체와 유리체액이다. 각막과 수정체는 강하게 압축된 무혈관 단백질섬유들이 치밀하게 배열되어 이루어진 고체 매체이다. 또한 결막의 연속인 얇고 투명한 막이 각막의 바깥 표면을 감싼다. 안구방수(안방수)는 낮은 점성 유체인데 반하여, 유리체액은 젤리와 같은 형질이다.

(2) 광선의 굴절

굴절이란 광선의 꺾임현상이다. 광선은 한 광학밀도의 매체에서 다른 광학밀도의 매체를 비스듬히 통과하면서 굴절이 일어난다. 볼록면의 각막이 주된 굴절 매체이다. 여러 방안의 유체들은 최소한의 굴절을 일으킨다. 수정체는 굴절률을 변경시킨다는 점에서 특히 중요하다. 굴절 매체 중에서, 수정체만이 정확한 굴절을 이루기 위해 그 모양을 바꿀 수 있다.

광선들의 굴절은 커서 시각 이미지가 망막 위에 거꾸로 형성된다(그림 7-25). 이러한 형태의 이미지는 뒤통수엽의 시각겉질에 전달되고, 거기서 거꾸로 형성된 이미지는 바르게 위치한 형태로 해석된다.

(3) 수정체의 조절

조절이란 망막에 광선의 초점을 정확하게 맞추기 위해 섬모근이 수축하여 렌즈의 만곡이 자동적으로 조정되는 것이다. 안구의 수정체는 양면이 볼록하다. 물체가 약 6m보다 더 가까이 있을 때, 망막에 정확한 초점을 맞추기 위해서는 수정체가 반드시 조정이나 적응을 해야 한다. 섬모체의 민무늬근육섬유들이 수축되면 수정체걸이인대는 이완되고 수정체는 더 두꺼워진다. 더 두껍고 볼록한 수정체는 빛을 더 크게 굴절시켜 가까운 물체를 볼 수 있게 한다.

▶ 그림 7-25 안구 내에서 빛의 파장들이 굴절되어 물체의 이미지가 망막 위에 거꾸로 형성되게 된다.

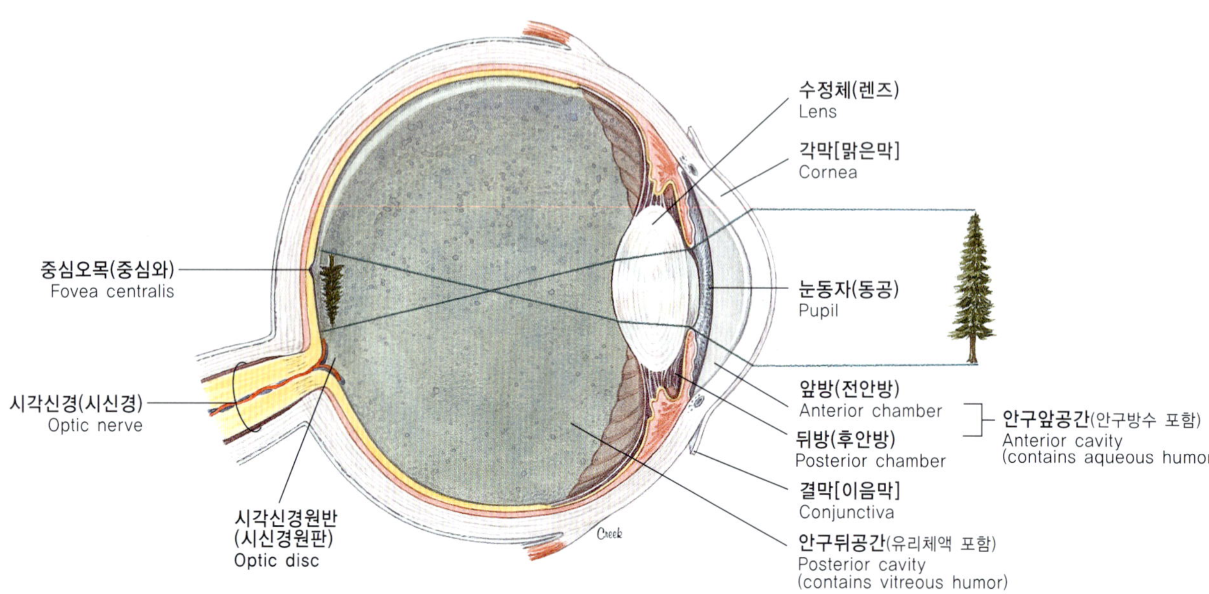

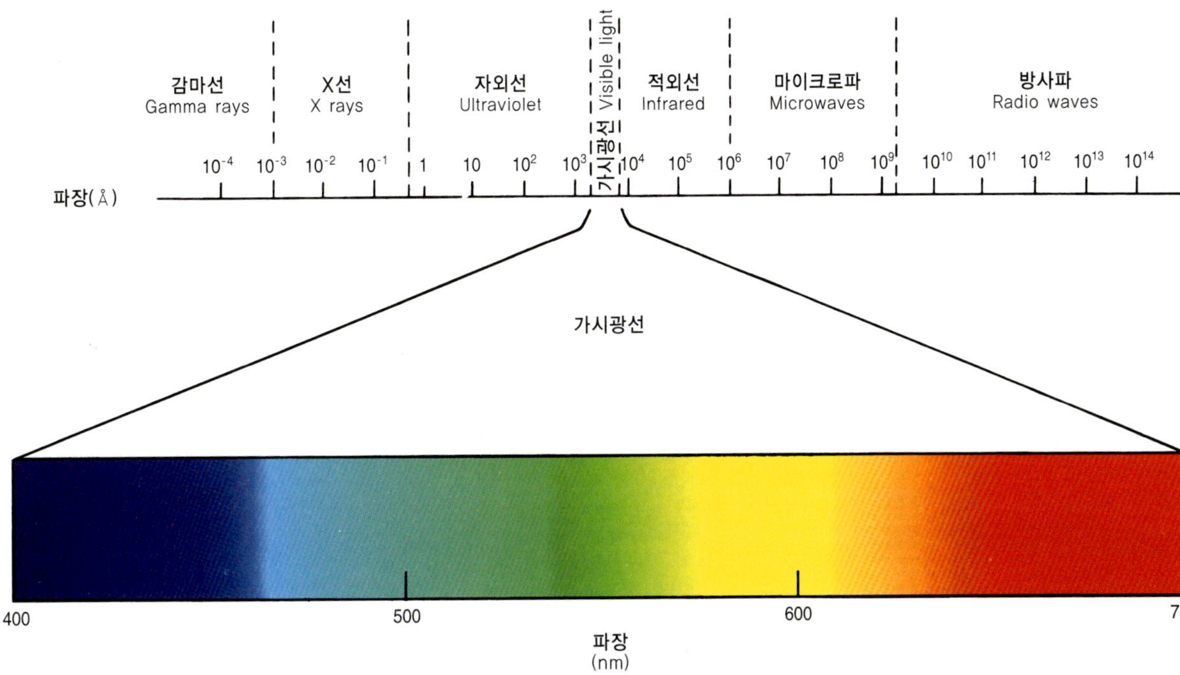

▶ 그림 7-26 **스펙트럼.** 전자기 스펙트럼(위)은 옹스트롬(Å) 단위로 나타나 있다(1Å=$10^{-10}m$). 가시 스펙트럼(아래)은 전자기 스펙트럼의 일부 범위만을 구성하고, 나노미터(nm) 단위로 나타나 있다(1nm=$10^{-9}m$).

(4) 동공의 수축

동공의 수축은 부교감신경이 자극되면서 수축하는 홍채의 동공수축근에 의해 일어난다. 동공수축은 두 가지 이유에 있어서 중요하다. 첫째는 뒤공간으로 들어오는 빛의 양을 줄이는 것이다. 동공의 반사수축은 망막을 갑작스런 또는 너무 강한 밝은 빛으로부터 보호한다. 더 중요한 점은, 줄어든 동공 직경은 광선들이 수정체의 바깥 주위를 통하여 뒤공간으로 들어오는 것을 막는다는 것이다.

(5) 안구의 눈모음(폭주)

convergence(눈모음, 폭주)란 가까운 물체 위에 시선을 고정할 때 양쪽 안구가 안쪽으로 회전하는 것을 의미한다. 실제, 코끝 근처에 있는 물체에 집중하면 눈이 사시처럼 보인다. 가까운 물체들을 볼 때 광선의 초점이 양쪽 망막의 같은 부분에 맺히기 위해서는 양쪽 안구가 모아져야 한다.

(6) 시각적인 스펙트럼

눈은 전자기 **스펙트럼**의 에너지를 신경자극으로 변환한다(그림 7-26). 이 스펙트럼의 일부만이 빛수용기들을 자극할 수 있다. 400~700나노미터(nm) 사이의 파장을 가진 전자기 에너지가 가시광선을 구성한다. 더 긴 파장의(스펙트럼의 적외선 부분에 속함) 빛은 빛수용기들을 흥분시킬 수 있는 충분한 에너지가 없고 열로서 지각된다. 가시광선보다 더 짧은 파장과 많은 에너지를 가진 자외선은 눈의 수정체의 황색에 의해 여과된다. 꿀벌과 같은 어떤 곤충들과 수정체가 제거된 사람들은 자외선 범위의 빛을 볼 수 있다.

4) 시각을 위한 신경경로, 눈의 움직임, 시각정보의 처리과정

빛수용체 신경세포, 막대세포와 원뿔세포들은 광선에 반응하고 신경자극을 만드는 시각의 기능적인 단위이다. 막대세포와 원뿔세포로부터 발생된 신경자극은 두극신경세포를 거쳐 신경절신경세포로 전달된다. 시각신경은 안구의 뒤쪽까지 나오면서 모아진 신경절신경세포의 축삭돌기로 이루어져 있다. 각각의 안구로부터 나온 2개의 시각신경은 **optic chiasma**(시각신경교차)에서 서로 만난다(그림 7-27). 여기에서 각 망막의 안쪽(코쪽)에서 유래된 섬유는 모두 반대쪽으로 교차하나 망막의 가쪽(관자쪽)에서 유래된 시각신경섬유는 교차하지 않는다. **optic tract**(시신경로, 시삭로)는 양쪽 안구의 망막에서 유래되었고 시각신경교차로부터 계속되는 시각신경섬유이다.

시각신경로가 뇌로 들어오면서 일부는 superior colliculi(위둔덕)에서 끝난다. 이 섬유들과 이 섬유들에 의해 자극받는 운동신경 경로는 **tectal system**(덮개 시스템)을 구성하며 신체-눈 동기화에 작용한다.

▶ 그림 7-27 **눈의 시야와 시야의 신경경로.** 각 눈의 시야가 중복될 때 쌍안경 시야가 형성된다—깊이를 인지하는 능력

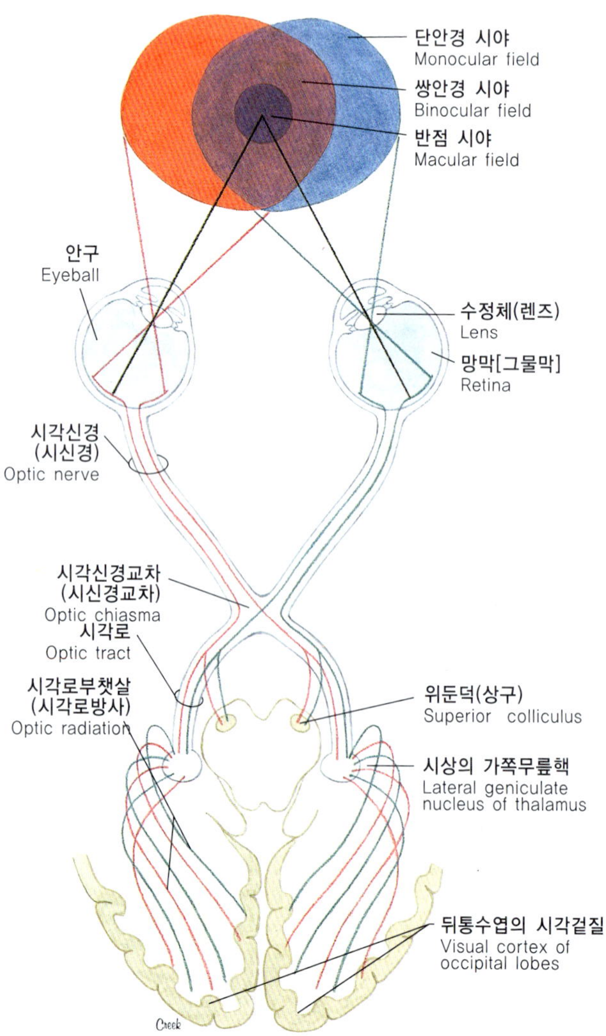

시신경로 섬유의 약 70~80%는 시상의 lateral geniculate body(가쪽무릎체, 외측슬상체)로 들어간다. 여기서 시각신경섬유는 신경세포와 연접하는데 그 신경세포의 축삭돌기가 **optic radiation**(시각로부챗살)이라 불리는 경로를 구성한다. 시각로부챗살은 신경 자극을 대뇌 뒤통수엽의 **striate cortex**(줄무늬겉질)에 보낸다. 이러한 시각섬유의 배열을 geniculostriate system(무릎줄무늬계통)이라 하며 시야의 지각에 관여하고 있다.

(1) 위둔덕과 눈운동

superior colliculi(위둔덕, 상구)로부터 척수 안의 운동신경까지의 신경경로가 시야에 갑자기 어떤 물체가 나타났을 때의 반응을 중재하는 역할을 한다. 위둔덕로부터 나오는 다른 신경섬유들은 눈을 움직이는 뼈대근육인 **extrinsic ocular muscle**(눈바깥근, 외안근)을 자극한다.

위둔덕에서 2종류의 눈에 관한 움직임이 조절된다. smooth pursuit movement(부드러운 추적 움직임)는 움직이는 사물을 쫓고 이미지의 초점을 fovea centralis(중심오목, 중심와)에 맞추도록 한다. saccadic eye movement(경련적인 눈 움직임)는 빠르고 급격한 움직임이며 눈이 움직이지 않는 것처럼 보이는 동안에 일어난다. 이 경련적인 움직임은 시야의 예민함을 유지하는 데 중요한 역할을 하고 있다고 알려져 있다.

tectal system(덮개 시스템)은 또한 **intrinsic ocular muscles**(눈속근, 내안근)인 홍채와 섬모체근의 조절에 관여한다. 한쪽 눈에 빛을 쬐면 동공반응에 의해 양쪽 동공이 수축된다. 이것은 위둔덕의 신경섬유에 의한 부교감신경계통의 활성화로 유발된

다. 그러면 눈 뒤에 있는 섬모신경절 안의 신경절세포가 홍채 안의 수축섬유를 자극한다. 또한, 수정체가 원근조절을 하는 동안에 섬모체가 수축하는 것도 위둔덕의 자극으로 인해 이루어진다.

5) 시각정보의 처리

시각정보가 의미를 가지려면 과거 경험과 연결되어야 하고 다른 감각으로부터의 정보와 통합되어야 한다. 이러한 고도의 처리 중 일부는 대뇌겉질의 inferior temporal lobe(아래관자엽)에서 일어난다. 원숭이에서 이 부분을 실험적으로 제거한 결과 그들이 이전에 배운 시각적인 행동을 기억하지 못하였고 시각적 이미지와 그 사물의 의미를 연관시키는 능력 또한 손상받았다. 예를 들어, 아래관자엽이 제거된 원숭이들은 뱀을 겁 없이 다룬다. 아래관자엽의 소실에 의해 나타나는 증후들은 **Kluver-Bucy syndrome**이라고 알려져 있다.

심한 간질 증후를 감소시키려는 시도에서 외과의사들이 몇몇 환자들에게서 corpus callosum(뇌들보, 뇌량)을 절제했다. 이전에 설명한 것처럼 이 전도로를 통하여 왼 · 오른쪽 대뇌반구 사이의 자극이 전달된다. 그런 뇌들보 연결이 없는 split brain(분리뇌)을 가진 환자의 오른쪽 대뇌반구는 오직 외부 환경의 왼쪽 대뇌반구에서 오는 감각적인 정보만을 받을 것이다. 또한 오른쪽 뇌와의 커뮤니케이션이 끊긴 왼쪽 뇌는 외부 세계의 감각적인 정보 중 오직 오른쪽만 받을 것이다. 이런 경우 몇몇 환자들은 마치 2개의 서로 다른 뇌를 갖고 있는 것처럼 행동하기도 한다.

7. 청각과 평형감각

청각에 관여하는 귀의 구조물은 바깥귀, 가운데귀, 속귀이다. 속귀는 또한 평형감각을 담당하는 구조물들을 함께 갖고 있다. 귀의 발생은 4주째에 시작되어 32주째에 완성된다.

귀는 청각과 평형유지의 기관으로서, 음파를 신경자극으로 전환하는 수용기와 머리의 움직임에 반응하는 수용기를 포함하고 있다. 두 수용기 타입으로부터의 자극은 vestibulocochlear nerve(안뜰달팽이신경, 전정와우신경)를 통해 뇌로 전달되어 그 정보가 해석된다. 귀는 3개의 주요 부분인 바깥귀, 가운데귀, 속귀(그림 7-28)로 구성된다.

1) 바깥귀

outer ear(바깥귀)는 바깥귀, 귀바퀴(이개)와 외부의 청각 관으로 구성된다. **external acoustic canal**(바깥귀관, 외이관)은 **external acoustic meatus**(바깥귀길, 외이도)라고 불리는 뼈로 둘러싸인 관이다. 바깥귀는 머리의 가쪽에 부착된 외부에서 보이는 귀부분으로서 피부로 덮여 있고 유연한 결합조직의 연골뼈대로 구성되어 있다. 바깥귀의 가장자리가 **helix**(귀둘레, 이륜)이고, 밑쪽의 살부분을 **earlobe**(귓볼, 이수)라고 한다(그림 7-29).

귓볼은 연골에 의해 지탱되지 않는 유일한 바깥귀의 부분이다. 바깥귀는 머리뼈에 인대로 부착

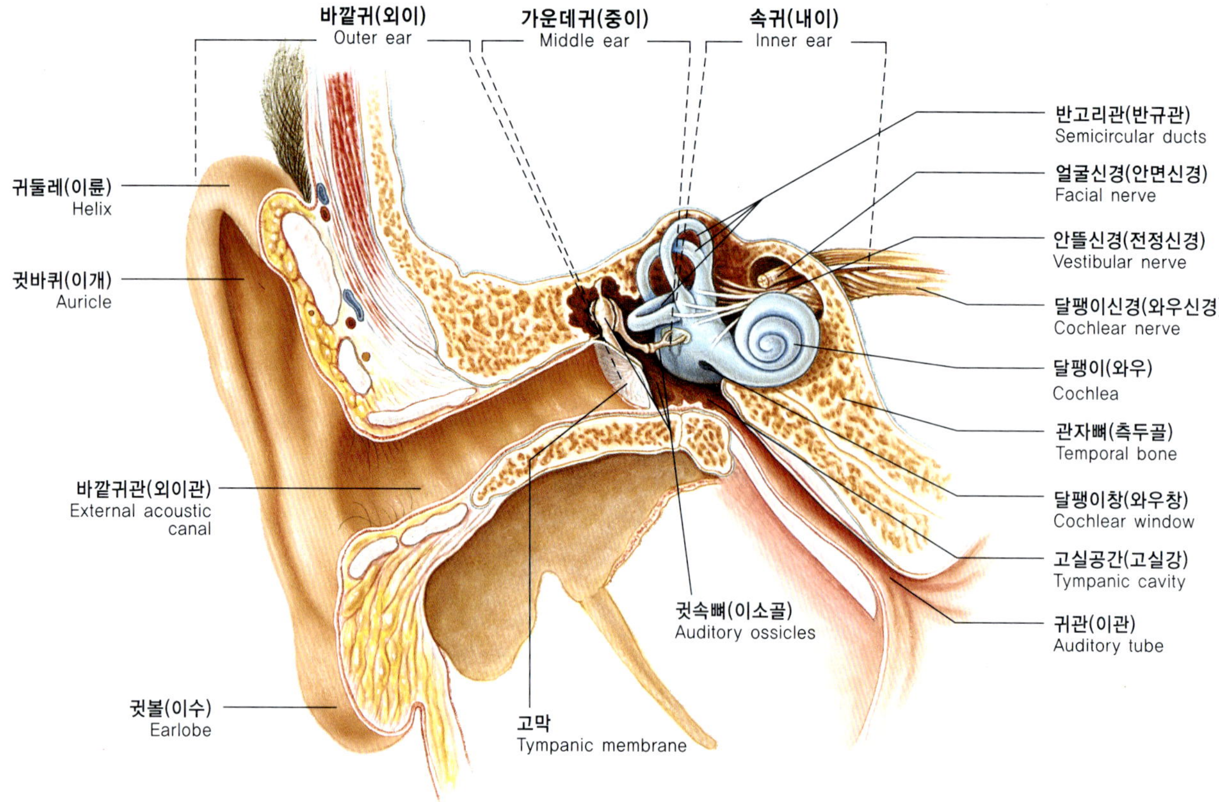

▶ 그림 7-28 **바깥귀, 가운데귀 및 속귀의 부위**

되어 있고 앞 · 위 · 뒤쪽으로 잘 발달되지 않은 근육이 있다. 바깥귀의 혈액공급은 posterior auricular artery(뒤귓바퀴동맥, 후이개동맥)와 뒤통수동맥으로부터 오고 있는데 이들은 각각 외부 목동맥과 superficial temporal artery(얕은관자동맥)의 분지이다. 바깥귀의 구조는 바깥귀관으로 이루어져 음파를 인도한다.

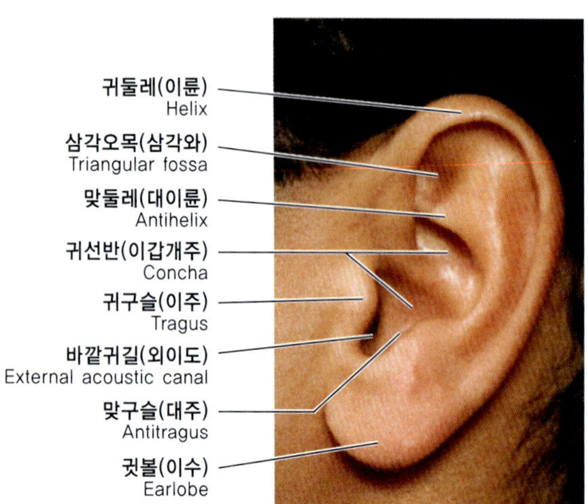

▶ 그림 7-29 **귀의 바깥귀의 표면 모양**

바깥귀관은 약 2.5cm 길이의 S자 모양의 관이고 바깥귀로부터 고막까지 이어진다. 입구 쪽에는 관을 덮고 있는 피부에 섬모와 피지샘이 분포하며 관 속 깊은 피부에는 **ceruminous glands**(귀지샘, 이도선)라 불리는 분화된 왁스분비샘이 분포한다. 이 샘으로부터 분비되는 귀지는 고막을 부드럽게 하고 방수상태로 유지하도록 해 준다. 또한 귀지와 털은 외부의 물체가 고막에 들어오는 것을 막는다. 귀지가 쓴맛을 지녔다는 점이 곤충을 물리치는 역할도 하게 되는 것이다.

고막은 얇고, 2개의 층으로 이루어진 상피세포의 한 부분이며, 지름이 약 1cm이고 바깥귀관과 가운데귀 사이에 있다. 그것은 비늘 모양의 상피세포인 바깥의 오목한 층과 작은 기둥 모양의 상피세포인 내부의 볼록한 층으로 구성되어 있다. 고막은 통증에 극도로 민감하며 삼차신경 중 auriculotemporal nerve(아래턱신경의 분지)와 auricular nerve(미주신경의 분지)가 분포한다.

2) 가운데귀

가로로 압축된 **middle ear**(가운데귀)는 temporal bone(관자뼈, 측두골)의 피라밋(추체)부분 내에 **tympanic cavity**(고실)라 불리고 공기로 가득 찬 공간이다(그림 7-30). 고막은 바깥귀길로부터 가운데귀를 분리한다. 안뜰창과 달팽이창을 포함하는 뼈 분리부분은 속귀와 가운데귀를 분리한다.

고실로 들어가는 통로는 2개이다. 뒤벽 내의 **epitympanic recess**(고실위오목, 고실상함요)는 고실을 **관자뼈**의 mastoid process(꼭지돌기) 내에 위치한 mastoidal air cell(꼭지벌집)로 연결한다. 청각관은 앞쪽에서 고실을 nasopharynx(코인두)와 연결하고, 고막 양쪽 면의 기압을 동일하게 유지시켜 준다.

3개의 **auditory ossicles**(귓속뼈)는 고막에서 안뜰창까지 고실에 자리한다. 몸의 가장 작은 뼈들은 바깥쪽에서 안쪽으로의 방향에 따라 가운데귀의 malleus(망치뼈, 추골), incus(모루뼈, 침골), stapes(등자뼈, 등골)이다. 귓속뼈는 인대에 의해 고실의 벽에 부착된다. 고막의 진동이 귓속뼈를 움직임으로써 음파가 고실을 거쳐 안뜰창에 전달되게 한다. 안뜰창의 진동은 속귀에 있는 액체를 움직여서 청각수용기를 자극한다.

귓속뼈가 고막에서 진동을 전달하면서 음파를 증폭하는 지렛대 시스템처럼 작용한다. 또한 음파

▶ 그림 7-30 (a) 고실 안의 귓속뼈와 관련된 구조물. (b) 안뜰창의 맞은편에 위치한 등자뼈의 회전시킨 면.

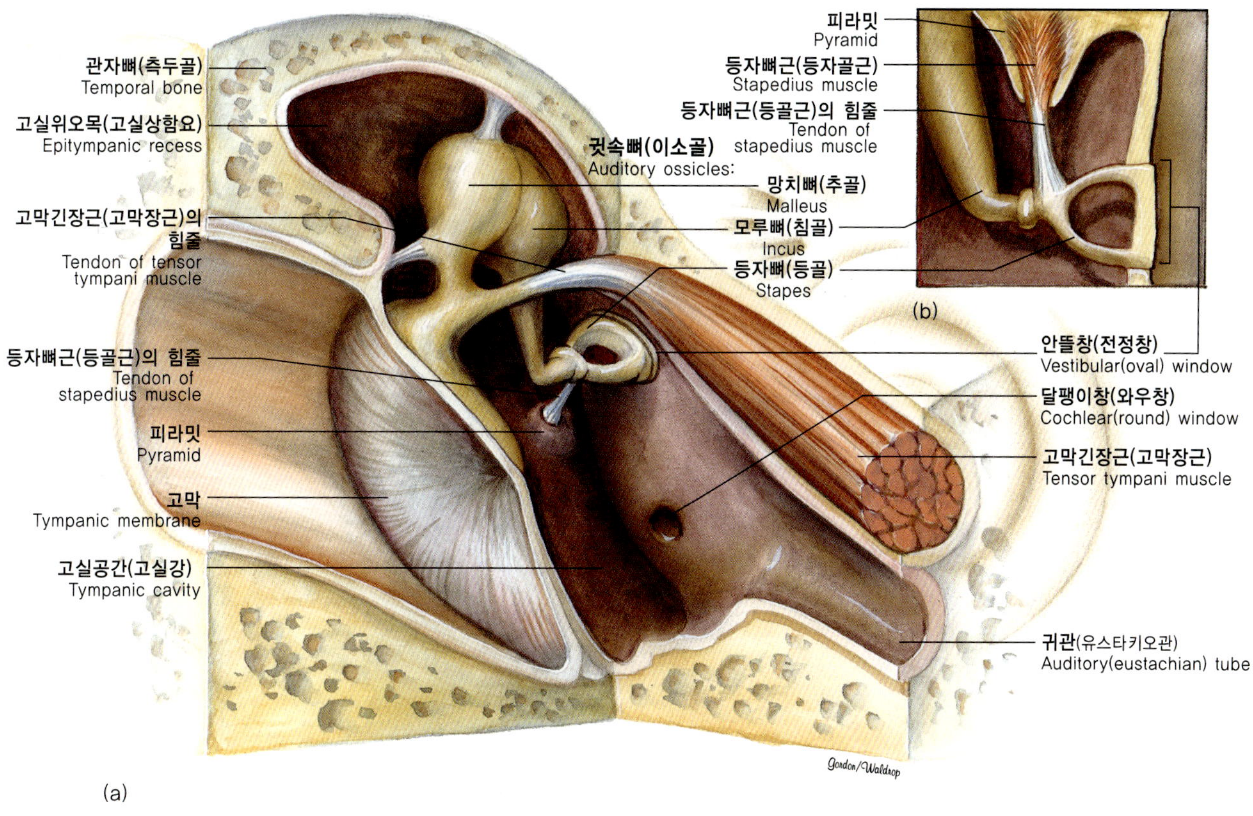

는 고막의 상대적으로 큰 면으로부터 안뜰창의 작은 면으로 전달되는 동안 증강한다. 이러한 복합작용으로 소리를 20배 정도 증가시키는 효과를 가져온다.

2개의 뼈대근육인 **tensor tympani muscle**(고막긴장근, 고막장근)과 stapedius muscle(등자근, 등골근)은 망치뼈와 등자뼈에 부착하여 큰 소음에 대해 속귀를 보호하기 위해 반사적으로 수축한다. 수축되었을 때 고막긴장근은 가운데귀의 망치뼈를 안쪽으로 잡아당기고 등자근은 등자뼈를 바깥쪽으로 잡아당긴다. 이러한 복합작용은 귓속뼈의 진동되는 힘을 감소시킨다.

3) 속 귀

inner ear(속귀, 내이)의 전체 구조물을 **labyrinth**(미로)라고 말한다. 속귀는 **membranous labyrinth**(막미로)와 이를 둘러싸고 보호하는 **bony labyrinth**(뼈미로)라 불리는 외부의 뼈 덮개로 구성되어 있다(그림 7-32). 뼈미로와 막미로의 사이공간은 뼈관 내부에 붙은 세포가 분비하는 perilymph(바깥림프)라는 액체로 채워져 있다. 막성 속귀의 관 모양의 방 안은 endolymph(속림프)라는 또 다른 액체로 채워져 있다. 이 2가지 액체는 청각과 평형상태의 유지에 수반되는 진동을 위한 liquid-conducting medium(액체-전파 매체)을 제공한다.

뼈미로는 구조적이나 기능적으로 vestibule(안뜰), semicircular canals(반고리관, 골반규관), cochlea(달팽이, 와우)의 3개의 영역으로 나누어진다. 청각이나 평형상태의 유지에 필요한 기능적인 기관은 대부분 여기에 위치해 있다.

▶ 그림 7-31 **속귀의 미로.** 막성 속귀는 뼈미로 내에 위치한다. 속귀의 주요 구조물들은 청각을 위한 달팽이와 평형유지를 위한 안뜰기관이다.

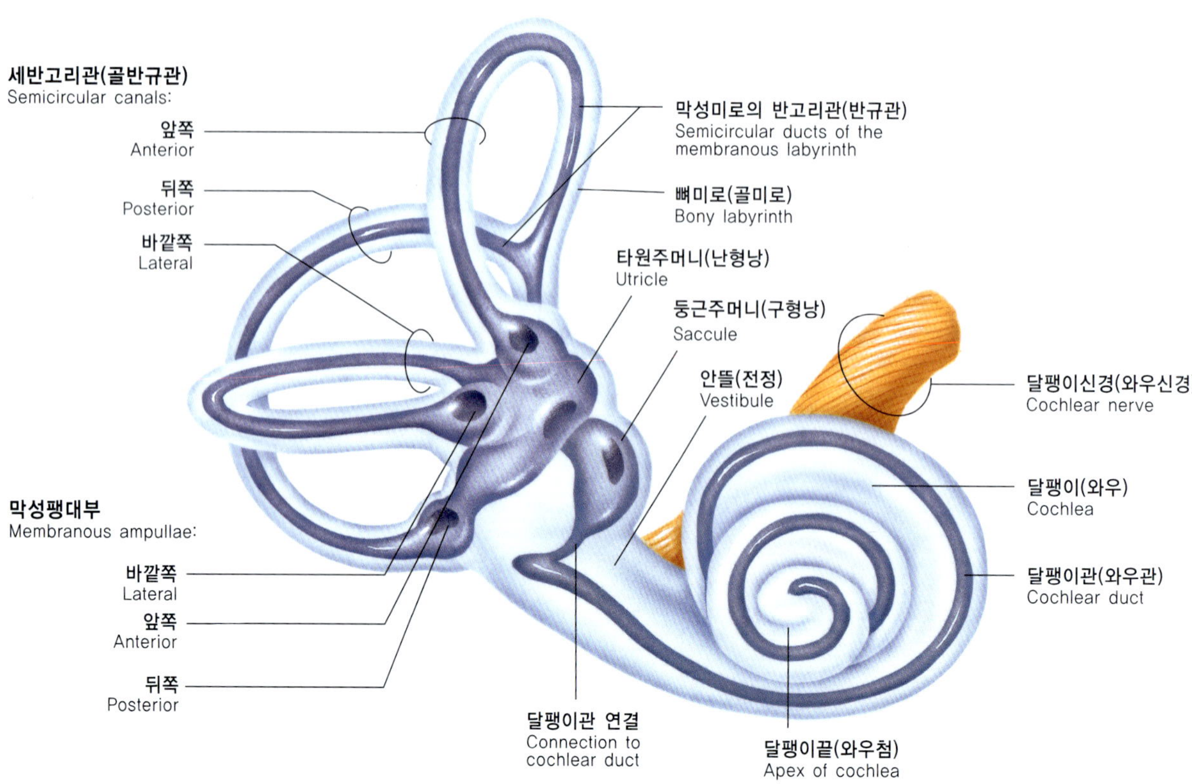

(1) 안뜰기관

vestibule(안뜰기관)은 뼈미로의 중심부분으로서 등자뼈의 이음부분인 **vestibular window**(안뜰창, 진정창)와 그 반대쪽에 **cochlear window**(달팽이창, 와우창)도 포함한다. 안뜰 내의 막성 속귀는 **utricle sacule**(타원주머니, 난형낭)와 **saccule sacule**(둥근주머니, 구형낭)이라 불리는 2개의 연결된 주머니로 이루어져 있다. 타원주머니는 둥근주머니보다 크고 안뜰의 위 뒷부분에 위치해 있다. 타원주머니와 둥근주머니는 둘 다 중력과 머리의 직선 이동에 민감한 수용기를 가진다.

(2) 반고리뼈관

안뜰의 뒤쪽에는 3개의 **semicircular canals**(반고리뼈관, 골반규관)가 있는데 서로 거의 직각으로 자리잡고 있다. 더 얇은 3개의 **semicircular ducts**(반고리관, 반규관)는 반고리관 내의 막미로를 형성한다. 3개의 반고리관 각각은 한쪽 끝에 **membranous ampulla**(막성 팽대부)를 가지며 타원주머니의 위 뒷부분과 연결된다. 반고리관의 수용기는 회전운동을 할 때처럼 머리의 가속, 감속에 민감하다.

(3) 달팽이

cochlea(달팽이, 와우)는 뼈의 중심부 주위를 두 바퀴 반을 돈 코일 모양이다(그림 7-32). 달팽이

▶ 그림 7-32 **달팽이의 관상면인 세 면과 세 칸.** 안뜰계단, 달팽이관, 고실계단을 보여주고 있다.

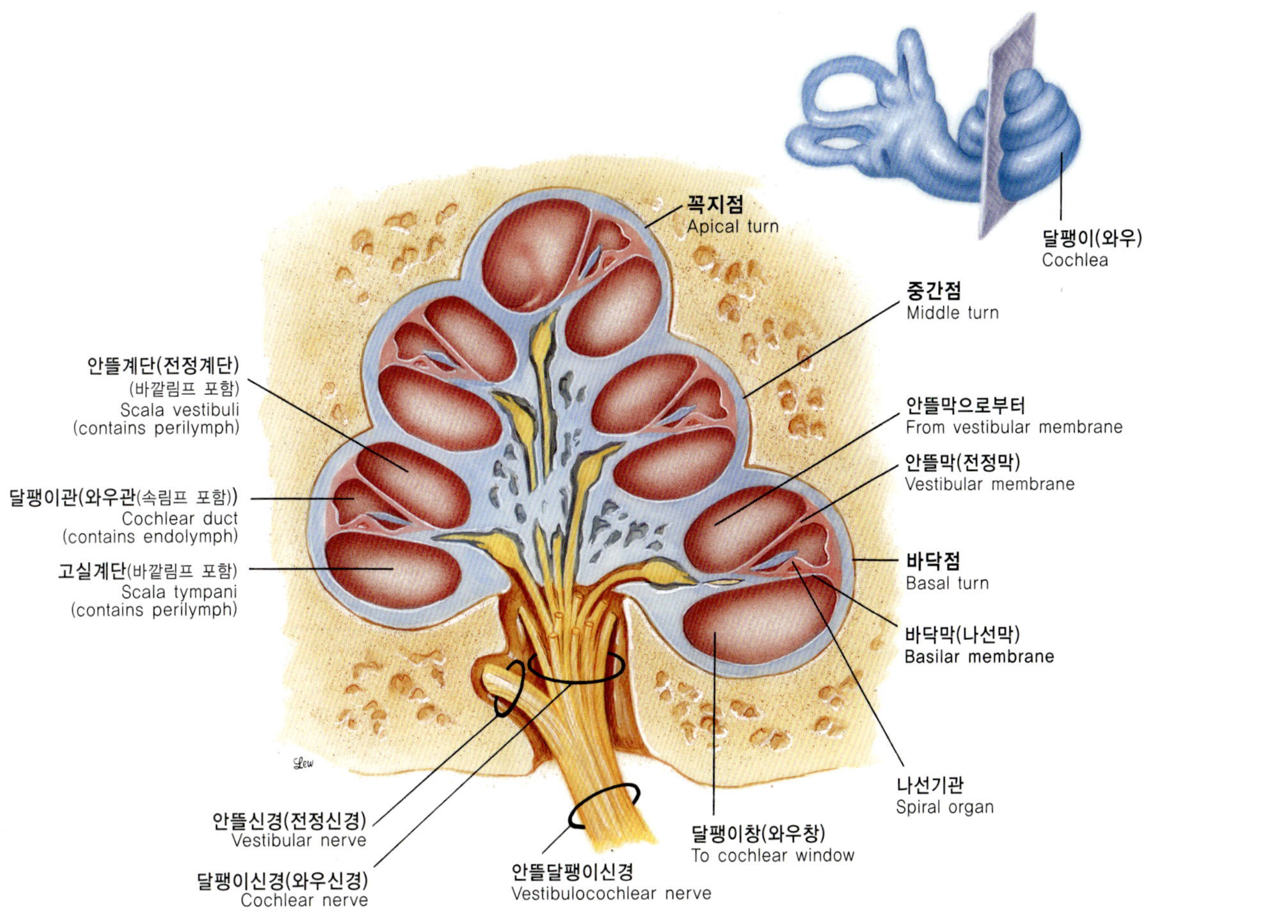

에는 3개의 구멍이 있다(그림 7-33). 위쪽 구멍인 **scala vestibuli**(안뜰계단)는 안뜰창에서 시작하여 코일 모양의 달팽이의 꼭지점으로 이어진다.

아래쪽 구멍인 고실계단은 모서리에서 시작해서 달팽이창에서 끝난다. 안뜰계단, 고실계단 모두 바깥림프로 채워져 있다. 또한 **helicotrema**(달팽이구멍, 와우공)라 불리는 달팽이의 좁은 끝을 제외하고는 완전히 분리되어 있다. 안뜰계단과 고실계단 사이에는 달팽이의 삼각 중간 구멍인 **cochlear duct**(달팽이관)가 있다. 달팽이관의 천정은 **vestibular membrane**(안뜰막)이라 불리고, 바닥은 **basilar membrane**(바닥막, 나선막)이라 불린다. 속림프로 채워진 달팽이관은 달팽이구멍에서 끝난다.

달팽이관 안에는 **spiral organ**(나선기관)이라는 분화된 구조물이 있다. 기계적인 진동을 신경 자극으로 전환하는 음파 수용기는 이 구조의 바닥막(나선막)을 따라 위치해 있으며 청각의 기능적인 단위를 형성한다. 나선형 기관의 상피세포는 버팀세포와 hair cell(털세포, 유모세포)로 구성되어

▶ 그림 7-33 달팽이의 한 부분. (a) 달팽이관 내의 나선모양 기관. (b) 그 세부적인 그림의 나선모양 기관.

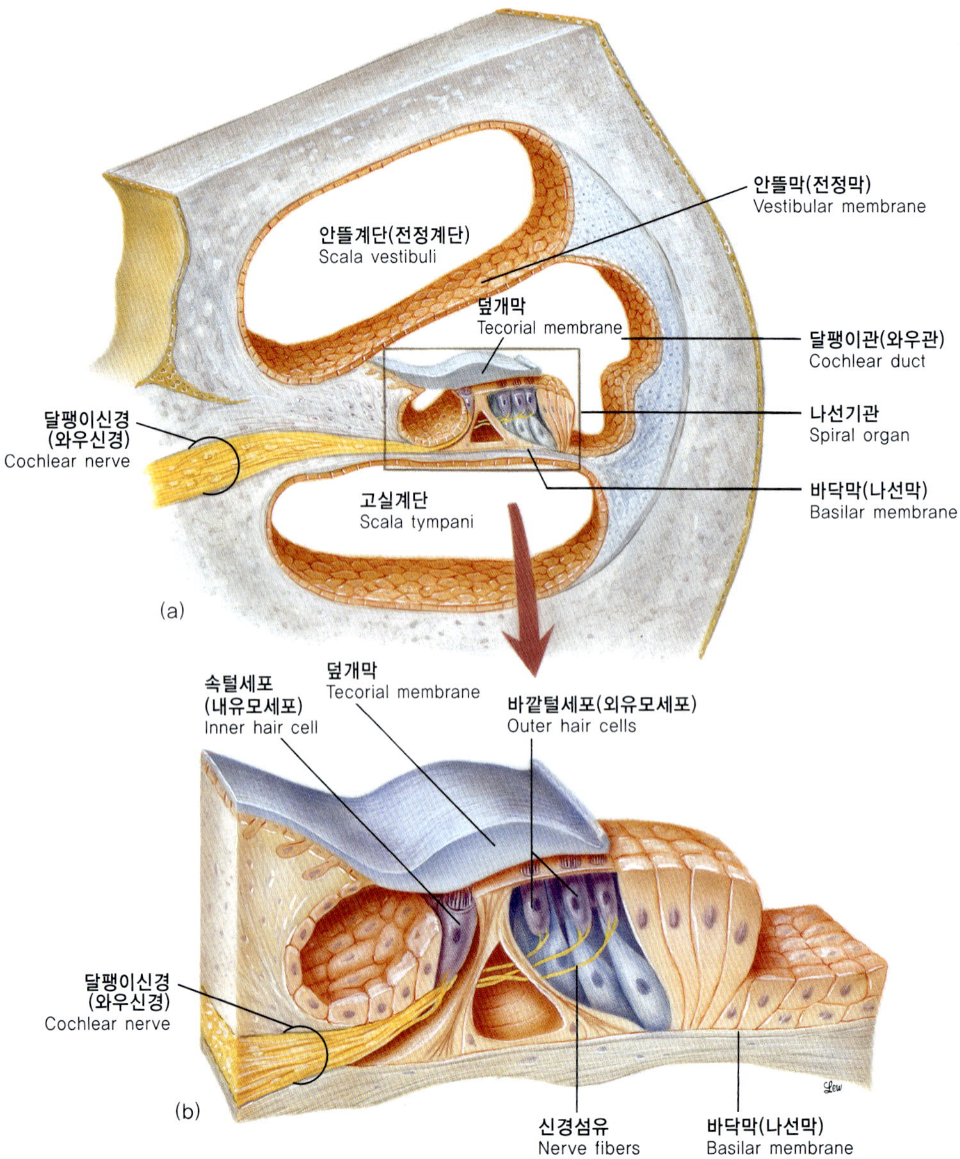

있다(그림 7-34).

4) 음파와 청각을 위한 신경경로

(1) 음파

물에 돌을 던졌을 때 일어나는 물결 파동처럼 **sound waves**(음파)는 원천으로부터 모든 방향으로 뻗어나간다. 일정한 에너지 파동은 진동수와 강도에 따라 결정된다. 진동수는 일정 시간 내에 주어진 구간을 지나는 파동수로, **Hz**를 단위로 측정된다. 소리의 pitch(높이)와 그 진동수 사이에는 직접적인 관계가 있다. 즉 진동수가 클수록 pitch

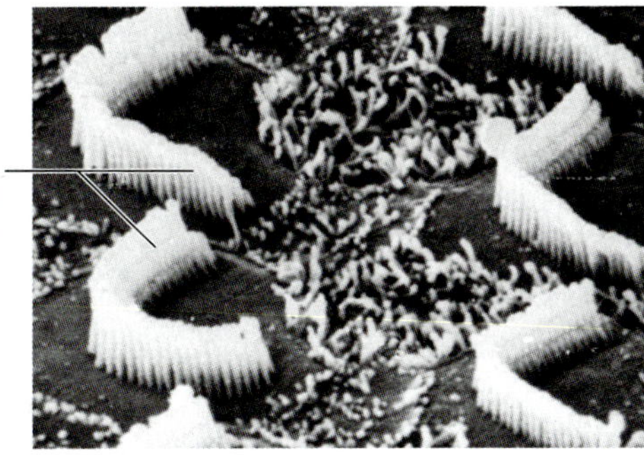

▶ 그림 7-34 **나선기관의 털세포의 전자현미경 사진.** 털세포의 밑부분은 바닥판에 정박하고 있고, 끝은 덮개막 안에 묻혀 있어서 안뜰막은 털세포 위로 아교질의 덮개를 형성한다.

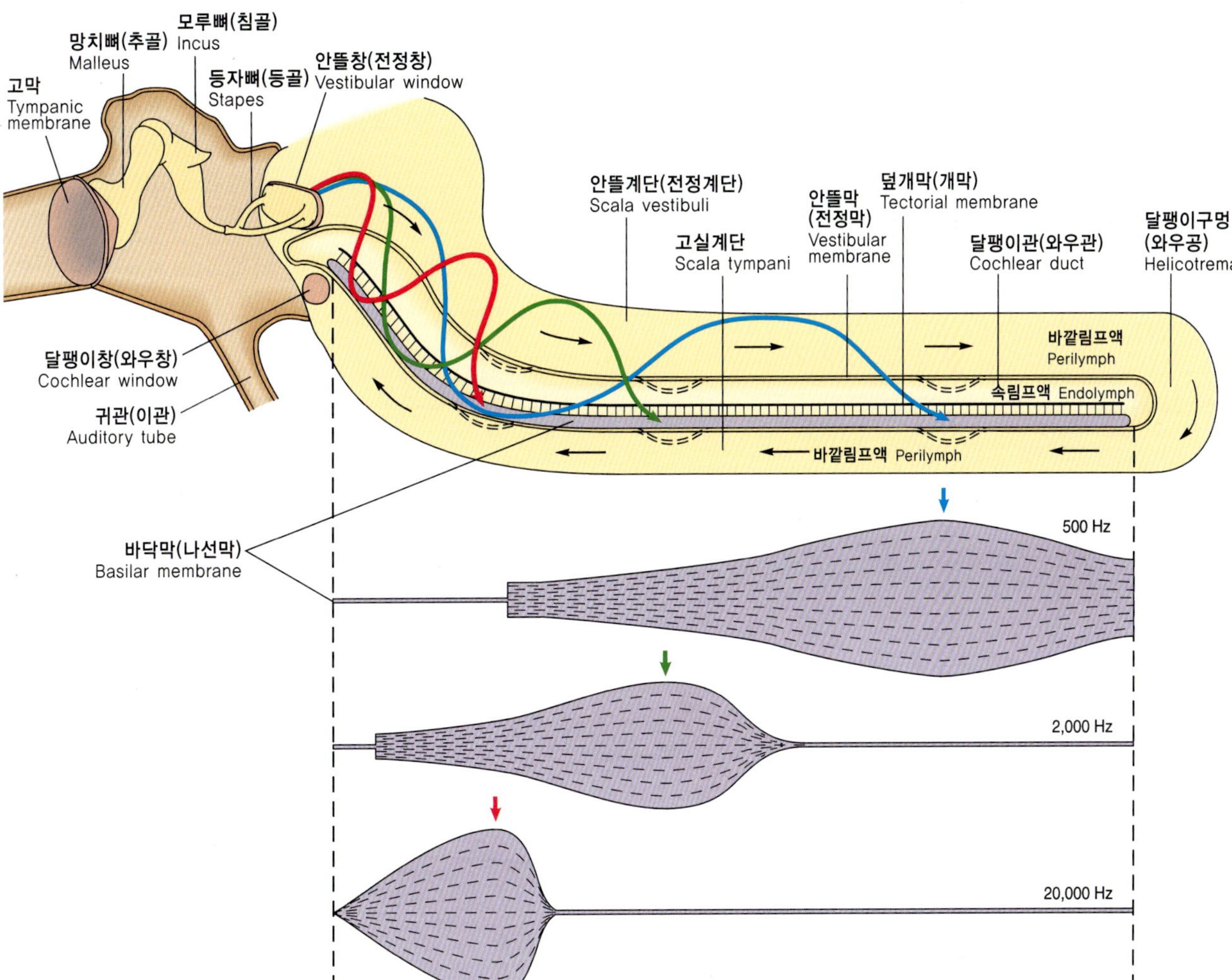

▶ 그림 7-35 **달팽이(와우)의 그림.** 나선막을 따라서 특정 부위에서 음파 생성기전을 정리했다. 바깥림프를 가지는 안뜰계와 고실계는 달팽이구멍을 연결한다. 속림프를 가지는 달팽이관은 안뜰계와 고실계로부터 분리된다. 낮은 파장(파란선)의 소리는 달팽이구멍을 통과하며, 달팽이관의 끝부분 근처에서 바닥막의 위치를 바꾼다. 중간파장(연두색)의 소리는 달팽이관의 중간부분에서 나선막의 위치를 바꾼다. 높은 파장(빨간색)의 소리는 달팽이관의 시작부위 근처에서 바닥막의 위치를 바꾼다(음파의 빈도는 hertz[Hz]로 측정되었다).

도 높다. 예를 들어, 피아노에 높은 C를 누르면 높은 pitch의 고주파수 소리가 난다.

소리의 강도, 즉 크기는 음파의 확대와 직접적인 관계가 있다. 소리의 강도는 **dB**(decibel; 데시벨) 단위로 측정된다. 소리의 역치에 있어 거의 들리지 않는 소리는 0dB의 강도를 가진다. 10dB의 증가는 소리의 강도가 10배 증가하는 것을 가리킨다. 따라서 10dB은 역치보다 10배 크고, 20dB은 100배 크고, 60dB은 백만 배 크고, 100dB는 100억 배 크다. 건강한 사람의 귀는 0.1~0.5dB 정도밖에 되지 않는 작은 강도의 차이도 가려낸다.

달팽이관을 통해 집중되는 음파는 고막에 극도로 작은 진동을 만든다. 일반적인 대화 시 평균 강도 60dB의 고막의 움직임은 수소 분자의 직경 같은 것으로 추정된다.

귓속뼈의 고체 매체를 지나면서 음파는 20배 정도 증폭되어 안뜰창 안에 자리한 등자뼈의 발판에 이른다. 안뜰창이 움직이면서 압력 파동은 안뜰기관의 액체 매체를 통과하고, 달팽이구멍을 지나서 고실계단에 도달한다. 고실계단 내의 바깥림프의 움직임은 차례로 달팽이창을 지나서 고실쪽으로 움직인다.

소리의 주파수가 충분히 낮을 때 안뜰계단 내의 바깥림프의 압력 파동이 달팽이구멍을 지나서 고실계단으로 갈 수 있는 시간이 된다. 소리의 주파수가 높아지면서 파동이 달팽이의 끝까지 갈 시간이 없게 되면 소리는 달팽이관과 안뜰계단을 나누는 안뜰막을 통과하고 또 달팽이관과 고실계단을 나누는 바닥막을 통과해 고실계단의 바깥림프로 도달한다. 즉, 압력 파동이 이동하는 거리는 소리의 진동수가 증가함에 따라 감소한다.

낮은 가락의 소리(50Hz 이하의 주파수)는 길이가 충분히 길어 바닥막의 전체 길이의 움직임을 유발할 수 있다. 높은 소리 진동수는 그림 7-35에 묘사된 대로 바닥과 가까운 부분에서 바닥막의 최대 움직임을 유발한다.

바깥림프의 움직임에 의한 바닥막과 털세포의 움직임은 tectorial membrane(덮개막) 털세포의 미세융모를 움직인다. 이 자극은 감각세포를 자극시켜 알려지지 않은 신경전달물질의 분비를 유발하여 달팽이신경의 감각종말을 자극한다.

▶ 그림 7-36 **청각의 신경경로**

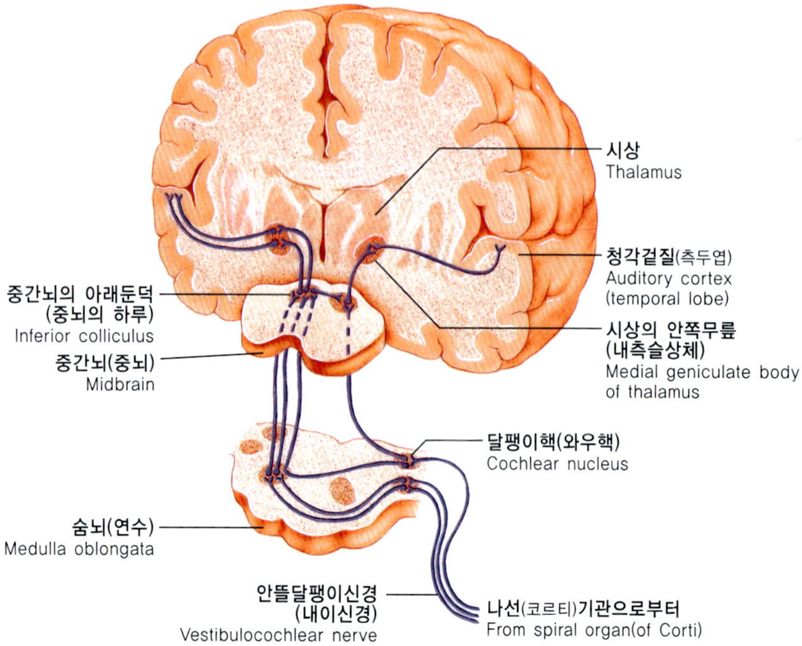

(2) 청각을 위한 신경경로

vestibulcochlear nerve(안뜰달팽이신경, 내이신경; VIII)의 달팽이 감각신경세포는 숨뇌 내의 신경세포와 연접하여 중간뇌의 inferior olliculi(아래둔덕)로 연결된다(그림 7-36). 아래둔덕 내의 세포는 시상으로 연결되어 temporal lobe(관자엽)의 auditory cortex(청각겉질)까지 도달되고 여기서 청각 자극은 소리로 인지된다.

5) 평형감각의 기전

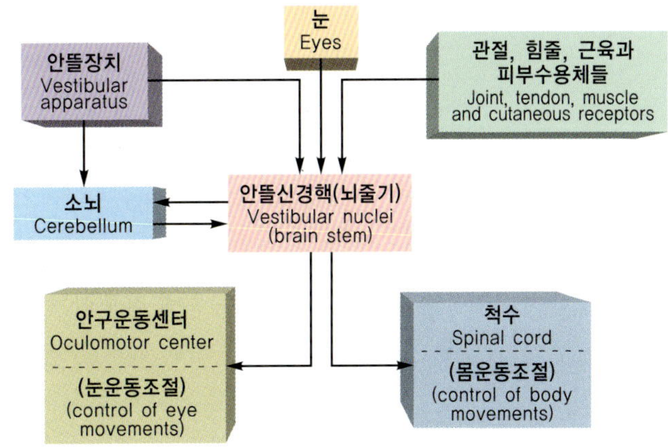

▶ 그림 7-37 평형과 균형유지에 관계하는 신경체제

평형유지는 복잡한 기전으로서 양쪽 속귀에 위치한 안뜰기관 내의 감각신경세포들로부터 지속적인 정보를 받아야 한다. 평형감각에 있어서 안뜰기관이 주요 감각정보기관이지만 눈의 빛수용기, 피부의 tactile receptor(촉각수용기), 힘줄, 근육, 관절 내의 proprioceptors(고유감각수용기)도 평형유지에 필요한 감각정보 입력을 제공한다(그림 7-37).

안뜰기관은 2가지 수용기를 통해 중추신경계통에 정보를 제공한다. 하나는 둥근주머니(구형낭)와 타원주머니(난형낭) 내에 있는 수용기로서 차를 타고 있을 때처럼 머리의 직선 이동의 가속과 감속, 그리고 중력에 민감하다. 두 번째는 반고리관 내에 있는 수용기로서 머리를 돌릴 때의 회전처럼 회전운동에 민감하다.

안뜰기관의 수용기 털세포는 20~50개의 미세융모와 **kinocilium**(운동섬모)이라는 하나의 편모를 가지고 있다(그림 7-38). 털세포가 운동섬모의 방향으로 움직이면 세포막이 눌려 depolarize(탈분극)된다. 털세포가 반대 방향으로 움직이면 막이 hyperpolarize(과분극)된다.

(1) 둥근주머니와 타원주머니

둥근주머니(구형낭)와 타원주머니(난형낭)의 수용기 털세포는 **macula**(평형반)라는 기관의 벽쪽

▶ 그림 7-38 안뜰기관의 감각털세포. (a) 운동섬모의 주사전자현미경 사진. (b) 감각털(미융모)과 하나의 운동섬모. (c)털세포가 운동섬모의 방향으로 굽어지면 세포막이 눌러지고(화살표 방향) 털세포 내로 감각신경세포가 자극된다. (d) 털세포가 반대방향으로 굽어지면 감각신경세포가 억제된다.

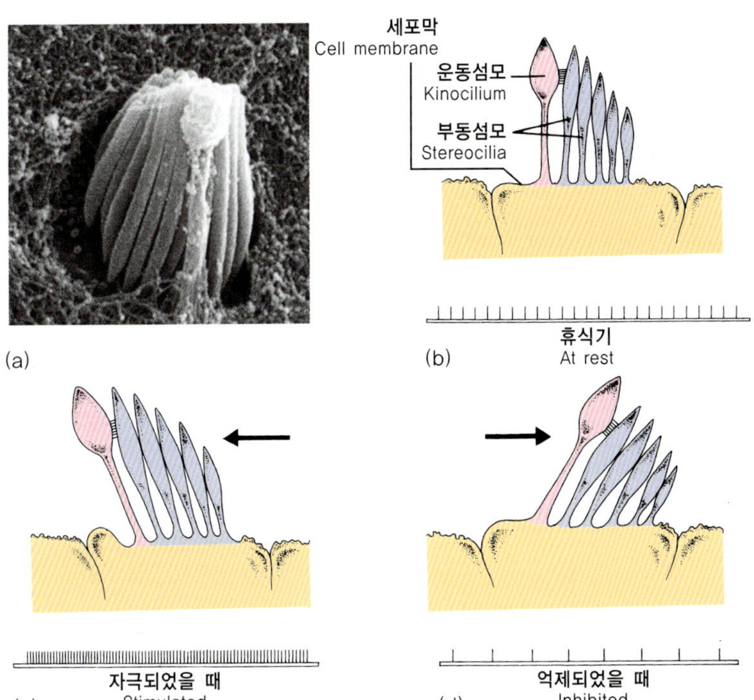

에 있는 작고 두터운 부위에 위치해 있다(그림 7-39). 털세포의 세포질 확장은 **statoconial membrane**(평형모래막, 평형사막)이라고 불리는 아교질 덩어리 속으로 돌출되며 평형모래막은 **statoconia**(평형모래, 평형사)라고 불리는 탄산칼슘의 미세 결정들을 지탱한다. 평형모래는 평형모래막의 무게를 증가시키는데 이는 더 높은 관성(움직임의 변화에 대한 저항성)으로 나타난다.

사람이 똑바로 섰을 때, 타원주머니의 털은 평형모래막을 향해 수직으로 돌출되는데 여기에서 둥근주머니는 수평으로 돌출된다. 앞 방향으로 가속 시 평형모래막은 털세포의 뒤로 밀려나게 되어 타원주머니의 털세포는 뒤로 젖혀진다. 이것은 자동차가 앞으로 가속할 때 몸이 뒤로 젖혀지는 것과 같다. 유사한 원리로 평형모래막의 관성은 사람이 높은 연단에서 뛰어내릴 때 둥근주머니의 털세포를 위로 밀리게 한다. 이렇게 털세포의 섬모의 방향으로 인해 타원주머니는 수평가속에 더

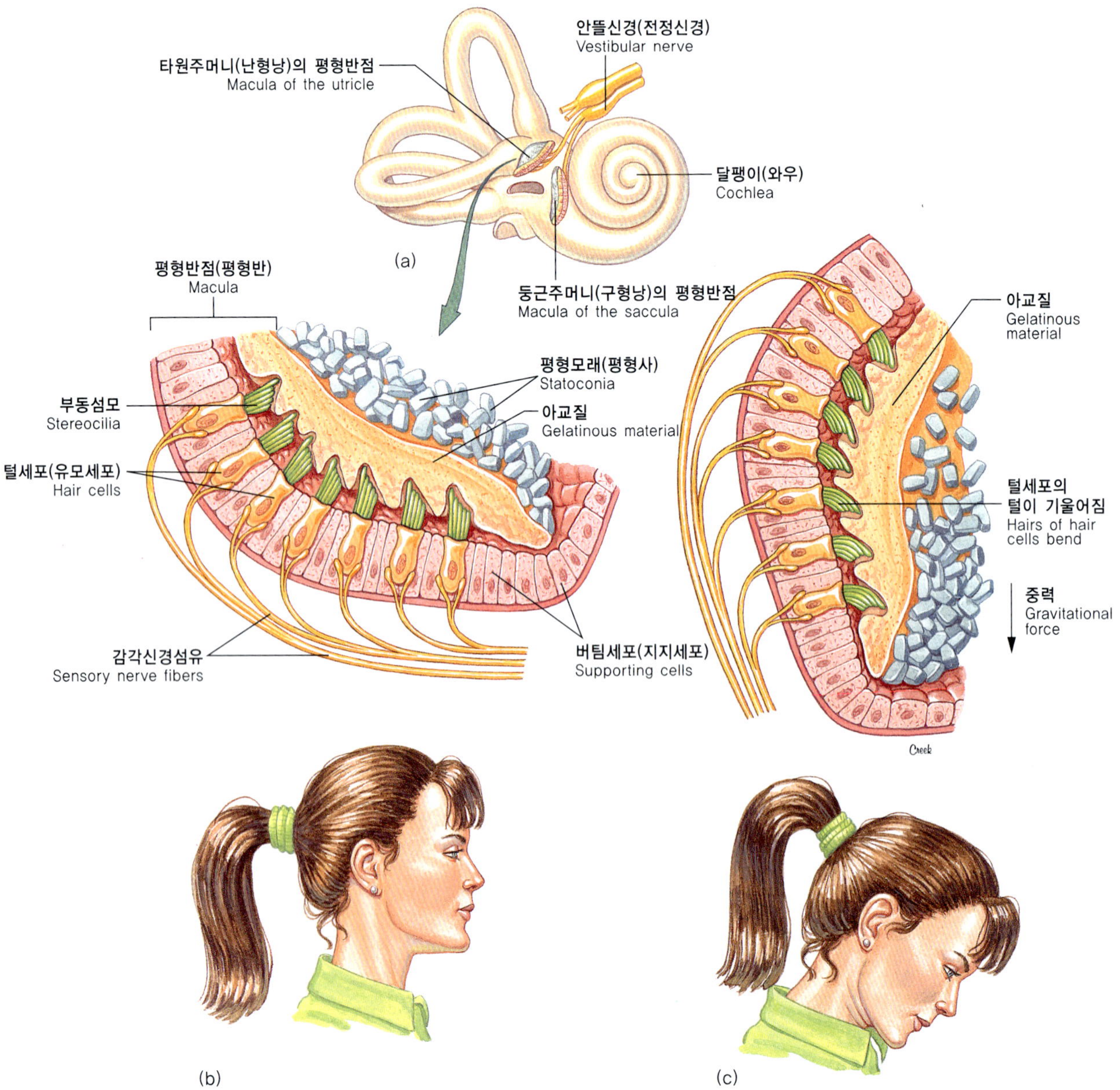

▶ 그림 7-39 **둥근주머니와 타원주머니.** (a) 속귀의 평형반점(황반). (b) 머리가 직립하였을 때, 평형모래(평형사)의 무게가 털세포의 민감한 세포질돌기에 직접적으로 압력을 가한다. (c) 머리가 앞으로 기울어지면, 중력의 영향으로 인하여 털세포의 돌기가 기울어지고 털세포는 자극을 받게 된다.

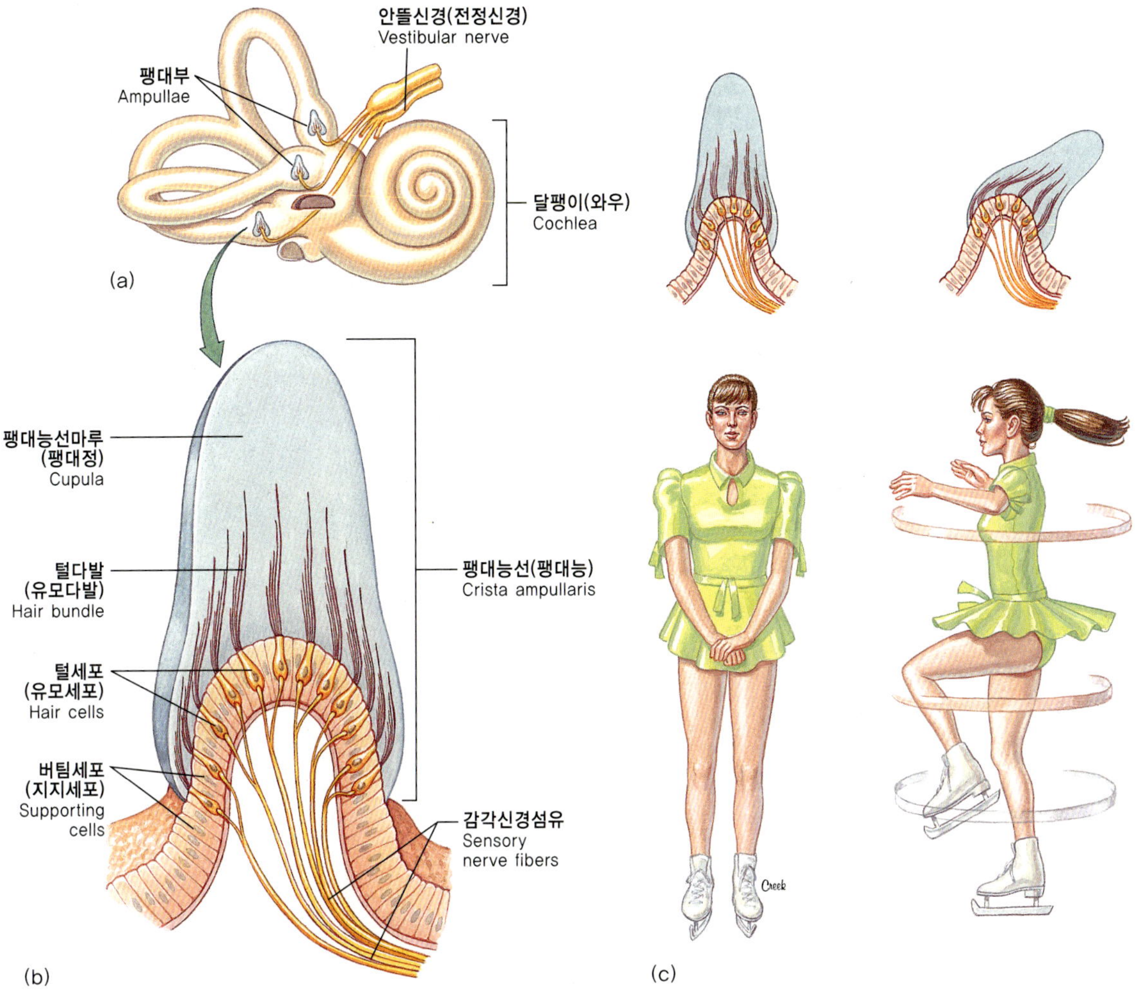

▶ 그림 7-40 **반고리관.** (a) 속귀 속의 팽대. (b) 팽대 속의 돌기팽대부. (c) 회전을 하는 동안 속림프의 운동은 팽대능선마루를 움직이게 하여 털세포를 자극한다.

예민하며, 둥근주머니는 수직가속에 더 예민하다. 털세포의 자극에 의한 감각신경섬유에서의 운동잠재력 양상의 변화가 직선 가속운동을 하는 동안 중력에 기준하여 평형을 유지하게 해준다.

안뜰기관으로부터의 감각적 자극은 속귀신경의 안뜰부분을 통하여 뇌까지 운반된다.

(2) 반고리관

semicircular ducts(반고리관)의 수용기는 각각의 반고리관의 바닥 팽대 안에 위치해 있다. 팽대의 솟은 부위를 **crista ampullaris**(팽대능선, 팽대능)라 하며 여기에는 많은 털세포와 버팀세포(지지세포)들이 분포한다(그림 7-40). 둥근주머니과 타원주머니에서처럼 털세포는 둥근 지붕 모양의 cupula(팽대능선마루, 팽대정)라고 불리는 아교질 덩어리 속으로 돌출되는 세포질 확장을 갖고 있다. 팽대능선마루 안의 털세포가 반고리관 안에서 액체의 급속한 유동에 의해 구부러질 때(머리 회전 시 같은 경우) 감각적 자극은 속귀신경의 안뜰부분을 통하여 뇌까지 전달된다.

제 8 장
내분비계통
Endocrine System

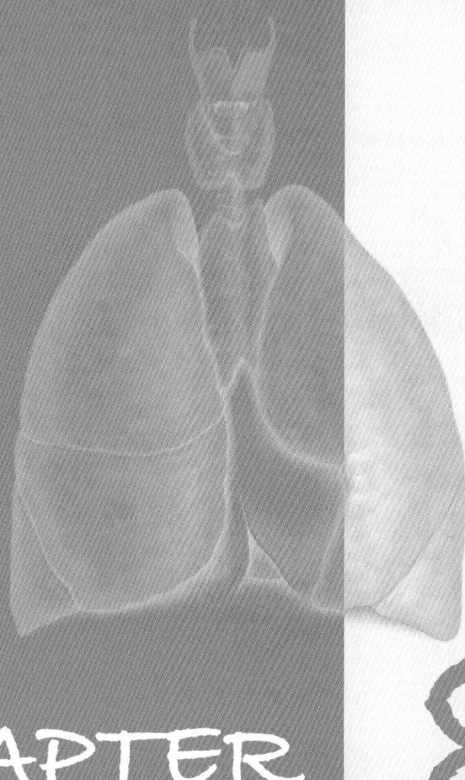

CHAPTER 8

학습목표

1. 내분비샘과 외분비샘을 구분할 수 있다.
2. 혼합샘을 정의하고 복합된 내분비샘을 구분할 수 있다.
3. 3가지 주요 호르몬의 종류를 구별할 수 있다.
4. 뇌하수체의 위치와 구조를 설명할 수 있다.
5. 뇌하수체 앞엽과 뒤엽에서 분비되는 호르몬의 종류를 기술할 수 있다.
6. 뇌하수체 앞엽과 뒤엽의 호르몬 분비가 시상하부에 의해 어떻게 조절되는지 설명할 수 있다.
7. 갑상샘의 위치와 구조를 설명하고 갑상샘호르몬의 작용을 기술할 수 있다.
8. 부갑상샘의 위치와 구조를 설명하고 부갑상샘호르몬의 작용을 기술할 수 있다.
9. 이자의 내분비계통의 구조를 설명하고 인슐린과 글루카곤의 기원을 설명할 수 있다.
10. 부신의 위치를 설명할 수 있고 부신속질과 부신겉질을 구분할 수 있다.
11. 부신에서 분비되는 호르몬을 기술하고 각각의 작용을 설명할 수 있다.
12. 남 · 녀 생식샘의 내분비기능을 설명할 수 있다.
13. 솔방울샘과 가슴샘의 위치를 기술할 수 있다.

1. 내분비계통의 개요

인체의 수많은 **gland**(샘, 선)는 구조와 기능에 근거하여 내분비샘 또는 외분비샘 2가지 종류로 구분할 수가 있다. sweat gland(땀샘, 한선)나 salivary gland(침샘, 타액선) 또는 mucous gland(점액샘, 점액선)와 같은 외분비샘은 분비물을 생성하여 duct(관)를 통해 각각의 목적지로 운반하고 각각의 외분비샘은 신체의 특정 체계 내에서 그 기능을 시행한다. 내분비샘은 그들 자신의 체계를 구성하여 **endocrine system**(내분비계통)을 이룬다. 내분비샘은 외분비샘과는 반대로 관이 없다. 그들은 호르몬이라 불리는 특정 화학물질을 혈액이나 interstitial fluid(사이질액, 간질액)로 직접 분비한다(그림 8-1). 그러면 혈액이 이들 호르몬을 특정 지점인 target cell(표적세포)이라 불리는 특정 장소로 운반하며 여기서 호르몬은 각자의 정확한 기능을 수행하게 되는 것이다.

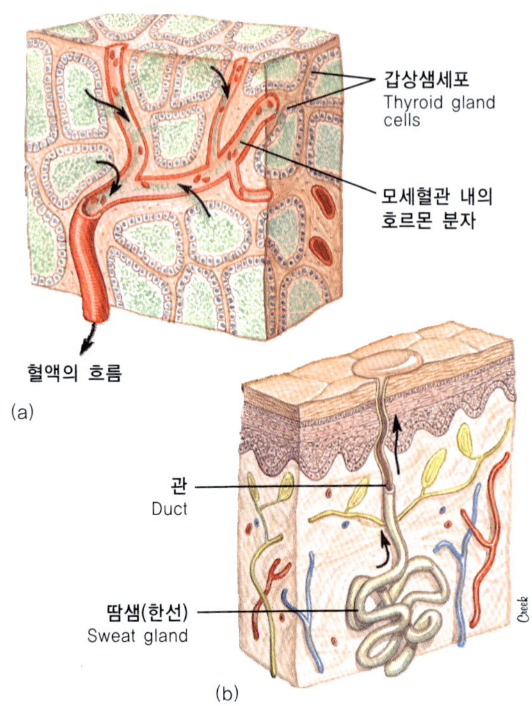

▶ 그림 8-1 **내분비샘(a)과 외분비샘(b)의 비교.** 갑상샘과 같은 내분비샘에는 관이 없어 혈액이나 둘러싸고 있는 사이질액으로 호르몬을 분비한다. 이와는 반대로 땀샘과 같은 외분비샘에선 피부나 피부로 연결된 관으로 물질을 직접 분비한다.

내분비계통은 신경계통과 상호 협조적으로 작용하여 인체의 변화를 조절 · 통합하고 homeostasis(항상성)를 유지한다. 신경계통은 신경세포에 의해 전달되는 전기화학적 자극을 통하여 신체의 활동을 조정하는데 이것은 빠르지만 짧게 반응한다. 반대로 내분비계통의 샘은 혈액이나 사이질액을 따라 목표하는 지점으로 운송되는 화학적 조절물질을 분비함으로써 느리지만 지속적인 효과를 갖게 된다. 신경계 반응은 1,000분의 1초 단위로 측정되지만 호르몬의 작용이 그 반응을 이끌어 내는 데는 수 초~수 일이 걸린다. 몇몇 호르몬은 효과가 몇 분 동안 지속될 수 있고 다른 호르몬의 경우 효과가 몇 주나 몇 달 동안 지속될 수도 있다.

▶ 표 8-1 내분비계통과 신경계통의 비교

내분비계통	신경계통
혈액이나 주위의 사이질액을 따라 목표하는 지점으로 운송되는 호르몬을 분비한다.	신경섬유를 통해 신경화학적 자극을 전달한다.
특정 세포의 신진대사를 바꾼다.	근육의 수축이나 샘의 분비를 불러 일으킨다.
작용속도가 느리다(몇 초 또는 며칠) 효과가 지속적이다.	작용속도가 빠르다(1,000분의 1초) 효과가 단기적이다.

신경계통과 내분비계통은 인체의 자율신경계통을 조절하는 데 상호 협조적이다. cranial cavity (머리뼈안, 두개강)에는 3개의 내분비샘이 존재하는데 뇌의 어떤 구조가 호르몬의 분비를 주기적으로 활성화시키거나 억제한다. 마찬가지로 어떤 호르몬은 신경계통의 활동을 억제하거나 활성화시키기도 한다. 인체를 조절하는 두 체계의 기능은 표 8-1에서 잘 비교되어 있다.

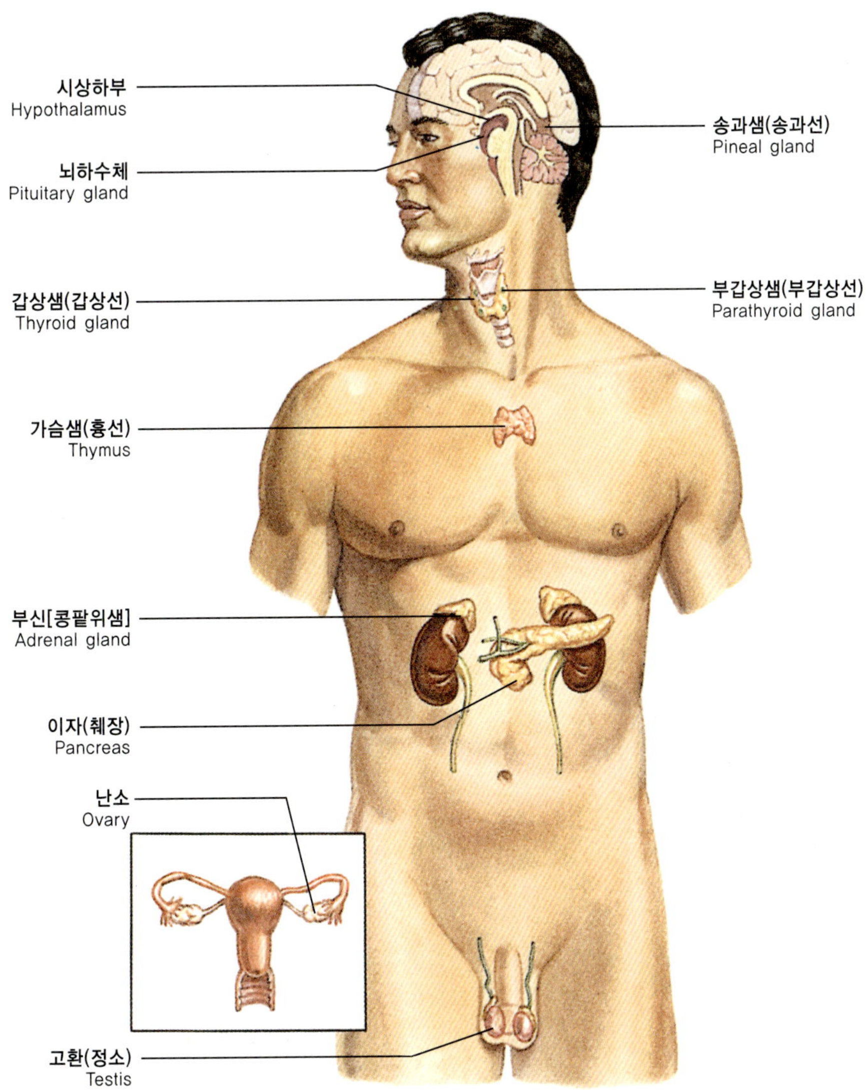

▶ 그림 8-2 인체 내 주요 내분비기관의 위치

1) 내분비샘

endocrine gland(내분비샘)는 몸 전체에 분포한다(그림 8-2). **pituitary gland**(뇌하수체), **hypothalamus**(시상하부), **pineal gland**(솔방울샘, 송과선)는 머리뼈안에서 뇌와 관련되어 있다. **thyroid gland**(갑상샘, 갑상선)와 **parathyroid gland**(부갑상샘, 부갑상선)는 목에 위치하며 **adrenal gland**(콩팥위샘, 부신), **pancreas**(이자, 췌장)는 배부위에 위치한다. **gonads**(생식샘, 성선)는 여자의 경우(ovaries, 난소) 골반안에 위치하며, 남자의 경우(testis, 고환) 음낭 안에 존재한다. 이자와 생식샘은 내분비기능과 외분비기능을 동시에 지녔기 때문에 mixed gland(복합샘)로 분류되고 있다.

위에서 언급한 샘에 덧붙여 몇몇 다른 부위도 내분비계통의 기능을 수행하기 때문에 내분비계통으로 간주할 수 있다. 이러한 것에는 목의 정중선 아래에 위치하는 **thymus**(가슴샘, 흉선)와 stomach(위), kidney(콩팥, 신장), duodenum(샘창자, 십이지장)의 **mucosal cells**(점막세포) 그리고 fetus(태아)와 관련 있는 **placenta**(태반) 등이 있다. 인체의 주요 내분비샘, 그들의 호르몬 및 이러한 호르몬의 기능에 대해서는 표 8-2에 기술되어 있다.

▶ 표 8-2 주요 내분비샘

내분비샘	주요 호르몬	1차 표적기관	주요 기능
시상하부	분비 그리고 억제호르몬	뇌하수체 앞엽	뇌하수체앞엽의 호르몬 분비를 조절한다.
뇌하수체(앞엽)	trophic hormone (영양호르몬)	내분비샘, 다른 기관들	표적장기의 성장과 발달을 자극하며 다른 호르몬들의 분비를 자극한다.
뇌하수체(뒤엽)	antidiuretic hormone (항이뇨호르몬) oxytocin(옥시토신)	콩팥, 혈관 자궁, 젖샘	항이뇨호르몬은 수분 유지와 혈관수축을 증진시킨다. 옥시토신은 자궁을 수축시키고 유방의 분비기관을 자극한다.
갑상샘	thyroxine(티록신; T_4), triiodothyronine(삼요오드티로닌, T_3), calcitonin(칼시토닌)	혈액, 대부분의 기관	티록신과 삼요오드티로닌은 성장과 발달을 증진시키며 세포 호흡의 기초대사율을 자극한다. 칼시토닌은 뼈의 탈회(decalcification)를 억제함으로써 혈액 속의 Ca^{2+} 농도를 조절한다.
부갑상샘	parathyroid hormone (부갑상샘호르몬)	뼈, 창자, 콩팥	혈액으로의 Ca^{2+} 농도를 증가시킨다.
이자섬	insulin(인슐린) glucagon(글루카곤)	많은 기관들 간, 지방조직	인슐린은 세포에서의 포도당 섭취율과 당원 및 지방의 생성을 증진시킨다. 글루카곤은 당원 및 지방의 가수분해를 자극한다.
부신겉질	당질코르티코이드, aldosterone(알도스테론)	간, 근육 콩팥	당질코르티코이드는 glucose 대사에 영향을 미친다. 알도스테론은 Na^+의 유지와 K^+의 배출을 증진시킨다.
부신속질	epinephrine(에피네프린)	심장, 세기관지, 혈관	아드레날린성 흥분을 일으킨다.
고환	testosterone(테스토스테론)	전립샘, 정낭, 기타 기관들	이차성징기의 발달(secondary sexual development)을 자극한다.
난소	estrogen(난포호르몬), progesterone(황체호르몬)	여성 생식관(reproductive tract), 젖샘	생식관의 구조를 유지하며 이차 성징기의 특징들을 증진시킨다.
솔방울샘	melatonin(멜라토닌)	시상하부, 뇌하수체앞엽	생식샘자극호르몬의 분비에 영향을 끼친다.
가슴샘	thymosin(티모신)	림프절	백혈구의 생성을 자극한다.

2) 호르몬의 기능

hormone(호르몬)이란 내분비계통의 화학적 전달물질로 작용하는 특이적 유기질을 말한다. 기본이 되는 3종류의 호르몬(protein, steroid, amine)은 아미노산이나 콜레스테롤에서 얻어지는 것이다(그림 8-3).

protein(단백질)은 펩티드 사슬로 묶인 아미노산으로 구성되어 있으며(그림 8-3a), 인체의 호르몬 대다수가 단백질이다. 갑상샘에서 분비되는 calcitonin(칼시토닌)을 비롯하여 뇌하수체, 이자, 부갑상샘에서 분비되는 호르몬 등이 이에 속한다. 단백질호르몬은 소화의 가수분해 작용 도중 펩티드 연결이 끊기기 때문에 입안으로 투여될 수 없다. 그러므로 이는 정맥내(intravenously), 근육내(intra-muscularly) 또는 피부밑(피하, subcutaneously)으로 투여되어야 한다.

steroid(스테로이드)는 콜레스테롤에서 합성된 지질로서 탄소 원자와 수소 원자가 복잡한 고리를 만들면서 존재한다(그림 8-3b). 그리고 그러한 고리에 붙는 원자의 유형에 따라 구체적인 스테로이드의 종류가 결정된다. 인체에는 20종류가 넘는 스테로이드호르몬이 존재한다. 이러한 호르몬에는 cortisol(코르티솔), cortisone(코르티손), estrogen(난포호르몬), progesterone(황체호르몬), testosterone(테스토스테론) 등이 있다. gonad(생식샘)에서 생성된 성호르몬과 adrenal cortex(부신겉질, 부신피질)에서 생산된 호르몬은 모두 스테로이드이다. 스테로이드는 선천적 기능장애에 의해 필요량이 생성되지 않을 경우 입안이나 정맥내로 투여되어 인체의 기능을 조절해 줄 수 있다.

amine(아민)은 아미노산에서 생산된 것이지만 펩티드 연결이 존재하지 않는다. 아민 분자는 탄소 원자, 수소 원자, 질소 원자와 함께 아민기(—)를 갖고 있다(그림 8-3c). 아민호르몬에는 thyroid gland(갑상샘)에서 생성된 thyroxine(티록신), adrenal gland(부신, 콩팥위샘)에서 생성된 epinephrine(에피네프린; adrenaline), norepinephirine(노르에피네프린), pineal gland(솔방울샘, 송과체)에서 생성된 melatonin(멜라토닌) 등이 있다. 티록신은 주로 입안으로 투여되지만 에피네프린은 빠른 반응을 위해 정맥내로 투여된다. 에피네프린은 또한 허파로부터의 기도를 넓히기 위해 inhalants(흡입제)로도 투여되는 것이 가능하다. 이러한 기본적인 호르몬의 요약은 위의 표 8-3에 나타내었다.

▶ 그림 8-3 3가지 기본적인 호르몬들의 화학적 구조. (a) 단백질(각 원은 하나의 아미노산을 의미한다). (b) 스테로이드. (c) 아민.

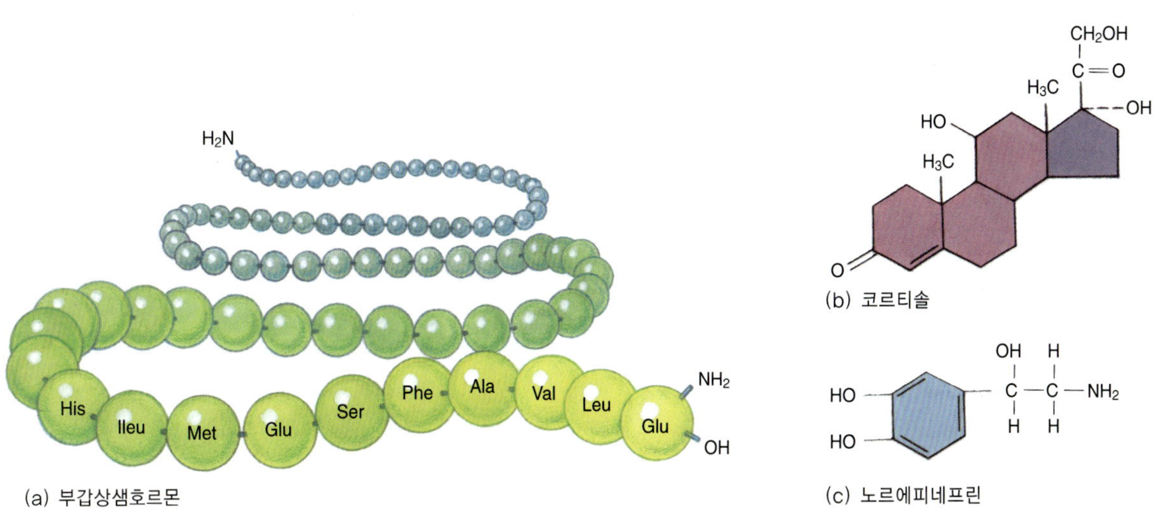

▶ 표 8-3 호르몬의 분류

종 류	구성/구조	예	작용하는 방식
protein(단백질)	펩티드 사슬에 의해 연결된 아미노산들	뇌하수체호르몬, 이자호르몬, 부갑상샘 호르몬, 갑상샘에서 분비되는 칼시토닌(calcitonin)	정맥내, 근육내 또는 피부밑
steroid(스테로이드)	콜레스테롤과 비슷한 핵을 갖고 있는 지질	성호르몬, 부신겉질에서 분비되는 호르몬	입, 정맥내, 근육내
amine(아민)	펩티드 연결이 없는 아미노산들; 아민기를 가지고 있다.	갑상샘에서 분비되는 티록신(thyroxine), 부신에서 분비되는 아드레날린(adrenaline), 솔방울샘에서 분비되는 멜라토닌(melatonin)	입, 정맥내, 근육내 또는 흡입제(inhalants) 형식

3) 호르몬 분비의 조절

어느 특정 호르몬의 분비율과 표적세포에서의 사용률은 세밀하게 균형을 이루고 있다. 호르몬 농도의 안정도는 **음성 되먹임**과 **자율신경의 자극**(autonomic neural impulse)에 의해 유지되고 있다.

음성 되먹임은 호르몬의 표준수치와 표적세포의 수요량에 따라 수요와 공급을 유지하는 항상성 대사이다(그림 8-4). 내분비샘은 그 표적세포에서 충분한 양이 도달했다는 신호가 돌아오지 않는 한 계속해서 호르몬을 분비할 것이고, 이러한 신호는 주로 표적세포에서 분비하는 호르몬의 형태를 이루고 있다. 이러한 화학적 되먹임에 의한 신호는 내분비샘으로 하여금 분비를 억제하게 만든다. 만약, 이러한 화학적 억제요소의 혈중 농도가 감소하면 초기의 내분비샘은 다시 분비를 재기할 것이다.

자율신경계통을 통한 neural impulse(신경자극)는 부신속질과 같은 몇몇 내분비샘으로 하여금 호르몬을 분비하게 만든다. 어떤 특정 신경자극은 시상하부와 뇌하수체를 자극한다(그림 8-5). 가령, 시상하부에 있는 neurosecretory cell(신경분비세포)에서 나오는 화학적 분비물은 **releasing factor**(분비인자)라 하며, 뇌하수체의 특정 표적세포를 자극시킨다. 분비인자에 의한 뇌하수체의 자극은 특정 호르몬의 분비를 야기한다. 시상하부는 체액 내에 충분한 양의 호르몬이 있고 그러한 사실이 음성 되먹임 기전에 의해 감지될 때까지는 계속하여 분비인자를 분비한다.

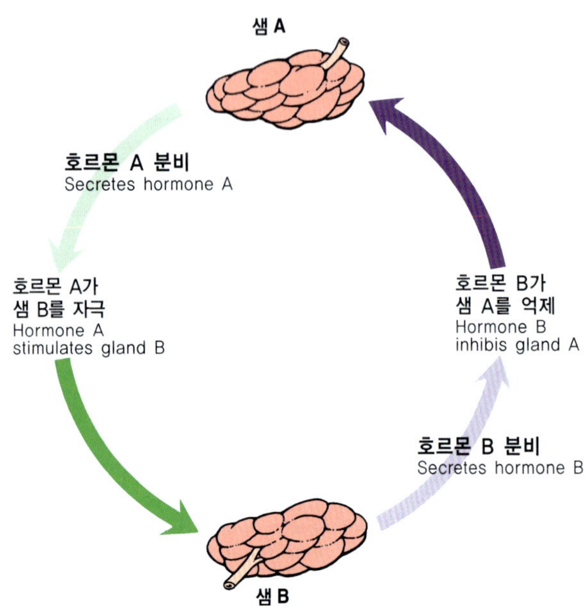

▶ 그림 8-4 **음성 되먹임 기전.** 음성 되먹임에서 샘 A가 호르몬 A를 분비하여(첫 번째 단계), 샘 B로 하여금 그의 호르몬을 분비하게 만든다. 샘 B에서 분비된 호르몬은(두 번째 단계) 샘 A가 호르몬 A를 분비하는 것을 억제한다.

2. 뇌하수체

pituitary gland(뇌하수체)의 neurohypophysis(신경뇌하수체, 신경하수체)는 시상하부에서 생성된 호르몬을 분비하는 반면, 뇌하수체의 adenohypophsis(샘뇌하수체, 선하수체)는 시상하부의 호르몬에 반응하여 고유의 호르몬을 분비한다. 다시 말해, 뇌하수체의 분

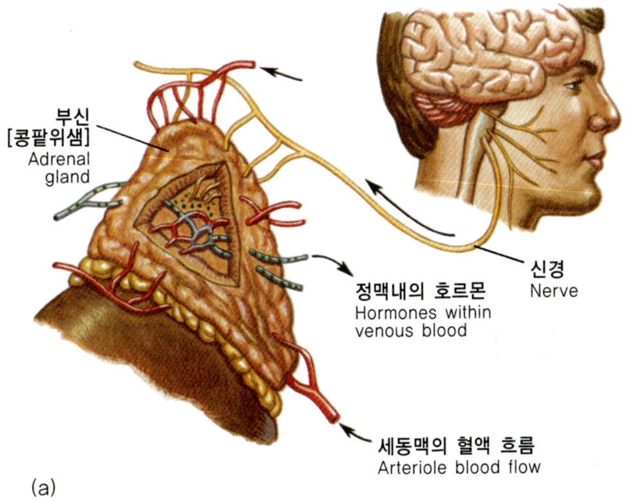

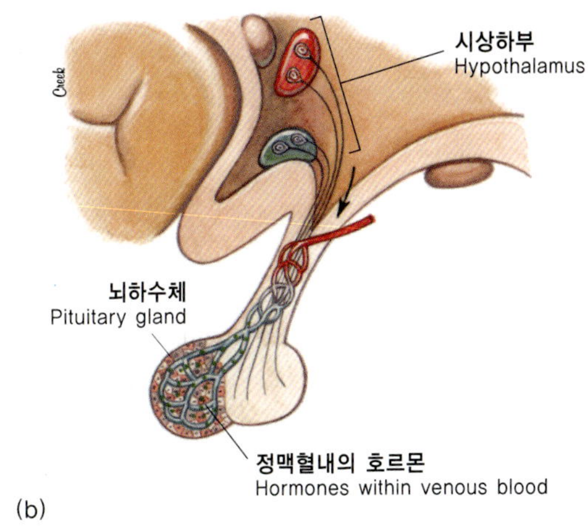

▶ 그림 8-5 **신경계통의 내분비계 조절.** (a) 부신속질은 자율신경계통의 자극에 의해 호르몬을 분비한다. (b) 시상하부는 뇌하수체가 호르몬을 분비할 수 있도록 뇌하수체 내의 표적세포를 자극하는 데 있어서 신경분비 역할을 한다.

비는 자신의 target gland(표적샘)에서의 negative feedback(음성 되먹임)뿐 아니라 시상하부에 의해 조절된다.

1) 뇌하수체

pituitary gland(뇌하수체; cerebral hypophysis)는 diencephalon(사이뇌, 간뇌) 부위의 뇌 앞면에 위치하며 pituitary stalk(뇌하수체줄기, 뇌하수체경)라는 구조에 의해 뇌에 붙어 있다(그림 8-6). 뇌하수체는 둥근 콩 모양의 샘으로 지름이 약 1.3cm 정도 된다. 이는 dura mater(경질막, 경막)에 의해 싸여 있으며 밑에선 sphenoid bone(나비뼈, 접형골)의 sella turcica(안장, 터어키안)가 지탱하고 있다. cerebral arterial circle(대뇌동맥고리, 대뇌동맥륜)이 뇌하수체를 둘러쌈으로써 충분한 혈액량을 공급해 주고 있다.

뇌하수체는 구조적으로나 기능적으로 2가지 lobe(엽)로 나누어진다. 앞엽인 **adenohypophysis**(샘뇌하수체)와 뒤엽인 **neurohypophysis**(신경뇌하수체)가 그것이다. 어른에서 샘뇌하수체는 두 부분으로 구성되어 있다. (1) bulbar portion(숨뇌부위)인 **pars distalis**(먼쪽부분; anterior pituitary)와 (2) infundibulum(깔때기부분, 누두부)과 연접하여 가늘게 되어 있는 **pars tuberalis**(융기부분)가 그것이다. 앞엽과 뒤엽 사이에 작은 조각으로 존재하는 **pars intermedia**(중간부분)는 fetus(태아)에서만 존재한다. 중간부분의 세포는 태아 발달기에 앞엽의 세포와 섞여서 성인이 되면 독립된 조직으로 존재하지 않는다. 샘뇌하수체의 조직학 자료는 그림 8-7에서 볼 수 있다.

신경뇌하수체는 뇌하수체에서의 neural part(신경부위)로서 이는 샘뇌하수체와 연결되어 있는 구상의 **lobus nervosa**(뇌하수체뒤엽; posterior pituitary) 부분과 뇌하수체를 시상하부의 밑면과 연결하는 깔때기 모양의 **infundibulum**(깔때기부분)으로 구성되어 있다. 신경섬유는 pituicytes(신경뇌하수체세포, 신경하수체세포)라 불리는 neuroglia(신경아교세포, 신경교) 같은 미세한 세포와 함께 깔때기부분을 뚫고 지나간다.

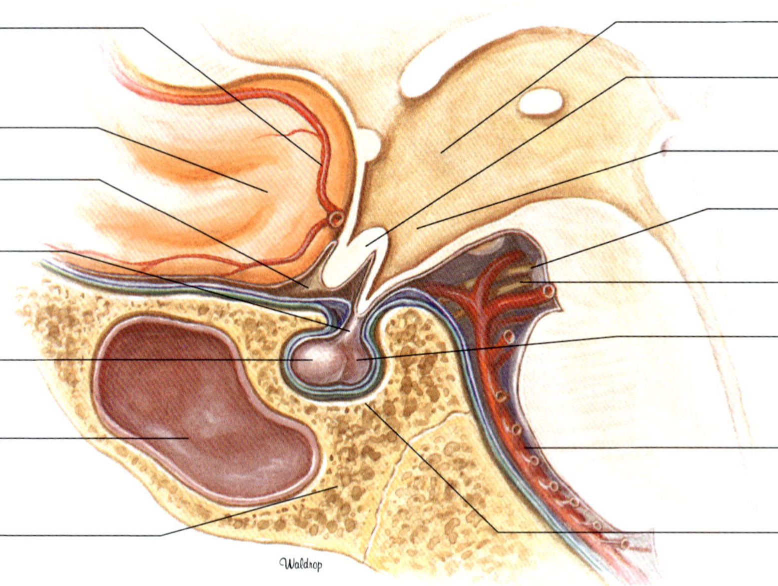

(a)

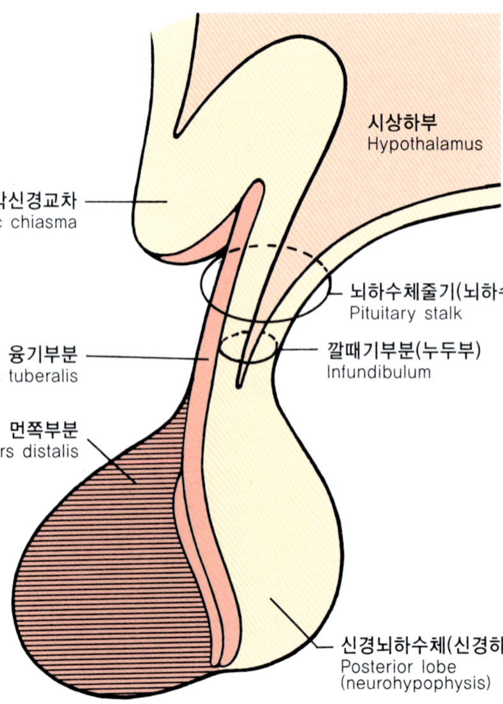

(b)

▶ 그림 8-6 **뇌하수체.** (a) 뇌하수체줄기로서 시상하부에 붙어 있는 뇌하수체는 나비뼈의 안장에 놓여 있다. (b) 뇌하수체의 다양한 부분을 보여주는 그림.

2) 뇌하수체호르몬

pituitary gland(뇌하수체)는 9가지의 중요 호르몬을 분비한다. 7개는 뇌하수체앞엽에서 분비되는 것이고, 이 중 2개는 hypothalamus(시상하부)에서 생성되어 infundibulum(깔때기부분) 안의 axon(축삭)을 통해 뇌하수체뒤엽으로 전송되어 다시 뇌하수체뒤엽에서 혈액으로 분비된다.

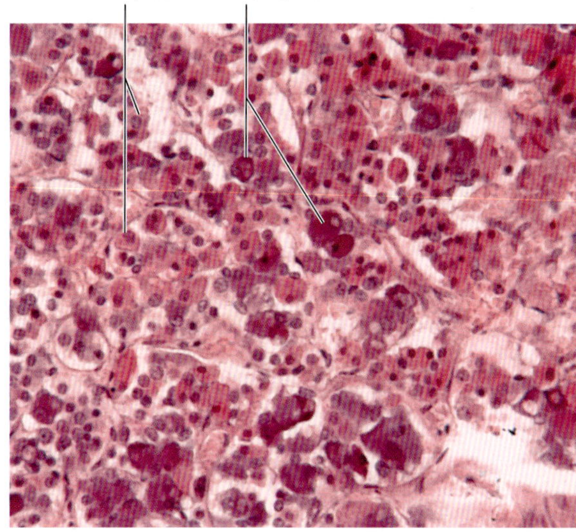

▶ 그림 8-7 뇌하수체앞엽(샘뇌하수체)의 먼쪽 부분의 현미경적 소견

(1) 뇌하수체앞엽 호르몬

① growth hormone(성장호르몬)

growth hormone(GH; 성장호르몬) 또는 **somatotropin**(소마토트로핀)은 모든 체세포의 성장을 조절하며 mitotic activity(유사분열)를 증진시킨다. 성장호르몬의 분비는 시상하부에서 분비되는 growth hormone-releasing hormone(GH-RH; 성장호르몬분비호르몬)과 growth hormone-inhibiting hormone(GH-IH; 성장호르몬억제호르몬), 즉 somatostatin(성장억제호르몬, 소마토스타틴)에 의해 조절된다. 성장호르몬의 정확한 기전을 아직 완벽히 해명하지는 못하였지만 성장호르몬은 아미노산이 cell membrane(세포막)을 원활히 통과하게 해주며, 단백질 합성 시에 이러한 아미노산의 사용을 증진시키는 것으로 알려져 있다. 청소년기 때의 병리적인 성장호르몬 분비저하는 성장을 제한하여 일종의 dwarfism(난쟁이증, 소인증)을 초래하고, 청소년기 때의 성장호르몬 과다분비는 gigantism(거대증, 거인증)을 불러일으킬 수도 있다. 이러한 두 가지 경우 신체비율이 심한 불균형을 이룬다. epiphysis(뼈끝, 골단)가 모두 뼈발생된 후의 성년에서 성장호르몬이 과다분비될 경우 acromegaly(말단비대증)를 불러일으킬 수 있다. 이러한 경우 연조직이 빠르게 증식하여 손, 발, 코, 턱이나 혀와 같은 신체 부위가 비례에 맞지 않게 커진다.

② prolactin(젖분비호르몬)

prolactin(젖분비호르몬, 프로락틴)은 남성과 여성 모두에게서 분비되지만 주로 여성의 분만 후 기능을 수행한다. 젖분비호르몬은 다른 호르몬으로 하여금 mammary gland(젖샘, 유선)에서 모유가 생산되도록 하며 이를 유지시킨다. 시상하부는 현재 dopamine (도파민)으로 알려져 있는 prolactin-inhibiting hormone(PIH)을 생산함으로써 prolactin(젖분비호르몬)의 분비에 중요한 역할을 한다. PIH가 분비될 경우 prolactin(젖분비호르몬)의 분비가 억제되며 PIH가 분비되지 않을 경우 젖분비호르몬의 분비가 이루어진다.

③ thyroid-stimulating hormone(tsh; 갑상샘자극호르몬)

종종 thyrotropin이라 불리는 **thyroid-stimulating hormone**(TSH; 갑상샘자극호르몬)은 갑상샘의 호르몬 활성을 조절한다. 하지만 갑상샘자극호르몬의 분비는 부분적으로 thyrotropin-releasing hormone(TRH; 갑상샘자극호르몬 분비호르몬)의 분비에 의해 시상하부에서 조절한다. 외부의 요인도 갑상샘자극호르몬 분비에 영향을 미칠 수 있다. 예를 들어, 갑작스런 추위에 노출되는 것, 특

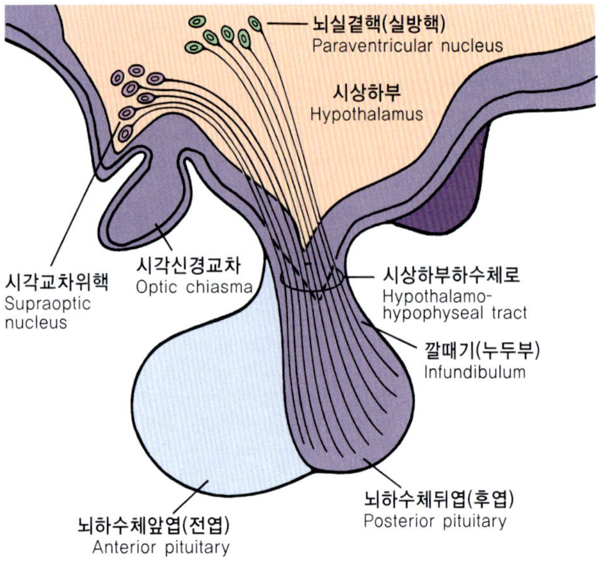

▶ 그림 8-8 **뇌하수체의 호르몬 분비.** 뇌하수체뒤엽은 시상하부의 시각교차위핵과 뇌실곁핵의 신경세포체에서 생성된 호르몬들인 옥시토신과 항이뇨호르몬(ADH)을 저장하고 분비한다. 이 호르몬들은 시상하부-뇌하수체로의 신경섬유를 따라 뇌하수체뒤엽으로 전송된다.

정 질병 및 정신적 스트레스가 갑상샘자극호르몬의 분비를 촉진시킬 수도 있다.

④ adrenalcoticotropic hormone(ACTH; 부신겉질자극호르몬)

adrenalcoticotropic hormone(ACTH; 부신겉질자극호르몬)은 adrenal cortex(부신겉질)의 일반적인 기능을 증진시킨다. 이 호르몬은 또한 모든 체세포에서 지방의 분해를 돕는 기능을 한다. 부신겉질자극호르몬의 분비는 시상하부에서 분비되는 corticotropin-releasing hormone(CRH; 코르티코트로핀분비호르몬)에 의해 조절된다. 갑상샘자극호르몬과 비교하여 부신겉질자극호르몬이 스트레스에 더 민감하게 반응한다.

⑤ follicle stimulating hormone(난포자극호르몬)

남성의 경우 **follicle stimulating hormone**(FSH; 난포자극호르몬)은 testis(고환, 정소)를 자극하여 sperm(정자)을 생성하게 만든다. 여성의 경우 난포자극호르몬은 월별로 생성되는 follicle(난포)과 egg(난자)의 발달을 조절하며, 이는 또한 여성호르몬인 **estrogen**(난포호르몬)의 분비를 자극한다.

⑥ luteinizing hormone(황체형성호르몬)

luteinizing hormone(LH; 황체형성호르몬)은 난포자극호르몬과 함께 작용하며 이들을 합쳐 gonadotropins(생식샘자극호르몬, 성선자극호르몬)라고 일컫는다. 이는 이들의 표적세포가 gonads(생식샘)나 생식기관에 있다는 뜻이다. 여성의 경우, 황체형성호르몬은 난포자극호르몬과 함께 작용하여 배란을 촉진한다. 또한 황체형성호르몬은 황체의 형성을 자극하며, 또 다른 여성호르몬인 **progesterone**(황체호르몬) 형성을 촉진한다.

남성의 경우 황체형성호르몬은 interstitial cell-stimulating hormone(ICSH; 사이질세포자극호르몬)이라 하고 testis(고환, 정소)의 사이질세포를 자극하여 남성호르몬인 **testosterone**(테스토스테론)의 생성과 분비를 촉진한다.

⑦ melanocyte-stimulating hormone(멜라닌세포자극호르몬)

melanocyte-stimulating hormone(MSH; 멜라닌세포자극호르몬)의 정확한 기능은 아직 알려져 있지 않지만, 이 호르몬은 멜라닌세포에서 멜라닌 과립의 분산을 촉진시켜 피부를 검게 만드는 기능이 있다. 멜라닌세포자극호르몬의 분비는 시상하부에서 나오는 corticotropin-releasing hormone (CRH; 코르티코트로핀분비호르몬)에 의해 자극받으며, 역시 시상하부에서 분비되는 **dopamine**(도파민)에 의해 억제된다.

(2) 뇌하수체뒤엽호르몬

① 옥시토신

oxytocin(옥시토신)은 시상하부에서 특정화된 세포에서 생성된다. 그런 다음 infundibulum(깔때기부분)에 있는 axon(축삭)을 따라 뇌하수체뒤엽까지 전달되어 저장되었다가 시상하부로부터의 신경자극에 의해 분비된다. 옥시토신은 여성 생식계통의 물리적 변화에 영향을 준다. 임신 막바지에 분비되며 진통 중에 자궁수축을 일으킨다. 이는 또한 젖샘 alveoli(꽈리)와 duct(관)의 수축을 자극하여 수유 시 모유 분비를 관장한다. 남성의 경우, 성교 시 사정을 할 때 옥시토신 농도가 증가하는 것으로 알려져 있으나 이 호르몬이 남성에게 어떠한 작용을 하는지는 아직 해명되어 있지 않다.

② antidiuretic hormone(항이뇨호르몬)

antidiuretic hormone(ADH; 항이뇨호르몬)은 생성과 분비면에서 oxytocin(옥시토신)과 유사하다. oxytocin(옥시토신)과 마찬가지로 항이뇨호르몬도 폴리펩티드이다. 항이뇨호르몬의 주요 기능은 kidney(콩팥)에서 요의 생성을 억제하는 일이다. 구체적으로 말하면 콩팥에서 배출되는 물의 양을 줄이는 기능을 한다. 이 호르몬의 농도가 높을 때는 혈관수축이 일어나므로 **vasopressin**(바소프레신)이라고도 불린다.

옥시토신과 항이뇨호르몬은 뇌하수체뒤엽(신경뇌하수체의 pars nervosa)에서 분비된다. 하지만 이 두 호르몬은 엄밀히 말하면 시상하부의 supraoptic nuclei(시각로위핵, 시삭상핵)와 paraventricular nuclei(뇌실곁핵, 실방핵)의 신경세포에서 생성되며 시상하부 안에 위치한 이 핵은 내분비샘이다.

▶ 표 8-4 뇌하수체에서 분비되는 호르몬

호르몬	작 용	분비의 조절
샘하수체		
GH(성장호르몬) 또는 somatotropin	유사분열과 체세포의 발달을 조절하고 아미노산이 세포막을 통과하는 것을 돕는다.	시상하부의 성장호르몬분비호르몬(GH-RH)에 의해 자극받고 시상하부의 성장호르몬억제호르몬(GH-IH)에 의해 억제된다.
prolactin(젖샘분비호르몬)	젖샘에서 모유의 분비(젖분비; lactation)를 촉진한다.	시상하부의 프로락틴억제호르몬(PIH)에 의해 억제된다.
TSH(갑상샘자극호르몬) 또는 thyrotropin	갑상샘의 호르몬 작용을 조절한다.	시상하부의 갑상샘자극호르몬분비호르몬(TRH)에 의해 자극받고 갑상샘호르몬에 의해 억제된다.
ACTH(부신겉질자극호르몬)	부신겉질로부터의 당질코르티코이드와 전해질부신겉질호르몬 분비를 촉진하며 지방의 소화를 돕는다.	시상하부의 코르티코트로핀분비호르몬(CRH)에 의해 자극받고 부신겉질의 당질코르티코이드에 의해 억제된다.
FSH(난포자극호르몬)	남성에게는 정자 생성을 촉진하고 여성에게는 난소에서의 여포 발달을 조절하고 난포호르몬 분비를 촉진한다.	시상하부의 GnRH에 의해 자극받고 생식샘의 성 스테로이드에 의해 억제된다.
LH(황체형성호르몬) 또는 남성의 경우 ICSH (사이질세포자극호르몬)	성호르몬의 분비를 촉진하고 여성의 경우, 난자의 배란에 중요한 역할을 하며 황체의 형성과 황체호르몬 생산을 자극한다.	남성의 경우, 테스토스테론의 분비를 자극한다. 시상하부의 GnRH에 의해 자극받는다.
MSH (멜라닌세포자극호르몬)	피부가 검어질 수 있다.	시상하부의 코르티코트로핀분비호르몬(CRH)에 의해 자극받고 시상하부의 도파민에 의해 억제된다.
신경하수체		
oxytocin(옥시토신)	자궁벽의 수축을 자극하고 젖샘 근육의 수축을 불러온다.	자궁벽과 유방의 자극으로 시상하부에서 조절한다.
ADH(항이뇨호르몬)	콩팥에서 배설되는 물의 양을 줄이고 혈압을 높인다.	콩팥과 혈액에서 물의 농도로 시상하부에서 조절한다.

이 핵이 생성한 호르몬은 hypothalamo-hypophyseal tract(시상하부-뇌하수체로)의 축삭을 따라 뇌하수체뒤엽으로 전송되며 여기에 저장되었다가 분비된다(그림 8-8). 그러므로 뇌하수체뒤엽은 하나의 샘이라기보다 저장기관으로 보는 것이 더 정확하다.

뇌하수체뒤엽에서의 옥시토신과 항이뇨호르몬의 분비는 neuroendocrine reflex(신경내분비 반응)에 의해 조절된다. 예를 들어, 유아를 가진 어머니에게는 아기가 젖을 빠는 것이 자극이 되어 시상하부로 하여금 옥시토신의 반사적 분비를 촉진시킨다. 항이뇨호르몬의 분비는 혈액 중의 삼투압 증가를 시상하부에 있는 삼투압수용기성 neuron(신경세포)이 감지함으로써 조절되고, 항이뇨호르몬 분비의 억제는 혈액량의 증가에 따라 왼심방에 있는 stretch receptor(뻗침수용체, 신장수용기)가 신경자극을 보냄으로써 이루어진다(표 8-4).

3. 갑상샘과 부갑상샘

thyroid gland(갑상샘)는 에너지 대사를 조절하는 thyroxine(티록신)과 triiodothyronine(삼요오드티로닌)을 분비하며 이러한 호르몬은 올바른 성장과 발달에 필수적이다. 갑상샘은 또한 칼슘과 인산염의 균형을 조절하는 부갑상샘호르몬의 기능에 대항작용을 하는 calcitonin(칼시토닌)을 분비한다.

1) 갑상샘

thyroid gland(갑상샘)는 목의 larynx(후두) 바로 밑부분에 위치한다(그림 8-9). 갑상샘의 두 엽은 5cm의 길이이고 각기 trachea(기관)의 양쪽 바깥면에 붙어 있다. 각각의 엽은 기관의 앞면에 **isthmus**(잘룩부분, 협)라 불리는 조직으로 연결되어 있다. 갑상샘은 내분비샘 중 가장 크며 20~25g 정도 나간다. 그리고 바깥목동맥(외경동맥)의 thyroid branch(갑상가지)와 빗장밑동맥(쇄골하동맥)의 paired inferior thyroid branches(짝아래갑상가지)에 의해 충분한 혈액(80~120mL/min)을 공급받는다. venous return(정맥환류)은 internal jugular vein(속목정맥, 내경정맥) 안으로 흘러 inferior thyroid veins(아래갑상정맥, 하갑상샘정맥)를 지나 brachiocephalic vein(팔머리정맥, 완두정맥)으로 흐르는 superior thyroid vein(위갑상정맥, 상갑상샘정맥)과 middle thyroid vein(중간갑상정맥, 중갑상샘정맥)으로 이루어진다.

현미경으로 관찰해 보면 갑상샘은 많은 수의 오목한 둥근주머니인 **thyroid follicles**(갑상샘소포, 갑상선소포)로 구성되어 있다(그림 8-10). 이러한 소포는 follicular cell(소포세포)인 cuboidal epithelium(입방상피)으로 이루어져 있으며, 이 소포는 중요한 2가지 갑상샘호르몬을 합성한다(표 8-5). 이러한 소포의 내면에는 단백질이 풍부한 액체인 **colloid**(콜로이드)가 존재하고, 소포 사이에는 칼시토닌이나 thyrocalcitonin(타이로칼시토닌)으로 불리는 호르몬을 생성하는 **parafollicular cell**(소포곁세포)이라는 상피세포가 존재한다.

갑상샘은 superior cervical sympathetic ganglia(위목교감신경절)와 middle cervical sympathetic

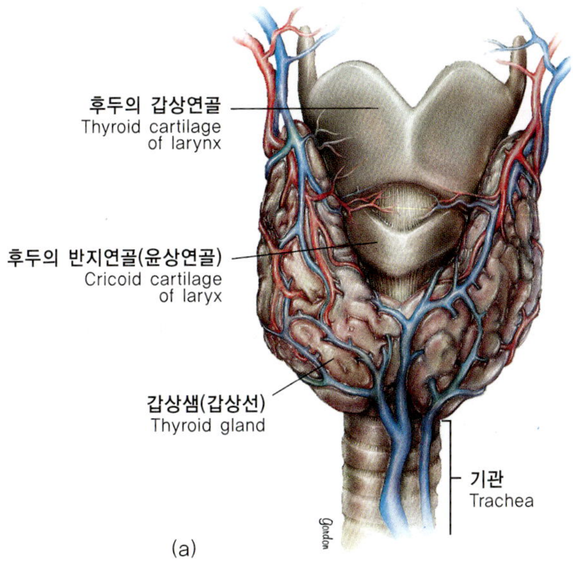

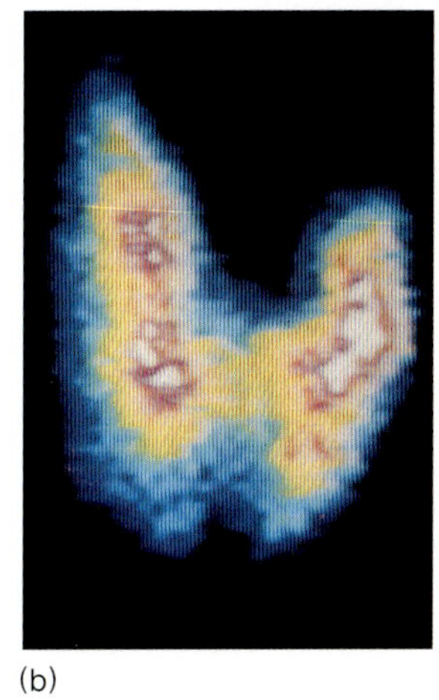

▶ 그림 8-9 **갑상샘.** (a) 후두와 기관과의 연결. (b) 방사성 요오드 섭취 후 24시간 후의 갑상샘의 정상적인 스캔 모습.

▶ 표 8-5 갑상샘에서 분비되는 호르몬

호르몬	기 능	분비 조절
thyroxine(티록신; T_4)	단백질 합성과 탄수화물로부터의 에너지 이용 비율을 높이고 성장 비율을 조절하며 신경계의 성숙(maturity)을 자극한다.	시상하부와 뇌하수체 중 샘뇌하수체의 갑상샘자극호르몬 분비에 의해
triiodothyronine (삼요오드티로닌; T_3)	위와 같다. 하지만 효능이 T_4보다 세다.	위와 같다.
calcitonin(칼시토닌, thyrocalcitonin)	뼈조직에서 Ca^{2+} 분비를 저해함으로써 혈중 칼슘농도를 낮춘다.	혈중 Ca^{2+} 농도

ganglia(중간목교감신경절)의 postganglionic neuron(신경절후신경세포)과 척수 중 둘째가슴분절 및 일곱째가슴분절에서 나온 신경절의 preganglionic neuron(신경절이전신경세포, 절전신경세포)이 신경자극을 준다.

2) 갑상샘의 기능

갑상샘은 주요 호르몬인 **thyroxine**(티록신; T_4)과 **triiodothyronine**(삼요오드티로닌; T_3) 그리고 일반 호르몬인 **calcitonin**(칼시토닌)을 생성한다. 티록신과 삼요오드티로닌의 분비는 시상하부와 뇌하수체 중 샘뇌하수체에서 분비된 갑상샘자극호르몬(TSH)에 의해 조절된다. 티록신과 삼요오드티로닌은 thyroid follicles(갑상샘소포)에 저장되었다가 신체의 신진대사율에 따라 이를 조절하기 위해 분비된다. 좀 더 정확히 말하면, 이

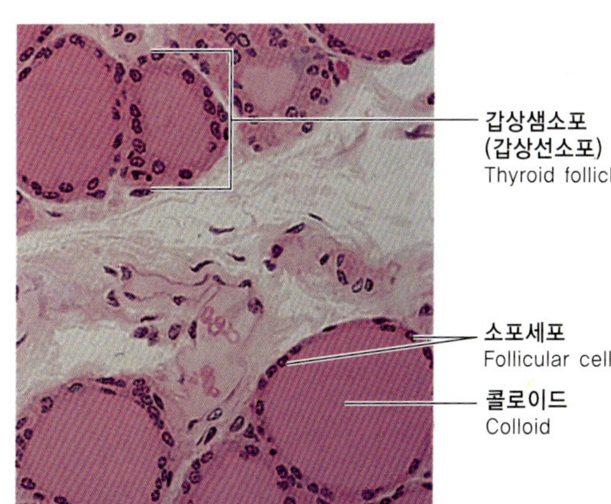

▶ 그림 8-10 **여러 갑상샘소포들이 보이는 갑상샘의 현미경적 소견.** 각각의 소포는 콜로이드라 불리는 액체를 둘러싸고 있는 소포세포로 이루어져 있다.

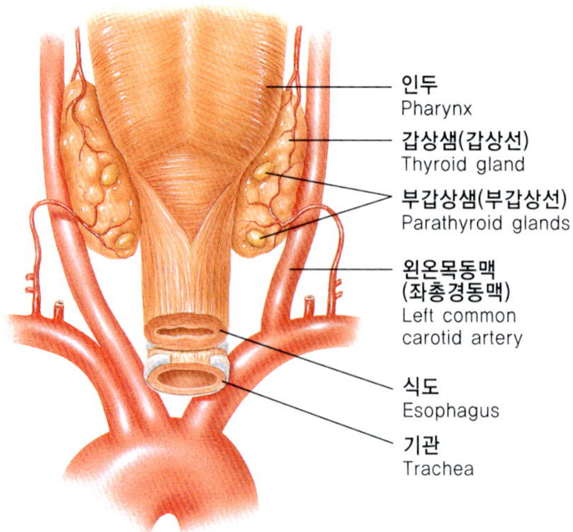

▶ 그림 8-11 갑상샘과 부갑상샘의 뒷면

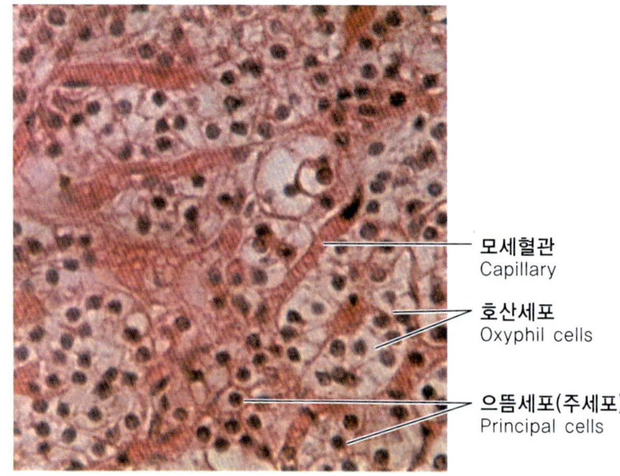

▶ 그림 8-12 부갑상샘의 현미경적 소견

호르몬은 신체에서의 단백질 합성과 탄수화물로부터의 에너지 효율을 높인다. 또한 젊은 사람에게서는 성장 비율을 조절하고 sexual maturity(성적 성숙기)와 신경계통의 early maturity(초기 성숙)와 연관이 있다.

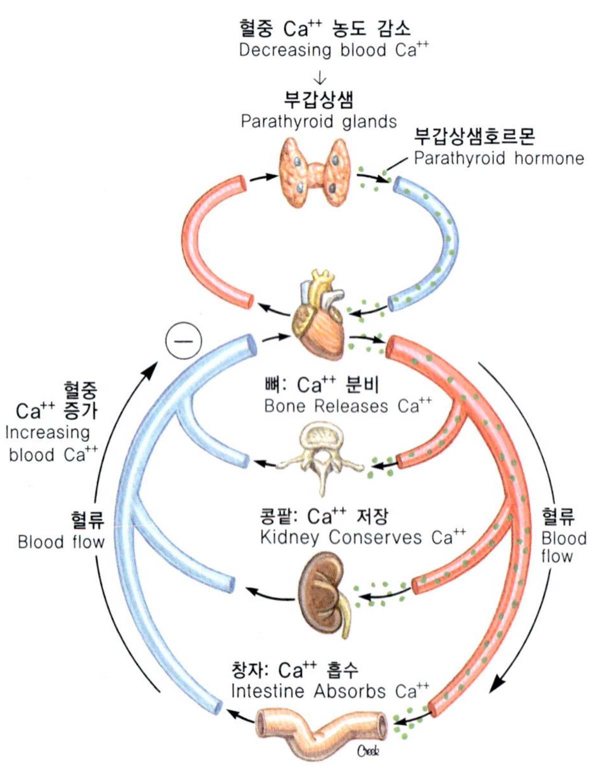

▶ 그림 8-13 부갑상샘호르몬(PTH)의 작용. 부갑상샘호르몬 수치의 증가는 뼈에서 칼슘을 분비하게 만들고 콩팥에서 오줌을 통해 배출될 칼슘을 저장하게 하며 작은창자에서 칼슘을 흡수하게 한다. 혈중 칼슘 수치의 증가에 따른 음성 되먹임은 이 호르몬의 분비를 억제한다.

혈액 내 **thyroxine**(티록신)의 대부분은 운반단백질에 붙어 있다. 혈장을 자유로이 돌아다닐 수 있는 매우 작은 비율의 티록신만이 표적세포로 들어갈 수 있다. 표적세포에서 티록신은 삼요오드티로닌으로 전환되며 nuclear receptor(핵수용체) 단백질에 붙는다. 유전자 활성에 의해 갑상샘호르몬은 단백질 합성을 자극하며 신경계통의 성숙을 증진시키고 신체의 에너지 이용 비율을 증가시킨다.

calcitonin(칼시토닌)은 parafollicular cell(소포곁세포)에서 생성된 폴리펩티드호르몬이다. 이 호르몬은 부갑상샘과 협조하여 혈중 칼슘농도를 조절한다. 칼시토닌은 뼈조직의 분해를 저해하고 콩팥에 의한 칼슘의 체외배출을 자극한다. 이 두 가지 반응은 혈중 칼슘농도를 낮춘다.

3) 부갑상샘

작고 납작한 **parathyroid glands**(부갑상샘)는 갑상샘 뒤엽의 뒷면에 박혀 있다(그림 8-11). 4개의 부갑상샘이 있는데, 위쪽에 한 쌍 그리고 아래쪽에 한 쌍이 있다. 각각의 부갑상샘은 작은 황갈색 몸체를 갖고 있으며 세로 길이가 3~8mm이고 가로 폭이 2~5mm이며, 두께는 대략 1.5mm이다.

현미경으로 관찰했을 때 부갑상샘은 두 종류의 상피세포로 이루어져 있다(그림 8-12). 부갑상샘호르몬(PTH)을 합성하는 세포는

principal cell(으뜸세포, 주세포)이라고 하며 oxyphil cell(호산세포, 호산성세포) 사이에 흩어져 있다. 호산세포는 으뜸세포를 지지하며 부갑상샘호르몬의 잉여량을 생산하는 것으로 알려져 있다.

부갑상샘은 PTH(부갑상샘호르몬)라는 한 종류의 호르몬만을 분비한다. 이 호르몬은 뼈와 콩팥, 작은창자에 작용하여 혈중 칼슘농도를 높인다(그림 8-13). 그러므로 갑상샘에서 분비되는 칼시토닌과는 반대되는 작용을 한다.

4. 이 자

pancreas(이자, 췌장)에 있는 pancreatic islet(이자섬)은 insulin(인슐린)과 glucagon(글루카곤)이라는 2종류의 호르몬을 분비한다.

1) 이 자

이자는 내분비샘인 동시에 외분비샘이기도 하다. 이자의 내분비부분은 **pancreatic islet**(이자섬, 췌도)이라 불리는 흩어진 세포무리로 구성되어 있다(islets of Langerhans, 랑게르한스섬). 이러한 내분비구조는 이자의 몸통과 꼬리부분에 흔하고(그림 8-14) 주로 2종류의 분비세포인 alpha cell(α세포)과 beta cell(β세포)로 구성되어 있다(그림 8-15).

▶ 그림 8-14 이자과 그와 관련된 이자섬

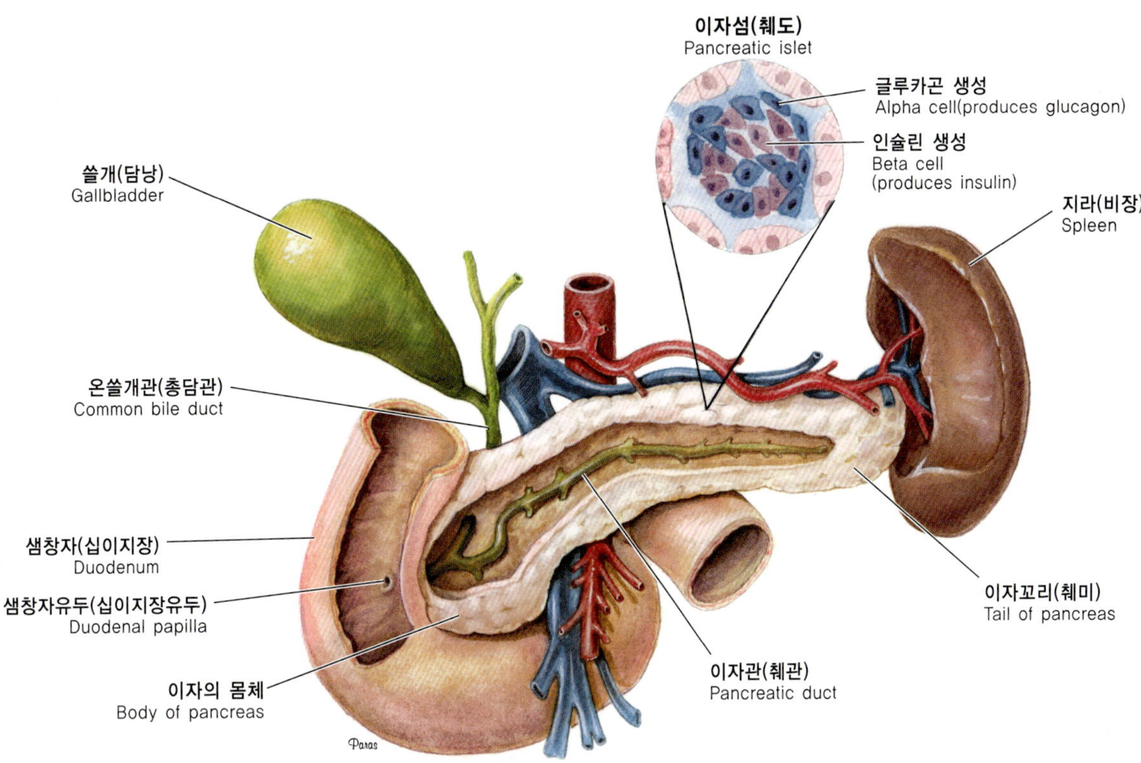

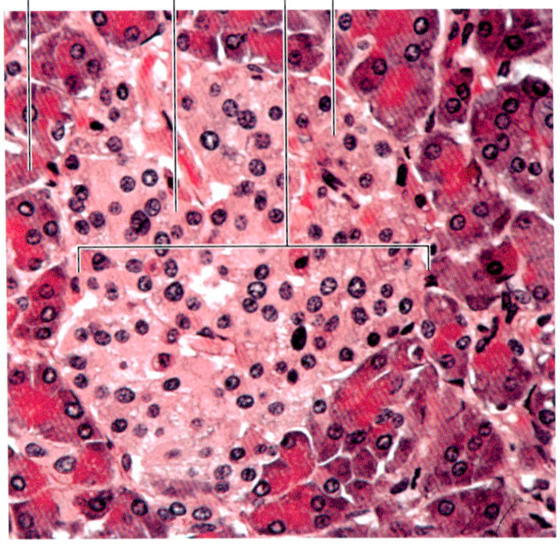

▶ 그림 8-15 이자섬의 현미경적 소견

2) 이자의 내분비기능

이자의 내분비기능은 인슐린과 글루카곤이라는 호르몬을 생성하고 분비하는 것이다. 이자섬의 alpha cell(α세포)은 글루카곤을 분비하고, beta cell(β세포)은 인슐린을 분비한다.

글루카곤은 간에서 glycogen(글리코겐, 당원)이 glucose(글루코오스, 포도당)로 전환되도록 자극하여 혈중 포도당 농도를 높인다. 분명 **alpha cell**(α세포)은 feedback metabolism(되먹임 대사)을 통해 혈중 포도당 농도를 확인하여 글루카곤 분비를 조절한다. 어떤 원인으로 인해 alpha cell(α세포)이 계속해서 글루카곤을 분비한다면 hyperglycemia(고혈당증) 현상이 일어날 것이다.

인슐린은 생리학적으로 글루카곤과는 반대되는 기능을 수행하며 혈당량을 낮춘다. 인슐린은 포도당이 세포막, 그 중에서도 특히 근육세포와 지방세포의 막을 잘 통과하게 한다. 포도당이 세포 안에 들어감에 따라 혈당량이 낮아지는 것이다. 인슐린의 다른 기능에는 근육세포와 간세포를 자극하여 포도당을 당원으로 변환하게 하는 기능, 아미노산이 세포 안으로 잘 들어갈 수 있게 도와주는 기능 및 단백질과 지방의 합성을 도와주는 기능 등이 있다. **beta cell**(β세포)이 인슐린을 생성하지 못하면 일반적 유전병인 diabetes mellitus(당뇨병)를 얻게 된다.

이자섬에서 분비되는 호르몬의 기능은 표 8-6에 정리되어 있다.

▶ 표 8-6 이자의 호르몬

호르몬	기능	분비조절
glucagon(글루카곤)	간을 자극하여 당원을 포도당으로 전환시켜 혈중 포도당 농도를 높인다.	이자에서의 음성 되먹임을 통한 혈중 포도당 수치
insulin(인슐린)	포도당이 세포막을 잘 통과하게 하고, 간을 자극하여 포도당을 당원으로 전환시키며, 세포로 가는 아미노산 수송을 증진시키고, 단백질과 지방의 합성을 도와준다.	이자에서의 음성 되먹임을 통한 혈중 포도당 수치

5. 부 신

부신겉질(부신피질)과 부신속질(부신수질)은 구조적으로나 기능적으로 다르다. 부신속질은 자율신경계통의 sympathetic division(교감 분할)의 기능을 보완하는 catecholamine hormone(카테콜아민호르몬)을 분비한다. 부신겉질은 무기질 균형, 에너지 균형 및 생식활동을 조절하는 corticosteroid(겉질스테로이드)를 분비한다.

1) 부 신

adrenal glands(부신)는 짝을 이룬 기관으로서 콩팥의 윗면을 덮고 있고(그림 8-16), 콩팥과 더불어 peritoneum(복막) 뒤에 위치하며 등 근육 사이에 있는 protective fat pad(보호지방패드)에 박혀 있다.

각각의 피라밋 모양의 부신은 세로 길이가 50mm 정도이며, 가로 폭은 30mm 정도이고, 두께는 10mm 정도이다. 각각의 샘으로서 기능을 수행하는 바깥쪽의 부신겉질과 안쪽의 부신속질로 구성되어 있다(그림 8-17).

adrenal cortex(부신겉질, 부신피질)는 부신의 대부분을 차지하고 조직학적으로 보면 3부분으로 나뉘어진다. 겉의 **zona glomerulosa**(토리층, 사구대)와 가운데의 **zona fasciculata**(다발층, 속상대) 및 안의 **zona reticularis**(그물층, 망상대)로 구성되어 있다. **adrenal medulla**(부신속질, 부신수질)는 혈관 주위에 배열되어 있는, 밀집된 **chromaffin cell**(크롬친화세포, 친크롬세포) 무리로 구성되어 있다. 각각의 트롬친화세포 무리는 직접 자율신경계통의 지배를 받는다.

다른 내분비샘과 같이 부신에도 혈관이 상당히 많다. 3개의 분리된 suprarenal artery(부신동맥)가 각각의 부신에 혈액을 공급한다. 하나는 inferior phrenic artery(아래가로막동맥, 하횡격막동맥)에서 기원하며, 다른 하나는 aorta(대동맥)에서 기원하고 마지막 하나는 renal artery(콩팥동맥, 신동맥)에서 기원한다. 정맥의 흐름을 보면 오른쪽 부신의 정맥은 부신정맥을 지나 inferior vena cava(아래대정맥, 하대정맥)로 흘러 들어가며 왼쪽 부신의 정맥은 부신정맥을 통해 left renal vein(왼콩팥정맥)으로 흘러 들어간다.

부신의 신경은 splanchnic nerve(내장신경)의 신경이전신경원섬유에 의해, 그리고 celiac(배안, 복강)과 그와 연관된 sympathetic plexus(교감신경얼기)섬유에 의해 신경지배를 받고 있다.

2) 부신의 기능

부신겉질은 30가지가 넘는 호르몬을 생성한다고 알려져 있다. 이러한 호르몬을 **corticosteroids** (겉질스테로이드, 피질스테로이드) 또는 짧게 **corticoids**(부신겉질호르몬, 부신피질호르몬)라고 부른다. 부신겉질호르몬은 기능에 의해 mineralocorticoid(전해질부신겉질호르몬)와 glucocorticoid(당질코르티코이드), gonadocorticoid(생식샘코르티코이드)의 3가지로 분류할 수 있다.

▶ 그림 8-16 부신의 구조. (a) 맨눈 구조. (b) 부신겉질의 세 구역을 보여주는 조직학적 구조.

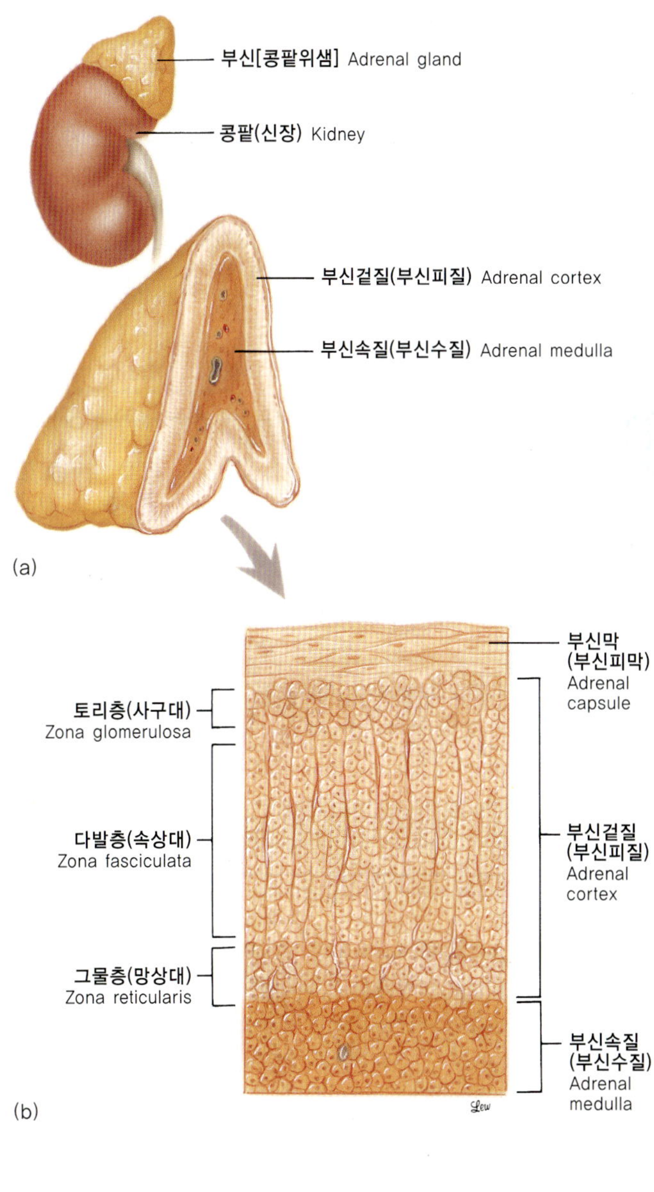

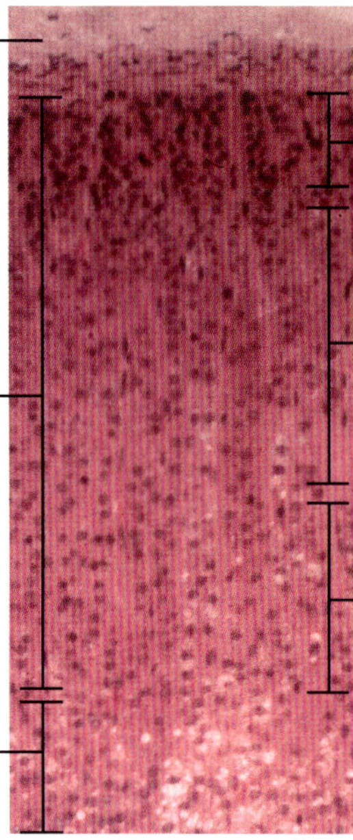

▶ 그림 8-17 **부신의 현미경적 소견**

mineralocorticoid(전해질부신겉질호르몬)는 부신겉질의 토리층에서 만들어지며 extracellular electrolyte(세포외 전해질)의 농도를 조절한다. 이 층에서 분비되는 3가지 호르몬 중 aldosterone(알도스테론)이 제일 중요하다. 알도스테론은 콩팥에 영향을 주어 나트륨의 재흡수와 칼륨의 배출을 증가시킨다. 동시에 알도스테론은 물의 재흡수를 증진시키고 요의 배설을 줄인다.

glucocorticoid(당질코르티코이드)는 주로 부신의 zona fasciculata(다발층)에서 생성되며 탄수화물, 단백질 및 지방의 대사에 영향을 준다. 당질코르티코이드는 혈관수축을 촉진하고 anti-inflammatory compound(항염증 요소)로 작용하며 신체가 스트레스를 견디도록 도와준다. 양도 가장 많고 신체적으로 가장 중요한 당질코르티코이드는 cortisol(코르티솔; hydrocortisone)이다. 그러나 코르티솔은 결합조직의 재생을 억제하므로 꼭 필요한 경우에만 최소한으로 사용하여야 한다.

gonadocorticoid(생식샘코르티코이드)는 부신겉질의 zona reticularis(그물층)에서 분비되는 성호르몬이다. 이 호르몬의 대부분은 adrenal androgen(부신성 안드로겐)이며, 소량의 adrenal estrogen(부신성 난포호르몬)과 progesterone(황체호르몬)도 생성된다. 이러한 호르몬이 gonad(생식샘)에서 생성된 성호르몬을 보좌하는 것으로 추정한다. 또한 안드로겐의 농도는 남성이나 여성 모두에게 있어서 sex drive(성충동)를 결정하는 역할을 한다는 것이 입증되었다.

부신겉질에서 분비되는 호르몬은 표 8-7에 정리하였다.

부신속질의 **chromaffin cell**(크롬친화세포, 친크롬세포)은 서로 밀접하게 연관된 두 종류의 호르몬을 생성한다. 그것은 **epinephrine**(에피네프린)과 **norepinephrine**(노르에피네프린)이다. 이 두 호르몬은 모두 아민 그룹을 갖고 있기 때문에 아민계열로 분류되는데 좀 더 정확히 얘기하자면 **catecholamine**(카테콜아민)으로 분류된다. 이 호르몬의 효과는 자율신경계통의 교감 분할의 자극에 의한 효과와 비슷하나 호르몬의 효과가 10배 정도 더 오래 지속된다. 부신속질에서 분비된 호르몬은 심박출량과 심박수를 증가시키고 심장 혈관을 확장시키며 정신적 민첩성과 호흡률을 증가시킨다. 또한 대사율을 증가시킨다. 에피네프린과 노르에피네프린의 작용은 표 8-8에 비교하였다.

▶ **표 8-7 부신의 호르몬**

호르몬	기 능	분비조절
mineralocorticoid (전해질부신겉질호르몬)	나트륨과 칼륨과 같은 세포외 전해질(extracellular electrolyte)의 농도를 조절한다.	혈중 전해질 농도
glucocorticoid (당질코르티코이드)	탄수화물, 단백질, 지방의 대사에 영향을 준다. 혈관수축을 촉진한다. 항염증제(anti inflammatories)로서 작용한다.	스트레스에 반응하는 뇌하수체의 샘뇌하수체에서 분비되는 부신겉질자극호르몬에 의해
gonadocorticoid (생식샘코르티코이드)	생식샘에서 생성된 성호르몬들을 보좌한다.	

▶ 표 8-8 부신속질호르몬의 비교

에피네프린	노르에피네프린
심박출량의 증가와 말초에서의 혈관수축을 통해 혈압을 상승시킨다.	일반적인 혈관수축을 통해 혈압을 상승시킨다.
호흡률을 증가시키고 기도를 확장시킨다.	비슷한 효과지만 그 정도가 낮다.
근육수축의 효율을 높여준다.	비슷한 효과지만 그 정도가 낮다.
당원이 포도당으로 분해되는 비율을 증가시켜 혈당농도를 높인다.	비슷한 효과지만 그 정도가 낮다.
지방으로부터 지방산이 분비되는 비율을 증가시켜 혈중 지방산 농도를 높인다.	비슷한 효과지만 그 정도가 낮다.
뇌하수체의 샘뇌하수체로부터 부신겉질자극호르몬과 갑상샘자극호르몬의 분비를 증가시킨다.	효과가 없다.

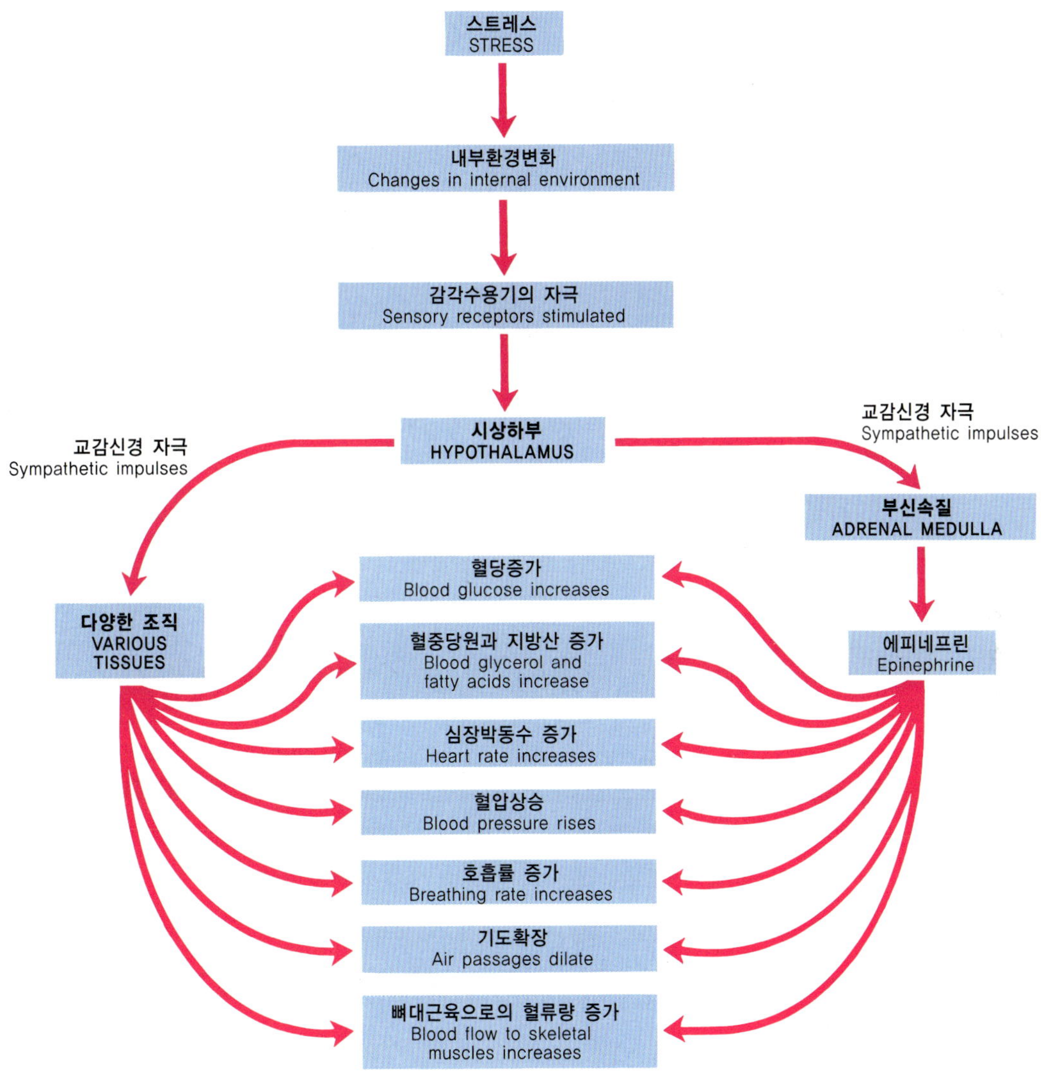

▶ 그림 8-18 **스트레스는 알림반응에 대해 준비하는 신체 내 생리학적 변화이다.** 이러한 생리학적 변화는 직접 신체 조직에 영향을 미치는 시상하부로부터의 신경자극에 의해 유도되며, 에피네프린의 분비를 통해 똑같은 신체 조직에 2차적으로 영향을 줄 수 있는 부신속질로 가는 자극에 의해서도 유도된다.

부신속질은 교감신경의 지배를 받는다. 자극은 스트레스에 반응하여 시상하부에서 시작하고 척수를 경유하여 전달된다. 그러므로 스트레스가 부신겉질뿐 아니라 부신속질을 활성화한다. 부신속질의 활성은 더 큰 육체적 활동—fight-or-flight(알림반응)—에 대비해 신체를 준비한다(그림 8-18).

6. 생식샘과 기타 내분비샘

gonads(생식샘)는 남녀 생식계통의 성장과 기능을 조절하는 성 호르몬을 생성한다. 더불어, 다른 장기도 소화, 대사, 성장, 면역 등의 조절을 도와주는 호르몬을 분비한다.

1) 생식샘

gonads(생식샘)는 남녀의 주요 sex organ(성기관)이다. 남성의 생식샘은 testis(고환, 정소)라고 하며, 여성의 생식샘은 ovaries(난소)라고 한다. 생식샘은 성호르몬과 sex cell(성세포), 즉 gamete(생식세포)를 생산한다는 점에서 mixed gland(복합샘)이다.

(1) 고환

testis(고환)의 사이질세포는 남성호르몬인 **testosterone**(테스토스테론)을 생성하고 분비한다. 테스토스테론은 남자의 이차 성기관인 penis(음경), accessory gland(덧생식샘, 부생식선), accessory duct(덧관, 부속관)의 발달과 기능을 조절한다. 이 호르몬은 또한 남성의 이차성징을 촉진하고 성적 충동도 어느 정도 결정한다.

(2) 난소

ovaries(난소)의 내분비계 역할은 여성호르몬인 **estrogen**(난포호르몬)과 **progesterone**(황체호르몬)을 생성하는 것이다. 난포호르몬은 난소의 **ovarian follice**(난포)와 **corpus luteum**(황체)에서 생성되는데, 이 호르몬은 또한 placenta(태반)와 adrenal cortex(부신겉질) 그리고 심지어 남성의 고환에서도 생성된다. 난포호르몬은 (1) 이차 성기관의 성장 및 기능, (2) 자궁의 월경 변화, (3) 여성의 이차성징의 발달 그리고 (4) 성적충동의 조절을 관장한다.

황체호르몬은 황체에서 생성되며 자궁을 착상에 대비시키고 fetus(태아)의 유산을 방지하는 등 임신유지와 중요하게 연관되어 있다.

2) 솔방울샘

작은 원뿔 모양의 **pineal gland**(솔방울샘, 송과체; pineal body)는 corpora quadrigemina(네둔덕체, 사구체) 근처 third ventricle(셋째뇌실, 제3뇌실)의 천정에 존재하며 뇌를 싸고 있는 meninges(뇌막, 수막)에 둘러싸여 있다. 유아일 경우 솔방울샘의 무게는 0.2g 정도이며, 세로 길이는 5~8mm,

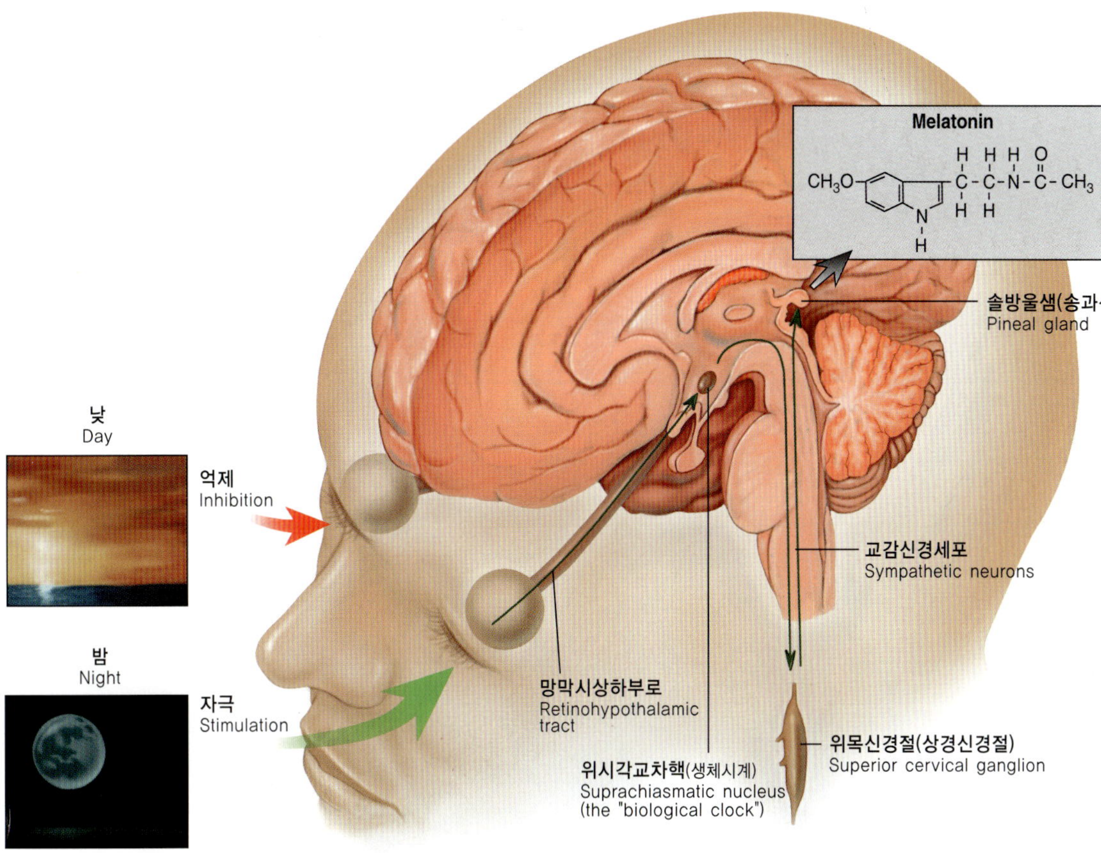

▶ 그림 8-19 **멜라토닌의 분비.** 솔방울샘의 멜라토닌 분비는 위목신경절(상경신경절) 안의 교감신경 축삭에 의해 자극된다. 이 신경세포들의 활동은 하루주기 리듬을 형성하는 시상하부의 위시각교차핵의 주기 활동에 의해 조절된다. 이 리듬은 망막에 있는 신경세포의 명암주기에 따른다.

가로 폭은 9mm 정도이다. 솔방울샘은 크기 면에서 7세 때부터 퇴보하기 시작하여 성인일 때는 굵은 섬유조직띠처럼 보인다. 조직학적으로 보면, 솔방울샘은 특정한 parenchymal cell(실질세포)과 neuroglial cell(신경아교세포)로 구성되어 있다. 비록 솔방울샘이 뇌의 다른 부분과 직접 신경으로 연결되어 있지는 않지만 superior cervical ganglion(위목신경절)에서 유래한 자율신경계통의 교감분할(sympathetic division)에 의해 신경지배를 많이 받고 있다.

다른 척추동물에서의 솔방울샘의 기능은 잘 알려져 있지만 인간에서의 기능은 아직 정확히 규명되지 못하였다. 솔방울샘의 주요 호르몬인 **melatonin**(멜라토닌)의 분비는 빛의 일간 변화와 계절적 변화에 따른 하루주기 리듬에 의해 조절된다. 멜라토닌은 몇몇 분비요소의 분비를 자극하여 시상하부에 영향을 미치는 것으로 알려져 있다(그림 8-19). 이러한 요소는 차례로 adenohypophsis(뇌샘하수체, 선하수체)에서 분비되는 gonadotropin(생식샘자극호르몬)과 ACTH(부신겉질자극호르몬)의 분비에 영향을 준다.

3) 가슴샘

thymus(가슴샘, 흉선)는 mediastinum(가슴세로칸, 종격) 상부의 대동맥 앞, 복장뼈(흉골)의 manubrium(복장뼈자루, 흉골병) 뒤에 위치하는 2개의 엽을 가진 장기이다(그림 8-20). 가슴샘의 크기는 개인에 따라 다양하지만 일반적으로 신생아나 아동일 때는 비교적 크고, 사춘기를 거치면

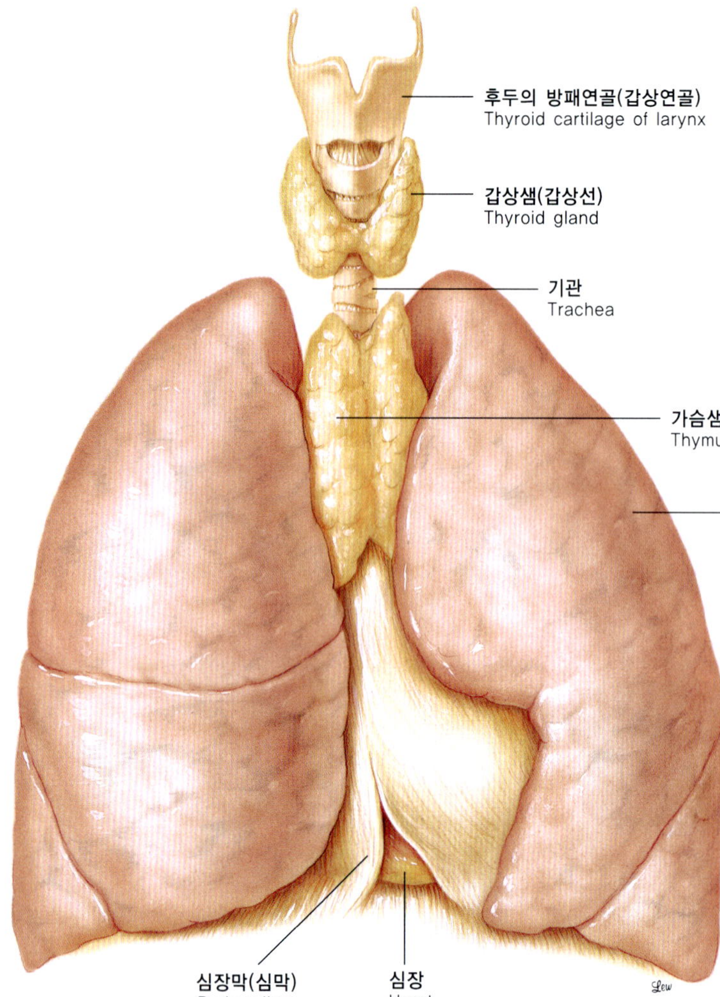

▶ 그림 8-20 **가슴샘은 가슴우리의 가슴세로칸(종격)에 있는 복장뼈(흉골) 깊숙하게 위치하는 엽이 2개인 장기이다.**

서 급속하게 작아진다. 크기가 작아질 뿐만 아니라 어른이 되면서 가슴샘에는 섬유조직띠나 지방결합조직이 스며들어간다.

가슴샘의 주요 기능은 림프계통과 관련이 있는데, 성숙기를 지내는 동안 인체의 면역체계를 유지시키며 **thymus-dependent cell**(T 세포, 가슴샘의존세포)이라고 불리는 특정 림프구 집단을 분비하는 데에 영향을 미친다. 또한 가슴샘은 가슴샘을 떠난 T 세포를 자극하는 것으로 알려져 있는 **thymosin**(티모신)이라는 호르몬을 분비한다.

4) 위와 작은창자

stomach(위)와 **small intestine**(작은창자, 소장)의 mucosal linings(점막벽)의 특정 세포는 소화활동을 증진시키는 호르몬을 분비한다. 이러한 호르몬은(표 8-9 참조) gastrointestinal tract(위장관)의 다른 부분의 활동을 조화시키며 pancreatic juice(이자액)와 쓸개즙(담즙)의 분비를 자율신경계통과 연계하여 조정한다.

▶ 표 8-9 위장관호르몬(gastrointestinal hormone)의 작용

내분비 장기	호르몬	기 능
위	gastrin(가스트린)	벽세포가 HCl을 분비하도록 자극한다. 으뜸세포(주세포)가 펩시노겐을 분비하도록 자극한다. 위점막의 구조를 유지한다.
작은창자	secretin(세크레틴)	이자액에서의 물과 중탄산염의 분비를 자극한다. 이자에서 콜레시스토키닌의 활성을 강화시킨다.
작은창자	cholecystokinin (콜레시스토키닌)	쓸개의 수축을 자극한다. 이자액 효소의 분비를 자극한다. 이자에서의 세크레틴 활성을 강화시킨다. 이자의 외분비계적 구조를 유지시킨다.
작은창자	gastric inhibitory peptide (GIP)	위가 비는 것을 방지한다. 위산분비를 억제한다. 이자섬으로부터의 인슐린 분비를 자극한다.

5) 태 반

placenta(태반)는 모체와 태아 간의 노폐물과 영양분을 교환시키는 역할을 한다. 태반은 또한 endocrine gland(내분비샘)인데 뇌하수체앞엽에서 분비되는 호르몬과 비슷한 여러 폴리펩티드호르몬과 단백질호르몬뿐 아니라 다량의 estrogen(난포호르몬), progesterone(황체호르몬) 등을 분비한다. 전자에 속한 호르몬으로는 LH(황체형성호르몬)와 유사한 human chorionic gonadotrophin(hCG; 사람융모막생식샘자극호르몬)이 있으며 요에서 hCG(사람융모막생식샘자극호르몬)가 발견되는 것은 임신의 증거이며, 가정에서 시행하는 임신 테스트는 이를 근거로 한다.

제 9 장
순환계통
Cardiovascular System

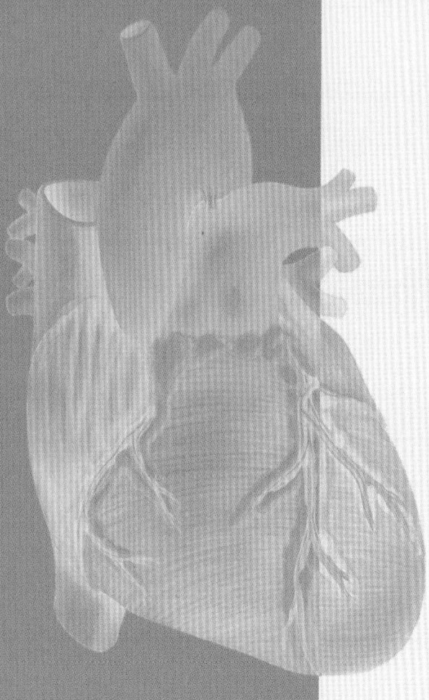

CHAPTER 9

학습목표

1. 순환계통의 기능을 설명할 수 있다.
2. 순환계통의 주요 구성물을 설명할 수 있다.
3. 백혈구, 적혈구 및 혈소판의 기원을 설명할 수 있다.
4. 혈장 안의 여러 가지 형태의 구성물들을 기술할 수 있다.
5. 심장벽의 세 층의 구조와 기능을 설명할 수 있다.
6. 심장을 통한 혈액의 흐름을 추적하고, 허파순환과 몸순환의 차이를 규명할 수 있다.
7. 심장전도계통의 위치와 자극 전도경로를 설명할 수 있다.
8. 동맥, 모세혈관, 정맥의 구조와 기능을 설명할 수 있다.
9. 뇌로 가는 동맥을 기술할 수 있다.
10. 팔로 가는 동맥의 경로를 기술할 수 있다.
11. 가슴, 배, 다리로 가는 주요 동맥을 기술할 수 있다.
12. 머리, 목, 팔의 정맥 배출(venous drainage)을 기술할 수 있다.
13. 가슴우리, 다리 및 배부분의 정맥 배출을 기술할 수 있다.
14. 간문맥계통을 이루고 있는 혈관들을 기술할 수 있다.
15. 태반에서 또는 태반까지의 태아순환을 기술할 수 있다.
16. 림프절의 일반적인 위치, 조직학적 구조 및 기능을 기술할 수 있다.

1. 순환계통의 기능과 주요 구성물

순환계통의 효율적인 기능은 복잡한 다세포기관의 생명체를 유지하는 데 필수조건이다.

단세포기관은 삶에 필요한 다양한 기능을 수행함으로써 신체의 유지와 연속성에 대비할 수 있는 반면 복잡한 인간의 신체는 분업으로 설명되는 수조 개의 특수화된 세포들로 구성되어 있다. 신체를 이루는 세포 대부분은 조직 내에 단단하게 붙어 있으며 자체적으로 산소와 영양분을 생산하거나 노폐물을 배출할 수 없다.

혈관 내에 들어 있는 혈액은 이러한 운반기능을 담당한다. 약 96,000km에 이르는 성인 몸 안의 혈관들은 살아 있는 수조 개의 세포들이 지속적으로 생명을 유지할 수 있게끔 한다. 하지만 혈액은 질병의 원인인 박테리아, 바이러스 그리고 독성물질 또한 운반한다. 순환계통은 보호장치로서 방어기전에 관여하는 백혈구와 림프계통을 가지고 있으며, 다양한 기능을 담당하는 순환계통은 항상성 유지를 위해 호흡계통, 비뇨계통, 소화계통, 내분비계통 및 외피계통과 함께 그 기능을 수행한다(그림 9-1).

1) 순환계통의 기능

cardiovascular system(순환계통)의 기능은 운반과 보호라는 2개의 큰 영역으로 나눌 수 있다.

1) **운반** : 세포대사와 관련된 모든 물질은 순환계통에 의해 운반된다. 이러한 물질들은 다음과 같이 분류할 수 있다.

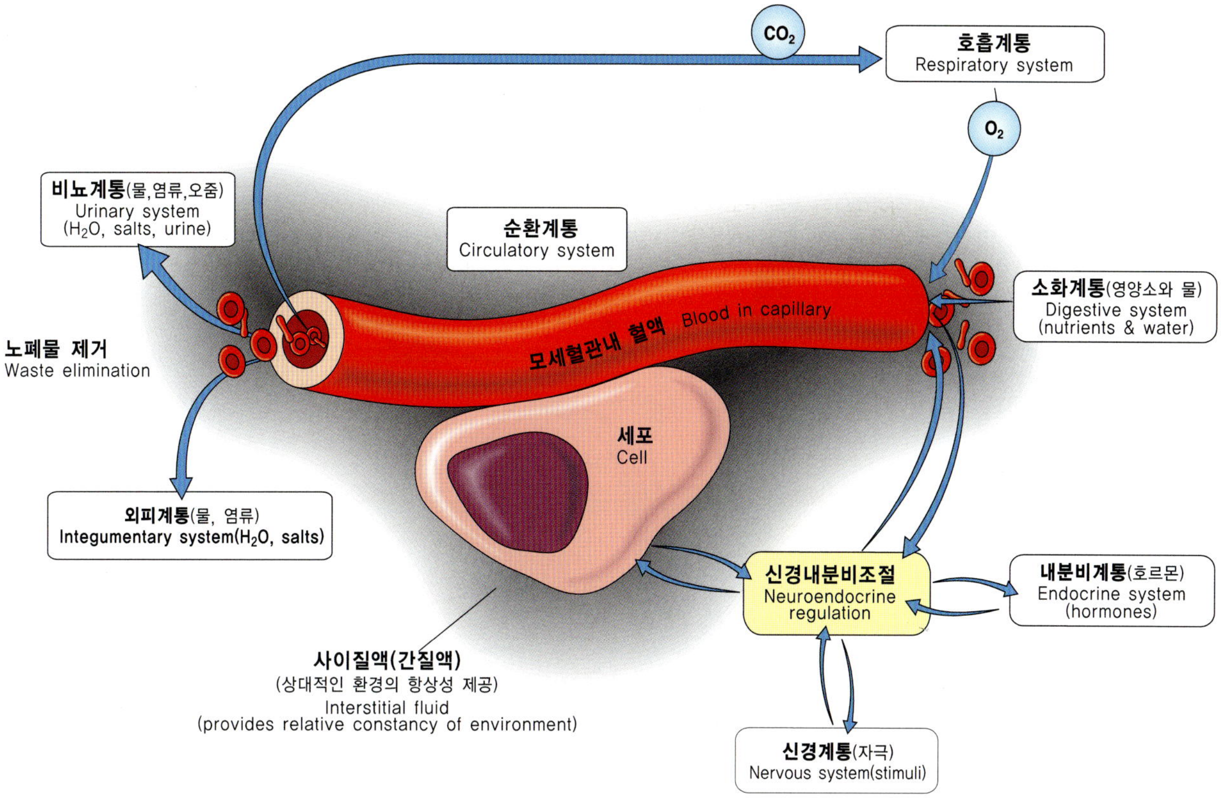

▶ 그림 9-1 항상성을 유지하는 데 있어서 순환계통과 다른 계통들 간의 관계

a. **호흡기**. red blood cells(적혈구; erythrocytes)는 산소를 조직세포에 운반한다. 허파에서 흡입된 산소는 적혈구의 헤모글로빈 분자에 부착하여 산소호흡이 요구되는 세포로 운반된다. 세포호흡에 의하여 생성된 이산화탄소는 날숨(호기) 시 배출을 위하여 혈액에 의하여 허파로 운반된다(그림 9-2).

b. **영양소**. 소화계통은 작은창자벽(소장벽)을 통해 영양소가 혈액과 림프관 안으로 흡수될 수 있도록 기계적이고 화학적인 음식물의 분쇄를 담당한다. 혈액은 소화로 인해 흡수된 영양소를 간을 통하여 인체의 세포로 운반한다.

c. **배출**. 대사산물, 과잉 수분과 이온뿐만 아니라 혈장(혈액의 일부) 안의 다른 분자들은 콩팥세뇨관의 모세혈관을 통하여 여과되어 요로 배출된다.

d. **조절**. 혈액은 호르몬과 그 외의 조절분자를 생성된 장소로부터 멀리 떨어져 있는 표적기관 및 조직으로 운반한다.

2) **보호** : 순환계통은 몸 안으로 들어온 미생물 또는 독소와 상처로부터 신체를 보호한다. 응고기전은 혈관 손상 시 혈액손실을 막는다. white blood cells(백혈구; leukocytes)는 많은 질병을 일으키는 물질에 대하여 면역반응을 나타내며 식세포작용을 통하여 몸을 보호한다.

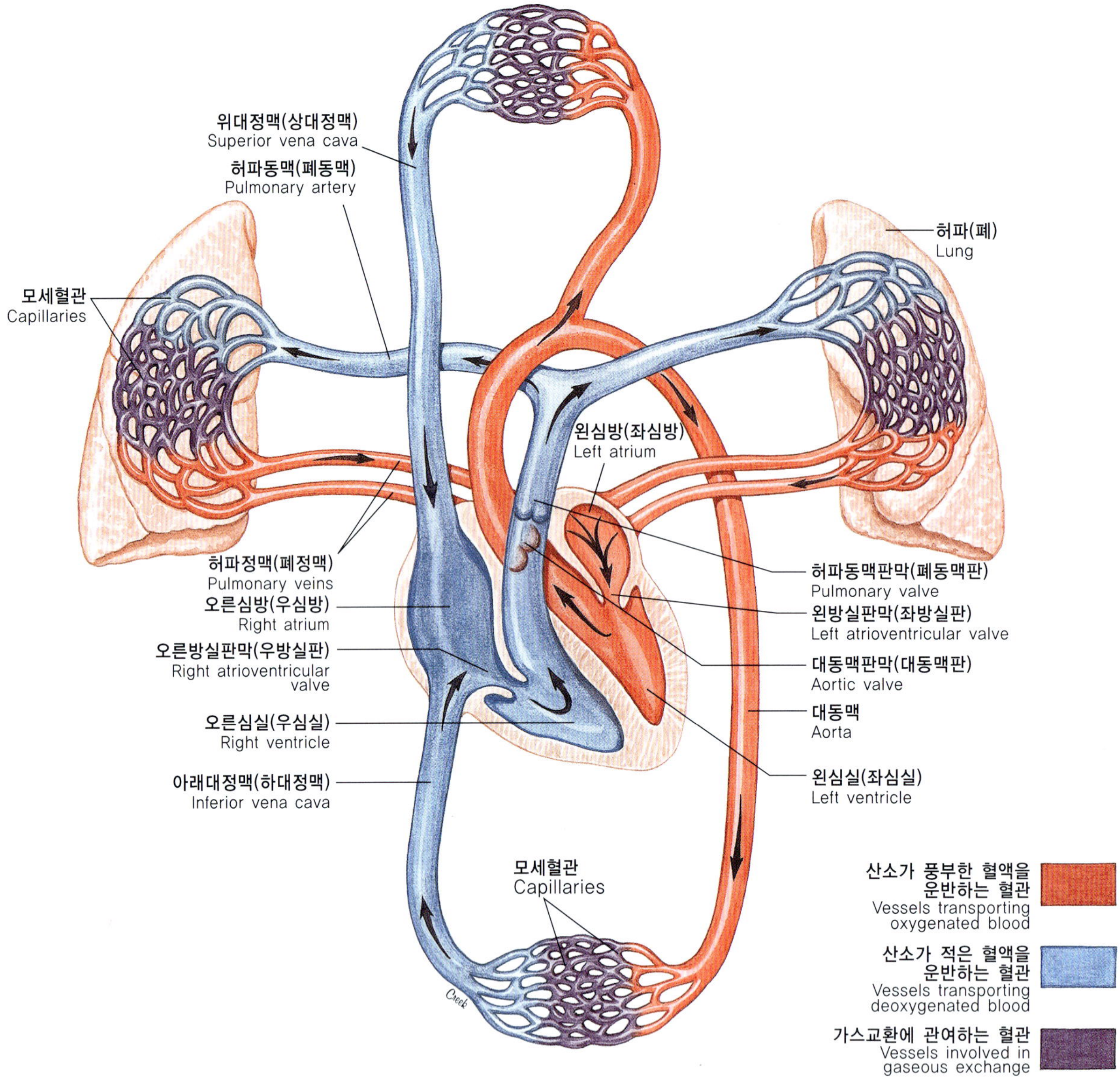

▶ 그림 9-2 순환계통의 모식도

2) 순환계통의 주요 구성물

순환계통은 심장, 혈관 및 혈액으로 구성된 **cardiovascular system**(심장혈관계통)과 림프관, 지라, 가슴샘, 편도 및 림프절 내의 림프조직으로 구성된 **lymphatic system**(림프계통)으로 구분된다.

heart(심장)는 4개의 공간으로 된 이중 펌프로, 심장의 펌프작용은 신체의 조직세포와 허파로 혈액을 보낼 수 있는 압력을 만든다. 휴식 시 성인의 심장은 1분당 약 5L의 혈액을 내보내는데, 혈액이 최말단에서 심장으로 돌아오는 데 약 1분 정도 시간이 소요된다.

blood vessels(혈관)는 관 모양의 혈관그물을 형성하여 심장으로부터 신체의 모든 살아 있는 세포에 혈액을 운반하고 심장으로 돌아가게 한다. **arteries**(동맥)는 심장으로부터 멀리 혈액을 운반하는 반면, veins(정맥)는 심장으로 혈액을 돌아오도록 한다. 동맥과 정맥은 더 작은 혈관들을 통하여 끊임없이 서로 연결되어 있다.

동맥은 점진적으로 더욱 작은 혈관그물을 형성하여 광범위하게 분지한다. 현미경으로만 관찰할 수 있는 크기의 동맥을 arterioles(세동맥, 소동맥)라 한다. 정맥에서는 현미경으로 관찰할 수 있는 미세한 크기의 정맥을 venules(세정맥, 소정맥)라 하며, 이 정맥은 혈액을 점점 더 큰 정맥으로 흘러 들어가게 하여 대정맥으로 운반한다. 혈액은 동맥에서부터 나와 가장 얇고 많은 혈관인 모세혈관을 통하여 정맥계로 흐른다. 혈관 속의 혈액과 조직의 세포 사이에 있는 체액, 영양소, 대사산물들의 교환은 모세혈관의 벽을 통하여 일어난다. 그러므로 모세혈관은 순환계통의 기본적인 기능단위이다.

혈장에서 유래한 체액은 모세혈관의 벽을 빠져나와 주위 조직으로 들어가는데 이를 **interstitial fluid**(세포사이질액, 세포간질액) 또는 **tissue fluid**(조직액)라 한다. 이러한 조직액의 일부는 모세혈관으로 직접 들어가고, 일부는 혈관 주위의 결합조직에 있는 **lymphatic vessels**(림프관)로 들어간다. 림프관 안의 액체를 **lymph**(림프)라 부르고, 이 액체는 특수한 부위에서 정맥혈로 들어간다. 림프관을 따라 위치하는 **lymph nodes**(림프절)는 림프액이 정맥혈로 들어가기 전에 림프액을 여과하는 역할을 담당한다.

2. 혈 액

매우 특수화된 결합조직인 **blood**(혈액)는 formed elements(유형성분)인 혈구—적혈구, 백혈구, 혈소판으로 구성—가 혈장 내에 부유하거나 운반된다. 혈액의 조성물들은 운반, 면역 그리고 혈액응고기전의 기능을 수행한다.

성인의 평균적인 전체 혈액량은 약 5L이고, 이는 몸무게의 약 8%를 차지한다. 심장에서 나가는 혈액을 **arterial blood**(동맥혈)라 하는데, 허파로 가는 것을 제외한 동맥혈은 적혈구 내 산소와 결

▶ 그림 9-3 **혈액도말.** 전혈을 원심분리했을 때 유형성분은 시험관의 바닥에 모여 있고, 남은 액체성분의 혈장은 시험관의 위쪽에 있다. 적혈구는 혈구세포에서 가장 풍부하며, 백혈구와 혈소판은 적혈구와 혈장 사이의 얇고 밝은 색을 띤 백혈구연층(담황색층)을 띠고 있다.

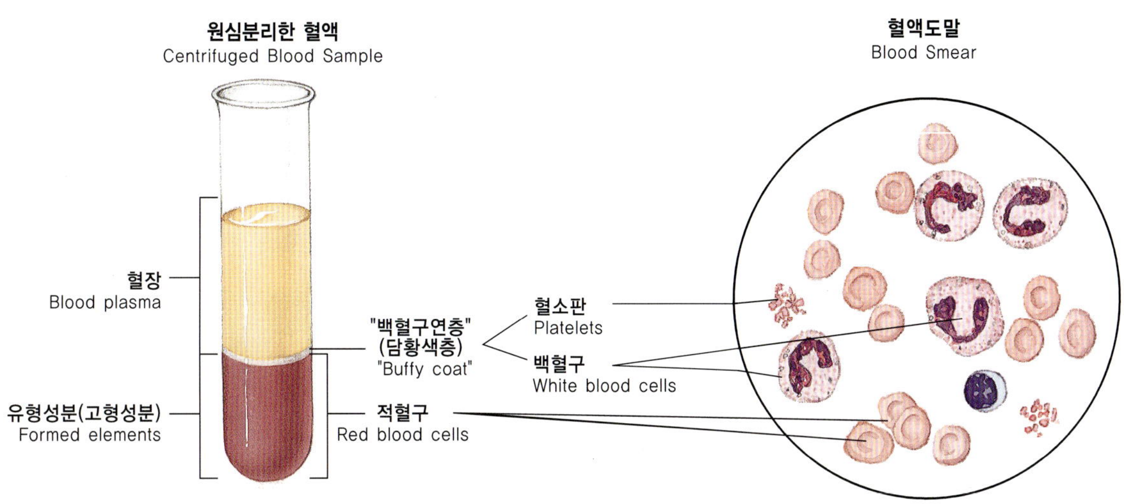

합한 고농도의 헤모글로빈 때문에 선홍색을 띤다. **venous blood**(정맥혈)는 심장으로 돌아오는 혈액으로, 허파에서 나오는 정맥혈을 제외한 모든 정맥혈은 산소가 적어 산소가 풍부한 동맥혈보다 암적색을 띤다. 혈액은 4.5~5.5 사이의 점도를 가지는데, 이것은 1.0 정도의 점도를 가진 물보다 진하다는 것을 의미한다. 혈액의 pH는 7.35~7.45 범위이며 가슴안(흉강) 혈액의 온도는 약 38℃이다. 헌혈할 때는 약 0.5L의 혈액이 빠져 나가며 이 양은 총 혈액량의 1/10에 해당한다.

혈액은 세포로 구성된 **formed elements**(유형성분)와 액체로 된 **blood plasma**(혈장)로 나뉜다. 채혈한 혈액을 원심분리하면 무거운 유형성분은 시험관의 아랫부분에 가라앉게 되고 혈장은 윗부분에 남는다(그림 9-3). 혈액 전체의 45%는 유형성분으로 이루어져 있으며 나머지 55%를 혈장이 차지한다. 혈액 내 적혈구 용적은 혈액량당 적혈구의 비율에 거의 근접하며 이것은 혈액의 산소운반 능력을 확인하는 중요한 척도가 된다.

1) 혈액의 유형성분

혈액의 유형성분은 **erythrocytes**(적혈구), **leukocytes**(백혈구) 그리고 **platelets**(혈소판)으로 구성되어 있다. 적혈구는 3가지 혈구 중 가장 많은 부분을 차지하는데, 남자의 경우 혈액 $1mm^3$에 510~580만, 여자는 430~520만 개의 적혈구를 가지고 있다. 한편 같은 용량의 혈액에는 5천~1만 개의 백혈구와 25~45만 개의 혈소판이 있다.

(1) 적혈구

erythrocytes(적혈구)는 오목한 원반형이다. 편평하고, 중앙부가 움푹 들어가 있다. 지름은 약 7.5μm이고, 두께는 2.5μm이다. 이들의 고유한 형태는 산소운반 기능과 관련되어 있으며 표면적을 넓혀 가스 확산을 용이하게 한다(그림 9-4). 성숙한 적혈구는 핵과 사립체가 없다. 적혈구의 수명은 약 120일이며, 수명을 다한 적혈구는 지라와 간에 있는 포식세포에 의해서 파괴된다.

(2) 백혈구

leukocytes(백혈구)는 적혈구보다 크고 여러 가지 면에서 서로 차이가 있다. 백혈구는 핵과 미토

▶ 그림 9-4 **적혈구.** (a) 모식도. (b) 주사전자현미경 사진.

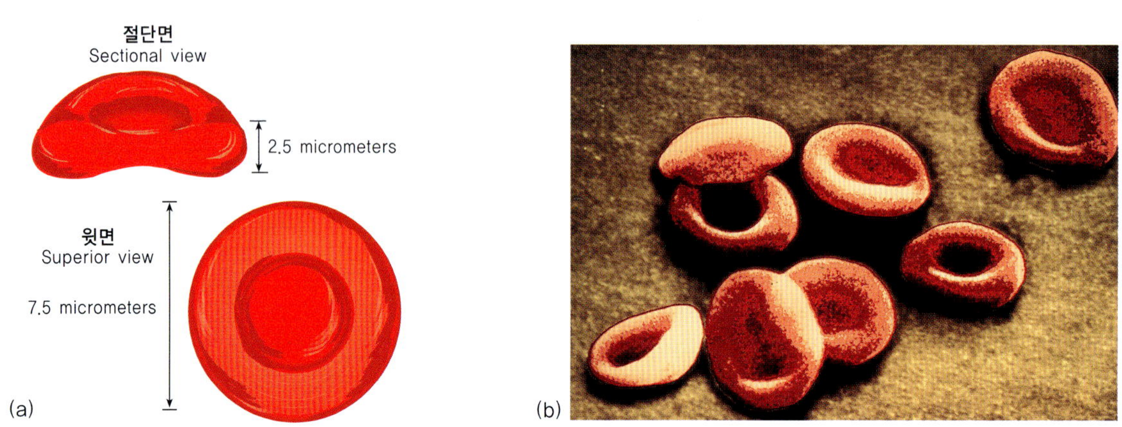

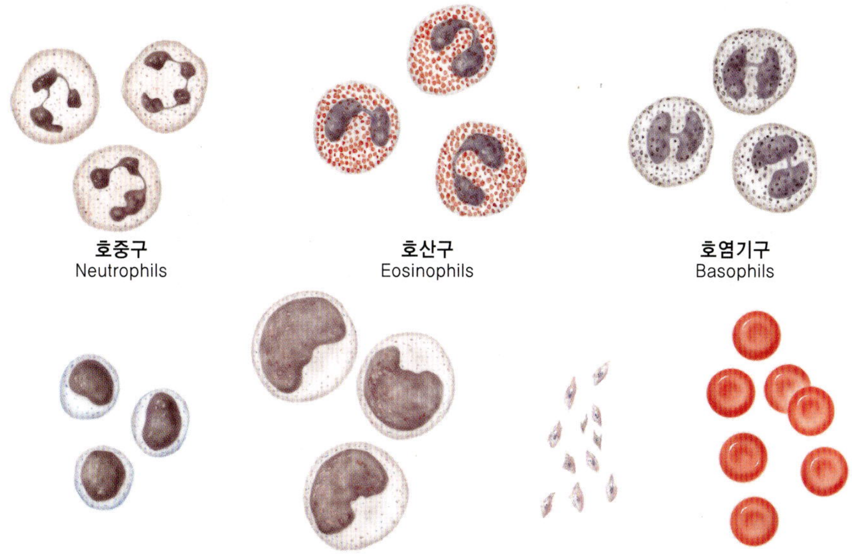

▶ 그림 9-5 **혈액 내 유형성분의 유형**

콘드리아가 있으며 아메바형으로 움직인다(적혈구는 독립적으로 움직일 수 없다). 백혈구는 아메바와 같은 능력으로 인해 모세혈관 벽의 작은 구멍을 통해 빠져나올 수 있고 감염된 혈관 밖으로 이동이 가능하다. 반면에 적혈구는 대개 혈관 안에만 존재한다. 모세혈관 벽을 통과하는 백혈구의 이동을 diapedesis(혈관누출)라 한다.

백혈구는 염색하지 않으면 현미경으로 거의 볼 수 없다. 그러므로 염색성에 근거하여 백혈구들을 구별한다. 백혈구의 세포질 안에 과립을 가지고 있는 것을 **granular leukocytes**(과립백혈구)라 한다. 너무 작아서 광학현미경으로 볼 수 없는 것을 **agranular leukocytes**(무과립백혈구)라 부른다. 또한 과립형백혈구는 독특하게 생긴 핵에 의해서 확인된다. 그 핵은 어떤 경우에는 얇은 가닥에 의해 부착된 잎사귀(엽) 모양을 하고 있다. 따라서 과립백혈구를 **polymorphonuclear leukocytes** (PMN; 다핵형백혈구)라고도 한다.

백혈구 염색은 대개 붉은색과 분홍색의 eosin(에오신)과 푸른색과 자주색을 띠는 염기성 염료 hematoxylin(헤마톡실린)의 혼합염색을 사용한다. 분홍색에 염색된 과립을 가진 과립백혈구를 **eosinophils**(호산구)라 하고(그림 9-5), 푸른색에 염색된 과립을 가진 과립백혈구를 **basophils**(호염기구)라 한다. 또한 각각의 염료에 친화성이 없는 과립을 가진 과립백혈구를 **neutrophils**(호중구)라 한다. 호중구는 백혈구에서 가장 흔하며 백혈구의 54~62%를 차지한다.

무과립백혈구에는 **monocytes**(단핵구)와 **lymphocytes**(림프구)가 있다. 단핵구는 혈액에서 볼 수 있는 세포 중 가장 크고, 형태가 다양한 큰 핵을 가지고 있고 림프구는 상대적으로 얇은 세포질이 커다란 핵을 둘러싸고 있다.

(3) 혈소판

platelets(혈소판)는 유형성분 중 가장 작은 적색골수에서 볼 수 있는 **megakaryocytes**(거대핵세포)라는 큰 세포의 조각들이다. 혈소판은 핵이 없으며 백혈구와 같이 아메바성 운동을 하고 혈소판은 혈액 1mm³당 25~45만 개 정도가 존재하며 약 5~9일 정도 생존한 후 간과 지라에서 파괴된다.

혈소판은 혈액응고에 중요한 역할을 하며 혈전 덩이의 주요 구성성분이 된다. 세포막 안에 있는 phospholipids(인지질)는 혈장 안의 응고인자를 활성화시켜 섬유소세사를 만들어 platelet plug(혈소판전)를 보강하고 blood clot(혈병) 안에 함께 부착되어 있는 혈소판은 세로토닌이라는 화학물질을 방출한다. 이 세로토닌은 혈관의 수축을 자극하여 상처부위의 혈액흐름을 감소시킨다.

혈액의 유형성분의 모습은 그림 9-5, 6에 나타내었다. 특징은 표 9-1에 요약되어 있다.

2) 조 혈

혈액세포는 **hemopoiesis**(조혈)란 과정을 통하여 지속적으로 만들어진다. 적혈구가 만들어지는 것을 **erythropoiesis**(적혈구생성)라 하고, 백혈구가 만들어지는 것을 **leukopoiesis**(백혈구생성)라고 한다. 이러한 과정은 두 종류의 조직에서 발생하는데 **myeloid tissue**(골수조직)는 위팔뼈, 넙다리뼈, 갈비뼈, 복장뼈, 골반과 머리뼈의 일부에 위치하는 적색골수에서 적혈구 및 과립백혈구, 혈소판을 만든다.

림프절, 편도, 지라 및 가슴샘을 포함하는 **lymphoid tissue**(림프조직)는 무과립형백혈구를 만든다(단핵구와 림프구). 발생 중인 배아와 태아의 조혈기관은 난황주머니, 간 및 지라이며, 간과 지라는 출생 후 혈액세포의 파괴장소가 된다.

적혈구생성은 매우 활성화된 과정으로 간과 지라에서 지속적으로 파괴되는 수만큼 적혈구를 대체하기 위해서 매 분 약 250만 개의 적혈구를 생성한다(적혈구의 수명이 약 120일이란 것을 상기해

▶ 표 9-1 혈액의 유형성분

구성성분	내 용	수	기 능
적혈구	핵이 없고 원반형. 헤모글로빈 함유. 100~120일 생존.	400~600만 개/mm³	산소와 이산화탄소 운반
백혈구		5천~1만 개/mm³	미생물에 대한 감염으로부터 방어 역할
과립백혈구	적혈구 크기의 2배. 세포질 과립이 크다. 12시간~3일 생존		
1. 호중구	2~5개의 엽으로된 핵. 세포질 과립이 약간 분홍빛으로 염색	백혈구의 54~62%	포식작용
2. 호산구	2개의 엽으로 된 핵. 세포질 과립은 에오신에 빨갛게 염색	백혈구의 1~3%	이물질을 해독하는 데 도움. 혈전을 용해하는 효소를 분비
3. 호염기구	엽 모양의 핵. 세포질 과립은 헤마톡실린에 파랗게 염색	백혈구의 1% 이하	항응고제인 헤파린을 방출
무과립백혈구	세포질과립을 볼 수 없다. 100~300일 생존 (일부는 그 이상 생존)		
1. 단핵구	적혈구보다 2~3배 크다. 핵의 모양은 둥근 모양에서 엽 모양으로 다양함	백혈구의 3~9%	식작용
2. 림프구	적혈구보다 약간 크다. 핵이 세포 전체를 차지함	백혈구의 25~33%	특이적 면역반응을 일으킴(항체 포함)
혈소판	세포질 조각. 5~9일 생존	25~45만 개/mm³	혈액응고: 혈관을 수축하는 세로토닌 방출

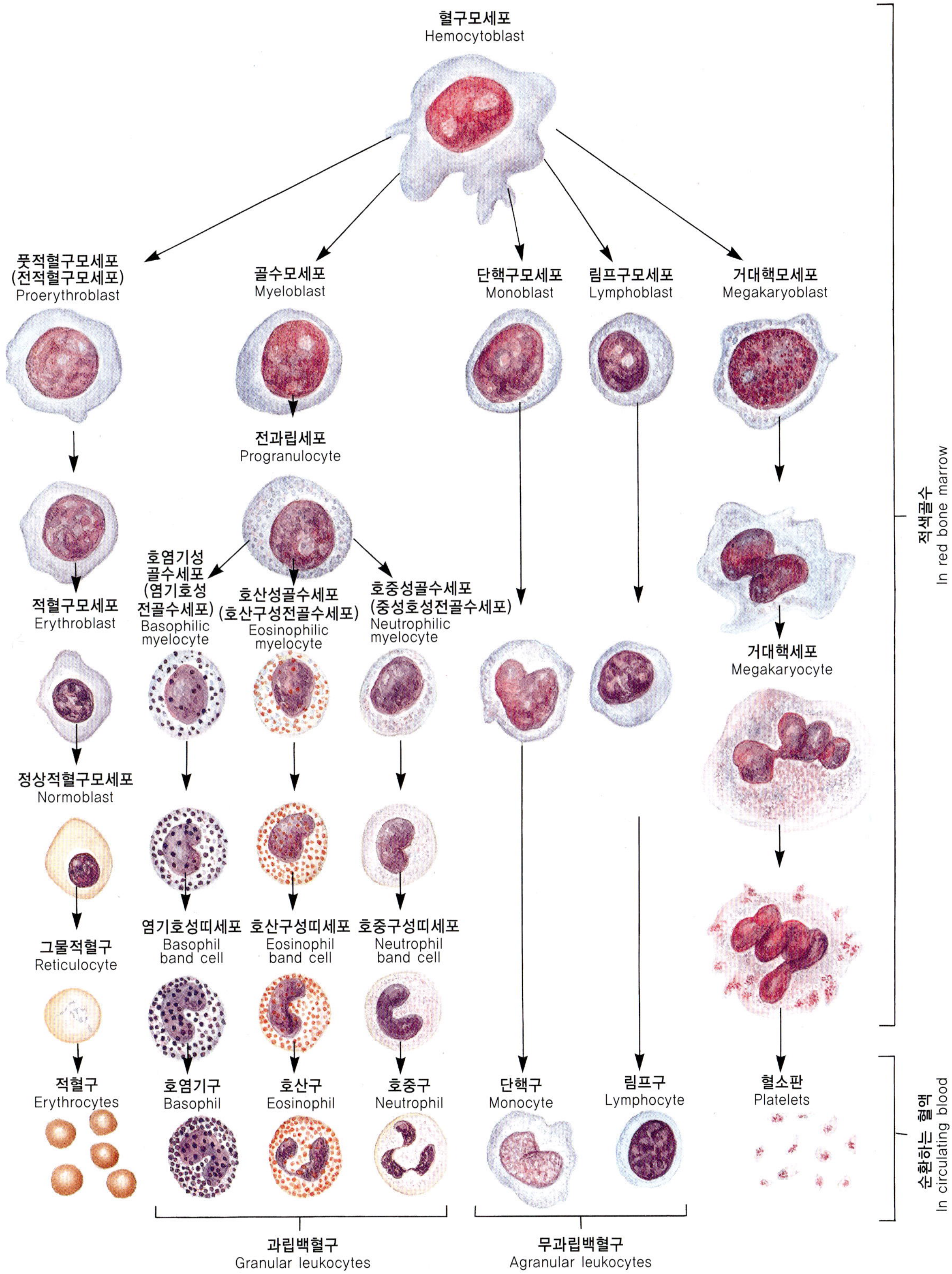

▶ 그림 9-6 **조혈세포의 분화과정.** 고형성분은 혈구모세포(줄기세포)에서 시작하여 우리 몸의 필요에 따라 여러 종류의 혈구세포로 분화한다.

보라). 적혈구가 파괴되는 동안 철 성분은 회수되어 적혈구생성에 다시 이용되기 위해 적색골수로 되돌아간다. 무과립백혈구는 정상 신체조건 아래에서 약 100~300일 동안 기능을 하는 반면, 과립백혈구는 약 12시간에서 3일 정도의 매우 짧은 수명을 가진다.

골수와 림프조직의 조혈은 같은 방법으로 시작된다. 미분화된 중간엽조직과 같은 세포들은 줄기세포로 발육하여 **hemocytoblasts**(혈구모세포)라 불리는 stem cell(줄기세포)로 발전한다. 이런 줄기세포는 빠르게 분화된다. 일부 딸세포들은 새로운 줄기세포가 된다(그러므로 줄기세포군은 결코 줄어들지 않는다). 반면에 다른 딸세포는 혈구세포 형성의 다른 경로를 따라 특수하게 분화한다. 예를 들어, 혈구모세포는 아마 적혈구를 형성하는 **proerythroblast**(풋적혈구모세포, 전적혈구모세포)로 발육하여 적혈구를 생성한다. **myeloblast**(골수모세포)는 과립백혈구인 neutrophil(호중구), eosinophil(호산구), basophil(호염기구)을 형성한다. **lymphoblast**(림프구모세포)는 림프구를 형성하고, **monoblasts**(단핵구모세포)는 단핵구를 형성한다. 혈소판을 형성하는 **megakaryoblast**(거대핵모세포)는 혈소판을 형성한다.

3) 혈 장

blood plasma(혈장)는 혈액의 바탕질(기질) 또는 액상성분으로 유형성분 제거 시 가장 잘 관찰할 수 있다. 혈장은 주어진 혈액량의 약 55%를 차지하며, 약 90%가 물인 담황색 액체로 단백질, 무기염류, 탄수화물, 아미노산, 비타민, 호르몬, 지질 등으로 구성된다. 혈장의 기능은 영양소 및 가스, 비타민의 운반, 전해질 조절, 체액의 균형, 혈액의 pH를 7.35~7.45로 지속적으로 유지하는 것이다.

혈장단백질은 혈장의 약 7~9%를 차지하는데, 이 단백질들은 혈액과 사이질액에 존재하며 인체의 항상성 유지를 돕는다. 3가지 형태의 혈장단백질은 알부민, 글로불린 및 피브리노겐이다. 이 중 가장 작은 **albumins**(알부민)는 혈장단백질의 약 60%를 차지하고 간에서 만들어져 혈액의 carrier molecule(운반분자)과 함께 혈액에 제공되며 혈압을 유지하고 조절하는 데 필요한 점성을 제공한다. **globulins**(글로불린)는 혈장단백질의 약 36%를 차지하며 **alpha globulin**(알파 글로불린), **beta globulin**(베타 글로불린) 및 **gamma globulin**(감마 글로불린)의 3가지 형태가 있다. 알파와 베타 글로불린은 간에서 합성되어 지질과 지용성 비타민을 운반하는 기능을 하고 감마 글로불린은 림프조직에서 생성된다. 혈장단백질의 세 번째 형태인 **fibrinogen**(피브리노겐)은 혈장단백질의 약 4%

▶ 표 9-2 혈장단백질

단백질	총백분율	기 원	기 능
알부민	60%	간	혈액의 적정점도 및 삼투압을 유지시킨다.
글로불린	36%		
알파 글로불린		간	지질과 지용성 비타민을 운반한다.
베타 글로불린		간	지질과 지용성 비타민을 운반한다.
감마 글로불린		림프조직	면역항체의 구성성분이다.
피브리노겐	4%	간	혈병을 형성하는 데 혈소판을 도와 준다.

를 차지하는데, 피브리노겐은 간에서 합성되는 대분자로 혈소판과 함께 혈액응고에 중요한 역할을 담당한다. 혈장에서 피브리노겐이 제거되고 남은 액체를 **serum**(혈청)이라 한다.

혈액의 혈장단백질은 표 9-2에 요약되어 있다.

3. 심 장

심장의 구조는 인체의 혈관을 통해 지속적으로 혈액을 순환시키는 운반계 펌프 역할을 한다.

1) 심장의 위치와 일반적 구조

heart(심장)는 속이 비어 있고 4개의 방으로 된 근육성 장기로서 크기는 대략 주먹만 하고, 무게는 성인 여성은 평균 255g, 성인 남성은 평균 310g이다. 심장은 1년에 4,200만 번 정도 수축하며 약 26만 L의 혈액을 펌프질한다.

심장은 허파 사이의 가슴안의 mediastinum(가슴세로칸, 종격)에 위치한다(그림 9-7). 심장의 약 2/3는 정중선의 왼쪽에 위치하며 원뿔 모양의 뾰족한 부분을 **apex**(심장꼭대기, 심첨)라 하고 아래를 향해 가로막 위에 놓여 있다. **base**(심장바닥, 심저부)는 큰 혈관이 붙어 있는 위쪽 끝에 있다.

parietal pericardium(벽쪽심장막, 벽측심막)은 심장을 둘러싸고 보호하는 치밀결합조직으로 심장을 느슨하게 둘러싸고 있는 장막성 주머니이다. 벽쪽심장막은 가슴안의 다른 기관과 심장을 분리하고 윤활작용을 하는 pericardial fluid(심장막액)가 들어 있고, 이 공간을 **pericardial cavity**(심장막안, 심막강)라고 한다(표 9-3). 벽쪽심장막은 안쪽의 **serous pericardium**(장막심장막, 장막성심막)과 바깥쪽의 **fibrous pericardium**(섬유심장막, 섬유성심막)으로 구성되어 있다. 장막심장막은 윤활작용을 하는 심장막액을 분비하여 심장이 마찰이 없는 상태에서 박동할 수 있도록 도와준다.

2) 심장벽

heart wall(심장벽)은 3개의 다른 층으로 이루어져 있다. 바깥층은 **epicardium**(심장바깥막, 심장외막) 또는 **visceral pericardium**(내장쪽심장막)이라고도 한다. 이 층과 벽쪽심장막 사이의 공간이 심장막안(심막강)이다. 심장벽의 두꺼운 중간층을 **myocardium**(심장근육층, 심근층)이라 한다. 이것은 심장근육조직으로 구성되어 있고, 심장근육다발의 수축이 심장의 방들을 수축할 수 있도록 배열되어 있다. 심장근육층의 두께는 개개의 방으로부터 혈액의 방출을 위해 필요한 힘에 따라 변화된다. 그러므로 왼심실을 둘러싸고 있는 심장근육이 가장 두껍고 심방벽은 상대적으로 얇다. **endocardium**(심장속막, 심장내막)이라 불리는 벽의 안쪽 층은 혈관의 내피와 연속되어 있다. 심장속막은 심장의 판막을 덮고 있다. 심장속막의 염증을 endocarditis(심장속막염, 심장내막염)라 한다.

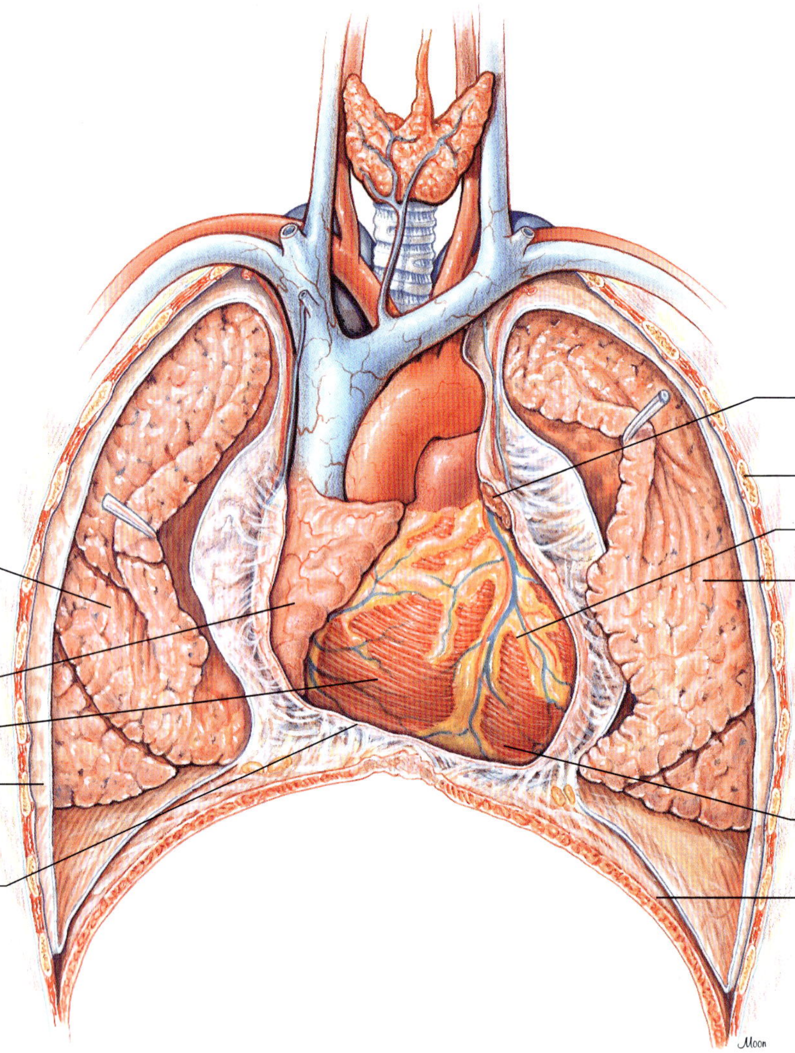

▶ 그림 9-7 가슴안(흉강)의 심장 그리고 심장과 관련된 장막의 위치

3) 심장의 방과 판막

심장의 내부는 4개의 방으로 나뉘고, 상부에는 오른심방(우심방), 왼심방(좌심방)이 하부에는 오른심실(우심실)과 왼심실(좌심실)이 있다. 혈액은 심방의 수축과 동시에 심실로 내보내지며(그림 9-8), 수축은 조화롭게 일어난다. 심방의 벽은 격자처럼 생긴 **pectinate muscle**(빗살근육, 즐상근)에 의해 보강되어 있다. 이러한 변형된 심장근육의 수축은 심장근육이 혈액을 심방에서 심실로 방출하는 것을 조절한다. 각 심방은 귀 모양의 **auricle**(심방귀, 심이)이라는 팽창할 수 있는 부속기관을 가지고 있다. 심방은 얇은 근육성 **interatrial septum**(심방사이막, 심방중격)에 의해 2개로 나누어진다. 심실은 두꺼운 근육성 **interventricular septum**(심실사이막, 심실중격)에 의해 나뉜다. **atrioventricular valve**(방실판막, 방실판)는 심방과 심실 사이에 놓여 있고, **semilunar valve**(반달판막, 반월판)은 심장에서 나가는 2개의 커다란 혈관의 바닥에 위치한다. 심장판막은 혈액을 한 방향으로 흐르게 한다.

심장 표면의 움푹 패인 grooves(고랑, 구)는 왼·오른심실들을 구분하는 표시이며 여기에는 심장벽의 근육에 혈액을 공급하는 **cardiac vessels**(심장혈관)를 포함하고 있다. 가장 현저한 고랑은 심장을 둘러싸고 있는 **coronary sulcus**(방실사이고랑, 관상구)로서 심실과 심방 사이를 구분한다. 왼·오른심실은 2개의 interventricular sulci(심실사이고랑, 심실간구)에 의해 구분된다.

다음 단락에서는 심방, 심실, 판막을 통한 혈액흐름의 순서를 다룰 것이다. 심장의 오른쪽(오른심방과 오른심실)이 산소가 적은 혈액을 받아서 허파로 펌프한다는 것을 기억하는 것이 중요하다. 심장의 왼쪽(왼심방과 왼심실)은 산소가 풍부한 혈액을 허파로부터 받아서 전신으로 펌프질한다.

(1) 오른심방

right atrium(오른심방, 우심방)은 몸의 팔에서 **superior vena cava**(위대정맥, 상대정맥)로 흘러든 정맥혈과 다리부위에서 **inferior vena cava**(아래대정맥, 하대정맥)으로 흘러든 정맥혈을 받아들인다. coronary sinus(심장정맥굴, 관상정맥동)는 부가적으로 심장 자체의 심장근육층으로부터 온 정맥혈을 받아 오른심방으로 보내 준다.

▶ 표 9-3 심장벽의 층

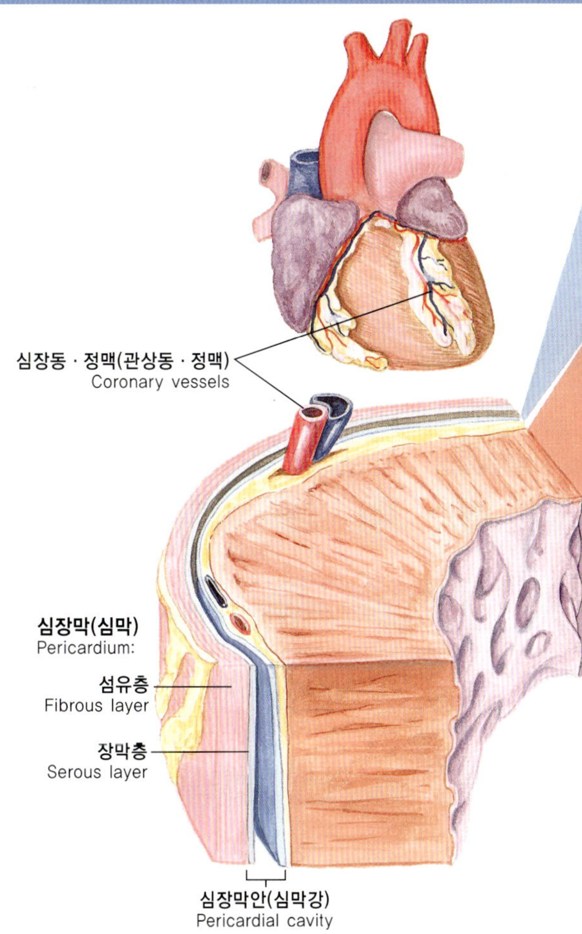

층	특 징	기 능
심장바깥막 (심외막, epicardium) (장막성심장막의 내장층)	모세혈관, 림프모세혈관 그리고 신경섬유를 포함하는 장막.	윤활작용을 하는 외부 덮개층 역할을 한다.
심장근육층	결합조직에 의하여 심장근을 분리한다, 그리고 여기에는 모세혈관, 림프모세혈관 그리고 신경섬유가 존재한다.	심장의 각각의 방으로부터 혈액을 방출하는 데 필요한 근육수축을 담당한다.
심장속막	내피조직과 탄성섬유와 교원섬유로 된 두꺼운 내피하조직으로 되어 있다.	심방과 심실 그리고 판을 둘러싸고 있는 보호층이다.

▶ 표 9-4 심장의 판막

판막	위치	내용
오른방실판막	오른심방과 오른심실 사이	심실수축 중 오른심실로부터 오른심방으로 혈액의 역류를 방지하는 3개의 첨판으로 구성
허파동맥판막	허파동맥의 입구	심실이완 중 허파동맥으로부터 오른심실로 혈액의 역류를 방지하는 3개의 반달 모양의 판으로 구성
왼방실판막 (이첨판막)	왼심방과 왼심실 사이	심실수축 중 왼심실로부터 왼심방으로 혈액의 역류를 방지하는 2개의 첨판으로 구성
대동맥판막	오름대동맥의 입구	심실이완 중 대동맥으로부터 왼심실로 혈액의 역류를 방지하는 3개의 반달 모양의 판으로 구성

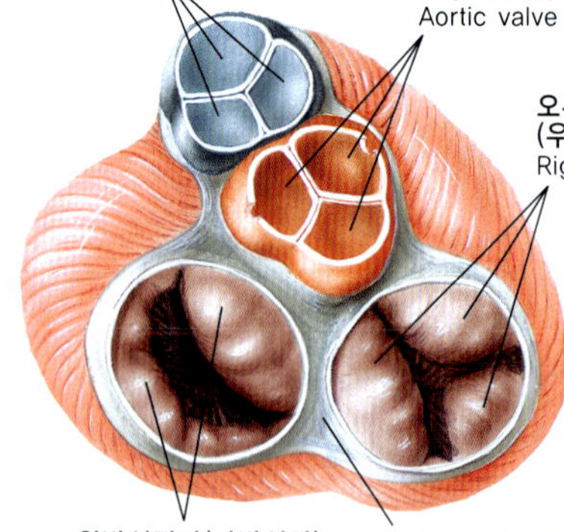

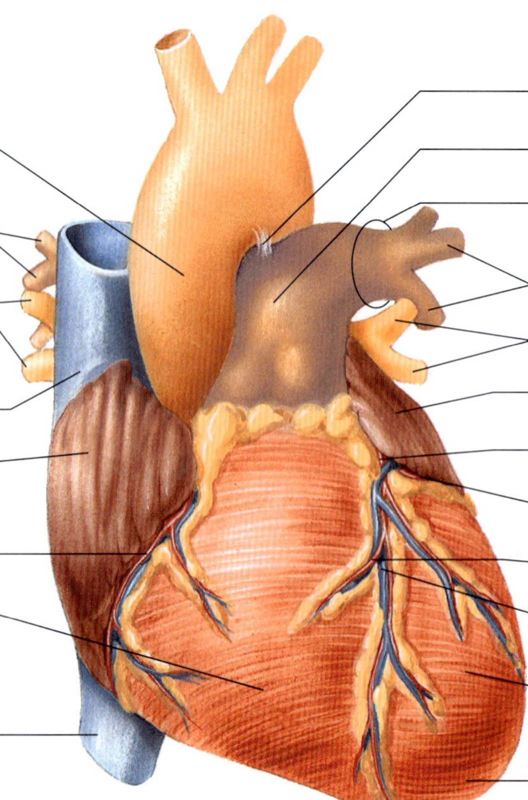

▶ 그림 9-8 **심장의 구조.** (a) 앞에서 본 모습. (b) 뒤에서 본 모습. (c) 안에서 본 모습.

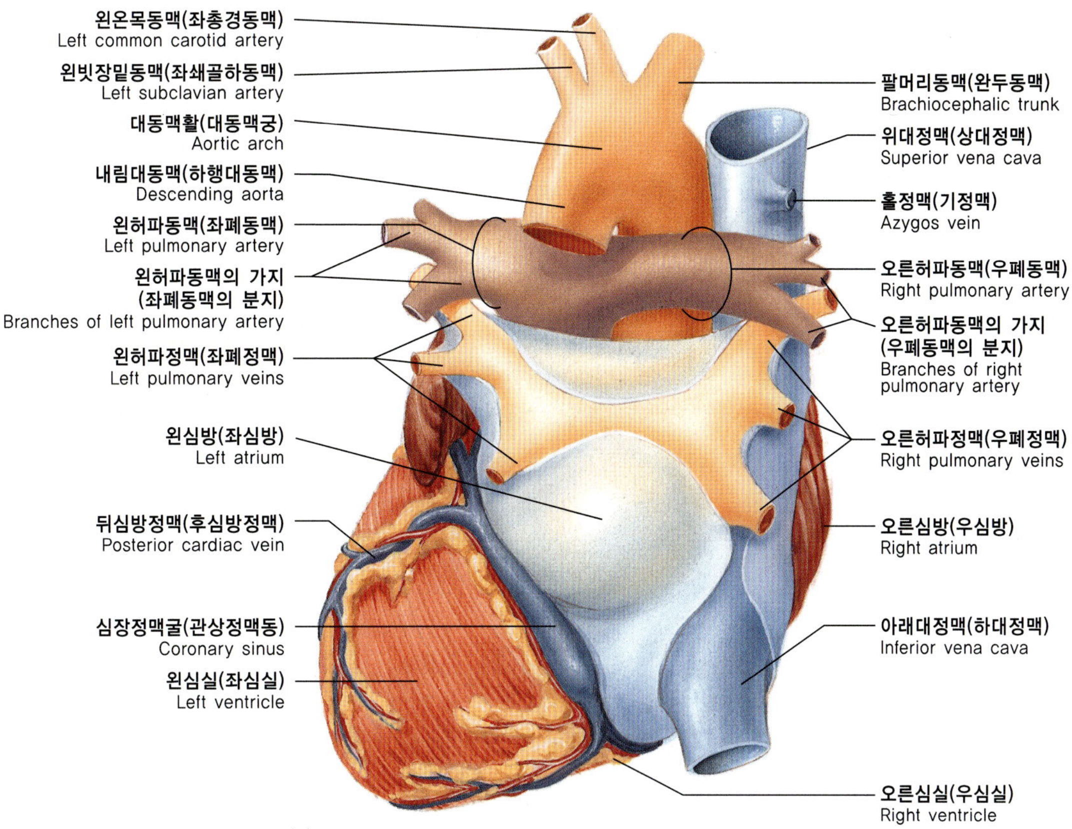
왼온목동맥(좌총경동맥)
Left common carotid artery
왼빗장밑동맥(좌쇄골하동맥)
Left subclavian artery
대동맥활(대동맥궁)
Aortic arch
내림대동맥(하행대동맥)
Descending aorta
왼허파동맥(좌폐동맥)
Left pulmonary artery
왼허파동맥의 가지
(좌폐동맥의 분지)
Branches of left pulmonary artery
왼허파정맥(좌폐정맥)
Left pulmonary veins
왼심방(좌심방)
Left atrium
뒤심방정맥(후심방정맥)
Posterior cardiac vein
심장정맥굴(관상정맥동)
Coronary sinus
왼심실(좌심실)
Left ventricle
팔머리동맥(완두동맥)
Brachiocephalic trunk
위대정맥(상대정맥)
Superior vena cava
홀정맥(기정맥)
Azygos vein
오른허파동맥(우폐동맥)
Right pulmonary artery
오른허파동맥의 가지
(우폐동맥의 분지)
Branches of right
pulmonary artery
오른허파정맥(우폐정맥)
Right pulmonary veins
오른심방(우심방)
Right atrium
아래대정맥(하대정맥)
Inferior vena cava
오른심실(우심실)
Right ventricle
(b)

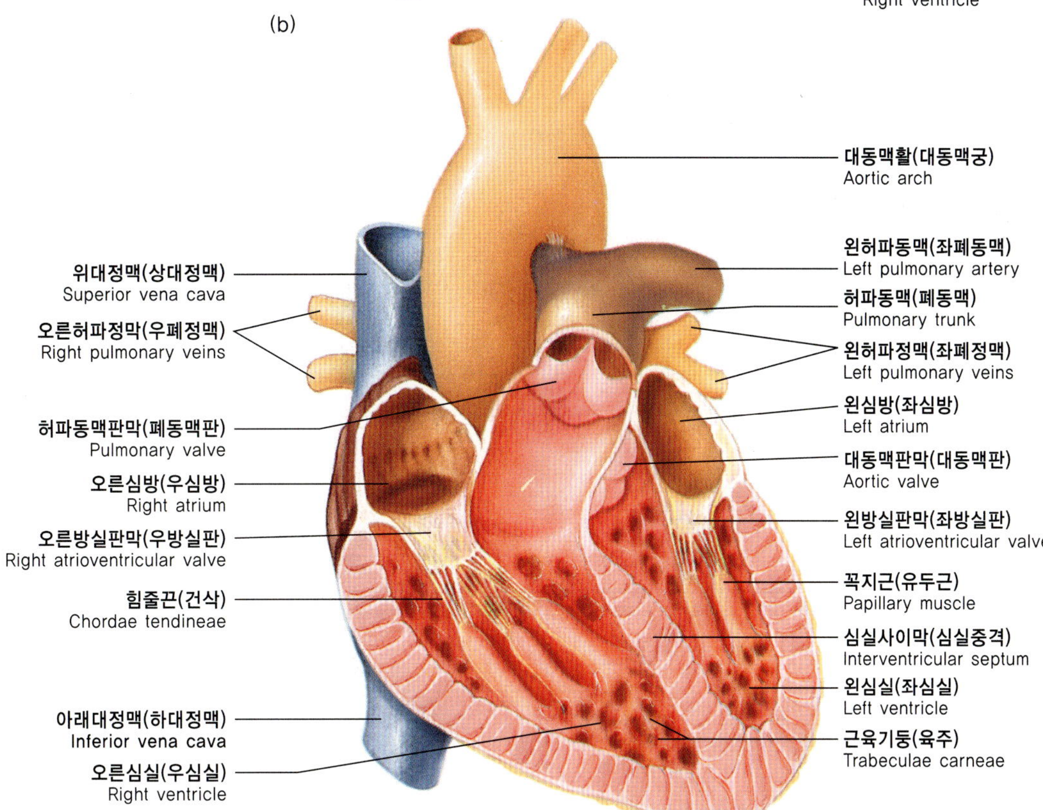
대동맥활(대동맥궁)
Aortic arch
위대정맥(상대정맥)
Superior vena cava
오른허파정막(우폐정맥)
Right pulmonary veins
허파동맥판막(폐동맥판)
Pulmonary valve
오른심방(우심방)
Right atrium
오른방실판막(우방실판)
Right atrioventricular valve
힘줄끈(건삭)
Chordae tendineae
아래대정맥(하대정맥)
Inferior vena cava
오른심실(우심실)
Right ventricle
왼허파동맥(좌폐동맥)
Left pulmonary artery
허파동맥(폐동맥)
Pulmonary trunk
왼허파정맥(좌폐정맥)
Left pulmonary veins
왼심방(좌심방)
Left atrium
대동맥판막(대동맥판)
Aortic valve
왼방실판막(좌방실판)
Left atrioventricular valve
꼭지근(유두근)
Papillary muscle
심실사이막(심실중격)
Interventricular septum
왼심실(좌심실)
Left ventricle
근육기둥(육주)
Trabeculae carneae
(c)

(2) 오른심실

right ventricles(오른심방, 우심방)로부터 온 혈액은 **right atrioventricular valve**(오른방실판막, 우방실판)를 통하여 오른심실로 내려온다. 오른방실판막은 3개의 판막으로 되어 있다. 각 첨판은 강한 힘줄로 된 끈인 **chordae tendineae**(힘줄끈, 건삭)에 의해 제위치에 고정되어 있다. 힘줄끈은 원뿔모양의 **papillary muscle**(꼭지근, 유두근)에 의해 심실벽에 고정되어 있다. 이러한 구조물들은 심실이 수축하여 압력이 증가할 때 마치 강한 바람에 우산이 뒤집어지는 것처럼 판막이 뒤집어지는 것을 방지한다.

심실수축은 오른방실판막을 닫히게 하고 혈액이 오른심실을 떠나 **pulmonary trunk**(허파동맥줄기, 폐동맥간)를 통하여 **left & right pulmonary arteries**(왼 · 오른허파동맥, 좌 · 우폐동맥)를 경유하여 허파의 모세혈관으로 들어가게 한다. **pulmonary valve**(허파동맥판막, 폐동맥판)는 pulmonary trunk(허파동맥줄기, 폐동맥간)의 바닥에 위치하며 방출된 혈액이 오른심실로 역류하는 것을 방지한다.

(3) 왼심방

허파 안의 모세혈관에서 가스교환이 일어난 후 산소가 풍부한 혈액은 2개의 **left & right pulmonary veins**(왼 · 오른허파정맥, 좌 · 우폐정맥)를 통해 **left atrium**(왼심방, 좌심방)으로 운반된다.

▶ 그림 9-9 동맥을 제거한 심장의 판막을 위에서 본 모습

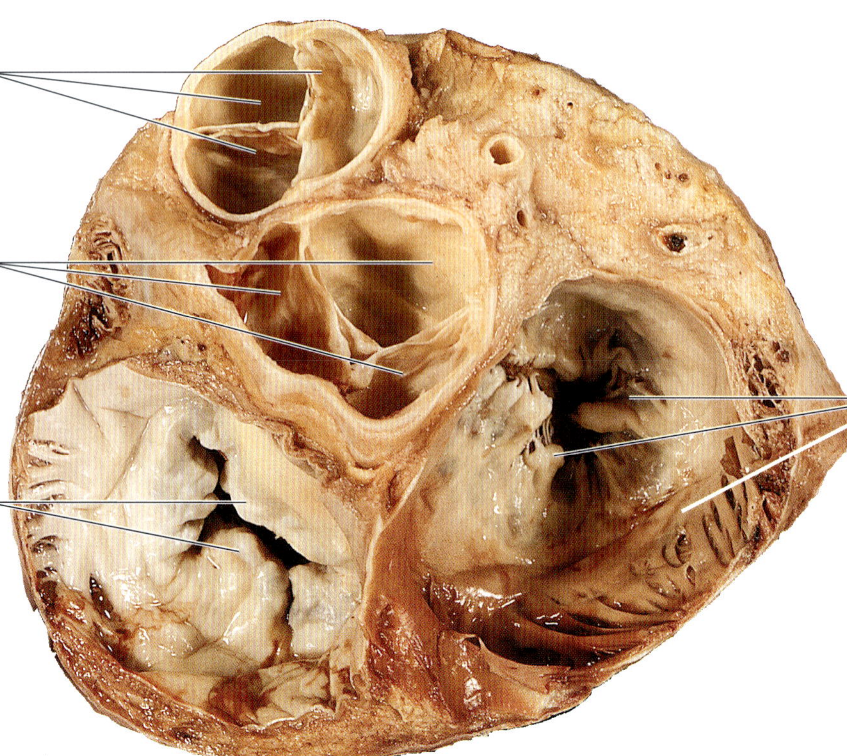

(4) 왼심실

left ventricles(왼심실, 좌심실)는 왼심방으로부터 혈액을 받으며 **left atrioventricular valve**(왼방실판막, 좌방실판)에 의하여 왼심방과 분리되어 있다. 왼심실이 이완되었을 때 판막이 열려 심방으로부터 심실로 혈액을 흐르게 한다. 왼심실이 수축하였을 때 이 판막은 닫힌다. 심실이 수축하는 동안 판막이 닫힘으로써 심방으로 혈액이 역류하는 것을 방지한다. 왼심실의 벽은 전신에 혈액을 펌프하는 강한 운동을 견뎌야 하기 때문에 오른심실의 벽보다 두껍다. 두 심실의 심장속막에는 **trabeculae carneae**(근육기둥, 육주)라는 특이한 능선이 있다. 산소가 풍부한 혈액은 **ascending portion of the aorta**(오름대동맥, 대동맥의 상행부)를 통하여 왼심실을 떠난다. 대동맥의 오름부 바닥에 위치한 **aortic valve**(대동맥판막)는 왼심실이 이완하였을 때 혈압에 의하여 닫히며, 이완된 심실로 혈액이 역류하는 것을 방지한다.

심장의 판막들은 그림 9-9에, 그 기능에 대한 요약은 표 9-4에 나타내었다.

4) 순환경로

혈액의 **circulatory routes**(순환경로)는 그림 9-2에 예시되어 있다. 혈액순환은 허파순환과 몸순환으로 구분된다.

pulmonary circulation(허파순환, 폐순환)은 가스교환을 위해 혈액을 허파로 보내는 혈관과 다시 심장으로 돌려보내는 혈관을 포함한다. 허파순환은 혈액을 방출하는 오른심실, 허파동맥판막을 가진 허파동맥줄기, 허파로 탈산소혈액을 이동시키는 허파동맥, 각각의 허파 안의 모세혈관, 산소가 풍부한 혈액을 심장으로 돌려보내는 허파정맥 그리고 허파정맥으로부터 혈액을 받는 왼심방으로 되어 있다.

systemic circulation(몸순환, 체순환)은 허파순환을 제외한 전신의 모든 혈관을 포함한다. 몸순환은 오른심방, 왼심실, 대동맥판막을 가진 대동맥, 대동맥의 모든 분지들, 가스교환을 하는 허파 안의 모세혈관을 제외한 모든 모세혈관과 허파정맥을 제외한 모든 정맥을 포함한다. 오른심방은 몸순환 시 탈산소화된 모든 정맥혈을 받는다.

(1) 심장순환

심장벽은 생명유지에 필요한 혈액을 몸순환으로부터 공급받는다. 심장근육층은 **left & right coronary artery**(왼·오른심장동맥, 좌·우심장동맥)에 의해 혈액을 공급받는데(그림 9-10), 두 혈관은 대동맥판막이 위치한 ascending aorta(오름대동맥)에서 시작한다. 심장동맥은 심방과 심실 사이의 고랑인 방실고랑 내에서 심장을 둘러싸고 있다. 왼·오른심장동맥에서 시작된 갈래들은 심방과 심실벽에 혈액을 공급한다. 왼심장동맥은 앞심실사이고랑을 주행하는 **anterior interventricular artery**(앞심실사이동맥, 전실간동맥)를 분지하여 왼·오른심실을 지배하며, 또한 이 동맥은 **circumflex artery**(휘돌이동맥, 회선동맥)를 분지하여 왼심방과 왼심실의 벽에 산소가 풍부한 혈액을 공급한다. 오른심장동맥은 오른심방과 오른심실의 벽을 지배하는 **right marginal artery**(오른모서리동맥, 우연동맥)를 분지하며, 또한 뒤심실사이고랑을 따라 주행하는 **posterior interventricular**

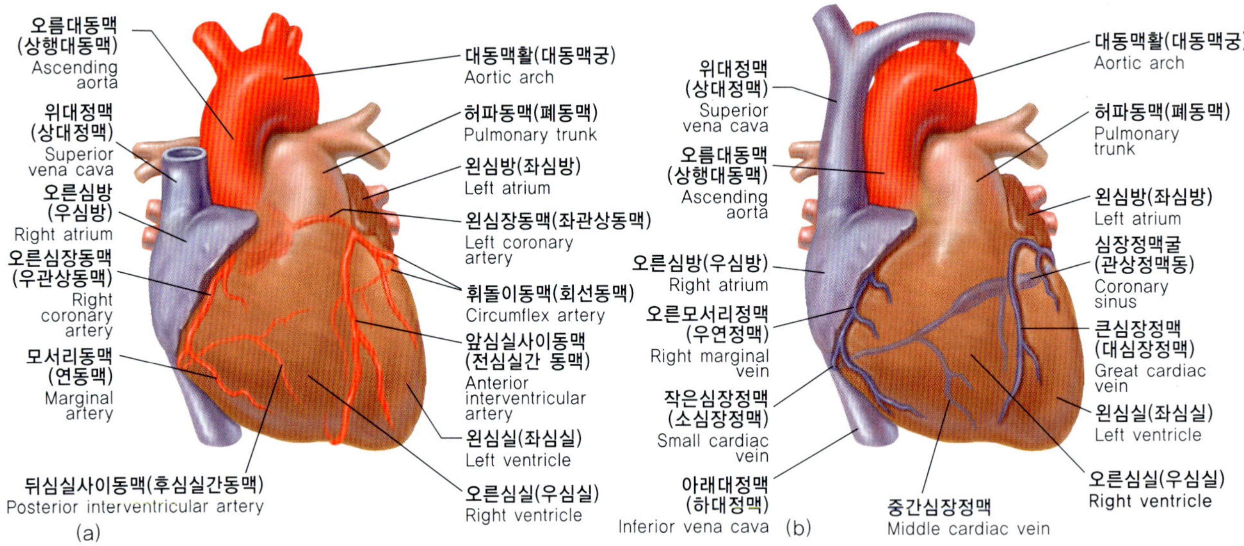

▶ 그림 9-10 **심장동맥의 순환.** (a) 심장의 동맥분포를 위에서 본 모습. (b) 정맥 배출을 앞에서 본 모습.

artery(뒤심실사이동맥, 후실간동맥)를 분지하여 왼 · 오른심실을 지배한다. 왼 · 오른심장동맥의 주요 가지들은 심장의 뒷면에서 서로 연결한다.

심장근육층에 있는 모세혈관으로부터 들어온 혈액은 **cardiac vein**(심장정맥)으로 들어가는데, 심장정맥의 경로는 심장동맥과 평행하게 주행한다. 심장정맥은 동맥보다 더 얇은 벽으로 되어 있고 더 얕은층을 주행한다. 2개의 주요한 심장정맥은 심장의 앞면으로부터 온 혈액을 받는 **anterior interventricular vein**(앞심실사이정맥, 전실간정맥)과 심장의 뒷면으로부터 오는 혈액을 받는 **posterior cardiac vein**(뒤심장정맥)이다. 이러한 심장정맥들은 심장의 뒷면에서 모여서 **coronary sinus**(심장정맥굴, 관상정맥동)를 형성하여(그림 9-10) 오른심방을 통하여 심장으로 들어간다.

5) 심장전도계통

심장근육은 내인성 박동을 갖는데 이 심장박동은 외부자극 없이 심장을 통하여 전도된다. 심장근육수축을 조절하기 위해 서로 연결된 심장근육조직의 특수화된 심장근육섬유가 **cardiac conduction system**(심장전도계통)을 이룬다. 심장전도계통은 심장의 여러 방들에 혈액을 채우고 비우는 일련의 과정인 **cardiac cycle**(심장주기)을 담당한다. 심장전도계통은 심장으로부터 전기적 자극을 만들거나 분배하는 특수화된 조직으로 구성되는데, 전도계통의 구성물은 **sinoatrial node**(SA node; 굴심방결절, 동방결절), **atrioventricular node**(AV node; 방실결절), **atriovent-ricular bundle**(방실다발, 방실속; bundle of His)과 **conduction myofiber**(전도근섬유)이다. 이러한 구조물은 눈에 보이진 않지만 그들의 위치는 확인할 수 있다(그림 9-11a). pacemaker(굴심방결절)는 위대정맥이 심장으로 들어오는 오른심방의 뒷벽에 위치한다. 굴심방결절이 왼 · 오른심방으로 전도되는 전기적 자극을 생산함으로써 심장주기가 시작되고 왼 · 오른심방을 동시에 수축시킴으로써 심실로 혈액을 보낸다. 굴심방결절의 기본적인 탈분극 비율은 분당 70~80회로, 이 자극은 심방사이막 아래에 위치하는 방실결절을 지나가고 심실사이막의 위에 위치하는 방실다발을 통하여 자극은 계속된다. 방실다발은 심실벽 안의 전도근섬유와 연속된 왼 · 오른방실다발 갈래로 나누어진다. 이러한 섬유들의 자극에 의하여 심실이 동시에 수축을 일으킨다.

심실의 수축을 **systole**(수축기)이라 하고 systemic arteries(몸순환계의 동맥) 내 탄력섬유의 긴장과 민무늬근육의 수축이 동시에 일어난다. 이러한 수축기에는 동맥의 수축기 혈압을 측정하고 심실이 이완된 **diastole**(확장기)에는 동맥의 이완기 혈압을 측정한다.

심장은 선천적인 수축형태를 가지고 있지만, 신체의 변화된 생리적인 필요에 반응하기 위하여 자율신경계통에 의해 지배를 받는다(그림 9-12). 굴심방결절과 방실결절은 교감신경과 부교감신경의 지배를 받는데 교감신경자극은 심장속도를 가속시키고 심장동맥을 확장시켜 인체를 안정하게 하고 심장의 증가된 대사요구를 충족시키는 반면 부교감신경자극은 그 반대의 효과를 나타나게 한다. 교감신경은 가슴의 상부 교감신경절과 목신경절에서 유래한 신경섬유로부터 나오며 부교감신경은 미주신경의 가지로부터 나온다. 오른쪽 미주신경으로부터 나온 가지들은 굴심방결절을 자극하고 왼쪽 미주신경으로부터 나온 가지들은 방실결절을 자극한다.

▶ 그림 9-11 **심전도.** (a) 심장의 전도계. (b) 심전도(ECG).

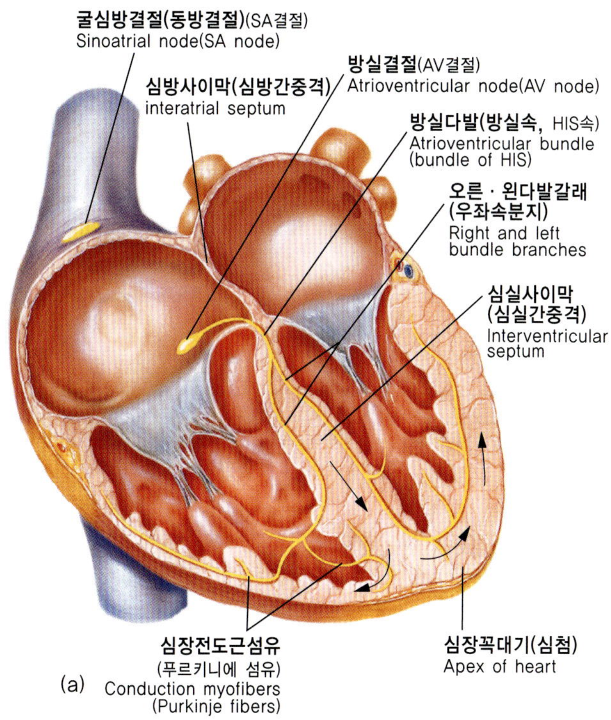

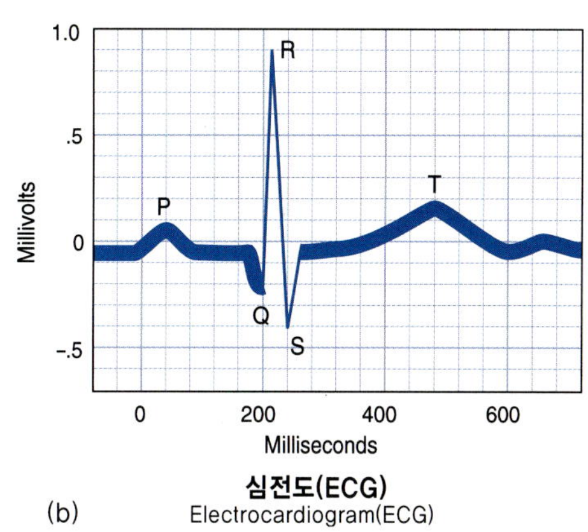

6) 심전도

심장주기 동안 심장의 전도계를 통과한 전기적 자극을 **electrocardiogram**(ECG 또는 EKG; 심전도)을 통해 기록할 수 있다. 심장근육섬유의 탈분극과 재분극으로부터 초래된 전기적 변화는 심전도라는 기구를 피부 표면에 부착하여 추적할 수 있다.

심전도의 중요 사항은 그림 9-11b에서 보여준다. 파동, 지정된 P, QRS, T는 심장주기 중 특별한 과정에서만 만들어지는데 전기적 활동이 교란된 심장 질병이 있을 경우 이런 파동 중 하나나 그 이상에서 특징적인 변화를 보이므로 정상적인 파동형태를 이해하는 것이 임상적으로 중요하다.

(1) P 파

SA node(굴심방결절)의 심방섬유 탈분극이 **P wave**(P 파)를 만든다. 심방의 수축은 순간적으로 P 파를 일으킨다. P 파가 나타나는 동안 심실은 확장기이다. P 파가 나타나지 않거나 비정상적인 P 파가 나타나 굴심방결절의 기능장애를 의미하는 것이다.

(2) P-R 간격

심전도 기록상에 **P-R interval**(P-R 간격)은 P 파의 시작에서

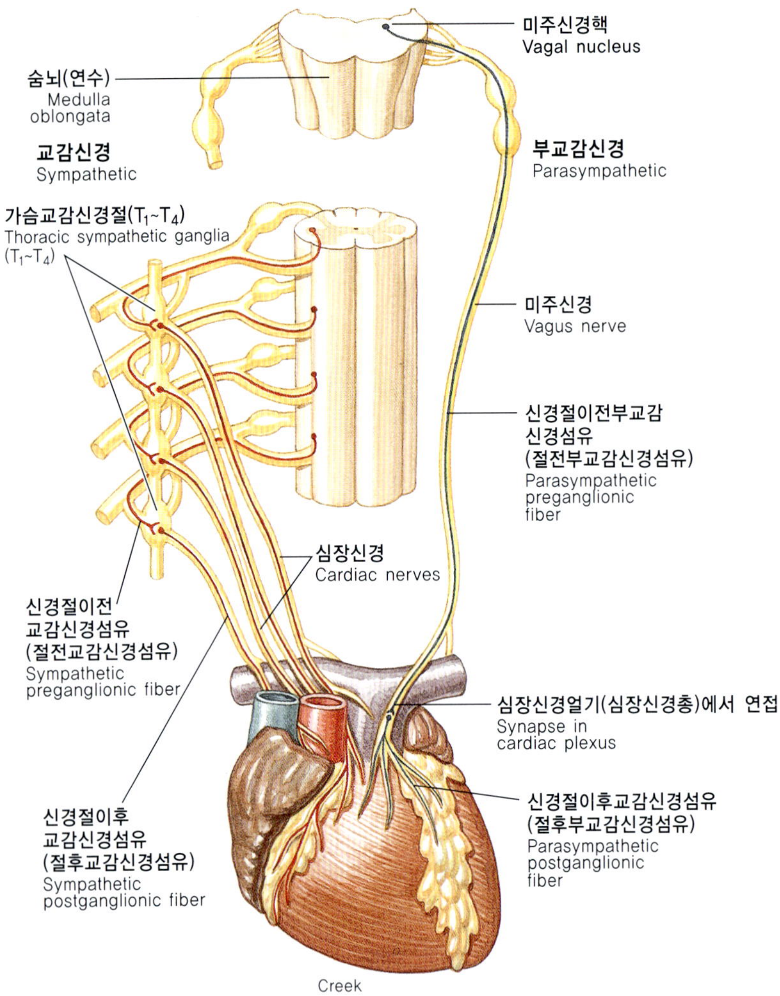

▶ 그림 9-12 심장의 신경지배와 되먹임 기전

QRS 군이 시작할 때까지의 시간이다. 이 간격은 심실에 도달하기 위해 굴심방결절의 탈분극에 필요한 시간을 나타낸다. P-R 간격이 늘어나면 방실결절의 아래 또는 방실결절의 전도에 문제가 있음을 나타낸다.

(3) QRS 군

QRS complex(QRS 군)는 짧게 아래로 치우쳐서(Q) 시작되고, 날카롭게 위로 솟아서(R) 계속되며, 다시 아래로 치우치는 모양으로(S) 혈액이 심장으로부터 방출되는 것을 의미한다. 이 기간 동안 심방은 재분극한다.

그러나 ORS 군은 심실의 탈분극에 의해서 가려지는데, 일반적으로 비정상적인 QRS 군은 심실의 심장근육 이상을 의미한다. 예를 들면, 간격이 벌어진 R의 급격한 상승은 심실의 비대를 나타낸다.

(4) S-T 분절

S-T segment(S-T 분절)는 심실 탈분극의 완성과 재분극의 시작을 뜻한다. 심장에 산소공급이 불충분할 때 S-T 분절은 내려가는 반면 급성 심장근육경색 시에는 상승한다.

(5) T 파

T wave(T 파)는 심실의 재분극 시 나타나는데, 동맥경화증을 앓고 있는 사람의 심장은 다른 심장질환과 같이 변화된 T 파를 만든다.

7) 심장음

heart sounds(심장음)는 방실판막(방실판)과 반달판막(반월판)이 닫힐 때 만들어지는 소리로 청진기를 이용해 가슴의 표면에서 들을 수 있다. 이러한 소리는 종종 "lub-dub"이라고 표현된다. "lub"이라는 **first sound**(첫번째 소리)는 방실판막이 닫히는 소리이다. "dub"이라는 **second sound**(두번째 소리)는 대동맥판막과 허파동맥판막이 닫히는 소리이다. 그러므로 첫번째 소리는 심실수축 시에 들을 수 있으며, 두번째 소리는 심장이 확장되는 심실이완기에 들을 수 있다.

심장의 판막들은 복장뼈의 깊은층에 위치하기 때문에 판막 소리는 흩어지고 선명하지 않다. 그러므로 의사들은 심장음을 듣기 위해 **valvular auscultatory areas**(판막청진부위)에 청진기를 댄다. 이 부위들은 검사하는 판막에 따라 이름이 붙여지는데(그림 9-13) **aortic area**(대동맥판부위)는 복

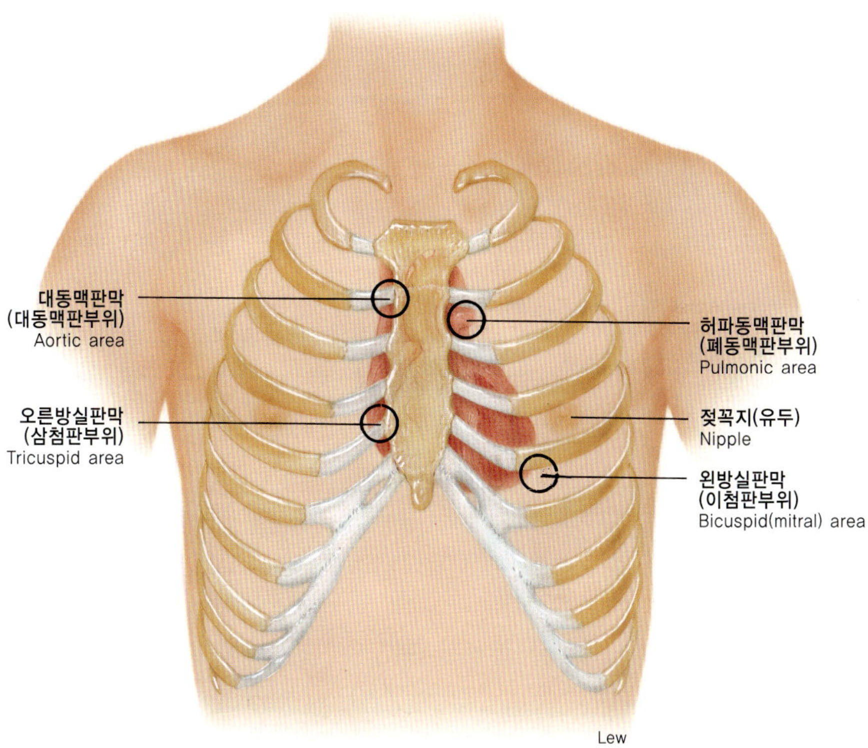

▶ 그림 9-13 심장판막의 청진 영역은 심음을 듣기 위한 표준화된 청진기 위치이다.

장뼈의 바로 오른쪽 두번째 갈비사이공간이다. **pulmonic area**(허파동맥판부위)는 대동맥판막부위를 지나 복장뼈의 왼쪽에 있다. **tricuspid areas**(오른방실판막, 삼첨판부위)와 **bicuspid areas**(왼방실판막, 이첨판부위)는 모두 다섯째 갈비사이공간 근처에 있는데, 왼방실판막부위가 좀 더 가쪽면에 위치한다. 표면의 경계부위는 청진부위를 구분하는 데 매우 중요한데, 예를 들어 남성과 사춘기 전의 여성에서 이첨판막은 다섯째 갈비사이공간 위인 왼쪽 젖꼭지 바로 아래에 위치한다.

4. 혈 관

동맥과 정맥의 구조는 심장으로부터 모세혈관으로, 모세혈관에서 심장으로 혈액의 이동을 가능하게 한다. 모세혈관의 구조는 혈액과 주변 조직 사이의 용해된 분자와 혈장의 교환이 가능하게 한다.

혈관의 폐쇄된 관 모양의 혈관그물은 혈액이 혈관으로부터 인체의 살아있는 모든 세포로 흐를 수 있도록 하며 다시 심장으로 돌아올 수 있도록 한다. 심장을 떠난 혈액은 혈관을 통해 점진적으로 지름이 작은 **arteries**(동맥), **arterioles**(세동맥, 소동맥), **capillaries**(모세혈관)로 흐른다. 모세혈관은 정맥의 흐름과 동맥의 흐름이 함께 하는 극히 미세한 혈관이며, **venules**(세정맥, 소정맥)에서 **veins**(정맥)로 점진적으로 지름이 커지는 혈관을 통해서 혈액은 심장으로 다시 돌아온다. 위팔뼈(상완골)와 넙다리뼈목(대퇴골경) 주변과 같은 부위에서는 동맥이 서로 연결되어 있는데, 이와 같은 배열은 여러 가지 구조물들에게 지속적인 혈액공급을 하기 위한 것이다.

정맥과 동맥의 벽은 세 층으로 구성되어 있다. 그림 9-14에서 볼 수 있다.

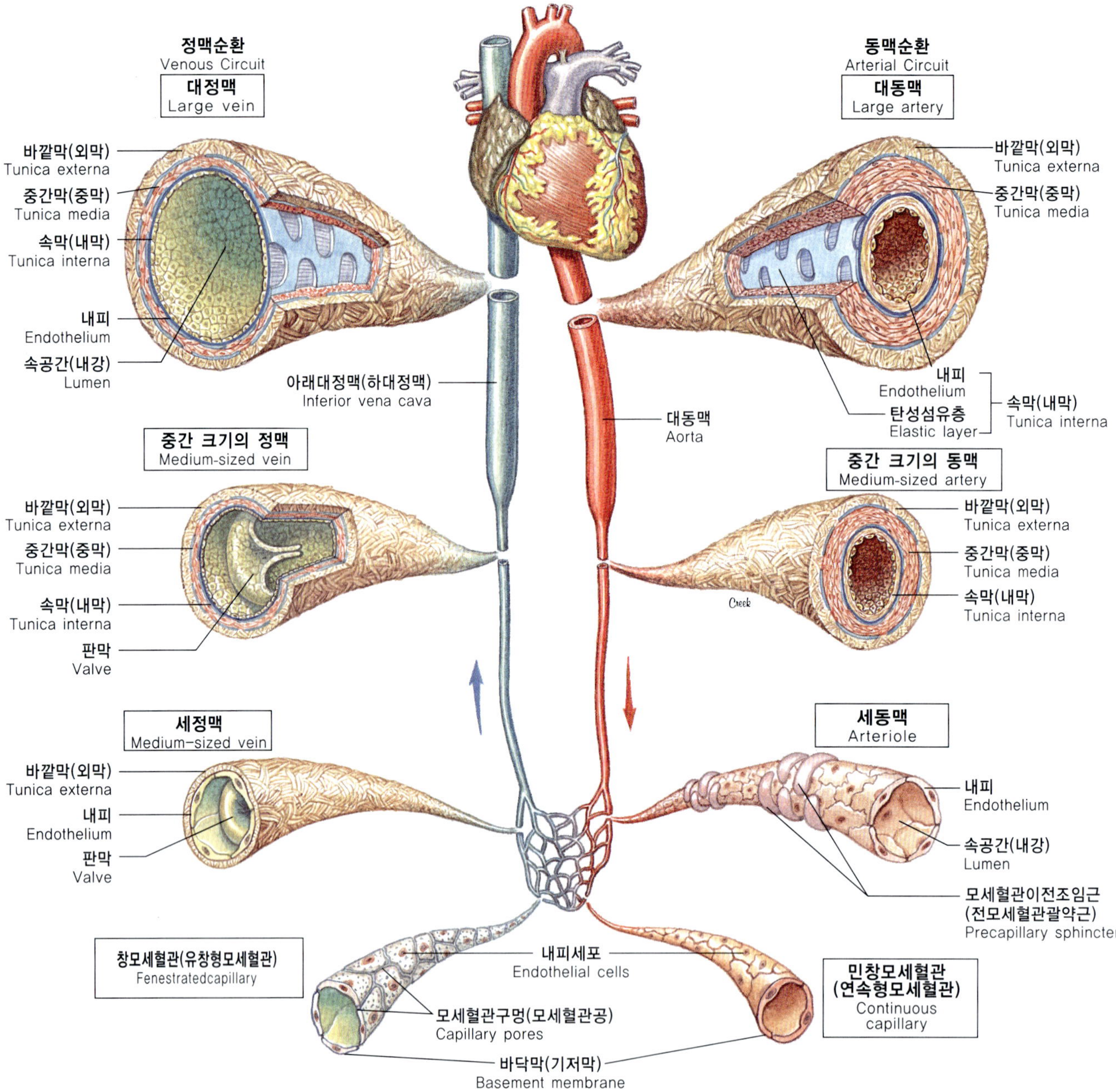

▶ 그림 9-14 여러 가지 동맥과 정맥벽들의 층 구성과 상대적인 두께

- 가장 바깥층인 **tunica externa**(바깥막, 외막; adventitia)는 성긴결합조직으로 구성되어 있다.
- 중간층인 **tunica media**(중간막, 중막)는 민무늬근육으로 구성되어 있다. 동맥의 중간막은 다양한 양의 탄력섬유를 가지고 있다.
- 가장 안쪽인 **tunica interna**(속막, 내막)는 elastin(엘라스틴)으로 구성된 탄력섬유와 단층편평상피로 구성되어 있다.

단층편평상피는 **endothelium**(내피)이라고 부른다. 이 층은 혈관의 안쪽벽을 이룬다. 모세혈관은 내피와 지지하는 바닥막으로 구성되어 있다.

비록 정맥과 동맥이 기본적인 구조가 같다 하더라도 두 혈관 사이에는 중요한 몇 가지 차이점이 있다. 동맥은 심장으로부터 혈액을 멀리 보내는 반면 정맥은 심장쪽으로 혈액을 보내고 동맥은 같은 크기의 정맥보다 근육의 비율이 높다. 또한 동맥은 가로면 절단 시 정맥보다 더 원형으로 보이지만 정맥은 대개 혈관 내에 많은 양의 혈액을 채우지 않기 때문에 부분적으로 찌그러져 보이고 더 많은 혈액을 받으면 팽창한다. 그러므로 정맥은 capacitance vessels(저장혈관) 또는 저장소의 기능을 한다. 부가적으로 정맥에는 동맥에 존재하지 않는 많은 판막들이 있다.

1) 동 맥

대동맥의 중간막 내에는 민무늬근육세포 사이에 수많은 탄력섬유층이 있다. 그러므로 심실수축의 결과로써 혈압이 올라가면 대동맥이 팽창한다. 심실이 이완되는 동안 혈압이 떨어지면 신장된 고무줄과 같이 늘어났던 동맥이 반동한다. 이러한 탄력적인 반동은 동맥과 세동맥을 통한 혈액의 흐름 시 감소함으로써 부드러워진다.

arteries(동맥)와 **arterioles**(세동맥)는 대동맥보다 덜 탄력적이고, 지름에 비하여 더 두꺼운 민무늬근육을 가지고 있다. 그러므로 더 크고 탄력적인 동맥과는 다르게 상대적으로 작은 muscular arteries(근육성 동맥)는 심장의 펌프작용에 따른 혈압의 상승과 하강에 대해 상대적으로 일정한 지름을 지속적으로 유지한다. 작은 근육성 동맥(동맥)과 세동맥은 좁은 내강을 가지고 있기 때문에 동맥계를 통한 혈액흐름에 가장 큰 저항을 받는다.

작은 근육성 동맥(동맥)은 지름이 100μm이거나 더 작고 분지에서는 더 작은 세동맥(지름 20~30μm)을 형성한다. 몇몇 조직에서는 혈관통로 역할을 하는 **metarterioles**(모세혈관이전세동맥)를 통해 세동맥의 혈액이 직접 세정맥으로 들어가기도 한다(그림 9-15). 하지만 대부분의 경우에 혈액은 세동맥으로부터 모세혈관을 통해 나간다. 모세혈관은 혈관 중에서 지름이 가장 좁고(지

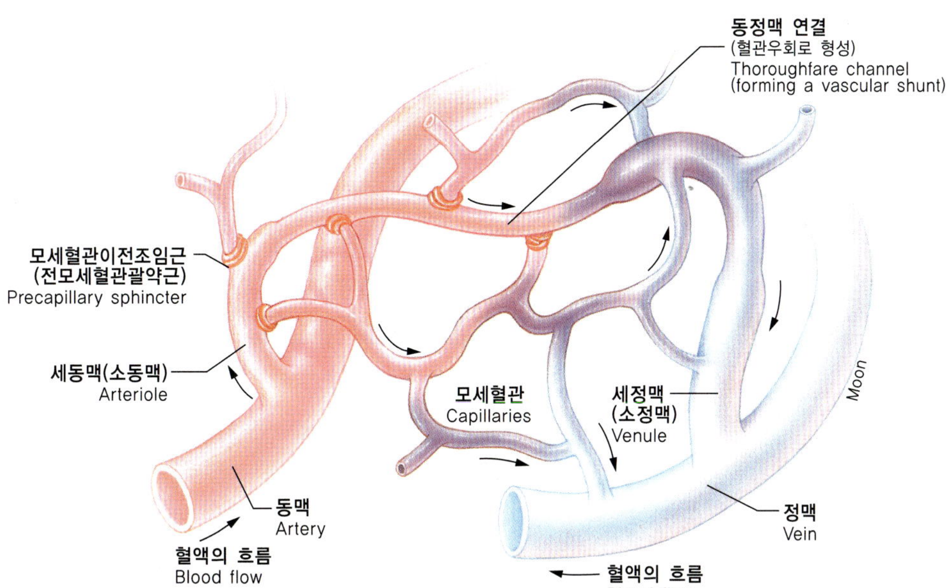

▶ 그림 9-15 **모세혈관 수준에서의 미세순환.** 모세혈관이전세동맥은 혈관우회로를 형성하여 세동맥과 세정맥 사이의 최소한의 저항을 받는 경로를 제공한다. 모세혈관이전조임근은 모세혈관을 통한 혈액의 흐름을 조절한다.

름이 7~10μm) 순환계통의 기능적 단위로써 역할을 담당한다. 모세혈관의 벽을 통해 가스(산소와 이산화탄소), 영양소, 혈액과 조직에서 생긴 대사산물이 이동된다.

2) 모세혈관

동맥계는 인체에 존재하는 40억 개 이상의 **capillaries**(모세혈관)에 혈액을 운반하기 위해 광범위하게 뻗어 있다. 이러한 분지가 너무 광범위해서 인체의 어떤 세포도 모세혈관으로부터 1mm 이상 떨어질 수 없다. 또한 얇은 모세혈관은 혈액과 조직액 사이의 교환을 위해 1,600평방킬로미터의 총 표면적을 제공한다.

많은 수의 모세혈관에도 있음에도 불구하고, 모세혈관은 단위 시간당 총 혈액량인 약 5,000mL 중에서 약 250mL만을 가지고 있다(대부분의 혈액은 정맥의 속공간에 존재하고 있다). 특히 모세혈관그물을 통한 혈액흐름의 양의 일정 부분은 **precapillary sphincter muscles**(모세혈관이전조임근, 전모세혈관괄약근)의 움직임에 의해 결정되는데 뼈대근육의 휴식 시 이 조임근은 모세혈관그물의 5~10%만 열려 있다.

장기로 흐르는 혈액은 모세혈관이전조임근과 장기에 있는 세동맥의 저항에 의해 조절된다.

동맥계와 정맥계의 혈관과 다르게 모세혈관의 벽은 단층편평상피인 내피세포로 된 단 1개의 세포층으로 되어 있고 민무늬근육과 결합조직층이 없기 때문에 혈액과 사이질액 간의 물질교환이 가능해진다.

(1) 모세혈관의 유형

몇 가지 모세혈관의 유형은 중요한 구조적 차이에 의해 구별되는데 내피의 내면의 형태에 따라 continuous(민창, 연속형), fenestrated(창, 유창형) 및 discontinuous(불연속) 모세혈관으로 구분된다(그림 9-16).

▶ 그림 9-16 **민창 · 창 · 불연속 모세혈관을 전자현미경으로 본 모습.** 이러한 분류는 내피의 연속성에 근거를 두었다(세포질에 있는 작은 원은 포음소포를 나타낸다).

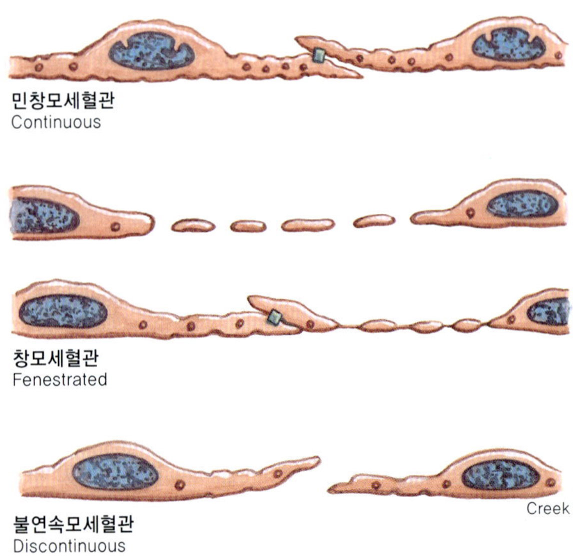

continuous capillaries(민창모세혈관, 연속형모세혈관)는 인접한 내피세포들이 서로 치밀하게 결합되어 있으며 근육, 허파, 지방조직과 중추신경계통에서 발견된다. 중추신경계통에 있는 민창모세혈관은 세포 간 통로가 없어 혈관-뇌장벽을 이루게 한다. 다른 장기에 있는 민창모세혈관에서는 좁은 세포 간 통로(폭이 약 40~45Å)가 있어 모세혈관 내 혈액과 사이질액 사이의 단백질을 제외한 분자들이 통과할 수 있도록 한다.

내피세포를 전자현미경으로 관찰하면 포음소포를 확인할 수 있는데 이는 세포내 물질수송이 모세혈관벽을 통과하여 이루어진다는 증거로, 이러한 수송형태는 중추신경계통 내의 유용한 교환기전이 가능해지도록 하고, 뇌혈관장벽의 선택적 투과에 대한 부분적인 설명을 뒷받침한다.

fenestrated capillarie(창모세혈관, 유창형모세혈관)는 콩팥, 내분비샘 및 창자에서 발견되는데 이 유형은 그림에서 볼 수 있듯이 점액단백질층으로 덮여 있는 넓은 세포 간 구멍(800~1,000 Å)이 존재해 사이막 역할을 수행한다.

discontinuous capillaries(불연속모세혈관)은 골수, 간 및 지라에서 발견되며 내피세포 사이의 공간이 매우 커 이 모세혈관들은 장기 속의 sinusoid(작은 공간)처럼 보인다.

3) 정 맥

veins(정맥)는 모세혈관으로부터 심장까지 혈액을 보내주는 혈관이다. 혈액은 **venules**(세정맥)라 부르는 미세관으로부터 점차 넓은 혈관으로 운반된다. 동맥의 평균 압력은 100mmHg 이상이나 정맥의 평균압력은 2mmHg에 불과하다. 이 압력은 혈액이 혈관벽에 미치는 정수압이다.

낮은 정맥압은 혈액을 심장으로 되돌리기에 불충분하므로(특히 다리로부터) 정맥은 혈관을 수축하며 압박하는 뼈대근육 사이를 지나간다(그림 9-17). 정맥은 뼈대근육의 수축에 의하여 쥐어 짜지며, **venous valve**(정맥판막)는 혈액이 심장을 향해 한쪽 방향으로만 흐르도록 기능하게 한다.

뼈대근육이 정맥을 누르는 작용을 뼈대근육 펌프라 하는데 정맥혈이 심장으로 회수되는 비율은 뼈대근육 펌프의 기능에 달려 있다. 이 펌프가 잘 작동되지 않으면, 예를 들어 오랫동안 서 있거나 누워서만 지낼 경우 혈액이 정맥에 축적되어 정맥이 확장되고 반대로 충분히 활동적이면 혈액이 더 빨리 심장으로 운반되어 혈액이 정맥계에 덜 남아 있게 된다.

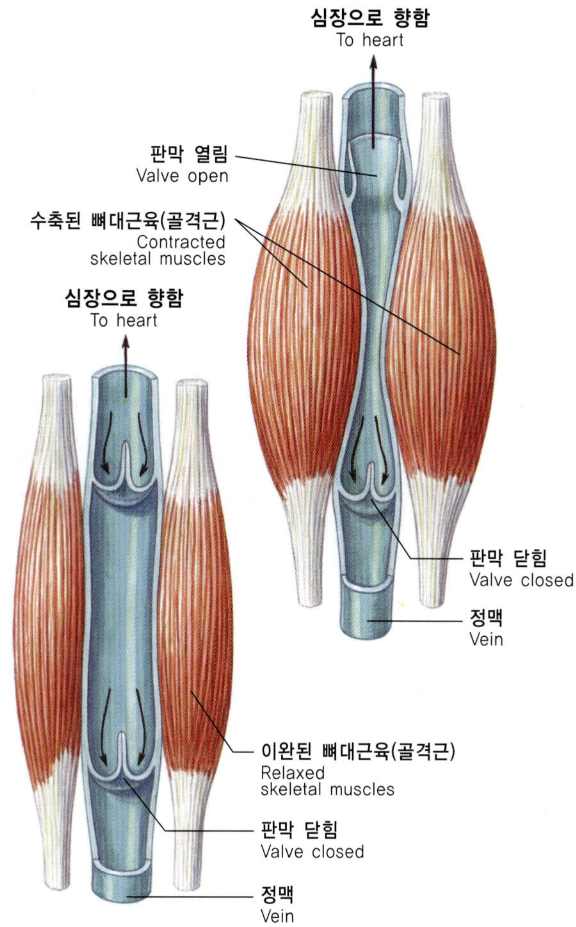

▶ 그림 9-17 one-way 판막의 작용. 뼈대근육(골격근)의 수축은 심장을 향하여 혈액을 펌프하는 데 도와준다. 그러나 심장으로부터의 혈액의 역류는 정맥판막의 폐쇄에 의하여 억제된다.

4) 혈 압

blood pressure(혈압)는 혈액이 혈관의 안쪽벽에 대해서 미치는 힘으로, 압력이 가장 높은 동맥과 세동맥에서 중요한 역할을 한다. 모세혈관과 세정맥에서는 혈압이 상당히 낮아져 혈액 이동이 더 느려진다. 정맥에서 혈압은 단지 부차적인 역할만을 하고, 정맥판막과 뼈대근육 펌프가 혈액을 심장으로 이동하는 데 필요한 대부분의 힘을 부여한다. 맥박수, 호흡수, 체온, 혈압 등은 보통 vital sign(생체신호)으로 간주된다.

동맥압은 혈압계로 측정한다(그림 9-18). 혈압계는 공기로 팽창되는 cuff(가압대)를 사용하여 압력을 재는 곳의 동맥을 압박한다. 보통 가압대를 위팔에 감싸고, 청진기를 brachial artery(위팔동맥, 상완동맥)에 대고 humerus(위팔뼈, 상완골) 방향으로 압박한다. 압축된 혈액이 위팔동맥을 통하여 맥이 뛸 때 생기는 압력이 혈압계에 표시된다.

성인의 정상혈압은 약 120/80mmHg로, 120mmHg는 **systolic pressure**(수축기 압력), 80mmHg

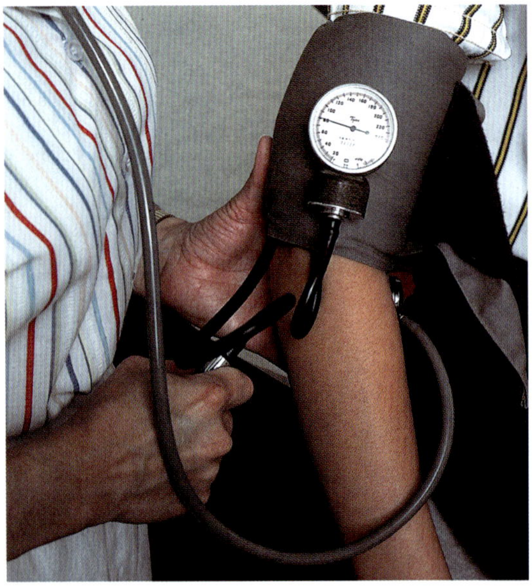

▶ 그림 9-18 압박가압대의 사용과 혈압을 측정하는 혈압계

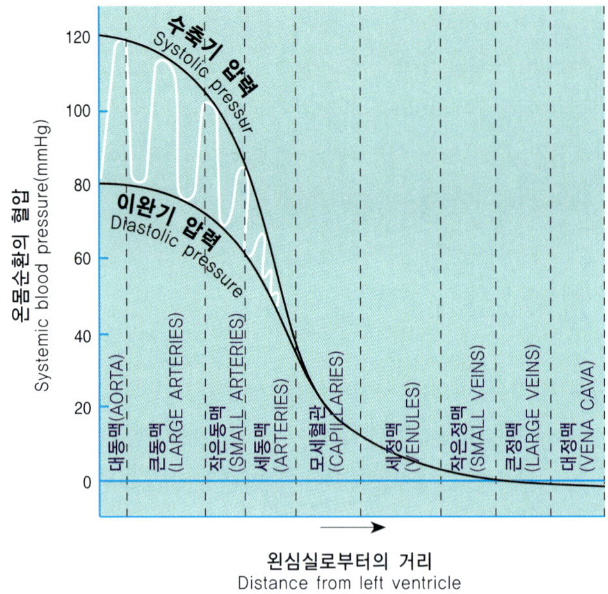

▶ 그림 9-19 여러 가지 혈관부위에서 기록한 혈압

는 **diastolic pressure**(이완기 압력)를 표시한다. 수축기 혈압은 심장이 수축하며 혈액이 방출되는 순간이고, 심실이 이완되어 동맥압이 떨어질 때 이완기 압력이 기록된다. 대부분의 이완기 압력은 동맥벽에 위치하는 tunica media(중간막, 중막)의 민무늬근육이 수축함으로써 생긴다. 수축기와 이완기의 압력 차이를 **pulse pressure**(맥압)라 하며 보통 약 40mmHg이다.

동맥혈압에는 여러 가지 인자가 영향을 미친다. 혈압은 심장으로부터 멀어질수록 감소한다(그림 9-19). cardiac output(심박출량: 박출량〔stroke volume〕×심장박동수〔heart rate〕)이 증가하면 혈압도 올라간다. 여러 가지 약물이 영향을 끼치듯이 혈액량과 혈액의 viscosity(점도)도 혈압에 영향을 준다. 또한 자율적인 혈관수축과 확장은 혈관내경에 변화를 주어 혈압을 유지시킨다. 혈압은 심장혈관계통의 건강 정도에 의하여 크게 영향을 받는다. 혈압이 높으면 **hypertension**(고혈압)이라 부르고 심장에 더욱 부담을 주기 때문에 잠재적으로 위험하다.

5. 신체의 주요 동맥

대동맥은 왼심실로부터 심장 바로 위로 올라가서 왼쪽으로 활을 그리면서 가슴배부위를 향하여 내려간다. 대동맥의 갈래는 온몸에 산소가 많은 혈액을 보내준다.

왼심실이 수축하면 몸순환동맥을 통해 산소가 풍부한 혈액이 공급된다. 우리 신체의 주요 동맥을 부위에 따라, 그리고 가장 큰 것부터 가장 작은 것의 순서대로 그림 9-20에 정리하였다. 대동맥은 주요한 몸순환동맥으로 여기서 모든 일차적인 몸순환동맥들이 시작된다.

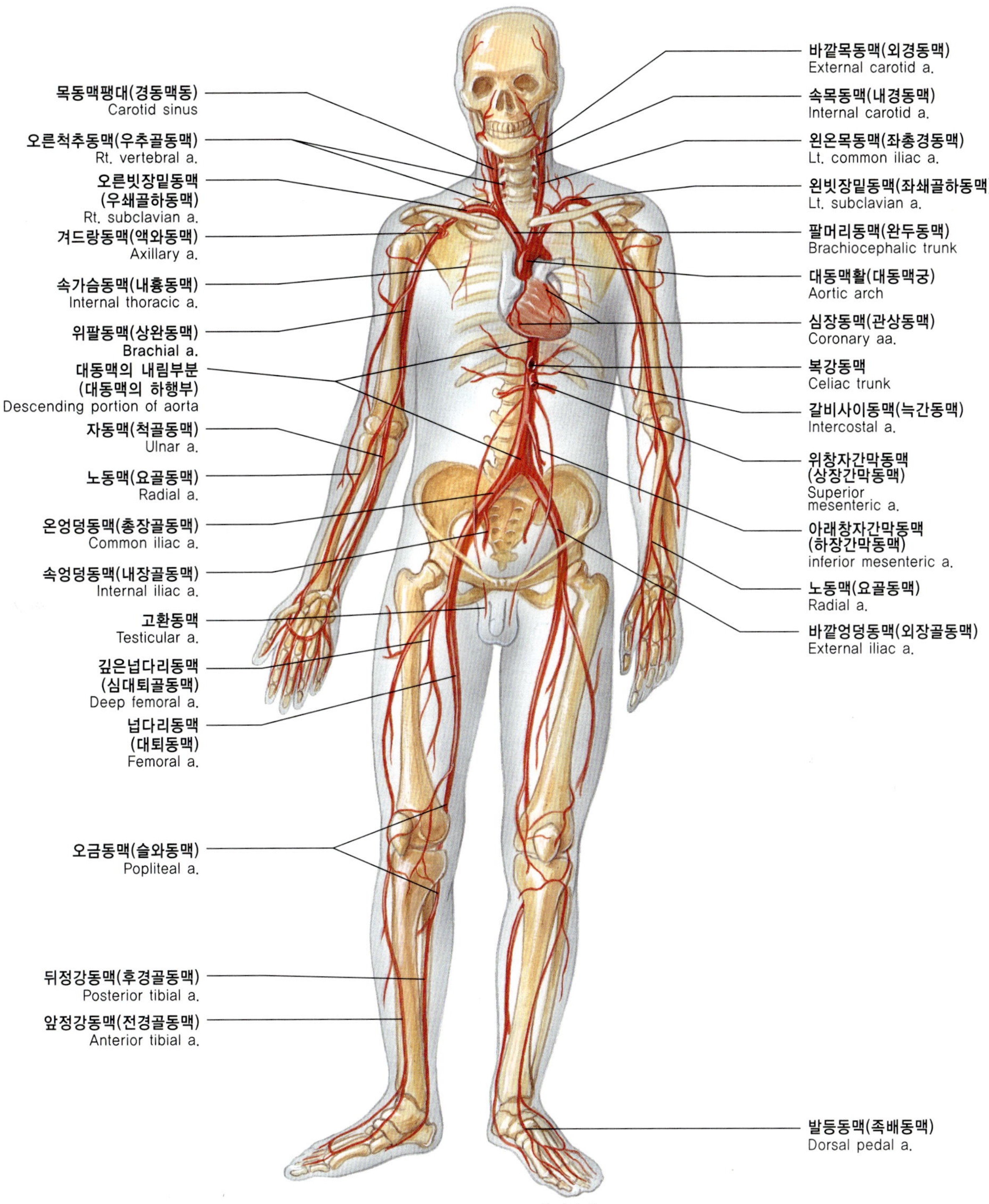

▶ 그림 9-20 우리 몸의 주요 동맥(a.=artery, aa.=arteries)

1) 대동맥활

심장의 왼심실로부터 올라가는 몸순환 혈관은 **ascending aorta**(오름대동맥, 상행대동맥)라 한다. 심장의 myocardium(심장근육층)에 혈액을 공급하는 **left & right coronary artery**(왼 · 오른심장동맥, 좌 · 우심장동맥)는 오름대동맥으로부터 시작하는 유일한 갈래이다. 대동맥은 왼쪽으로 arch(활)를, 그리고 허파동맥을 넘어 뒤쪽에서 **aortic arch**(대동맥활)를 형성한다(그림 9-21). 대동맥활에서 3개의 혈관, 즉 **brachiocephalic trunk**(팔머리동맥, 완두동맥), **left common carotid artery**(왼온목동맥, 좌총경동맥), **left subclavian artery**(왼빗장밑동맥, 좌쇄골하동맥)가 이는곳을 형성한다.

팔머리동맥은 대동맥활에서 가장 첫 번째로 분지하는데 어깨, 팔, 오른쪽 머리에 혈액을 공급한다. 이 혈관은 짧으며 오른쪽 clavicle(빗장뼈)과 sternum(복장뼈)의 결합부 가까이에서 mediastinum(가슴세로칸, 종격)을 통과하여 위쪽으로 주행한다. 이 혈관에서 **right common carotid artery**(오른온목동맥, 우총경동맥)와 **right subclavian artery**(오른빗장밑동맥, 우쇄골하동맥)가 가지를 내는데 오른온목동맥은 오른쪽 목과 머리에, 오른빗장밑동맥는 오른쪽 어깨와 팔에 혈액을 공급한다.

대동맥활에서 나오는 나머지 2개의 분지는 왼온목동맥과 왼빗장밑동맥이다. 왼온목동맥은 왼쪽 목과 머리에 혈액을 공급하고, 왼빗장밑동맥은 왼쪽 어깨와 팔에 혈액을 공급한다.

▶ 그림 9-21 심장으로부터 나가는 그리고 심장으로 들어오는 주요 동맥들과 정맥들과의 구조적인 관계

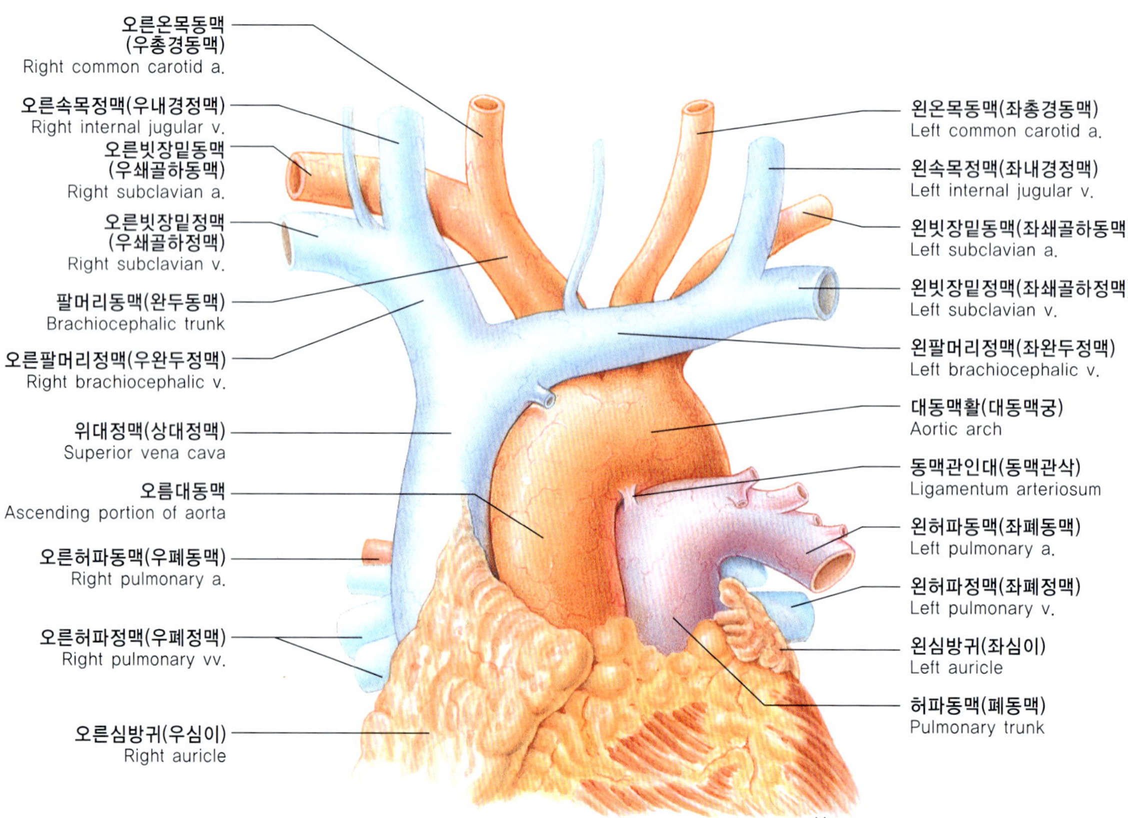

2) 목과 머리의 동맥

common carotid artery(온목동맥, 총경동맥)는 trachea(기관)의 바깥쪽을 따라 목에서 위쪽으로 주행한다(그림 9-22). 각각의 온목동맥은 angle of the mandible(턱뼈각)의 약간 아래에서 **internal carotid artery**(속목동맥, 내경동맥)와 **external carotid artery**(바깥목동맥, 외경동맥)로 분지한다. 이 부분을 가볍게 누르면 맥박을 촉지할 수 있다.

속목동맥의 바닥부위에는 **carotid sinus**(목동맥팽대, 경동맥동)라는 약간 팽창된 부분이 있는데 목동맥팽대에는 barorecepter(압수용기)가 있어 혈압을 탐지한다. 목동맥팽대 주위에는 **carotid body**(목동맥토리, 경동맥소체)라는 화학수용기가 있는데, 이는 작은 neurovascular organ(신경맥관기관)으로서 혈액의 화학적인 변화에 반응한다.

(1) 뇌의 혈액공급

뇌는 4개의 혈관을 통해 동맥혈을 공급받는다. 이 혈관들은 뇌하수체를 둘러싸고 있으며 뇌의 아랫면에서 서로 연결된다. 이 4개의 혈관은 한 쌍의 internal carotid artery(속목동맥), **vertebral artery**(척추동맥, 추골동맥)이다. 4개의 혈관이 한 곳에서 만남으로 만일 혈관 1개가 막혀도 뇌에 적절한 혈액을 지속적으로 공급하도록 한다. **척추동맥**은 빗장밑동맥으로부터 목 아래에서 시작해 목뼈(경추)의 tranverse foramina(가로돌기구멍, 횡돌공)를 통하여 위쪽으로 주행하여 foramen magnum(큰구멍, 대후두공)을 통해 머리뼈로 들어간다. 머리뼈안에서 2개의 척추동맥은 pons(다리뇌) 부근에서 합쳐져 **basilar artery**(뇌바닥동맥, 뇌저동맥)가 된다. 뇌바닥동맥은 뇌줄기의 아랫면을 따라 주행하여, 대뇌의 뒷부분에 혈액을 공급하는 2개의 **posterior cerebral artery**(뒤대뇌동맥, 후대뇌동맥)가 된다(그림 9-23). **posterior communicating artery**(뒤교통동맥, 후교통동맥)는 뒤대뇌동맥에서 분지하여 뇌하수체를 둘러싸는 **cerebral arterial circle**(대뇌동맥고리, 대뇌동맥륜; circle of Willis)을 형성한다.

각각의 **internal carotid artery**(속목동맥, 내경동맥)는 온목동맥에서 일어나, 목을 따라 위로 주행하여 머리뼈의 바닥에 이르고, 여기에서 관자뼈의 carotid canal(목동맥관)로 들어간다. 속목동맥에서 여러 개의 분지가 시작되는데 이들은 뇌의 아랫면을 따라 지나간다. 이 중에서 중요한 3개의 동맥은 눈 또는 눈과 관련된 구조에 혈액을 공급하는 **ophthalmic artery**(눈동맥, 안동맥), 대뇌에 혈액을 공급하는 **anterior cerebral artery**(앞대뇌동맥, 전대뇌동맥) 및 **middle cerebral artery**(중간대뇌동맥, 중대뇌동맥)이다. 속목동맥은 대뇌동맥고리에서 뒤대뇌동맥과 연결된다.

(2) 바깥목동맥

external carotid artery(바깥목동맥, 외경동맥)는 목과 머리의 옆면을 따라 위로 올라가면서 분포되는데, 여러 개의 가지를 낸다. 이 가지들의 명칭은 이들이 분포하는 부위나 구조에 의해 결정된다. 바깥목동맥에서 이는곳을 형성하는 주요 혈관들은 다음과 같다.

- **superior thyroid artery**(위갑상동맥, 상갑상동맥): hyoid region(목뿔뼈부위, 설골부)의 근육, larynx(후두), vocal fold(성대주름) 및 thyroid gland(갑상샘)에 분포한다.

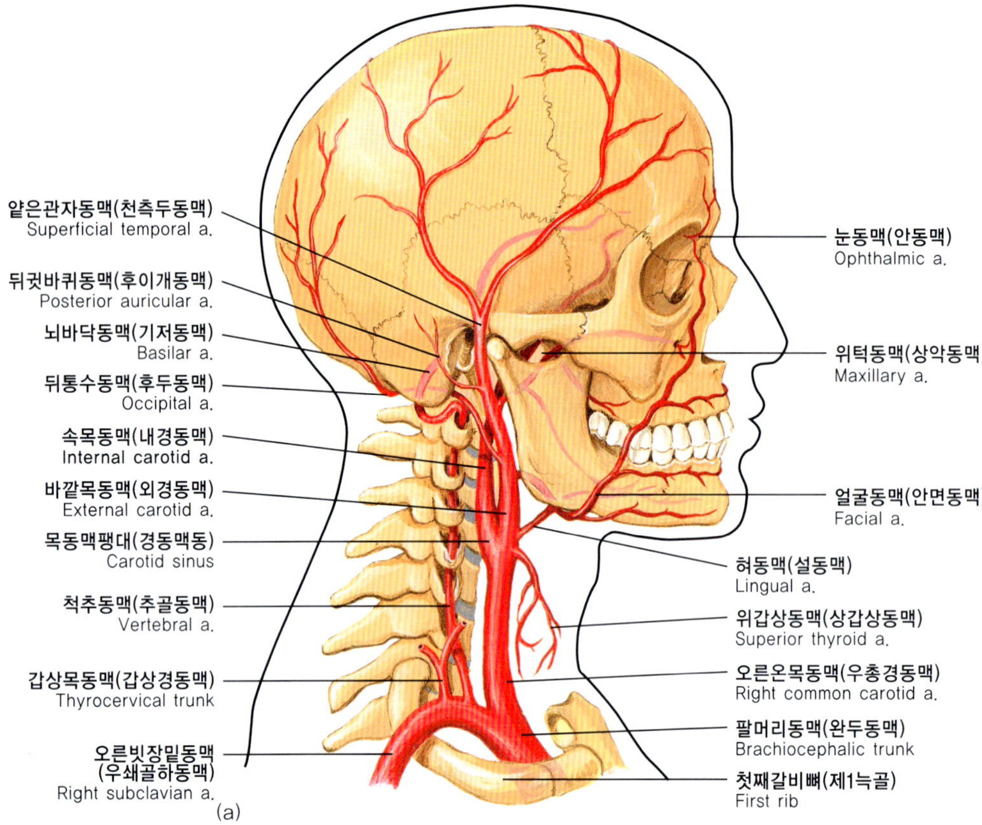

(a)

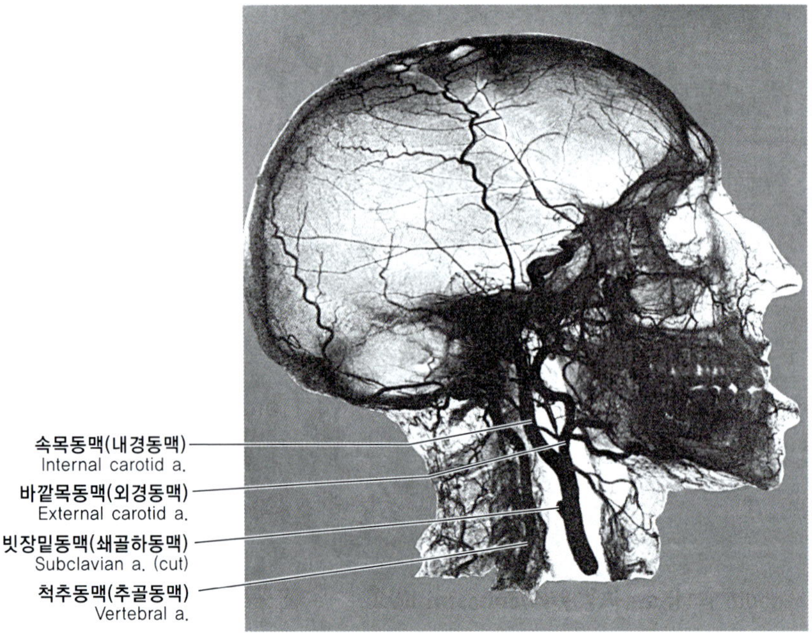

(b)

▶ 그림 9-22 **목과 머리의 동맥.** (a) 오른온목동맥과 오른빗장밑동맥의 주요 갈래. (b) 동맥에 방사성 물질을 주입한 후 머리부위를 찍은 방사선 사진.

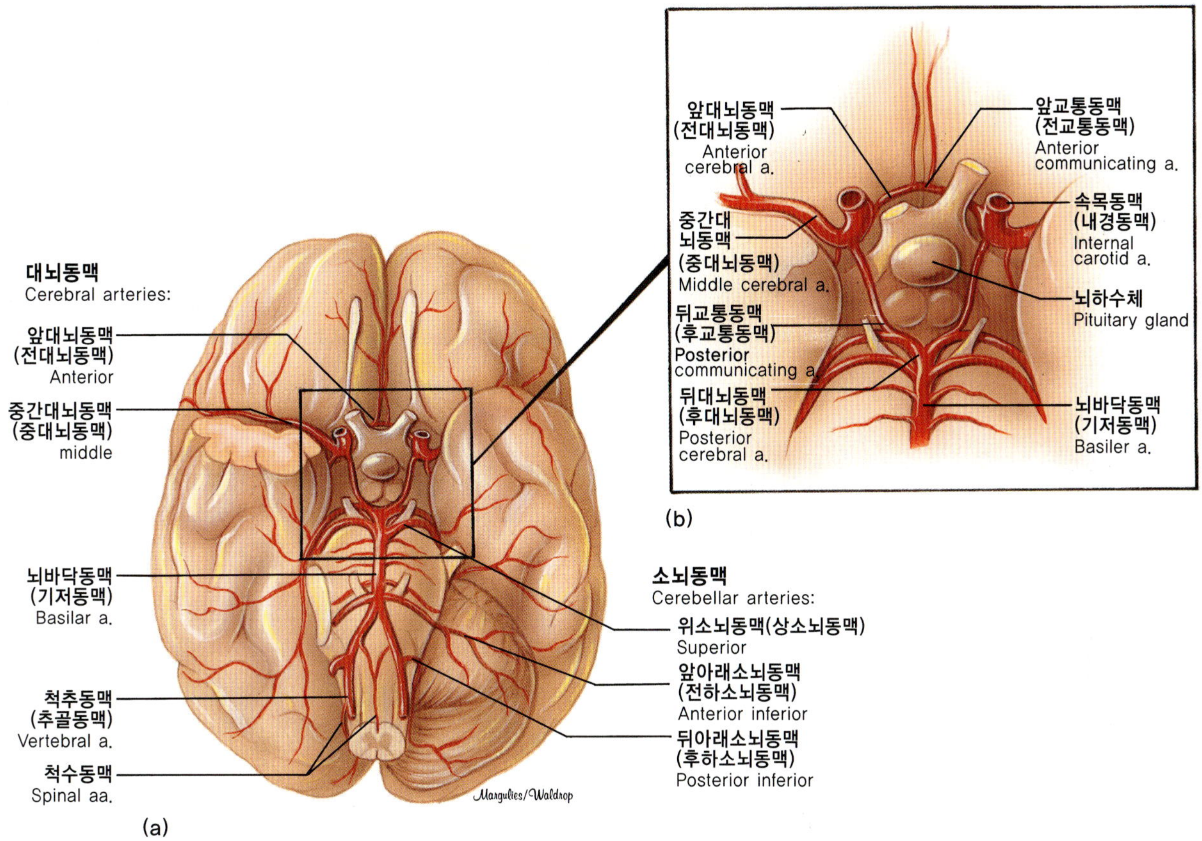

▶ 그림 9-23 **뇌에 혈액을 공급하는 동맥.** (a) 뇌의 아랫면의 모습. (b) 뇌하수체 부위를 확대한 모습. 대뇌동맥고리는 뇌하수체를 둘러싸고 있는 동맥들로 구성되어 있다.

- **ascending pharyngeal artery**(오름인두동맥, 상행인두동맥): 인두와 여러 림프절에 분포한다.
- **lingual artery**(혀동맥, 설동맥): 혀와 혀밑샘에 넓게 분포한다.
- **facial artery**(얼굴동맥, 안면동맥): 아래턱뼈의 아래모서리에 있는 패임을 가로질러 인두, 입천장, 뺨(협), 입술, 코부분에 분포하는데, 이 부위는 얼굴의 출혈을 조절하는 데 중요하다.
- **occipital artery**(뒤통수동맥, 후두동맥): 머리뼈의 뒷부분, meninges(뇌척수막), mastoid process(꼭지돌기, 유양돌기), 목 뒤의 일부 근육에 분포한다.
- **posterior auricular artery**(뒤귓바퀴동맥, 후이개동맥): 귓바퀴와 귓바퀴 위의 머리뼈에 분포한다.

바깥목동맥(외경동맥)은 턱관절 가까이에서 **maxillary artery**(위턱동맥, 상악동맥)와 **superficial temporal artery**(얕은관자동맥, 천측두동맥)로 나누어지면서 끝난다. 위턱동맥은 이와 잇몸, 씹기근육(저작근), 코안(비강), 눈꺼풀(안검), 뇌척수막에 분포한다. 얕은관자동맥은 턱밑샘과 머리 옆면의 얕은층 구조물들에 혈액을 공급한다. 얕은관자동맥의 맥박은 눈 높이의 귀 앞쪽에서 손끝을 대면 즉시 확인할 수 있다. 이 혈관은 마취과의사들이 수술 도중 환자의 맥박수를 검사하기 위해 자주 사용한다.

3) 어깨와 팔의 동맥

right subclavian artery(오른빗장밑동맥, 우쇄골하동맥)는 팔머리동맥에서 이는곳을 형성하고, **left subclavian artery**(왼빗장밑동맥, 좌쇄골하동맥)는 대동맥활에서 직접 시작한다. 각각의 빗장밑동맥은 빗장뼈의 깊은층에서 바깥쪽으로 지나가며, 위팔에 혈액을 공급한다(그림 9-24). 빗장밑동맥의 맥박은 빗장뼈의 안쪽부분 바로 위 피부를 세게 누름으로써 확인할 수 있다. 이미 언급했듯이 각각의 빗장밑동맥에서는 뇌에 혈액을 공급하는 **vertebral artery**(척추동맥, 추골동맥)가 시작하고 갑상샘, 기관, 후두에 분포하는 짧은 **thyrocervical trunk**(갑상목동맥, 갑상경동맥)와 thorax(가슴우리, 흉곽) 안으로 내려가 가슴벽, 가슴샘, 심장막에 분포하는 **internal thoracic artery**(속가슴동맥, 내흉동맥)가 시작한다. 또한 **costocervical trunk**(목갈비동맥, 늑경동맥)가 분지하여 위쪽 갈비사이근, 목의 뒤쪽근육, 척수와 척수막에 분포한다. 속가슴동맥의 분지는 anterior thorax(가슴우리의 앞쪽) 근육과 젖샘조직에 혈액을 공급한다.

axillary artery(겨드랑동맥, 액와동맥)는 겨드랑부위를 지나는 빗장밑동맥의 연속이다(그림 9-25). 겨드랑동맥은 첫째갈비뼈의 가장자리와 teres major muscle(큰원근, 대원근)의 아래 가장자리 사이에 있는 팔의 주요한 동맥이다. 여러 작은 분지가 겨드랑동맥에서 시작하여 가슴우리 위부위

▶ 그림 9-24 **오른쪽 팔의 동맥.** (a) 주요 동맥의 앞면 모습. (b) 동맥에 방사성 물질을 주입한 후 찍은 손의 방사선 사진.

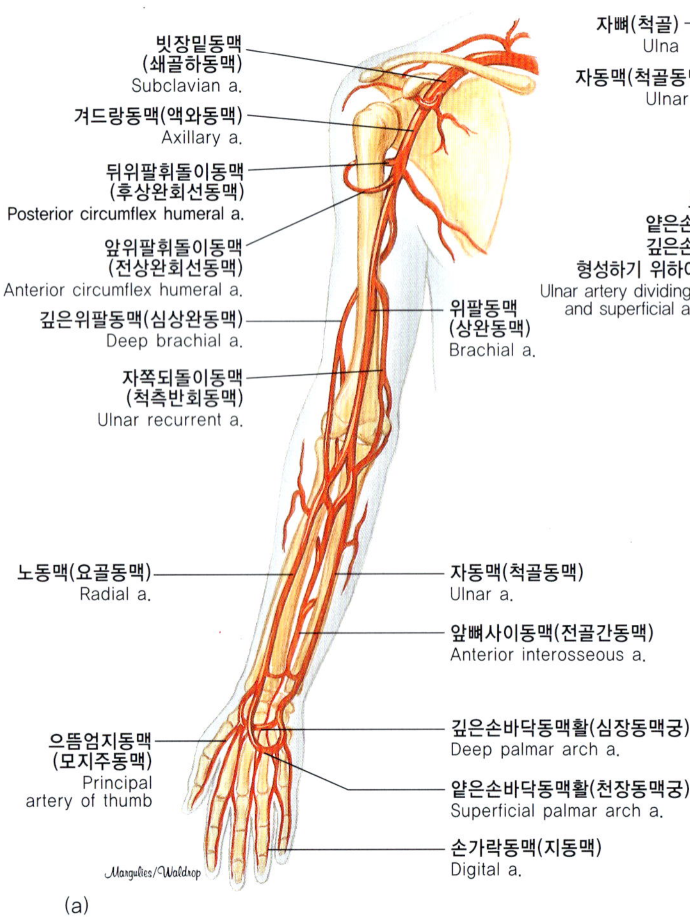

(a)

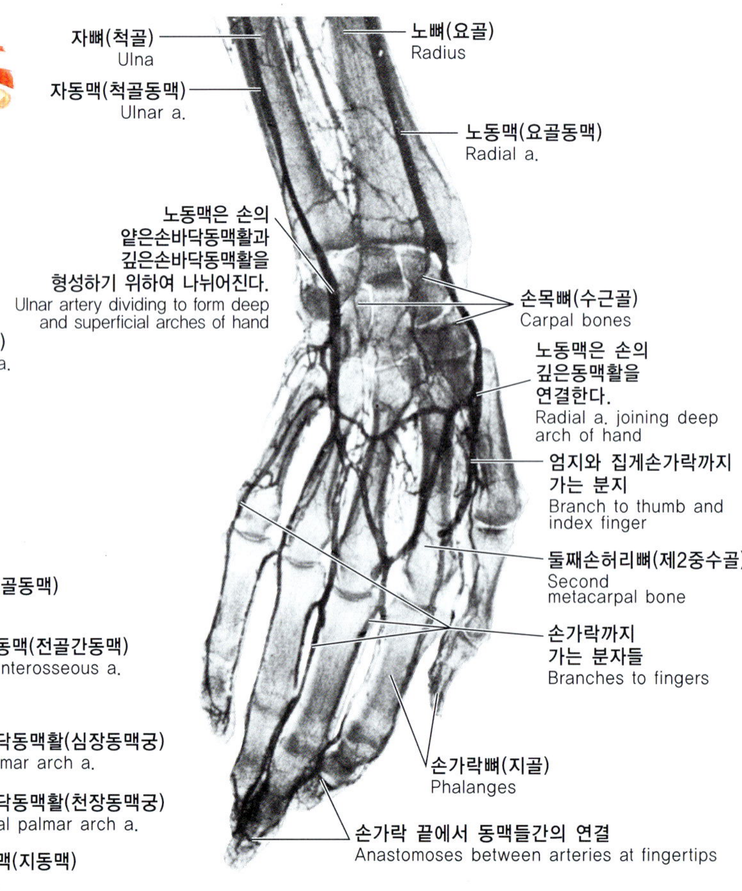

(b)

와 어깨부위의 조직에 혈액을 공급한다.

brachial artery(위팔동맥, 상완동맥)는 위팔부위를 지나는 겨드랑동맥의 연속이다. 위팔동맥은 humerus(위팔뼈, 상완골)의 안쪽면을 따라 주행하며, 이곳은 혈압을 재는 데 가장 많이 이용되는 곳이다. **deep brachial artery**(깊은위팔동맥, 상완심동맥)는 위팔동맥에서 분지해서 triceps brachii muscle(위팔세갈래근)을 지배하는 radial nerve(노신경, 요골신경)에 인접하여 뒤쪽으로 돌아간다. 또 위팔동맥으로부터 **anterior & posterior humeral circumflex artery**(앞·뒤위팔휘돌이동맥, 전·후상완회선동맥)가 분지하는데, 위팔뼈의 몸쪽 주위에서 혈관고리를 형성한다. 위팔동맥은 cubital fossa(팔오금부위)에서 **radial artery**(노동맥, 요골동맥)와 **ulnar artery**(자동맥, 척골동맥)로 나뉘어지는데, 이들이 forearm(아래팔)과 손, 손가락에 혈액을 공급한다. 노동맥은 팔의 가쪽인 radius(요골, 노뼈)쪽으로 주행하여, 여기에서 아래팔부위의 근육들에 수많은 작은 분지들을 낸다. **anterior interosseous artery**(앞뼈사이동맥, 전골간동맥)는 노동맥과 자동맥 사이의 아래팔 깊은층에 분포한다. **radial recurrent artery**(노쪽되돌이동맥, 요측반회동맥)는 elbow(팔꿈치, 주두)에 분포하는 노동맥의 가장 큰 분지이며 첫 번째로 분지하는 동맥이다.

자동맥은 아래팔의 안쪽, 즉 ulnar(자뼈, 척골)쪽으로 내려가면서 이 부위의 근육에 많은 작은 분지들을 낸다. 이것 역시 처음에 큰 분지인 **ulnar recurrent artery**(자쪽되돌이동맥, 척측반회동맥)를 분지하는데, 팔꿈치 근처의 몸쪽에서 이는곳을 형성한다. 노동맥과 자동맥은 손목에서 연결하여 **superficial & deep palmar arch**(얕은·깊은손바닥동맥활, 천·심장동맥궁)를 형성한다. 손의 **metacarpal artery**(손허리동맥, 중수동맥)는 심장동맥활에서 이는곳을 형성하고, 손가락의 **digital artery**(손가락동맥, 지동맥)는 얕은손바닥동맥활에서 이는곳을 형성한다.

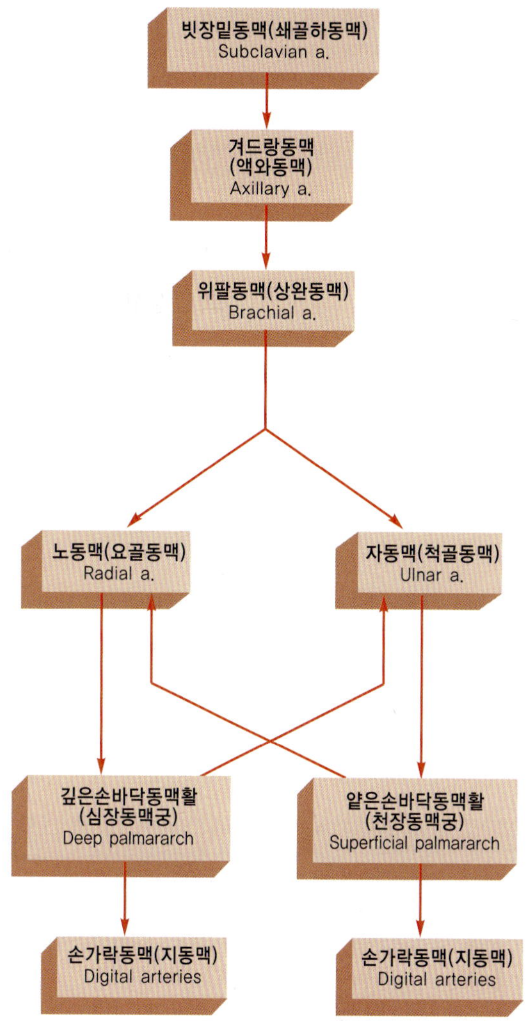

▶ 그림 9-25 빗장밑동맥으로부터 손가락동맥까지의 동맥혈의 순환경로

4) 대동맥의 가슴부위 갈래

thoracic portion of the aorta(가슴대동맥: 대동맥의 가슴부위)는 대동맥활의 연속으로서 가슴안(흉강)을 통하여 diaphragm(가로막)쪽으로 내려간다. 이 큰 혈관은 가슴안의 장기와 근육에 가지를 낸다. 이 가지들은 심장의 pericardium(심장막)으로 가는 **pericardial artery**(심장막동맥, 심막동맥), 허파의 몸순환을 위한 **bronchial artery**(기관지동맥), 세로칸을 지나 식도로 가는 **esophageal artery**(식도동맥), 갈비사이근과 가슴벽 구조들에 분포하는 **posterior intercostal artery**(뒤갈비사이동맥, 후늑간동맥: 그림 9-26), 가로막에 혈액을 공급하는 **superior phrenic artery**(위가로막동맥, 상횡격동맥) 등을 포함한다. 표 9-5에 이 혈관들을 위치와 기능에 따라 요약하였다.

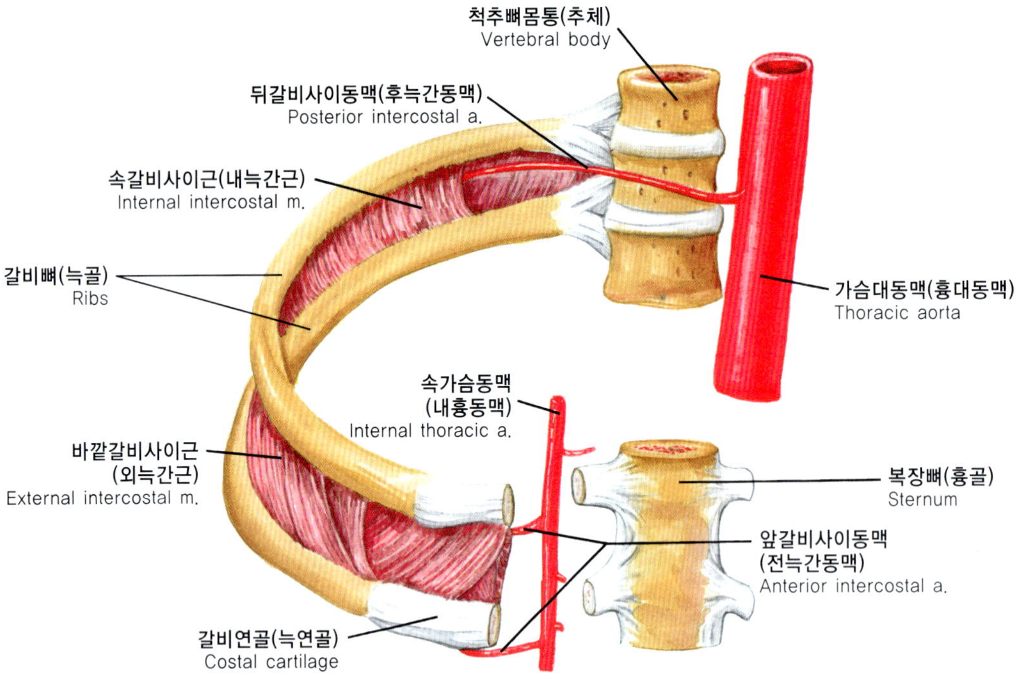

▶ 그림 9-26 가슴벽을 지배하는 동맥

▶ 표 9-5 대동맥의 구역별 갈래

대동맥의 구역	동맥의 갈래	일반적인 부위 또는 지배하는 기관	대동맥의 구역	동맥의 분지	일반적인 부위 또는 지배하는 기관
대동맥의 오름부	왼·오른심장동맥	심장	대동맥의 배안부위	아래가로막동맥	가로막의 아랫면
대동맥활	팔머리동맥			복강동맥	
	오른온목동맥	머리와 목의 오른쪽		온간동맥	간, 이자의 위부위, 샘창자
	오른빗장밑동맥	우측 어깨와 오른쪽 팔		왼위동맥	위와 식도
	왼온목동맥	머리와 목의 왼쪽면		지라동맥	지라, 이자, 위
	왼빗장밑동맥	왼쪽 어깨와 왼쪽 팔		위창자간막동맥	작은창자, 이자, 막창자, 막창자꼬리, 오름창자, 가로창자
대동맥의 가슴부위	심장막동맥	심장의 심장막			
	뒤갈비사이동맥	갈비사이근, 가슴근육 그리고 가슴막		부신동맥	부신[콩팥위샘]
				허리동맥	허리부위의 근육과 척수
	기관지동맥	허파의 기관지		콩팥동맥	콩팥
	위가로막동맥	가로막의 윗면		생식샘동맥	
	식도동맥	식도		고환동맥	고환
				난소동맥	난소
				아래창자간막동맥	가로창자, 내림창자, 구불창자, 곧창자
				온엉덩동맥	
				바깥엉덩동맥	다리
				속엉덩동맥	생식기관과 볼기근

5) 배대동맥의 갈래

abdominal portion of aorta(배대동맥, 대동맥의 복강부위)는 가로막과 넷째허리뼈 사이에 있는 대동맥의 분절인데, 여기에서 **left & right common iliac artery**(왼 · 오른온엉덩동맥, 좌 · 우총장골동맥)로 나뉜다. 가로막에 분포하는 작은 **inferior phrenic artery**(아래가로막동맥, 하횡격막동맥)는 대동맥의 복강부위에서 첫 번째로 시작한다. 다음으로 짧고 굵은 **celiac trunk**(복강동맥)가 분지하는데, 이것은 쌍을 이루지 않고 바로 3개의 동맥으로 갈라진다. 즉, spleen(지라)으로 가는 **splenic artery**(지라동맥, 비장동맥), stomach(위)로 가는 **left gastric artery**(왼위동맥, 좌위동맥), liver(간)로 가는 **common hepatic artery**(온간동맥, 총간동맥)로 나뉜다(그림 9-27, 28).

superior mesenteric artery(위창자간막동맥, 상장간막동맥) 또한 쌍을 이루지 않는 혈관으로 대동맥의 복강부위, 복강동맥 바로 아래에서 앞쪽으로 분지한다. 위창자간막동맥은 샘창자의 일부를 제외한 small intestine(작은창자, 소장), cecum(막창자, 맹장), appendix(막창자꼬리, 충수), ascending colon(오름잘록창자, 상행결장) 및 가로잘록창자(횡행결장)의 2/3에 혈액을 공급한다.

다음으로 배대동맥(복대동맥)에서 시작하는 주요 혈관은 kidney(콩팥)에 혈액을 공급하는 **renal artery**(콩팥동맥, 신동맥)이다. 콩팥동맥 바로 위에 위치하는 더 작은 suprarenal artery(부신동맥)는 adrenal gland(부신)에 분포한다. 남성의 **testicular artery**(고환동맥, 정소동맥), 여성의 **ovarian artery**(난소동맥)는 콩팥동맥의 바로 아래의 배대동맥에서 시작하는 작은 한 쌍의 혈관으로 gonad(생식샘)에 분포한다.

▶ 그림 9-27 **복대동맥과 이 동맥의 주요 분지들의 앞면 모습.** (a) 배안 내장을 제거한 후 모습. (b) 배안 내장을 손상하지 않고 그린 모습.

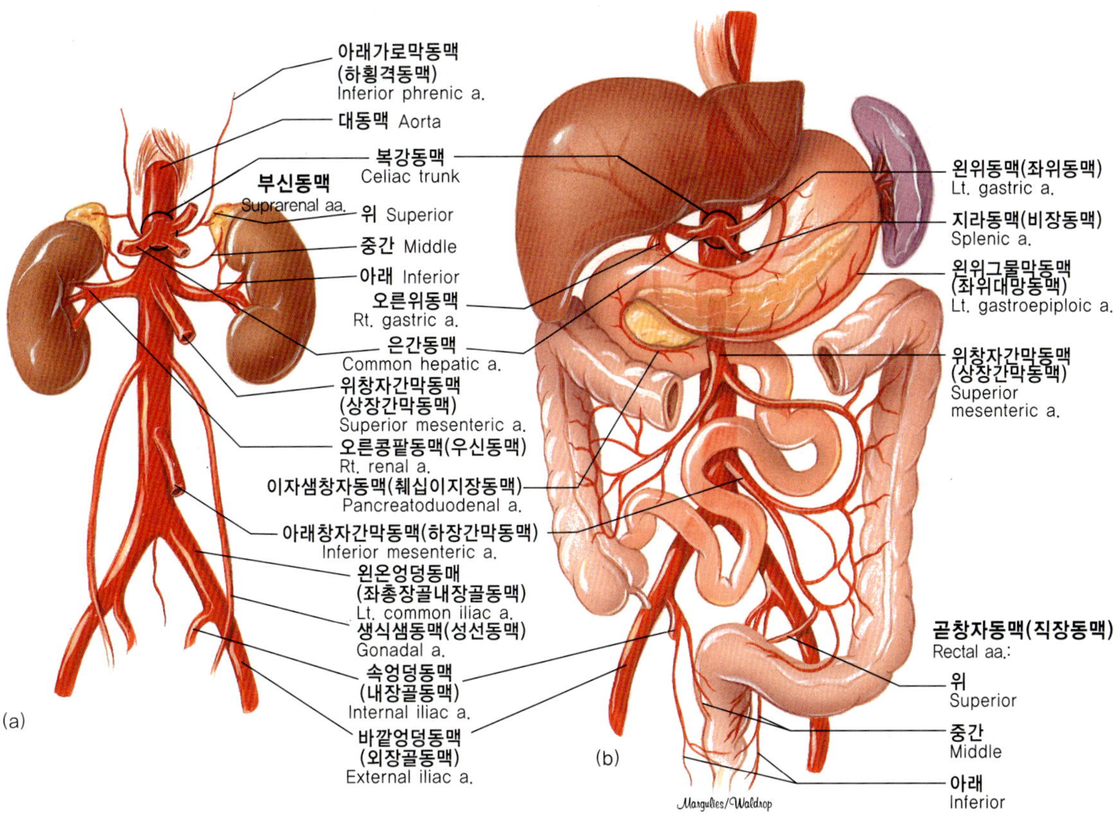

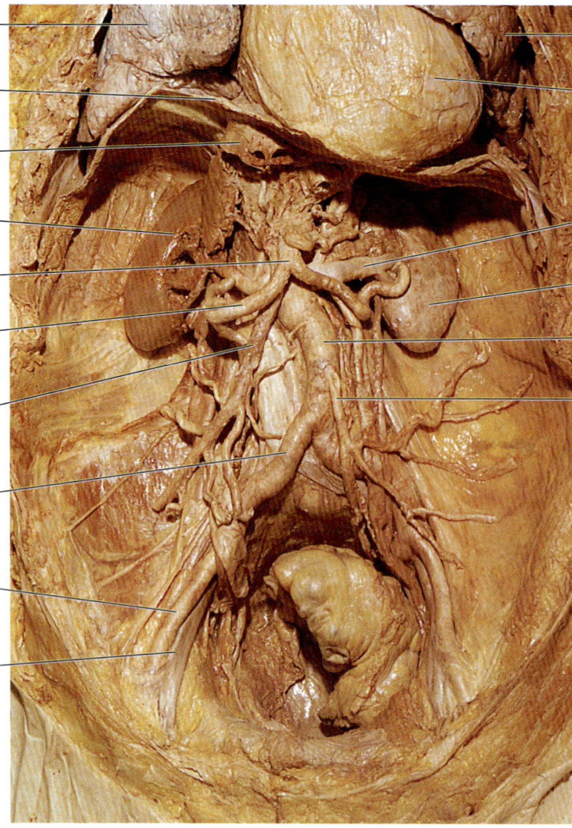

▶ 그림 9-28 배안 주요 동맥의 실제 모습

inferior mesenteric artery(아래창자간막동맥, 하장간막동맥)는 대동맥의 배부위에서 시작하는 마지막 주요 분지이다. 이것은 쌍을 이루지 않는 앞쪽 혈관으로 iliac bifurcation(엉덩동맥의 분기) 바로 앞에서 시작한다. 아래창자간막동맥은 가로잘록창자의 나머지 1/3, 내림잘록창자, 구불잘록창자 및 곧창자에 혈액을 공급한다.

여러 개의 **lumbar artery**(허리동맥, 요동맥)는 아래로 내려와서 대동맥의 배안부위로부터 뒤쪽으로 분지하여, 허리부분의 근육과 척수에 분포한다. 또 쌍을 이루지 않는 **middle sacral artery**(정중엉치동맥, 중천골동맥)는 대동맥의 배안부위가 끝나는 뒤쪽부분에서 시작하여 sacrum(엉치뼈)과 coccyx(꼬리뼈)에 혈액을 공급한다.

6) 골반과 다리의 동맥

배대동맥(복대동맥)은 골반 뒤쪽부분에서 끝나 left & right common iliac arteries(왼 · 오른온엉덩동맥, 좌 · 우총장골동맥)로 나누어진다. 이 혈관들은 각각 약 5cm 정도 아래로 내려와 internal & external iliac arteries(속 · 바깥엉덩동맥, 내 · 외장골동맥)로 나뉜다.

internal iliac artery(속엉덩동맥)는 gluteal muscle(볼기근육)과 골반장기들에 동맥혈액을 공급하기 위해 많은 갈래를 낸다(그림 9-29). **iliolumbar artery**(엉덩허리동맥, 장요동맥)와 **lateral sacral artery**(가쪽엉치동맥, 외천골동맥)는 골반벽에 분포한다. **middle rectal artery**(중간곧창자동맥, 중직장동맥), **superior vesicular artery**(위방광동맥, 상방광동맥), **middle vesicular artery**(중간방광동맥, 중방광동맥)는 골반내 장기에 분포하고, **inferior vesicular artery**(아래방광동맥, 하방광동맥)는 방광에 분포한다. 또 **uterine artery**(자궁동맥)와 **vaginal artery**(질동맥)는 속엉덩동맥에서 분지하여 여성의 생식기관에 분포한다. **superior & inferior gluteal artery**(위 · 아래볼기동맥, 상 · 하둔동맥)는 muscle of buttock(볼기)에 분포한다. upper medial thigh muscle(위안쪽넙다리근육)에는 **obturator artery**(폐쇄동맥)가 분포한다. 속엉덩동맥의 **internal pudendal artery**(속음부동맥, 내음부동맥)는 샅부위의 근육과 바깥생식기에 분포한다. 이것은 성적 자극을 받는 동안 남성의 penis(음경)와 여성의 clitoris(음핵)에 분포하는 혈관의 충혈을 위해 혈액을 공급한다.

바깥엉덩동맥(외장골동맥)은 샅인대(서혜인대)의 깊은층에서 pelvic cavity(골반안, 골반강)를 빠져나와(그림 9-30), **femoral artery**(넙다리동맥, 대퇴동맥)가 된다. 바깥엉덩동맥은 샅인대를 빠져나가기 전에 2개의 가지로 나뉘어진다. **inferior epigastric artery**(아래배벽동맥, 하복벽동맥)는 바깥엉덩동맥에서 분지하여 위쪽으로 주행해 배벽의 피부와 근육에 혈액을 공급한다. **deep circumflex iliac artery**(깊은엉덩휘돌이동맥, 심장골회선동맥)는 바깥엉덩동맥의 작은 분지로 가쪽으로 주행하여 iliac fossa(엉덩뼈오목, 장골와)에 있는 근육에 혈액을 공급한다.

넙다리동맥은 넓적다리부위의 위안쪽 부분의 **femoral triangle**(넙다리삼각, 대퇴삼각)이라 부르는 구역을 통과해 지나간다(그림 9-31). 여기는 표면에 가까운 곳이므로 맥박을 느낄 수 있다. 넙다리동맥으로부터 시작하는 여러 혈관들은 넓적다리부위에 분포한다. 이것들 중에 가장 큰 것은 **deep femoral artery**(깊은넙다리동맥, 대퇴심동맥)인데 뒤쪽으로 지나가서 hamstring muscle(넙다리뒤근육)에 분포한다. **lateral & medial femoral circumflex artery**(가쪽 · 안쪽넙다리휘돌이동맥,

▶ 그림 9-29 골반부위의 동맥들

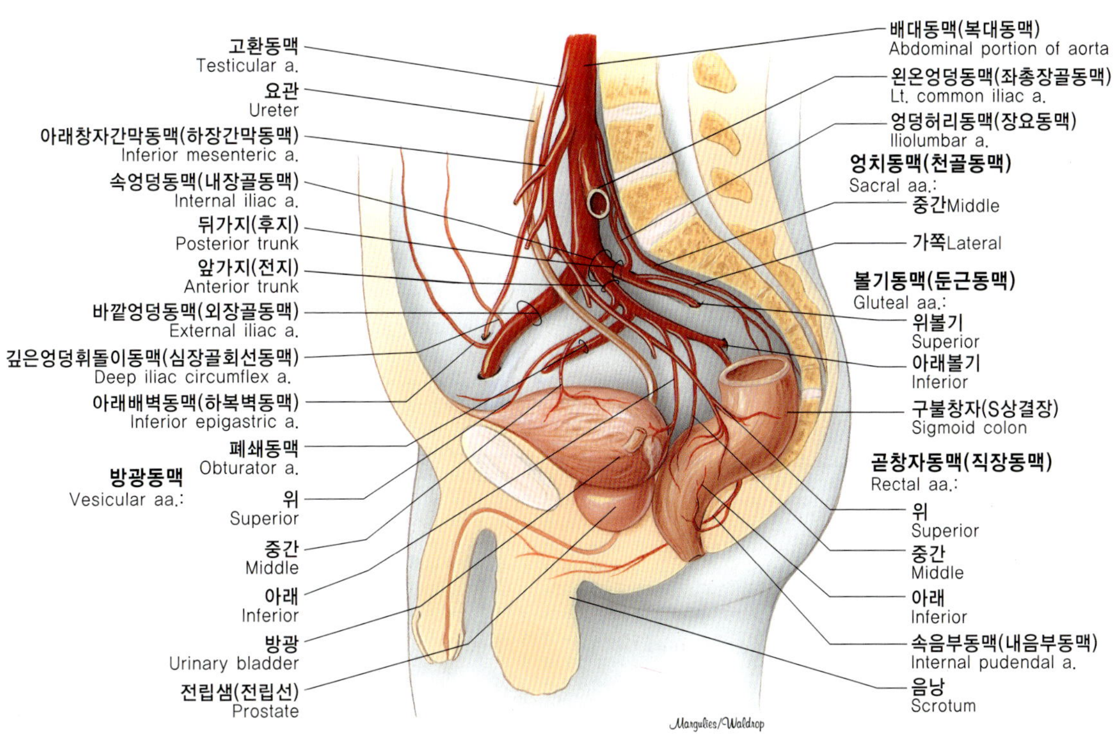

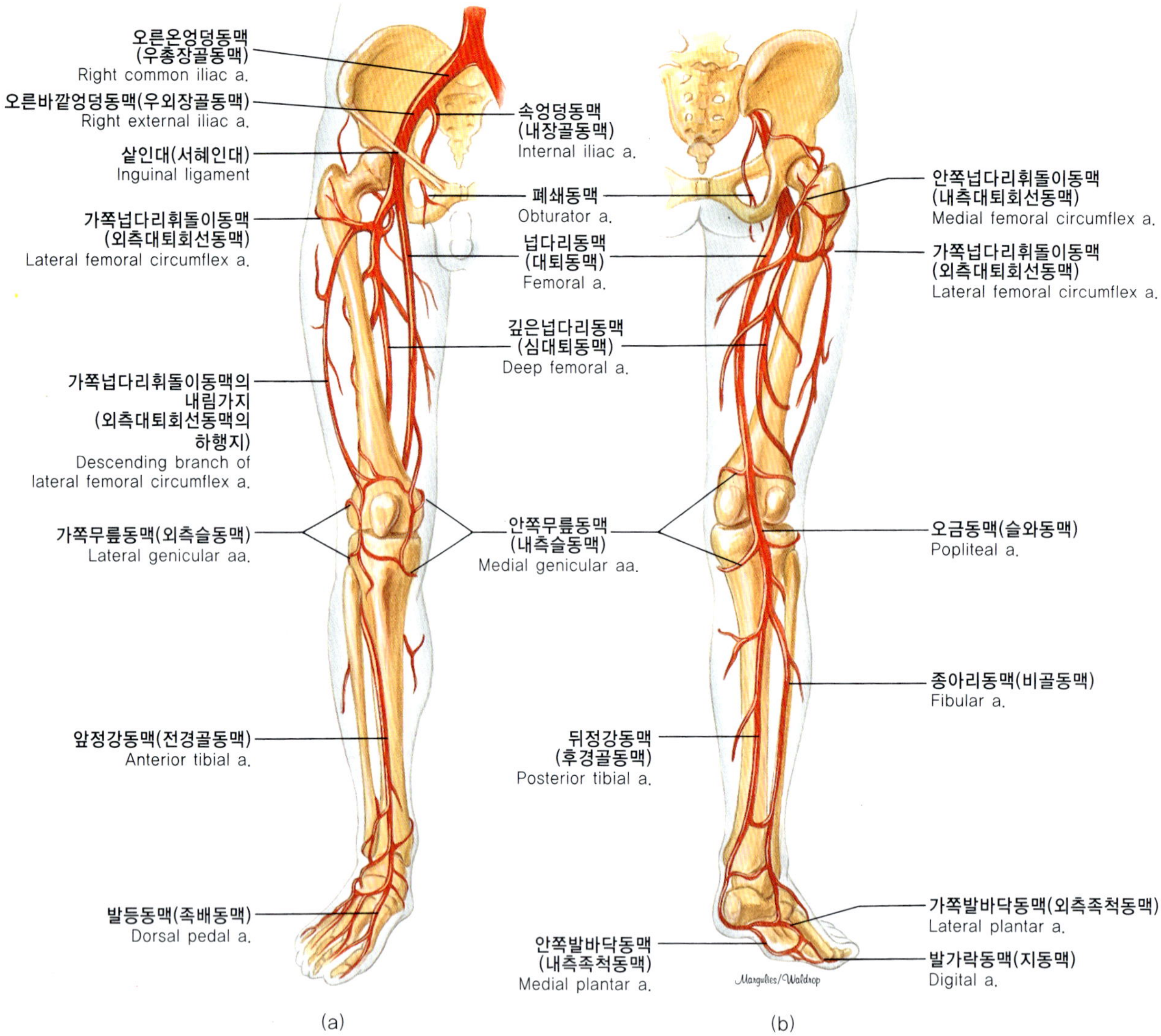

▶ **그림 9-30 오른쪽 다리의 동맥들.** (a) 앞면. (b) 뒷면.

외 · 내측대퇴회선동맥)는 femur(넙다리뼈, 대퇴골)의 proximal end(몸통끝)에서 원을 그리면서 이 부위에 있는 근육에 분포한다. 넙다리동맥이 무릎 뒤쪽을 지날 때 **popliteal artery**(오금동맥, 슬와동맥)가 된다.

오금동맥은 무릎관절에 작은 분지들을 낸 다음 **anterior & posterior tibial artery**(앞 · 뒤정강동맥, 전 · 후경골동맥)로 나누어진다. 이 혈관들은 각각 다리 앞면과 뒷면을 지나 발의 근육에 혈액을 공급한다.

앞정강동맥(전경골동맥)은 발목에서 dorsal pedal artery(발등동맥, 족배동맥)가 되고, 이 혈관은 발목과 발등에 분포한 다음에 dorsal arch(발등동맥활, 족배동맥궁)를 형성하게 된다. 임상적으로 발등동맥을 촉진하면 발의 혈액순환에 대한 정보를 얻을 수 있을 뿐 아니라, 이곳이 신체의 가장 먼 곳임을 감안하면 전체적인 혈액순환 정보를 얻을 수 있어 임상적으로 매우 중요하다(그림 9-32).

뒤정강동맥(후경골동맥)은 다리의 peroneal muscle(종아리근, 비골근)에 분포하는 큰 가지인

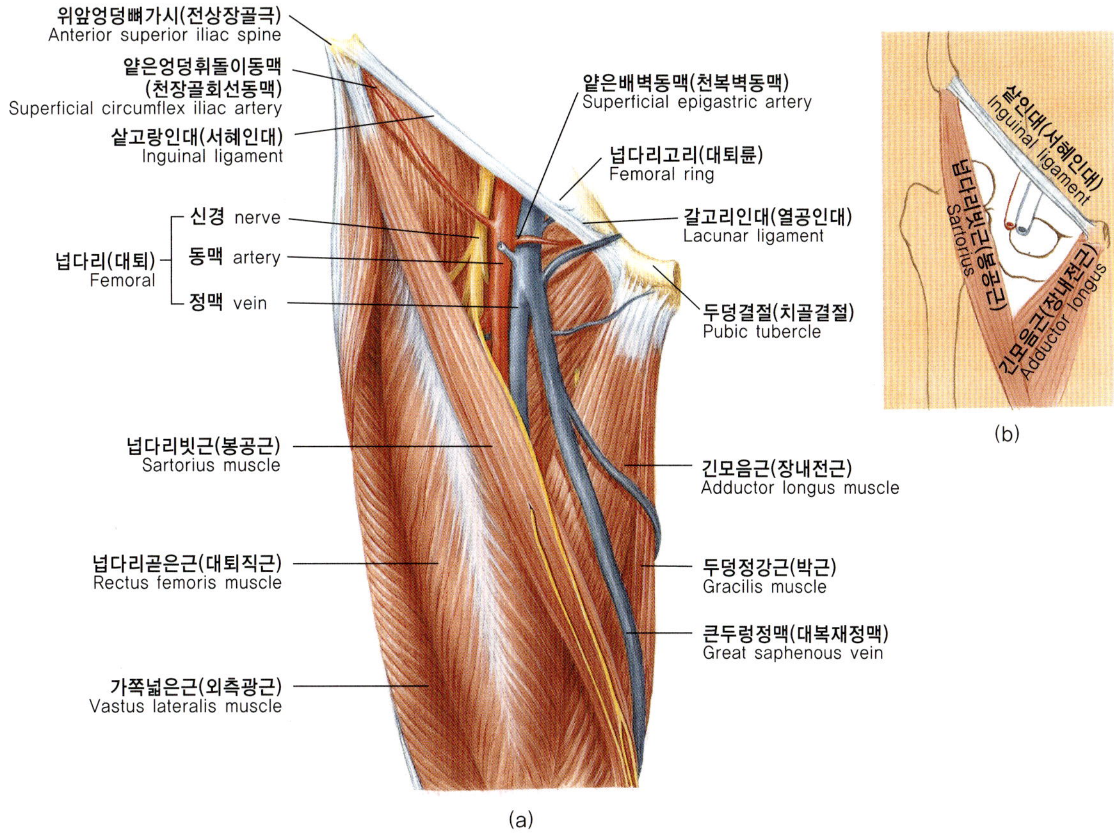

▶ 그림 9-31 **넙다리삼각.** (a) 넙다리삼각 내 구조들을 보여주고 있다. (b) 넙다리삼각의 경계.

peroneal artery(종아리동맥, 비골동맥; fibular artery)를 분지한다. 뒤정강동맥은 발목에서 **lateral & medial plantar artery**(가쪽 · 안쪽발바닥동맥, 외 · 내측족저동맥)로 분지하여 발바닥에 분포한다. 가쪽발바닥동맥은 발등동맥과 연결하여 손목의 경우와 유사한 plantar arch(발바닥동맥활)를 형성한다. **digital artery**(발가락동맥, 지동맥)는 발바닥동맥활에서 일어나서 발가락 끝에 혈액을 공급한다.

6. 신체의 주요 정맥

systemic blood(몸순환 혈액, 체순환 혈액)가 조직을 통과한 후에, 산소가 적은 혈액은 점점 더 큰 지름의 정맥을 통해 오른심방으로 들어간다.

몸순환과 관련된 정맥에서 혈액은 작은 혈관에서 큰 혈관으로 흐르는데, 이는 동맥이 분지를 내는 것과 달리 정맥에서는 더 작은 지류를 받게 되는 것이다. 허파를 제외한 신체의 모든 부분에서 정맥은 **superior vena cava**(위대정맥, 상대정맥)와 **inferior vena cava**(아래대정맥, 하대정맥)에 모여 오른심방으로 들어간다(그림 9-33). 정맥은 동맥보다 더 수가 많고, 얕은층과 깊은층 모두에 존재한다. 얕은정맥은 일반적으로 피부 바로 밑에 위치하여 쉽게 관찰되므로 채혈하거나 주사하는 데 있어 임상적으로 중요하고 깊은정맥은 주요 동맥과 가까이 위치하여 보통 명칭이 동맥과 유사

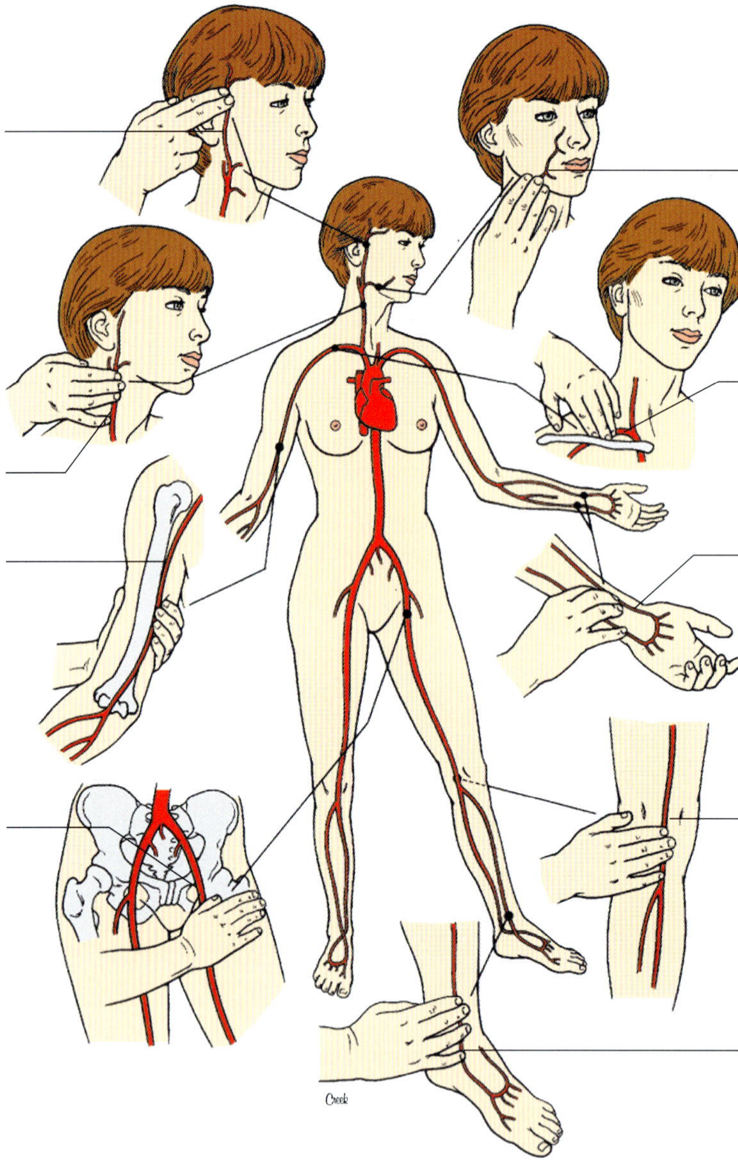

▶ 그림 9-32 **중요한 동맥압점과 동맥의 맥박을 가장 잘 느낄 수 있는 부위**

하다. 동맥과 마찬가지로 정맥도 그들이 위치하거나 분포하는 기관에 따라 명칭이 정해진다(정맥이 어떤 기관에 분포할 때 그 장기로부터 혈액이 빠져나가는 것임을 주의한다).

1) 목과 머리의 정맥

머리뼈, 얼굴부위, 목의 얕은부위의 혈액은 **external jugular vein**(바깥목정맥, 외경정맥)에 의해 배출된다(그림 9-34). 이 혈관들은 sternocleidomastoid muscle(목빗근, 흉쇄유돌근)보다는 얕은층, platysma muscle(넓은목근, 광경근)보다는 깊은층에서 목의 가쪽면을 타고 내려간다. 이어서 빗장뼈 바로 뒤에 위치한 **right & left subclavian vein**(왼 · 오른빗장밑정맥, 좌 · 우쇄골하정맥)으로 들어간다.

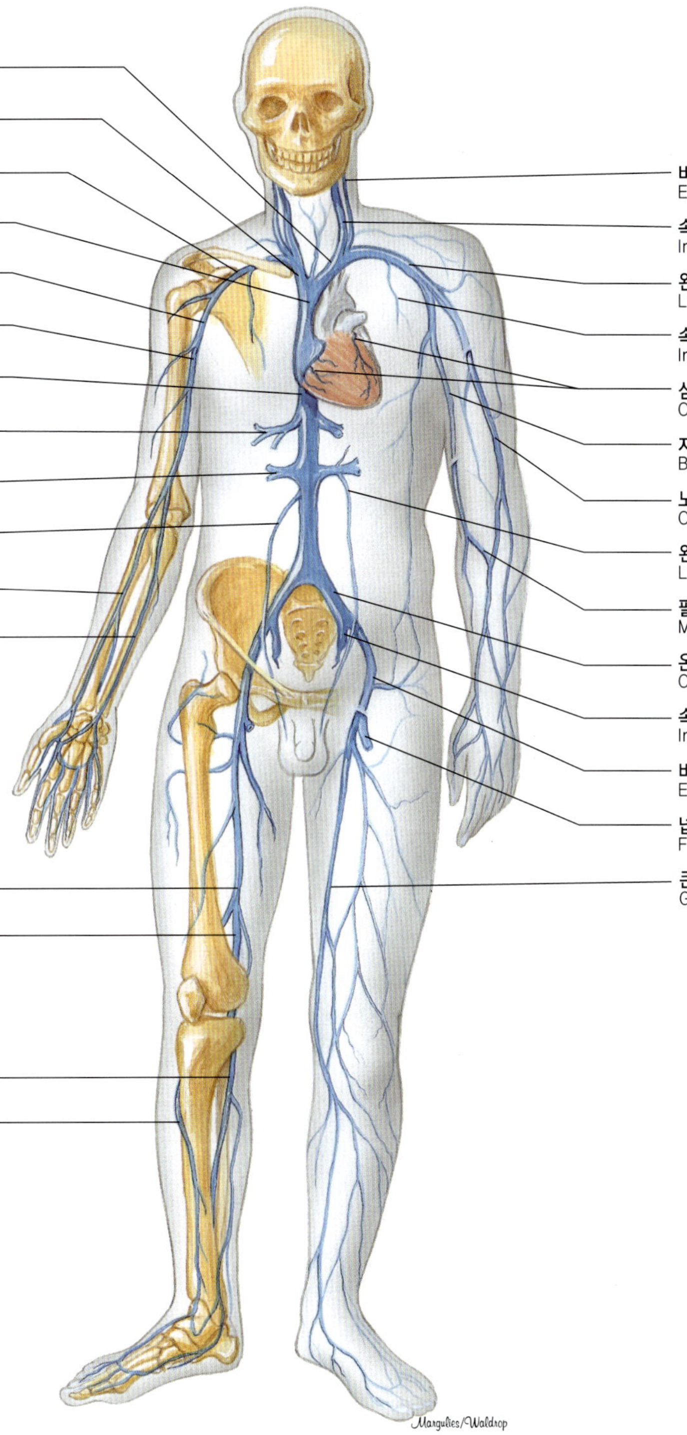

▶ 그림 9-33 **우리 몸의 주요 정맥.** 얕은층 정맥은 왼쪽 팔 · 다리에 묘사하였으며, 깊은층 정맥은 오른쪽 팔 · 다리에 묘사하였다.

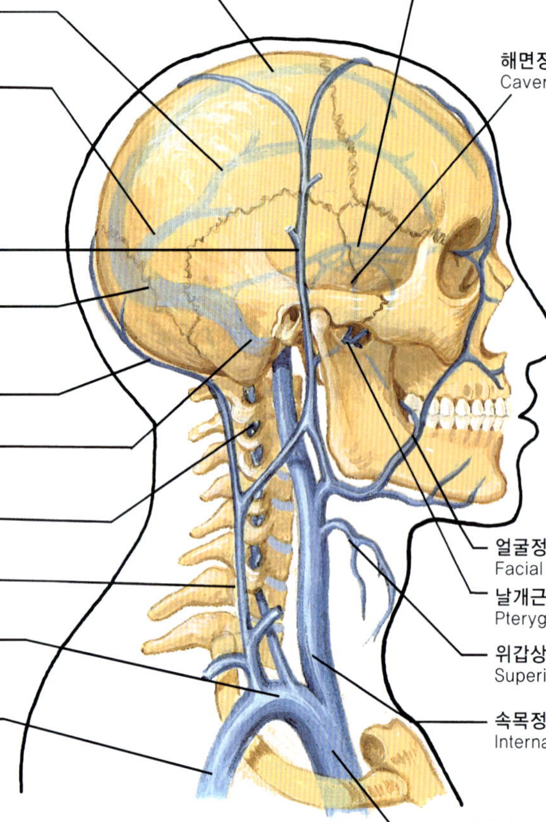

▶ 그림 9-34 **머리와 목에서 배출되는 정맥.** 뇌의 정맥굴은 뇌로부터 혈액을 속목정맥을 통하여 배출한다.

한 쌍의 **internal jugular vein**(속목정맥, 내경정맥)은 뇌, 뇌척수막, 얼굴과 목의 깊은층 부위로부터 혈액을 배출시킨다. 속목정맥은 바깥목정맥보다 더 크고 더 깊은층에 있다. 이들은 뇌의 수많은 **venous sinus**(정맥굴, 정맥동)에서 시작하는데, 이 정맥굴은 dura mater(경질막, 경막)의 두 층 사이에 위치하며 쌍을 이루기도 하고 또는 그렇지 않기도 하는 연결통로이다. 정맥굴은 **cerebral vein**(대뇌정맥), **cerebellar vein**(소뇌정맥), **ophthalmic vein**(눈정맥, 안정맥), **meningeal vein**(뇌척수막정맥, 뇌수막정맥)으로부터 정맥혈을 받는다.

속목정맥은 온목동맥과 미주신경에 인접하여 목 아래쪽으로 내려간다. 이 3가지 구조물들은 carotid sheath(목혈관신경집)에 둘러싸여 보호되고, 목빗근 바로 아래에 위치한다. 속목정맥과 빗장밑정맥이 합쳐져서 목의 양쪽에서 큰 **brachiocephalic vein**(팔머리정맥, 완두정맥)을 형성하여 위대정맥이 되어 오른심방으로 정맥혈을 배출한다.

2) 팔의 정맥

팔에는 얕은층과 깊은층에서 정맥이 배출된다(그림 9-35, 36). 얕은층의 정맥은 피부 바로 밑에

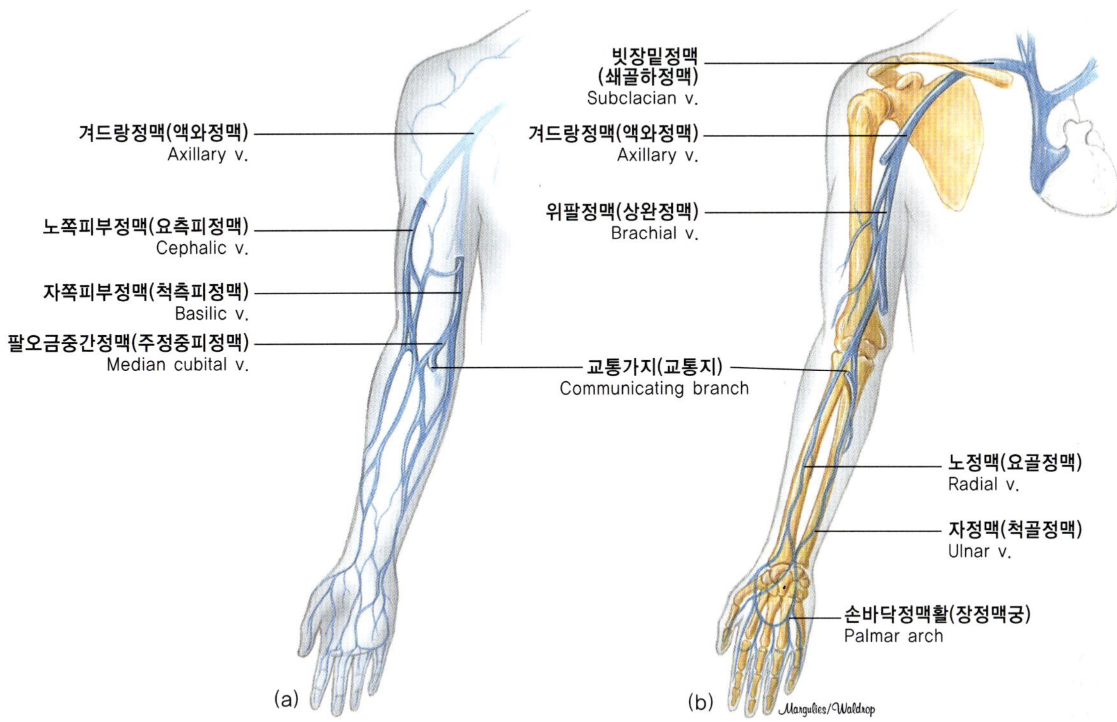

▶ **그림 9-35 오른쪽 팔로부터 혈액을 배출하는 정맥들의 앞면 모습.** (a) 얕은층 정맥. (b) 깊은층 정맥.

서 넓은 연결그물을 형성한다. 깊은층의 정맥은 그 부위의 동맥과 비슷한 경로를 지나므로 명칭도 비슷하다. 깊은층의 정맥을 먼저 살펴보자.

아래팔부위의 가쪽에 있는 **radial vein**(노정맥, 요골정맥)과 안쪽에 있는 **ulnar vein**(자정맥, 척골정맥)은 모두 손의 **superficial & deep palmar arch**(얕은 · 깊은손바닥정맥활, 천 · 심장정맥궁)로부터 혈액이 유입된다. 노정맥과 자정맥은 cubital fossa(팔오금, 주와)에서 결합하여 **brachial vein**(위팔정맥, 상완정맥)을 형성하여 위팔의 안쪽면에서 위로 연속된다.

팔의 얕은층에 있는 주요 혈관은 **basilic vein**(자쪽피부정맥, 척측피정맥)과 **cephalic vein**(노쪽피부정맥, 요측피정맥)이다. 자쪽피부정맥은 아래팔의 자뼈쪽, 즉 팔의 안쪽으로 지나간다. head of humerus(위팔뼈머리) 부근에서 자쪽피부정맥은 위팔정맥과 합쳐져 **axillary vein**(겨드랑정맥, 액와정맥)을 형성한다.

노쪽피부정맥은 노뼈쪽에 있는 손과 아래팔부분의 얕은층부분에서 온 혈액을 배출한 다음 팔의 가쪽에서 위로 연속된다. 어깨부분에서 노쪽피부정맥은 fascia(근막)를 뚫고 겨드랑정맥과 결합한다. 겨드랑정맥은 다음에 첫째갈비뼈를 지나서 빗장밑정맥을 형성하고, 이것은 속목정맥과 결합하여 팔머리정맥을 형성한다.

팔꿈치의 팔오금부 얕은층에서, **median cubital vein**(팔오금중간정맥, 주정중피정맥)은 노쪽피부정맥으로부터 가쪽으로 올라가서 안쪽의 자쪽피부정맥과 연결된다. 팔오금중간정맥은 채혈이나 주사를 위한 venipuncture(정맥뚫기, 정맥천자)에 많이 사용된다.

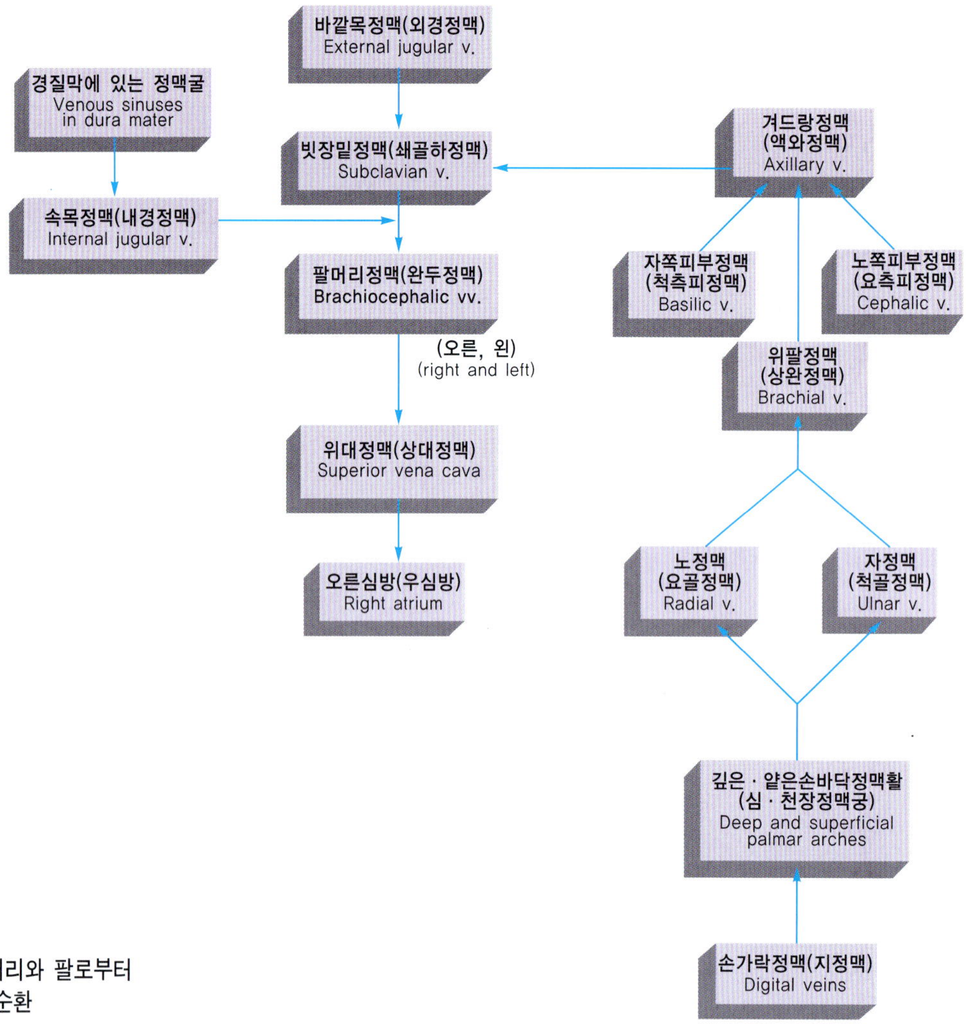

▶ 그림 9-36 머리와 팔로부터 심장까지의 정맥순환

3) 가슴우리의 정맥

위대정맥은 2개의 팔머리정맥이 합쳐져서 형성되는데 머리, 목, 팔로부터 오른심방으로 직접 정맥혈을 배출한다. 이 큰 혈관들은 다른 정맥에는 대부분 존재하는 정맥판막이 없다.

위대정맥은 팔머리정맥으로부터 피를 받을 뿐 아니라 뒤쪽 가슴벽으로부터 시작하는 azygos system of vein(홀정맥계, 기정맥계)으로부터도 혈액을 받는다(그림 9-37, 38). **azygos vein**(홀정맥, 기정맥)은 척주의 오른쪽에 있는 뒤배벽과 가슴벽을 따라 위로 분포한다. 이것은 세로칸을 통해 위로 주행하여 넷째등뼈 높이에서 위대정맥과 결합한다. 홀정맥의 지류에는 등뼈와 엉치뼈부위의 혈액을 배출하는 **ascending lumbar vein**(오름허리정맥, 상행요정맥), 갈비사이근에서 배출하는 혈액이 흘러들어가는 **intercostal vein**(갈비사이정맥, 늑간정맥), 척주 왼쪽의 주요 지류를 형성하는 **accessory hemiazygos vein**(덧반홀정맥, 부반기정맥)과 **hemiazygos vein**(반홀정맥, 반기정맥)이 있다.

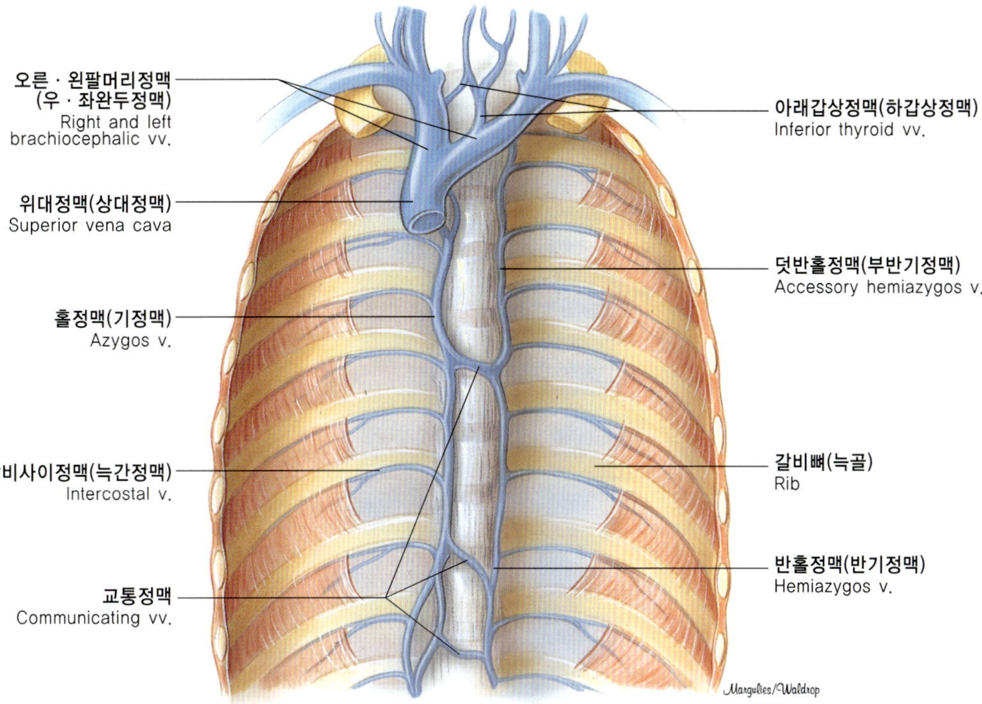

▶ 그림 9-37 가슴부위의 정맥

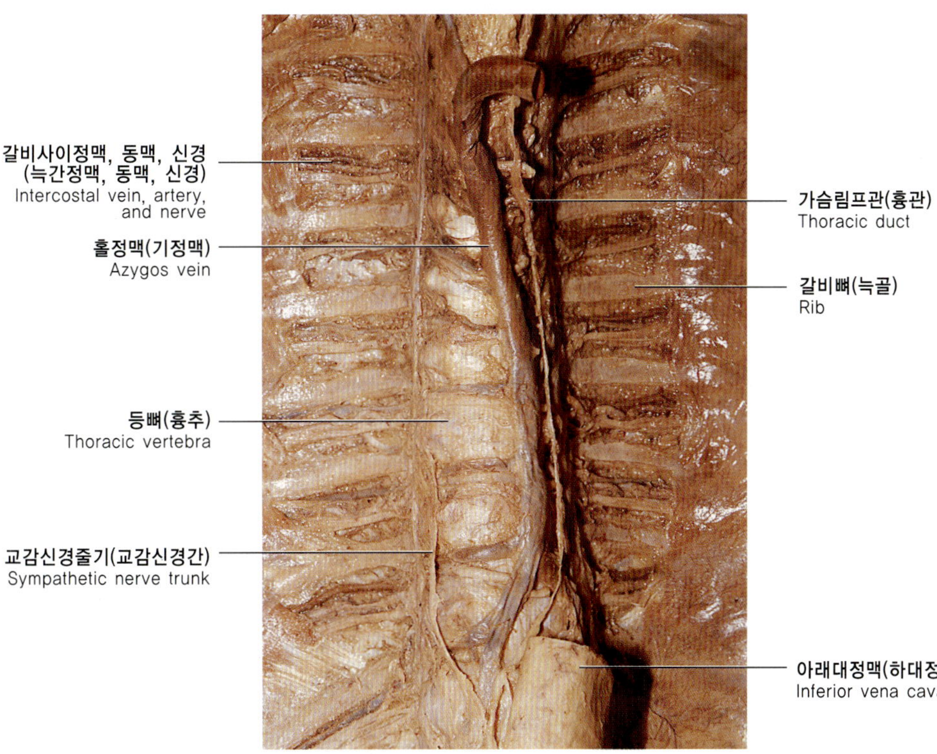

▶ 그림 9-38 가슴안의 깊은층 정맥 앞면의 실제 모습

4) 다리의 정맥

팔과 마찬가지로 다리에도 얕은층과 깊은층의 정맥이 모두 존재한다(그림 9-39). 깊은층의 정맥들은 그 부위의 동맥과 함께 지나며, 얕은층의 정맥들보다 더 많은 정맥판막이 있다. 깊은층의 정맥을 먼저 살펴보자.

anterior & posterior tibial vein(앞 · 뒤정강정맥, 전 · 후경골정맥)은 발에서 시작하여 tibia (정강뼈)의 앞에서 무릎 뒤쪽으로 가면서 위로 주행하는데 무릎에서 연결되어 **popliteal vein**(오금정맥, 슬와정맥)을 형성한다. 오금정맥은 무릎의 정맥혈을 받으며 오금정맥은 무릎 바로 위쪽에서

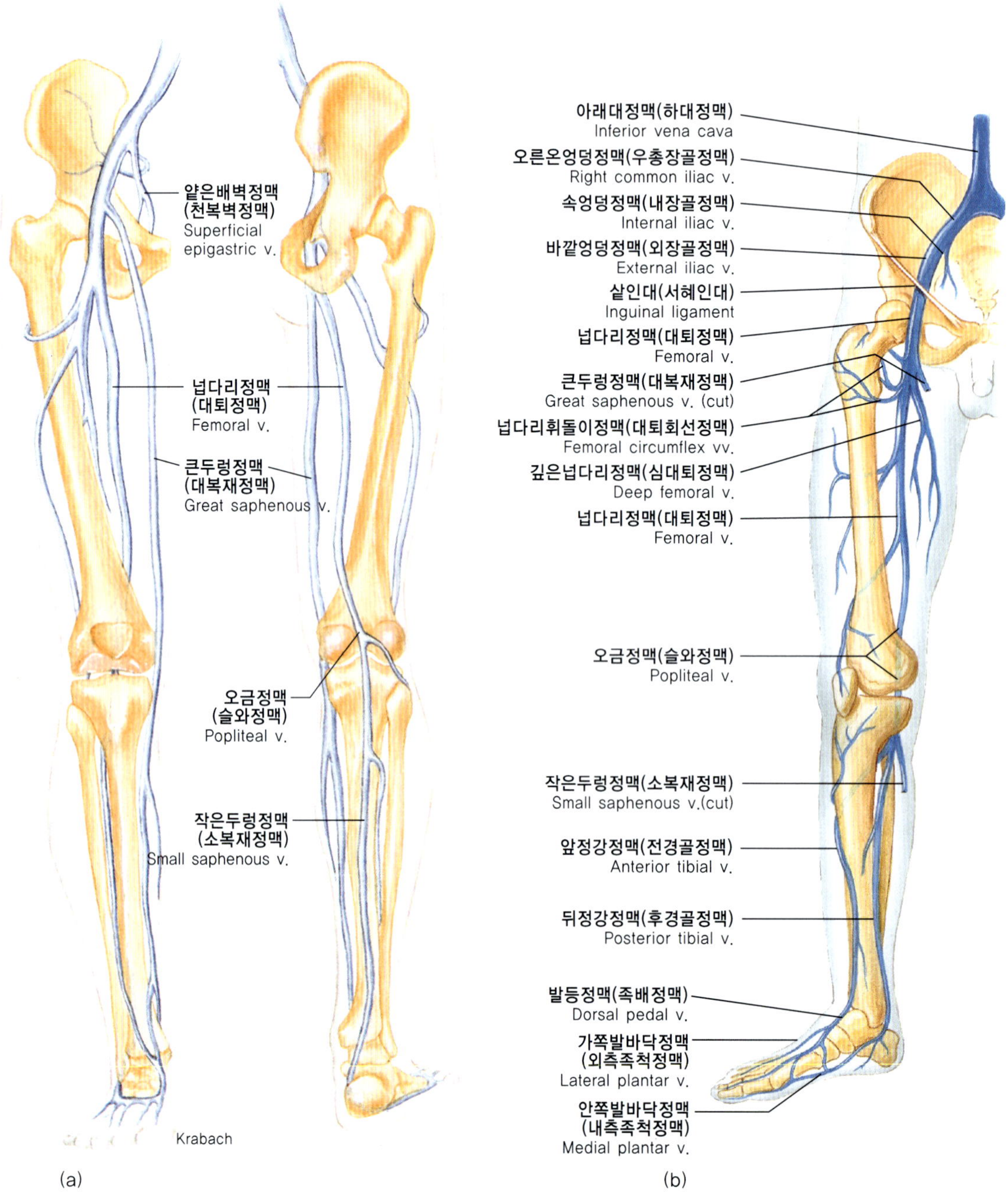

▶ 그림 9-39 **다리의 정맥.** (a) 얕은층 정맥의 안쪽면과 뒷면. (b) 깊은층 정맥의 안쪽면.

femoral vein(넙다리정맥, 대퇴정맥)이 된다. 넙다리정맥은 넙다리부위로 계속 위로 올라가 샅부위 가까운 곳에서 **deep femoral vein**(깊은넙다리정맥, 대퇴심정맥)으로부터 정맥혈을 받는다. 샅부위 바로 위쪽에서 넙다리정맥은 **great saphenous vein**(큰두렁정맥, 대복재정맥)으로부터 정맥혈을 받고, inguinal ligament(샅고랑) 아래를 지나면서 **external iliac vein**(바깥엉덩정맥, 외장골정맥)이 된다. 바깥엉덩정맥은 sacroiliac joint(엉치엉덩관절) 부위에서 호를 그리며 주행하는데, 여기에서 **internal iliac vein**(속엉덩정맥, 내장골정맥)과 합쳐져 골반과 생식기 부분에서 **common iliac vein**(온엉덩정맥, 총장골정맥)이 된다. 다섯째등뼈(제5흉추) 높이에서 왼 · 오른의 온엉덩정맥이 문합하여 커다란 아래대정맥을 형성한다.

다리의 superficial vein(얕은층 정맥)은 **small saphenous vein**(작은두렁정맥, 소복재정맥)과 **greater saphernous vein**(큰두렁정맥, 대복재정맥)으로 구성된다. 작은두렁정맥은 발의 옆면에서 시작하여 다리의 뒷면을 따라 피부의 깊은층을 타고 올라가서 무릎 뒤쪽부분에 있는 오금정맥으로 흘러들어간다. 큰두렁정맥은 몸에서 가장 긴 혈관으로, 발의 중간부분에서 시작하여 다리와 넓적다리의 중앙부를 타고 올라와 넙다리정맥으로 흘러들어간다. 큰두렁정맥은 종종 coronary bypass(심장혈관 우회로)를 위해 대체 혈관으로 사용된다. 만일 얕은층의 정맥이 제거된다면 주위에 있는 정맥혈은 깊은층의 정맥을 통해서 돌아간다.

5) 배부위(복부)의 정맥

inferior vena cava(아래대정맥, 하대정맥)는 오른쪽에 있는 배대동맥(복대동맥)과 평행을 이루고 있으며 배안(복강)을 통하여 올라간 후 가로막을 관통하여 오른심방으로 들어간다. 아래대정맥은 몸에 있는 혈관 중에서 지름이 가장 크고, 다리에서 배출되는 2개의 온엉덩정맥이 합쳐져 형성된다. 아래대정맥이 배안을 통하여 주행할 때, 앞에서 언급된 동맥들과 대응되는 정맥으로부터 지류들을 받는다.

4쌍으로 된 **lumbar vein**(허리정맥, 요정맥 : 보이지 않음)은 배벽 뒤쪽, 척주 그리고 spinal cord(척수)에서 온 혈액을 받는다. 콩팥정맥은 콩팥과 요관에서 온 혈액을 아래대정맥으로 배출한다. 남성의 경우에는 **right testicular vein**(오른고환정맥, 우정소정맥), 여성의 경우에는 **right ovarian vein**(오른난소정맥, 우난소정맥)은 고환에서 온 정맥혈을 받고, **right suprarenal vein**(오른부신정맥, 우부신정맥)은 오른쪽의 부신에서 온 혈액을 받는다. 이러한 정맥들은 아래대정맥으로 배출되고, 반대로 왼고환정맥(또는 왼난소정맥)과 왼부신정맥은 왼콩팥정맥으로 배출된다. **inferior phrenic vein**(아래가로막정맥, 하횡격막정맥)은 가로막의 안쪽으로부터 혈액을 공급받아 아래대정맥으로 배출한다. **right & left hepatic veins**(왼 · 오른간정맥, 좌 · 우간정맥)도 간의 capillary sinusoid(굴모세혈관)에서 유래하여 가로막 바로 밑에 있는 아래대정맥으로 배출된다.

6) 간문맥계통

portal system(문맥계통)은 순환계통의 한 형태로서, 혈액은 한 곳의 모세혈관에서 다른 곳의 모세혈관으로 운반되며, 그 다음으로 혈액이 대정맥과 심장의 오른심방으로 운반되어 일반적

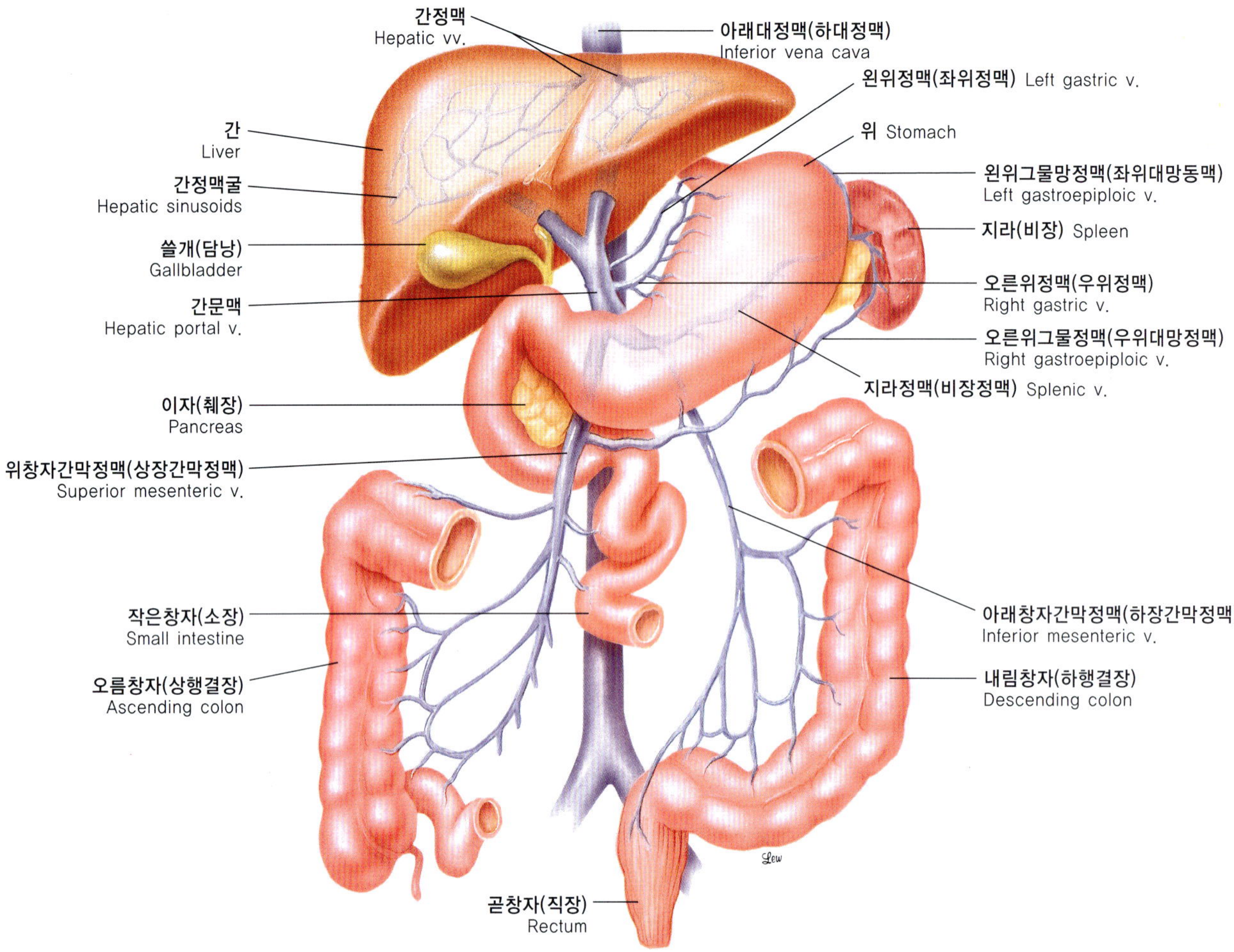

▶ 그림 9-40 **간문맥계통**

systemic vein(정맥계통)으로 배출된다. 그러므로 2개의 모세혈관계가 연속되어 있다. **hepatic portal system**(간문맥계통)은 혈액이 작은창자, 이자, 지라, 위, 쓸개에 있는 모세혈관에서 간에 있는 굴모세혈관(sinusiod)으로 배출되는 정맥으로 구성되어 있다. **left & right hepatic vein**(왼 · 오른간정맥, 좌 · 우간정맥)은 간으로부터 정맥혈을 아래대정맥으로 배출한다(그림 9-40). 간문맥은 흡수된 소화산물이 일반 순환계통으로 들어가기 전에 최초로 간을 통과한다.

hepatic portal vein(간문맥)은 소화기관으로부터 혈액을 공급받는 큰 혈관으로서 작은창자에서 영양분이 풍부한 혈액을 받은 **superior mesenteric vein**(위창자간막정맥, 상장간막정맥)과 지라에서 배출되는 **splenic vein**(지라정맥, 비장정맥)이 모여서 이루어진다. 지라정맥에는 아래 3개의 분지가 모인다. (1) 큰창자로부터 오는 **inferior mesenteric vein**(아래창자간막정맥, 하장간막정맥), (2) 이자로부터 오는 **pancreatic vein**(이자정맥, 췌장정맥), (3) 위로부터 오는 **left gastroepiploic vein**(왼위그물망정맥, 좌위대망정맥)이다. **right gastroepiploic vein**(오른위그물망정맥, 우위대망정맥)도 위로부터 와서 superior mesenteric vein(위창자간막정맥, 상장간막정맥)으로 직접 배출된다.

3개의 다른 정맥들은 간문맥으로 배출된다. **left & right gastric vein**(왼 · 오른위정맥, 좌 · 우위정맥)은 위의 lesser curvature(작은굽이, 소만)에서 배출된 혈액을, **cystic vein**(쓸개정맥, 담낭정맥)은 쓸개에서 온 혈액을 받는다.

7. 태아순환

태아의 순환기관, 배설기관 그리고 영양에 필요한 모든 것은 태아의 허파, 콩팥, 위장관 대신에 태반을 통한 확산에 의해 공급된다. 태아순환은 다음과 같은 조건에서 이루어진다.

태아를 통한 혈액순환은 신생아의 혈액순환과는 다르다(그림 9-41). 호흡, 영양분의 획득 그리고 신진 대사산물들의 제거는 태아의 기관을 통하지 않고 모체혈액을 통하여 일어난다. 모체와 태아 순환 사이의 모세혈관 교환은 **placenta**(태반) 내에서 일어나는데, 모체와 태아의 모세혈관그물을 포함하는 태반은 태어난 후 분만을 통하여 배출된다.

umbilical cord(탯줄)는 태반과 태아의 배꼽을 연결시키고, 하나의 **umbilical vein**(배꼽정맥, 제정맥)과 2개의 **umbilical arteries**(배꼽동맥, 제동맥)로 구성되며 아교질로 둘러싸여 있다. 산소와 결합된 영양분이 풍부한 혈액은 배꼽정맥을 통하여 간의 아래 겉면을 따라 흐른다. 이곳에서 배꼽정맥은 2개의 분지로 나뉘어져 한 분지는 간문맥과 합쳐지고, 다른 분지인 **ductus venosus**(정맥관)는 아래대정맥으로 들어간다. 그러므로 산소와 결합된 혈액은 심장으로 들어가기 전에 태아의 다리에서 돌아오는 정맥혈과 혼합된다. 배꼽정맥은 충분히 산화된 혈액을 운반하는 태아의 유일한 혈관이다.

아래대정맥은 태아 심장의 오른심방으로 들어간다. 대부분의 혈액은 두 심방 사이에 뚫려있는

▶ 그림 9-41 **태아순환.** 화살표는 혈액의 흐름을 나타낸다.

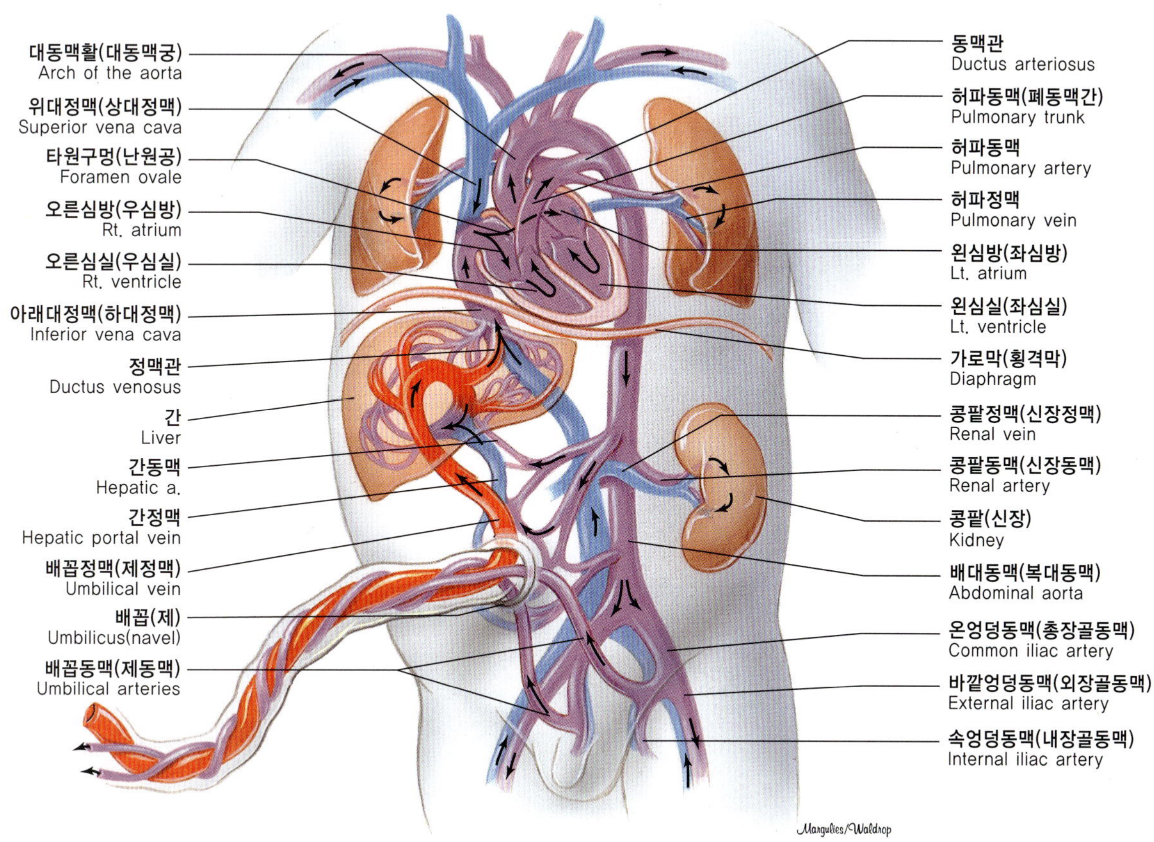

▶ 표 9-6 태아의 심장혈관계통 구조와 신생아 때의 변화

구조	위치	기능	신생아에서의 변형
배꼽정맥 (제대정맥)	태반을 간에 연결; 배꼽의 대부분을 형성	태아에게 태반을 통해 영양분이 풍부한 산화된 혈액을 운반	간원인대를 형성
정맥관	배꼽정맥과 아래대정맥을 연결하는 간에 있는 정맥의 통로	산화된 혈액을 직접 아래대정맥에 운반	간에 있는 섬유성 힘줄인 정맥인대를 형성
타원구멍 (난원공)	오른심방과 왼심방 사이에 있는 구멍	허파순환을 우회하는 통로로 작용	출산 시 폐쇄되어, 심장사이막에 있는 함몰부위인 타원오목이 된다.
동맥관	허파동맥과 대동맥활을 연결	허파순환을 우회하는 통로로 작용	출산 후 곧 폐쇄되고 위축되어 동맥인대를 형성
배꼽동맥 (제대동맥)	속엉덩동맥에서 이는곳을 형성하여 배꼽의 일부를 형성	태아로부터 태반까지 혈액을 운반	위축되어 가쪽배꼽동맥인대를 형성

foramen ovale(타원주머니, 난원공)을 통하여 오른심방에서 왼심방으로 흐른다. 이곳에서 혈액은 허파순환을 통해 돌아오는 적은 양의 혈액과 혼합된다. 그 후 혈액은 왼심실로 내려간 후, 대동맥으로 펌프질되어 태아의 온몸을 순환하게 된다. 오른심방으로 들어간 약간의 혈액은 오른심실을 통하여 허파동맥을 거쳐 심장 밖으로 나오게 되는데 태아의 허파가 기능적으로 완전하지 못하기 때문에 단지 소량의 혈액만이 허파순환을 통하여 흐른다(혈액 흐름에 대한 저항은 수축된 태아의 허파에서 매우 높다). 허파동맥에 있는 대부분의 혈액은 **ductus arteriosus**(동맥관)를 통하여 aortic arch(대동맥활)로 흐르며, 이곳에서 왼심실에서 오는 혈액과 혼합된다. 혈액은 internal iliac arteries(속엉덩동맥, 내장골동맥)에서 이는곳을 형성하는 2개의 배꼽동맥에 의해 태반으로 되돌아간다.

태아에서는 산소가 풍부한 혈액은 아래대정맥에 의해 심장으로 전달되고, 타원구멍과 동맥관을 통하여 systemic circulation(몸순환, 체순환)으로 전달된다는 점을 주목해야 한다.

태어날 때 심장혈관계통은 중요한 변화가 발생하는데 타원구멍, 동맥관, 정맥관 그리고 umbilical vessel(배꼽혈관, 제대혈관)이 더 이상 필요하지 않게 되는 것이다. 타원구멍은 공기호흡이 처음 일어나면 즉각적으로 폐쇄된다. 왜냐하면, 심장의 오른쪽 압력이 감소되어 구멍을 덮기 때문이다. 이러한 압력의 감소는 허파에 공기가 가득 찼을 때, 허파순환계통에서 혈류에 대한 혈관저항이 몸순환계통의 혈류저항보다 훨씬 작기 때문에 발생한다. 아래대정맥과 오른심방의 압력은 태반순환의 손상으로 인하여 떨어진다.

동맥관의 수축은 출산 후 혈액의 산소 농도가 더 높아짐에 따라 혈관의 민무늬근육이 수축하게 됨으로써 일어나는데, 이는 생후 약 6주간의 기간을 거쳐 점진적으로 진행된다. 남아 있는 동맥관의 구조는 점차 위축되어 혈관으로서의 기능을 상실하게 된다. 특징적인 태아 심장혈관계통의 변형은 표 9-6에 요약하였다.

8. 림프계통

lymphatic system(림프계통)은 림프관, 다양한 림프조직 그리고 림프기관들로 구성되어 있으며, 조직에서 체액의 균형을 유지하도록 도와주고 위장관으로부터 지방을 흡수한다. 또한 림프계통은 질병에 대하여 신체 방어 계통의 일부분이 된다.

림프계통은 구조적으로나 기능적으로 순환계통과 밀접하게 연관되어 있다(그림 9-42). 림프관 network(그물)는 과도한 사이질액을 배출하고, subclavian vein(빗장밑정맥, 쇄골하정맥)을 향하여 한쪽 방향으로만 느리게 이동해 혈류로 되돌아간다. 또한 림프계통은 지방을 흡수하고, 미생물과 다른 이물질에 대한 신체의 방어기능이 있다.

간략히 말하면, 림프계통은 3가지의 주요한 기능이 있다.

- 과도한 사이질(조직)액을 운반한다. 사이질액은 처음에 혈액에서 여과된 액체로 만들어지며, 이후 혈액으로 되돌아간다.
- 흡수된 지방과 비타민이 작은창자에서 혈관으로 운반되는 통로로 작용한다.
- 림프조직에 있는 림프구는 질병발생 인자에 대하여 면역학적인 방어를 제공한다.

▶ **그림 9-42 순환계통과 림프계통 사이의 관계를 나타내는 모식도.** 사이질조직액은 허파와 몸의 모세혈관그물에서 형성된 혈장에서 나온 액체이다. 림프는 림프모세혈관으로 들어온 사이질조직액으로서 림프관에 의해 운반되어 정맥혈로 들어간다.

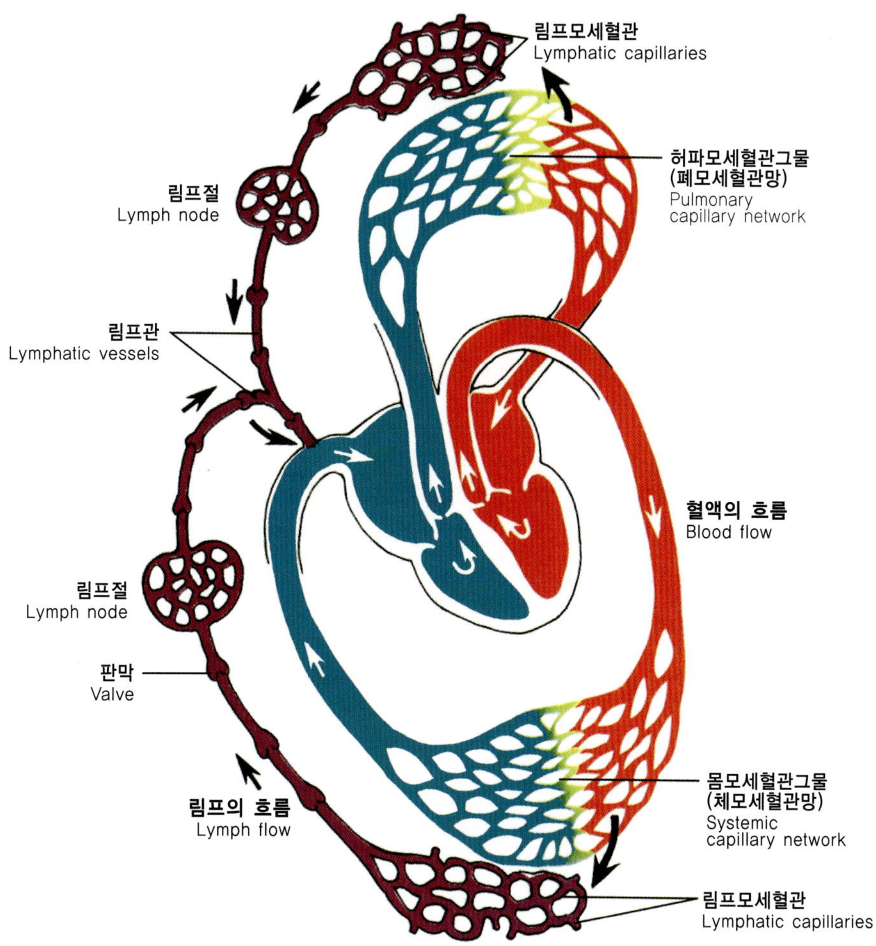

1) 림프와 림프관

림프관의 그물구조는 미세한 **lymphatic capillary**(림프모세관)에서 시작된다. 림프모세관은 끝이 막혀 있는 맹관으로 대부분의 조직 안에 있는 세포사이 공간에서 넓은 그물구조를 형성한다. 예를 들면, 작은창자의 villi(융모) 안에 있는 림프모세관을 **lacteals**(유미림프관)라 하며, 지방흡수 산물을 위장관으로부터 운반한다. 림프모세관의 벽은 구멍이 있는 결합으로 되어 있는 내피세포로 구성되어 있어, 사이질액, 미생물 그리고 흡수된 지방(작은창자에서) 등이 쉽게 들어갈 수 있다. 일단 분비액이 림프모세관으로 들어가면 이를 **lymph**(림프)라 한다. 적절한 림프의 배출은 사이질액이 축적되는 것을 방지하는 데 필요하며, 사이질액이 축적된 상태를 edema(부종)라고 한다.

림프모세관에서 모여진 림프는 **lymph duct**(림프관)로 이동한다. 림프관의 벽은 정맥벽과 매우 유사한 3층으로 되어 있으며 역류를 방지하기 위한 판막이 있다(그림 9-43).

림프를 이동시키는 압력은 뼈대근육의 수축과 창자의 운동에 의해서 생긴 마사지 작용과 기타 림프관의 연동적인 수축으로부터 온다. 판막은 림프가 한 방향으로 이동하도록 돕는다.

서로 연결된 림프관은 궁극적으로 2개의 주요한 도관 중 한 곳으로 배출된다. 즉, **thoracic duct**

▶ 그림 9-43 **림프계통과 림프기관**

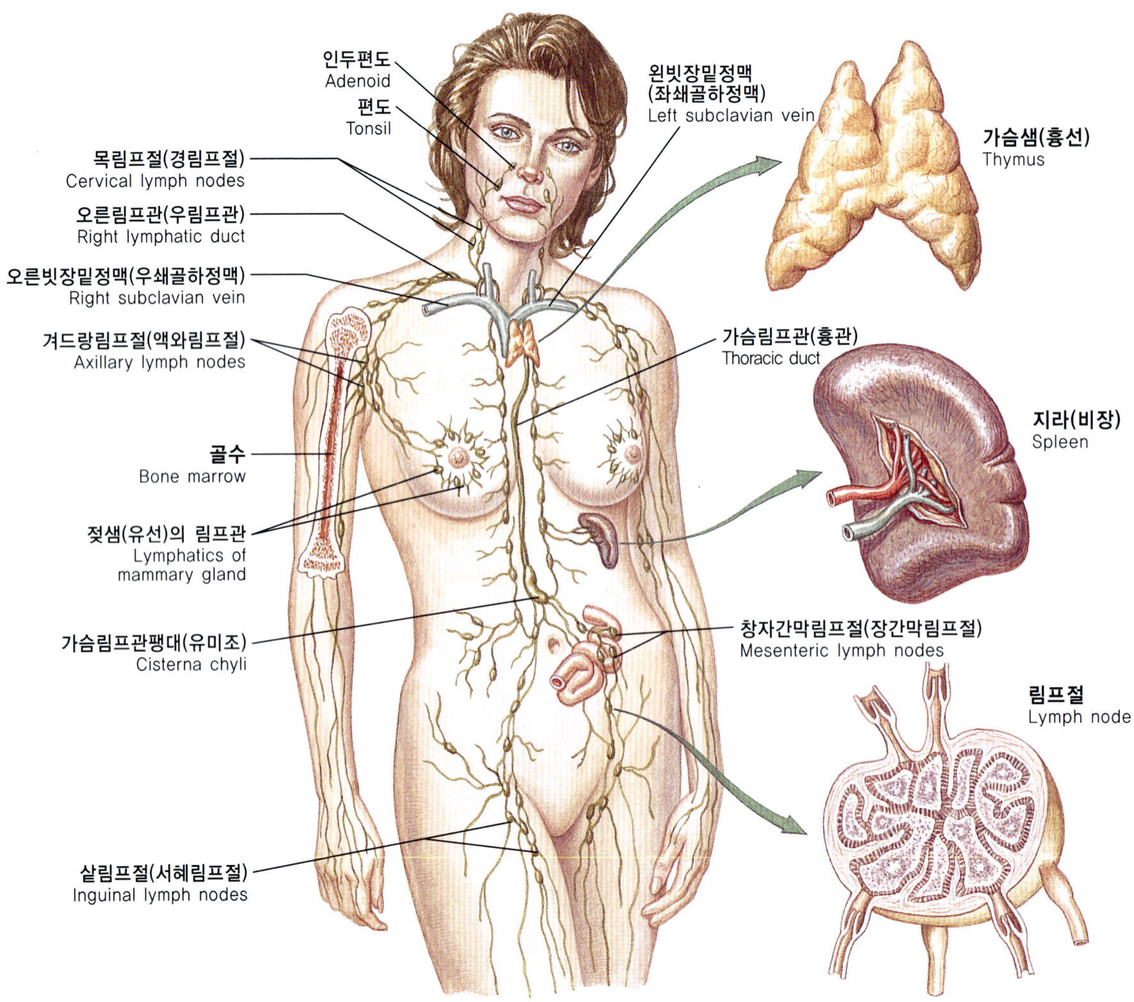

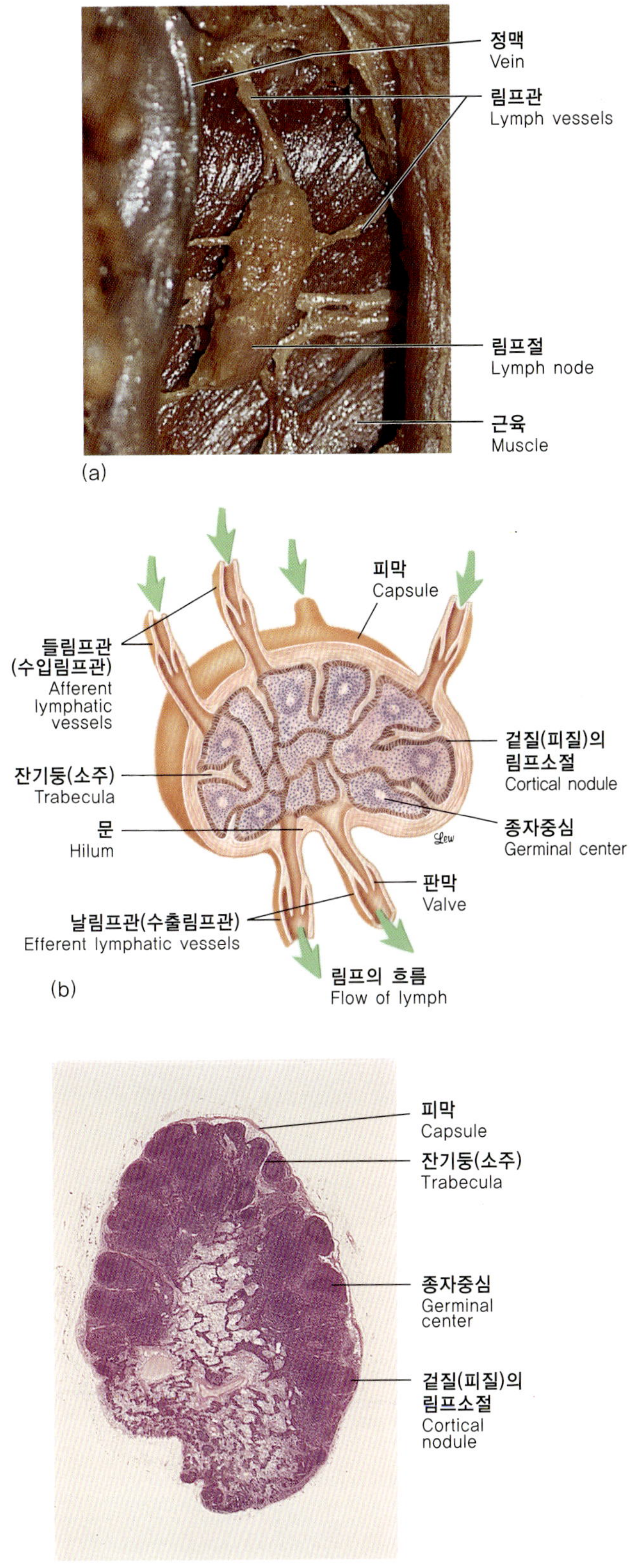

▶ 그림 9-44 **림프절의 구조.** (a) 혈관 근처에 위치한 림프절 사진. (b) 림프절과 이와 관련된 혈관의 절단면을 그린 모식도. (c) 림프절의 미세구조 사진.

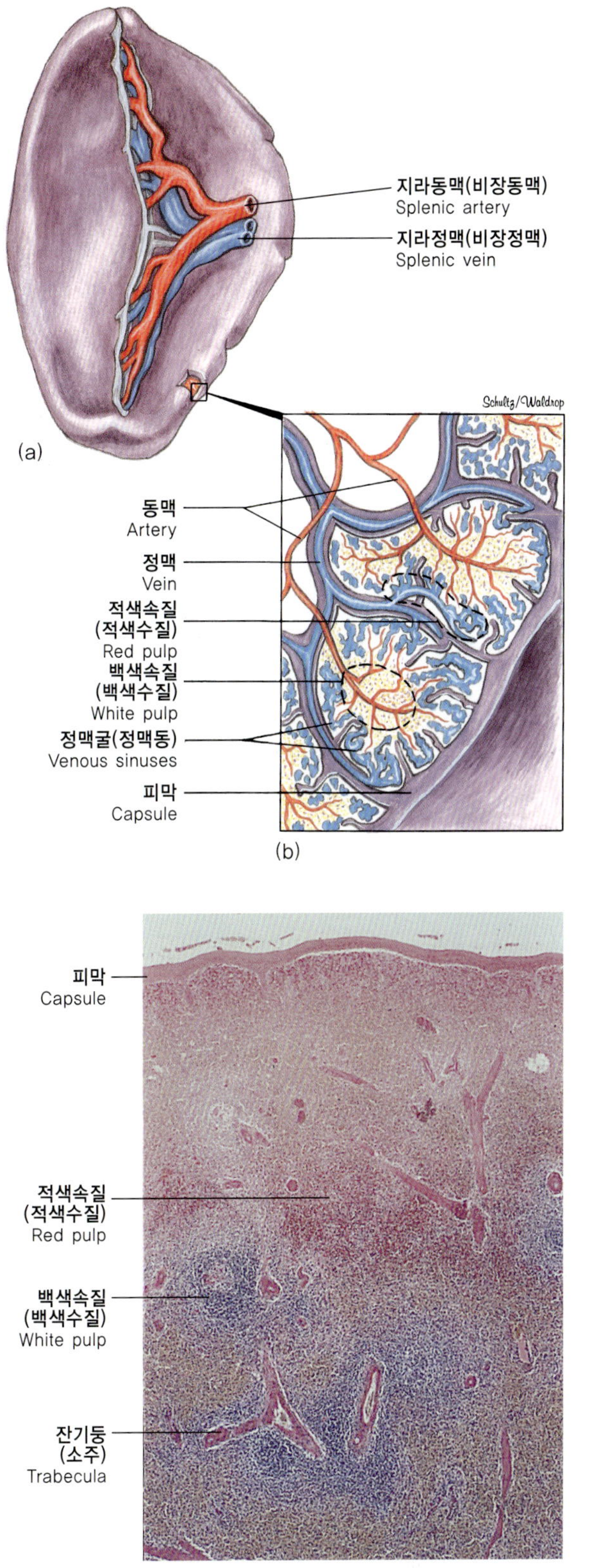

▶ 그림 9-45 **지라의 구조.** (a) 안쪽면의 모습. (b) 속질의 모식도. (c) 미세구조 사진(10×).

(가슴림프관, 흉관)와 **right lymphatic duct**(오른림프관, 우림프관)이다. 상대적으로 큰 가슴림프관은 다리, 배, 왼쪽 가슴부위, 왼쪽 팔 그리고 왼쪽 머리와 목으로부터 오는 림프가 배출된다. 이 림프관의 주요 줄기는 척주를 따라 올라와서 left subclavian vein(왼빗장밑정맥)으로 배출된다. 배부위(복부)에 있는 주머니와 같이 큰 가슴림프관을 **cisterna chyli**(가슴림프관팽대, 유미조)라 하는데, 이곳은 다리와 창자에서 오는 림프가 모인다. 가슴림프관 보다 작은 오른림프관은 오른쪽 팔, 오른쪽 가슴부위 그리고 오른쪽 머리와 목으로부터 오는 림프가 배출된다. 오른림프관은 internal jugular vein(속목정맥) 부근에 있는 오른빗장밑정맥으로 배출된다.

2) 림프절

림프는 림프관을 따라서 덩어리를 이루고 있는 수백 개의 **lymph nodes**(림프절)로 된 reticular tissue(그물조직, 세망조직)를 통하여 여과된다(그림 9-44). 그물조직은 분비액을 깨끗하게 해 주는 포식세포를 포함하고 있다. 림프절은 작은 완두콩 모양의 소체로서 섬유성 결합조직인 피막으로

▶ 그림 9-46 **가슴샘은 허파의 안쪽에 있는 세로칸에 위치한다.**

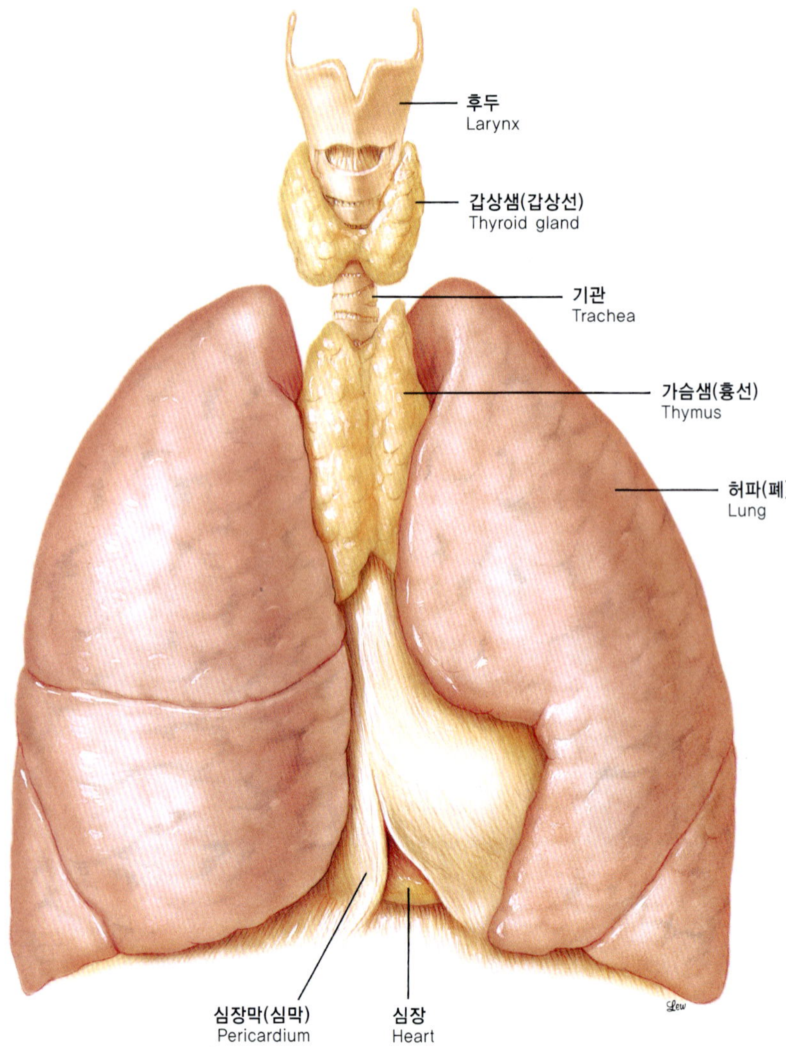

▶ 표 9-7 림프기관

기관	위치	기능
림프절	더 큰 림프관의 경로를 따라 덩어리나 연결고리를 형성	림프구 생성 장소 ; T 림프구와 B 림프구는 면역작용을 한다. 포식세포는 림프구로부터 이물질과 세포 조각을 여과한다.
편도	입안이나 인두의 결합부에서 고리를 형성	섭취 또는 흡입된 이물질의 침입에 대한 방어
지라	배안의 위 왼쪽부위, 가로막의 아래에서 위에 매달려 있음.	혈액 저장소로 작용 ; 포식세포는 이물질, 세포 조각, 손상된 적혈구를 혈액으로부터 여과한다 ; 림프구 생성
가슴샘	가슴세로칸(종격) 내, 복장뼈자루(흉골병) 뒤쪽	소아에서 면역의 중요한 장소 ; 림프구 생성 ; 미분화된 림프구를 T 림프구로 변화시킨다.

둘러싸여 있다. trabeculae(잔기둥, 소주)라 불리는 특수한 결합조직 띠가 림프절을 나눈다. **afferent lymphatic vessels**(들림프관, 수입림프관)는 림프를 림프절로 운반하고, 여기서 불규칙한 통로로 연결된 sinuses(림프굴)를 통하여 순환된다. 림프는 **efferent lymphatic vessels**(날림프관, 수출림프관)를 통하여 림프절을 떠나 hilum(문)－림프절의 오목한 부분에 있는 함몰된 곳－으로 나온다. 림프절 안에 있는 **lymphatic nodules**(림프소절)는 림프구가 생산되는 장소이며, 면역반응이 일어나는 중요한 곳이다.

림프절은 대개 신체의 특정 지역에서 cluster(덩어리)를 이루고 있다. 림프절이 주요 집단을 이루고 있는 부위는 다리의 **popliteal lymph node**(오금림프절, 슬와림프절)와 **inguinal node**(샅고랑림프절, 서혜림프절), 골반 부근의 **lumbar lymph node**(허리림프절, 요림프절), 팔의 **cubital lymph node**(팔오금림프절, 주림프절)와 **axillary lymph node**(겨드랑림프절, 액와림프절), 가슴의 **thoracic lymph node**(가슴우리림프절, 흉림프절), **cervical lymph node**(목림프절, 경림프절) 등이다. 작은창자의 점막밑조직에는 분산된 수많은 림프와 림프소절 그리고 **mesenteric patch**(창자간막판, 파이어판; Peyer' s patch)라고 하는 큰 림프조직 덩어리가 있다.

3) 그 밖의 림프기관

위에서 기술한 림프절 외에 tonsils(편도), spleen(지라), thymus(가슴샘) 등도 림프기관이다.

tonsils(편도)는 코안, 입안과 인두 사이에 있는 구멍 주변에서 림프조직의 방어고리를 형성한다.

spleen(지라, 비장)은 배안(복강)의 왼쪽에 위치하며, 위의 왼쪽에 매달려 있다(그림 9-45). 지라는 성인에게는 생명유지에 필요한 기관은 아니지만 림프구를 생성하고, 혈액을 여과하며 노쇠한 적혈구를 파괴하는 점에 있어서 다른 신체 기관들을 돕는다. 유아에서 지라는 적혈구를 생성하는 중요한 장소이며, 성인에서는 노쇠한 적혈구를 파괴하는 데 사용되는 red pulp(적색속질, 적색수질)와 림프구를 생성하는 종자중심인 white pulp(백색속질, 백색수질)를 포함하고 있다.

thymus(가슴샘, 흉선)는 manubrium of the sternum(복장뼈자루, 흉골병)의 깊은층인 앞가슴에 위치해 있다(그림 9-46). 사춘기 동안에 퇴행하기 때문에 성인보다 태아나 아이 때에 크기가 더 크다. 가슴샘은 면역계에서 중요한 역할을 한다. 표 9-7은 림프기관을 요약한 것이다.

제10장
호흡계통
Respiratory System

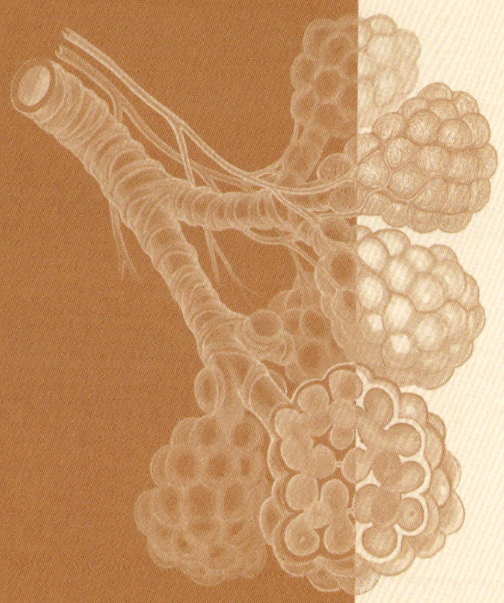

CHAPTER 10

학습목표

1. 호흡계통의 각 기관들을 구분하고, 그들의 위치를 설명할 수 있다.
2. 호흡계통의 기능을 나열할 수 있다.
3. 호흡기의 각 부분을 특징짓는 상피조직의 종류를 나열하고, 각각의 중요한 특성을 설명할 수 있다.
4. 인두의 세 부분을 설명하고, 각각의 구조를 확인할 수 있다.
5. 발성 및 호흡과 관련된 후두의 해부학적 특징을 설명할 수 있다.
6. 허파꽈리의 구조와 기능을 설명할 수 있다.
7. 가슴우리와 관련하여 허파의 표면해부를 설명할 수 있다.
8. 안정들숨 시와 강제들숨 시 관여하는 근육의 작용을 알아보고 기술할 수 있다.

1. 호흡계통의 개요

respiratory system(호흡계통)은 구조적으로 위쪽과 아래쪽으로 나누고, 기능적으로 conducting division(도관, 전도부)과 respiratory division(호흡부분)으로 나누며, 호흡계통의 주요 기능은 기체교환, 발성 그리고 abdominal cavity(배안, 복강)의 압력을 조절한다.

respiration(호흡)이란 용어는 기능에 따라 세 가지로 나눈다. 즉 (1) 환기, (2) 허파에서 공기와 혈액 사이 그리고 혈액과 조직 사이에서 일어나는 가스교환, (3) 에너지를 내는 세포호흡에서 조직의 산소 이용 등이다. 공기와 혈액 사이의 기체교환(산소와 이산화탄소)과 환기를 총괄하여 **external respiration**(외호흡)이라 하고, 혈액과 조직 사이의 가스교환을 총괄하여 **internal respiration**(내호흡)이라 한다.

이완된 상태에서 성인의 호흡은 1분에 12~20회, 신생아는 40~70회 정도이며, 이 시간 동안의 호흡량은 6L 정도이다. 이것은 24시간에 8,000L 이상에 달하는 양이다. 격렬한 운동을 할 때는 산소의 수요가 증가하고, 호흡속도도 15~20배 증가하며, 매분 약 100L의 공기를 호흡한다. 만약, 호흡을 멈추면 사람은 4~5분 뒤에 의식을 잃게 되며, 뇌의 손상은 7~8분 뒤에 나타나며, 10분 뒤에는 사망하게 된다. 그러므로 호흡계통의 구조와 기능에 관한 지식은 임상에서 매우 중요하다.

1) 호흡계통의 신체적 요건

호흡계통은 혈액과 접촉하여 가스를 운반하는 기능을 하는 각 기관과 구조들로 구성되어 있다. 호흡계통이 효과적인 기능을 하기 위해서는 신체적 요건이 맞아야 한다.

- 가스교환을 하기 위하여 점막의 표면상피는 들어온 공기가 충분히 따뜻해지고, 습하게 하거나 깨끗이 정화되도록 하기 위하여 신체 내부의 중심에 위치해야 한다.
- 허파꽈리막은 확산이 쉽게 일어나도록 하기 위하여 얇은 벽으로 이루어져야 하고, 선택적 투과성이 있어야 한다.
- 허파꽈리막은 산소와 이산화탄소의 확산을 촉진시키기 위하여 축축해야 한다.

- 호흡계통은 많은 모세혈관그물을 갖고 있어야 한다.
- 호흡계통은 지속적으로 공기를 보충하기 위하여 효과적인 환기장치가 있어야 한다.
- 호흡계통은 효과적인 감시와 자동제어장치를 통하여 자율적으로 기능해야 한다. 그러나 호흡률을 증가시키거나 감소시키기 위하여 필요할 때는 수의적으로 작용할 수 있어야 한다.

호흡계통은 이러한 요건에 적절히 충족되어야 많은 세포들이 생명을 유지하기 위하여 대사과정을 수행할 수 있다.

▶ 그림 10-1 호흡계통의 기본 구조

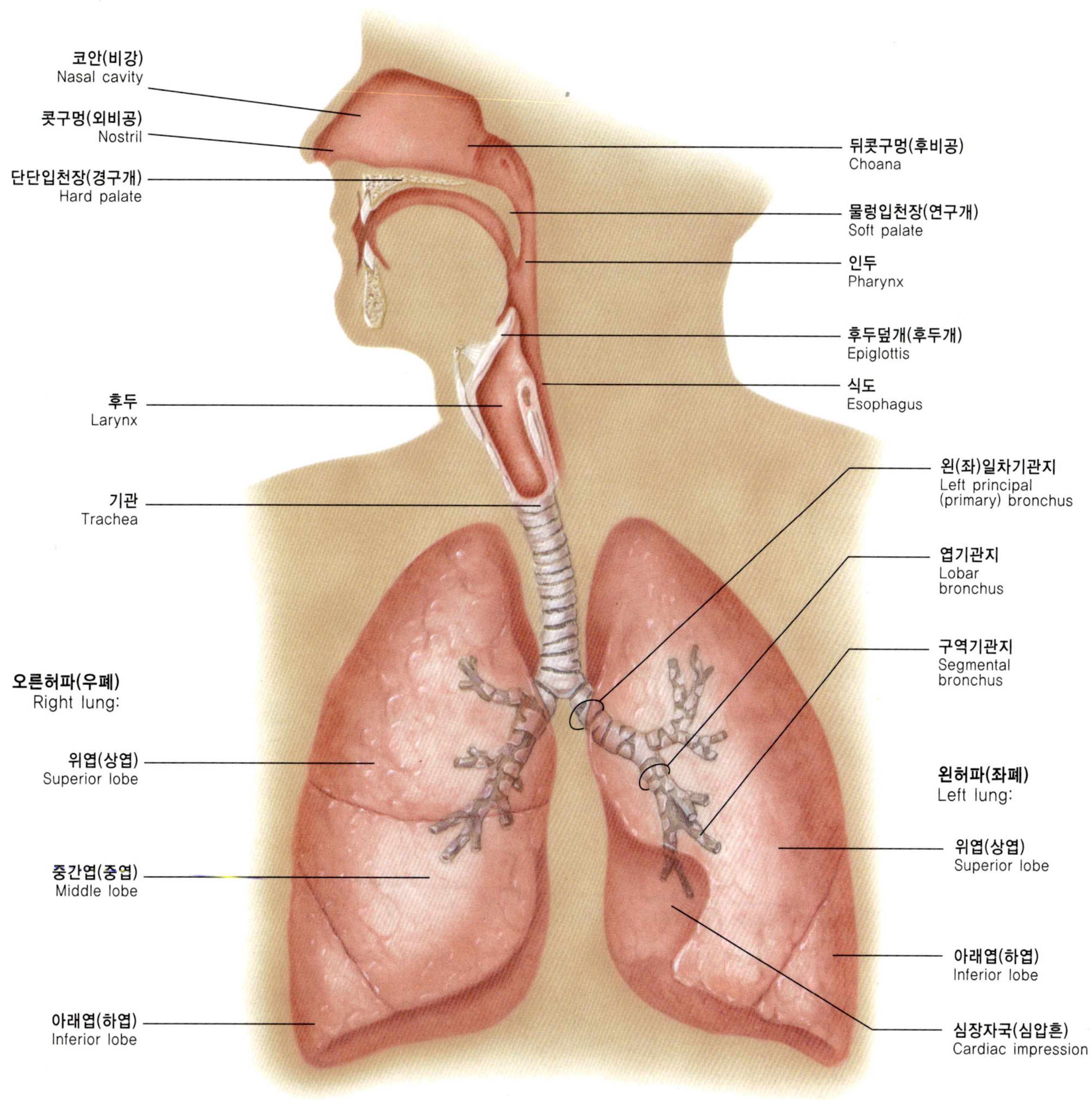

2) 호흡계통의 기능

호흡계통의 네 가지 기본적인 기능은 다음과 같다.

- 혈액 내에 산소를 공급하고 이산화탄소를 제거한다.
- 날숨 시 공기가 성대를 지나면서 소리를 내게 한다.
- abdominal compression(배압, 복압)을 조절하여 배뇨, 배변 그리고 분만 등을 도와준다.
- 호흡과 무관한 기침과 재채기는 방어적이고 반사적인 공기의 운동으로 깨끗한 공기통로를 유지해준다.

3) 호흡계통의 기본 구조

호흡계통의 주요 통로와 구조는 nasal cavity(코안, 비강), pharynx(인두), larynx(후두), trachea(기관), bronchi(기관지), bronchioles(세기관지), lungs(허파, 폐) 안에 있는 pulmonary alveoli(허파꽈리, 폐포)이다(그림 10-1).

upper respiratory system(상부 호흡계통)은 코와 인두로 구성되어 있고, **lower respiratory system**(하부 호흡계통)은 후두, 기관, 기관지, 허파꽈리 그리고 허파로 구성되어 있다. 일반적으로 호흡계통은 흔히 도관과 호흡부분으로 나뉘는데, conducting division(도관, 전도부)은 가스를 허파꽈리로 전달하는 모든 공간과 구조들로 구성되고, **respiratory division**(호흡부분)은 공기와 혈액 사이에서 가스교환이 일어나는 호흡계통의 기능단위인 허파꽈리(폐포)들로 구성된다.

2. 도관(전도부)

도관(전도부)은 따뜻하고 습한 공기를 입안(구강)과 코안(비강)을 지나 인두와 후두를 통하여 기관과 기관지로 전달하여 허파의 호흡부분까지 전달해 준다. 그 통로는 공기를 깨끗하게 하고 따뜻하게 하며, 습하게 해 주는 다양한 형태의 상피세포로 배열되어 있으며, 대부분의 도관은 근육이나 뼈 또는 연골의 뼈대에 의해 항상 열려 있다.

1) 코

nose(코)는 얼굴에서 돌출된 external nose(바깥코, 외비)와 공기통로가 되는 내부의 nasal cavity(코안, 비강)로 구성된다. 코의 외부는 피부에 의해 덮여 있고, 쌍을 이루는 nasal bone(코뼈, 비골)에 의해 지지되고, 유연한 연골이 distal portion(먼쪽부위)을 형성한다(그림 10-2). **septal cartilage**(코중격연골)는 **nasal septum**(코중격, 비중격)의 앞쪽부분을 형성하고, 쌍을 이루는 **lateral nasal cartilage**(가쪽코연골, 외측비연골)와 alar cartilage(콧방울연골, 비익연골)는 콧구멍 주위의 뼈대를 형성한다.

vomer(보습뼈, 서골)와 **ethmoid bone**(벌집뼈, 사골)의 perpendicular plate(수직판)는 코중격연골과 함께 코중격의 지지뼈대를 형성하면서, 코안을 양쪽 두 부분으로 나누는데, 이를 **nasal fossa**(코오목, 비와)라고 한다. **nasal vestibule**(코안뜰, 비전정)은 코오목의 앞쪽이 확장된 부분이다(그림 10-3). 각각의 코오목의 앞은 **nostrils**(콧구멍, 외비공)로 열리고, 뒤는 **choana**(뒤콧구멍, 후비공)를 통하여 nasopharynx(코인두, 비인두)와 교통하고 있다. 코안의 지붕은 앞쪽은 frontal bone(이마뼈, 전두골)과 쌍으로 된 코뼈로, 중앙쪽은 보습뼈의 cribriform plate(벌집체판, 사판)로, 뒤쪽으로는 sphenoid bone(나비뼈, 접형골)으로 이루어져 있다. palatine bone(입천장뼈, 구개골)과 maxillary bone(위턱뼈, 상악골)은 코안의 바닥을 이루고 있다. 코안

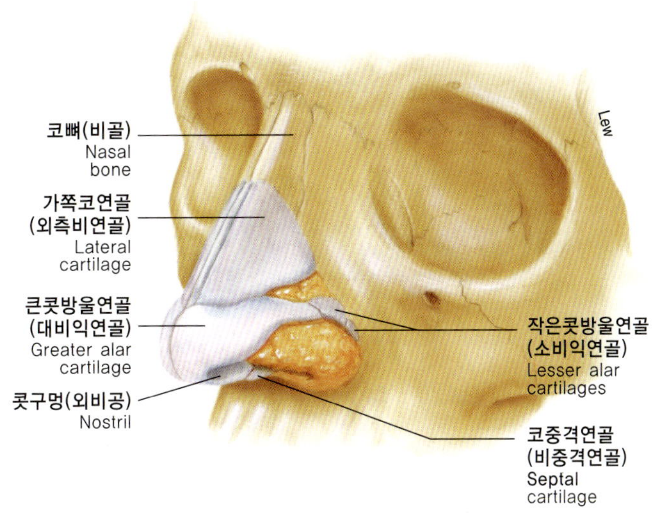

▶ 그림 10-2 코의 뼈대(골격)

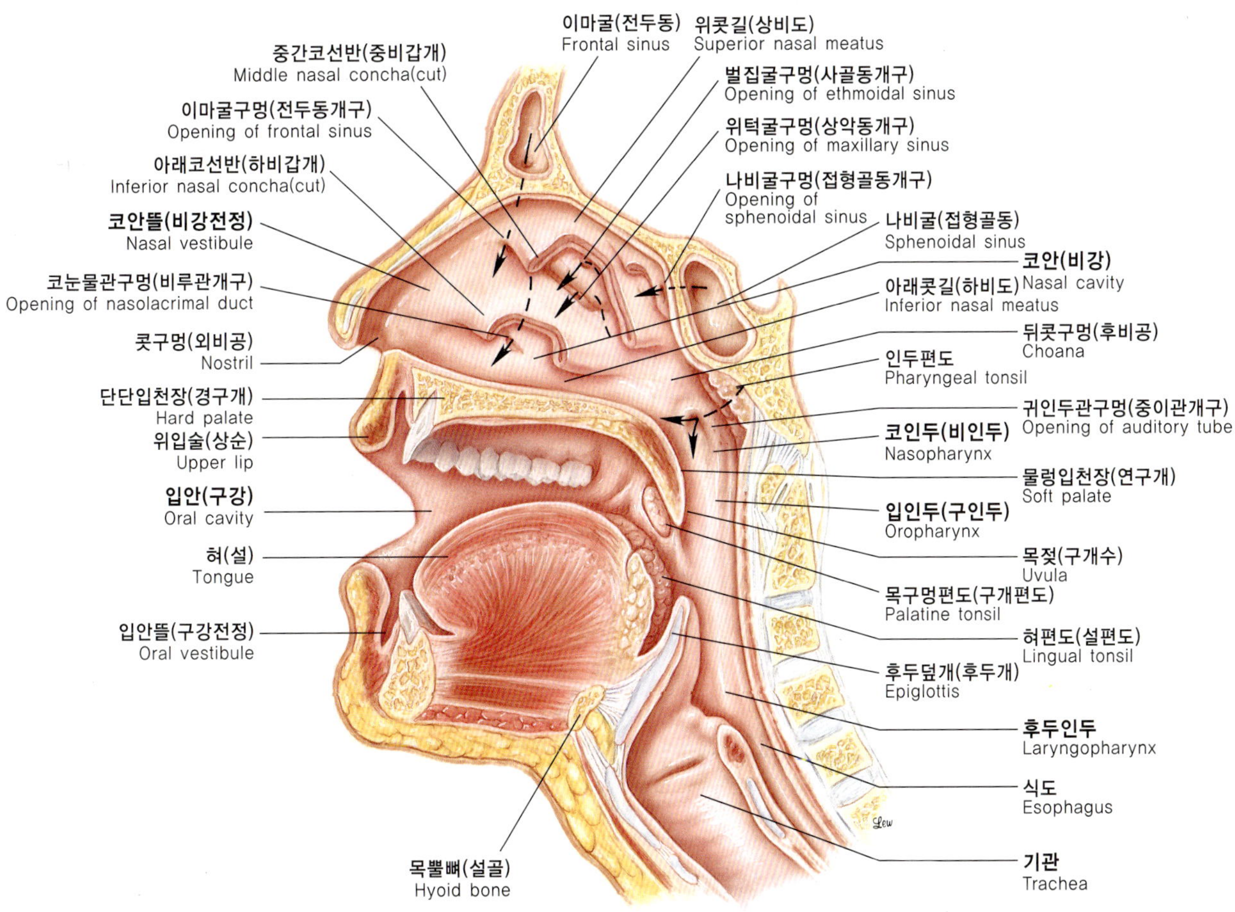

▶ 그림 10-3 **상부 호흡관의 구조를 나타내는 머리의 시상절단면.** 여러 개의 코곁굴의 구멍, 눈물이 배출되는 코눈물관의 구멍, 고실과 인두를 연결하는 귀인두관의 구멍 등이 코안으로 열려 있다(배출경로는 화살표로 표시하였다).

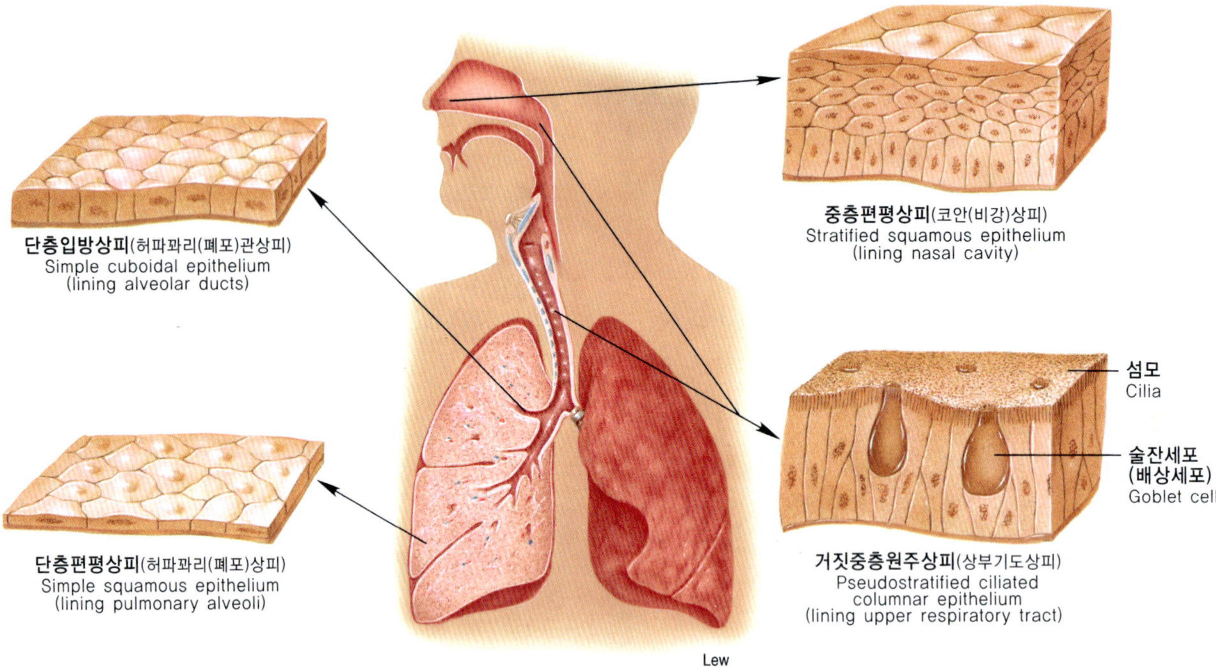

▶ 그림 10-4 **호흡계통의 여러 가지 형태의 상피조직**

의 바깥벽은 3개의 뼈 돌출부인 **superior, middle & inferior nasal concha**(위 · 중간 · 아래코선반, 상 · 중 · 하비갑개) 또는 **turbinate**(코선반, 비갑개)로 이루어져 있다. 코선반 사이의 공기통로는 **nasal meatus**(콧길, 비도)라고 한다. 코안뜰(비전정)은 stratified squamous epithelium(중층편평상피)으로 되어 있으며, 코선반은 pseudostratified ciliated columnar epithelium(거짓중층섬모원주상피)으로 되어 있다(그림 10-4, 5). 상피 내에는 점액을 분비하는 goblet cells(술잔세포, 배상세포)가 있고, 점막밑조직에는 다수의 큰 tubuloalveolar gland(대롱꽈리샘, 관상포상선)가 있는데, 이를 narsal gland(코샘, 비선)라고 하며 장액과 점액을 분비한다.

코안과 그 부속물의 세 가지 기능은 다음과 같다.

- 코선반을 덮고 있는 코의 상피는 흡입한 공기를 따뜻하고 습하게 하며, 깨끗하게 정화한다. 코는 상피가 표면을 넓게 덮고 있으며 상피 아래에는 nasal concha cavernous plexus(코선반해면얼기, 비갑개해면총)가 분포하고 있다. 상피는 공기를 따뜻하게 하는 데는 중요하나 코의 점막이 건조하여 갈라지면 코피가 나기 쉽게 한다. vibrissae(콧털, 감각모)는 종종 콧구멍으로부터 돌출되어 있는데, 흡입한 큰 분자들을 걸러 준다. 먼지, 꽃가루, 연기 등 미세한 입자들은 코안 안쪽에 있는 축축한 점막에 달라붙게 한다.
- 코안의 위쪽 중앙부분에 있는 후각상피는 후각과 관련된 부분이다.
- 코안은 공명을 일으키는 코곁굴이 열려 있는 공간이므로 목소리에 영향을 준다.

▶ 그림 10-5 **섬모를 보여주는 기관지벽의 주사전자현미경 사진.** 기관과 기관지의 세포 하나에 약 300개의 섬모가 있다. 섬모는 먼지를 함유한 점액을 후두로 이동시켜 뱉거나 삼킬 수 있다.

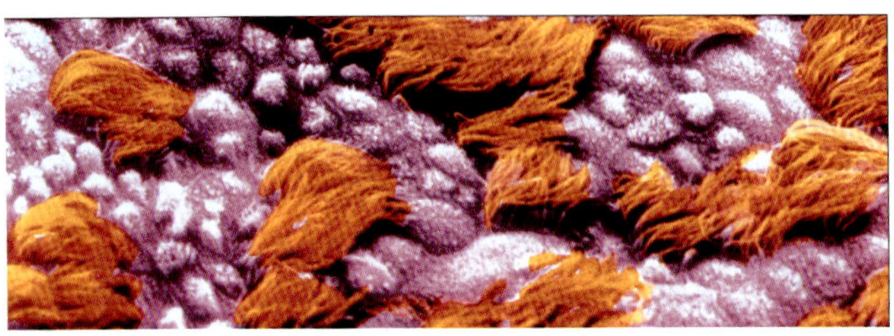

2) 코곁굴

머리뼈(두개골)에서 뼈에 공기가 있는 공간을 **paranasal sinuses**(코곁굴, 부비동)라 한다. 코곁굴은 이들이 위치한 뼈의 이름에 따라 **maxillary sinus**(위턱굴, 상악동), **frontal sinus**(이마굴, 전두동), **sphenoidal sinus**(나비굴, 접형골동), **ethmoidal sinus**(벌집굴, 사골동)가 있다(그림 10-6). 각각의 코곁굴은 코안으로 배출관을 통하여 서로 연결되어 있다. 코곁굴은 흡입한 공기를 따뜻하고 습하게 하거나 소리의 공명에 영향을 주지만, 가장 중요한 기능은 구조적인 힘을 제공하는 동안 머리뼈의 무게를 감소시킨다는 것이다. 이들은 임상적으로 코곁굴염 내지 empyema(고름집, 축농증)가 일어나는 곳으로, 이 중에서 위턱굴은 치아 등의 해부학적 관계가 밀접하여 임상에서 특히 중요하다.

3) 인 두

pharynx(인두)는 깔때기 모양의 기관으로 길이는 약 12~13cm이며, 코안과 입안을 호흡계통의 후두와 소화계통의 식도(여섯째목뼈 높이)와 연결시켜 준다. 인두의 지지벽은 뼈대근육으로 구성되어 있으며 그 속공간은 점막으로 덮여 있다. 인두에는 tonsil(편도)이라고 불리는 몇 쌍으로 된 림프기관들이 있다. 보통 목구멍으로 불리는 인두는 호흡기능과 소화기능을 모두 가지고 있으며, 또한 목소리를 내기 위한 공명을 일으키는 방으로서의 역할을 한다. 인두는 위치와 기능에 따라 세 부분으로 나뉜다.

- **nasopharynx**(코인두, 비인두)는 단지 공기의 통로로서 목구멍 속으로 음식물이 들어가는 지점의 위쪽인 코안의 뒤쪽과 물렁입천장의 위쪽에 직접 위치한다. 쌍으로 된 **귀인두관**은 코인

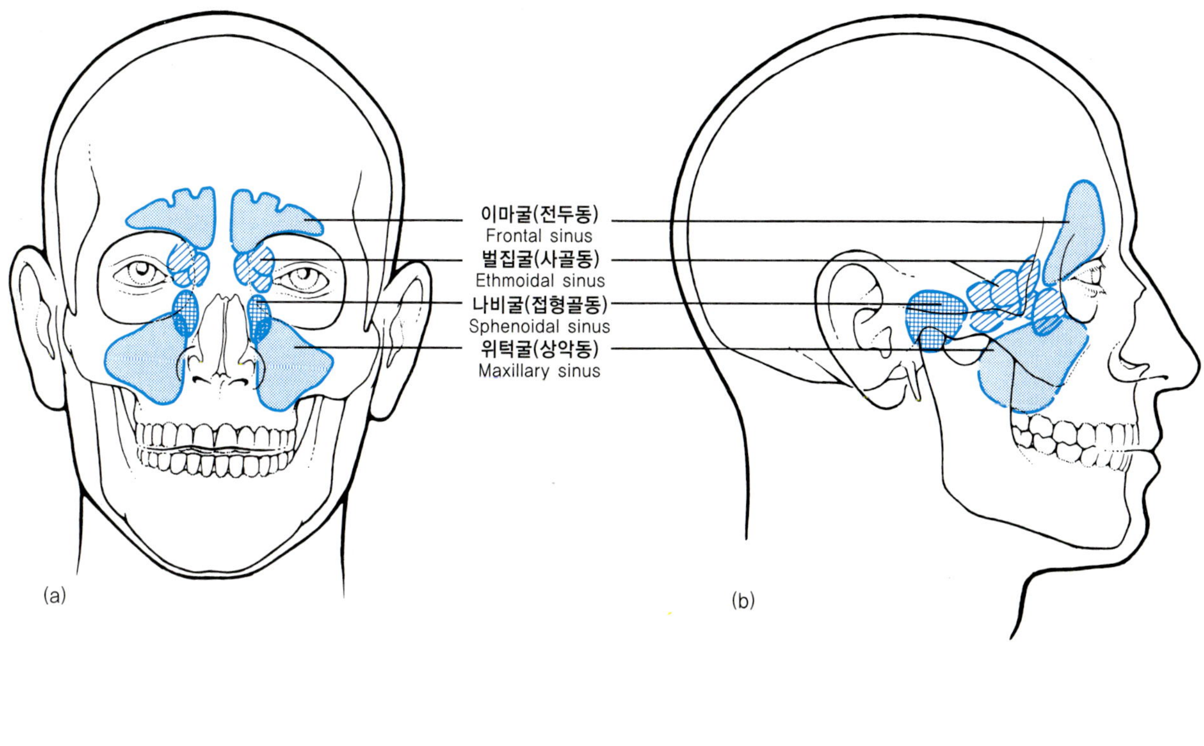

▶ 그림 10-6 **코곁굴(부비동)**

두를 고실과 연결해준다. **pharyngeal tonsils**(인두편도)는 코안의 뒤쪽 벽에 위치한다. 삼킴 작용을 하는 동안 물렁입천장(연구개)과 목젖(구개수)은 코안을 막아 음식이 들어가는 것을 방지하기 위해 위로 올려진다. 때로 사람은 갑자기 액체를 삼키던 중에 공기를 내뱉을 수 있다. 만약 목젖이 효과적으로 코인두를 막기 전에 이런 일이 일어나면 액체는 코안을 통하여 배출된다.

- **oropharynx**(입인두, 구강인두)는 물렁입천장과 hyoid bone(목뿔뼈, 설골) 사이에 있는 인두의 중간부분이며, 이곳을 통하여 삼켜진 음식물이나 흡입한 공기가 지나간다. 혀의 바닥부위는 입인두의 앞쪽 벽을 형성하며, 쌍으로 된 **palatine tonsils**(목구멍편도, 구개편도)는 바깥벽의 뒤쪽에 위치하고, **lingual tonsils**(혀편도, 설편도)는 혀의 바닥부에서 발견된다.
- **laryngopharynx**(후두인두)는 인두의 가장 아랫부분으로 아래쪽으로는 목뿔뼈(설골) 높이에서부터 후두까지 뻗어 있으며, 식도와 후두 속으로 열려 있다. 호흡계통과 소화계통이 구별되는 곳은 아랫부분의 후두인두이다. 삼켜진 음식물은 식도로 직접 들어가고, 반면에 흡입한 공기는 앞쪽에 있는 후두 속으로 직접 들어간다.

4) 후 두

larynx(후두)는 laryngopharynx(후두인두)를 trachea(기관)와 연결하는 도관(전도부)의 연속이다. 위치는 넷째~여섯째 cervical vertebrae(목뼈, 경추) 사이의 높이에 걸쳐서 목의 앞쪽 중앙선에 위치한다. 후두의 기능은 음식물을 삼키는 동안 기관이나 허파로 음식물이 들어가지 못하도록 막거나 소리를 내는 기능을 한다.

후두는 삼각형 상자 모양으로(그림 10-7) 모두 9개의 연골로 구성되어 있다. 그 중 3개는 낱개로 이루어져 있고, 나머지 3개는 쌍으로 존재한다. 낱개로 이루어진 연골로는 **thyroid cartilage**(방패

▶ 그림 10-7 **후두의 구조.** (a) 앞면. (b) 뒷면. (c) 시상절단면.

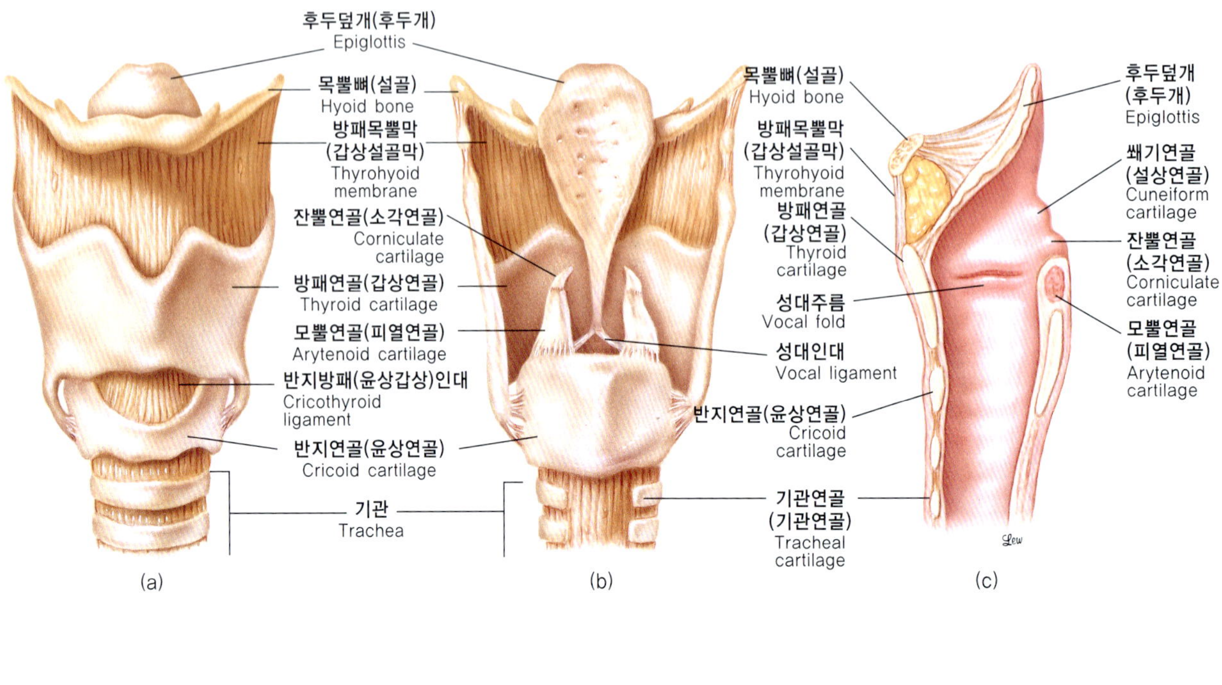

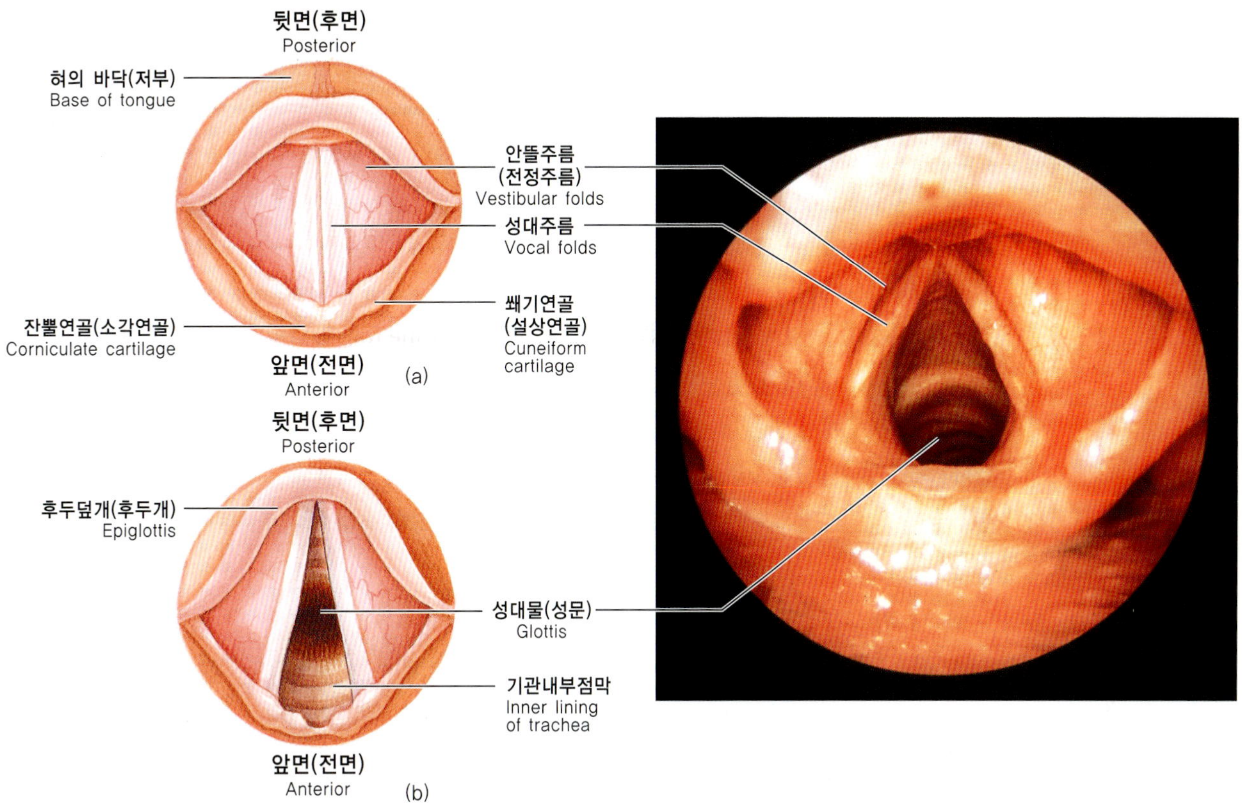

▶ **그림 10-8 위에서 본 성대(성대주름).** (a) 성대문이 닫혔을 때. (b) 성대문이 열렸을 때. (c) 후두경으로 관찰한 성대문, 안뜰주름, 성대주름의 사진.

연골, 갑상연골), **cricoid cartilage**(반지연골, 윤상연골), **epiglottic cartilage**(후두덮개연골, 후두개연골)가 있는데 방패연골은 후두연골 중 가장 큰 연골로, 특히 목의 중앙부위에 튀어나온 후두융기를 Adam' s apple(아담의 사과)이라고 부른다. 남성이 여성보다 더 크고 돌출되어 있는 것은 사춘기에 남성호르몬이 후두의 성장을 촉진시키기 때문이다.

방패연골 바로 아래에는 반지 모양의 반지연골이 자리하고 있는데 아래쪽 기관과 연결되어 있다. **후두덮개연골**은 후두연골과 함께 음식물을 삼킬 때 **glottis**(성대문)나 후두의 입구를 닫는 역할을 하는 것으로, 음식물을 잘못 삼켜 질식이 발생하였을 때 응급처치로 이 부위를 뚫어 주는 abdominal thrust maneuver(하임리히요법)를 시행하게 된다.

한편, 쌍으로 이루어진 연골로는 **arytenoid cartilage**(모뿔연골, 피열연골), **corniculate cartilage**(잔뿔연골, 소각연골), **cuneiform cartilage**(쐐기연골, 설상연골)가 있는데, 후두의 뒤벽과 가쪽벽을 구성하고 있다. 이 중에서 특히 모뿔연골은 성대가 부착하는 주요 구조물이다(그림 10-8).

2개의 쌍을 이루는 강한 결합조직으로 된 띠는 앞쪽으로는 방패연골에서 이는곳을 형성하여 뒤쪽의 모뿔연골까지 후두의 위쪽 구멍을 가로질러 뻗어 있다. 이것들을 **vocal folds**(성대주름, 진성대)와 **vestibular folds**(안뜰주름, 전정주름)라 한다. 안뜰주름은 성대주름을 지지하며 그 상피층에서 점액을 만드는데, 그것은 안뜰주름이 건조해지지 않게 유지해 준다. 안뜰주름은 발성과는 관계가 없으며, 성대주름은 진동하여 소리를 내게 한다. 성대주름은 stratified squamous epithelium(중층편평상피)으로 배열되어 있으나, 후두의 나머지 부분은 pseudostratified ciliated columnar epithelium(거짓중층섬모원주상피)으로 배열되어 있다. 이것은 소리를 내는 데 있어 성대주름의 엄청난 진동작용을 하기 위한 중요한 해부학적 조절장치이다.

laryngeal muscle(후두근육)은 삼키기와 말을 할 때 성대문을 닫는 데 있어서 매우 중요하다. 두 종류의 후두근육이 있는데, 하나는 extrinsic muscle(외재근)로 삼키기 중에 후두를 들어 올리는 기능을 하며, 또 하나는 intrinsic muscle(내재근)로 수축할 때 성대의 길이, 위치 그리고 긴장을 변화시켜 공기가 변화된 성대를 통과할 때 다양한 음조가 만들어진다. 만약 성대가 팽팽해지면 진동은 더 빠르고 높은 음조를 일으키며, 성대가 덜 긴장되면 낮은 음조를 만들어 낸다. 성인 남성(2cm)은 여성(1.5cm)보다 일반적으로 두껍고 긴 성대를 가지고 있어서 남성의 성대는 더 느리게 진동하므로 낮은 음조를 만들어 낸다. 소리의 크기는 성대를 통과하는 공기의 힘과 진동량에 의해 결정되며, 속삭일 때는 성대가 진동하지 않는다.

소리는 후두에서 만들어지지만 다른 구조물들은 소리를 인식할 수 있는 언어로 바꾸는 역할을 한다. 예를 들어, 모음소리는 인두벽의 수축에 의해 만들어지며, 인두, 코곁굴, 입안 그리고 코안은 공명을 일으키는 방으로서 작용한다. 말을 할 때 발음은 혀와 입술의 움직임을 통하여 이루어진다.

5) 기 관

trachea(기관)는 tubular organ(관상기관)으로서 길이는 약 10~12cm이며, 지름은 2.5cm로 후두

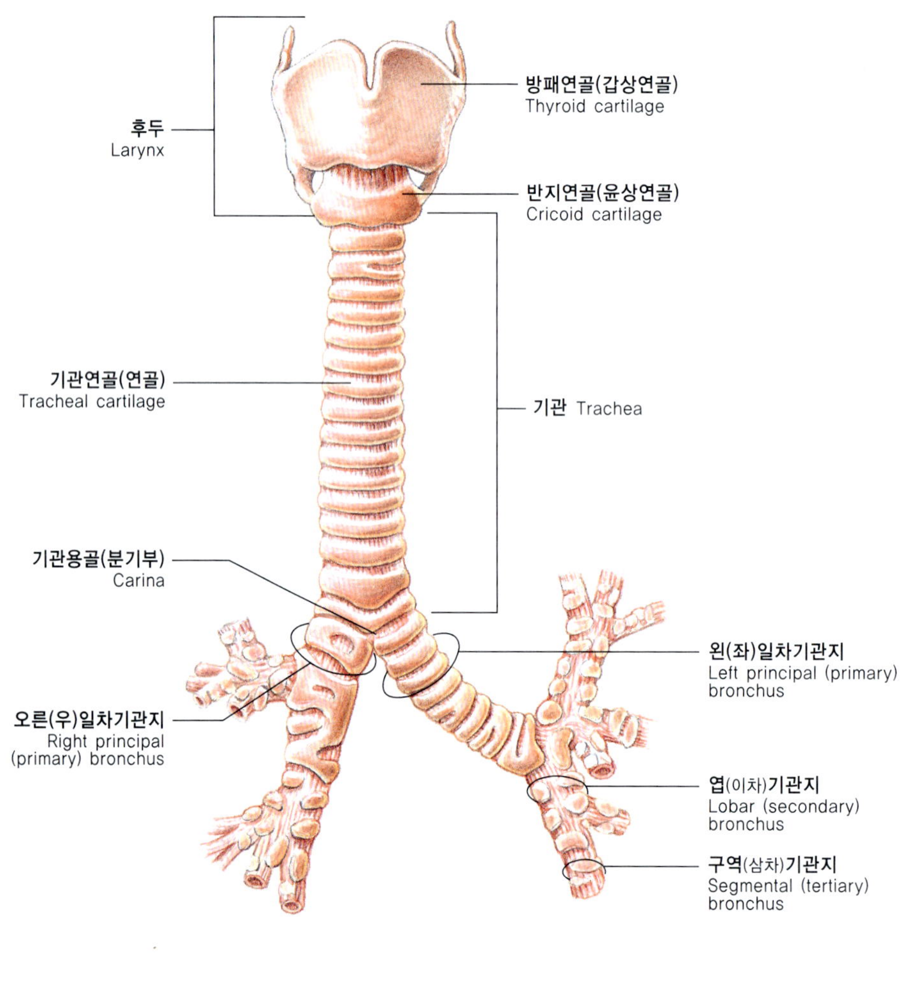

▶ 그림 10-9 후두, 기관, 기관지의 앞면

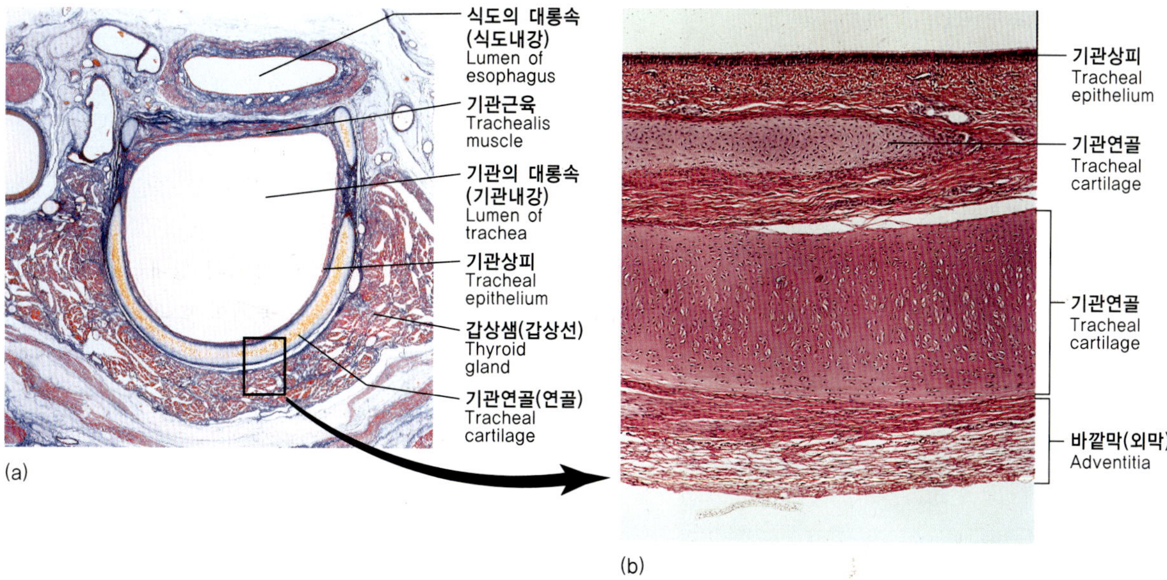

▶ 그림 10-10 **기관의 조직학적 구조.** (a) 기관과 식도의 관계를 보여 주는 단면(3×). (b) 기관연골(63×).

를 일차기관지와 연결하고 있다(그림 10-9). 기관은 가슴 안쪽으로 뻗어 있으며 식도 앞쪽에 위치한다. 16~20개의 C자 모양의 유리물렁뼈가 기관의 지지벽을 형성하며(그림 10-10), 공기통로를 항상 열려 있게 해 준다. 이들 연골의 열린 뒷부분은 식도와 닿아 있으며, 음식을 삼키는 동안 식도가 기관쪽으로 약간 확장하게 해 준다. 기관의 점막층은 점액을 분비하는 수많은 **술잔세포**를 포함한 pseudostratified ciliated columnar epithelium(거짓중층섬모원주상피)으로 구성되어 있어 코안과 후두에 있는 점막처럼 먼지 등의 분자에 대한 보호기능을 한다. 기관은 허파의 중심에서 오른쪽과 왼쪽으로 일차기관지를 분지하면서 갈라진다(다섯째등뼈 높이). 이 연접부위는 keel(용골) 같은 연골판인 **carina**(기관용골, 기관분기부)에 의해 강화된다.

6) 기관지

bronchial tree(기관지나무, 기관지목)는 허파 속으로 분지되면서 점점 좁은 tube(관)로 가지를 내는 일련의 호흡기의 관으로 구성되었다(그림 10-11). 기관지나무는 manubrium(복장뼈자루, 흉골병) 뒤에서 sternal angle(복장뼈각, 흉골각)의 높이에서 **left & right principal bronchi**(왼 · 오른 일차기관지)로 나뉜다. 각각의 일차기관지는 허파 속으로 분지되어 들어갈 때 대롱(내강)이 항상 열려 있게 하기 위하여 유리물렁뼈가 고리 모양으로 벽을 둘러싸고 있다. 오른일차기관지는 왼일차기관지보다 짧고 굵으며 더욱 수직으로 분지하기 때문에 외부물질이 쉽게 들어와 감염되기 쉬운 부위이다.

일차기관지는 허파 속 깊숙이 들어가서 오른일차기관지는 세 갈래로, 왼일차기관지는 두 갈래로 분지되는 **엽(이차)기관지**가 되며, 다시 더 깊숙이 들어가 오른쪽, 왼쪽 모두 10개의 **구역(삼차)기관지**를 형성하며 분지된다. 기관지는 구역기관지에서 거듭해서 다시 갈라져 **bronchiole**(세기관지)이라고 불리는 더 작은 관으로 계속 분지하여, 나중에는 **terminal bronchiole**(종말세기관지)을 형성

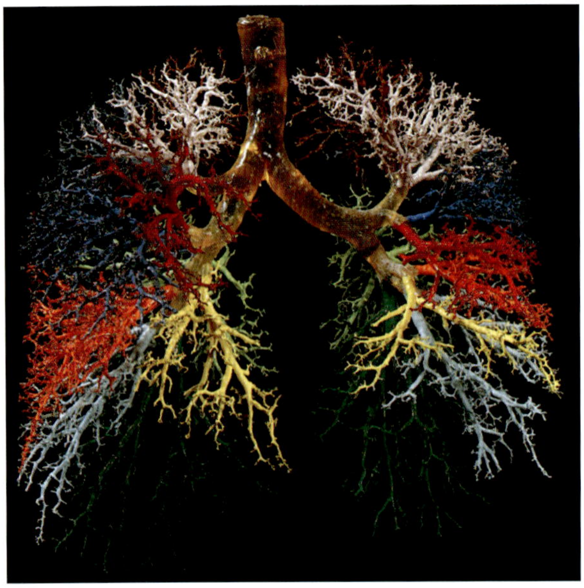

▶ 그림 10-11 기관에서 종말세기관지까지의 기도에 플라스틱을 주입하여 만들어진 주형 사진

하며 다시 여러 개의 **respiratory bronchiole**(호흡세기관지)이 된다. 세기관지의 대롱을 둘러싸고 있는 두꺼운 민무늬근육은 이들 공기통로를 수축 또는 확장시킨다. 세기관지는 도관에서 공기흐름에 대한 가장 큰 저항을 일으키는데, 이는 순환계통에서 세동맥의 기능과 같다. 세기관지에는 기관지상피인 거짓중층섬모원주상피보다는 단층입방상피로 배열되어 있다. 수많은 terminal bronchioles(종말세기관지)는 **alveolar ducts**(허파꽈리관, 폐포관)로 들어가는 respiratory bronchioles(호흡세기관지)와 연결시켜 주고, 그 후 **alveolar sacs**(허파꽈리주머니, 폐포낭)로 들어간다. 호흡계통의 도관은 종말세기관지에서 끝나고, 호흡부분은 호흡세기관지에서 시작한다.

3. 허파꽈리, 허파 및 가슴막

허파꽈리(폐포)는 허파의 기능적 단위로서, 이곳에서 기체교환이 일어난다. 오른허파와 왼허파는 각각 pleural membrane(가슴막, 흉막)으로 둘러싸여 있다.

1) 허파꽈리

허파꽈리관은 관을 따라 주머니 모양의 **pulmonary alveoli**(허파꽈리, 폐포)에 열려 있다. 허파꽈리주머니는 허파꽈리의 집단이다(그림 10-12). 허파꽈리관, 허파꽈리 그리고 허파꽈리주머니는 허파의 respiratory portion(호흡부분)을 구성한다. 가스교환은 작은 허파꽈리벽을 통하여 일어나는데, 이 작은 주머니(지름 0.25~0.50mm)는 호흡계통의 기능적 단위들이다. 수많은 허파꽈리(허파당 약 3억 5천만 개)는 가스확산을 위하여 매우 큰 표면적(60~80m^2)을 제공한다. 확산속도는 각 허파꽈리벽이 단지 1개의 세포층 두께라는 사실 때문에 더욱 증가된다. 그래서 전체의 air-blood barrier(공기-혈액 장벽)는 단지 바닥막을 가진 1개의 허파꽈리와 1개의 모세혈관을 가로질러 있는데 그 두께는 약 2mm이다. type II alveolar cells(제2형 허파꽈리세포)가 type I alveolar cells(제1형 허파꽈리세포)보다 더 두껍기 때문에 이것이 평균두께이다(그림 10-13). 제1형 허파꽈리세포는 확산을 하게 하며, 제2형 허파꽈리세포(또는 septal cells)는 허파꽈리가 붕괴되는 것을 막아 주는 surfactant(표면활성제, 계면활성제)라고 불리는 물질을 분비한다. 또한 dust cell(먼지세포, 진애세포)은 허파꽈리의 큰포식세포(대식세포)로 허파꽈리에 들어온 먼지나 이물질에 대한 포식작용을 한다.

허파꽈리는 다면체 형태이며 허파꽈리관 끝에서 허파꽈리주머니 안에 벌집처럼 집단을 이루고 있다(그림 10-14). 비록 각각의 허파꽈리관과 그 종말 허파꽈리 사이의 거리가 약 0.5mm 밖에 안 될지라도 이들 단위는 허파의 대부분을 구성한다.

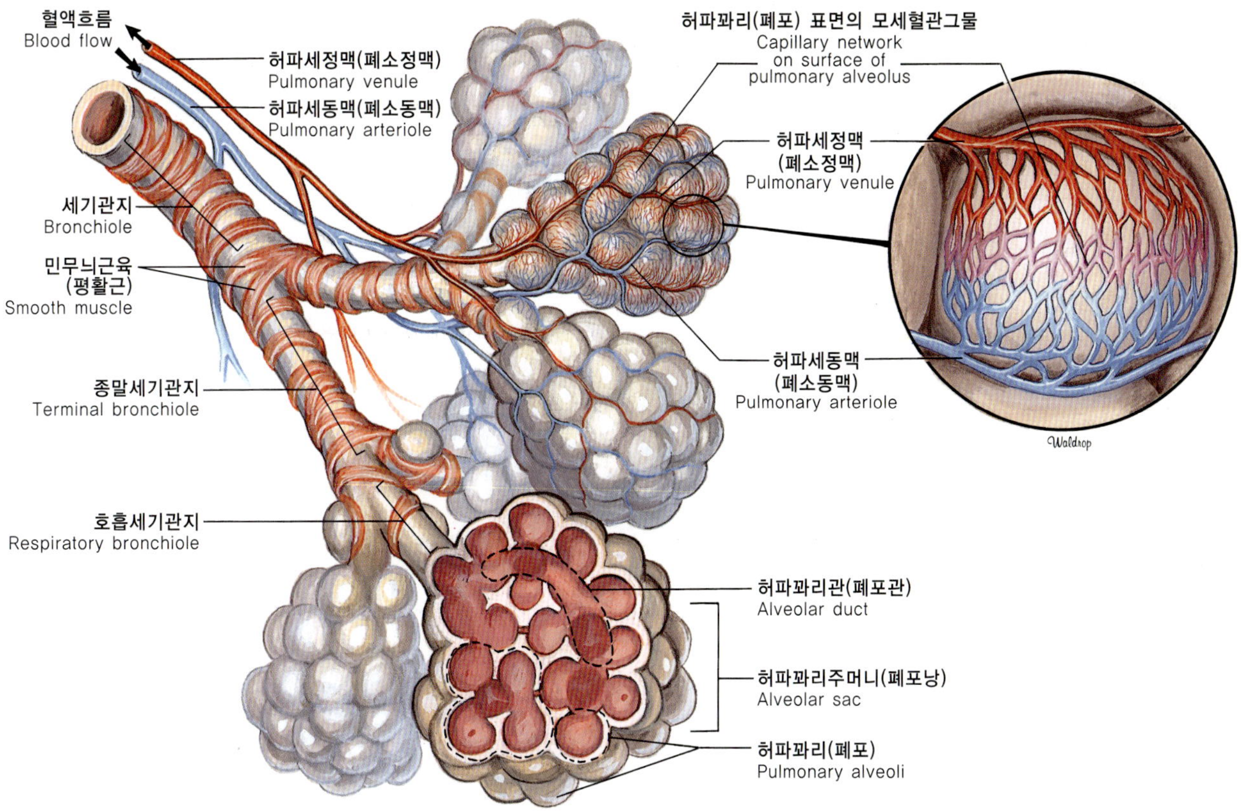

▶ 그림 10-12 **호흡계통의 호흡부위.** 호흡관의 끝에 허파꽈리가 있고, 각각의 허파꽈리는 허파모세혈관에 의해 둘러싸여 있다.

2) 허 파

lung(허파, 폐)은 큰 반원추 스폰지 형태의 가슴안 안쪽에 쌍을 이루고 있는 기관이다(그림 10-15). 허파는 오른쪽이 왼쪽보다 커서 오른허파는 용적이 1.2L, 왼허파는 1L 정도이다. 그 속에는 공기가 차 있어 비중이 작으며, 대략 오른허파가 600g, 왼허파가 500g이다. 각각의 허파는 가로막에서 clavicle(빗장뼈, 쇄골) 바로 위 지점까지 뻗어 있으며, 표면은 ribs(갈비뼈, 늑골)에 의해 앞뒤로 경계를 이룬다. 허파는 심장과 허파 사이의 공간인 **mediastinum**(가슴세로칸, 종격)의 다른 구조에 의해 서로 분리된다. 기관지나무와 허파꽈리를 포함한 일차기관지 이상의 호흡계통 구조는 허파 속에 있다.

각각의 허파는 가슴안의 윤곽과 맞는 4개의 surfaces(표면)를 가지고 있다. 허파의 **mediastinal surface**(가슴세로칸면)는 약간 오목하며 허파동맥, 기관지 동·정맥, 림프관, 신경 및 기

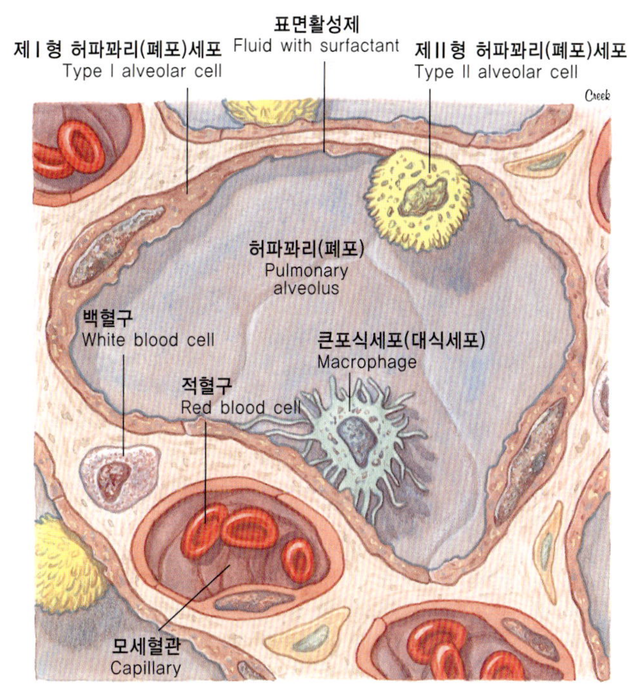

▶ 그림 10-13 허파꽈리와 허파모세혈관 사이의 관계

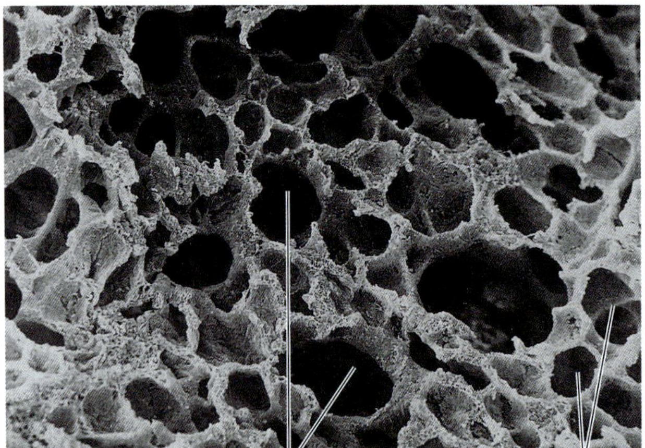

▶ 그림 10-14 허파꽈리주머니와 허파꽈리를 보여주는 허파조직의 주사전자현미경 사진

관지가 통과하는 세로로 갈라진 틈인 **hilum**(허파문, 폐문)이 있다. **base of lung**(허파바닥, 폐저)이라 하는 허파의 아래쪽 표면은 오목하며 가로막의 볼록한 위쪽 부분과 닿아 있다. **apex**(허파꼭대기, 폐첨)라고 불리는 위쪽면은 빗장뼈 위로 뻗어 있다. 마지막으로 갈비뼈를 덮고 있는 막과 접촉해 있는 넓고 둥근 표면은 **costal surface of lung**(허파의 갈비면, 허파의 늑골면)이라 한다.

왼허파(좌폐)는 오른허파(우폐)보다 좀 더 작고 심장을 수용하기 위하여 중앙면에 **cardiac impression**(심장자국, 심압흔)을 가지고 있다. 왼허파는 1개의 갈라진 틈에 의하여 **superior lobe**(위엽, 상엽)와 **inferior lobe**(아래엽, 하엽)로 나뉜다. 오른허파는 2개의 갈라진 틈에 의하여 **superior, middle & inferior lobes**(위 · 중간 · 아래엽, 상 · 중 · 하엽)로 나뉘고(그림 10-16), 허파의 각 엽은 많은 작은 소엽들로 나뉘며 이들은 허파꽈리를 포함하고 있다. 허파의 소엽은 특수한 **bronchial**

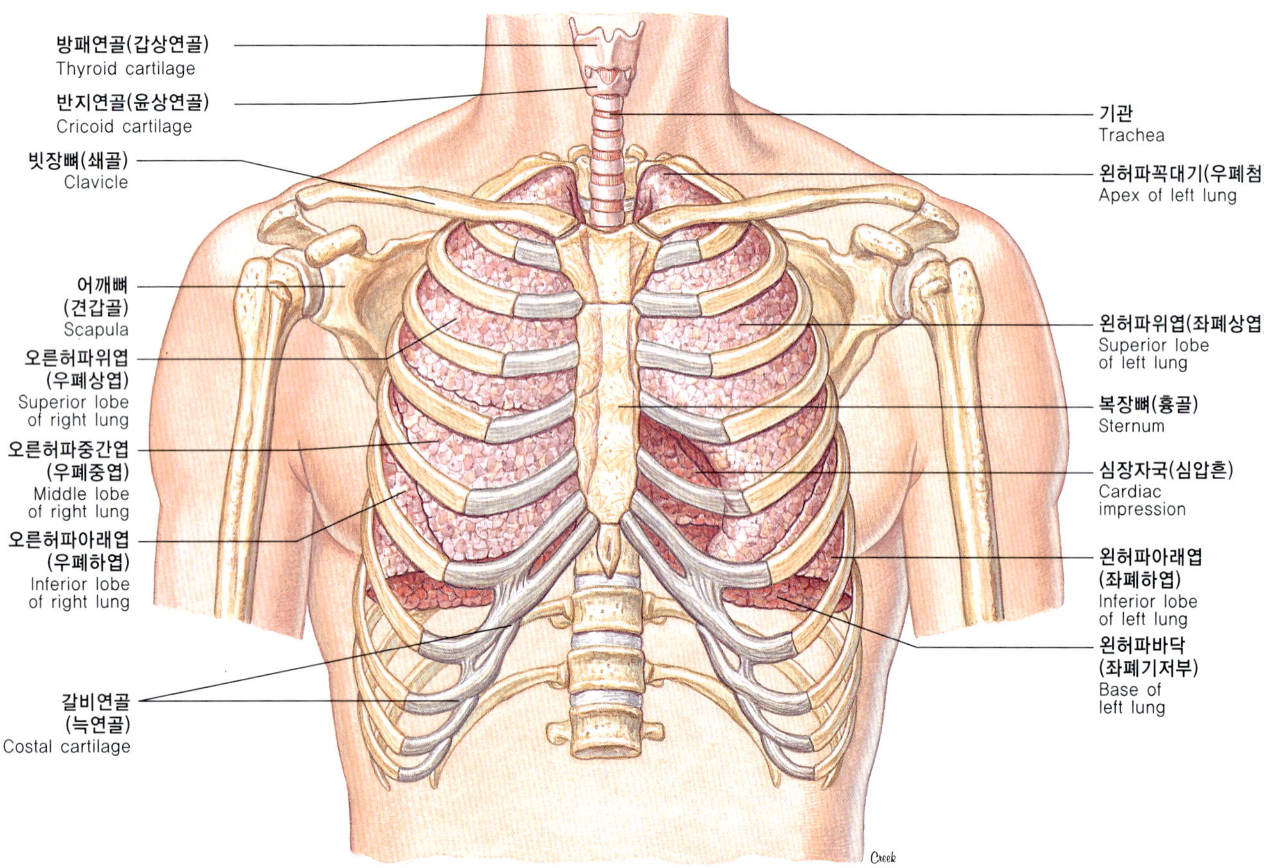

▶ 그림 10-15 가슴안(흉강)의 허파 위치

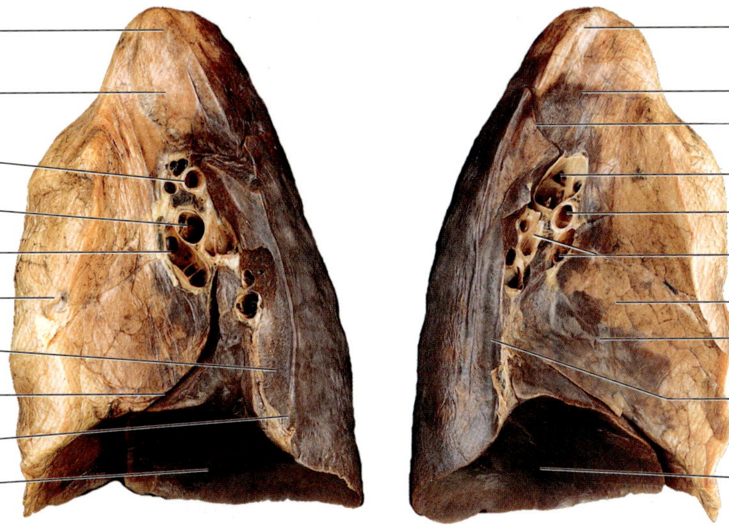

▶ **그림 10-16 시체의 허파.** (a) 오른허파의 안쪽면. (b) 왼허파의 안쪽면.

segment(기관지구역, bronchopulmonary segment; 기관지허파구역)로 이루어져 있다. 각각의 기관지구역은 자체의 혈관공급을 받으며, 질병에 걸리면 외과적으로 분리할 수 있다. 오른허파는 10개의 기관지구역이 있고, 왼허파는 8~10개의 기관지구역이 있다(그림 10-17).

3) 가슴막

pleura(가슴막, 흉막)는 허파와 가슴안을 덮고 있는 장막이다(그림 10-18, 19). **visceral pleura**(허파쪽가슴막, 장측흉막)는 허파의 바깥쪽 표면에 붙어 있고 엽 사이의 각각 갈라진 틈 사이까지 부착되어 있다. **parietal pleura**(벽쪽가슴막, 벽측흉막)는 가슴안의 안쪽 벽과 가로막의 가슴안쪽면을 덮고 있으며 벽쪽가슴막과 허파 사이의 연속은 mediastinum(가슴세로칸, 종격)이 경계를 형성한다. 허파쪽가슴막과 벽쪽가슴막사이의 틈을 **pleural cavity**(가슴막안, 흉막강)라 하며 가슴막안에는 호흡시 가슴막이 쉽게 빨리 미끄러지도록 윤활액이 들어 있다. 각 roots of lung(허파뿌리, 폐근) 주위에는 벽쪽가슴막이 허파쪽가슴막으로 바뀌는 부위가 아래로 늘어져서 형성된 pulmonary ligament(허파인대, 폐인대)가 있어 허파를 지지하는 역할을 한다.

허파쪽가슴막과 벽쪽가슴막의 축축한 장막은 정상적으로는 2개의 젖은 유리 사이에 있는 액체와 같다. 2개의 축축한 막 사이에 있는 가슴막안은 장막에 의해 분비되는 얇은 액체가 들어 있다.

가슴안은 복장뼈각과 thoracic vertebrae(넷째등뼈, 제4흉추)의 아랫면을 연결하는 선에 의해 위 · 아래쪽으로 나누며, 아래쪽은 심장막을 중심으로 앞 · 중간 · 뒤쪽으로 4구획으로 나눈다. 가슴세로칸 위에는 기관, 식도, thymus(가슴샘, 흉선), 대동맥, 위대정맥 등이 있고, 가슴세로칸 앞에는 가슴샘, 가슴동 · 정맥 등이 있다. 가슴세로칸 중간에는 심장이 있는 중앙부이고, 가슴세로칸 뒤에는 식도, 미주신경, 대동맥, 가슴관 등이 있다. 이러한 구획화는 감염이 한 구획에 한정되도록 하여 다른 구획을 보호한다.

호흡계통의 주요 구조물의 기능에 대한 요약은 표 10-1에 제시되어 있다.

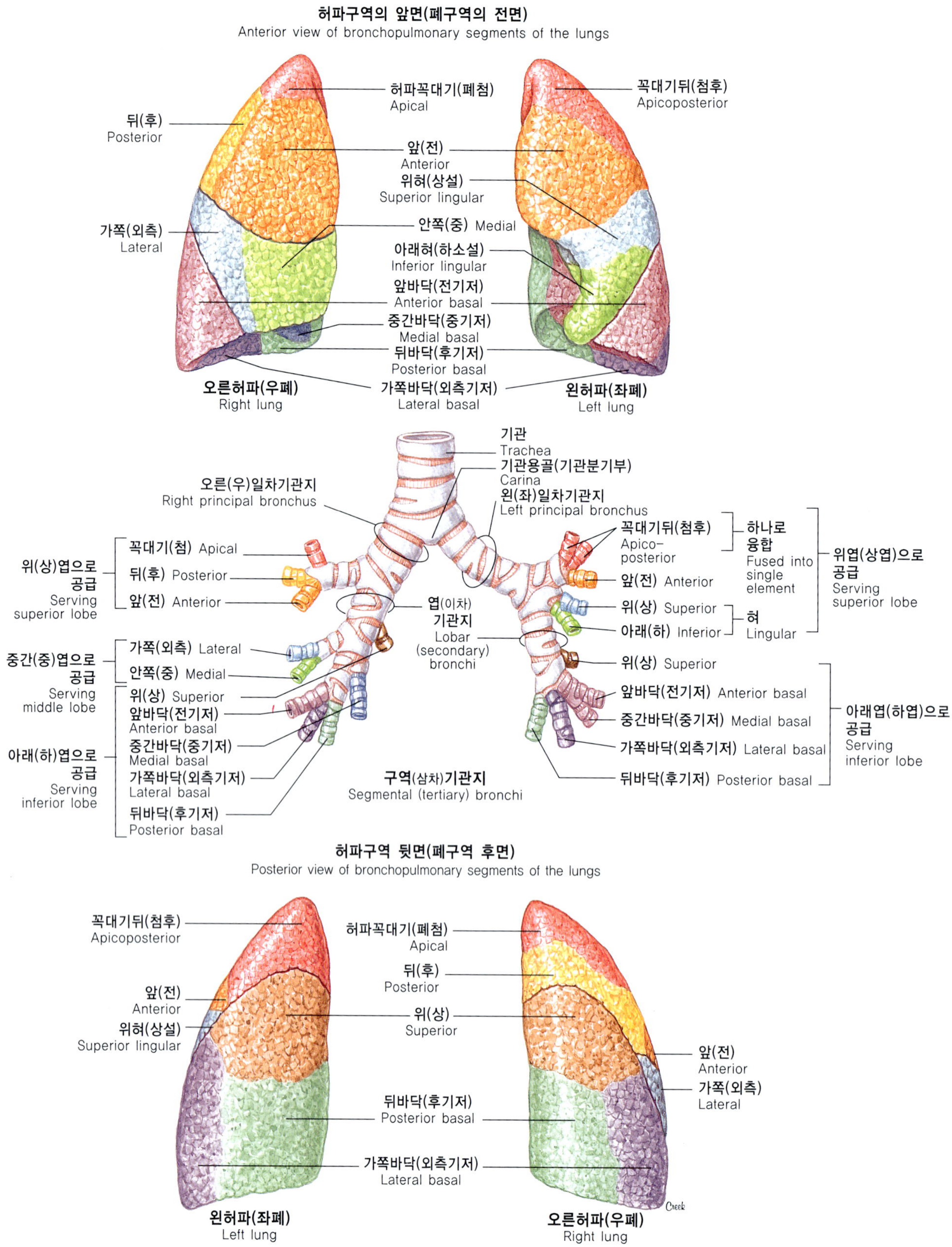

▶ 그림 10-17 허파의 엽, 소엽, 허파구역

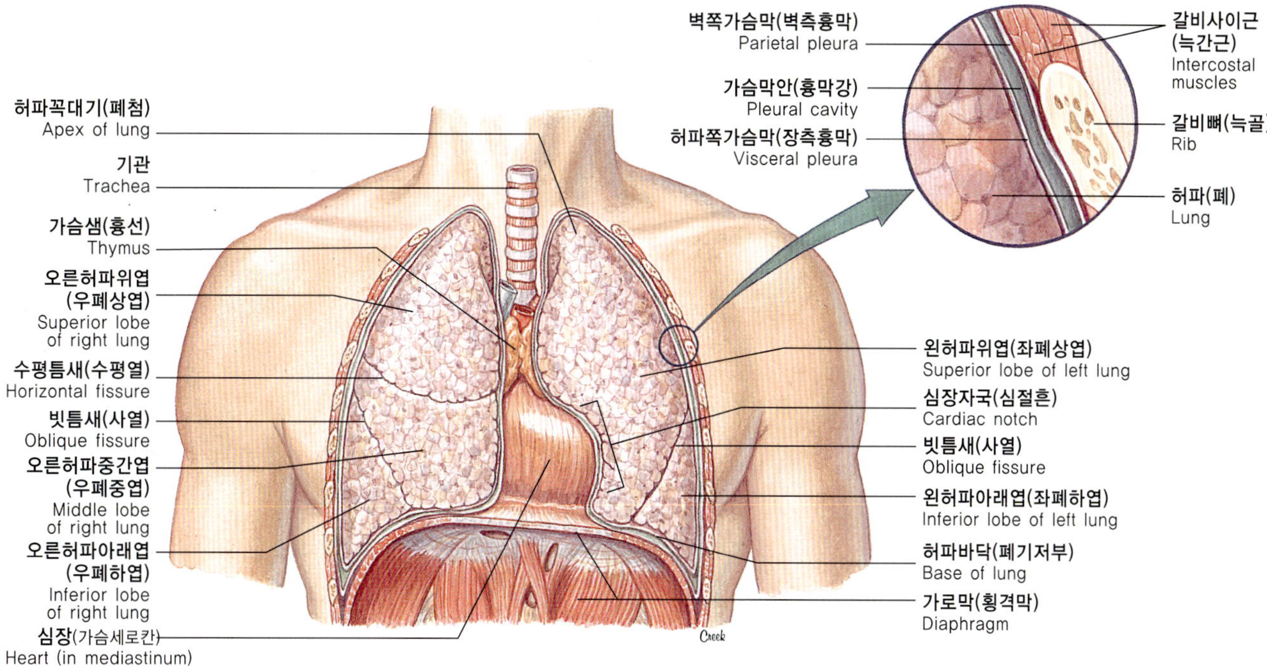

▶ 그림 10-18 허파의 위치와 관련된 가슴막

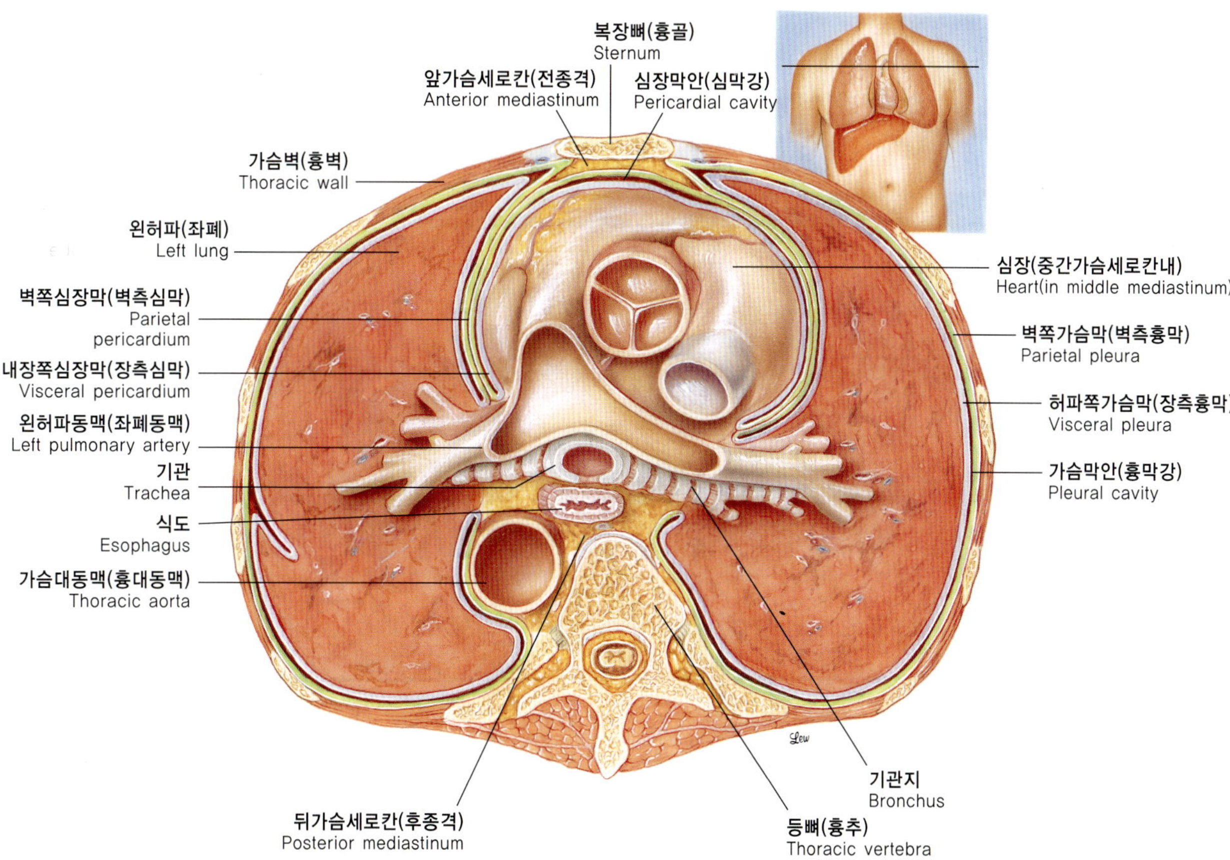

▶ 그림 10-19 가슴세로칸과 가슴막을 보여주는 가슴안의 가로절단면

▶ 표 10-1 호흡계통의 주요 구조들

구조	설명	기능
코	공기가 호흡계통으로 들어가는 주요 통로이며 돌출된 외부와 코안으로 구성된다.	흡입된 공기가 인두로 전도될 때 온습하게 하고 여과시키는 기능을 한다.
코곁굴	위턱굴, 이마굴, 벌집굴, 나비굴 안의 공기가 찰 공간	점액을 생성하고 공명음을 내며 머리뼈를 가볍게 한다.
인두	입안과 코안을 후두와 연결시켜주는 관으로 된 기관	공기가 후두로 들어가는 통로이자 음식물이 식도로 들어가는 통로역할을 한다.
후두	소리상자로서 인두를 기관과 연결시키는 짧은 통로이다.	기도로서 소리를 내며 이물질이 기관으로 들어가는 것을 예방한다.
기관	후두와 기관지 사이를 연결하는 유연한 관이다.	기도로서 유사 거짓중층섬모원주상피가 흡입한 공기를 청소한다.
기관지	기관지와 세기관지가 해당하며 기관과 허파꽈리를 연결하는 관이다.	기도로서 흡입한 공기를 청소한다.
허파꽈리	허파내에 미세 막으로 된 공기주머니	호흡의 기능적 단위이며 호흡계통과 순환계통 사이에 가스교환이 일어나는 장소이다.
허파	호흡계통의 주 기관으로 가슴안에 위치하며 가슴막안이 감싸고 있다.	기관지, 허파꽈리, 관련된 허파혈관을 포함한다.
가슴막	허파를 덮고 있으며 가슴안의 속공간을 둘러싸고 있는 장막이다.	허파를 구획 · 보호 · 윤활해 준다.

4. 호흡의 기전

quiet inspiration(안정들숨, 안정흡식)은 근육의 수축에 의해 일어나고, **quiet expiration**(안정날숨, 안정호식)은 근육의 이완과 탄력적인 반동에 의한 결과이다. 강제들숨과 날숨을 할 때는 부수적인 호흡근육을 강제로 수축시킨다. 들숨(흡식)과 날숨(호식)의 공기량을 측정하여 허파의 정상 기능 여부를 검사할 수 있다.

호흡 또는 pulmonary ventilation(허파환기)의 조건은 가슴우리가 호흡주기 동안에 일종의 풀무로써 기능하기 위해 유연해야 한다는 점이다. 호흡은 **inspiration**(들숨, 흡식)과 **expiration**(날숨, 호식) 두 단계로 이루어지는데, 들숨 시 가슴안의 용적이 증가하고 날숨 시 그 용적이 감소하며, 이는 번갈아 진행된다(그림 10-20). 들숨은 허파 안의 공기압이 대기압보다 낮을 때 일어나고, 날숨은 허파 안의 공기압이 대기압보다 클 때 일어난다.

pressure gradients(압력경사)는 가슴안의 크기 변화에 따라 달라진다. 가슴안은 유연해야 될 뿐만 아니라 그 안에 있는 내부 장기를 보호할 수 있을 정도로 견고해야 한다. 또한 가슴안은 여러 개의 짧고 강한 근육이 붙을 수 있는 넓은 부착면을 제공해야 한다. 가슴우리의 구조와 조성이 이런 요건을 충족시켜 준다. 가슴우리는 갈비뼈들이 서로 분리되어 있고 대부분(12쌍 중 위쪽 10쌍)이 탄력적인 갈비연골에 의해 복장뼈에 붙어 있기 때문에 유연하다. 게다가 척추가 붙어 있어서 상당한 기동성이 생긴다. 가슴우리와 여기에 붙어 있는 연골의 구조로 인하여 지속적인 탄력이 유지되어 가슴우리가 확장됐다가 이완될 때는 힘들이지 않고도 제자리로 돌아갈 수 있는 것이다.

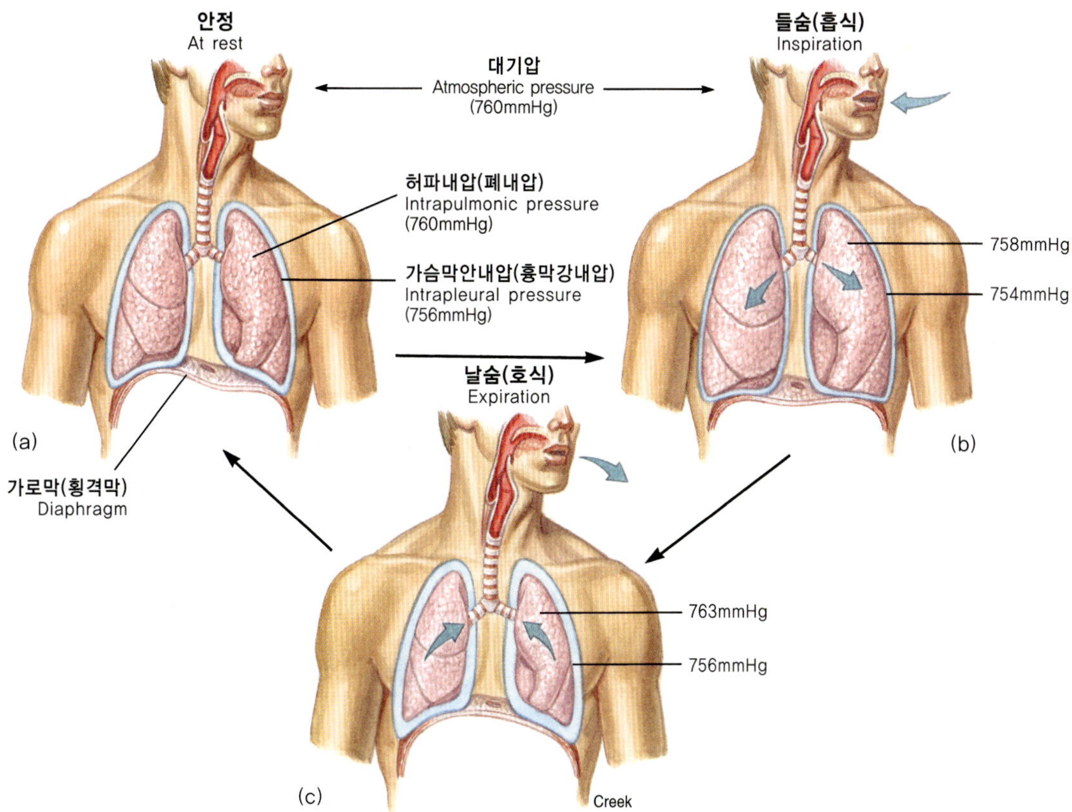

▶ 그림 10-20 **허파의 환기기전.** (a) 정지상태, 해수면에서 가슴안의 대기압은 760mmHg이다. (b) 들숨 때 가로막이 수축하여 허파 내부의 압력이 감소하고 그 결과 허파가 팽창한다. (c) 날숨 때 가로막이 이완하여 허파 내부의 압력이 증가하고 그 결과 허파가 수축한다.

1) 들 숨

inspiration(들숨, 흡식) 시 가슴안의 전체 크기는 증가한다(그림 10-21). 편안한 상태에서 들이쉴 때 관여하는 중요한 근육은 diaphragm(가로막, 횡격막), external intercostal muscle(바깥갈비사이근, 외늑간근) 그리고 internal intercostal muscle(속갈비사이근, 내늑간근)의 연골 사이 부위이다(그림 10-22). 가로막은 dome-shape(돔 모양)이기 때문에 수축하면 둥근 모양은 편평하게 펴진다. 이것 때문에 가슴안의 수직 면적이 증가되는 동시에 바깥갈비사이근과 속갈비사이근의 연골 사이 부위가 수축하게 되어 가슴우리의 지름이 커지게 된다.

깊은들숨 또는 강제호흡을 할 때는 scalenes muscle(목갈비근, 사각근)과 sternocleidomastoid muscle(목빗근, 흉쇄유돌근)이 관여한다. 이들 근육이 수축하면 갈비뼈는 올라간다. 동시에 위쪽의 가슴우리는 안정되어 바깥갈비사이근은 더 효율적으로 작동한다.

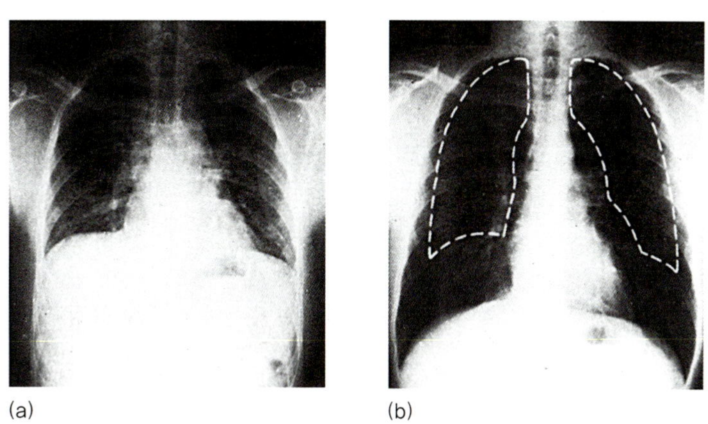

▶ 그림 10-21 **날숨(호식).** 날숨(a)과 들숨(b) 때, 방사선 사진으로 나타나는 허파용량의 변화. 최대 들숨 때 증가된 허파용량과 최대 날숨 때 허파용량(점선)의 비교

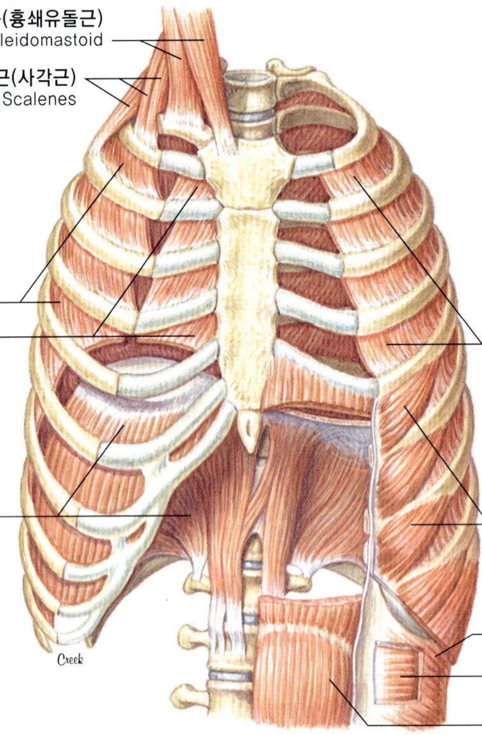

▶ 그림 10-22 **호흡근육.** 들숨의 주요 근육은 가슴우리의 오른쪽에, 날숨의 주요 근육은 왼쪽에 표시되어 있다. 대개의 경우 날숨은 수동적이다.

가슴안이 팽창하게 되면 가슴막안 안쪽의 공기압이 대기압보다 낮다. 허파가 부풀게 되는 것도 바로 이러한 압력차 때문이다.

2) 날 숨

대체로 **expiration**(날숨, 호식)은 들숨 시 관여한 근육들이 이완되고 가슴우리가 원래 위치로 돌아오면서 일어나는 수동적 과정이다. 날숨과정에서 허파 내부의 탄성섬유가 짧아지고 허파꽈리가 조여지면서 허파는 팽창하기 전의 원래 형태로 돌아간다. 허파꽈리의 표면장력이 낮아지면서 허파가 원래 형태로 돌아가게 되는데 표면장력이 낮아지는 이유는 제II형 허파꽈리세포가 생성하는 surfactant(표면활성제)라는 지질단백 때문이다. 표면활성제는 물분자들 사이에 분산되어 이 분자들 간의 수소결합에서 생기는 인력을 감소시킴으로써 허파꽈리의 표면장력을 낮추는 데 중요한 역할을 한다. 미숙아의 경우 표면활성제가 결핍되면 respiratory distress syndrome(RDS; 호흡곤란증후군) 혹은 흔히 말하는 hyaline membrane disease(유리질막병)가 발병하게 된다.

기침이나 재채기와 같이 forced expiration(강제날숨) 때 속갈비사이근의 뼈사이부가 수축하게 되어 가슴우리가 눌러지게 된다. abdominal muscles(배근)가 수축하면서 배안의 장기들을 가로막 쪽으로 올리며 가슴우리의 용적을 감소시키기 때문에, 날숨 때는 배근 역시 도움이 된다. 따라서 허파내압은 대기압에 비해 20~30mmHg 정도 더 높게 상승한다.

▶ 표 10-2 허파환기: 들숨과 날숨 과정

신경자극	호흡과정
들 숨	
가로막신경	가로막이 수축하면서 아래로 움직이며 이로써 가슴우리의 부피를 측정한다. 가로막은 안정들숨 때 관여하는 주요 근육이다.
갈비사이신경	바깥갈비사이근과 속갈비사이근의 연골사이 부위가 갈비뼈를 상승시켜 가슴안의 용량을 증가시킨다.
더부신경, 목신경, 가슴신경	강제날숨 때는 숨갈비근과 목빗근이 수축하면 가슴안의 앞뒤 용적이 증가하고 허파환기는 코가 아닌 입을 통해서 이루어진다. 가슴안 용적이 증가하면 가슴막안 내부의 압력은 감소한다. 대기압이 허파 내압보다 크기 때문에 허파는 팽창하게 된다.
날 숨	
	들숨 때 작동한 근육들에 대한 신경자극이 중단되면서 이들 근육들이 이완된다. 압력증가 때문에 공기가 허파를 빠져나가면 가슴우리와 허파는 팽창하기 이전의 형태로 되돌아간다.
갈비사이신경과 아래척수신경	강제날숨은 속갈비사이근의 뼈 사이부와 배벽근이 수축할 때 일어난다.

* 호흡 시 일부 과정은 자연적으로 일어나기도 한다.

들숨 때와 날숨 때 일어나는 과정을 표 10-2에 요약하였다.

3) 호흡용적과 용량

호흡계통은 공기가 코나 입을 통하여 동일한 곳을 출입하기 때문에 효율성이 약간 떨어지는 편이다. 결론부터 말하자면 매 호흡주기 동안 불완전한 가스교환이 있게 되어 허파 안에 있는 대략 5/6 정도의 공기가 다음 들숨이 시작될 때에도 여전히 남아 있게 된다.

일정 시간에 호흡한 공기량과 호흡곤란의 정도는 그 사람의 호흡기 상태를 알아보는 중요한 지표들이다. 호흡 시 교환되는 공기량은 연령, 성별, 활동정도, 건강상태 및 기타 사유에 따라 개인차가 있다. 호흡용적은 spirometer(폐활량계)를 가지고 측정한다(그림 10-23). 이로써 어떤 호흡상의 장애도 정상 수치와 비교할 수 있다. 평균 성인의 호흡량과 폐활량을 표 10-3과 그림 10-24에 제시해 두었다.

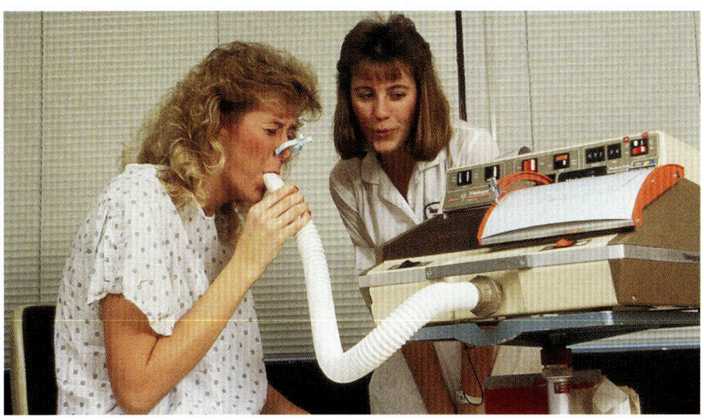

▶ 그림 10-23 **폐활량계.** 특수한 기술로 측정된 잔기량(residual volume)을 제외하면, 이 기구는 호흡공기량(respiratory air volume)을 결정할 수 있다.

4) 허파호흡과 무관한 공기출입

허파호흡과 무관하게 호흡계통을 통해 공기가 드나드는 것을 nonrespiratory air movements(비호흡성 공기이동)라고 한다. 이와 같은 공기출입은 웃음, 한숨, 울음, 하품 등과 같은 감정 표현에 수반되며 기침이나 재채기를 할 때처럼

▶ 표 10-3 건강한 성인 남성의 호흡용적과 용량

용 적	공기량	설 명
tidal volume(호흡용적; TV)	500cc	매 호흡시 들이쉬거나 내쉬는 공기량
inspiratory reserve volume(들숨예비량; IRV)	3,000cc	일회 호흡량까지 들이쉰 후 억지로 더 들이마실 수 있는 공기량
expiratory reserve vloume(날숨예비량; ERV)	1,000cc	정상적으로 내쉰 후 억지로 더 추가하여 내쉴 수 있는 공기량
vital capacity(폐활량; VC)	4,500cc	최대한 심호흡 후 내쉴 수 있는 최대 공기량 (VC = TV+IRV+ERV)
residual volume(잔기량; RV)	1,500cc	최대한 내쉰 후에도 허파 속에 남아있는 공기량
total lung capacity(총허파용량; TLC)	6,000cc	최대한 들이마셨을 때 허파 내에 존재하는 공기량 (TLC = VC+RV)

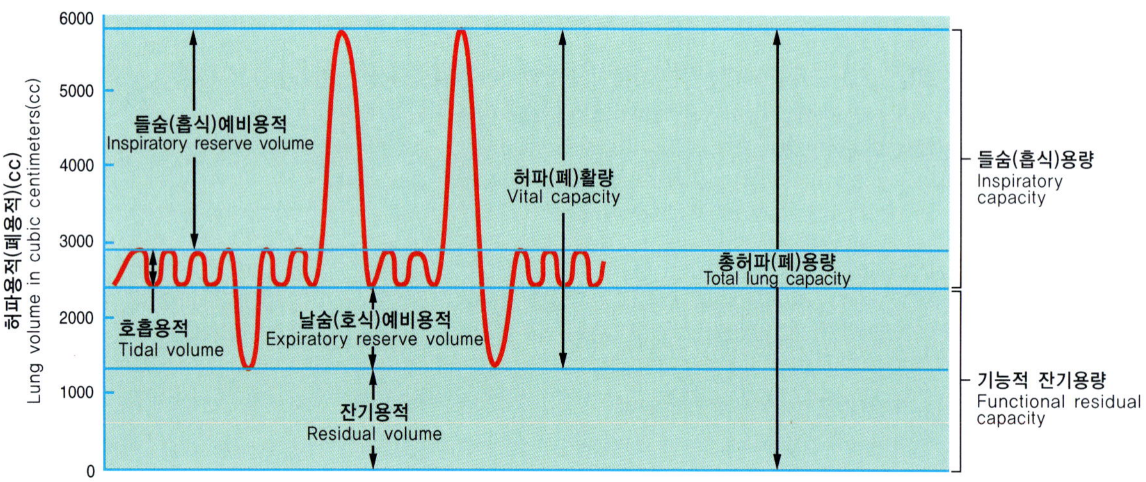

▶ 그림 10-24 **호흡공기량과 폐활량**

기도에 있는 이물질을 제거하기도 한다. 허파호흡과 무관한 공기출입은 대체로 반사적으로 일어나지만 일부는 의도적으로 일어날 수도 있다. 반사적인 공기출입의 유형과 기전을 표 10-4에 요약해 두었다.

호흡의 리듬은 뇌줄기에 있는 중추들에 의해 조절된다. 이들 중추는 고차원적 뇌기능에 의해 영향을 받으며, 신체의 변화하는 호흡 요구에 반응하여 숨쉬게 만드는 감각정보에 의해 조절된다.

허파환기는 대단히 효율적인, 불수의적이면서도 리듬있는 작용이므로 의식하지 못하는 때조차도 작동이 지속된다. 호흡신경 조절중추가 제대로 작동하려면, 증가 혹은 감소하는 대사수요에 몸이 적절하게 반응할 수 있도록 하기 위해 이 중추에 감시, 자극, 억제하는 속성이 있어야 한다. 또한 호흡속도를 조절하려는 수의적 자극을 받기 위해서는 이 중추가 대뇌에 연결되어야 한다.

뇌에 있는 3개의 **respiratory centers**(호흡중추)는 각각 **rhythmicity area**(리듬조절구역), **apneustic area**(지속성 흡입구역), **pneumotaxic area**(호흡조절구역)이다. 숨뇌에 위치한 **rhythmicity area**(리듬조절구역)에는 각각 **inspiration**(들숨, 흡식)과 **expiration**(날숨, 호식)을 담당하는 2개의 신경세포체 집단이 있다. 들숨을 담당하는 신경자극은 가로막신경과 갈비사이신경을 타고 전달되어 가로막과 갈비사이근을 자극한다. 날숨을 담당하는 신경자극은 들숨에 관여하는 근육들을 자극하는데, 이들 2개의 부위는 하나가 자극을 받으면 다른 하나는 억제되는 상호작용의 관계에 있다. 허파의 허파가슴막 안에 있는 stretch receptors(긴장수용기)는 미주신경을 통해 피드백을 제공하여 날숨 담당 부분을 자

▶ 표 10-4 허파호흡과 무관한 공기 출입

공기이동	기 전	설 명
기침	깊이 들이쉰 후 성대문이 닫힘. 갑자기 강하게 숨을 내쉬게 되면 성대문이 열리고 상부 호흡기도를 통해 폭발하듯 공기가 나가게 된다.	반사적 또는 수의적 반응. 후두 또는 기관을 자극하는 이물질이 자극원이다.
재채기	강력하게 내쉰 공기가 코안을 통해 나간다는 것만 제외하면 기침과 동일하다. 재채기를 하는 동안 눈꺼풀이 반사적으로 감긴다.	코안 점막의 자극원에 대한 수의적인 반응. 재채기를 통해 상부호흡기도가 깨끗하게 청소된다.
한숨	깊이 천천히 들이쉰 후 갑자기 빠르게 내쉬는 것.	반사적 또는 수의적이고, 대개 권태감을 느낄 때나 슬플 때 반응.
하품	입을 크게 벌려 깊이 숨을 들이쉬는 것. 들이쉰 공기를 잠시 머무르게 하다가 갑자기 내쉰다.	대체로 졸리거나 권태로울 때 하는 반사적 반응으로 정확한 자극수용기 원인은 밝혀지지 않았다.
웃음	심호흡 후 급하게 발작하듯이 내쉬는 것. 공기이동은 얼굴의 표정을 만든다.	반사적이지만 감정표현을 하기 위해 수의적일 수도 있다.
울음	웃음과 동일하지만 숨을 다 내쉬는 동안 성대문이 열린 채로 있으며 관여하는 얼굴근육이 다르다.	어느 정도 반사적이지만 수의적인 지배를 받는다.
딸꾹질	성대문은 닫혀 있는 상태에서 가로막이 발작적으로 수축하여 날카로운 들숨음을 낸다.	반사적인 반응이나 기능은 밝혀지지 않았다.

극한다.

지속성 흡입구역과 **호흡조절구역**은 다리뇌(교뇌)에 있다. 이들 부위는 리듬조절구역의 활성에 영향을 주는데, 다시 말해 지속성 흡입중추는 들숨을 촉진하고, 호흡조절중추는 들숨에 관여하는 신경세포의 활성을 억제한다.

뇌줄기의 호흡중추는 다른 신경자극이 부재한 상황에서도 호흡리듬을 생산한다. 그러나 이러한 고유의 호흡 유형은 고차원의 뇌 중추의 자극을 받거나 혈액의 화학조성에 민감하게 반응하는 수용기의 자극을 받아 수정된다. 고차원의 뇌 중추가 영향을 준다는 증거는 우리가 의도적으로 호흡을 멈추거나 호흡을 많이 할 수도 있다는 사실이다. 한 동안 숨을 쉬지 않고도 참을 수 있는 능력은 화학수용기의 자극에 대해 반응하는 호흡반사 때문이다.

제11장 소화계통
Alimentary System

CHAPTER 11

학습목표

1. 소화계통 기관들의 종류와 특성을 이해할 수 있다.
2. 배안에 있는 장막의 구성을 이해할 수 있다.
3. 위창자관벽을 형성하는 4층의 구조를 설명할 수 있다.
4. 입안의 해부학적 구조를 이해할 수 있다.
5. 침샘의 위치, 조직학적 구조 및 침의 기능을 이해할 수 있다.
6. 식도와 위의 조직학적 구조를 이해할 수 있다.
7. 작은창자 각 부위의 명칭과 위치, 그리고 각 부위가 어떻게 지지되고 있는지를 이해할 수 있다.
8. 큰창자의 부위를 구분하고 맨눈 및 조직학적 구조를 이해할 수 있다.
9. 간의 위치, 구조 및 기능을 이해할 수 있다.
10. 쓸개의 위치를 이해하고 간에서 샘창자까지의 담도계 구성을 이해할 수 있다.
11. 이자의 위치, 구조 및 기능을 이해할 수 있다.

1. 소화계통의 개요

음식물의 섭취는 생명유지의 필수적인 과정으로 인체에 필요한 기초 영양분을 제공한다. 음식물의 영양분은 세포가 효소 합성, 분열, 성장, 회복 그리고 열에너지 생산 등을 수행하도록 돕는다. 음식물의 영양분을 세포가 이용하기 위해서는 음식물이 장을 통해서 흡수되고 혈액을 통해서 세포에 운반될 수 있도록 화학적 또는 물리적으로 분해되어야 한다. 섭취된 음식물이 장을 통해 흡수되기 전에는 신체의 내부로 전달된 상태라 할 수 없으며, 실제로 섭취된 음식물의 상당량은 소화되지 않은 상태로 단순한 노폐물이 되어 몸을 빠져 나간다.

alimentary system(소화계통; digestive system)의 근본적 기능은 섭취된 음식물을 세포가 이용할 수 있는 형태로 전환시키는 데 있으며 다음과 같은 작용을 수행한다.

- **ingestion**(섭취) : 음식물을 입으로 넣음
- **mastication**(씹기, 저작) : 음식물을 분쇄하고 침과 혼합하기 위한 씹기운동
- **deglutition**(삼킴, 연하) : 음식물을 삼켜 입에서 인두 및 식도로 운반하는 운동
- **digestion**(소화) : 음식물을 흡수가 가능한 형태인 물리적 또는 화학적으로 분해시키는 과정
- **absorption**(흡수) : 분해된 음식물 분자가 작은창자의 점막을 통과해서 혈액 또는 림프액으로 유입되는 과정
- **peristalsis**(꿈틀운동, 연동운동) : 위장관 내의 음식물을 이동시키기 위한 수축운동
- **defecation**(배변) : 소화되지 않은 음식물 찌꺼기를 위장관에서 배출시키는 과정

소화계통은 해부학적 및 기능학적으로 관 모양의 **gastrointestinal tract**(GI tract, 위장관) 또는 **digestive tract**(소화관)와 **accessory digestive organs**(부속기관)로 구성된다.

위장관은 입에서 항문에 이르는 연속된 관으로 길이가 약 9m에 달하며 thoracic cavity(가슴안, 흉강)를 지나 diaphragm(가로막, 횡격막)을 통과해 abdominal cavity(배안, 복강)로 유입된다. 위장관은 **oral cavity**(입안, 구강), **pharynx**(인두), **esophagus**(식도), **stomach**(위), 그리고 **small &**

large intestine(작은창자 및 큰창자, 소장 및 대장)으로 구성된다(그림 11-1).

부속 소화장기는 teeth(치아), tongue(혀, 설), salivary gland(침샘, 타액선), liver(간), gallbladder(쓸개, 담낭) 그리고 pancreas(이자, 췌장)로 구성된다.

음식물이 입안에서부터 항문까지의 위장관을 통과하는 데 걸리는 시간은 약 24~48시간에 이른다. 위장관의 각 부위는 각각 독특한 기능을 지니고 있으며(표 11-1), 음식물이 각 부위를 통과하면서 복잡한 성분이 점진적으로 분해된다.

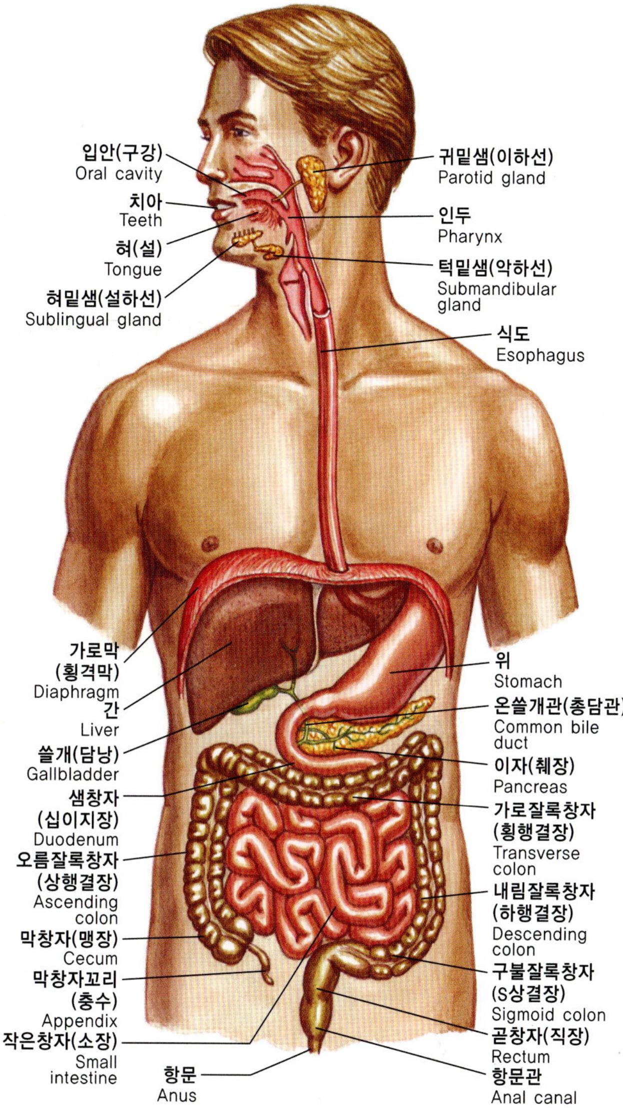

▶ 그림 11-1 소화계통의 구성

2. 장막과 위창자관의 층

serous membrane(장막)은 body cavity(몸공간, 체강)의 속면을 덮고 있으며, 또한 장기의 표면을 감싸는 막으로서 장기 보호 및 윤활작용을 한다. 더불어 장막은 위창자관(위장관)을 지지하고 신경과 혈관이 지나는 통로를 제공한다. 위창자관의 벽은 4층으로 구성되어 있다.

1) 장 막

대부분의 소화계통 장기는 배안에 위치하고, 몸공간(체강)의 속면을 덮고 있으며, 장기의 표면을 감싸는 serous membrane(장막)에 의해서 지지되고 있다. 장막은 단층편평상피층과 그 아래를 지지하는 결합조직으로 구성되어 있으며, 장막에서는

▶ 표 11-1 위장관의 부위 및 기능

부위	기능
입안	음식물 섭취, 침의 수용, 음식물의 연마 및 침과의 혼합(씹기), 탄수화물 소화의 개시, 음식덩이의 형성 및 삼킴
인두	음식덩이의 수용, 자발적으로 덩이의 삼킴
식도	꿈틀운동으로 음식덩이를 위로 운반, 아래 식도조임근에 의한 음식덩이 역류 억제
위	식도로부터 음식덩이를 수용, 음식덩이 및 위액의 교반, 단백질 소화의 개시, 제한적인 흡수의 진행, 부분적으로 소화된 음식물과 분비액의 chyme(혼합물, 미즙)을 샘창자로 보내며 미즙의 역류를 억제, 필요 시 regurgiation(토출), 음식물 섭취를 자극하는 공복통 발생
작은창자	위의 미즙 및 쓸개즙 그리고 이자액을 수용, 화학적 또는 물리적인 미즙 분해, 영양분 흡수, 꿈틀운동으로 찌꺼기를 큰창자로 운반, 큰창자 내용물의 역류 억제
큰창자	소화되지 않은 작은창자 내용물의 수용, 수분 및 전해질 흡수, 대변의 형성과 저장, 배변반사에 따른 대변의 배출

윤활성의 장액이 끊임없이 생성되어 장기의 표면을 적셔준다. 장막은 몸공간의 벽을 둘러싸는 **parietal serous membrane**(벽쪽장막, 벽측장막)과 내부 장기를 감싸는 **visceral serous membrane**(내장쪽장막, 장측장막)으로 분류하고, 배안의 장막은 **peritoneum**(배막, 복막)이라 한다.

parietal peritoneum(벽쪽배막, 벽측복막)은 배안의 속벽을 덮고 있으며, 배벽의 뒤를 감싸는 벽쪽배막이 특정한 부위에서 만나 두 겹의 배막주름을 형성하는데, 이를 mesentery(창자간막, 장간막)라 한다. 창자간막은 위장관의 표면을 감싸서 장기를 지지하는데, 특히 **duodenum**(샘창자, 십이지장)을 제외한 작은창자를 감싸는 창자간막은 상당히 길어 작은창자의 자유로운 움직임과 원활

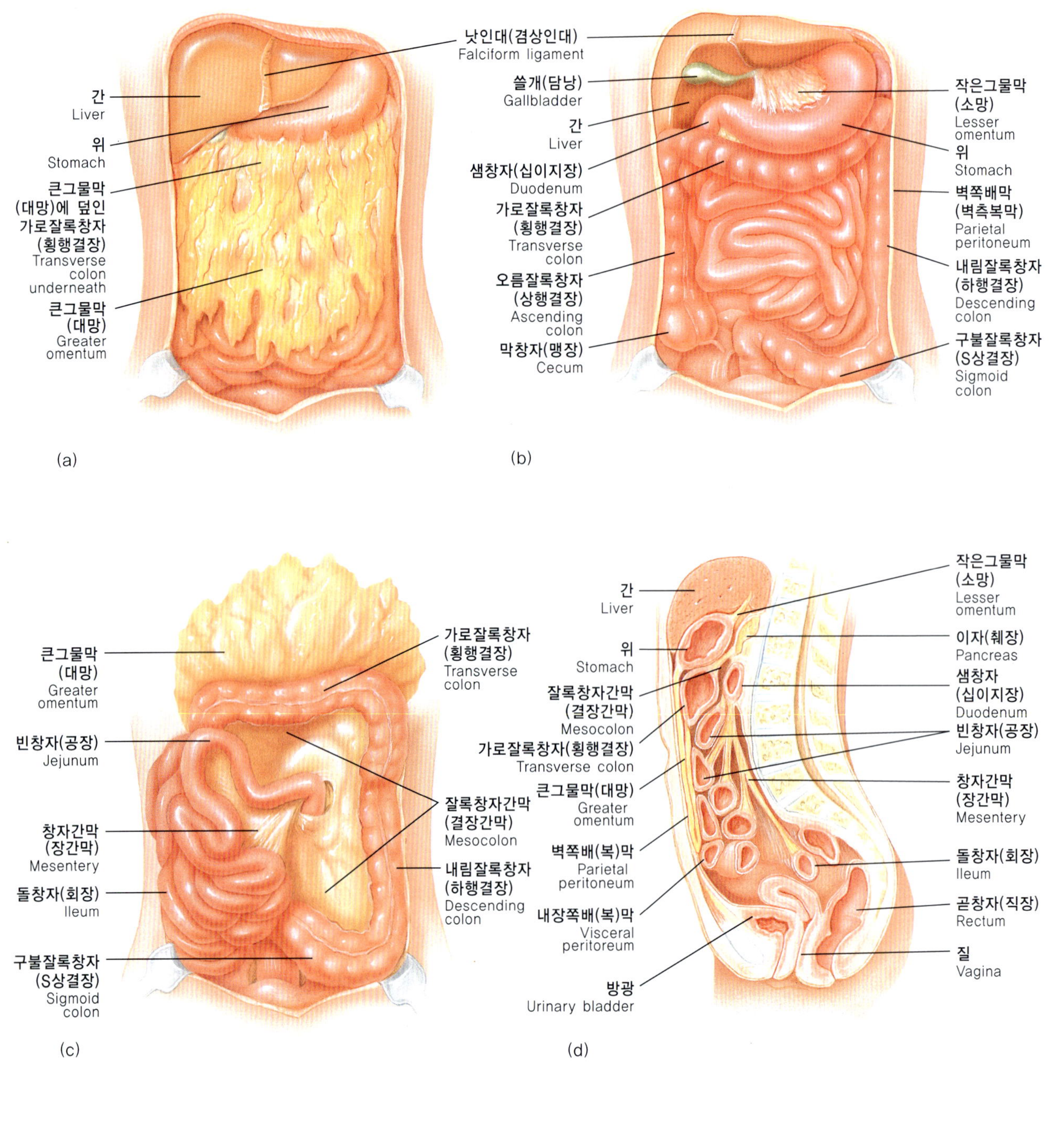

▶ 그림 11-2 **배안(복강) 장기와 배막의 위치 및 구성.** (a) 큰그물막. (b) 간을 올린 상태에서 관찰되는 작은그물막. (c) 큰그물막을 젖힌 후 관찰되는 창자간막. (d) 정중시상면 상에서의 배막 및 배안 장기의 관계.

한 꿈틀운동(연동운동)을 가능하게 한다. 또한 창자간막은 창자신경 및 창자혈관이 지나가는 통로가 된다. colon(잘록창자, 결장)을 감싸고 지지하는 창자간막을 **mesocolon**(잘록창자간막, 결장간막)이라 한다(그림 11-2c, d).

parietal peritoneum(벽쪽배막, 벽측복막)은 배막안에 있는 여러 장기들을 지지하고 고정한다. **falciform ligament**(낫인대, 겸상인대)는 간을 가로막과 앞배벽에 부착시켜 주는 결합조직이 풍부한 장막이다. **greater omentum**(큰그물막, 대망)은 위의 greater curvature(큰굽이, 대만)에서 transverse colon(가로잘록창자, 횡행결장)에 걸쳐 있고, 작은창자 대부분의 앞면을 앞치마와 같은 구조로 덮고 있다(그림 11-2a). 큰그물막은 지방을 저장하고, 내부 장기의 쿠션 역할을 하며, 림프절을 수용하고, 또한 감염의 확산을 억제해 주는 역할을 한다. appendicitis(막창자꼬리염, 충수염)와 같은 국소 염증이 발생 시 큰그물막은 염증부위에 부착되어 배막안(복막강)의 다른 부위로부터 분리시켜 준다. lesser omentum(작은그물막, 소망)은 위의 **lesser curvature**(작은굽이, 소만) 및 샘창자의 시작 부위와 간의 아랫면 사이에 걸쳐 있다(그림 11-2b).

visceral peritoneum(내장쪽배막, 장측복막)은 배안 장기를 둘러싸고 있는데 내장쪽배막과 벽쪽배막 사이에 형성된 공간을 **peritoneal cavity**(배막안, 복막강)라 한다. 일부 장기들은 벽쪽배막의 뒤쪽에 위치하는데 이러한 장기들을 **retroperitoneal organ**(배막뒤장기, 복막후장기)이라 하며 이자, 콩팥(신장), 부신(콩팥위샘), 샘창자 및 잘록창자의 일부 그리고 배대동맥이 여기에 속한다.

2) 위창자관 층

식도에서 항문에 이르는 gastrointestinal tract(위창자관, 위장관)은 속에서부터 점막, 점막밑층, 근육층 및 장막의 4층으로 구성되어 있다(그림 11-3). 부위에 따라서 각 층은 소화과정의 특정 기능을 수행하기 위하여 적절한 구조로 발달되어 있다.

(1) 점막

mucosa(점막)는 위창자관 가장 안쪽의 층으로 흡수 및 분비기능을 한다. 점막의 표면은 단층원주상피로 이루어져 있고, 그 밑에는 결합조직인 **lamina propria mucosa**(점막고유판, 점막고유층)가 있다. 점막고유판에는 질병을 방어하는 데 중요한 역할을 담당하는 림프절이 산재해 있다. 점막고유판의 바깥에 있는 민무늬근육으로 구성된 얇은 층을 **lamina muscularis mucosa**(점막근육판, 점막근층)라 하며, 점막근육판은 장의 불수의적 교반운동을 부분적으로 가능케 한다. 대부분의 위창자관 점막에는 특수한 **goblet cell**(술잔세포, 배상세포)이 있어서 점액을 분비한다.

(2) 점막밑층

submucosa(점막밑층, 점막밑조직)는 점막을 지지하는 혈관이 풍부한 결합조직으로 비교적 두텁다. 점막의 원주상피를 통해서 흡수된 물질은 점막밑층의 혈관 또는 림프관으로 유입된다. 점막밑층에는 혈관 외에도 많은 glands(분비샘)와 plexuses(신경얼기)가 분포한다(그림 11-3b).

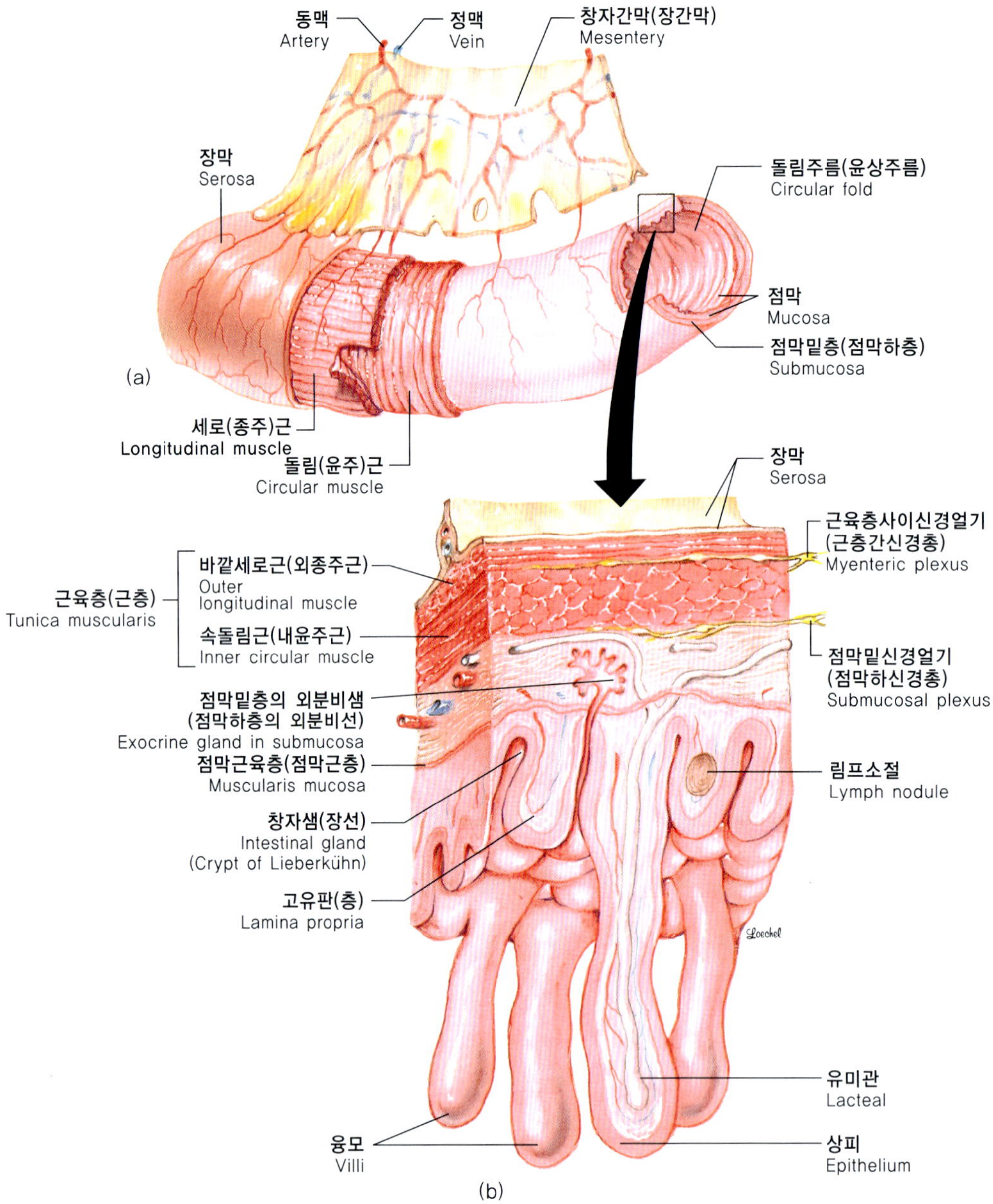

▶ 그림 11-3 **위창자관 층의 구조.** (a) 작은창자의 4층을 보여주는 단면구조. (b) 층의 세부구조 및 각 층의 두께를 보여주는 단면구조.

(3) 근육층

tunica muscularis(근육층)는 위창자관의 꿈틀운동 및 분절수축을 담당하는 민무늬근육으로 구성된 층으로 **inner circular layer**(속돌림층, 내윤주층)와 **outer longitudinal layer**(바깥세로층, 외종주층)로 구분된다. 근육층의 수축으로 위창자관 속에서 음식물이 이동되며, 소화효소와 음식물의 물리적인 혼합과 분쇄가 이루어진다.

(4) 장막

위창자관벽(위장관벽)의 가장 바깥층인 **serosa**(장막)는 단층원주상피로 이루어진 성긴결합조직으로 장기의 지지와 방어기능을 하는 층이고, 내장쪽 배막(복막)에 해당되는 부위이다. 그러나 배막의 뒤쪽 장기는 장막으로 덮여있지 않다.

3) 위창자관의 신경지배

위창자관은 자율신경계통의 교감 및 부교감신경에 의해서 지배된다. 미주신경은 식도, 위, 이자, 쓸개, 작은창자 그리고 상부 큰창자의 부교감성 운동을 담당하는 신경이다. 부교감신경의 자극은 위창자관의 꿈틀운동 및 분비를 촉진시킨다.

신경절이후교감신경섬유는 점막밑신경얼기 및 근육층사이신경얼기를 지나 위창자관에 분포된다. 교감신경이 자극되면 부교감신경의 작용과는 반대로 꿈틀운동 및 분비를 억제시키며, 위창자관의 sphincter muscle(조임근, 괄약근)을 수축시킨다.

3. 입안, 인두 및 관련 구조물

섭취된 음식물은 치아의 물리적 작용과 침의 화학적 작용에 의해서 bolus(덩이)가 되어 삼킴과정을 통해서 인두로 삼켜진다.

입안과 그 관련 구조물은 음식물의 수용, 씹기, 삼킴을 위한 기능과 발음을 위한 기능 그리고 호흡기의 보조 기도로서 작용한다. 입안과 연속되는 인두는 호흡계통과 소화계통의 공통 경로이다. 입안 및 인두는 비각질중층편평상피로 덮여 있으며, 침의 분비로 인해서 항상 젖어 있다(그림 11-4).

oral cavity(입안, 구강)는 cheek(볼, 협), lips(입술, 구순), hard palate(단단입천장, 경구개) 및 soft palate(물렁입천장, 연구개)에 의해서 경계되는 공간을 말하며, **vestibule of oral cavity**(입안뜰, 구강전정)는 볼, 입술, gum(잇몸, 치은) 그리고 치열에 의해서 경계되는 공간을 말한다(그림 11-5). 입안이 열리는 부위를 **oral fissure**(입술틈새, 구열)라 하고, 입안과 인두가 경계되는 부위를 **fauces**(목구멍, 구협)라 한다.

▶ 그림 11-4 입안 표면의 구조

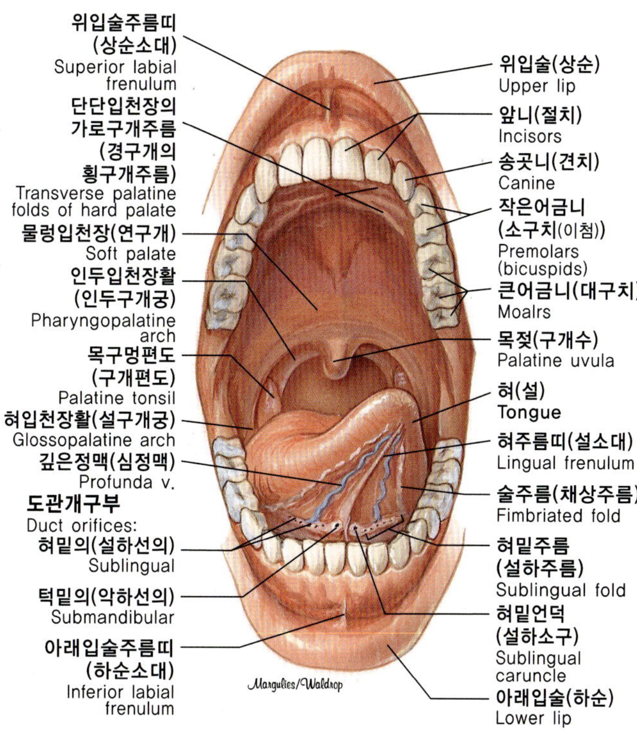

1) 볼, 입술 및 입천장

cheek(볼)은 입안의 가쪽벽을 형성하고 피부, 피부밑지방, 얼굴근육으로 구성되어 있으며 점막은 중층편평상피로 덮여 있다.

lips(입술)는 orbicularis oris(입둘레근, 구륜근)와 결합조직으로 이루어진 운동성이 풍부한 근육성 장기로서 주 기능은 발성과 관련 있으며 또한 빨거나, 음식물을 다루거나, 음식물을 물거나 하는 데 사용된다. 입술의 속 중앙에는 **labial frenulum**(입술주름띠, 순소대)의 점막주름에 의해서 연결되어 있고, 표면은 얇고 유연한 피부로 덮여 있다. 또한 입술은 피부가 얇고 혈관이 풍부하기 때문에 적색 또는 적갈색을 띠고 있고, 많은 감각수용체가 있어서 음식물의 온도 및 질감을 감지할 수 있다.

palate(입천장, 구개)은 입안의 천장을 형성하는데, 앞쪽의 단단입천장과 뒤쪽의 물렁입천장으로 구분된다. **hard palate**(단단입천장, 경구개)는 maxilla(위턱뼈, 상악골)의 palatine process(입천장돌기, 구개돌기)와 palatine bone(입천장뼈, 구개골)의 horizontal plate(수평판)에 의해서 형성되어 점막으로 덮여 있고, **transverse palatine fold**(가로입천장주름, 횡구개주름)는 단단입천장의 앞쪽에서 발달된 점막주름으로 삼킴운동 시 혀를 고정시켜 주는 작용을 한다. **soft palate**(물렁입천장, 연구개)는 근육성 조직으로 점막으로 덮여 있고, 뒤쪽 끝 중앙에는 uvula(목젖, 구개수)가 달려 있다. 삼킴운동 시 물렁입천장과 목젖을 위로 올려 nasopharynx(코인두, 비인두)를 막아줌으로써 음식물이 nasal cavity(코안, 비강)로 유입되는 것을 차단한다. 목젖의 양쪽에는 2개의 근육성 주름이 아래로 돌출되어 있는데, 앞쪽의 주름을 **glossopalatine arch**(입천장혀활, 설구개궁)라 하고, 뒤쪽의 주름을 **pharyngopalatine arch**(입천장인두활, 인두구개궁)라 한다. 이 2개의 주름 사이에는

▶ 그림 11-5 **입안, 코안 및 인두의 정중시상면**

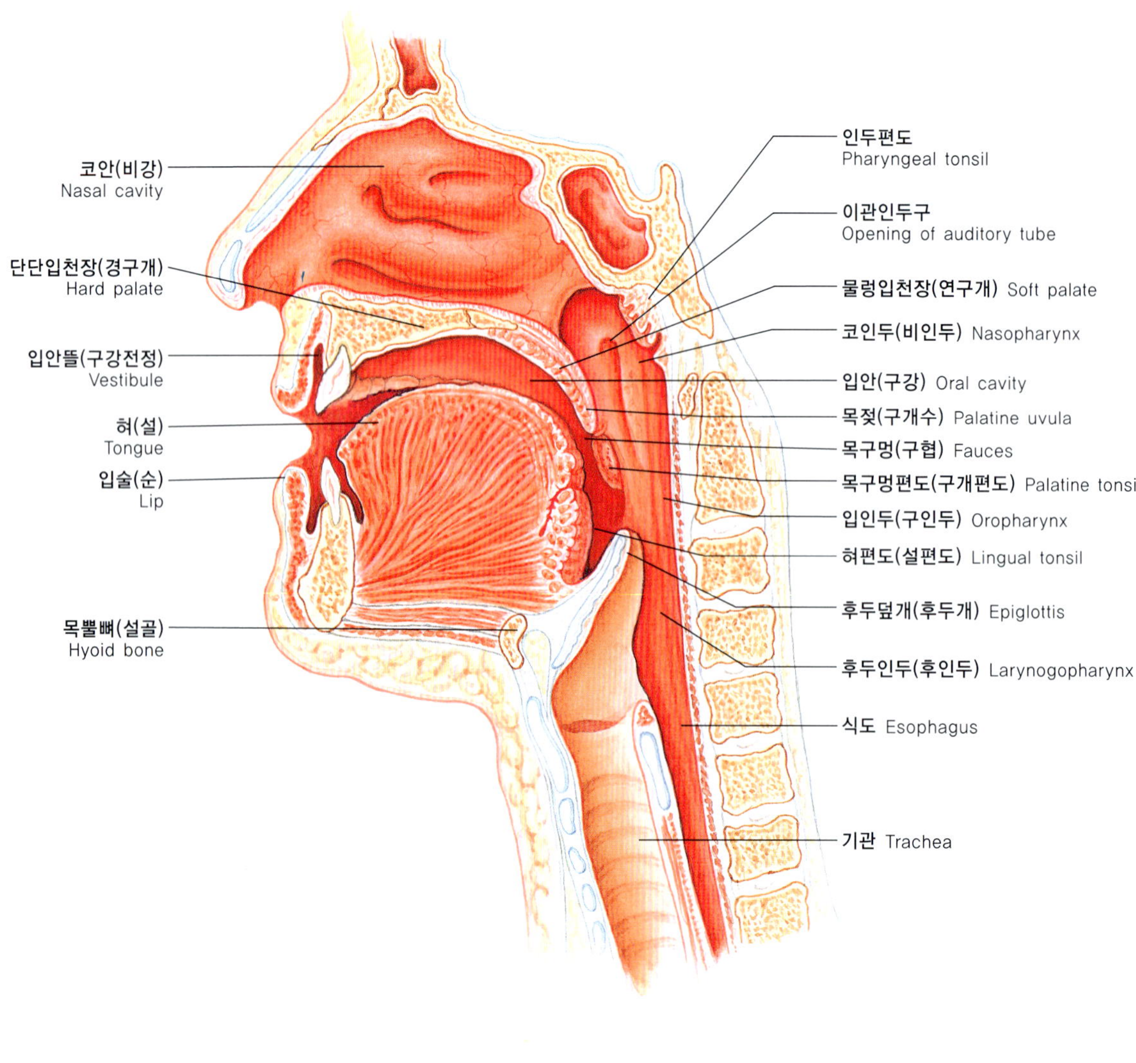

palatine tonsil(목구멍편도, 구개편도)이 위치한다.

2) 혀

소화장기로서의 **tongue**(혀, 설)은 씹기 중에 입안 속에서 음식물의 이동과 삼킴운동을 보조하는 기능을 하지만, 말을 하는 데 있어서는 필수적인 장기로서 대부분 skeletal muscle(뼈대근육, 골격근)로 되어 있고 점막으로 덮여 있다. 주위 뼈에서 시작되어 혀에 닿는 extrinsic tongue muscle(바깥혀근, 외인설근)은 혀를 앞과 뒤 그리고 양 가쪽으로 움직이는 데 관여한다. 혀의 앞 2/3 부위를 **body of tongue**(혀몸통, 설체)이라 하고 입안 속에 위치하며, 뒤 1/3 부위를 **root of tongue**(혀뿌리, 설근)이라 하고 인두에 위치하며 hyoid bone(목뿔뼈, 설골)과 연결된다. 혀뿌리의 윗면에는 원형의 lingual tonsil(혀편도, 설편도)이 다수 매몰되어 있고(그림 11-6), 아랫면은 입안 바닥의 **lingual frenulum**(혀주름띠, 설소대)에 의해서 연결되어 있다.

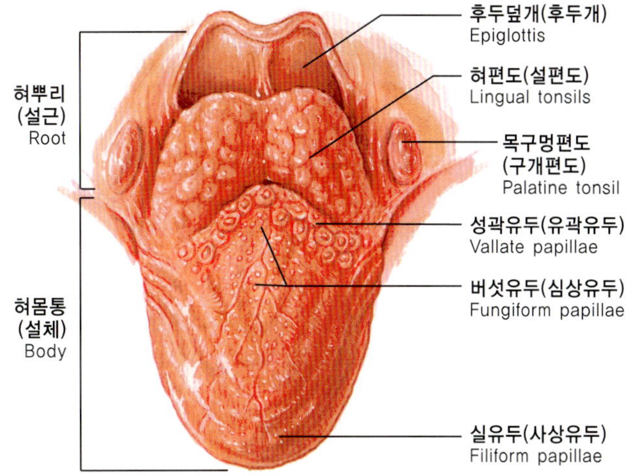

▶ 그림 11-6 혀의 표면구조

혀의 표면에는 3종류의 **papilla**(유두)가 있는데 그곳에는 작은 돌기들이 무수히 발달되어 있어 거친 면을 보인다. 유두는 입안에서 음식물의 이동에 관여하고 단맛, 짠맛, 신맛, 쓴맛의 화학적 자극에 반응하는 **taste bud**(맛봉오리, 미뢰)가 발달되어 있다. **filiform papillae**(실유두, 사상유두)는 뾰족한 돌기를 지니고 촉각에 민감하게 반응하며 가장 흔하게 관찰되나 맛봉오리가 없어 미각의 수용과는 관련이 없다. 크고 원형인 **fungiform papillae**(버섯유두, 심상유두)는 실유두 사이에 흩어져 있고, 몇 개의 **vallate papillae**(성곽유두, 유곽유두)가 혀의 혀뿌리와 혀몸통의 경계부위에 V자 형태로 배열되어 있다.

3) 이(치아)

인간 및 포유류는 음식물을 특별한 방법으로 처리하기에 적합한 여러 종류의 **teeth**(치아)를 가지고 있다(그림 11-7). 위턱뼈와 아래턱뼈의 제일 앞면에 있는 4쌍의 치아를 incisor(앞니, 절치)라 하는데 음식물을 자르거나 베기에 적합하도록 끌과 같은 형태를 취하고 있다. 앞니의 옆에 위치한 2쌍의 치아를 **canine**(송곳니, 견치)이라 하고 원추형 모양을 지녀 음식물을 고정하거나 찢기에 적합하도록 원추형으로 되어 있다. 앞니와 및 송곳니는 각각 1개의 dental root(치아뿌리, 치근)을 가지고 있다. 송곳니의 뒤에 **premolar**(작은어금니, 소구치)와 **molar**(큰어금니, 대구치)가 위치하고 2~3개의 치아뿌리를 가지고 있으며, 치아의 씹는 면은 음식물을 잘게 부수고 가는 데 적합하도록 약간은 둥글고 불규칙한 표면을 하고 있다.

사람은 일생동안 2종류의 치아가 생기는데 **milk teeth**라고도 불리는 20개의 **deciduous teeth**(젖니, 탈락치)는 생후 약 6개월쯤에 송곳니부터 나오기 시작하여 생후 2년 반이 되면 모든 젖니가 나온다(그림 11-8, 표 11-2, 3). 생후 약 6세부터 먼저 나온 젖니가 빠지면서 **permanent teeth**(간

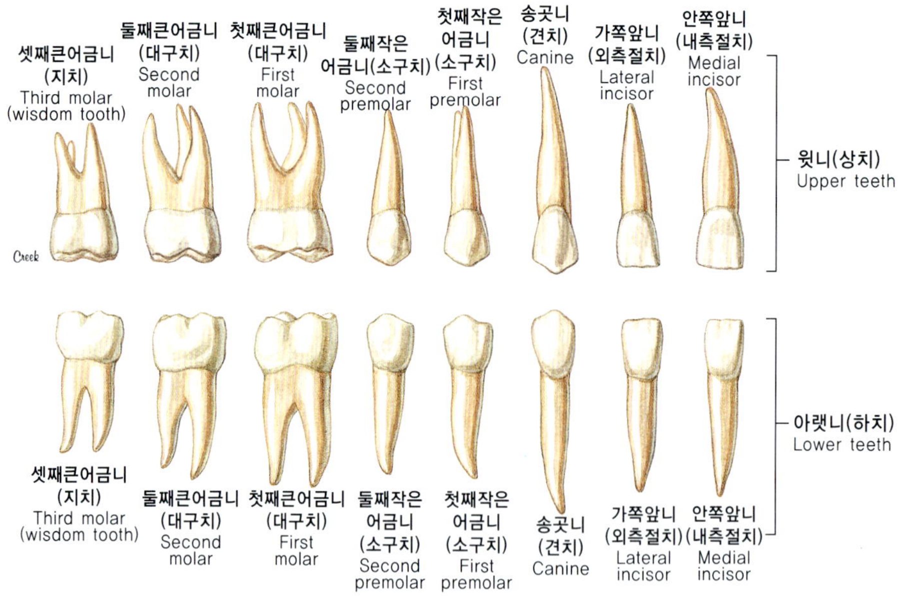

▶ 그림 11-7 간니의 종류 및 형태

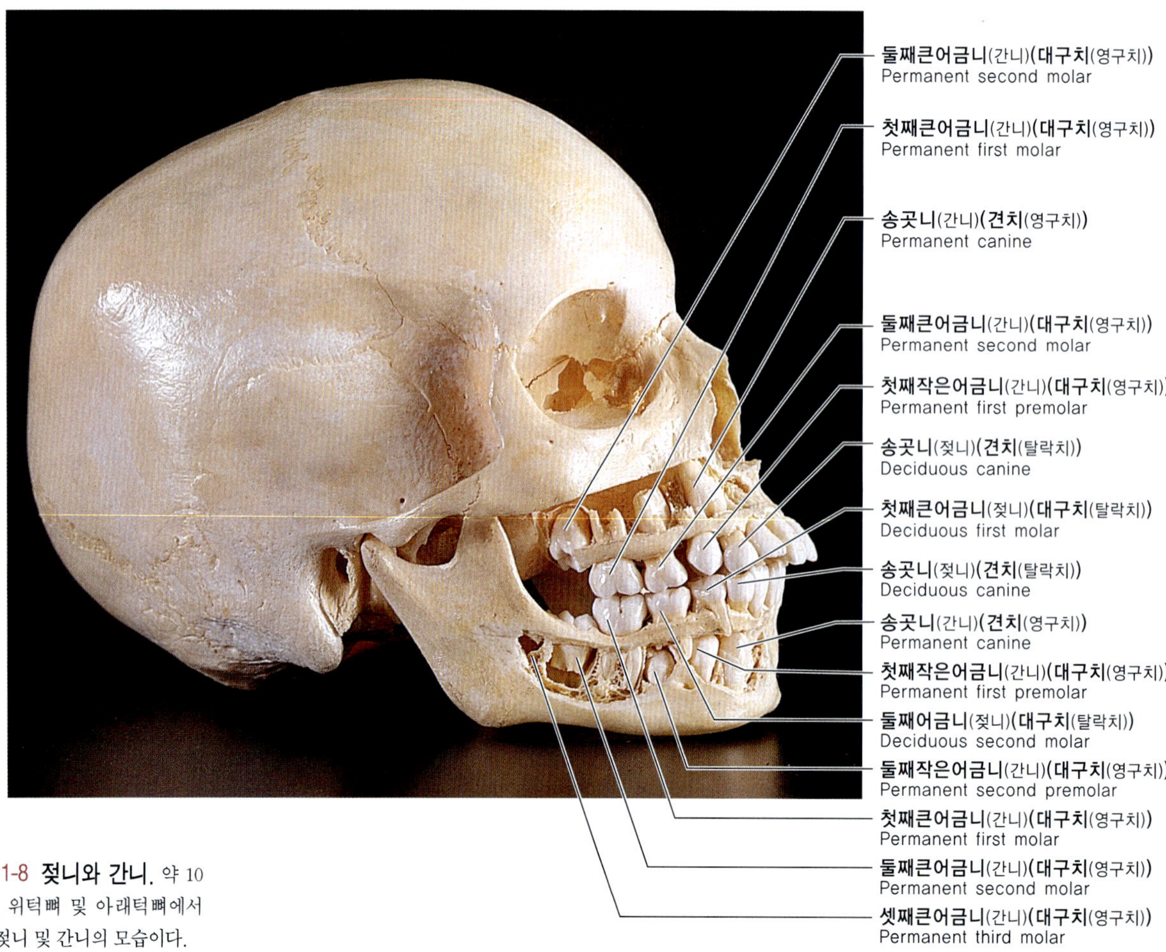

▶ 그림 11-8 젖니와 간니. 약 10세 아동의 위턱뼈 및 아래턱뼈에서 관찰되는 젖니 및 간니의 모습이다.

▶ 표 11-2 젖니의 돌출시기 및 탈락시기

치아의 종류	평균 돌출시기		평균 탈락시기
	아랫니	윗니	
안쪽앞니	6~ 8개월	7~ 9개월	7세
가쪽앞니	7~ 9개월	9~11개월	8세
첫째어금니	12~14개월	14~16개월	10세
송곳니	16~18개월	18~20개월	10세
둘째어금니	20~22개월	24~26개월	11~12세

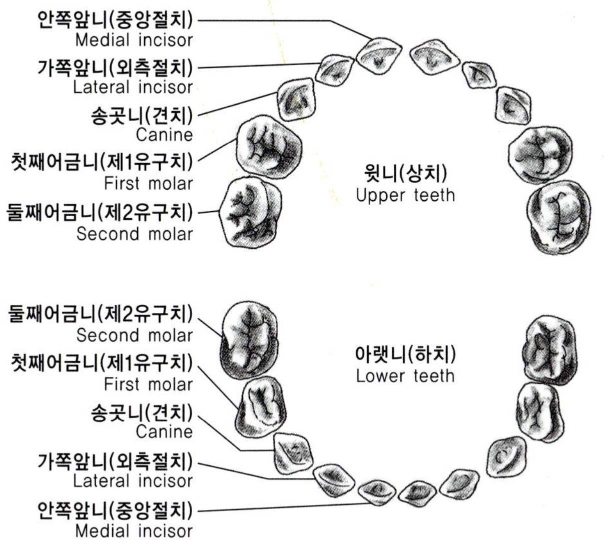

▶ 표 11-3 간니의 돌출시기

치아의 종류	평균 돌출시기	
	아랫니	윗니
첫째큰어금니	6~ 7세	6~ 7세
안쪽앞니	6~ 7세	7~ 8세
가쪽앞니	7~ 8세	8~ 9세
송곳니	9~10세	11~12세
첫째작은어금니	10~12세	10~11세
둘째작은어금니	11~12세	10~12세
둘째큰어금니	11~13세	12~13세
셋째큰어금니	17~25세	17~25세

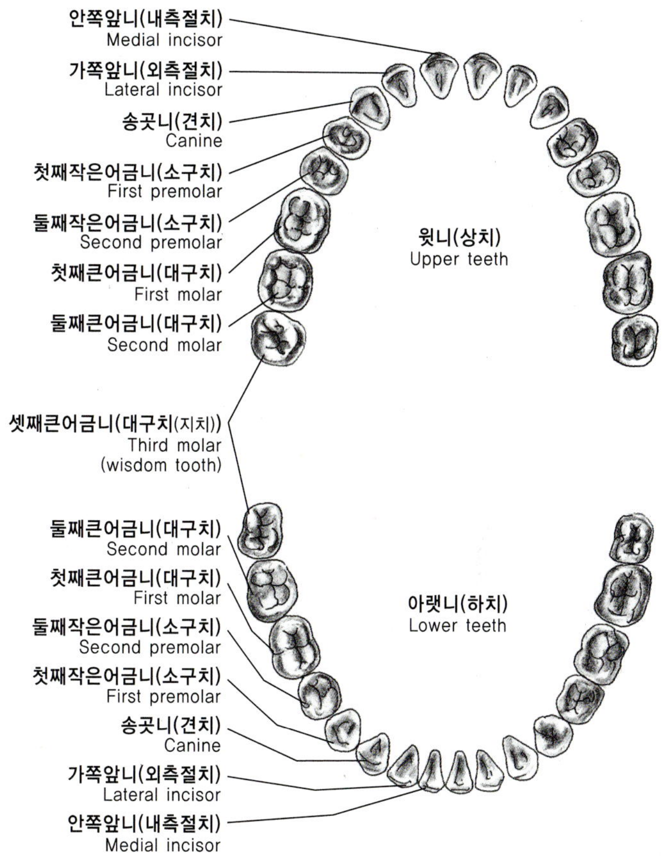

니, 영구치)로 대치되기 시작하는데, 이러한 과정은 약 17세까지 진행되어 성인에서는 32개의 간니를 지닌다. 셋째큰어금니는 약 17~25세 사이에 돌출되어 모든 치아 중에서 가장 늦게 나오는데 **wisdom teeth**(사랑니, 지치)라고도 부른다. 그러나 때때로 셋째큰어금니는 일부만이 돌출되거나 또는 전혀 돌출되지 않고 이틀뼈 속에서만 성장할 수도 있다.

치아의 종류, 수 그리고 위치를 문자로 표현한 것을 **dental formula**(치식)라 한다. 사람의 젖니 및 간니의 치식은 다음과 같다.

젖니 치식 : I 2/2, C 1/1, DM 2/2 = 10 × 2 = 20개

간니 치식 : I 2/2, C 1/1, P 2/2, M 3/3 = 16 × 2 = 32개

(I=앞니, C=송곳니, P=작은어금니, DM=젖니 큰어금니, M=큰어금니)

위턱뼈와 아래턱뼈의 작은어금니 및 큰어금니의 씹는 면은 음식물을 씹기에 적합하도록 맞물려

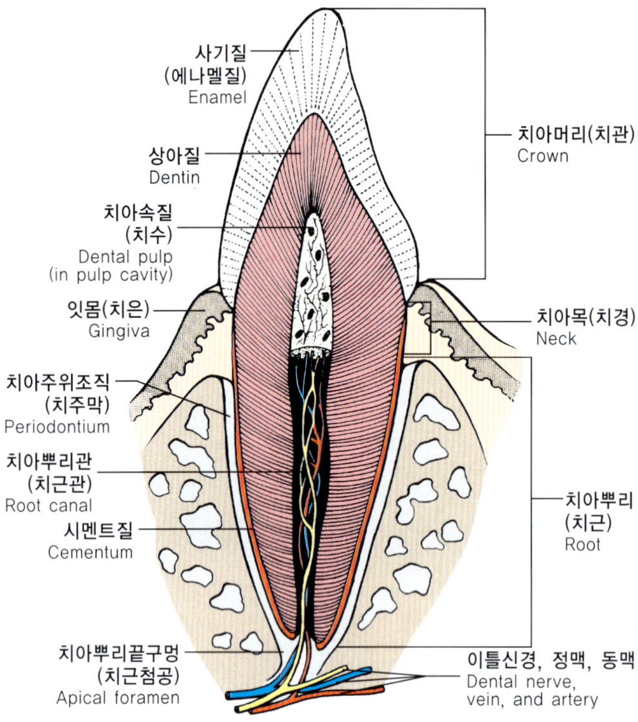

▶ 그림 11-9 송곳니의 수직절단면 구조

있으나, 위턱뼈의 앞니는 아래턱뼈의 앞니에 덧물려 있어 음식물을 가위처럼 베는 것이 가능하다. 씹은 음식물은 침과 혼합됨으로써 화학적 소화가 시작되고 삼키기 쉬운 형태인 bolus(덩이)가 된다.

치아는 외부에 노출된 **dental crown**(치아머리, 치관)과 alveolar bone(이틀뼈, 치조골)에 박힌 **dental root**(치아뿌리, 치근)으로 구성되고 치아머리와 치아뿌리의 경계부위를 **dental neck**(치아목, 치경)이라 한다(그림 11-9). 치아뿌리는 위턱뼈와 아래턱뼈에 있는 **alveolar process**(이틀돌기, 치조돌기)의 **dental alveoli**(이틀, 치조)에 박혀 있으며, 이틀과 치아뿌리 사이를 연결하는 결합조직성 뼈바깥막(골외막)인 **periodontium**(치아주위조직, 치주막)에 의해 단단히 고정되어 있다. 또한 위턱뼈와 아래턱뼈 이틀돌기를 감싸는 점막을 **gingiva**(잇몸, 치은; gum)이라 한다.

치아의 대부분은 뼈와 유사한 조성을 지니고 있으나 경도가 보다 단단한 조직인 **dentin**(상아질)으로 구성되어 있으며, 상아질의 바깥쪽 치아머리는 **enamel**(사기질, 에나멜질, 법랑질)로 둘러싸여 있고, 치아뿌리는 **cementum**(시멘트질)으로 둘러싸여 있다. 사기질은 인산칼슘염이 주요 성분으로 인체에서 가장 단단한 조직이며, 시멘트질은 뼈와 유사한 경도 및 조성을 지닌다. 상아질로 둘러싸인 치아의 중심에 있는 빈 공간을 **pulp cavity**(치아속질공간, 치수강)라 하는데, 이 속에는 혈관, 림프관, 신경 그리고 결합조직으로 구성된 **dental pulp**(치아속질, 치수)가 채워져 있다. 치아속질공간과 연속되는 **root canal of tooth**(치아뿌리관, 치근관)는 치아뿌리의 끝에 형성된 apical foramen of tooth(치아뿌리끝구멍, 치근첨공)를 통해서 치아 주위의 결합조직과 연결된다. 따라서 치아는 치아뿌리끝구멍을 통해서 들어오는 혈관에 의해서 영양이 공급된다. 치아의 발달은 태생기부터 이루어지기 때문에 이 시기에 있어서 적절한 영양의 공급은 치아의 발달에 대단히 중요하다. 임신기간 중에 충분한 양의 칼슘과 비타민 D를 섭취해야 태아의 치아발달이 원활하게 이루어진다.

4) 침샘

salivary glands(침샘, 타액선)는 부속 소화샘으로 saliva(침)를 분비한다. 침은 치아의 세정제로서의 역할과 함께 음식물 분자를 분해시켜서 미각을 자극하기도 한다. 침 속에는 전분 분해효소가 있어 음식물을 쉽게 삼킬 수 있도록 윤활성 점액으로 되어 있다. 입안점막을 적셔 주기에 충분한 양의 침이 항상 분비되며 하루에 분비되는 양은 약 1~1.5L에 이른다. 입안의 입천장점막에는 무수히 많은 작은 침샘들이 산재해 있다. 그러나 침의 대부분은 입안 밖에 위치한 3쌍의 **parotid gland**(귀밑샘, 이하선), **submandibular gland**(턱밑샘, 악하선) 그리고 **sublingual gland**(혀밑샘, 설하선)에서 생산되어 **salivary duct**(침샘관, 타액선관)를 통해 입안으로 분비된다(그림 11-10).

귀밑샘은 가장 큰 침샘으로 여기에서 생산된 침은 **parotid duct**(귀밑샘관, 이하선관)를 통해서 운반되고, 귀밑샘관은 masseter(깨물근, 교근)를 가로질러 zygomatic arch(광대활, 관골궁)와 평행하게 주행하며 buccinator(볼근, 협근)를 관통하여 입안점막에 열린다. 귀밑샘관이 입안점막에 열리는 부위를 **parotid papilla**(귀밑샘유두, 이하선유두)라 한다. mumps(볼거리)는 귀밑샘이 바이러스에 감염되어 발생되는 염증성 질환이다.

턱밑샘은 아래턱뼈몸통의 안쪽 아래에 위치하고 여기에서 생산된 침은 **submandibular duct**(턱밑샘관, 악하선관)를 통해서 운반되어 입안점막의 lingual frenulum(혀주름띠, 설소대) 가쪽에 있는 sublingual caruncle(혀밑언덕, 설하소구)을 통해서 입안으로 분비한다.

혀밑샘은 입안바닥(구강저)에 위치하고 여기에서 생산된 침은 여러 개의 작은 **sublingual duct**(혀밑샘관, 설하선관)를 통해서 운반되며, 혀밑언덕의 가쪽에 있는 **sublingual fold**(혀밑주름, 설하주름)를 통해서 입안으로 분비한다.

조직학적으로 모든 침샘은 **serous cell**(장액세포)과 **mucous cell**(점액세포)이 다양한 비율로 구성되어 있다(그림 11-11). 장액세포는 소화효소를 포함한 수양성 장액을 분비하고, 점액세포는 끈끈한 점액을 분비한다. 침샘관의 속공간은 cuboidal epithelium(입방상피세포)으로 피복되어 있다.

침샘은 자율신경계통의 지배를 받고 있는데 교감신경이 흥분하면 소량의 끈끈한 침 분비를 자극하고, 부교감신경이 흥분하면 다량의 수양성 침 분비를 촉진시킨다. 이러한 생리학적 반응은 음식

▶ 그림 11-10 침샘. 침샘의 종류 및 위치를 나타내었다.

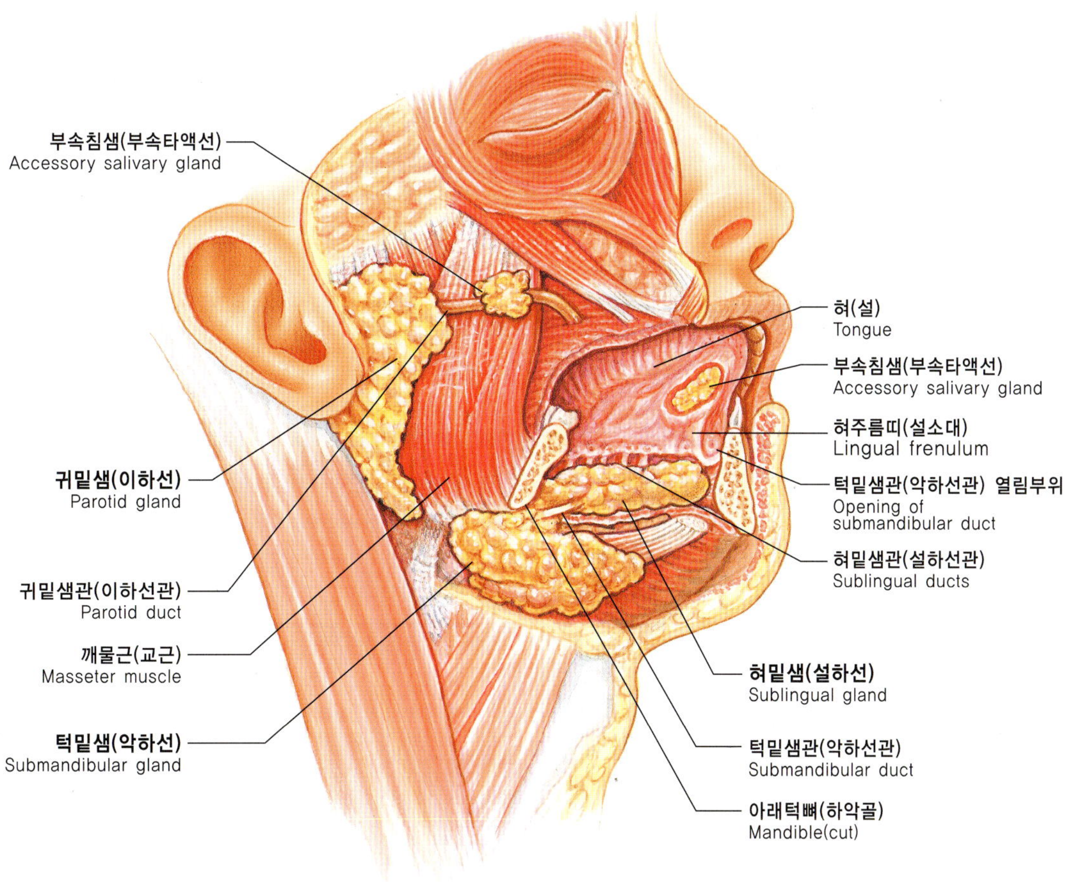

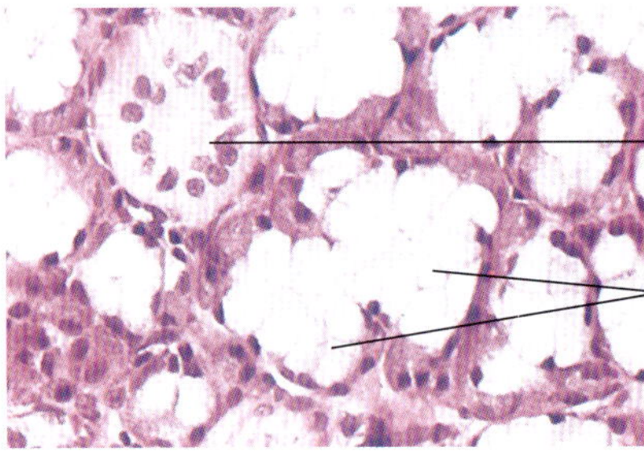

(a)

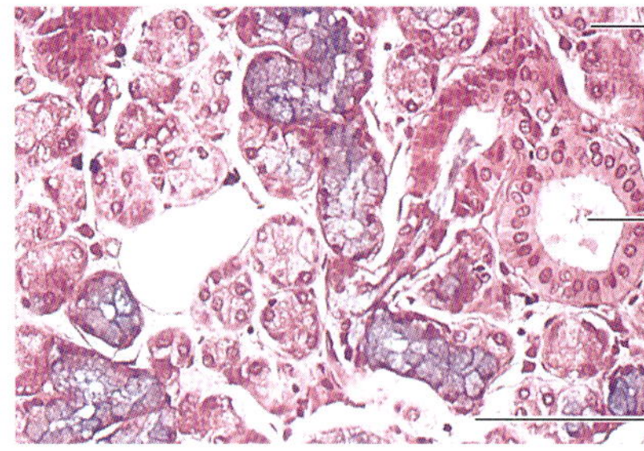

(b)

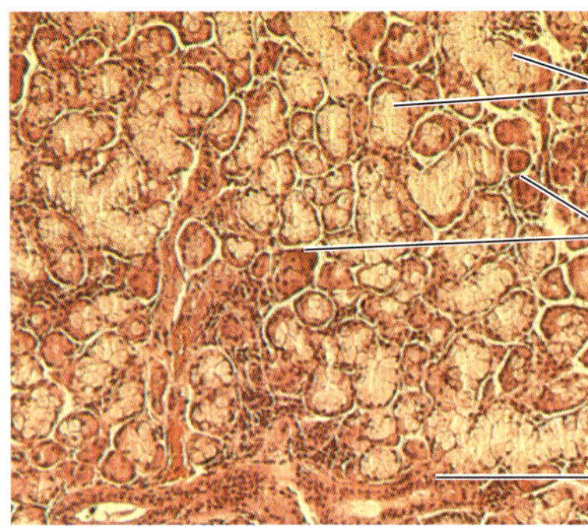

(c)

▶ 그림 11-11 **침샘의 조직학적 구조.** (a) 귀밑샘. (b) 턱밑샘. (c) 혀밑샘.

▶ 표 11-4 침샘의 위치, 도관, 열림부위 및 분비물

침샘	위치	도관	열림부위	분비물의 종류
귀밑샘	귓바퀴의 앞아래쪽; 깨물근과 피부 사이	귀밑샘관	위턱뼈 둘째큰어금니에 접한 점막 (귀밑샘 유두)	수양성 장액, 염, 효소
턱밑샘	혀의 아랫면	턱밑샘관	혀밑주름띠의 옆면(혀밑언덕)	수양성 장액, 소량의 점액
혀밑샘	입안바닥의 앞쪽	여러 개의 작은 혀밑관샘	입안바닥의 가쪽면(혀밑주름) (침 아밀라아제)	대부분 점액, 염, 효소

물을 보거나, 냄새를 맡거나, 맛을 보거나 또는 음식물에 대한 상상만으로도 이루어진다. 침샘의 위치, 도관, 입안 열림부위 그리고 분비물에 대한 내용은 표 11-4와 같다.

5) 인 두

pharynx(인두)는 oral cavity(입안, 구강)와 nasal cavity(코안) 그리고 후두와 식도를 연결하는 길이 약 13cm에 달하는 깔때기 모양의 근육성 장기로 호흡기 및 소화기의 기능을 동시에 관여한다. 인두는 뼈대근육으로 구성되어 있으며 속공간(내강)은 중층편평상피로 피복된 점막으로 덮여 있다. 인두는 부위에 따라서 코안의 뒤쪽에 위치한 **nasopharynx**(코인두, 비인두), 입안의 뒤쪽에 위치한 **oropharynx**(입인두, 구인두) 그리고 후두의 뒤쪽에 위치한 **laryngopharynx**(후두인두, 후

인두)의 3부분으로 구분된다.

인두를 구성하는 근육 중 external circular layer(바깥돌림근육층, 외륜층)는 constrictor(수축근)로 삼킴작용 시 인두의 불수의적인 수축을 일으킨다(그림 11-12). **superior pharyngeal constrictor muscle**(위인두수축근, 상인두수축근)은 입천장뼈와 아래턱뼈에 부착되어 인두의 윗부분을 감싸고 **middle pharyngeal constrictor muscle**(중간인두수축근, 중인두수축근)은 목뿔뼈와 stylohyoid ligament(붓목뿔인대, 경돌설골인대)에 부착되어 인두의 가운데 부분을 감싼다. 그리고 **inferior pharyngeal constrictor muscle**(아래인두수축근, 하인두수축근)은 후두의 연골에서 유래되어 인두의 아랫부분을 감싼다. 숨을 들이마시는 동안에는 아래인두수축근이 수축하여 공기가 식도로 유입되는 것을 방지하는 역할을 한다.

인두에 분포하는 운동신경 및 감각신경은 주로 중간인두수축근 부위에 형성된 pharyngeal plexus(인두신경얼기, 인두신경총)를 통해서 분포한다. 인두신경얼기는 혀인두신경과 미주신경의 pharyngeal branch(인두가지)와 superior cervical ganglion(위목신경절, 상경신경절)의 교감신경가지의 유합으로 형성된다.

인두에 분포하는 주된 혈관은 internal carotid artery(속목동맥, 내경동맥)의 가지인 ascending pharyngeal artery(오름인두동맥, 상행인두동맥)이고, thyrocervical trunk(갑상목동맥줄기, 갑상경동맥간)의 가지인 inferior thyroid artery(아래갑상동맥, 하갑상동맥)의 작은 가지들이 일부 분포한다. 인두의 정맥혈은 internal jugular vein(속목정맥, 내경정맥)으로 유입된다.

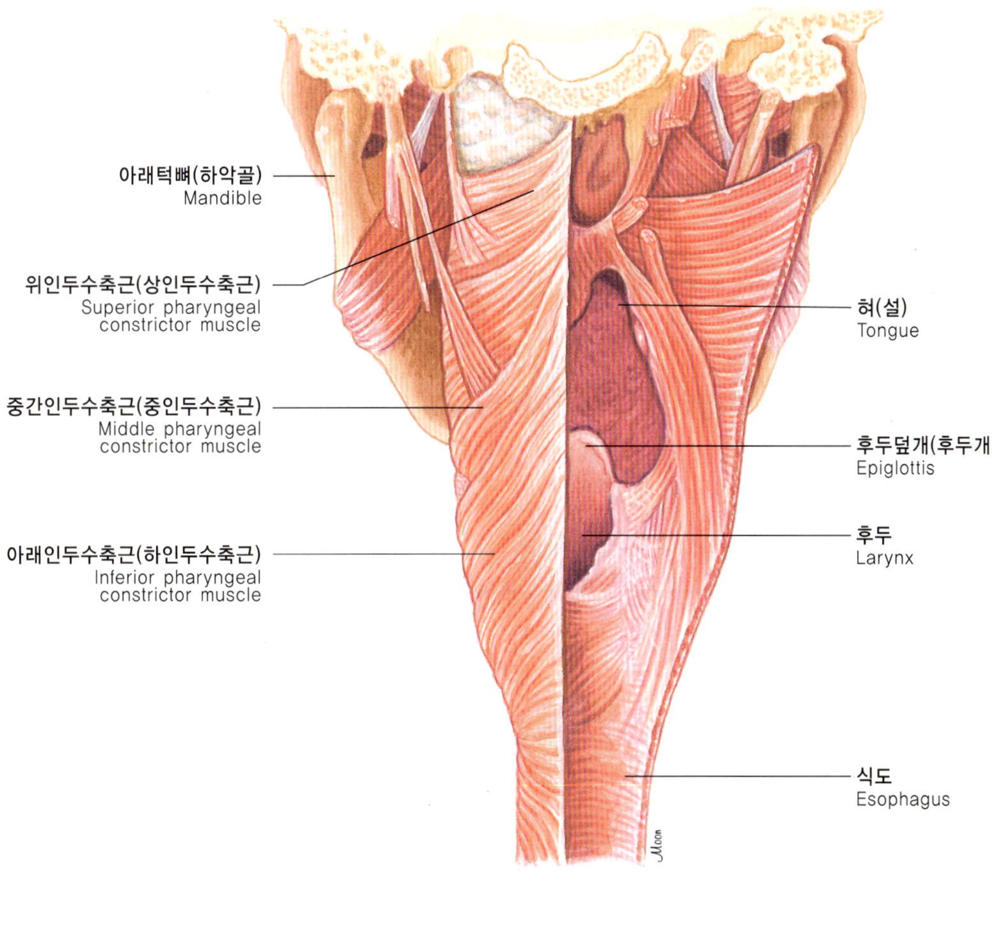

▶ 그림 11-12 **뒤쪽에서 바라본 인두수축근의 구성.** 인두의 내부 구조를 보여주기 위하여 오른쪽의 인두수축근은 제거된 상태이다.

4. 식도와 위

음식물이 식도에서 위로 운반되면 위액의 작용으로 분해가 진행된다. 위의 운동과 위액의 작용으로 만들어진 chyme(미즙)은 pyloric sphincter muscle(날문조임근, 유문괄약근)을 지나 duodenum(샘창자, 십이지장)으로 보내진다.

1) 식 도

esophagus(식도)는 위창자관의 한 부분으로 인두와 위를 연결하는 장기로서 larynx(후두)부위에서 시작되어 trachea(기관)의 뒤쪽에 위치한 길이 약 25cm 정도의 관 모양 장기로 내용물이 없는 상태에서는 납작한 형태로 되어 있다. 식도는 thoracic cavity(가슴안, 흉강)의 mediastinum(가슴세로칸, 종격동) 속에 위치하고, 가로막의 **esophageal hiatus**(식도구멍, 식도열공)를 지나 위에 연결된다. 식도의 점막은 비각질중층편평상피로 피복되어 있는데 위 1/3은 뼈대근육이, 중간부위는 뼈대근육과 민무늬근육이, 그리고 아래 1/3은 민무늬근육으로 구성되어 있다(그림 11-13).

lower esophageal sphincter muscle(아래식도조임근, 하식도괄약근)은 위와 식도의 이음부위에 있는 inner circular muscle(속돌림근, 내륜근)이 두터워져 형성된 것으로서 음식물 또는 액상물질이 위로 유입되면 조임근이 수축되어 내용물이 식도로 역류되는 것을 방지한다. 아래식도조임근이 수축되는 현상은 abdominal cavity(배안, 복강)의 압력보다 허파가 있는 가슴안의 압력이 낮기 때문에 자발적으로 발생된다.

2) 삼킴기전

입안에서 음식물을 삼키는 과정은 매우 복잡한 물리적, 생리적인 활동이다. **삼킴과정**은 3단계로 구분된다.

삼킴의 첫 번째 단계는 음식물을 씹은 후에 진행되는 의식적인 활동으로써 이 단계에서는 입이 다물어지고 일시적으로 호흡이 멈춰진다. mylohyoid muscle(턱목뿔근, 악설골근), styloglossus muscle(붓혀근, 경돌설근) 및 intrinsic muscle of the tongue(고유혀근, 고유설근)의 작용으로 혀가 위로 올려져서 음식물을 hard palate(단단입천장, 경구개)의 transverse palatine fold(가로입천장주름, 횡구개주름)에 위치시키게 된다.

두 번째 단계는 음식물을 인두로 보내는 과정이다. 이러한 과정은 불수의적이며 입인두에 위치한 감각수용체의 자극에 의해서 순식간에 이루어진다. 가로입천장주름에 전해지는 혀의 압력은 입안의 압력을 증가시켜 덩이를 입인두로 밀어 넣는다. 음식물이 fauces(목구멍, 구협)를 지날 때 soft palate(물렁입천장, 연구개)와 uvula(목젖, 구개수)가 들어올려져서 코인두를 막게 된

▶ 그림 11-13 식도 가로절단면의 조직학적 구조

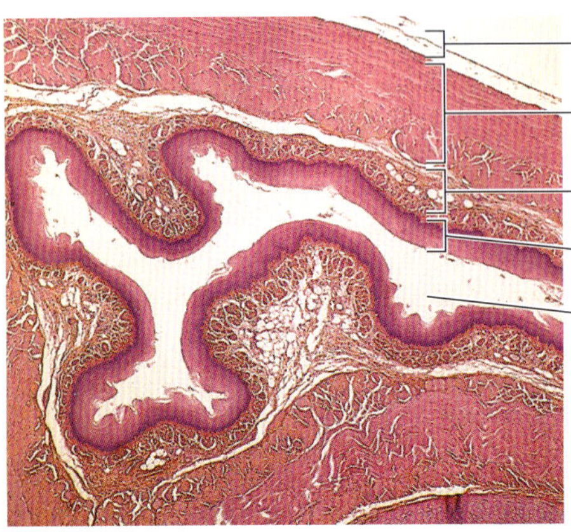

다. 목뿔뼈와 인두도 동시에 올려져서 epiglottis(후두덮개, 후두개)가 glottis(성대문, 성문)를 막아 삼킴 시 음식물이 기관으로 유입되는 것을 방지한다. 인두로 음식물이 유입되면 인두수축근의 순차적인 수축으로 음식물이 식도로 이동된다.

세 번째 단계는 음식물이 식도로 유입되고 꿈틀운동에 의해서 위로 이동되는 단계로 역시 불수의적으로 이루어진다(그림 11-14). 액상 내용물의 경우 삼킴의 전 과정은 1~2초만에 진행되며, 고형 내용물의 경우 5~8초가 소요된다.

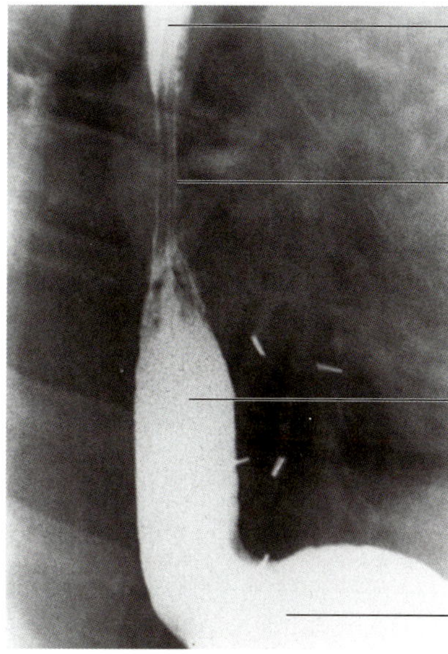

▶ 그림 11-14 **꿈틀운동으로 음식물이 위로 운반되는 과정이 관찰되는 X선 사진**

3) 위

stomach(위)는 위창자관 중에서 가장 확장성이 좋은 장기로서 가로막 바로 밑에 놓이며 왼쪽 위배부위(상복부)에 위치한다. 위는 공복상태에서는 전형적인 J자 형태로서 위로는 식도와 연결되고 아래로는 작은창자의 샘창자에 연결된다(그림 11-15). 섭취된 음식물은 위에서 상당한 시간 동안 머물면서 격렬한 위의 운동으로 위액과 혼합되어 chyme(미즙)으로 변한 후 작은창자로 유입된다.

위는 **cardia**(들문, 분문), **fundus**(바닥, 저부), **body**(몸통, 체부) 그리고 **pylorus**(날문, 유문)의 4부분으로 구성되는데, 들문은 식도와 연결되는 위쪽의 좁은 부위이고, 바닥은 왼쪽 위에서 반구형으로 돌출된 부위로서 가로막에 직접 닿아 있다. 몸통은 위의 중심을 이루는 대부분이고, 날문은 깔때기 모양으로 된 위의 끝부분으로 샘창자와 연결된다. 날문의 끝에는 위벽의 속돌림근이 발달되어 형성된 **pyloric sphincter muscle**(날문조임근, 유문괄약근)이 있다. 그리스어로 "문지기"라는 의미인 날문은 미즙을 작은창자로 보내는 운동을 조절하고 또한 작은창자 내용물의 역류를 방지한다.

위는 외형적으로 안쪽의 오목한 만곡을 **lesser curvature**(작은굽이, 소만)라 하고, 가쪽의 불룩한

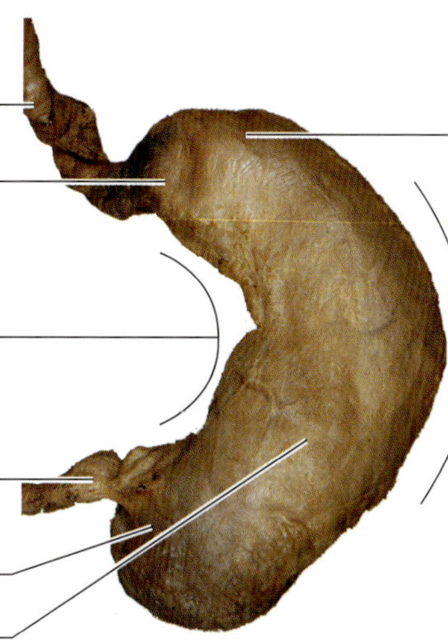

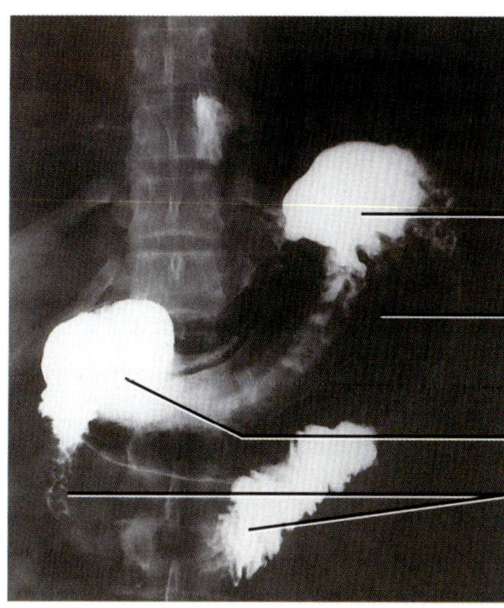

▶ 그림 11-15 **위의 구조.** (a) 시체에서 관찰되는 위의 모습으로 J자 형태로 보임. (b) 바륨을 섭취한 후 촬영한 방사선 소견. 이러한 검사를 통해서 궤양, 협착 또는 이물질 등을 확인할 수 있다.

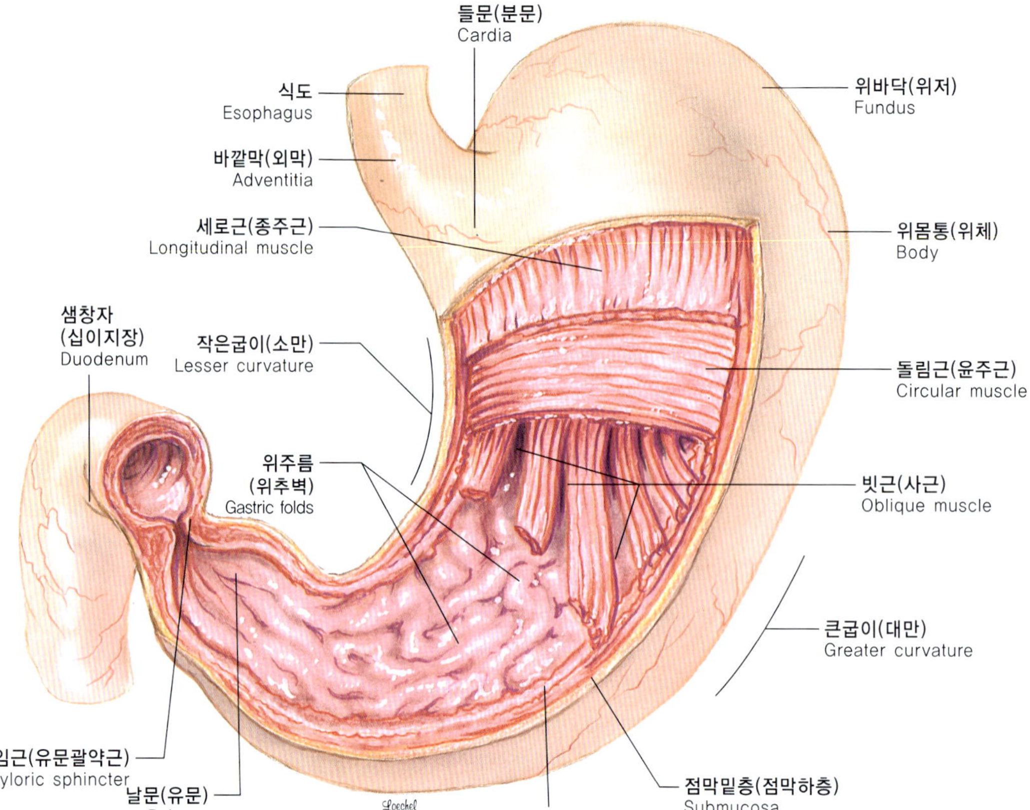

▶ 그림 11-16 위의 부위 및 구조

만곡을 **greater curvature**(큰굽이, 대만)라 한다(그림 11-16). lesser omentum(작은그물막, 소망)은 위의 작은굽이에서 liver(간) 사이에 걸쳐 있고, greater omentum(큰그물막, 대망)은 위의 큰굽이에 부착되어 있다.

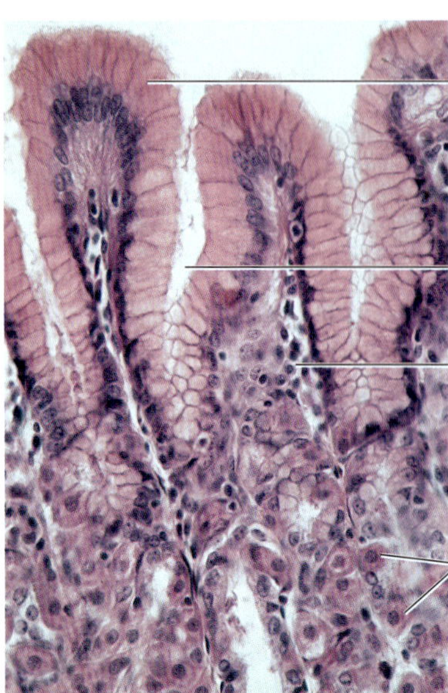

▶ 그림 11-17 위점막의 조직학적 구조

위벽은 4개의 층으로 구성되어 있으나 2개의 층에서 약간 변형되어져 있다. 근육층에서는 **oblique muscle layer**(빗근육층, 사근층)가 부수적으로 잘 발달되어 있고, 점막에는 **gastric fold**(위점막주름, 위추벽)라 불리는 수많은 longitudinal fold(세로주름)가 형성되어 있어 위의 원활한 확장을 가능하게 해 준다. 또한 점막은 **gastric pit**(위오목, 위소와) 및 **gastric gland**(위샘, 위선)가 잘 발달되어 있다(그림 11-17, 18).

위샘은 각각 특이한 물질을 분비하는 5종류의 세포로 구성된다.

- **goblet cell**(술잔세포, 배상세포) : 위벽을 보호하는 점액을 분비한다.
- **parietal cell**(벽세포) : hydrochloric acid(염산; HCl)를 분비한다.
- **principal cell**(으뜸세포, 주세포; chief cell) : 단백질 분해효소인 pepsin(펩신)의 불활성형인 pepsinogen(펩시노겐)을 분비한다.

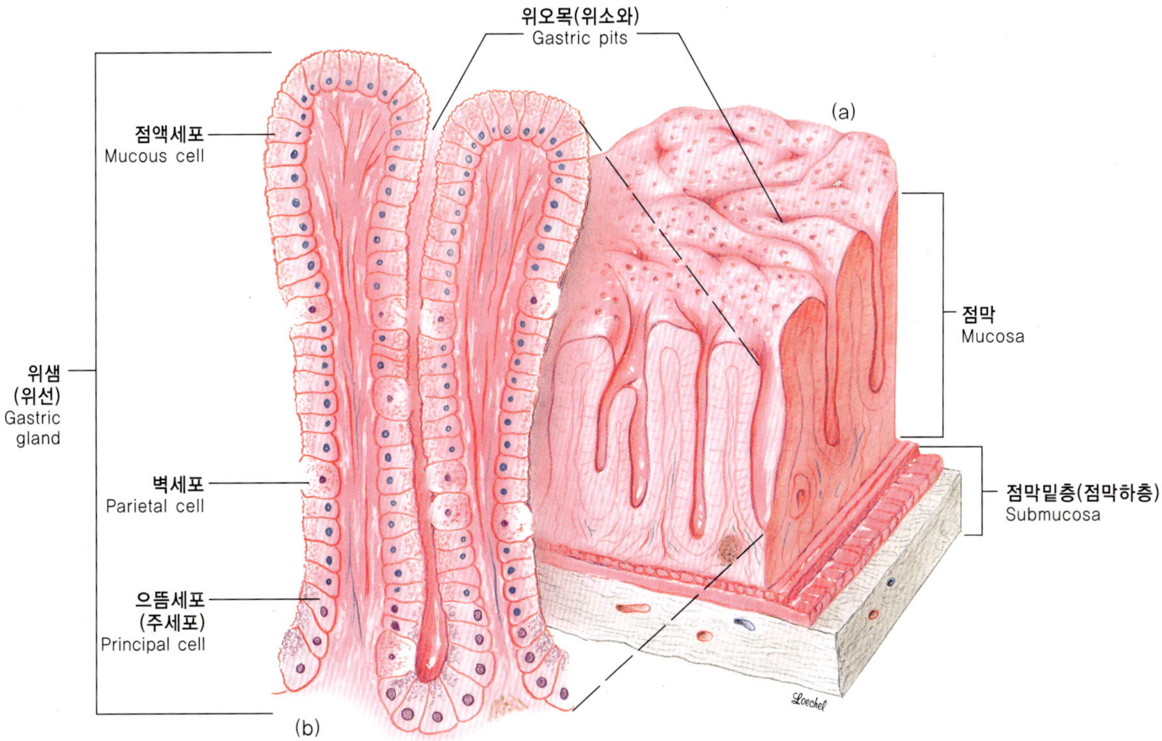

▶ 그림 11-18 **위점막의 위오목 및 위샘의 구조.** (a) 위오목는 위샘이 점막에 개구되는 부위이다. (b) 위샘은 점액세포, 으뜸세포 및 벽세포로 구성되며, 각 세포는 각각 독특한 물질을 분비한다.

- **argentaffin cell**(은친화세포) : serotonin(세로토닌), histamine(히스타민) 그리고 autocrine regulator(자가분비조절물질)을 분비한다.
- **endocrine cell**(내분비세포) 또는 **G cell**(G 세포) : gastrin(가스트린)을 혈중으로 분비한다.

상기의 물질 이외에도 위점막(아마도 벽세포)에서는 작은창자에서 비타민 B_{12}의 흡수에 필요한 **intrinsic factor**(내인성 인자)를 분비한다. 공복상태에서 지속적인 위의 활동은 hunger pang(공복통)을 초래하게 된다.

위 운동은 자율신경에 의해서 조절되는데 교감신경은 celiac plexus(복강신경얼기, 복강신경총)에서 가지를 내고 부교감신경은 미주신경에서 가지를 내어 위에 분포한다. 부교감신경의 신경절이전신경섬유와 신경절이후신경섬유는 위장관의 2개의 근육층 사이에 있는 myenteric plexus(근육층사이신경얼기, 근층간신경총)와 점막밑층에 있는 submucosal plexus(점막밑신경얼기, 점막하신경총)에서 연접한다. 부교감신경의 자극은 표 11-5에 기술된 위창자관의 운동을 촉진한다.

구토는 위의 내용물을 식도, 인두 및 입안을 통해서 역으로 배출하는 반응으로 medulla oblongata(숨뇌, 연수)의 vomiting center(구토중추)에 의해서 조절된다. 특정한 위창자관의 자극, 특히 샘창자의 자극은 구토중추를 활성화시키고, 그 밖에도 역겨운 냄새, 광경 또는 멀미와 스트레스에 의해서도 활성화된다. 구토는 다음과 같은 순서로 진행된다.

처음에는 위쪽 작은창자의 강력한 수축이 발생되고 이어서 날문조임근의 수축이 일어나며, 아래식도조임근의 이완 및 위의 날문 수축이 뒤따르고, 이어서 가볍게 숨을 들이마신 후 성문이 닫히고, 결국에는 가로막과 배부위 근육의 강력한 수축으로 위가 간에 의해서 압박되어 위의 내용물이 배출된다. 토할 것 같은 느낌, 즉 nausea(구역)도 구토중추의 활성에 의한 것이다.

▶ 표 11-5 단계별 위액의 분비반응

단 계	반 응
cephalic phase(뇌상)	음식물에 대한 시각, 미각, 후각 또는 상상이 미주신경을 통해 부교감신경을 자극함, 50~150mL의 위액이 분비됨.
gastric phase(위상)	위내 음식물의 충만으로 점막이 확장되는 자극 또는 화학적으로 분해된 단백성분이 가스트린의 분비를 촉진함. 가스트린의 작용에 의해서 600~750mL의 위액이 분비됨.
intestinal phase(장상)	미즙이 샘창자 내로 유입되면 장세포를 자극하여 장 가스트린의 분비를 촉진함. 장 가스트린의 작용에 의해서 소량의 위액이 추가로 분비됨.

5. 작은창자

small intestine(작은창자, 소장)은 **duodenum**(샘창자, 십이지장), **jejunum**(빈창자, 공장) 그리고 **ilium**(돌창자, 회장)으로 구성되며, 음식물의 소화가 완성되고 영양분을 흡수하는 장소이다. 작은창자의 속공간 표면은 흡수면적을 증가시키기 위해서 circular fold(돌림주름, 윤상주름), intestinal villi(창자융모, 장융모) 및 microvilli(미세융모)가 발달되어 있다.

작은창자는 위장관의 한 부분으로 위의 날문조임근에서 large intestine(큰창자, 대장)에 연결되는 ileocecal valve(돌막창자판막, 회맹판)까지 연속되는 장기이다. 작은창자는 배안의 가운데와 아래에 위치하고 샘창자를 제외하고는 **mesentery**(창자간막, 장간막)에 의해서 배벽에 부착되어 있다(그림 11-19). 넓고 부채꼴인 창자간막으로 인해서 작은창자의 원활한 운동이 가능해지나, 한편으

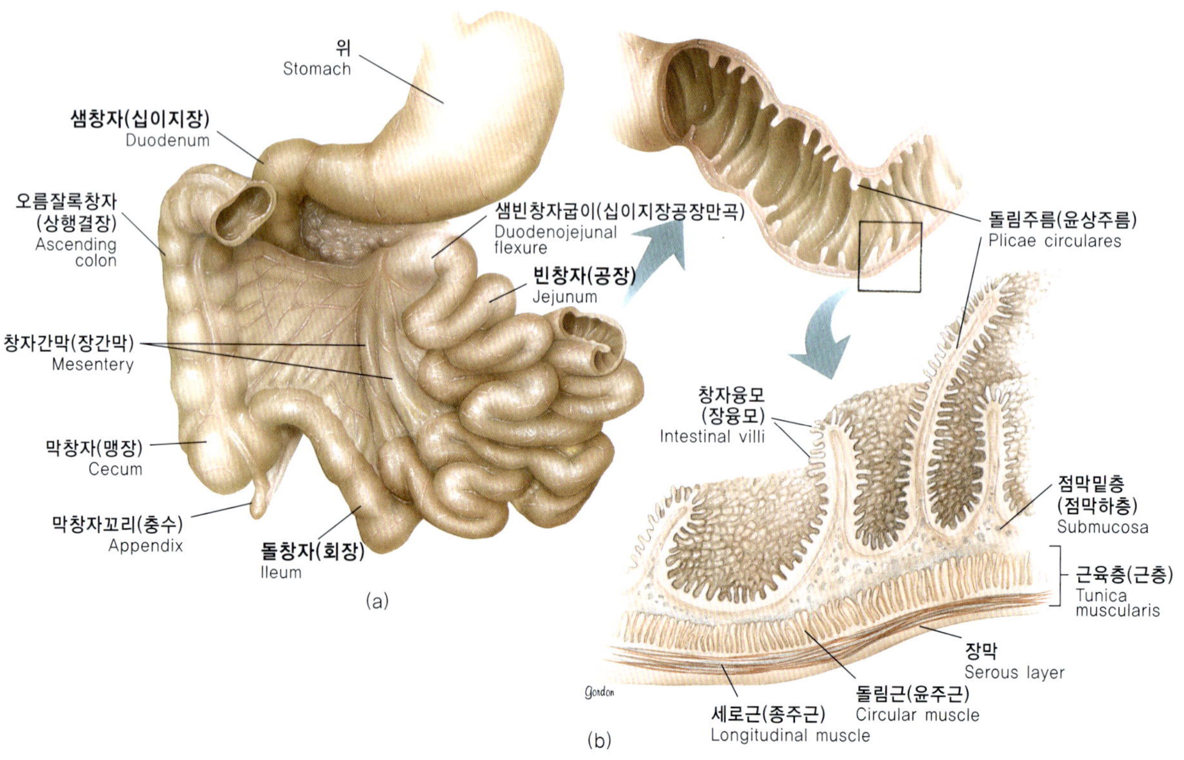

▶ 그림 11-19 **작은창자의 부위 및 구조.** (a) 작은창자의 각 부위 및 창자간막 연결. (b) 작은창자벽의 단면구조. 점막과 점막밑층이 속공간으로 돌출되어 돌림주름을 이루고 있음.

로는 작은창자가 꼬이게 되는 원인이 되기도 한다. 또한 창자간막을 통해서 작은창자에 분포하는 혈관, 신경 및 림프관이 지나게 된다.

작은창자는 길이가 약 3m, 지름이 약 2.4cm로 음식물의 분해 및 영양분의 흡수가 일어나는 소화계통의 가장 중심적인 장기이다. 침샘, 위샘, 이자 및 작은창자에서 분비되는 소화효소와 작용은 표 11-6과 같다.

작은창자는 superior mesenteric plexus(위창자간막신경얼기, 상장간막신경총)에 의해 신경지배를 받고 있으며 신경얼기에서 분지하는 감각신경섬유, 신경절이후교감신경섬유 및 신경절이후부교감신경섬유가 포함되어 있다. 작은창자에 분포하는 동맥은 superior mesenteric artery(위창자간막동맥, 상장간막동맥), celiac artery(복강동맥) 그리고 inferior mesenteric artery(아래창자간막동맥, 하장간막동맥)의 가지들이고, 작은창자의 정맥혈은 superior mesenteric vein(위창자간막정맥, 상장간막정맥)으로 유입된다. 이 정맥은 splenic vein(지라정맥, 비정맥)과 합쳐져 hepatic portal vein(간문맥)이 되어 영양성분이 풍부한 혈액을 간으로 운반한다.

1) 작은창자의 구분

작은창자는 그 기능 및 조직학적 구조에 의해서 duodenum(샘창자, 십이지장), jejunum(빈창자, 공장) 그리고 ileum(돌창자, 회장)의 3부분으로 구분된다.

▶ 표 11-6 소화효소의 분비 장소 및 작용

효소	분비 장소	작용
salivary enzyme(침 효소)		
amylase(전분분해효소)	침샘	탄수화물의 소화; 전분과 글리코겐을 이당류로 분해
gastric juice enzyme(위액 효소)		
pepsin(펩신)	위샘	단백질 소화; 단백질을 아미노산으로 분해
intestinal juice enzyme(장액 효소)		
peptidase(펩티다아제)	창자샘	단백질을 아미노산으로 분해
sucrase(자당효소)	창자샘	이당류를 단당류로 분해
maltase(맥아당효소)		
lactase(젖당분해효소)		
lipase(지방분해효소)	창자샘	지방을 지방산과 글리세롤로 분해
amylase(전분분해효소)	창자샘	전분 및 글리코겐을 이당류로 분해
nuclease(핵산분해효소)	창자샘	핵산을 nucleotide(핵산염)로 분해
enterokinase(엔테로키나아제)	창자샘	트립신을 활성화시킴
pancreatic juice enzyme(이자액 효소)		
amylase(전분분해효소)	이자	전분 및 글리코겐을 이당류로 분해
lipase(지방분해효소)	이자	지방을 지방산과 글리세롤로 분해
peptidase(펩티다아제)	이자	단백질을 아미노산으로 분해
trypsin(트립신)		
chymotrypsin(키모트립신)		
carboxypeptidase(카르복시펩티다아제)		
nuclease(핵산분해효소)	이자	핵산을 nucleotide(핵산염)로 분해

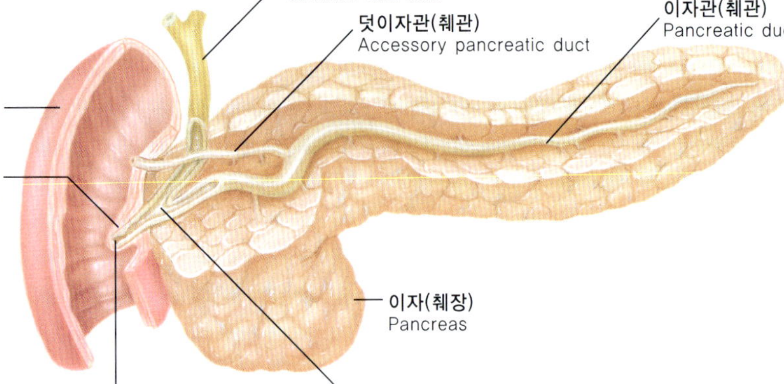

▶ 그림 11-20 **샘창자의 단면 구조.** 온쓸개관 및 이자관이 샘창자에 열림.

▶ 그림 11-21 **샘창자의 조직학적 구조**

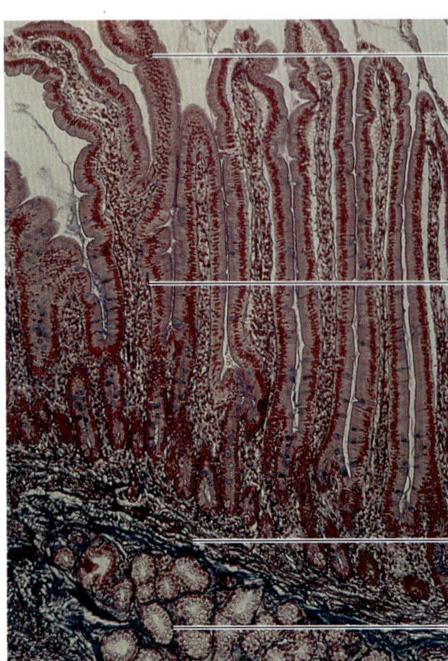

1. **duodenum**(샘창자, 십이지장) : 다른 작은창자에 비해서 유동성이 없고 전체적으로 'C' 자 형태를 취하고 있으며, 위의 날문조임근에서 **duodenojejunal flexure**(샘빈창자굽이, 십이지장공장만곡)까지 이르는 길이 약 25cm의 관 모양 장기로서 위와 연결되는 부분을 제외하고는 뒤배벽에 위치한다. 샘창자는 간에서 생성되어 쓸개에 저장된 쓸개즙(담즙)을 **common bile duct**(온쓸개관, 총담관)를 통해서 받아들이고, 이자에서 생성된 이자액은 **pancreatic duct**(이자관, 췌관)를 통해서 받아들인다(그림 11-20). 온쓸개관과 이자관은 **hepatopancreatic ampulla**(온쓸개이자관팽대, 담췌관팽대; ampulla of Vater)를 형성하여 샘창자에 열리는데, 샘창자의 점막에 있는 융기된 이 열린 부분을 **duodenal papilla**(샘창자유두, 십이지장유두)라 하고, 이 샘창자유두는 **sphincter of ampulla**(팽대조임근, 팽대괄약근; Oddi' s sphincter)의 작용에 의해서 열리고 닫힌다. 또한 샘창자는 **duodenal gland**(샘창자샘, 십이지장선; Brunner' s gland)가 있어 작은창자의 다른 부위와는 조직학적인 차이를 보인다(그림 11-21). 샘창자샘은 compound tubuloalveolar gland(복합관상포상샘)로 점액을 분비하고 샘창자의 윗부분에 풍부하게 발달되어 있다.
2. **jejunum**(빈창자, 공장) : 샘창자와 돌창자를 연결하는 장기로서 길이는 약 1m에 달한다. 속공간은 돌창자에 비해서 약간 넓으며 점막주름도 풍부하지만 기타 조직학적 구조는 돌창자와 유사하다.
3. **ileum**(돌창자, 회장) : 빈창자와 큰창자 사이에 있는 길이 약 2m에 달하는 장기로서 끝부분은 막창자의 안쪽에 열려 있으며, 이 열림부위를 **ileocecal valve**(돌막창자판막, 회맹판)라 한다. 돌창자벽에는 림프소절의 집단인 **Peyer' s patch**(무리림프소절, 페이어판)가 잘 발달되어 있다.

2) 작은창자의 구조적 변형

소화된 성분은 작은창자의 상피세포를 통해서 흡수되는데, 대부분 빈창자에서 일어나지만 부분적으로 샘창자와 돌창자도 흡수를 담당한다. 작은창자는 이러한 흡수기능을 위해서 특수한 구조들이 잘 발달되어 있고 창자점막의 흡수 표면적은 현저히 증가되어 있다.

- 작은창자는 약 3m에 달하는 긴 장기이다.
- 작은창자점막에는 **돌림주름**(윤상주름)이 발달되어 있다.
- 손가락 모양의 **창자융모**(장융모)가 작은창자의 속공간으로 돌출되어 있다.
- 창자상피세포의 세포막에 미세융모가 발달되어 있는데 현미경으로 관찰 시 **미세융모**는 원주상피세포의 표면에 희미한 솔의 가장자리처럼 보인다(그림 11-22).

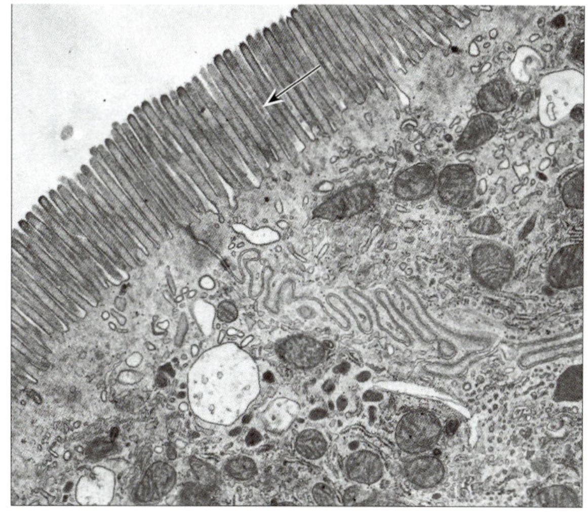

▶ 그림 11-22 창자상피세포의 미세융모. 융모 원주상피세포의 표면에서 관찰되는 미세융모(화살표)의 전자현미경 사진이다.

창자융모는 원주상피세포로 피복되어 있고 이 세포들 사이에 점액을 분비하는 goblet cell(술잔세포, 배상세포)이 산재되어 있다. 속공간 안쪽으로 돌출된 창자융모의 중심은 결합조직으로 구성된 lamina propria(고유판)이고, 이 부위에는 모세혈관이 풍부하며 lacteal(유미관)이라 불리는 림프관이 발달되어 있고 많은 수의 림프구가 분포되어 있다. 흡수된 단당류와 아미노산은 모세혈관으로 들어가고 지방산과 콜레스테롤은 유미관으로 들어가는데 소화된 분자들은 창자융모를 통해서 흡수되어 혈관 및 림프관으로 유입되기 때문에 창자융모를 소화계통의 기능적 단위라고 할 수 있다. 창자융모의 꼭대기부위에 위치한 창자상피세포는 끊임없이 탈락되고 창자융모의 바닥에 있는 세포들이 분열 증식해서 탈락된 창자상피세포를 대치한다. 창자융모의 바닥에 있는 상피세포들은 여러 부위에서 아래로 함입되어 intestinal gland(창자샘, 장선)를 형성한다(그림 11-23).

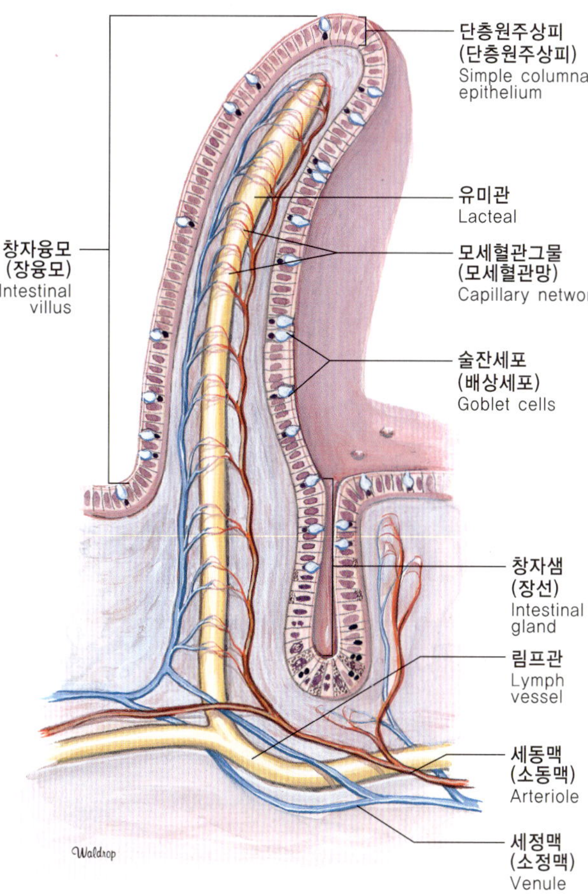

▶ 그림 11-23 창자융모 및 창자샘의 구조

3) 작은창자의 물리적 운동

작은창자벽을 구성하는 세로근과 돌림근의 상호작용으로 작은창자는 segmentation(분절운동), pendular movement(시계추운동) 및 peristalsis(꿈틀운동, 연동운동)의 3가지 형태의 뚜렷한 운동을 일으켜 미즙의 교반과 큰창자로의 추진

이 이루어진다.

분절운동은 국소적인 돌림근의 수축으로 일어나며 미즙이 있는 부위에서 분당 12~16회 정도로 발생된다. 분절운동을 통해서 미즙은 창자의 효소액과 혼합되고 돌림근의 수축이 진행되는 동안 창자융모는 격렬한 운동을 일으켜 미즙을 휘젓고 흡수를 촉진한다.

시계추운동은 국소적인 세로근의 수축으로 일어나며 창자의 길이를 단축시켜 미즙을 점막 내에서 이리저리 움직이도록 하는 운동이다. 이러한 운동은 그리 자주 발생되지는 않지만 운동의 결과 미즙의 혼합이 더욱 촉진된다.

꿈틀운동은 세로근과 돌림근의 수축이 위에서 아래로 진행되어 일어나는 파동성 운동으로 그 결과 미즙을 밑으로 밀어낸다. 이 운동은 비교적 약하고 짧게 일어나지만 분당 15~18회 정도로 발생되고 꿈틀운동에 의해서 미즙이 작은창자를 통과하는 데는 약 3~10시간 정도가 소요된다.

작은창자의 꿈틀운동 음은 청진기를 통해서 배의 여러 부위에서 쉽게 들을 수 있다. 이 소리는 옷을 입고 있는 상태에서도 청진이 가능하고 분당 5~30회 정도로 발생된다.

6. 큰창자

large intestine(큰창자, 대장)은 작은창자에서 소화되지 않은 미즙을 받아서 수분과 전해질을 흡수하고 반고형상태의 대변을 만들어 위창자관으로부터 배출시킨다.

큰창자는 길이 1.5m, 지름 6.5cm에 달하는 관 모양 장기로서 작은창자에 비해 지름이 월등히 크기 때문에 큰창자라 불린다. 큰창자는 오른쪽 아랫배부위에서 돌창자의 끝에 연결되고 오른쪽 배벽으로 상행하여 간까지 이른 후 다시 왼쪽으로 가로주행하고 이어서 골반까지 내려온 다음 항문에 연속된다.

큰창자는 소화기능이 없거나 또는 매우 미약한 정도이고 내용물에 있는 수분이나 전해질의 흡수를 담당하며 대변의 형성, 저장 그리고 배변의 기능을 수행한다.

1) 큰창자의 부위 및 구조

큰창자는 구조적으로 **cecum**(막창자, 맹장), **colon**(잘록창자, 결장), **rectum**(곧창자, 직장) 및 **anal canal**(항문관)로 구성된다(그림 11-24). 막창자는 ileocecal valve(돌막창자판막)의 약간 아래에 있고 끝이 막혀 있는 비교적 넓은 주머니 형태를 이루고 있다. 돌막창자판막은 작은창자와 큰창자의 이음부위에 형성된 점막주름으로 큰창자 속의 미즙이 작은창자 속으로 역류되는 것은 방지한다. 막창자의 아래 안쪽에는 손가락 모양으로 돌출된 길이 약 8cm에 이르는 **vermiform appendix**(막창자꼬리, 충수)가 연결되어 있는데, 여기에는 감염에 저항할 수 있는 풍부한 림프조직이 잘 발달되어 있다(그림 11-25). 비록 막창자꼬리는 소화기능이 없는 흔적만이 있는 잔유물이지만 분명한 소화기능을 지닌 장기라 여겨진다.

막창자 다음으로 이어지는 잘록창자는 **ascending colon**(오름잘록창자, 상행결장), **transverse**

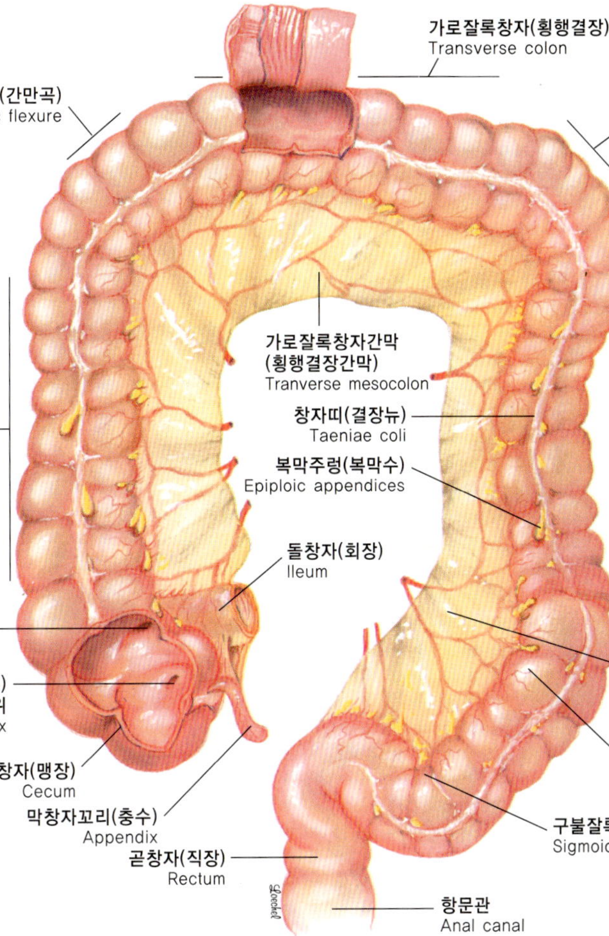

▶ 그림 11-24 큰창자의 구분

colon(가로잘록창자, 횡행결장), descending colon(내림잘록창자, 하행결장) 및 sigmoid colon(구불잘록창자, S상결장)으로 구분된다. 오름잘록창자는 막창자에서 연속되어 오른쪽 배벽을 상행하여 liver(간)의 아래까지 이르는 부위로서, 간의 아래에서 왼쪽으로 급하게 굽이치는 부위를 **hepatic flexure**(간굽이, 간만곡) 또는 **right colic flexure**(오른잘록창자굽이, 우결장만곡)라 한다. 굽이친 후에 배안의 위를 왼쪽으로 가로지르는 부위가 가로잘록창자이며 왼쪽 배벽의 위에서 아래로 굽이치는 부위를 **splenic flexure**(지라굽이, 비장만곡) 또는 **left colic flexure**(왼잘록창자굽이, 좌결장만곡)라 하고 굽이를 지나 왼쪽 배벽을 하행하여 골반까지 이르는 부위가 내림잘록창자이다. pelvic cavity(골반안)에서 안쪽으로 S상 형태로 구부러진 부위가 구불잘록창자이다. 오름잘록창자와 내림잘록창자는 그 앞부분만 배막에 둘러싸여 있고 뒤쪽은 배벽에 매몰되어 있으며, 가로잘록창자와 구불잘록창자는 각각 **transverse mesocolon**(가로잘록창자간막, 횡행결장간

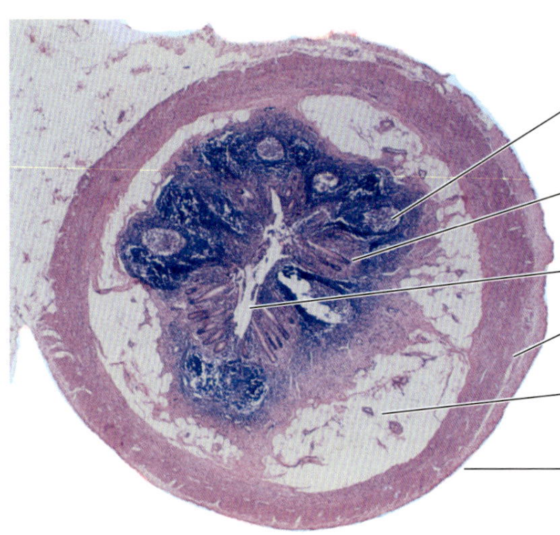

▶ 그림 11-26 막창자꼬리 단면의 조직학적 구조

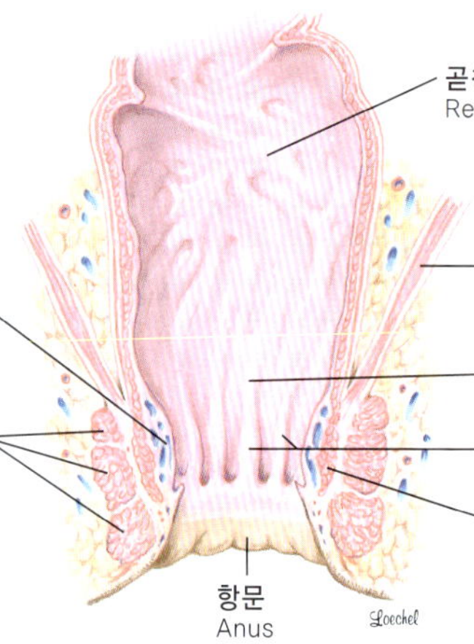

▶ 그림 11-26 항문관의 구조

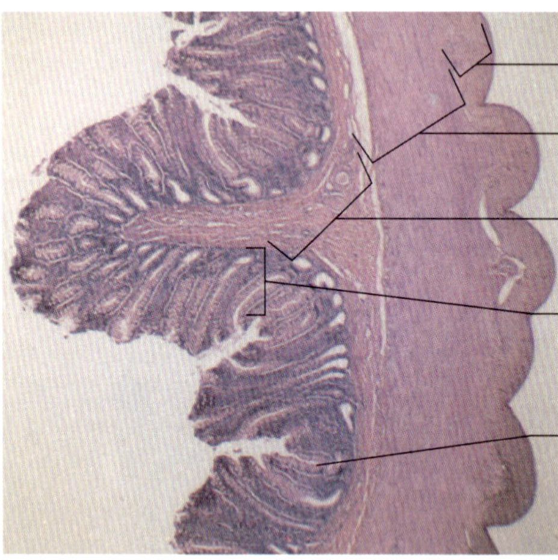

▶ 그림 11-27 **큰창자의 조직학적 구조.** 창자벽은 4층으로 구성되어 있다.

막) 및 **sigmoid mesocolon**(구불잘록창자간막, S상결장간막)에 의해서 뒤배벽에 연결되어 있다.

위장관의 마지막 약 20cm 되는 부위가 곧창자(직장)이며, 곧창자의 끝부분 약 2~3cm되는 부위가 **anal canal**(항문관)이다(그림 11-26). 곧창자는 sacrum(엉치뼈, 천골)의 앞에 위치하고 배막에 의해서 단단히 골반벽에 부착되어 있다. 항문 주위에는 민무늬근육으로 구성된 **internal anal sphincter muscle**(속항문조임근, 내항문괄약근)과 뼈대근육으로 구성된 **external anal sphincter muscle**(바깥항문조임근, 외항문괄약근)이 있어 항문의 개폐를 담당한다. 항문관의 끝부분에는 혈관이 풍부하고 세로축으로 발달된 점막주름이 있는데 이것을 **anal column**(항문기둥, 항문주)이라 한다.

큰창자는 작은창자와 약간의 구조적인 차이를 보인다. 작은창자에서와 같은 창자융모가 없으나 점막층에 무수히 많은 goblet cell(술잔세포)이 발달되어 있다(그림 11-27). 외형상으로 큰창자는 작은창자와 큰 차이를 보이는데, 큰창자 전체에 걸쳐서 longitudinal muscle layer(세로근육층, 종주근층)가 3부위에서 뚜렷하게 발달되어 **taeniae coli**(잘록창자띠, 결장뉴)를 형성하고, 창자벽은 반달 모양으로 팽대되어 **haustra coli**(잘록창자팽대, 결장팽기)를 형성하며, 또한 잘록창자띠를 덮고 있는 배막에 지방조직이 축적되어 늘어져 있는 **epiploic appendices**(복막주렁, 복막수)가 여러 부위에 형성되어 있는 것도 작은창자와 구별되는 특징이다.

큰창자에 분포하는 교감신경은 복강신경얼기, 위창자간막신경얼기 및 아래창자간막신경얼기에서 갈라지고, 부교감신경은 한 쌍의 pelvic splanchnic nerve(골반내장신경)와 vagus nerve(미주신경)에서 갈라진다. 또한 큰창자의 감각신경은 큰창자벽의 팽창과 배변자극에 의해 반응한다. 큰창자에 분포하는 동맥은 위창자간막동맥과 아래창자간막동맥의 가지에 의하고, 정맥혈은 위창자간막정맥과 아래창자간막정맥으로 유입된 후 간문맥을 통해서 간으로 유입된다.

2) 큰창자의 물리적 운동

작은창자의 내용물은 돌막창자판막을 지나 큰창자로 유입되어 막창자와 오름잘록창자에 이르게 된다. 음식물을 섭취하게 되면 돌창자에서 꿈틀운동의 강도 및 빈도가 증가되고 또한 돌막창자판막이 열리게 되는데 이러한 반응을 **gastroileal reflex**(위돌창자반사, 위회장반사)라 한다.

큰창자에서는 **peristalsis**(꿈틀운동, 연동운동), **haustral churning**(팽기교반운동) 그리고 **mass contraction movement**(집단수축운동)의 3가지 운동이 일어난다. 잘록창자의 꿈틀운동은 작은창자에서 일어나는 꿈틀운동과 비슷하나 보다 완만하게 진행되고, **팽기교반운동**은 창자의 내용물이

▶ 표 11-7 위장관의 운동

부 위	운동의 종류	빈 도	자극의 종류	결 과
입안	씹기운동	다양	반사적 수의운동	분쇄 및 침과의 교반
입안 및 인두	삼킴운동	최대 분당 20회	반사적 수의운동, 삼킴중추에 의해 조절됨	입안을 비움
식도	꿈틀운동	삼킴의 빈도에 따라 다양	삼킴	음식물의 이동
위	수용성 이완	삼킴의 빈도에 따라 다양	모름	음식물의 이동
	긴장성 수축운동	분당 15~20회	자율신경얼기	교반 및 분해
	꿈틀운동	분당 1~2회	자율신경얼기	위 내용물을 비움
	기아(hunger) 수축	분당 3회	저혈당	음식물을 섭취함
작은창자	꿈틀운동	분당 15~18회	자율신경얼기	장 내용물의 이동
	분절운동	분당 12~16회	자율신경얼기	교반
	시계추운동	다양	자율신경얼기	교반
큰창자	꿈틀운동	분당 3~12회	자율신경얼기	장 내용물의 이동
	집단수축운동	1일 2~3회	장벽의 긴장감	구불잘록창자를 채움
	팽기교반운동	분당 3~12회	자율신경얼기	교반
	배변운동	다양: 1일 1회에서 주 3회	곧창자벽에 도달되는 압력에 따른 반사	배변

근육층을 자극할 정도로 가득 차게 되면 돌림근이 수축하여 일어나는 운동으로 그 결과 창자 내용물의 교반이 일어나고 전해질 및 수분의 흡수가 촉진되어 창자 내용물은 반고형의 대변이 된다. **집단수축운동**은 하루에 2~3회 정도 일어나고 대변 성분을 곧창자로 밀어내는 매우 강력한 꿈틀운동으로 음식물을 섭취하는 동안 또는 직후에 흔히 일어나기 때문에 **gastrocolic reflex**(위잘록창자반사)라고 하며, 특히 신생아에서 자주 볼 수 있다.

창자 내용물이 큰창자를 통과하면서 Na^+ 및 K^+과 같은 전해질과 하룻동안 약 850mL의 수분이 잘록창자점막을 통해서 흡수된다. 곧창자 속에 대변이 증가되어 창자벽의 압력이 높아지면 **defecation reflex**(배변반사)가 일어나는데, 이러한 배변반사를 초래하는 곧창자 속 압력치는 개인의 배변 습관에 따라 다르다. 배변반사가 일어나면 속항문조임근의 긴장도가 감소되어 대변이 항문관으로 유입되고, 곧창자의 세로근이 수축되어 곧창자 속 압력이 증가되며 그 결과 바깥항문조임근이 이완되어 대변이 빠져나간다. 이때 복부근과 골반근의 수축은 복강내압을 증가시켜 배변을 좀 더 용이하게 한다.

위장관의 다양한 물리적 운동은 표 11-7에 요약하였다.

7. 간, 쓸개 및 이자

liver(간)는 해부학적으로 4개의 엽으로 구성되고 영양분의 대사와 bile(쓸개즙, 담즙)을 생산하는 기능을 한다. 쓸개즙은 작은창자로 배출되기 전에 **gallbladder**(쓸개, 담낭)에 저장, 농축된다. **pancreas**(이자, 췌장)는 내분비세포와 외분비세포로 구성되는 장기로서 혈당조절과 관련된 호르몬을 혈중으로 유리하고 소화효소를 샘창자로 분비한다.

배안(복강)에는 간, 쓸개 및 이자의 부속 소화장기가 있어서 음식물의 화학적 분해를 도와준다.

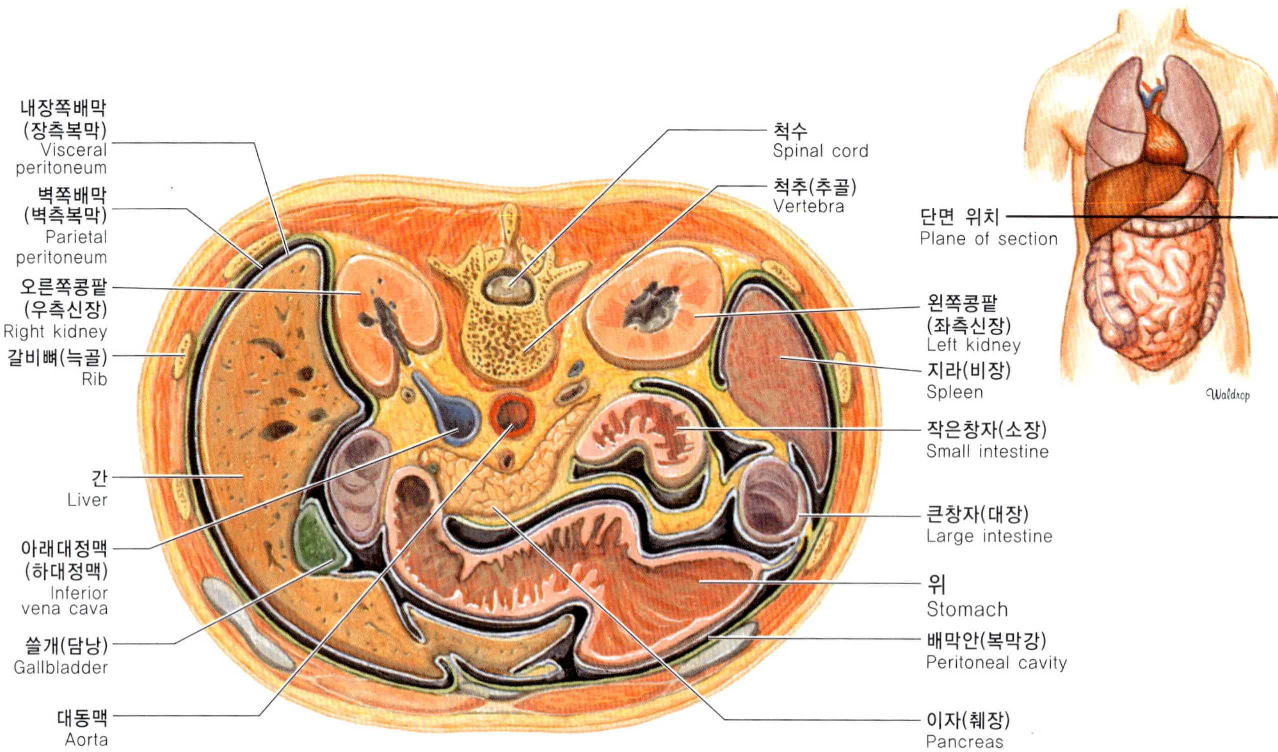

▶ 그림 11-28 **배부분 가로절단면에서 관찰되는 구조물**

이러한 과정에서 간 및 이자는 그 분비물을 도관을 통해서 위장관의 속공간으로 분비하는 exocrine gland(외분비샘)의 기능을 한다.

1) 간

liver(간)는 성인에서 약 1.3kg에 달하는 신체에서 가장 큰 장기로서 epigastric region(명치부위, 상복부)과 right hypochondriac region(오른갈비밑부위, 우늑골하부)에 위치하고 가로막의 바로 밑에 놓여 있다(그림 11-28). 간은 혈관이 풍부하게 발달되어 있어 적갈색으로 보이고, 4엽으로 구성되어 있으며, 2종류의 인대에 의해서 지지되고 있다. 앞에서는 배꼽 위의 배막에 의해서 형성된 **falciform ligament**(낫인대, 겸상인대)에 의해서 앞배벽 및 가로막에 부착되고, 위에서는 가로막과 간 사이에 형성된 배막인 **coronary ligament**(관상인대)에 의해서 가로막의 아래에 밀착되어 있다. 낫인대에 의해서 간의 앞면은 비교적 큰 **right lobe**(오른엽, 우엽)과 작은 **left lobe**(왼엽, 좌엽)으로 구분되고, 간의 아랫면은 **caudate lobe**(꼬리엽, 미상엽)과 **quadrate lobe**(네모엽, 방형엽)으로 구분된다(그림 11-29). 간원인대(간원삭)는 낫인대의 자유모서리에 위치한 태생기 umbilical vein(배꼽정맥, 제정맥)의 흔적물이다.

조직학적으로 **liver cell**(간세포; hepatocyte)은 1개 또는 2개의 열로 이루어진 **hepatic plate**(간세포판)을 형성하는데, 간세포판 사이에는 sinusoid(굴모세혈관, 동양혈관)라는 큰 모세혈관이 지나간다(그림 11-30). 굴모세혈관의 내피세포와 간세포판 사이에는 좁은 틈이 있는데 이를 **space of**

Disse(디세공간, 디세강)라 한다. 굴모세혈관의 내피세포에는 탐식기능이 있는 **Kupffer cell**(별큰포식세포, 쿠퍼세포)이 산재되어 있고, 내피세포 간격이 넓어 다른 모세혈관에 비해서 물질의 투과성이 매우 높다. 간세포들의 판 모양 구조와 굴모세혈관의 높은 투과성으로 인해서 혈액이 쉽게 디세공간으로 유입되어 간세포와 혈액의 직접적인 접촉이 가능하다.

조직학적으로 간은 육면체 형태의 기능적 단위인 **hepatic lobule**(간소엽)로 구성되어 있다. 간소엽과 간소엽이 만나는 부위를 **hepatic triad**(간세동이, 간삼조)라 하고, 여기에는 간동맥 및 간문맥의 가지와 bile ductule(쓸개세관, 담소관)이 분포한다. 간소엽의 중심에는 central vein(중심정맥)이 위치하고, 간세동이에 있는 간동맥 및 간문맥의 분지들은 간세포판 사이에 있는 굴모세혈관과 연결된다. 위장관에서 흡수된 물질들을 함유한 간문맥의 정맥혈은 굴모세혈관을 지나면서 간동맥의 동맥혈과 혼합되어 중심정맥쪽으로 흐르게 된다(그림 11-31). 각 엽의 중심정맥들은 모두 모여서 **hepatic vein**(간정맥)이 되어 간을 떠나 inferior vena cava(아래대정맥, 하대정맥)에 유입된다.

간은 혈중 단백질의 합성, 비타민과 당원의 합성 · 저장 · 유리, 노쇠한 적혈구 및 이물질의 탐식작용, 독성물질의 제거 그리고 쓸개즙의 생산기능을 한다. 쓸개즙(담즙)은 쓸개에 저장되고 필요에 따라서 샘창자 속으로 분비되어 지방 emulsification(유화작용)을 일으켜 지방의 흡수를 촉진시킨다.

▶ 그림 11-29 **간과 쓸개.** (a) 간의 앞면. (b) 간의 아랫면. (c)간의 아랫면(사체에서 적출한 간).

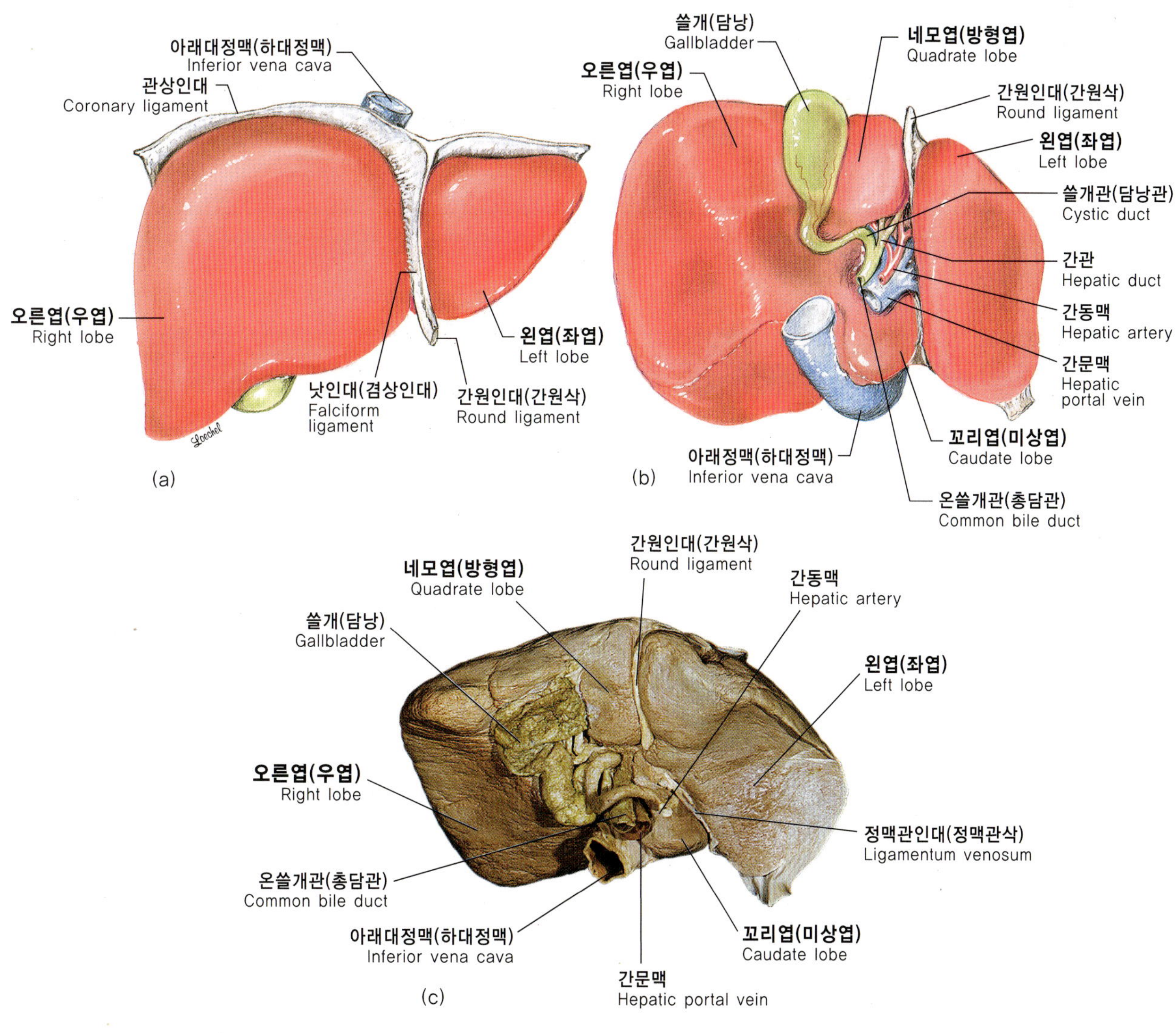

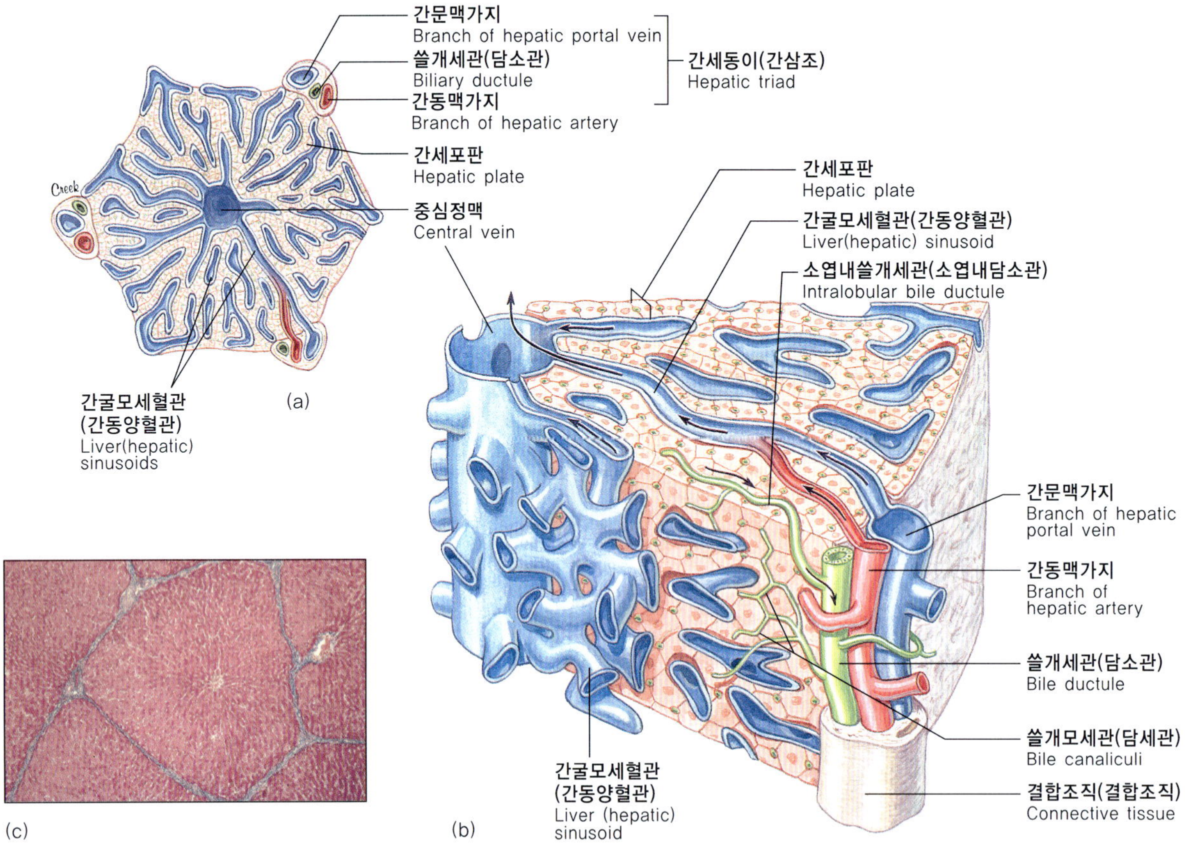

▶ 그림 11-30 **간소엽의 구조.** (a) 간소엽의 단면. (b) 간소엽의 입체적 구조. 간세동이에 분포된 혈관들을 통해서 간소엽으로 유입된 혈액은 굴모세혈관을 따라 중심정맥으로 흐르고 이어서 간정맥을 통해 간을 떠나게 된다. (c) 간소엽의 현미경 사진.

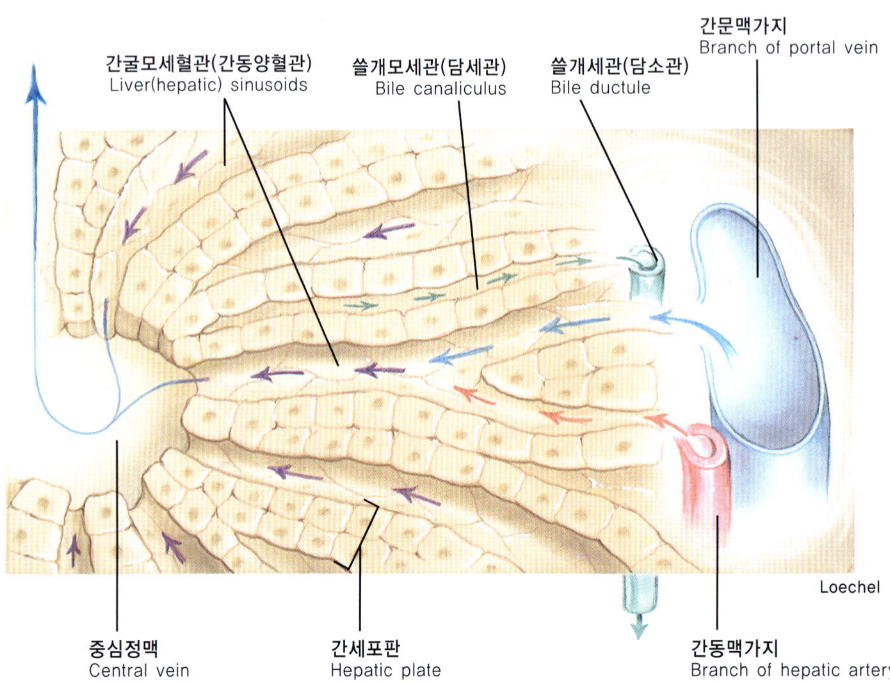

▶ 그림 11-31 **간소엽내 혈액 및 쓸개즙의 흐름.** 혈액은 간세동이에서 굴모세혈관을 통해 중심정맥쪽으로 흐르고, 쓸개즙은 간소엽의 중심에서 간세동이 쪽으로 흐른다.

bile juice(쓸개즙, 담즙)는 간세포에서 생성되어 간세포판 속에 위치한 **bile canaliculi**(쓸개모세관, 담세관)로 분비한다. 쓸개모세관은 간소엽의 가장자리로 모여 **bile duct**(쓸개관, 담관)를 이룬 후 **hepatic duct**(왼 · 오른간관)가 되어 간을 빠져나간다. 간세포판 속에서의 혈류의 흐름과 쓸개즙의 흐름은 역방향이며, 쓸개즙은 독립된 관을 통해서 흐르기 때문에 간소엽 속에서 혈액과 쓸개즙이 혼합되지는 않는다.

간은 미주신경으로부터 부교감성 신경지배를 받고 celiac ganglia(복강신경절)를 지나는 thoracolumbar nerve(등허리신경, 흉요신경)로부터 교감성 신경지배를 받는다.

2) 쓸 개

gallbladder(쓸개, 담낭)는 간의 아랫면에 부착되어 있어서 쓸개즙의 저장 · 농축기능을 하는 주머니 모양의 장기이다. 쓸개의 저장용량은 약 35~50mL 정도이고, 쓸개즙이 가득 차게 되면 확장되어서 작은 서양 배의 형태로 보이며 쓸개의 점막층은 위와 유사한 형태의 점막주름을 지니고 있다. 쓸개즙은 bile salt(쓸개즙염), 빌리루빈, 콜레스테롤 그리고 기타 성분으로 구성된 황녹색의 액체이다. 쓸개벽을 구성하는 근육층이 수축되면 쓸개즙은 쓸개로부터 샘창자로 배출된다.

쓸개즙은 간에서 지속적으로 생산되고 **hepatic duct**(간관)와 **common bile duct**(온쓸개관, 총담관)를 지나 샘창자로 배출된다. 샘창자 속에 내용물이 없으면 sphincter of ampulla(팽대부조임근, 팽대부괄약근)가 수축되어 쓸개즙은 역행해서 **cystic duct**(쓸개관, 담낭관)를 통해 쓸개로 유입되어 저장된다.

쓸개는 right hepatic artery(오른간동맥, 우간동맥)의 가지인 cystic artery(쓸개동맥, 담낭동맥)에 의해서 혈액이 공급되고, 정맥혈은 cystic vein(쓸개정맥, 담낭정맥)을 통해서 hepatic portal vein(간문맥)으로 유입된다. 신경지배는 간과 유사하여 미주신경으로부터 부교감성 신경지배를 받고 celiac ganglia (복강신경절)를 지나는 thoracolumbar nerve(등허리신경, 흉요신경)로부터 교감성 신경지배를 받는다.

3) 이 자

pancreas(이자, 췌장)는 수많은 소엽으로 구성된 부드러운 장기로서 내분비기능과 외분비기능을 함께 수행한다. 내분비기능으로는 조직학적 구조물인 pancreatic islets or islets of Langerhans(이자섬, 췌도)에서 insulin(인슐린)과 glucagon(글루카곤)을 혈중으로 분비하여 혈당조절을 하고, 외분비기능으로는 소화액인 pancreatic juice(이자액, 췌액)를 pancreatic duct(이자관, 췌관)를 통해서 샘창자로 분비하여 음식물의 소화에 관여한다(그림 11-32).

▶ 그림 11-32 **쓸개와 이자관.** 이자관은 온쓸개관과 유합되어 샘창자유두에 열린다. 이자즙과 이자액의 유리는 팽대조임근에 의해서 조절된다.

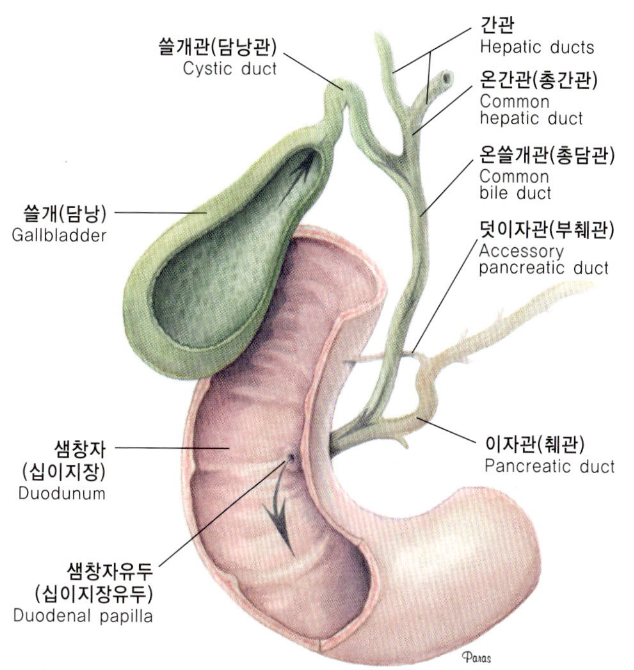

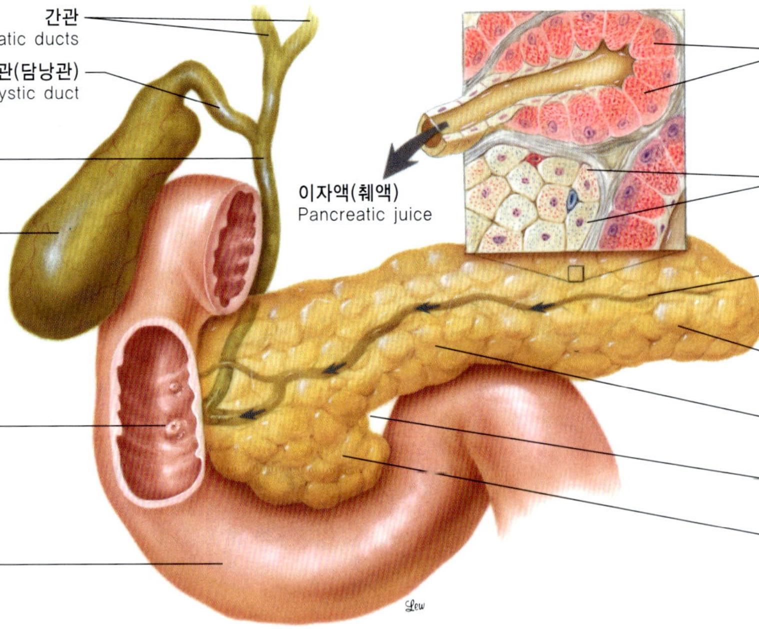

▶ 그림 11-33 **이자의 해부구조.** 이자는 외분비샘 및 내분비샘이 복합된 장기이다. 외분비샘에서 분비되는 이자액은 이자샘꽈리세포에서 만들어져 이자관을 통해서 운반되며, 내분비샘인 이자섬에서 분비된 인슐린 및 글루카곤은 혈액으로 흡수된다.

이자는 위의 큰굽이와 접해 있는 뒤배벽에 길게 가로놓여 있는 retroperitoneal organ(배막 뒤장기, 복막후 장기)으로서(그림 11-33), 길이는 약 12.5cm, 두께는 약 2.5cm이다. 이자는 샘창자와 접해 있는 **head**(머리, 두부), 중심부의 **body**(몸통, 체) 그리고 spleen(지라, 비장)에 접해 있는 **tail**(꼬리, 미)로 구분된다. 머리와 몸통의 경계부위에 위창자간막동·정맥이 지나가는 **pancreatic notch**(이자패임, 췌절흔)이 있다. 이자의 소엽 속에는 외분비단위인 **pancreatic acinus**(이자샘꽈리, 췌선방)와 내분비단위인 **pancreatic islet cell**(이자섬세포, 췌도세포)가 있는데, 각 이자샘꽈리는 한 층의 pancreatic acinar cell(이자샘꽈리세포, 췌선방세포)로 피복되어 있고 이자액이 분비되는 속공간(내강)을 가지고 있다.

이자는 복강신경얼기의 가지에 의해서 신경지배를 받는다. 이자에 분포하는 동맥은 splenic artery(지라동맥, 비장동맥)의 pancreatic branch(이자가지, 췌장지)와 superior mesenteric artery(위창자간막동맥)의 pancreatoduodenal branch(이자샘창자가지, 췌십이지장지)이고, 정맥혈은 지라정맥과 위창자간막정맥을 통해서 간문맥으로 유입된다.

제12장 비뇨계통 Urinary System

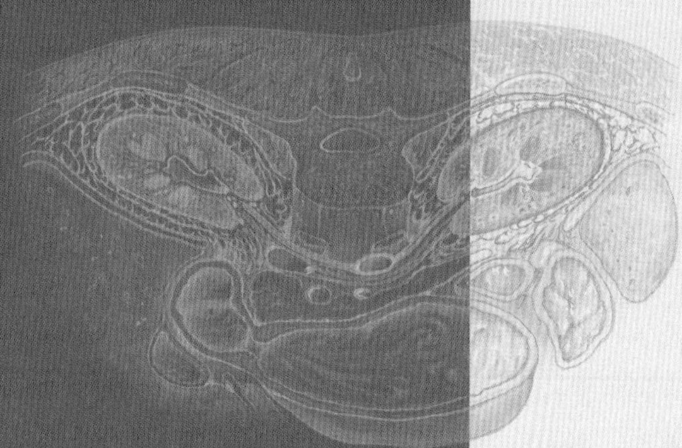

CHAPTER 12

학습목표

1. 비뇨계통의 구조를 이해할 수 있다.
2. 소변 여과에 필요한 nephrone(신원)을 설명할 수 있다.
3. 콩팥의 맨눈구조를 이해할 수 있다.
4. 콩팥단위의 구조와 콩팥단위를 구성하는 구조물의 배열을 이해할 수 있다.
5. 겉질콩팥단위과 속질곁콩팥단위의 위치를 콩팥의 맨눈구조와 관련하여 이해할 수 있다.
6. 요관의 위치, 구조를 이해할 수 있다.
7. 방광의 맨눈 및 조직학적 구조와 신경분포를 이해할 수 있다.
8. 남성과 여성 요도의 차이를 이해할 수 있다.

1. 비뇨계통의 개요

urinary system(비뇨계통)은 한 쌍의 콩팥과 요관, 방광 및 요도로 구성된다(그림 12-1). 콩팥에서 생성된 요는 요관을 통해서 방광에 저장된다. 저장된 요는 요도를 통해서 배뇨된다.

혈액은 콩팥동맥을 통해서 콩팥으로 유입되어 토리(사구체)에서 여과되고 여과된 혈액은 콩팥정맥을 통해서 나가게 된다. 안정된 상태에서 심장에서 박출되는 혈액량의 약 20~25%가 콩팥동맥을 통해서 콩팥으로 유입되기에, 콩팥은 매 분당 약 1,200mL의 혈액을 여과하게 된다.

▶ 그림 12-1 **비뇨계통은 콩팥, 요관, 방광 및 요도로 구성된다.**

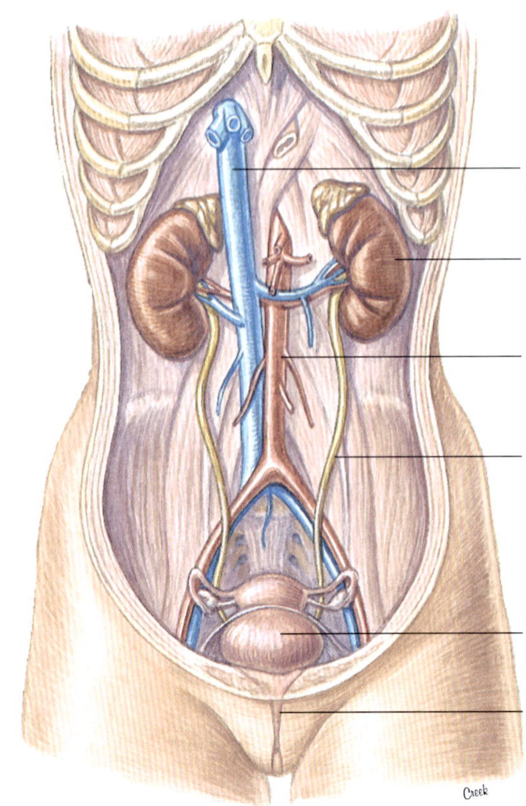

2. 콩 팥

kidney(콩팥, 신장)는 바깥층인 **renal cortex**(콩팥겉질, 신피질)과 속층인 **renal medula**(콩팥속질, 신수질)로 구성된다. nephron(콩팥단위)에서 혈액이 여과되어 생성된 요는 renal calices(콩팥잔, 신배)와 renal pelvis(콩팥깔때기, 신우)를 통해 모아지고 요관을 통해서 콩팥을 빠져나간다.

1) 콩팥의 위치와 외형

콩팥은 적갈색의 장기로 복강내 뒤배벽에 매몰되어 있으며, 열두째등뼈에서 셋째허리뼈 사이의 높이에 위치해 있다(그림 12-2). 오른쪽 콩팥은 간이 차지하는 넓은 면적 때문에 왼쪽 콩팥보다 약 1.5~2cm 낮게 위치한다.

콩팥은 벽쪽배막의 뒤에 위치한 배막뒤 장기이다(그림 12-3). 성인의 콩팥은 강낭콩 모양으로 길이 11.25cm, 폭 5.5~

7.7cm, 두께 2.5cm의 크기이다. 콩팥의 가쪽모서리는 볼록하며 안쪽면은 오목한 형태이다. 안쪽면에 콩팥동맥, 콩팥정맥, 요관, 림프관 및 신경이 출입하는 부위를 **renal hilus**(콩팥문, 신문)라 한다. 각 콩팥의 위모서리에는 **adrenal gland**(콩팥위샘, 부신)이 덮여 있다(그림 12-4a).

콩팥은 3층으로 구성된 지방성 섬유성 주머니 속에 매몰되어 있다. 가장 안쪽의 **renal capsule**(콩팥피막, 섬유피막; fibrous capsule)은 콩팥의 표면을 직접 감싸는 강인하고 투명한 막으로, 콩팥을 외상과 감염의 확산으로부터 보호해 준다. 콩팥피막 주위에는 치밀하고 두터운 지방조직이 발달되어 충격으로부터 콩팥을 보호하는 역할을 하는데, 이 층을 **renal adipose capsule**(콩팥지방피막, 신지방피막)이라 한다.

가장 바깥층인 **renal fascia**(콩팥근막, 콩팥막)는 치밀불규칙결합조직으로 구성되는 막으로 콩팥을 배막과 배벽에 고정시켜 주는 역할을 한다.

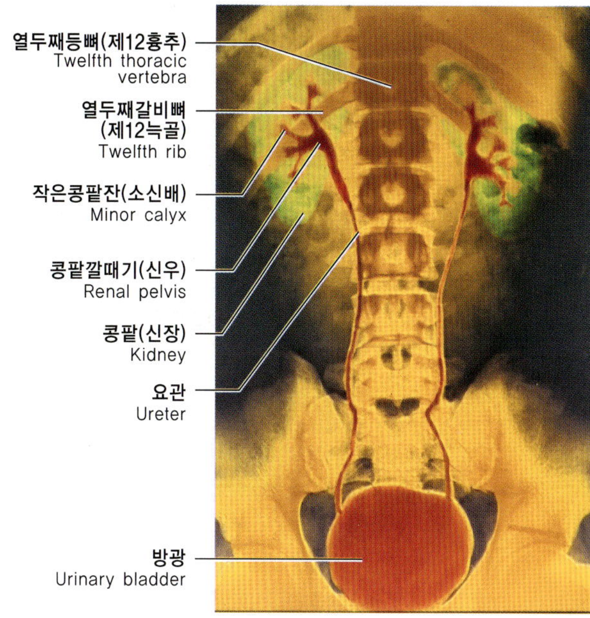

▶ 그림 12-2 **콩팥잔, 콩팥깔때기, 요관 및 방광의 채도를 증가시킨 방사선 사진**

2) 콩팥의 맨눈구조

콩팥의 관상단면에서는 뚜렷하게 콩팥겉질과 콩팥속질 영역 및 주요 공간들이 관찰된다(그림 12-4b, 12-5). 콩팥피막과 접한 바깥부위의 **renal cortex**(콩팥겉질, 신피질)는 모세혈관이 잘 발달되어 있고, 토리(사구체)가 풍부하기에 적갈색이며 과립상으로 보인다. 깊은부위의 **renal medulla**(콩팥속질, 신수질)는 더 어둡게 보이며 콩팥세관과 혈관의 배열상으로 인해 선상으로 보인다. 콩

▶ 그림 12-3 **배부분의 가로절단면상에서 관찰되는 콩팥의 위치.** 콩팥은 벽쪽배막 뒤에 지방조직 속에 매몰되어 있다.

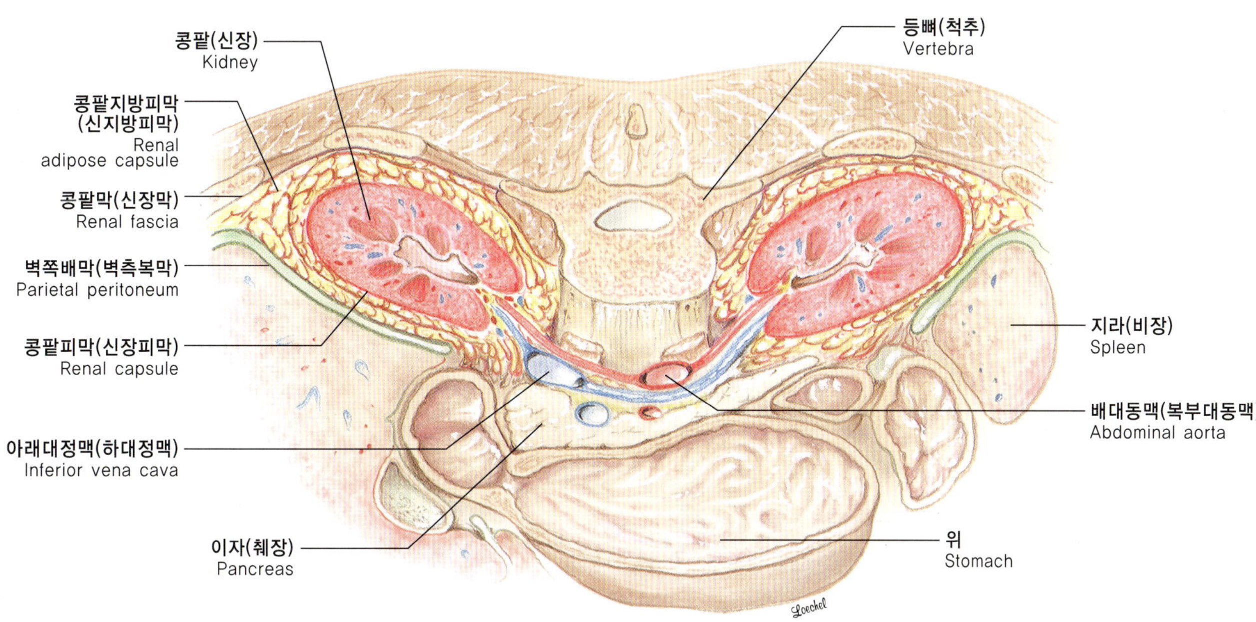

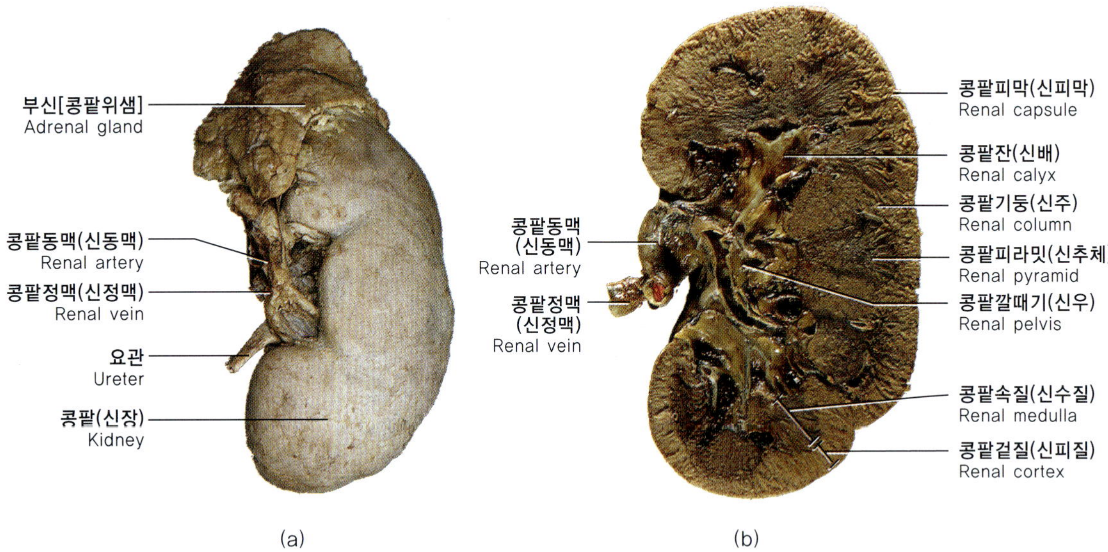

▶ 그림 12-4 **콩팥의 앞면(a)과 절단면(b)의 구조**

팥속질에는 8~15개 정도의 피라밋 모양의 **renal pyramid**(콩팥피라밋, 신추체)가 있다. 콩팥겉질이 콩팥속질 내 콩팥피라밋 사이로 연속된 부위를 **renal column**(콩팥기둥, 신주)이라 한다. 콩팥피라밋의 꼭대기부위를 **renal papilla**(콩팥유두, 신유두)라 한다.

각각의 콩팥유두를 감싸며 요를 수집하는 부위를 **minor renal calyx**(작은콩팥잔, 소신배)라 한다. 여러 개의 작은콩팥잔이 모여서 **major renal calyx**(큰콩팥잔, 대신배)를 형성하고, 큰콩팥잔들은 다시 모여 커다란 깔때기 모양의 **renal pelvis**(콩팥깔때기, 신우)를 이룬다. 콩팥깔때기는 콩팥잔(신배)으로부터 요를 모아 요관으로 전달한다.

3) 콩팥의 조직학적 구조

콩팥에서 요를 생산하는 기능적 단위를 **nephron**(콩팥단위, 신원)이라 한다. 각 콩팥에는 약 백만 개 이상의 콩팥단위가 있다. 콩팥단위에서 혈액의 여과가 진행되고 여과물이 운반되면서 여러 가지 물질의 흡수와 분비가 진행되며, 콩팥단위를 통과한 여과물을 비로소 요라 한다.

(1) 콩팥의 혈관

콩팥에는 많은 양의 혈액을 끊임없이 여과하고 혈액성분을 조정하기 위한 혈관이 광범위하게 분포되어 있다(그림 12-6). 동맥혈은 **renal artery**(콩팥동맥, 신동맥)를 통해서 콩팥문에서 콩팥으로 유입된다. 콩팥동맥은 콩팥피라밋과 콩팥기둥 사이로 지나가는 **interlobar artery**(엽사이동맥, 엽간동맥)로 분지되며 이어서 겉질과 속질의 경계부위로 지나는 **arcuate artery**(활꼴동맥, 궁상동맥)으로 분지된다. 활꼴동맥에서 작은 **interlobular artery**(소엽사이동맥, 소엽간동맥)가 분지되어 겉질에 분포된다. 토리의 **afferent arteriole**(들세동맥, 수입세동맥)은 소엽사이동맥에서 분지된다. 들세동맥을 통해서 공 모양의 모세혈관그물인 **glomerulus**(토리, 사구체)로 혈액이 유입되어 여과가 진행되며, 여과물은 **renal tubule**(콩팥세관, 신세관)에 유입된다. 토리에서 여과된 후의 혈액은

efferent arteriole(날세동맥, 수출세동맥)을 통해서 토리를 빠져 나간다. 일반적으로 모세혈관을 지난 혈액은 세정맥으로 유입되는 것을 상기할 때, 토리의 모세혈관을 지난 혈액이 세동맥으로 유입되는 혈관배열은 매우 독특한 체계이다. 날세동맥은 convoluted renal tubule(곱슬세관, 곡세관)을 감싸는 **peritubular capillary**(콩팥세관주위모세혈관)를 이루거나 또는 오름세관(상행요세관)과 내림세관(하행요세관)을 감싸는 **straight arteriole**(곧은세동맥, 직세동맥; vasa recta)을 이루게 된다(그림 12-7). 이러한 말초모세혈관그물을 지난 정맥혈액은 동일한 주행경로를 지니는 interlobular vein(소엽사이정맥, 소엽간정맥), arcuate vein(활꼴정맥, 궁상정맥), interlobar vein(엽사이정맥, 엽간정맥) 및 renal vein(콩팥정맥, 신정맥)을 통해서 콩팥을 빠져나가 inferior vena cava(아래대정맥)로 유입된다.

▶ 그림 12-5 **콩팥의 단면 구조.** (a) 콩팥겉질, 콩팥속질, 콩팥깔때기의 위치. (b) 콩팥겉질과 콩팥속질상에 위치한 콩팥단위의 모식도. (c) 단일 콩팥단위 및 유두관의 모식도.

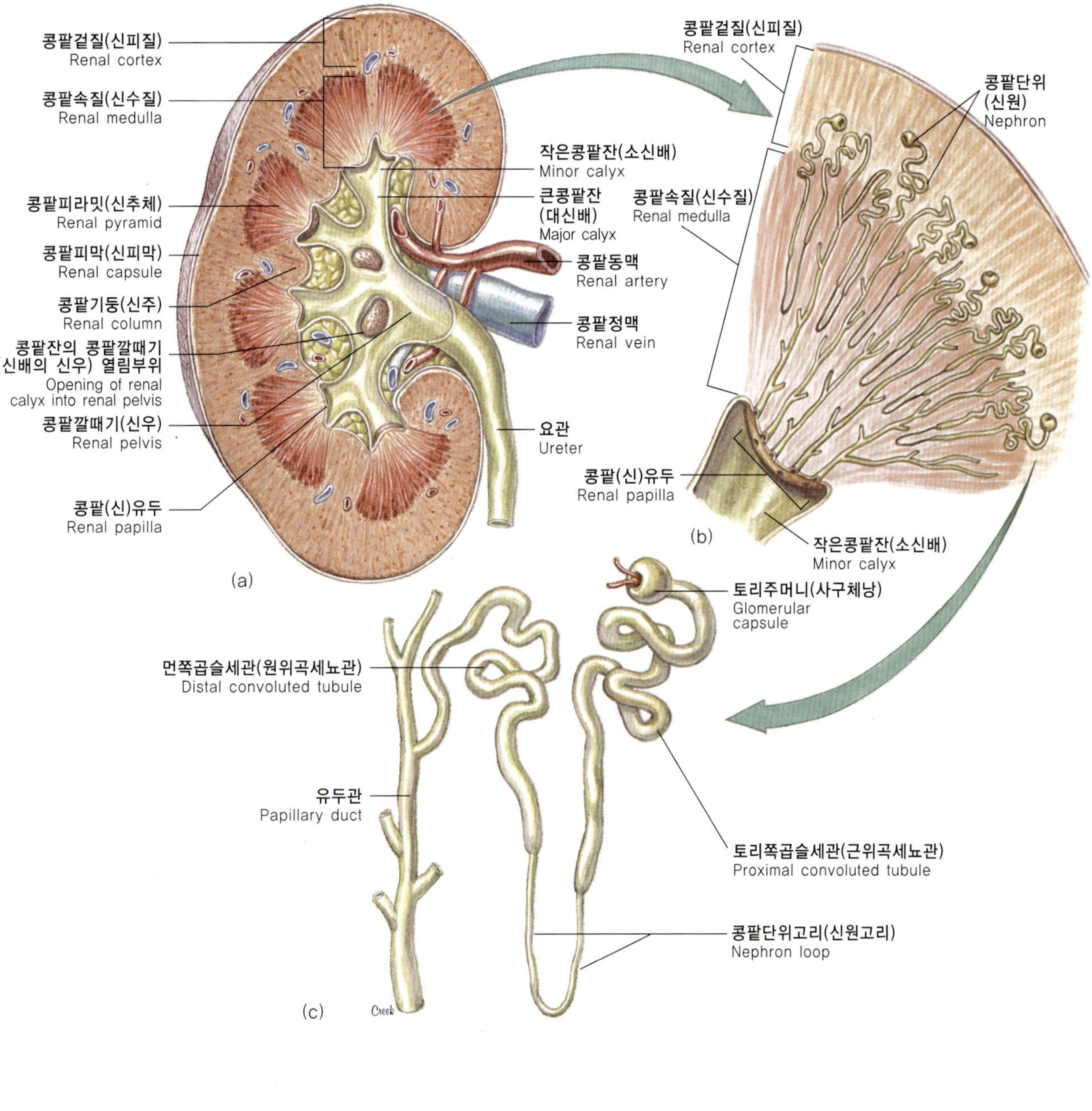

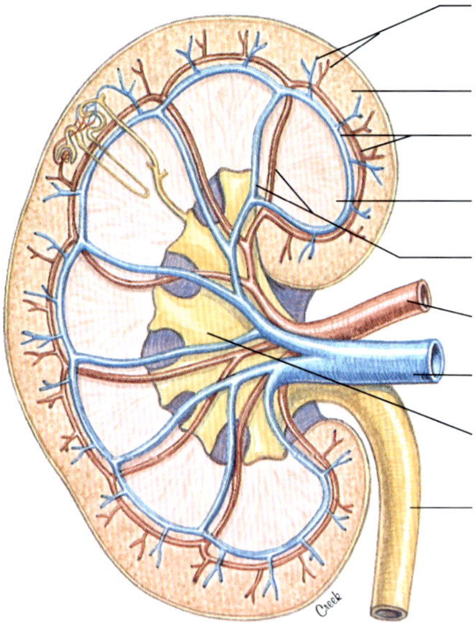

▶ 그림 12-6 콩팥의 주요 동맥 및 정맥

각 토리의 들 및 날세동맥 사이의 혈관은 모세혈관으로 구성되어 있다.

(2) 콩팥단위

nephron(콩팥단위, 신원)은 요를 생산하는 기능적 단위로 **renal corpuscle**(콩팥소체, 신소체)과 **renal tubule**(콩팥세관, 세뇨관)로 구성된다. 콩팥세관은 **proximal convoluted tubule**(토리쪽곱슬세관, 근위곡세뇨관), **descending limb of the loop of Henle**(헨레고리 내림가지, 헨레고리 하행지), **ascending limb of the loop of Henle**(헨레고리 오름가지, 헨레고리 상행지), **distal convoluted tubule**(먼쪽곱슬세관, 원위곡세뇨관)의 네 부위로 구성된다.

glomerular capsule(토리주머니, 사구체낭)은 **glomerulus**(토리, 사구체)를 둘러싸는 주머니이다. 토리주머니와 그 속의 토리를 합하여 콩팥소체라 하며 콩팥겉질에 분포된다(그림 12-8). 토리주머니는 토리의 모세혈관을 직접 둘러싸는 내벽과 바깥의 벽을 구성하는 외벽으로 이루어진다. 이들 사이의 공간을 **glomerular capsular lumen**(토리주머니공간, 사구체낭강)이라 하며, 이곳에 토리 여과물이 모이게 된다.

토리 모세혈관 내피에는 수없이 많은 작은 구멍인 fenestra(창)가 열려 있어 혈액의 여과물이 통

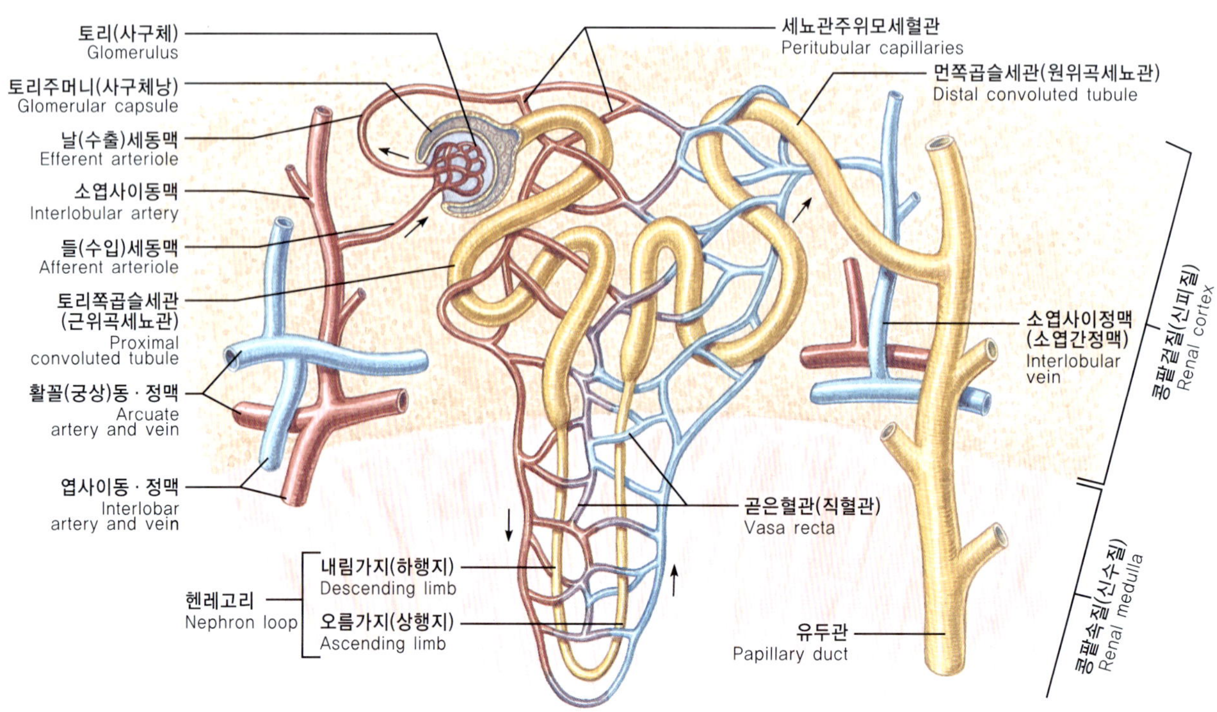

▶ 그림 12-7 콩팥에 분포되는 혈관의 세부 모식도

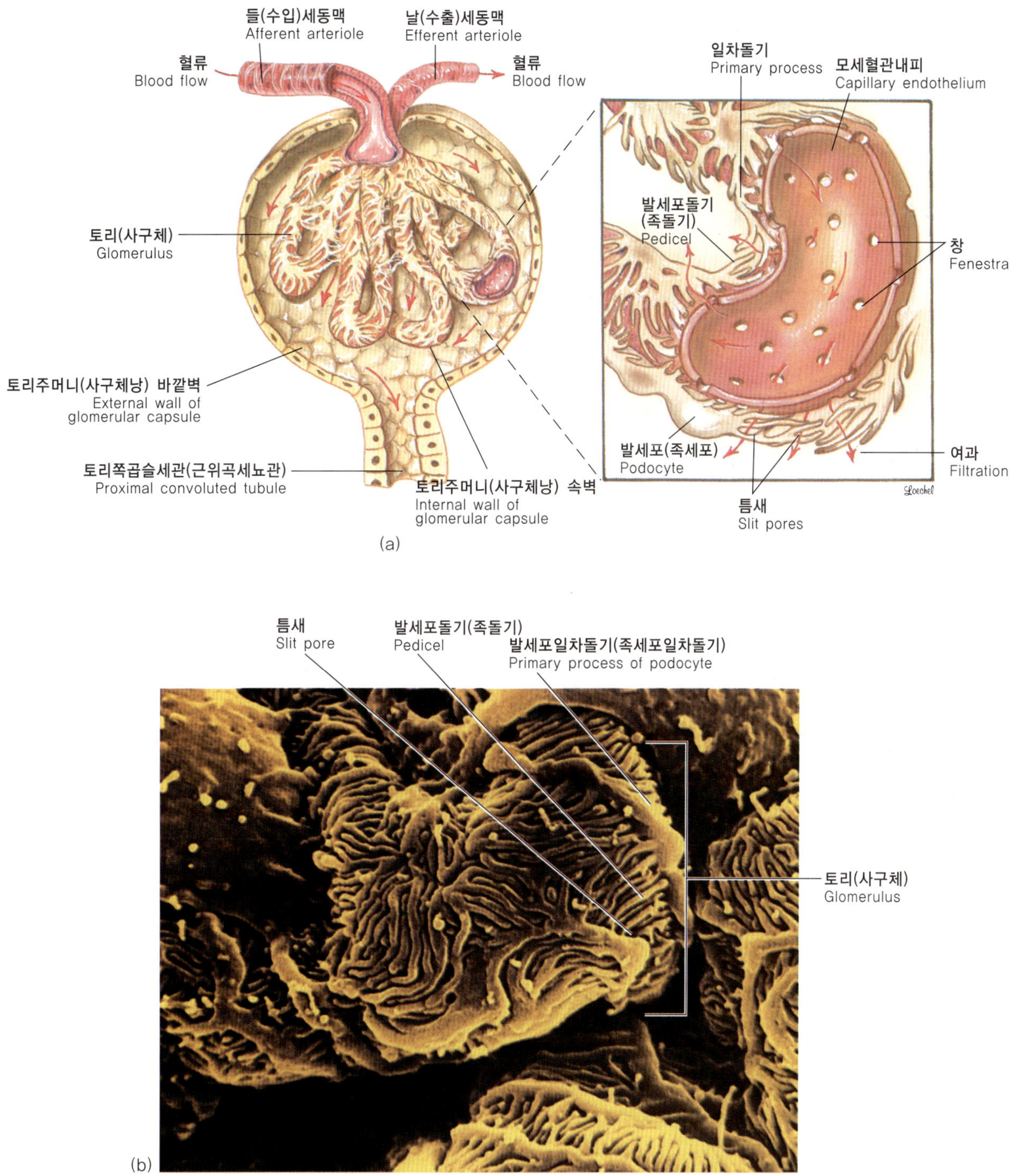

▶ 그림 12-8 **토리의 구조.** (a) 콩팥소체는 토리와 이를 감싸는 토리주머니로 구성된다. 토리로 유입되는 들세동맥의 지름이 날세동맥의 지름보다 크다. 이러한 차이는 토리내에 높은 압력이 유지되는 주요한 인자 중 하나이다. 오줌이 생산되는 첫 번째 과정은 토리막(화살표)을 통해서 토리주머니공간으로 혈액이 여과되는 것이다. (b) 토리의 주사전자현미경 사진(8,000×).

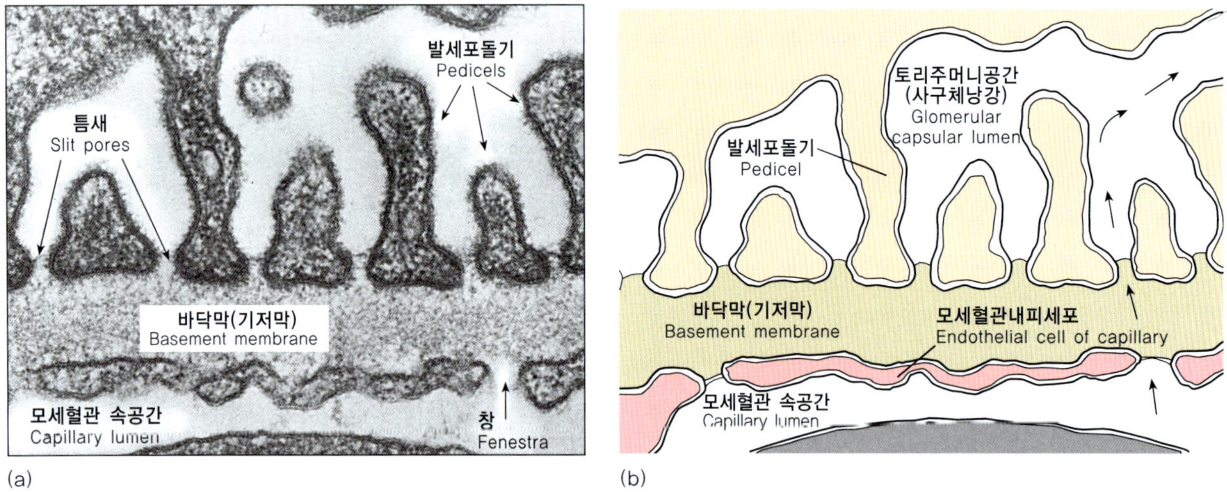

▶ 그림 12-9 **토리 여과.** (a) 토리 모세혈관 및 토리 바닥막의 전자현미경 사진. (b) 왼쪽 전자현미경 사진의 모식도. 혈액내 물질은 토리 모세혈관 내피 사이의 간격을 통해서 여과되며, 여과물은 토리 바닥막을 통과하고 발세포돌기 사이의 틈새를 지나 토리주머니공간으로 유입되고 이어서 토리쪽곱슬세관으로 운반된다.

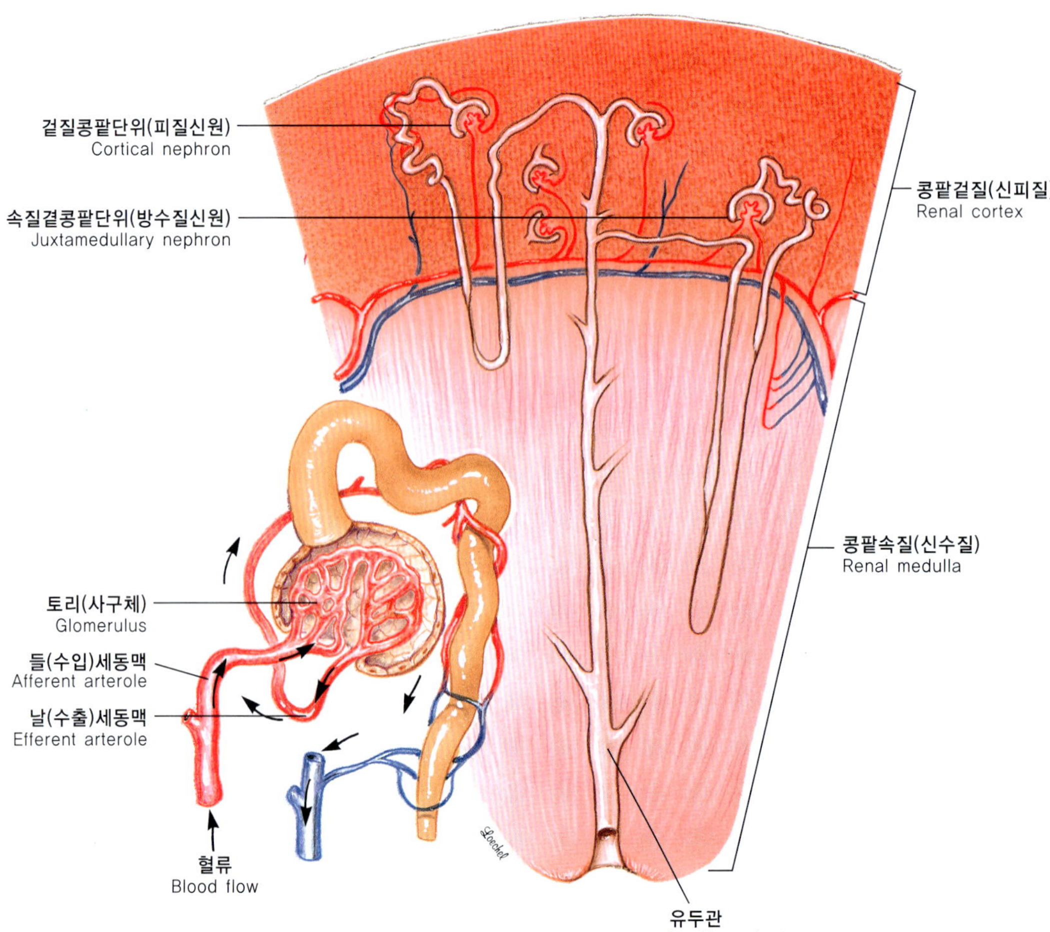

▶ 그림 12-10 **콩팥단위.** 겉질콩팥단위는 겉질의 바깥쪽에 위치하며, 속질곁콩팥단위는 속질에 인접한 겉질부위에 위치한다.

과하게 된다. 토리주머니의 내벽은 **pedicel**(발세포돌기, 족돌기)이라 부르는 많은 세포질 돌기가 있는 특유한 형태의 podocyte(발세포, 족세포)로 구성된다. 발세포돌기는 손가락을 깍지끼듯이 토리모세혈관을 감싸고 있다(그림 12-9). 발세포돌기와 발세포돌기 사이에 벌어진 **slit pore**(여과틈새)로 여과된 분자가 통과하게 된다.

토리주머니공간으로 여과된 물질은 토리쪽곱슬세관으로 흐른다. 토리쪽곱슬세관을 구성하는 상피세포는 단층원주상피세포이며 속공간쪽에는 흡수표면적을 증가시키기 위한 미세융모가 현저히 발달되어 있다. 토리쪽곱슬세관을 통과하면서 여과물 중의 염, 수분 및 체내에서 필요한 기타 여러 물질들이 상피세포를 통해서 콩팥세관주위모세혈관으로 재흡수된다.

토리, 토리주머니 및 토리쪽곱슬세관은 콩팥겉질부위에 위치한다. 토리쪽곱슬세관은 **헨레고리 내림가지**를 따라 콩팥속질부위로 진행되었다가 다시 **헨레고리 오름가지**를 따라 콩팥속질부위로 되돌아오고 이어서 다시 구불구불한 **먼쪽곱슬세관**이 된다. 콩팥단위의 마지막 부위인 먼쪽곱슬세관의 상피세포는 토리쪽곱슬세관보다 미세융모가 미약하게 발달되어 있으며, **collecting renal tubule**(집합세관)에 이어진다. 집합세뇨관내 액은 콩팥유두부위에 있는 **papillary duct**(유두관)를 통해 작은콩팥잔으로 이동되고 이어서 큰콩팥잔으로 모이게 된다. 콩팥잔에 모인 액을 **요**라 한다.

콩팥단위는 토리의 위치 및 헨레고리의 길이에 따라서 두 종류로 분류된다. 콩팥겉질의 속질쪽 1/3부위에 토리가 위치한 콩팥단위를 **juxtamedullary nephron**(속질곁콩팥단위, 방수질신원)이라 하며, 피막쪽 2/3부위의 콩팥겉질에 토리가 위치한 콩팥단위를 **cortical nephron**(겉질콩팥단위, 피질신원)이라 한다. 속질곁콩팥단위는 겉질콩팥단위에 비해서 헨레고리의 길이가 보다 길다(그림 12-10).

콩팥에는 열째~열두째가슴신경으로 구성된 콩팥신경얼기에서 유래되는 자율신경이 분포된다. 콩팥신경얼기의 교감신경자극은 콩팥에 분포된 혈관그물의 혈관운동반응을 초래하여 세동맥을 수축시키기에 콩팥의 혈류순환이 감소된다.

3. 요관, 방광 및 요도

콩팥에서 생성된 요는 요관을 통해 방광에 저장되며 요도를 통해서 체외로 배출된다. 방광점막은 방광이 확장되기 쉬운 구조로 되어 있고, 방광과 요도의 근육층은 배뇨조절 기능을 갖고 있다.

1) 요 관

ureters(요관)는 콩팥과 같이 배막(복막) 뒤에 위치하고 있으며, 콩팥깔때기에서 시작되어 방광의 뒤가쪽면에 이르는 길이 약 25cm인 관 모양의 장기이다. 방광에 진입되기 직전 부위가 가장 두꺼워 지름 약 1cm에 이른다.

요관의 벽은 3층으로 구성된다. 가장 속층인 **mucosa**(점막)

▶ 그림 12-11 요관 가로절단면의 조직학적 구조

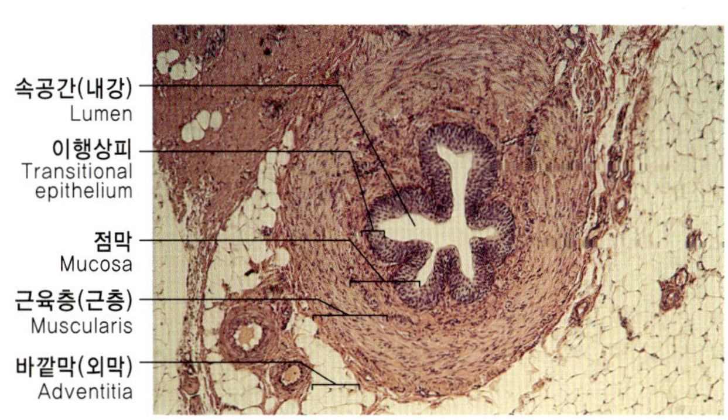

는 콩팥깔때기와 방광점막과 연속되며 이행상피로 피복되어 있다(그림 12-11). 이 세포에서는 점액을 분비하여 요관벽의 방어막을 형성한다.

중간층은 **inner longitudinal muscle layer**(속세로근육층, 내종주근층)와 **outer circular muscle layer**(바깥돌림근육층, 외륜근층)로 구성된 muscularis(근육층)이다. 요관의 몸쪽 1/3부위에는 바깥돌림근육층의 바깥에 부수적인 세로근육층이 형성되어 있다. 근육층의 꿈틀운동에 의해서 요가 하행하게 된다. 이러한 꿈틀운동은 콩팥깔때기에 요가 차면 개시되고 요의 양이 많으면 빈도가 증가된다. 수 초 또는 수 분만에 한 번씩 진행되는 이러한 운동에 의해서 요관의 요가 방광으로 운반된다.

바깥층은 성긴결합조직으로 구성된 **adventitia**(바깥막, 외막)로 내부의 층을 보호하고 요관을 제 위치에 고정시키는 기능을 지닌다.

요관의 윗부분은 콩팥동맥의 가지가, 중간부분은 고환(또는 난소)동맥의 가지가, 아랫부분은 **superior vesicular artery**(위방광동맥, 상방광동맥)의 가지가 분포한다. 정맥혈은 각 동맥의 동행정맥을 통하여 되돌아간다.

2) 방 광

urinary bladder(방광)는 요를 저장하는 주머니와 같은 장기로 symphysis pubis(두덩결합, 치골결합)의 바로 뒤쪽에 위치한다. 남성에서는 곧창자의 앞쪽에 위치하며, 여성에서는 자궁과 질의 앞쪽에 밀착되어 있다(그림 12-12). 남성에서는 방광의 아랫면에 전립샘이 있다.

방광의 형태는 요의 저장량에 따라서 달라진다. 빈 상태의 방광은 피라밋 모양이며, 요가 찬 상태에서는 난원형으로 확장되어 배안(복강)으로 돌출된다. 태생기 urachus(요막관)의 잔존물인 **median umbilical ligament**(정중배꼽인대, 정중제인대)가 방광의 위앞쪽에서 배꼽까지 연결된다. **base of urinary bladder**(방광바닥, 방광저부)로 요관이 유입되고, 방광의 아랫부분에서 요도가 시

▶ 그림 12-12 **남성 및 여성 골반의 시상절단면.** (a) 남성; 방광은 두덩결합과 곧창자 사이에 위치한다. (b) 여성; 방광은 두덩결합과 자궁 및 질 사이에 위치한다. 임신부는 태아가 커지면서 자궁이 방광을 압박하기에 방광의 용적이 감소된다.

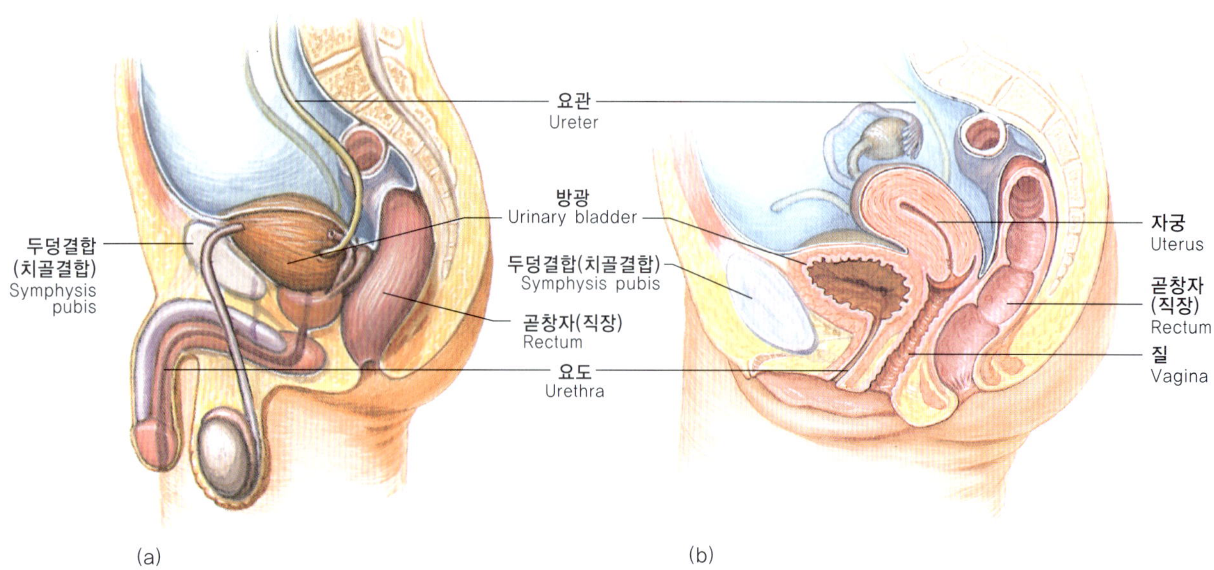

작된다. 요도의 시작부위를 감싸는 방광의 부위를 **neck of urinary bladder**(방광목, 방광경)라 한다.

방광의 벽은 4층으로 구성된다. 가장 속층인 **mucosa**(점막)는 풍부한 **mucosal fold**(점막주름)가 발달되어 있고 표면은 이행상피로 피복되어 있다(그림 12-13). 요관은 방광벽을 경사지게 관통하기에 요가 차 방광이 확장되면 방광벽을 지나는 요관이 눌리게 되어 방광 속의 요가 요관으로 역류되는 것이 방지된다. 요도에 연결되기 직전의 삼각형의 부위를 **trigone of urinary bladder**(방광삼각)라 한다.

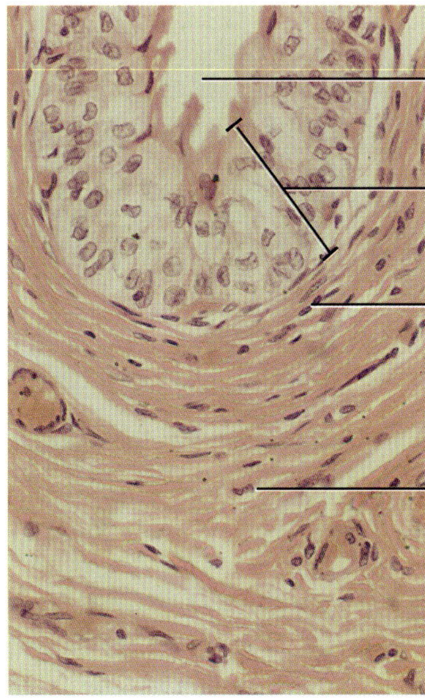

▶ 그림 12-13 방광벽의 조직학적 구조

방광의 두 번째 층은 점막을 지지하는 조직인 **점막밑층**이다. 세번째 층인 **근육층**은 세 방향의 민무늬근육 세포층이 엇갈리게 주행하는 층으로 일명 **detrusor muscle**(배뇨근)라 한다. 방광목 부위의 배뇨근은 발달되어 **internal urethral sphincter**(속요도조임근, 내요도괄약근)로 변형된다. 방광의 표면은, 윗부분에서는 배막의 연속인 장막으로 덮여지고, 나머지 대부분은 방광의 위치를 고정하는 결합조직으로 구성된 **바깥막**(외막)으로 구성된다.

방광에는 internal iliac artery(속엉덩동맥)의 가지인 **superior vesicular artery**(위방광동맥)와 **inferior vesicular artery**(아래방광동맥)가 분포한다. 방광의 정맥혈은 vesicular venous plexus(방광정맥얼기)를 통해서 internal iliac vein(속엉덩정맥, 내장골정맥)으로 유입된다.

방광에 분포하는 자율신경은 골반신경얼기에서 유래된다. 열두째가슴신경, 첫째허리신경 및 둘째허리신경에서 유래된 교감신경은 방광삼각 및 **internal urethral orifice**(속요도구멍, 내요도구)의 근육과 방광에 분포하는 혈관에 분포한다. 둘째~넷째엉치신경에서 유래된 부교감신경은 배뇨근에 분포한다. 방광의 감각수용체는 방광의 확장에 반응하여 골반척수신경을 통해서 중추신경계통에 신경정보를 전달한다.

3) 요 도

urethra(요도)는 방광의 요를 체외로 배출하는 관 모양의 장기이다. 요도의 벽은 점막으로 둘러싸여 있으며 점막의 바깥에 비교적 두터운 민무늬근육층이 요도의 길이 방향으로 발달되어 있다. 요도의 벽에는 특수하게 분화된 **urethral gland**(요도샘, 요도선)가 있어 요도 내로 점액을 분비하여 점막을 보호한다.

요도에는 두 종류의 조임근이 있다. 윗부분의 조임근은 민무늬근육으로 방광의 배뇨근이 발달된 **internal urethral sphincter**(속요도조임근, 내요도괄약근)이며, 아랫부분의 조임근은 뼈대근육으로 수의적으로 요도의 개폐를 담당하는 **external urethral sphincter**(바깥요도조임근, 외요도괄약근)이다(그림 12-14).

여성의 요도 길이는 약 4cm, 직선의 관으로 **urethral orifice**(요도구멍, 요도구)를 통하여 소음순 사이의 질어귀로 요를 배출한다. 요도구멍은 clitoris(음핵)와 vaginal orifice(질구멍) 사이에 위치한다.

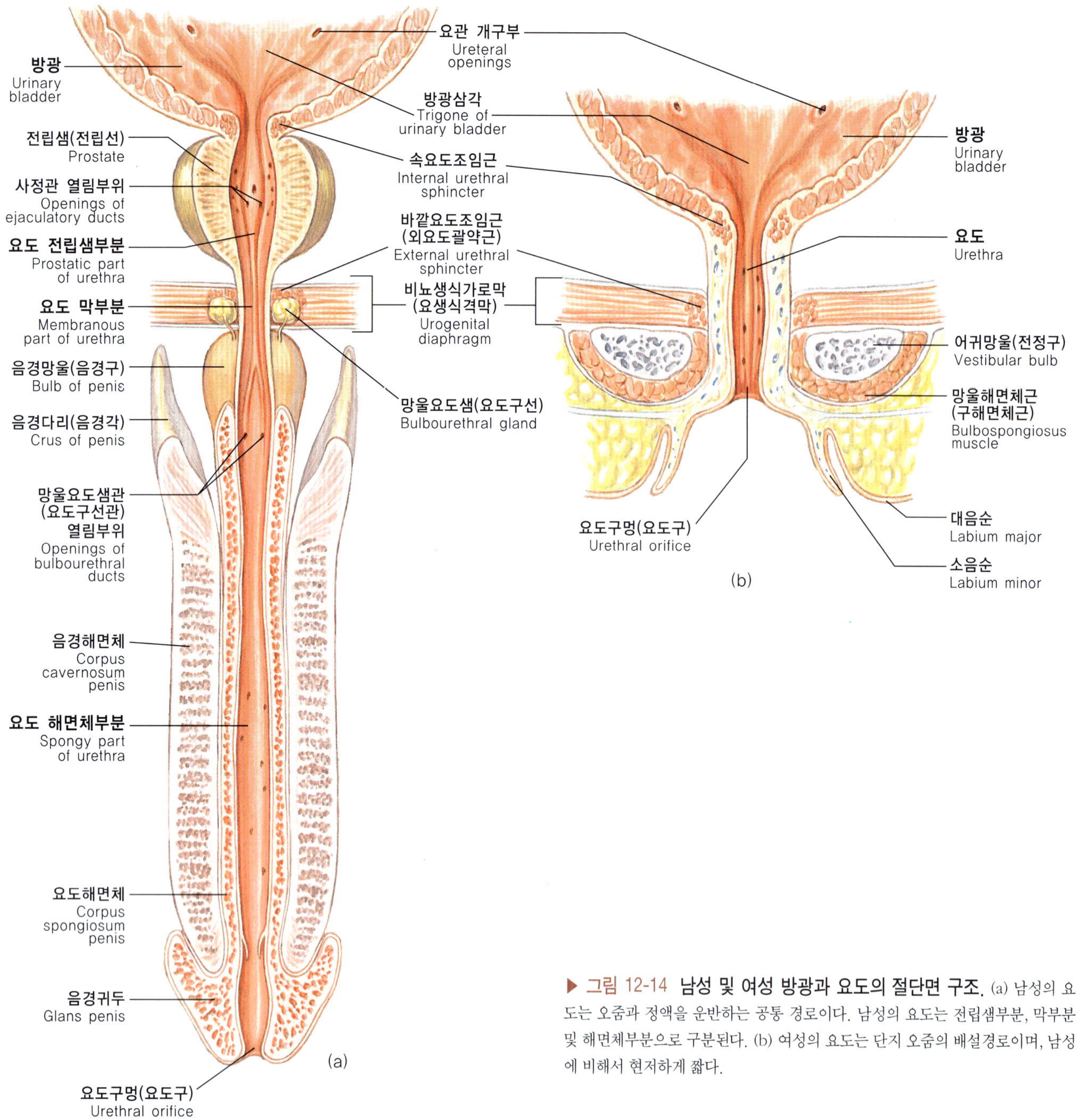

▶ 그림 12-14 **남성 및 여성 방광과 요도의 절단면 구조.** (a) 남성의 요도는 오줌과 정액을 운반하는 공통 경로이다. 남성의 요도는 전립샘부분, 막부분 및 해면체부분으로 구분된다. (b) 여성의 요도는 단지 오줌의 배설경로이며, 남성에 비해서 현저하게 짧다.

남성의 요도는 비뇨계통 및 생식계통으로서 기능을 한다. 길이 약 20cm이며, 음경의 모양 때문에 S자 모양으로 전립샘부분, 막부분 및 해면체부분으로 구분할 수 있다.

요도의 **prostatic part**(전립샘부분, 전립선부)는 요도가 시작되는 약 2.5cm 부위로 방광목 아래쪽에 위치한 prostate(전립샘)의 중심을 관통한다. 이 부위에서는 여러 개의 작은 전립샘관 및 2개의 ejaculatory duct(사정관)로부터 분비물을 받는다.

요도의 **membranous part**(막부분, 막성부)는 urogenital diaphragm(비뇨생식가로막, 요생식격

막)을 관통하는 길이 약 0.5cm 정도의 짧은 부위이며 이 부위에 바깥요도조임근이 있다.

요도의 **spongy part**(해면체부분, 해면체부)는 비뇨생식가로막부위에서부터 glans of penis(음경귀두)의 요도구멍까지이며 길이는 약 15cm이다. 이 부위는 발기조직에 의해서 둘러싸여 있으며, 음경의 corpus spongiosum(요도해면체)를 통과한다. 비뇨생식가로막 속에 위치한 **bulbourethral gland**(망울요도샘, 요도구선; Cowper' s gland)의 도관들이 이 부위로 열리게 된다.

제 13 장
생식계통
Genital Systems

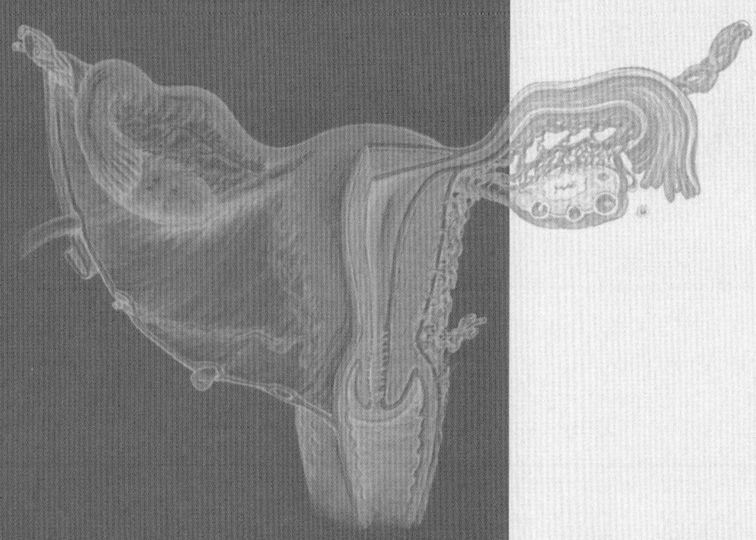

CHAPTER 13

genital systems(생식계통; reproductive system)는 남녀 간 매우 다른 차이를 보인다. 남성의 경우 testis(고환)라는 생식기관을 통해 남성 특유의 호르몬을 생성·분비하고 sperm(정자)을 하루 5만 마리 정도 생산해 낸다. 이에 반해 여성은 ovary(난소)를 통해 ovum(난자)을 한 달에 1개씩 생산한다. 특히 여성은 uterus(자궁)라는 특수화된 구조를 통해 정자와 난자가 만나 수정된 수정란의 착상이 이루어지는 곳으로 출생 시까지 배자 및 태아의 발생이 이루어진다.

제 1 절 남성 생식계통

학습목표

1. 남성 생식계통의 구조를 열거하고 여성 생식계통과 비교할 수 있다.
2. 일차와 이차 성기관을 구별할 수 있다.
3. 샅의 위치를 기술하고 비뇨생식삼각과 항문삼각을 구분할 수 있다.
4. 고환의 위치와 구조를 설명할 수 있다.
5. 남성 생식관의 각 부분의 위치와 구조를 서술할 수 있다.
6. 정삭의 구조와 내용물을 서술할 수 있다.
7. 사정관, 정낭, 전립샘, 망울요도샘의 위치와 구조를 설명할 수 있다.
8. 음경의 구조를 설명할 수 있다.

1. 남성 생식계통의 개요

1) 생식계통 구성의 분류

남성 생식계통의 구성은 기능적 기초에 따라서 다음과 같이 분류할 수 있다(표 13-1).

- **primary sex organ**(일차 성기관) : 일차 성기관은 **gonad**(생식샘, 생식선), 특히 남성에서는 **testis**(고환)를 말한다. 생식샘은 생식자를 생성하고 성호르몬을 분비한다. 남성호르몬인 **androgen**(안드로겐)은 이차성징을 발현시키고, 이차 성기관을 발달시킨다.
- **secondary sex organ**(이차 성기관) : 이차 성기관은 정자를 보호하고 운반하는 데 필수적인 기관으로 **정자 수송관**, **부속샘** 그리고 **교접기관**이 여기에 속한다. 정자 수송관에는 epididymis(부고환), ductus deferentia(정관), ejaculatory duct(사정관), urethra(요도) 등이 있고, 남성 부속샘에는 seminal vesicle(정낭), prostate(전립샘, 전립선), bulbourethral gland(망울요도샘, 요도구선)가 있다. 교접기관으로서의 penis(음경)는 발기성 조직이며, scrotum(음낭)은 고환을 싸고 보호하는 피부 주머니이다.

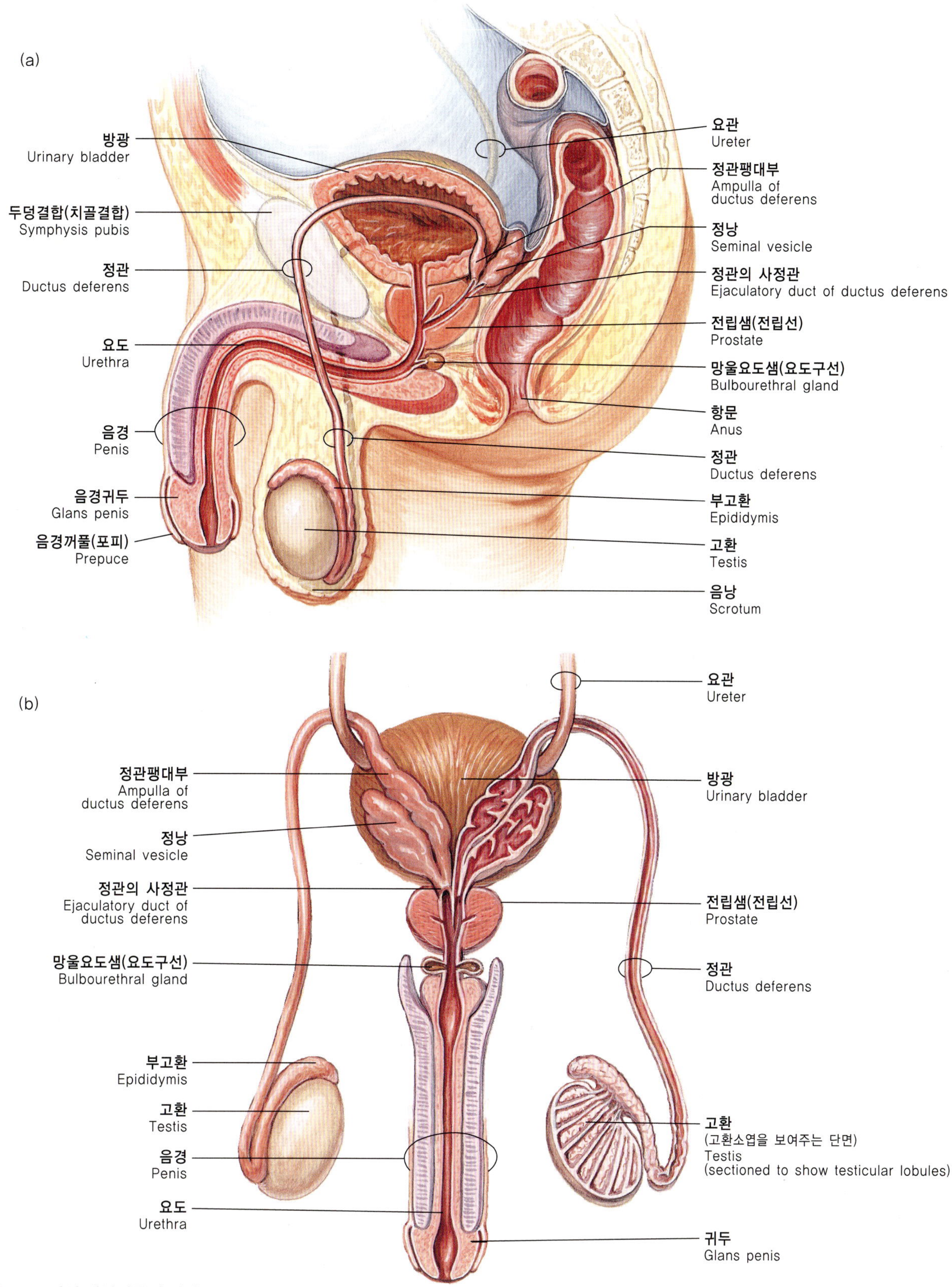

▶ 그림 13-1 **남성 생식계통의 기관.** (a) 시상면. (b) 뒷면.

▶ 표 13-1 남성의 생식기관

기 관	기 능
고환 정세관	정자를 생산
사이질세포	남성호르몬 분비
부고환	정자를 성숙시키는 장소; 정자를 저장하며 정관으로 운반
정관	정자를 저장; 사정관으로 정자를 운반
사정관	정액을 만들기 위해 정자와 부가물을 받아들임
정낭	프로스타글란딘과 영양물질을 함유한 알칼리성 분비물을 분비; 질의 산성환경을 중화시키는 것을 도움
전립샘	정자의 운동성을 높이는 산성 분비물을 분비
망울요도샘	요도와 음경 끝을 윤활시키는 분비물을 분비
음낭	고환을 둘러싸고 보호함; 정자발생을 위한 일정한 온도 유지를 도움
음경	소변과 정액을 몸 바깥으로 운반; 성교기관

남성 생식계통의 기관은 그림 13-1과 같다.

2. 샅과 음낭

perineum(샅, 회음)은 바깥생식기와 항문 입구를 포함하는 골반부위의 특정 부분이다. 고환을 지지하는 주머니인 scrotum(음낭)은 결합조직 사이막(격막)에 의해 2구역으로 나뉘어 있다.

1) 샅

perineum(샅, 회음)은 symphysis pubis(두덩결합, 치골결합)와 coccyx(꼬리뼈, 미추) 사이의 다

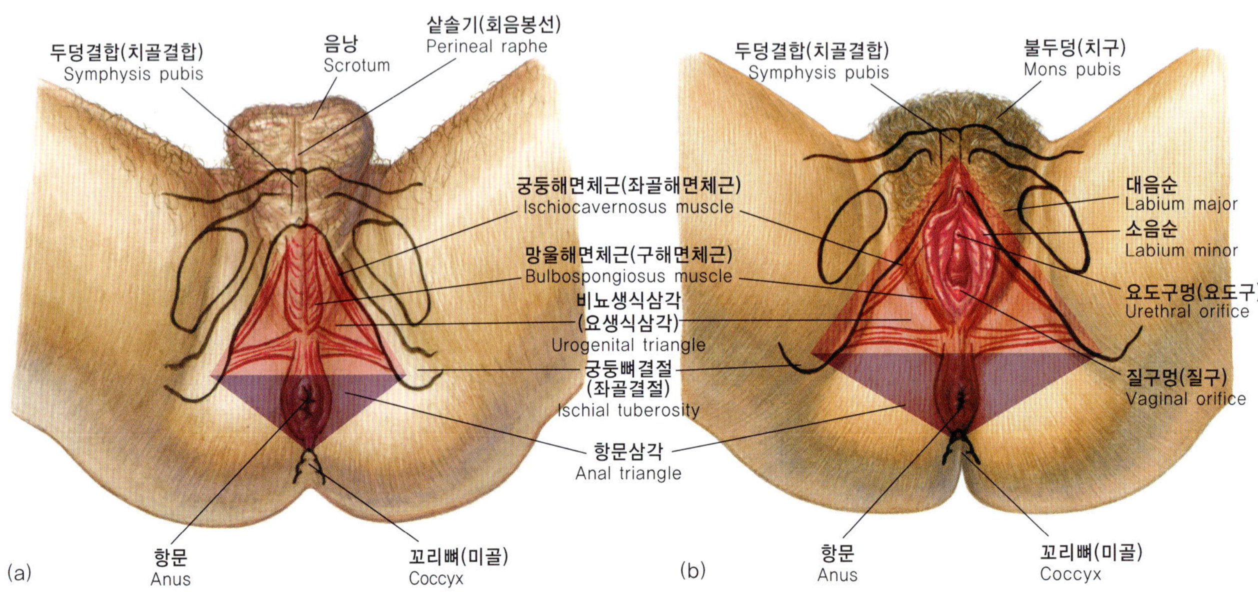

▶ 그림 13-2 (a) 남성 샅. (b) 여성 샅부위의 외부 형태(제13장 제2절 참조). 샅은 두덩결합과 꼬리뼈 사이의 부위로 각각 붉은색과 자주색으로 표시된 비뇨생식삼각과 항문삼각으로 이루어진다.

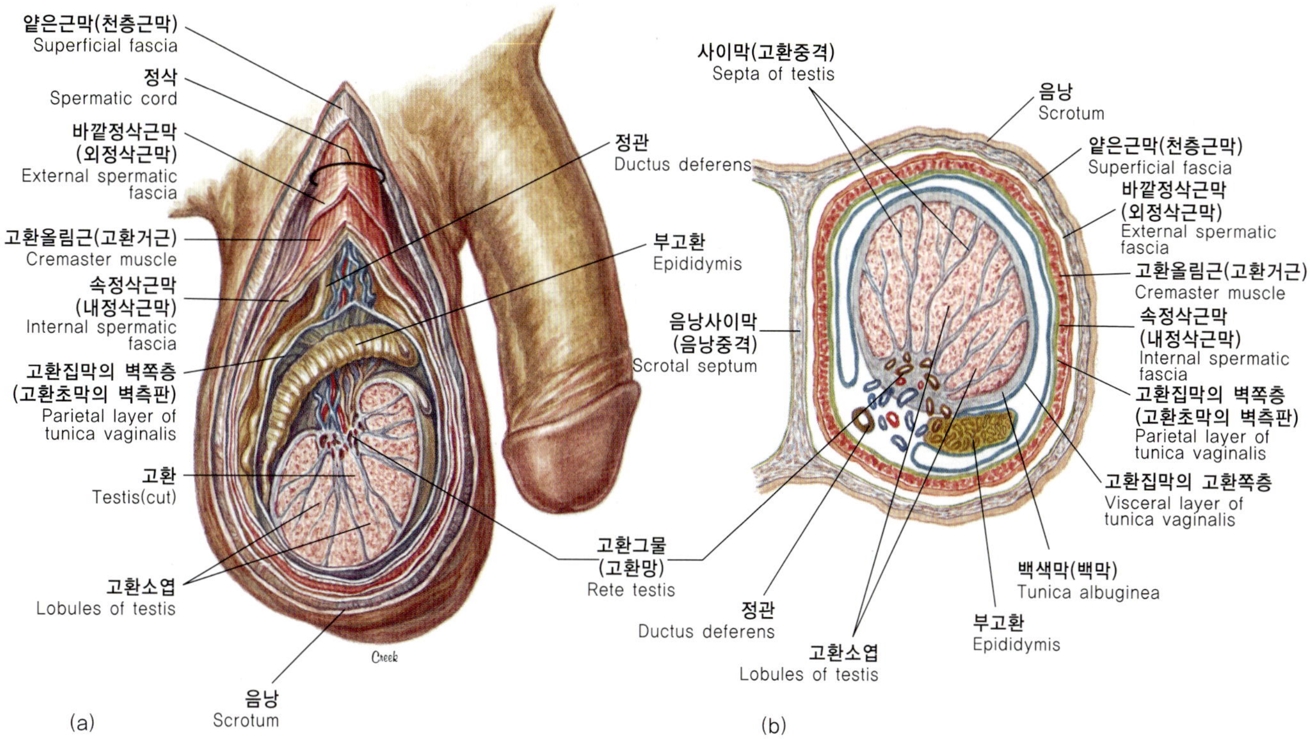

▶ **그림 13-3 음낭내 고환의 구조적 특징.** (a) 세로절단면. (b) 가로절단면.

이아몬드 모양의 부위로(그림 13-2) 골반 출구의 근육부위이다. 샅은 앞쪽의 **urogenital triangle**(비뇨생식삼각, 요생식삼각)과 뒤쪽의 **anal triangle**(항문삼각)로 나뉜다. 남성의 샅에는 음경과 음낭이 비뇨생식삼각의 앞쪽부분에 붙어 있고, 항문은 항문삼각 내의 뒤쪽부분에 위치해 있다.

2) 음 낭

주머니처럼 생긴 **scrotum**(음낭)은 음경의 바닥부위 바로 뒤에 달려 있다(그림 13-3). 음낭은 고환을 지지하고 보호하며, 골반부위에서 고환의 위치를 조정하는 기능을 담당한다. **dartos muscle**(음낭근, 육양근)은 음낭의 피하밑조직 내의 민무늬근육(평활근)이다. **cremaster muscle**(고환올림근, 고환거근)은 정관, 고환의 혈관 그리고 신경들을 싸고 있는 근막성 관인 **spermatic cord**(정삭)에 걸쳐 뻗어 있는 뼈대근육의 작은 띠이다.

음낭은 섬유성 **scrotal septum**(음낭사이막, 음낭중격)에 의해 2개의 세로 구획으로 나뉜다. 음낭사이막의 위치는 **perineal raphe**(샅솔기, 회음봉선)라 불리는 정중세로융기를 따라 음낭의 표면에 분명하게 나타나 있다. 샅솔기는 앞쪽으로 음경의 아랫면까지 뻗어 있고 뒤로는 항문 입구까지 뻗어 있다.

음낭의 혈액공급과 신경분포는 광범위하다. 음낭에 공급하는 동맥은 속엉덩동맥(내장골동맥)의 속음부동맥, 넙다리동맥(대퇴동맥)의 바깥음부동맥 그리고 아래배벽동맥(하복벽동맥)의 고환올림근동맥 등이다. 정맥계 역시 동맥의 양상과 비슷하다. 음낭의 신경들은 주로 감각성으로 음부신경,

엉덩샅굴신경 그리고 뒤넙다리피부신경을 포함한다.

3. 고 환

음낭 내부에 위치한 testis(고환)은 정자와 androgens(안드로겐)를 생산한다. 안드로겐은 정자발생과 이차 성기관의 성장과 기능을 조절한다.

1) 고환의 구조

testis(고환)는 한 쌍의 흰색을 띤 계란 모양의 기관으로 길이가 약 4cm이고, 지름은 약 2.5cm이다. 한쪽 고환의 무게는 10~14g이고, 2층의 조직 또는 피막으로 덮여 있다. 바깥의 **tunica vaginalis**(고환집막, 고환초막)은 얇은 장액성 주머니로 고환 하강 중 배막(복막)에서 유래한다. **tunica albuginea**(백색막, 백막)은 질긴 섬유성 막으로 각각의 고환을 직접 감싸고 있다. 백색막이 내부로 길어진 섬유성 구조물은 고환을 250~300개의 쐐기 모양의 **testicular lobules**(고환소엽)로 나눈다.

각 고환소엽에는 단단하게 말린 **seminiferous tubules**(정세관)가 들어 있다(그림 13-4). 정세관을 풀면 길이가 대략 70cm를 넘는데 정세관은 정자발생 및 생산이 일어나는 고환의 기능적 단위이다.

정세관 사이에는 특수화된 내분비세포인 **interstitial cell**(사이질세포, 간질세포; cells of Leydig)가 있는데, 사이질세포는 남성호르몬을 생산하고 분비하는 기능을 한다.

▶ 그림 13-4 **정세관의 그림.** (a) 고환의 시상면. (b) 정세관의 가로절단면.

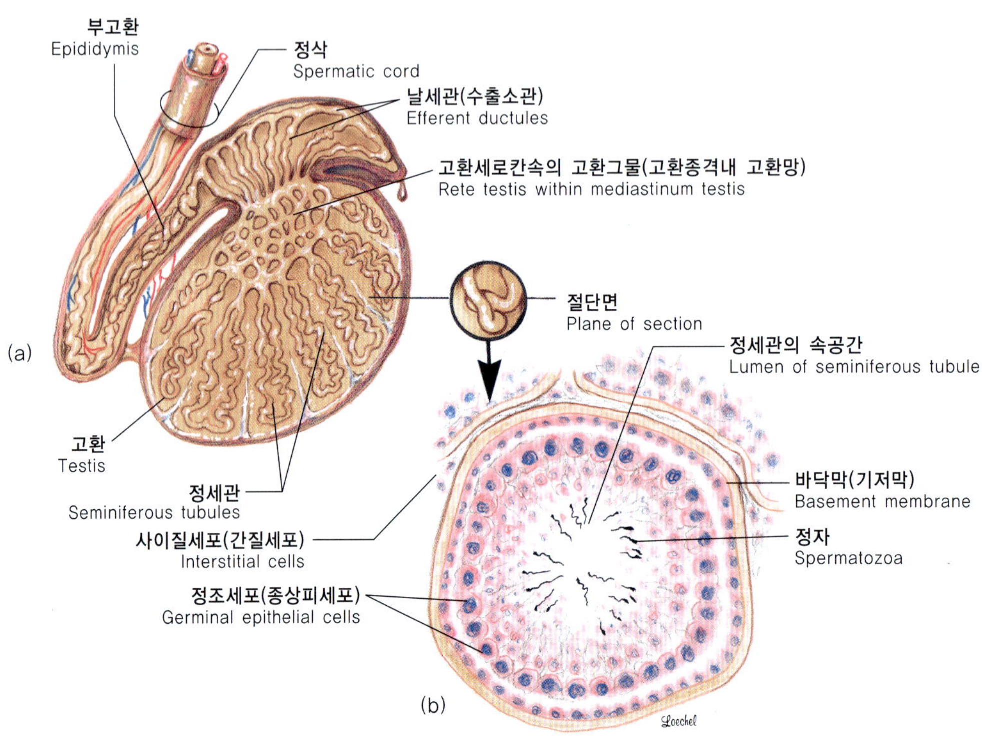

일단 정자가 만들어지면 정세관을 통해 이동하고 한층 더 성숙하기 위해 **rete testis**(고환그물, 고환망)라 불리는 세관그물로 들어간다. 고환그물에 있는 일부 세포에는 섬모가 있으며, 정자는 일련의 **efferent ductules**(고환날세관, 수출세관)를 통해 고환 밖으로 수송되어 epididymis(부고환)로 들어간다.

하나의 정조세포가 성숙한 정자가 되기까지는 8~10주 정도 걸린다. **spermatic ducts**(생식관) 안에서 정자는 몇 달 동안 활동을 멈춘 상태로 가임성을 유지할 수 있다. 만약, 정자가 사정되지 않으면 정자는 결국 퇴화되고 혈액 속으로 흡수된다.

고환은 고환동맥을 통해 혈액을 공급받는다. 고환동맥은 콩팥동맥이 시작하는 곳 바로 아래쪽의 배대동맥에서 시작한다. 고환정맥으로 고환의 정맥혈을 내보내는데, 오른고환정맥은 아래대정맥으로 직접 들어가는 데 반하여 왼고환정맥은 왼콩팥정맥으로 흘러든다.

고환신경은 척수의 열째등뼈부위에서 시작하는 운동신경과 감각신경으로 고환을 자극한다. 운동신경지배는 주로 교감신경에 의하나 약간의 부교감신경의 자극 또한 존재한다.

4. 생식관, 부속생식샘, 요도

1) 생식관

spermatic ducts(생식관)는 정자를 저장하고 그들을 고환에서 요도로 이동시킨다. 부속생식샘은 정액을 형성할 수 있도록 정자에 부가물을 제공한다.

(1) 부고환

epididymis(부고환)는 고환 뒷면에 붙어 있는 긴 기관으로, 이것이 풀리면 약 5.5m에 이른다. 심하게 꼬인 관 모양의 tail(꼬리) 부분은 성숙 마지막 단계의 정자들을 저장한다(그림 13-5). 위쪽의 비후된 부분이 head(머리)이고, 가는 중간부분이 body(몸통, 체부)에 해당한다. 꼬리는 정관의 시작부로 이어지며 둘 다 사정 시 배출될 정자를 저장하고 있다.

▶ 그림 13-5 속공간에 정자가 보이는 부고환의 조직구조(50×)

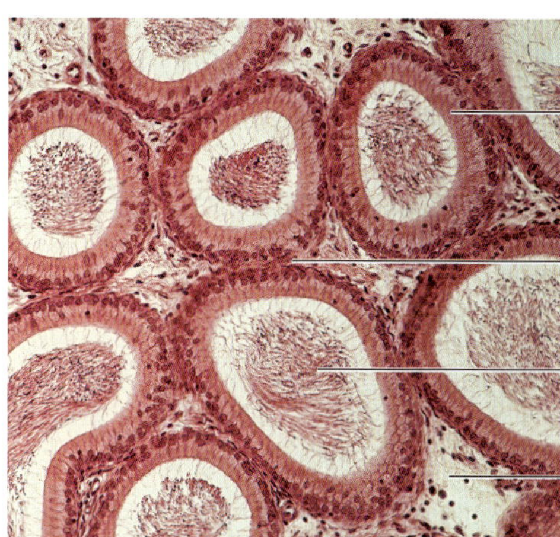

(2) 정관

ductus deferens(정관)는 섬유성 근육으로 된 관으로 길이는 약 45cm에 이르며, 굵기는 2.5mm로 정자를 부고환으로부터 사정관까지 수송하는 역할을 한다. 정관은 고환의 뒷모서리를 따라 올라가 음낭을 빠져나간다. 여기서부터 **inguinal canal**(샅굴, 서혜관)을 지나 골반안으로 들어가고 요관의 안쪽을 따라 방광 옆을 지나간다. 정관의 끝부분인 **ampulla**(정관팽대)는 사정관과 연결된다.

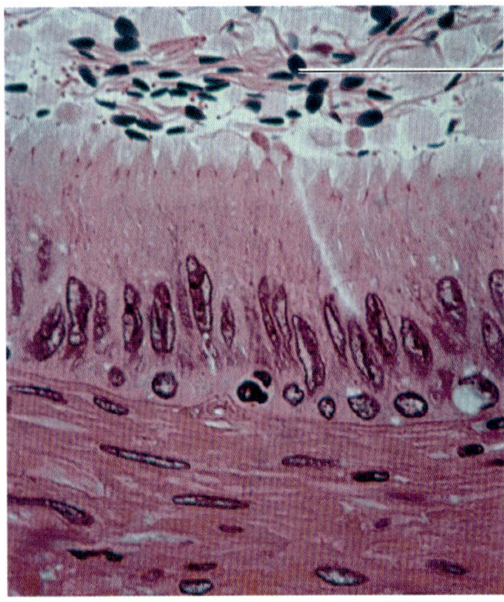

▶ 그림 13-6 정관의 조직구조(250×)

정관의 조직학적 구조는 속공간과 접한 거짓중층섬모원주상피층을 3층의 치밀한 민무늬근육이 싸고 있다(그림 13-6). pelvic plexus(골반신경얼기)에서 나온 교감신경이 정관을 지배하는데, 이들 신경을 통한 흥분은 근육층의 연동적인 수축을 야기시켜 저장된 정자를 사정관으로 밀어낸다.

정관의 많은 부분이 **spermatic cord**(정삭) 내에 위치한다. 정삭은 고환에서 샅굴까지 이어지며 정관, 고환동맥과 정맥그물, 신경, 고환올림근, 림프관 그리고 결합조직으로 구성되어 있다.

(3) 사정관

ejaculatory duct(사정관)는 길이가 약 2cm로 정관의 팽대부와 정낭의 관이 합쳐져 형성된다. 사정관은 전립샘 뒷면의 피막을 뚫고 전립샘으로 이어진다. 사정관은 정낭에서 분비물을 받아 정자와 함께 **prostatic urethra**(전립샘요도) 속으로 배출하여 전립샘의 분비물과 함께 섞이게 한다. 요도는 간단히 말하자면 요와 정액이 모두 지나갈 수 있는 통로로서 남성 생식관 체계의 마지막 부분이다.

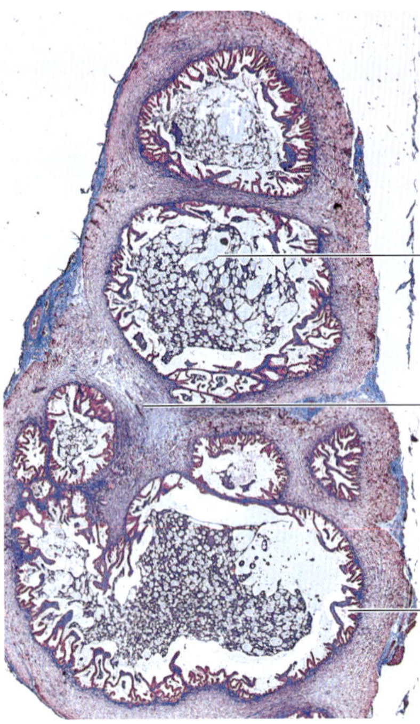

▶ 그림 13-7 정낭의 조직구조(10×)

2) 부속생식샘

남성의 **accessory reproductive glands**(부속생식샘)는 정낭, 전립샘 그리고 망울요도샘으로 구성된다. 정낭과 전립샘의 내용물들은 정자와 섞여 사정 동안 정액을 형성한다. 망울요도샘의 분비물은 사정에 앞서 성적 흥분에 대한 반응으로 분비된다.

(1) 정낭

한 쌍의 **seminal vesicles**(정낭)는 각각 길이가 5cm 정도로 방광 바닥부분과 곧창자 앞에 위치한 둘둘 말린 곤봉형 기관이다. 끈적거리며 약한 알칼리성인 노란색 물질을 분비하는데 정자의 운동성과 생존능력에 영향을 준다.

조직학적으로 정낭은 광범위하게 꼬여진 점막층을 가지고 있다(그림 13-7). 이 층은 서로 통하는 수많은 공간으로 속공간이 나누어지는데, 그 공간은 거짓중층원주상피와 입방형의 분비성 상피에 의해 덮여 있다.

정낭은 중간곧창자동맥에서 나온 가지에 의해 혈액이 공급된다. 정낭은 교감신경과 부교감신경 둘 모두에 의해 지배받는다. 교감신경 자극은 정낭의 내용물을 사정관으로 배출시킨다.

(2) 전립샘

건강한 **prostate**(전립샘, 전립선)는 모양과 크기가 밤과 비슷하며 가로가 약 4cm이고, 두께가 3cm이다. 방광 바로 아래에 위치하며 요도의 시작부위를 둘러싼다. 전립샘은 섬유성 피막에 의해 싸여 있고 전립샘을 통과하는 사정관과 요도에 의해 형성된 소엽으로 나뉘어져 있다. 소엽에서 나온 관은 요도로 열려져 있다. 전립샘을 싸고 있는 광범위한 민무늬근육의 띠는 전립샘 조직을 그물처럼 지지하고 있다(그림 13-8). 전립샘에서 분비되는 물질은 정액 양의 약 40%를 차지한다.

중간곧창자동맥과 아래방광동맥에서 전립샘으로 혈액이 공급된다. 전립샘의 정맥은 음경으로부터 나온 혈액과 함께 전립샘정맥얼기를 형성하고 속엉덩정맥(내장골정맥)으로 이어진다. 전립샘은 골반신경얼기에서 이는곳을 형성하는 교감신경과 부교감신경의 지배를 받는다.

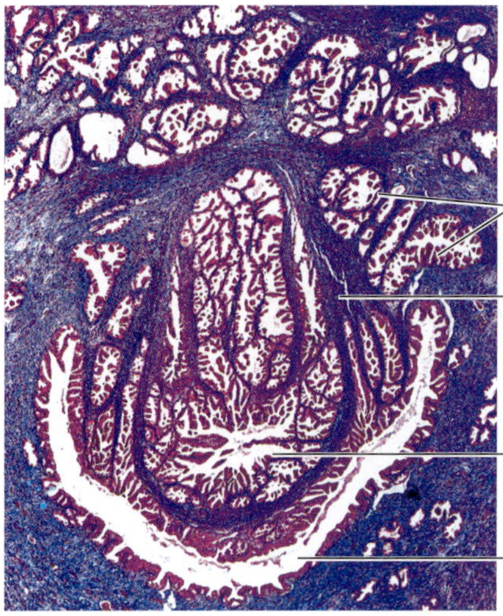

▶ 그림 13-8 전립샘의 조직구조(50×)

(3) 망울요도샘

완두콩 크기의 **bulbourethral glands**(망울요도샘, 요도구선; Cowper' s gland) 한 쌍은 전립샘 아래에 위치해 있으며, 망울요도샘의 지름이 약 1cm이고, 길이 2.5cm인 관을 통해 요도와 연결되어 있다. 망울요도샘은 성적 자극에 의해 점액물질을 배출하여 남아 있는 산성 소변의 pH를 중화시키고, 성교 전에 음경 끝부분을 매끄럽게 하여 윤활제 역할을 한다.

3) 요 도

남성의 **urethra**(요도)는 비뇨계통과 생식계통 모두에 사용되는 공통의 관이지만 요와 정액이 동시에 나갈 수는 없다. 왜냐하면 신경반사작용이 사정동안 자동적으로 배뇨를 막기 때문이다. 남성의 요도는 길이가 약 20cm로 음경 모양에 따라 S자 모양을 나타낸다. 제12장 비뇨계통에 설명되어 있으므로 여기서는 세 부분으로 나누어 간단히 살펴본다.

1. **prostatic part of the urethra**(요도의 전립샘부분)는 길이 2.5cm로 전립샘을 통과하여 지나가는 몸쪽부위를 말한다. 요도의 전립샘부분은 전립샘에서 나오는 작은 관과 다른 2개의 사정관에서 나오는 분비물을 받는다.
2. **membranous part of the urethra**(요도의 막부분)는 0.5cm 정도되는 부분으로 urogenital diaphragm(비뇨생식사이막, 요생식격막)을 통과하여 지나간다. urethral sphincter muscle(요도조임근, 요도괄약근)이 이 부분에 위치해 있다.
3. **spongy part of the urethra**(요도의 해면체부분)는 가장 긴 부분으로 비뇨생식사이막 끝에서 뻗어 나와 음경귀두의 바깥요도구멍(외요도구)에 이른다. 약 15cm로 발기성 조직인 음경의 corpus spongiosum(요도해면체)을 통과하여 지나간다. 2쌍의 망울요도샘관은 비뇨생식사이

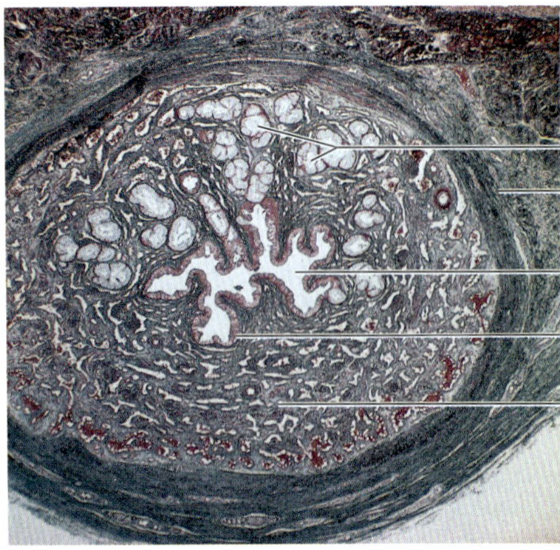

▶ 그림 13-9 요도의 조직구조(10×)

막 근처 요도의 해면체부분에 붙어 있다.

요도벽 안쪽은 이행상피로 구성된 점막으로 피복되어 있으며, 이는 근육층이라고 불리는 비교적 두꺼운 평활근육층으로 싸여 있다(그림 13-9). 특수화된 **urethral gland**(요도샘, 요도선)는 요도벽 내에 파묻혀 있으며 요도 속공간으로 점액을 분비한다.

5. 음 경

penis(음경)는 해면체요도를 포함하고 느슨한 피부로 둘러싸여 있으며, 3개의 기둥 모양의 발기성 조직으로 특수화되어 있어 성교 시 질 속으로 삽입되기 위하여 혈액으로 충만된다.

팽창된 상태의 음경은 남성 생식계통에서 교접기로 쓰인다. 샅(회음)에 달려 있는 음경과 음낭은 남성의 바깥생식기를 구성한다. 음경은 성적인 자극에 의해 혈액으로 충만된다. 충만된 혈액은 음경의 발기조직 내 복잡한 혈관굴 혹은 공간에 채워진다.

음경은 음경쪽의 pubic arch(두덩활, 치골궁)에 부착된 root(뿌리), 긴 관 모양의 body(몸통), 음경 먼쪽의 glans penis(원추형 귀두)로 나누어진다. 음경근은 뒤로 확장되어 **bulb of the penis**(음경망울, 음경구)와 **crus of the penis**(음경다리, 음경각)를 형성한다. 음경망울은 샅의 비뇨생식삼각에 위치하고 비뇨생식사이막의 아랫면에 부착되어 있으며 **bulbocavernosus muscle**(망울해면체근, 구해면체근)로 둘러싸여 있다. 한편, 음경다리는 음경근을 **ischiopubic ramus**(궁둥두덩가지, 좌치골지)와 **perineal membrane**(샅막, 회음막)에 부착시킨다. 음경망울 위에 있는 음경다리는 **ischiocavernosus muscle**(궁둥해면체근, 좌골해면체근)으로 둘러싸여 있다.

음경의 몸통은 3개의 원주형 발기성 조직으로 구성되어 있다. 이들은 섬유성 조직으로 연결되어 있으며 피부에 의해 둘러싸여 있다(그림 13-10). 등쪽부분에 2쌍의 **corpora cavernosa penis**(음경해면체)가 위치하고 있으며, 두 음경해면체 사이의 섬유성 조직은 **septum penis**(음경사이막, 음경중격)를 형성한다. **corpus spongiosum penis**(요도해면체)는 2개의 음경해면체 배쪽에 위치하며 요도를 해면체부분으로 싸고 있다.

glans penis(음경귀두)는 원뿔 모양의 음경 끝부분으로서 요도해면체가 연장되어 형성된다. 귀두의 끝에 있는 요도 열림부위(개구부)를 **urethral orifice**(바깥요도구멍, 외요도구)라고 한다. **corona glandis**(귀두관)는 귀두의 돌출된 뒤쪽 능선을 말한다. 귀두의 아랫면에는 수직으로 접힌 조직인 **frenulum**(음경꺼풀주름띠, 포피소대)이 음경을 둘러싼 피부를 귀두에 부착시킨다.

음경을 싸고 있는 피부는 털과 지방세포가 없으며 일반적으로 다른 부분의 피부보다 어둡게 착색되어 있다. 음경몸통의 피부는 느슨하게 붙어 있고 귀두까지 연장되어 귀두를 보호하는 신축성 있는 덮개 역할을 하는데, 이것을 **prepuce**(음경꺼풀, 포피; foreskin)라고 한다. 보통 출생 후 3~4일째 또는 유태인의 종교 의례에 따라 8일째에 유아에게서 포피를 제거하는데, 이것을 circumcision(포경수술)이라고 한다.

음경은 넙다리동맥의 분지인 superficial external pudendal artery(얕은바깥음부동맥)과 속엉덩

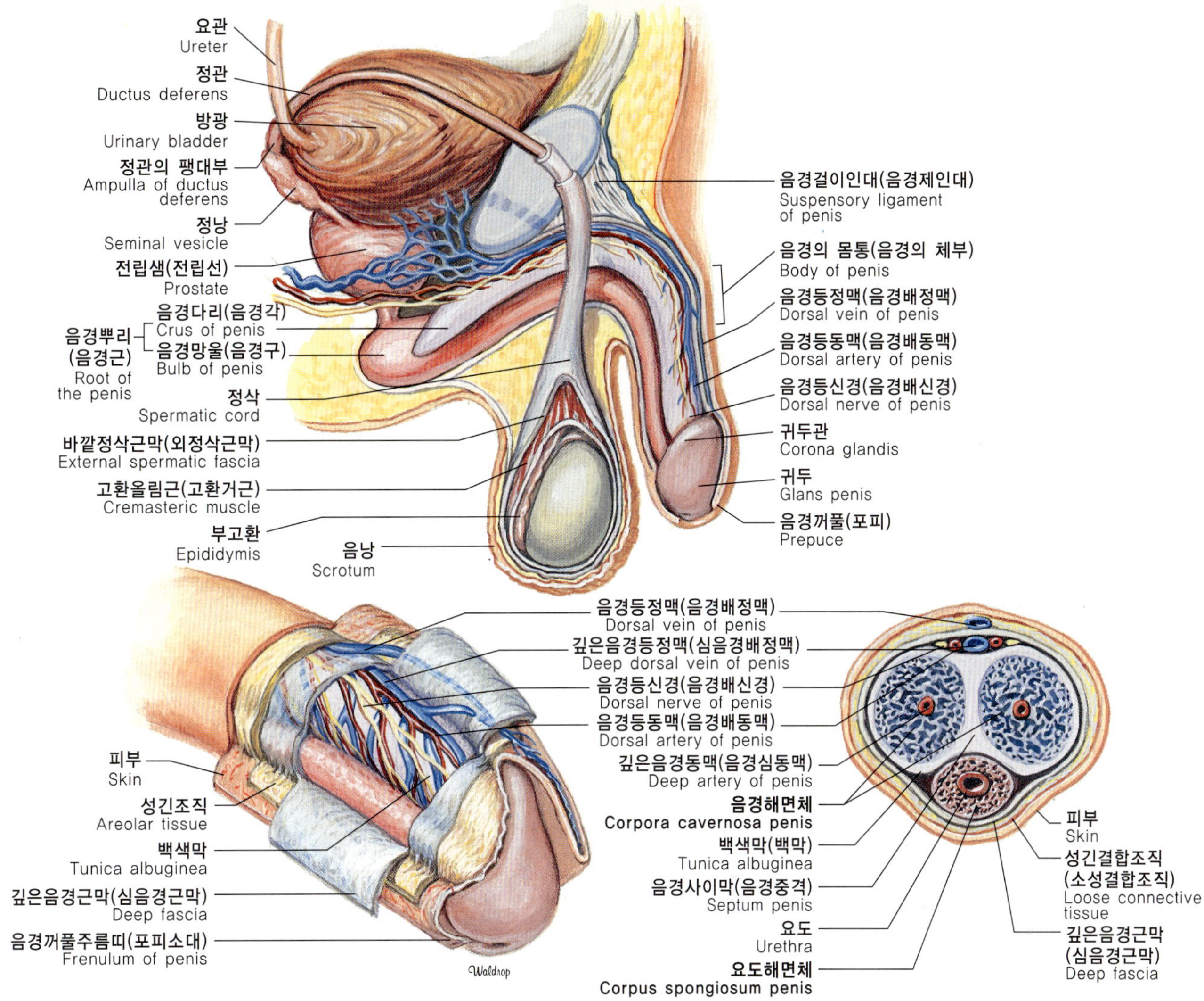

▶ 그림 13-10 **음경의 해부구조.** 부착물, 혈액과 신경 공급 그리고 발기성 조직의 배열을 보여주고 있다.

동맥의 분지인 internal iliac artery(속음부동맥)에 의해 혈액을 공급받는다. 정맥은 superficial dorsal vein(얕은음경등정맥)을 통해 넙적다리에서 great saphenous vein(큰두렁정맥)으로 들어가고, deep dorsal vein(깊은음경등정맥)을 통해 전립샘정맥얼기로 들어간다.

음경, 특히 귀두부분은 많은 촉각수용기를 가지고 있어 고도로 민감한 기관이다. 더욱이 음경은 교감신경섬유와 부교감신경섬유 모두로부터 광범위한 운동신경 지배를 받는다.

제 2 절 여성 생식계통

학습목표

1. 남성과 여성 생식계통의 구조적인 차이를 설명할 수 있다.
2. 여성의 일차 성기관과 이차 성기관을 구분하고, 여성의 이차 성기관의 특징을 기술할 수 있다.
3. 생리주기에 따른 난소의 구조적인 변화에 대하여 설명할 수 있다.
4. 자궁벽 3층의 각각의 구조를 서술할 수 있다.
5. 외음부와 질의 구조를 서술힐 수 있다.
6. 젖샘과 유방의 차이를 구분하고 젖샘의 구조를 설명할 수 있다.

1. 여성 생식계통의 개요

여성 생식계통은 난자를 생산하고, 성호르몬을 분비하며 남성으로부터 정자를 받아들이고, 난자의 수정 장소와 포배의 착상 장소를 제공한다. 임신 후 분만과 젖을 분비하여 아기에게 수유한다.

여성 생식계통의 기관들은 남성과 같이 기능적인 것을 기초로 다음과 같이 분류한다(표 13-2).

- primary sex organ(일차 성기관): 일차 성기관은 gonads(생식샘, 생식선)라 부른다. 여성에서는 ovaries(난소)라고 한다. 난소는 배우자인 난자를 생산하고 성호르몬을 분비한다. 사춘기에 여성호르몬의 분비는 이차성징의 발생에 기여하며 생식기능을 위하여 요구되는 이차 성기관의 주기적인 변화를 일으킨다.

▶ 표 13-2 여성의 생식기관

기 관	기능/설명
난소	난자와 여성호르몬을 생산한다.
자궁관	난자를 자궁으로 이동시킴; 수정 장소; 발생 중인 배아를 자궁으로 이동한다.
자궁	착상 장소; 임신기간 동안 배아와 태아의 보호와 유지, 분만 시 수축기능을 한다.
질	자궁 분비물을 체외로 배출; 성교 시 발기된 음경과 사정된 정액을 받아들임; 분만 시 태아의 통로이다.
대음순	외음부열의 가장자리를 형성; 소음순을 에워싸서 보호한다.
소음순	질전정 가장자리 형성; 질구멍와 요도구멍을 보호한다.
음핵	음핵귀두에는 성적 자극 시 쾌락을 느끼게 하는 감각신경말단이 풍부하게 존재한다.
대음순틈새	대음순 사이의 틈새, 그 안쪽에 소음순과 음핵이 존재한다.
질어귀	소음순 사이의 틈새, 그 안쪽에 질구멍과 요도구멍이 존재한다.
질어귀샘	질전정을 축축하고 매끄럽게 하는 액을 분비하고, 성적 흥분이나 성교 시 질이 열리게 한다.
젖샘	수유를 위한 젖을 생산하고 분비한다.

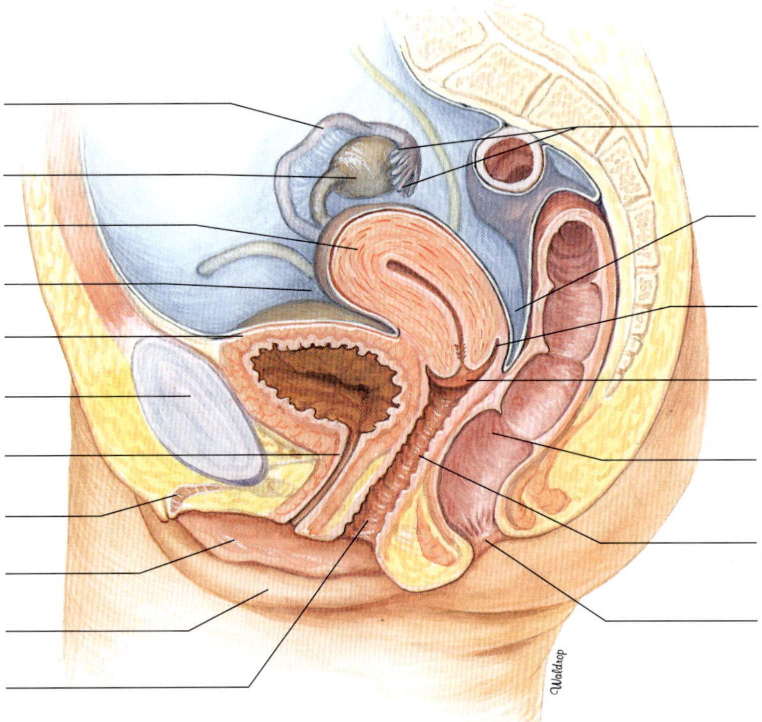

▶ 그림 13-11 시상면에서 본 여성 생식계통의 기관

- **secondary sex organ**(이차 성기관): 이차 성기관은 성공적인 난자의 수정과 포배의 착상, 배와 태아의 발생, 분만을 위하여 필수적인 구조들이다(그림 13-11). 이차 성기관인 **vagina**(질)는 성교 시 음경과 사정된 정액을 받아들이며, 분만 시 아기가 통과하는 통로가 되고, 바깥생식기는 질구멍(질구)을 보호한다. **uterine tubes**(자궁관, 난관)는 배란된 난자를 자궁으로 수송하며 수정이 일어나는 장소이다. 그리고 **uterus**(자궁)에서 착상과 발생이 일어난다. 자궁의 근육벽은 분만 시 중요한 역할을 한다. **mammary glands**(젖샘, 유선)는 분만 후 수유를 위하여 젖을 분비하기 때문에 이차 성기관으로 간주한다.

2. 난소의 구조

ovaries(난소)는 각각 난자를 둘러싸고 있는 수많은 난포를 갖고 있다. 이들 난포 중 일부는 난소 주기 동안 성숙하여 감수분열의 이차난모세포 단계를 진행한다. 배란하는 동안 가장 큰 난포는 파괴되어 이차난모세포를 방출한다. 파괴된 난포는 황체가 되며 퇴화되어 백체가 된다. 난포발생 시 이들의 주기적인 변화는 호르몬 수준의 변화를 동반한다.

1) 난소의 위치와 구조

ovaries(난소)는 한 쌍의 여성 일차 성기관으로 배우자인 oocyte(난자)와 성호르몬인 estrogen

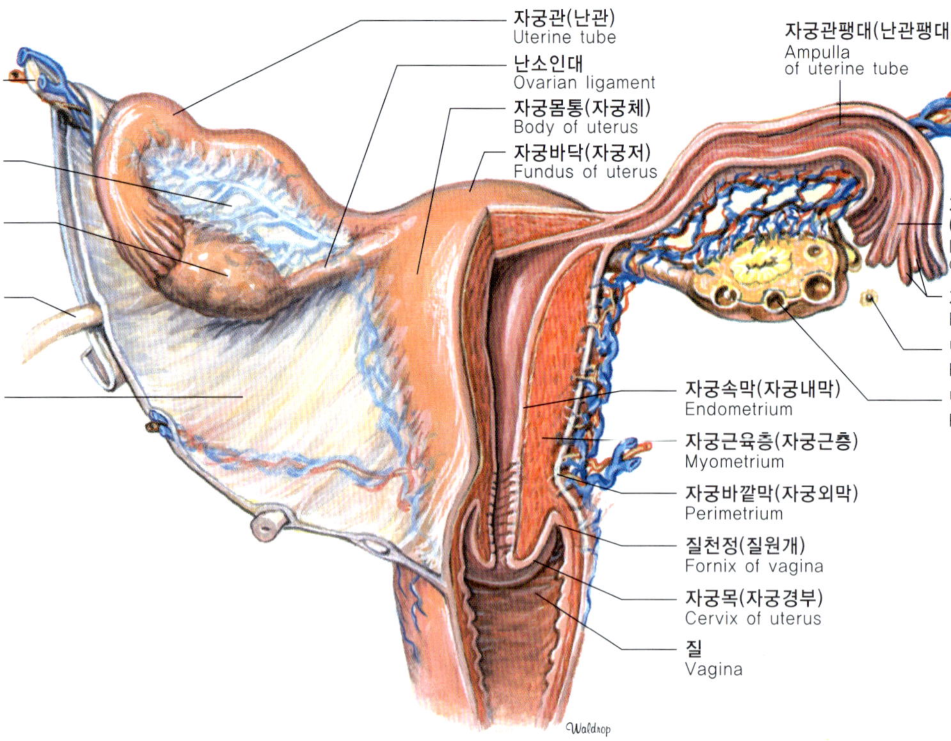

▶ 그림 13-12 **여성 내부 생식기의 앞면**

(에스트로겐)과 **progesterone**(프로게스테론)을 생산한다. 성적으로 성숙한 여성의 난소는 딱딱하며, 길이 약 3.5cm, 폭 2cm, 두께 1cm인 난원형 구조이다. 난소의 색깔과 구조는 여성의 나이와 생식단계에 따라 다르다. 소아의 난소는 표면이 매끄럽고 분홍색이다. 사춘기 이후에 난소는 분홍-회색이며 배란에 의한 흉터자국 때문에 불규칙한 표면을 가지고 있다. 각 난소의 안쪽부위는 난소혈관과 신경이 들어가는 hilum(문)이다. 난소의 가쪽부위는 자궁관의 끝이 열려 있는 곳과 가까이 있다(그림 13-12).

한 쌍의 난소가 자궁 가쪽에 하나씩 위쪽 골반안에 위치한다. 각 난소는 **ovarian fossa**(난소오목, 난소와)라고 하는 뒤벽의 약간 함몰된 곳에 위치하며, 여러 개의 막성 부착물에 의하여 보호받는다. 여성생식로의 주요 지지막은 **broad ligament**(넓은인대, 광인대)이다. 넓은인대는 벽쪽복막이며 자궁관과 자궁을 지지한다. **mesovarium**(난소사이막, 난소간막)은 난소에 부착된 넓은인대가 특수화되어 뒤쪽으로 확장된 것이다. 각 난소는 부가적으로 난소를 자궁에 부착하는 **ovarian ligament**(난소인대), 난소를 골반벽에 부착하는 **suspensory ligament**(난소걸이인대, 제인대)에 의해서 지지받는다.

각 난소는 4층으로 구성되어 있다. **germinal epithelium**(종자상피)은 입방원주상피세포로 구성된 가장 얇은 바깥층이다. **tunica albuginea**(백색막, 백막)라고 불리는 아교결합조직 층은 종자상피(배상피) 바로 아래에 위치한다. 난소의 주요 물질은 비록, 이들 층 사이의 경계가 뚜렷하지 않을지라도 바깥쪽의 **ovarian cortex**(난소겉질, 난소피질)와 혈관성인 안쪽의 **ovarian medulla**(난소속질, 난소수질)로 구분한다. 난포와 혈관을 둘러싸고 있는 물질인 **stroma**(버팀질, 기질)는 겉질과 속질층 모두에 존재한다.

(1) 혈액공급과 신경지배

혈액은 콩팥동맥이 시작된 곳의 바로 아래인 배대동맥의 가쪽에서 일어나는 난소동맥에 의해서 공급받는다. 부가적인 공급은 자궁동맥의 난소가지로부터 받는다. 정맥혈의 되돌림은 난소정맥을 통한다. 오른난소정맥은 아래대정맥으로 혈액을 보내며, 왼난소정맥은 왼콩팥정맥으로 정맥혈을 보낸다.

난소는 난소얼기로부터 교감신경과 부교감신경의 지배를 받는다. 그렇지만 난소의 신경지배는 버팀질 속에서는 오직 혈관그물에만 분포하고 난포물질에는 분포하지 않는다. 난소 문을 통하여 난소로 들어가는 모든 혈관과 신경은 난소걸이인대의 지지를 받는다.

3. 이차 성기관

자궁관은 접합자를 자궁으로 운반하며 일반적으로 자궁벽의 자궁속막에서 착상이 일어난다. 자궁벽의 근육층, 즉 자궁근육층은 출산 시 수축기능을 한다. 정자는 질을 통하여 여성 생식관으로 들어오며, 질은 또한 출산 시 산도 역할을 한다.

이 부분에서는 이차 성기관인 자궁관, 자궁, 질, 외음부에 대하여 설명한다. 젖샘(유선) 또한 이차 성기관으로 간주하지만 다른 부분에서 따로 설명한다.

1) 자궁관

fallopian(나팔관) 또는 **oviduct**(수란관)라고도 알려진 한 쌍의 **uterine tubes**(자궁관, 난관)는 난자를 난소에서 자궁으로 운반한다. 각 자궁관의 길이는 약 10cm, 지름은 약 0.7cm이며 자궁의 넓은인대가 접힌 틈 사이에 위치하고 있다. 자궁관의 열린 끝인 깔때기 모양의 **infundibulum**(깔때기, 누두)은 난소 가까이 위치하지만 부착되어 있지 않다. 깔때기의 끝에서 돌출되어 있는 **fimbriae**(자궁관술, 난관채)라고 하는 수많은 손가락과 같은 돌기들은 난소의 가쪽 표면을 덮고 있다. 채는 물결 모양 운동으로 배란된 난자를 자궁관의 속공간으로 쓸어 담는다. 깔때기로부터 자궁관은 자궁안을 향하도록 중간 정도로 낮게 뻗어 있고, **ampulla of the uterine tube**(자궁관팽대부)는 가장 길고 넓은 부분이다.

자궁관의 벽은 조직학적으로 3층으로 구성되어 있는데, 안쪽의 **mucosa**(점막)는 많은 주름을 가지고 있는 원주섬모상피세포(그림 13-13)로 구성되어 있다. 중간층은 민무늬근육의 **muscularis**(근육층)로 안쪽의 두꺼운 돌림근육층(환상근)과 바깥쪽의 얇은 세로근육층(종주근)으로 구성되어 있다. 근육의 연동성 수축과 점막의 섬모작용은 자궁관의 속공간을 통하여

▶ 그림 13-13 자궁관조직

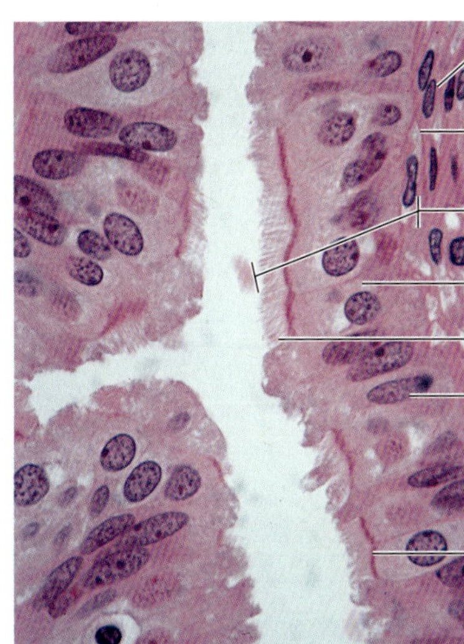

난모세포를 이동시킨다. 자궁관의 바깥쪽 **serous layer**(장막층)는 내장쪽 배막(복막)의 일부분이다.

자궁관은 난소동맥과 자궁관동맥을 통하여 혈액을 공급받는다. 정맥혈의 배출은 동맥과 나란히 있는 자궁관정맥을 통하여 이루어진다. 자궁관정맥과 난소동맥 모두 자궁관을 지지하는 넓은인대에서 볼 수 있다.

자궁관은 hypogastric plexus(아래배신경얼기, 하복신경총)와 pelvic splanchnic nerves(골반내장신경)로부터 교감신경과 부교감신경 지배를 받는다. 자궁관에 공급되는 신경은 민무늬근육과 혈관의 작용을 조절한다.

2) 자 궁

uterus(자궁)는 수성란으로부터 발생된 주머니배(포배)를 받아 착상 장소를 제공한다. 태아기 발생은 수태가 완료되기까지 자궁 속에서 계속되며, 자궁은 출산 시 아기의 출산을 위하여 중요한 역할을 한다.

(1) 자궁의 구조

자궁은 거꾸로 된 서양배 모양으로 원통형이며 두꺼운 벽을 이루는 근육성 기관이다. 자궁은 곧창자(직장)의 앞쪽 및 방광의 뒤위쪽 사이의 골반안 바닥 가까이에 위치하고 있다. 비록 임신기간 동안 자궁의 모양과 위치가 극적으로 변한다고 할지라도(그림 13-14), 비임신상태에서 자궁은 길이 약 7cm, 폭 5cm(가장 넓은 쪽), 지름 2.5cm이다. 자궁의 해부학적 부위로 자궁관이 들어가는 부위보다 위쪽인 돔 모양 부위를 **fundus of the uterus**(자궁바닥, 자궁저)라고 부르며, 확대된 중간부위를 **body of the uterus**(자궁몸통, 자궁체), 질쪽으로 열리는 아래쪽 수축된 부위를 **cervix of the uterus**(자궁목, 자궁경부)라고 부른다(그림 13-15). 자궁목은 뒤아래쪽으로 돌출되어 있어 거의 90°로 질과 결합한다.

uterine cavity(자궁안, 자궁강)는 자궁의 바닥과 몸통 사이의 공간이고, 좁은 **cervical canal**(자궁목관, 경관)은 자궁목을 통하여 질의 속공간으로 열려 있다. 자궁안과 자궁목관이 연결되는 곳을 **isthmus of uterus**(자궁잘록, 협부)라고 부르며, 자궁목(경관)이 질 속으로 열리는 부위를 **uterine ostium**(자궁구멍, 자궁구)이라고 한다.

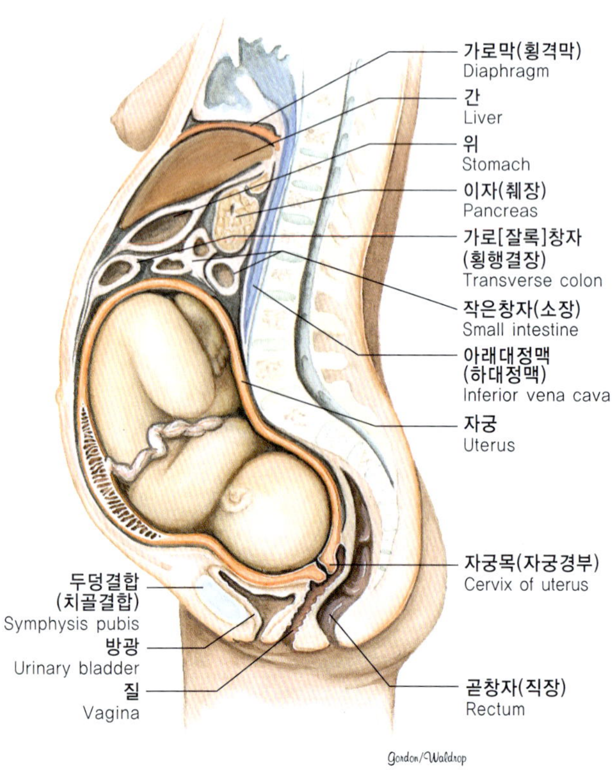

▶ 그림 13-14 **자궁의 구조.** 조혈작용은 혈액세포가 생성되는 과정이며, 성인에서는 적색골수에서 일어난다.

(2) 자궁의 지지

자궁은 골반바닥의 근육과 골반 또는 체벽으로부터 뻗어 나온 인대에 의하여 위치가 유지된다. 골반사이막(골반격막), 특히 항문올림근은 주요한 근육으로 질과 자궁을 지지한다.

4쌍의 인대가 골반안에 존재하며 자궁을 지지한다. 한 쌍의 **broad ligaments**(넓은인대, 광인대)는 배막이 접힌 것으로 골반의 벽과 바닥에서 자궁의 가쪽 벽까지 뻗는다. 난소와 자궁관은 넓은인대의 지지를 받는다. 한 쌍의 **rectouterine fold**(곧창자자궁주름, 직장자궁주름) 또한 배막의 연속으로 곧창자의 양쪽에서 가쪽 골반벽을 따라 굽어져서 자궁을 엉치뼈(천골)에 연결한다. **cardinal ligaments**(기본인대, 주인대)는 넓은인대 속에 있는 섬유성 띠로 자궁목과 질로부터 가쪽으로 뻗어서 골반바닥을 가로질러 골반벽에 부착한다. 기본인대는 자궁목과 질에 공급되는 혈관과 신경뿐만 아니라 약간의 민무늬근육을 가지고 있다. 네 번째 쌍을 이룬 인대는 **round ligaments**(자궁원인대, 자궁원삭)로, 자궁원인대는 난소를 지지하는 난소인대의 연속이다. 각각의 자궁원인대는 자궁의 가쪽 가장자리로부터 자궁관이 가쪽골반뼈에 붙어 있는 바로 아래 지점까지 뻗어 있다. 남성의 정관 경로와 유사하게 각각의 자궁원인대는 배벽의 샅굴(서혜관)을 통하여 대음순의 깊은 조직까지 이어진다.

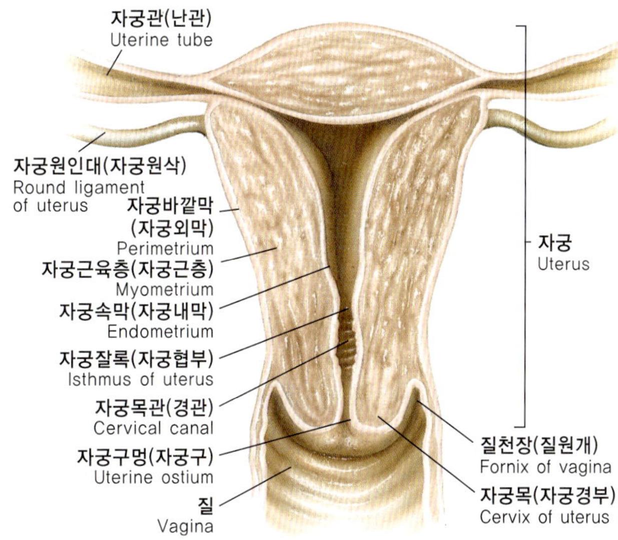

▶ 그림 13-15 자궁벽의 층

(3) 자궁벽

uterine wall(자궁벽)은 **perimetrium**(자궁바깥막, 자궁외막), **myometrium**(자궁근육층, 자궁근층) 그리고 **endometrium**(자궁속막, 자궁내막)의 세 층으로 구성되어 있다. 자궁속막은 가장 바깥쪽 장막층으로 얇은 내장쪽 복막으로 구성되어 있다. 자궁바깥막의 가쪽부위는 넓은인대에 이어진다. **vesicouterine pouch**(방광자궁오목, 방광자궁와)라고 부르는 얕은 함몰부위는 복막이 방광 위에서 접힘으로써 형성된다. **rectouterine pouch**(곧창자자궁오목, 직장자궁와)는 배막이 곧창자과 자궁 사이에서 접힘으로써 형성된다. 곧창자자궁오목은 골반안의 가장 아래 지점이며 골반안 속에 외과적으로 들어가기 위한 장소로 제공된다.

두꺼운 **myometrium**(자궁근육층)은 종주, 환상, 나선형으로 배열된 두꺼운 민무늬근육층으로 구성되어 있다. 자궁근육층은 자궁바닥부위에서 가장 두껍고 자궁목(자궁경부)에서 가장 얇다. 분만동안 이들 근육은 강력하게 수축하도록 자극을 받는다.

endemetrium(자궁속막, 자궁내막)은 자궁의 가장 안쪽을 싸는 점막으로 2층이다. 얕은 **stratum functionale**(기능층)은 원주상피세포와 분비샘으로 구성되어 있으며, 월경시 월경 분비물로써 탈락되며, 난소 스테로이드호르몬의 자극으로 재생된다. 깊은 **stratum basale**(바닥층, 기저층)은 혈관이 매우 많으며 월경 후에 기능층을 재생한다.

(4) 자궁의 혈액공급과 신경지배

자궁은 속엉덩동맥(내장골동맥)으로부터 일어나는 자궁동맥과 난소동맥에서 갈라진 자궁가지를 통하여 혈액을 공급받는다(그림 13-16). 쌍을 이룬 각각의 혈관들은 자궁의 위가쪽에서 연결한

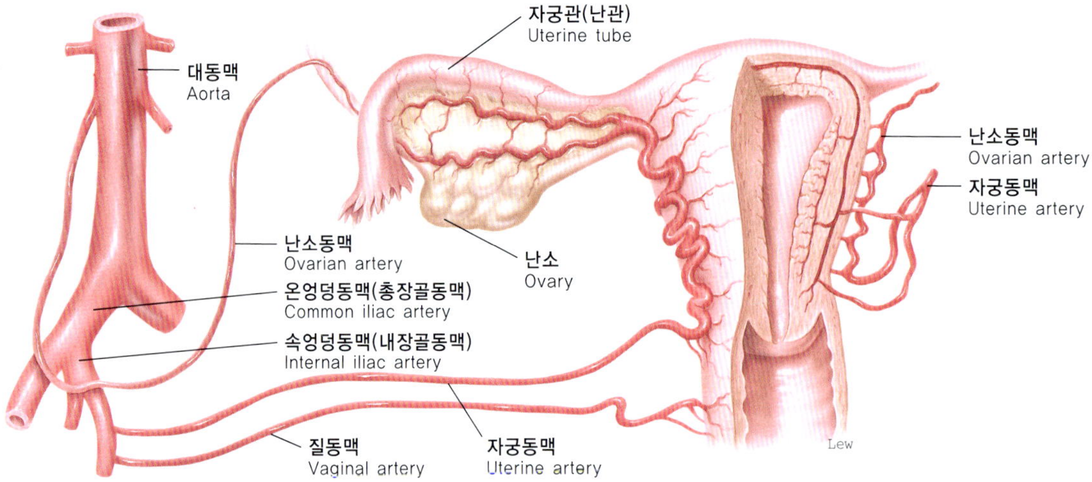

▶ 그림 13-16 여성 내부 생식 기관에 공급되는 동맥

다. 자궁으로부터 혈액은 동맥과 평형으로 달리는 자궁정맥을 통하여 되돌아간다.

자궁은 골반신경얼기(골반신경총)과 아래배신경얼기(하복신경총)로부터 오는 교감과 부교감신경의 지배를 받는다. 자궁의 동맥은 자율신경 모두의 지배를 받지만, 자궁근육층의 민무늬근육은 오직 교감신경의 지배를 받는다.

3) 질

vagina(질)는 자궁목에서 질어귀(질전정)까지를 말하며 길이는 약 9cm이다. 방광과 곧창자 사이에 위치하며 자궁목관으로 계속된다. 자궁목은 거의 90° 각도로 질에 부착되어 있다. 자궁목이 질 속으로 돌출되어 있는 주변의 오목을 **fornix**(질천장, 질원개)라고 한다.

질의 아래쪽 끝의 바깥쪽 열림부위를 **vaginal orifice**(질구멍, 질구)라 한다. **hymen**(처녀막)이라고 부르는 얇게 접힌 점막은 부분적으로 질구멍을 덮고 있다.

질벽은 안쪽 점막층, 중간의 근육층 그리고 바깥쪽 섬유층으로 구성된다. **mucosal layer**(점막층)는 **vaginal rugae**(질점막주름, 질주름)라고 부르는 일련의 가로주름을 형성하는 비각질성 중층편평상피로 구성되어 있다(그림 13-17). 질주름은 질의 확장을 가능케 하여 발기된 음경이 지나갈 수 있게 한다. 질주름은 또한 성교 시 음경을 자극하는 마찰 융기가 된다. 점막층은 극히 소수의 분비샘을 갖고 있다. 질 속에 존재하는 산성 점액질은 주로 자궁 안의 분비샘에서 분비된 것이다.

▶ 그림 13-17 질조직

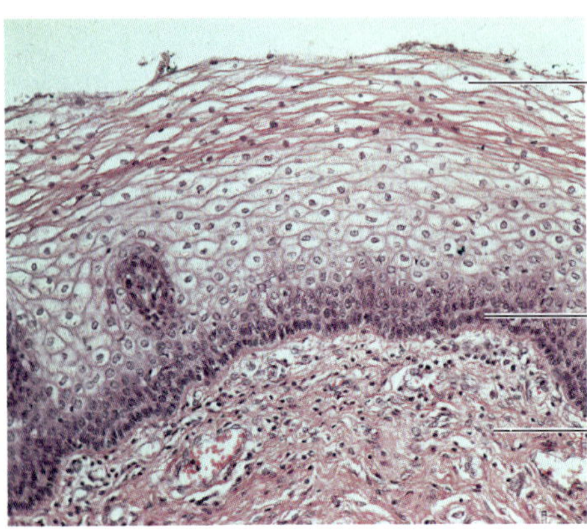

muscularis layer(근육층, 근층)는 민무늬근육의 세로근육과 돌림근육이 결합조직 속에 섞여 있다. 근육층의 팽창은 분만 시 특히 중요하다. 질구멍의 근처에 있는 항문올림근을 포함한 뼈대근육의 가닥은 부분적으로 질구멍을 수축한다.

fibrous layer(섬유층)는 질구멍을 덮고 질을 주변의 골반기관에 부착한다. 섬유층은 치밀규칙결합조직이 탄력섬유 가닥과 함께 혼재되어 있다.

질에 혈액을 공급하는 많은 혈관들은 속엉덩동맥(내장골동맥)에서 분지한 질동맥으로부터 주로 나온다. 혈액은 또한 자궁동맥, 중간곧창자동맥, 속음부동맥의 가지를 통하여 질에 공급된다. 질로부터 배출된 혈액은 동맥의 경로와 평형을 이룬 질정맥을 통하여 되돌아간다.

질은 아래배신경얼기(하복신경총)로부터 교감신경 지배와 둘째, 셋째엉치신경(천수신경)으로부터 부교감신경의 지배를 받는다. 감각신경 지배는 음부신경얼기를 통하며 질구멍 근처에서 특히 가장 발달해 있다.

4) 음문(외음)

여성의 바깥생식기를 전체적으로 **vulva**(음부, 외음)라고 한다. 질구멍을 둘러싸고 있는 음부의 구조들은 mons pubis(불두덩, 치구), labium major(대음순), labium minor(소음순), clitoris(음핵), vaginal vestibule(질어귀, 질전정), vestibule bulbs(질어귀망울, 전정구) 그리고 vestibular glands(질어귀샘, 질전정선) 등이다(그림 13-18).

mons pubis(불두덩, 치구)는 두덩결합을 덮고 있는 피부밑의 지방결합조직 덩이이다.

labium major(대음순)는 성긴결합조직과 지방조직뿐만 아니라 민무늬근육을 갖고 있는 2개의 두꺼운 세로주름이다. 사춘기 이후, 대음순의 가쪽 부분은 음모로 덮여 있고, 대음순은 불두덩의 앞쪽으로 계속 이어져 있다. 대음순은 **pudendal cleft**(음부틈새, 음열)에 의해서 세로로 분리되어 있으며, 뒤쪽의 **perineum**(샅, 회음)에서 다시 만난다. 대음순은 많은 피지샘과 땀샘을 갖고 있다. 대음순은 남성의 음낭과 상동기관이며 음문의 다른 기관들을 둘러싸고 보호하는 기능을 한다.

대음순의 안쪽에는 **labium minor**(소음순)라고 부르는 2개의 보다 작은 세로주름이 있다. 소음순은 털이 없지만 피지샘을 갖고 있고 앞쪽에서 만나 음핵을 부분적으로 덮는 **prepuce**(포피)를 만든다. 소음순은 질구멍과 요도구멍을 보호한다.

clitoris(음핵)는 음부틈새의 위쪽 부위, 즉 소음순이 앞에서 만나는 곳에 작고 둥글게 돌출해 있다. 음핵의 구조와 발생학적 기원은 남성의 음경과 상동기관이다. 그렇지만 음핵은 보다 작고 요도가 없다. 비록 음핵의 대부분은 음문조직 속에 들어 있다고 할지라도, 감각신경말단이 풍부하게 지배하고 있는 노출된 발기조직인 **glans clitoris**(음핵귀두)를 가지고 있다. 음핵의 길이는 약 2cm이며 지름은 0.5cm이다. 음핵의 노출되지 않은 부위는 뒤쪽으로 갈리어 두덩활(치골궁)의 양쪽에 부착하여 **crura**(다리, 각)를 형성하는 **corpora cavernosa**(해면체)라고 부르는 2개의 발기조직 기둥으로 구성되어 있다.

vaginal vestibule(질어귀, 질전정)는 소음순에 의하여 에워싸여 있는 세로틈새로 요도구멍과 질구멍은 질어귀 안에 위치하고 있다. **urethral orifice**(요도구멍, 요도구)는 음핵귀두의 뒤쪽으로 약 2.5cm, 질구멍의 바로 앞쪽에 있고 **vaginal orifice**(질구멍, 질구)는 바로 안쪽 면의 벽에 존재하는 쌍을 이룬 **major vestibular glands**

▶ 그림 13-18 여성의 바깥생식기

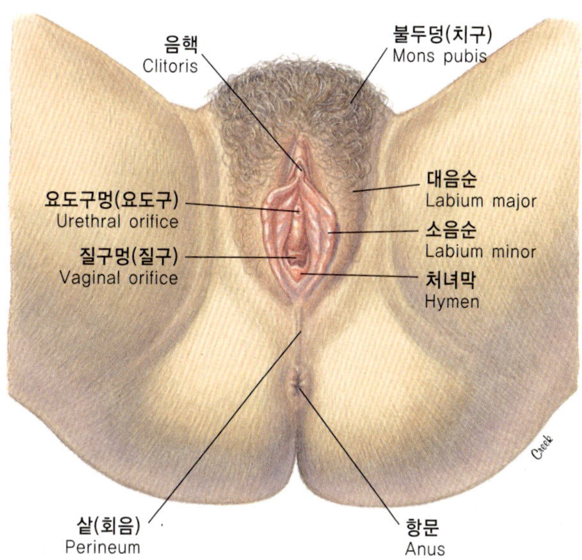

(큰질어귀샘, 대전정선)와 **minor vestibular glands**(작은질어귀샘, 소전정선)의 분비물에 의하여 성적흥분 시 매끄럽게 된다. 이들 질어귀샘(전정선)의 분비관은 질구멍의 가쪽 가장자리와 가까운 질어귀로 열려 있다. **vestibular bulbs**(질어귀망울, 전정구)라고 부르는 혈관성 발기조직의 몸체는 질어귀의 가쪽벽을 형성하는 피부 바로 아래에 위치하고 있다. 질어귀망울은 질과 요도에 의해서 서로 분리되어 있으며, 질구멍의 높이에서 음핵까지 뻗어 있다.

vulva(음문, 외음부)는 혈관이 매우 풍부하며, 속엉덩동맥(내장골동맥)의 속음부가지와 넙다리동맥(대퇴동맥)의 바깥음부의 가지로부터 혈액을 공급받는다. 광범위한 혈관얼기가 음문의 대부분 기관 안에서 나타난다. 정맥혈은 동맥의 이름과 위치에 상응하는 정맥을 통하여 되돌아간다.

4. 젖 샘

mammary glands(젖샘, 유선)는 분비성 젖샘엽과 젖샘관으로 구성된 변형된 땀샘이다.

1) 유방의 구조와 젖샘

각각의 유방[젖]은 2~6번 갈비뼈 사이에 위치하며 큰가슴근, 작은가슴근 그리고 앞톱니근(전거근)과 배바깥빗근(외복사근)의 일부를 덮고 있다(그림 13-19). 유방의 안쪽모서리는 복장뼈(흉골)의 가쪽(외측)가장자리를 덮고 있고 유방의 가쪽 가장자리는 겨드랑의 앞쪽 경계를 따라간다. 유방의 axillary process of the breast(겨드랑돌기, 액와돌기)는 겨드랑이를 향하여 위가쪽으로 뻗어 있으며 그곳에서 겨드랑혈관들과 만난다. 유방의 이 부위는 겨드랑돌기의 림프 배출이 이루어지는

▶ 그림 13-19 **유방(젖)과 젖샘의 구조.** (a) 시상면. (b) 부분적으로 절단된 앞면.

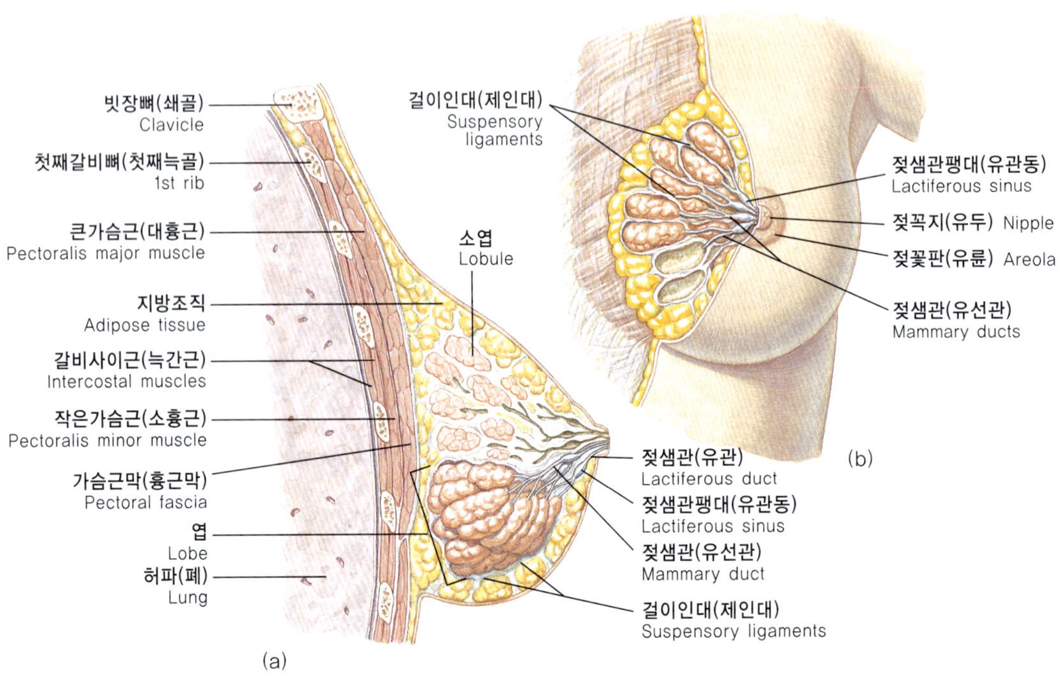

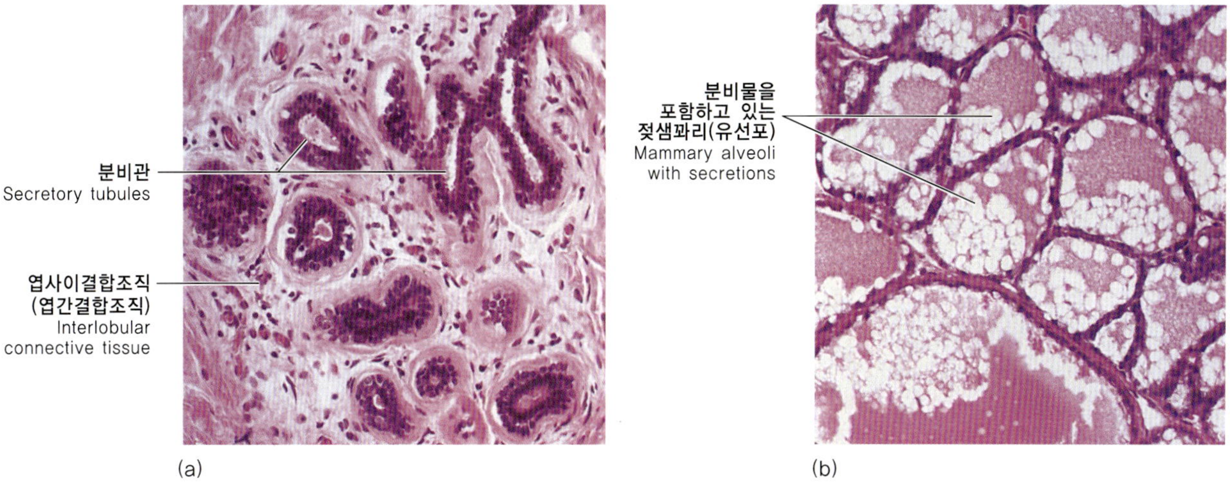

▶ 그림 13-20 젖샘의 조직 사진. (a) 비수유(63×). (b) 수유(63×).

곳으로 유방암의 발생 비율이 높기 때문에 임상적으로 중요하다.

각 젖샘은 15~20개의 **lobes**(엽)로 구성되어 있다. 각 엽은 몸 밖으로의 배출경로를 갖고 있는데, 각 엽들은 다양한 양의 지방조직에 의해서 분리된다. 지방조직의 양은 유방의 크기와 모양을 결정하지만 여성의 아기 양육능력과는 관계가 없다.

각 엽은 분비성 **mammary alveoli**(젖샘꽈리, 젖샘포)를 갖고 있는 **lobules**(소엽)로 세분된다(그림 13-20). 젖샘꽈리는 수유하는 여성이 젖을 생산하는 구조물이다. 소엽 사이의 **suspensory ligaments**(걸이인대, 제인대)는 피부에서부터 큰가슴근(대흉근)을 덮고 있는 깊은 근막까지 뻗어서 젖을 지지한다. 모여 있는 젖샘꽈리는 일련의 **mammary ducts**(젖샘관, 유선관)로 젖을 분비하며 젖샘관이 모여서 **lactiferous ducts**(젖샘관, 유관)가 된다. 각 젖샘관의 공간은 젖꼭지 가까이에서 팽창되어 **lactiferous sinus**(젖샘관팽대, 유관동)를 형성한다. 젖은 젖샘관팽대에 저장된 다음 젖꼭지를 통하여 배출된다.

nipple(젖꼭지, 유두)은 유방으로부터 원통형으로 돌출되어 있으며 약간의 발기조직을 갖는다. 젖꼭지 둘레에 둥근 모양으로 착색되어 있는 곳을 **areola**(젖꽃판, 유륜)이라고 하고, 젖꽃판의 표면은 지방성 **areolar glands**(젖꽃판샘, 유륜선)가 표면에서 닫혀 있기 때문에 울퉁불퉁하게 나타날 수 있다. 이 샘의 분비물은 젖꼭지를 유연하게 유지한다. 젖꽃판과 젖꼭지의 색상은 여성의 피부색에 따라 다른데, 임신기간 동안 젖꽃판은 대부분의 여성에서 보다 더 검고 수유를 위해 약간 더 커진다.

혈액은 복장뼈 가쪽의 둘째, 셋째 그리고 넷째갈비사이공간을 통하여 유방으로 들어가는 internal thoracic artery(속가슴동맥, 내흉동맥)의 관통지와 가쪽가슴동맥(외측흉동맥)의 가지인 superficial mammary artery(얕은젖샘동맥, 천유선동맥)를 통하여 젖샘으로 공급된다. 정맥혈은 이들 동맥과 평행하게 달리는 일련의 정맥을 통하여 되돌아간다. superficial venous plexus(얕은정맥얼기, 천정맥총)는 특히 임신이나 수유기 동안에 젖의 피부를 통하여 뚜렷이 나타난다.

유방은 주로 넷째~여섯째가슴신경의 앞피부와 가쪽피부가지로부터 파생되는 감각피부신경을 통하여 주로 신경지배를 받는다. 젖꼭지와 젖꽃판에 있는 감각신경말단은 젖을 빨고 있는 아기의 자극에 의하여 젖샘으로부터 젖을 분비하기 때문에 특히 중요하다.

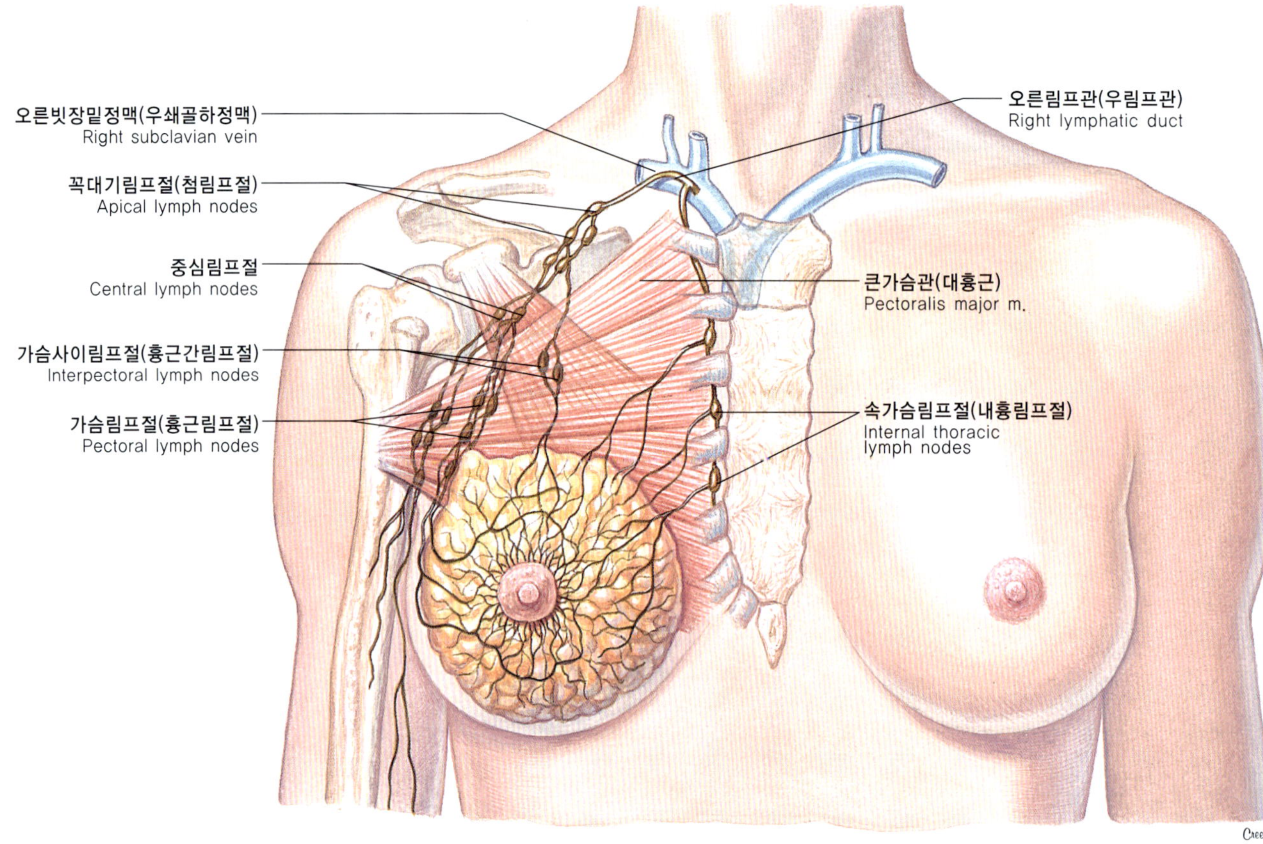

▶ 그림 13-21 **젖샘의 림프 배출**

유방 안의 림프 배출과 림프절의 위치는 유방암의 빈도와 전이의 높은 빈도 때문에 임상적으로 매우 중요하다. 림프의 약 75%는 젖의 겨드랑돌기를 통하여 가슴림프절 속으로 배출된다(그림 13-21). 림프의 약 20%는 internal thoracic lymph nodes(속가슴림프절)로 전달된다. 림프의 나머지 5%는 피부밑층의 피부로부터 향하는 림프 배수경로를 따라 갈비뼈 목 가까이에 존재하는 갈비사이림프절에 도달한다.

찾아보기 Index

ㄹ

ㅁ

ㅂ

ㅅ

ㅇ

영문 찾아보기

A

B

C

D

E

F

G

H

M

N

O

P

Q

R

S

T

U

V

W, X, Z